Paul Martini · Gerhard Oberhoffer · Eduard Welte

Methodenlehre der therapeutisch-klinischen Forschung

Vierte, völlig neubearbeitete Auflage

Mit 62 Abbildungen
und 11 FORTRAN-Programmen
für elektronische Datenverarbeitung

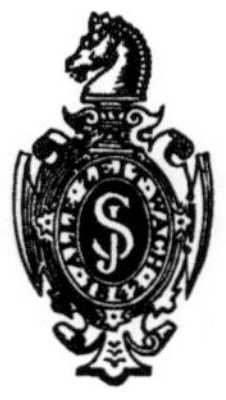

Springer-Verlag Berlin Heidelberg GmbH 1968

PAUL MARTINI †,
Dr. med., Dr. med. h. c., emer. o. ö. Professor für Innere Medizin, Universität Bonn
GERHARD OBERHOFFER,
Dr. med., apl. Professor für Innere Medizin und Medizinische Statistik, Universität Bonn
EDUARD WELTE,
Dr. med., apl. Professor für Innere Medizin und Neurologie, Universität Bonn,
Chefarzt der Inneren Abteilung am Krankenhaus „Maria Hilf“ Mönchengladbach

ISBN 978-3-662-30143-2 ISBN 978-3-662-30142-5 (eBook)
DOI 10.1007/978-3-662-30142-5

Ursprünglich erschienen bei Springer-Verlag Berlin · Heidelberg · New York 1968
Softcover reprint of the hardcover 4th edition 1968

Library of Congress Catalog Card Number 67-23564

Titel-Nr. 0654

Vorwort zur 4. Auflage

Die in diesem Buch seit drei Jahrzehnten vorgetragenen und empfohlenen Grundsätze und Methoden sind in Deutschland weniger heimisch geworden als in anderen Ländern. Die Schwierigkeiten ihrer Durchführung werden als Gründe dafür angeführt und der Methodenlehre zum Vorwurf gemacht. Es gibt aber keine einfacheren und doch zum Ziel einer rationalen klinischen Forschung führenden Wege. Andere Gründe, warum sich die Hindernisse oft als zu groß herausstellen, liegen nicht in ihrer absoluten Unübersteigbarkeit, sondern in der für eine klinisch-therapeutische Forschung noch unzureichenden Besetzung der meisten deutschen Universitätskliniken und großen Krankenhäuser mit ärztlichem, technischem und pflegerischem Personal. Sie liegen aber auch in dem noch mangelhaften Gefühl der Verantwortung vieler Ärzte gegenüber ihrer Verpflichtung zur unmittelbaren therapeutischen Forschung.

Den bisherigen Auflagen gingen viele mir höchst wertvolle Diskussionen mit meinen früheren Mitarbeitern voraus. Ich nenne von ihnen mit besonderer Dankbarkeit P. Beck †, P. Böhm, F. Blittersdorf, H. Broicher, K. H. Butzengeiger, A. Düx, A. W. v. Eiff, W. Fitting, F. Grosse-Brockhoff, F. Harren, A. Heymer, meinen Nachfolger in der Leitung der Medizinischen Klinik Bonn, H. H. Hilger, H. J. Holtmeier, J. Jacobi, K. Kaiser, J. Lange, J. Leistner, H. Martini, H. Moers, E. Mundt, W. Nagel, G. Oberhoffer, H. Odenthal, A. Rosendahl, A. Schaede, H. G. Schmitz-Dräger, B. Schuler, K. Schumacher, H. Schwabe, Fr. Tünnerhoff †, P. Thurn, K. O. Vorlaender und E. Welte.

In der vorliegenden Auflage haben mich G. Oberhoffer und E. Welte in enger Zusammenarbeit unterstützt. G. Oberhoffer hat insbesondere die statistischen Verfahren auf den neuen Stand gebracht und E. Welte hat überdies die Methodologie für eine Reihe von Nervenkrankheiten ausgearbeitet. Hannemarie Wolff verdanken wir die unermüdliche Zusammenordnung der einzelnen Kapitel, die Verweisungen und die Literaturübersicht.

Paul Martini

Das vorliegende Buch wurde wenige Tage vor seinem Tode von unserem verehrten Lehrer und väterlichen Freund im Manuskript abgeschlossen. Es ist die Summe seines Lebenswerkes, das wir der klinischen Medizin als Erbe und zur Erinnerung an den Wegbereiter therapeutisch-klinischer Forschung übergeben dürfen.

Bonn und Mönchengladbach
Februar 1968

Gerhard Oberhoffer
Edi Welte

Inhaltsverzeichnis

Allgemeiner Teil

Spezieller Teil

I. Problemstellung und Geschichte

„Der Punkt, auf den zuletzt all unser Bestreben, alle unsere Untersuchungen sich richten müssen, ist die *Therapie.* Sie ist nicht nur das letzte humane Ziel aller medizinischen Forschung, sondern weithin auch der wissenschaftlich interessanteste Teil derselben. Damit müssen alle Schulen, alle Richtungen, die in der Heilkunde bestehen, übereinstimmen. Der Unterschied ist nur der, daß die Einen eine rationelle Begründung der therapeutischen Regeln und Grundsätze zur eigenen wissenschaftlichen Befriedigung, wie zur größeren Garantie für die Behandelten verlangen, während die Anderen meinen, eine Anwendung des Erfahrenen reiche in der Therapie aus, oder sei gar das Höchste oder Einzige, was erwartet werden dürfe" (WUNDERLICH, 1864).

Von verschiedener Art und verschiedenem Rang sind die *Grundlagen unserer Heilmittel;* klinische, pharmakologische, psychologische, pathologisch-anatomische, bakteriologische und in der Tradition verankerte Motive stehen hinter ihnen; allein schon die Schmerzstillung kann uns als Motiv genügen.

Die erste Stelle können die Mittel und Methoden beanspruchen, die wir selbst als *kausal* bezeichnen. Das sind diejenigen, bei denen wir imstande sind, aus einer direkten Einsicht in physiologisch-pathologische Wirkzusammenhänge heraus zu handeln und willkürlich in einen solchen Zusammenhang so einzugreifen, daß der normale Zustand oder doch eine so große Annäherung an ihn wieder erreicht wird, daß der klinische Beweis hierfür unschwer zu führen ist. Solche Mittel sind höchstes und letztes Ziel unserer therapeutischen Arbeit, sie stehen aber in der inneren Medizin nur ausnahmsweise zur Verfügung. Die Hormone und Vitamine gehören in dem nicht sehr weiten Bereich ihrer exakten Indikation teilweise hierher, dazu einige chemotherapeutische und antibiotische Pharmaka, aber wieder nur in einem begrenzten Bereich. Eine ausgesprochen kausale Therapie treibt in erheblichem Umfang die Chirurgie; ihre Ektomien zum Beispiel treffen teilweise das Übel an der Wurzel.

Der weitaus größere Teil unserer Heilmittel besitzt aber andere, und zwar viel schwächere Unterlagen. Wir rechnen bei ihnen von vornherein nicht damit, daß wir durch sie unmittelbar eine Annäherung an die Norm herbeiführen werden, sondern begnügen uns mit der Aussicht, oft genug mit der Hoffnung, die Voraussetzungen für eine Heilung, zu bessern.

Die Ausgangsstellungen unseres therapeutischen Vorgehens lagen bis vor wenigen Jahrzehnten größtenteils entweder in allgemeinen *Erfahrungen* über Faktoren und Konstellationen, die geeignet sind, die Entstehung von Krankheiten zu begünstigen bzw. zu verhindern, oder sie entstammten ärztlichen *Traditionen.* Heute sind sie häufiger auf *Deduktionen* zurückzuführen, die den verschiedenen theoretischen Fächern der Medizin entstammen. Dieser letzte Ausgang hat immer mehr an Bedeutung gewonnen, und fast alle großen und gesicherten therapeutischen Entdeckungen der letzten Jahrzehnte sind so zustandegekommen. Zuvor aber waren die therapeutischen Entdeckungen, denen der Rang des Großen und Gesicherten zukam, mehr als selten. Sie waren dem Zufall — dazu dürfte die Entdeckung der Digitalis und der Chinarinde gehören — oder intuitiver Einsicht zu danken wie SEMMELWEIS' Erkenntnis der Bedeutung und der Verhütung des Puerperalfiebers. Aber gerade ihre Seltenheit bei solcher Genese ist ein Beweis, daß dieser Weg zur therapeutischen Erkenntnis kein vollkommener sein kann. Daß er dennoch unentbehrlich bleibt, dafür liefert wiederum die therapeutische Geschichte der letzten Zeit den Beleg: die gesamte Wissenschaft der aus Pilzen gewonnenen Antibiotica nahm letzten Endes von einer einzigen visuellen Beobachtung FLEMINGs ihren Ausgang.

Daß wiederum die Triumphe dieser inzwischen ins Riesenhafte gewachsenen Wissenschaft ohne die weitere systematische naturwissenschaftliche Entwicklung undenkbar wären, das ist ebenso offenbar. Diese systematische *induktive Forschung* bedeutet das Neue und den Fortschritt gegenüber früher; sie beginnt in der Pharmakologie erst mit EHRLICH und in der klinischen Medizin erst sehr viel später. Induktion und Deduktion werden in der therapeutischen Forschung in Zukunft immer zusammengehören. Jede induktive therapeutische Forschung wird ein Allgemeines nicht nur zum Ziele, sondern auch zur Voraussetzung haben; so induktiv die Forschung auch sei, sie kann dennoch nicht eines deduktiven Momentes entbehren. Die Frage ist nur, wie groß die Ansprüche sein dürfen, die an die *deduktiven Ausgangspunkte* gestellt werden. Diese Ansprüche müssen bei therapeutischen Fragestellungen notwendigerweise verhältnismäßig niedrig sein. Die Generation der letzten Jahrhundertwende konnte noch hoffen, daß ein immer tieferes Eindringen in die physiologischen und pathophysiologischen Zusammenhänge uns auch die therapeutischen Erkenntnisse und Zusammenhänge schließlich wie reife Früchte zutragen müsse. Dieser Traum ist ausgeträumt. Wir wissen heute nicht nur, daß der Weg zu therapeutischen Erkentnissen ein unabsehbar langer wäre, wenn wir warten wollten, bis die physiologischen und pathologisch-physiologischen Erkenntnisse so groß geworden wären, daß wir sie unmittelbar und mit der Sicherheit des Erfolgs auf die Therapie anwenden könnten, sondern auch, daß wir keine Aussicht haben, auf diesen Wegen allein zu ausreichenden klinischen Antworten zu gelangen; es ist uns heute selbstverständlich, daß die Rätsel des Lebens und der Krankheit nicht im Naturwissenschaftlichen allein zu lösen sind. Wir nähern uns unseren Zielen deshalb von minder sicheren Ausgangspunkten, *von Arbeitshypothesen* aus. Von der Arbeitshypothese aber muß verlangt werden, daß sie begründet sei in wissenschaftlichen Tatsachen; falls dies nicht möglich ist, sollte es klar und ausdrücklich geoffenbart werden. Die Arbeitshypothese hat eine große Freiheit; unentbehrlich an ihr ist, daß sie als eine einer rigorosen Prüfung zu unterziehende Hypothese und nicht als eine unbedingt zu beweisende These die Untersuchung einleitet und begleitet.

Jedes der verschiedenen theoretischen medizinischen Fächer trägt einen Teil zu den Deduktionen und zu der induktiven Arbeit der therapeutischen Klinik bei. Aus dem Sitz, der Form und Art von krankhaften Veränderungen, die der *Pathologe* findet, ziehen wir Schlüsse auf die Ursachen der krankhaften Prozesse, und wir leiten aus ihnen therapeutische Folgerungen ab, wie solche Prozesse am ehesten zu vermeiden sind. *Bakteriologie* und *Immunologie* stellen uns ihre am Tier gewonnenen Erfahrungen zur Verfügung, um diese womöglich für den Menschen fruchtbar zu machen. Die neuen Einblicke in normale und pathologische Vorgänge, die uns die normale und die pathologische *Physiologie* auf experimentellen Wegen verschaffen, können mittel- und unmittelbare Rückwirkungen auf unsere Einsichten in die therapeutische Beeinflußbarkeit von Krankheiten haben. Erst recht entnehmen wir *pharmakologischen Erkenntnissen* Richtlinien für unsere klinischen Bestrebungen und Forschungen; diese sind teilweise prinzipieller, noch häufiger aber symptomatischer Natur, und zwar nicht nur augenblicklichen Erfolgen zuliebe, sondern in der nicht immer unbegründeten Hoffnung, mit der Besserung der Symptome auch die Heiltendenz als solche zu begünstigen und schädliche Folgen der Symptome zu mildern.

Ohne solche Hilfe aus der theoretischen Medizin wäre die Klinik des größten Teils ihrer Hilfsmittel und ihrer Zukunftsaussichten beraubt. Wenn so die meisten Anregungen zur klinischen Prüfung von Heilmöglichkeiten aus den theoretischen Fächern kommen, so bleiben diese Anregungen im klinischen Bereich dennoch so lange Hypothesen, bis sie in die klinischen Verhältnisse übersetzt wurden und die Prüfung am Krankenbett überstanden haben. Die möglichst exakte therapeutisch-klinische Prüfung ist grundsätzliches Postulat für jede Therapie; sie ist es um so mehr, je unsicherer die Brücke ist, die von der theoretischen Ausgangsstellung zum klinischen Beweis führt, und je schicksalschwerer die klinische Lage ist. Nur einer Therapieform, die einer zureichenden klinischen Prüfung unterzogen worden ist, und die diese bestanden hat, kann zuerkannt werden, daß sie eine rationale und reale Therapie im engeren Sinne sei, d. h, daß sie in vollem Umfang den Anforderungen entspricht, die die menschliche Vernunft und Ethik in Situationen stellen müssen, in denen es um Gesundheit und Leben geht.

Allerdings wenden wir viele Mittel, die wir mit Recht unserem Arzneischatz zurechnen, auch an, ohne daß sie zuvor einer so strengen klinischen Prüfung unterzogen worden wären. Die Berechtigung dazu nehmen wir aus einer Zwangslage, aus unserem Unvermögen, die klinische Prüfung konsequent durchzuführen. Das kann einerseits begründet sein in den speziellen Schwierigkeiten, Komplikationen, Unübersichtlichkeiten des klinischen Problems und andererseits in den Rücksichten, die wir auf den Menschen zu nehmen haben; oft genug hängen die beiden Faktoren zusammen und potenzieren sich gegenseitig. Mangels eines Besseren bleibt uns, falls wir die Hände nicht ganz in den Schoß legen wollen, nichts übrig als *auf therapeutische Wege minderer Güte* zurückzugreifen, um uns unserem Ziel immerhin soweit wie möglich zu nähern. Der eine dieser Wege geht aus von den in den theoretischen Fächern, in erster Linie in der *Pharmakologie, gewonnenen Einsichten.* Von ihnen habe ich oben gesagt, daß sie der Klinik in besonderer Weise die Ausgangsstellungen für ihre klinischen Prüfungen zur Verfügung stellen; mehr als das: sofern und solange uns exakte klinische Prüfungen unmöglich sind, bleibt uns gar keine andere Wahl, als unsere Kranken auch in Analogie zu theoretischen bzw. experimentell gewonnenen Erkenntnissen zu behandeln.

Ein weiterer Weg, dem immerhin die Eigenschaft des Vernunftgemäßen nicht abgesprochen werden kann, gründet sich auf *historische Überlieferungen*, die durch ihr Alter quasi ehrwürdig geworden sind — wenn sie nur dem gesunden Menschenverstand, d. h. der Logik, nicht widersprechen und durch methodische Nachprüfungen (noch) nicht widerlegt worden sind. Diese beiden letzteren Wege können *in einem weiteren Sinn* auch noch den *Rang des Rationalen* in Anspruch nehmen, wobei die

Zuverlässigkeit des letzteren Weges aber voraussichtlich und allzumeist unterhalb der pharmakologisch gut begründeten therapeutischen Möglichkeiten rangieren dürfte.

Handelt es sich aber gar um therapeutische Vorschläge, die sich weder auf irgendwie besonderen Respekt heischende Erlebnisse oder Überlieferungen noch auf gute rationale Begründungen stützen können, dann kann solchen Vorschlägen kein therapeutischer Wert zuerkannt werden — selbstverständlich erst recht nicht, wenn sie gar anderen gut begründeten wissenschaftlichen Erkenntnissen widersprechen. Ja, es kann auch keinem klinischen Forscher geraten oder gar zugemutet werden, in eine klinische Beweisführung über solche Therapie-Vorschläge einzutreten, da er mit einer zu großen Wahrscheinlichkeit nur seine Zeit vergebens verschwenden würde — während so viele andere überaus dringliche Aufgaben der klinischen Bearbeitung harren.

Die Forderung nach dem klinisch-therapeutischen Beweis kann von verschiedener Dringlichkeit sein. Ebenso ist die Durchführbarkeit der Beweise sehr unterschiedlich; sie kann leicht sein und in anderen Lagen auf die größten Schwierigkeiten stoßen. Je mehr wir uns einer wirklich *kausalen Therapie* nähern, um so wirksamer werden im allgemeinen auch die Mittel, um so leichter offenbart sich dann auch ihre Wirkung, wenigstens im Tatsächlichen, wenn auch nicht im Quantitativen. Je *unspezifischer eine Heilmethode*, um so schwerer beweisbar werden ihre Wirkungen sein, um so problematischer bleiben sie deshalb aber auch. So bedürfen wir der methodischen klinischen Beweisführung am dringlichsten in den Lagen, wo sie am schwersten zu erbringen ist. Grundsätzlich gibt es aber kein therapeutisches Problem, bei dem der klinische Beweis entbehrlich wäre.

Die methodologischen Grundsätze zu zeigen, die für die therapeutische Forschung maßgebend sein müssen, die Prüfungsbedingungen klar zu legen und zu zeigen, wie ihnen entsprochen werden kann, das sind die Aufgaben dieses Buches.

Die Denkform, die die Voraussetzung der therapeutischen Forschung ist, ist seit GALILEI und seit FRANCIS BACON im Besitz der Wissenschaft. JAMES LIND hat vor 200 Jahren die erste *praktische* folgerichtige Heilmittelprüfung, die bekannt geworden ist, durchgeführt — nämlich die Entdeckung der heilenden Wirkung der Zitrusfrüchte beim Skorbut (s. S. 21).

CLAUDE BERNARD schreibt auch F. J. GALL [1] die Durchführung therapeutischer Vergleiche zu; aber bei dem letzteren finden sich keine Belege dafür, daß er selbst solche Vergleiche durchgeführt hätte. P. S. LAPLACE hat dann 1814 *theoretisch* den Weg der therapeutischen Forschung gewiesen, wenn auch nur begrenzt auf die Krankheiten, die dem Vergleich von Kollektiven zugänglich sind, also besonders für die akuten Krankheiten.

„Le calcul des probabilités peut faire apprécier les avantages et les inconvéniens des méthodes employées dans les sciences conjecturales. Ainsi, pour reconnaître le meilleur des traitements en usage dans la guérison d'une maladie, il suffit d'éprouver

[1] GALL, F. J.: Philos. medizin. Untersuchungen, Leipzig 1800, S. 254. „Wir haben neuere richtige Listen, in welchen bey einer einsichtsvollen und geschickten Behandlung von zweyhundert Kranken an nachlassendem Fieber nur ein einziger gestorben war, und selbst bei den Nerven- und Faulfiebern waren die Gestorbenen in einem geringen Verhältnis zu den Lebenden geblieben; da hingegen bei einer anderen und unrichtigen Behandlung die Hälfte und oft der größte Teil der Kranken starb. Die Bestätigung dieser Behauptungen kann man bey LIND, MILLIAR, ROBINSON, CLARKE, LETTSOM, LIMS und anderen finden." — Außer von J. LIND (s. oben) ist uns nicht bekannt, welche realen therapeutischen Vergleiche die von GALL genannten Autoren angeführt hätten.

chacun d'eux sur un même nombre de malades, en rendant toutes les circonstances perfaitement semblabes. La supériorité du traitement le plus avantageux se manifestera de plus en plus, à mesure que ce nombre s'accroîtra; et le calcul fera connaître la probabilité correspondante de son avantage et du rapport suivant lequel il est superieur aux autres [2]."

Damit war die Notwendigkeit des therapeutischen Vergleichs von zwei *Kollektiven* von Kranken proklamiert, die Forderung einer genügend großen Zahl von Kranken und die *Wahrscheinlichkeitsrechnung* zur Sicherung der beobachteten Unterschiede. Zwanzig Jahre später hat PIERRE LOUIS als erster *mathematische Erfahrungsweisen* in die medizinische Wissenschaft eingeführt. LOUIS begnügte sich dabei mit einfachen arithmetischen Operationen, indem er z. B. lediglich die Sterblichkeitsziffern von zwei verschieden behandelten Krankengruppen miteinander verglich. Bis zur Wahrscheinlichkeitsrechnung drang dieser weitblickende Arzt noch nicht vor. Er verfiel so mit Notwendigkeit in den Fehler, auch belanglose statistische Differenzen, zum Beispiel der Sterblichkeit zweier Reihen, als bedeutsam und als Beweis der Überlegenheit eines Mittels über ein anderes anzusprechen. Diese Schwäche seiner Arbeit hat LOUIS um einen Teil seines wohlverdienten Ruhms gebracht.

Wenige Jahre nach LOUIS zeigte GAVARRET, ein begeisterter Verehrer von LAPLACE, in einer großen Monographie „Principes généraux de Statistique Medicalé" Paris 1840, daß die einfache arithmetische Methode hier nicht genügt, weil sie nicht imstande ist, die unvermeidlichen Fehlerquellen der statistischen Grundlagen zu würdigen und auszugleichen. Er wies nach, daß nur die *Wahrscheinlichkeitsrechnung* hier Hilfe bringen und genügen könne.

In dieser Zeit, als sich die Anwendung und auch die Vorteile der sogenannten „Numerischen Methode" in der Medizin in Frankreich bewährt zu haben schienen, trat ein vernichtender Rückschlag für die therapeutische Statistik ein. Nachdem die Methode dank GAVARRET „modern" geworden war, wurde sie ohne strenge Auswahl überall angewandt und wurde immer als beweisender Kronzeuge für die Richtigkeit von Untersuchungsergebnissen herangezogen. Dabei unterliefen auch Fehlanwendungen, die die Kritik der Mathematiker hervorrufen mußten. Es war JOSEPH BERTRAND, Professor der Mathematik am Collège de France, der seine — an sich berechtigte — Kritik in einer sehr skeptischen Weise vorbrachte. So wurden die Fehlschlüsse nicht der fehlerhaften Anwendung, sondern der Methode selbst zur Last gelegt, und ein Rückschlag trat ein, von dem sich die therapeutische Statistik in Frankreich erst 100 Jahre später wieder erholen konnte.

Auch WUNDERLICH setzte sich nicht durch. In denkwürdigen Worten hat er in seiner Antrittsvorlesung bei der Übernahme des Leipziger inneren Lehrstuhls am 12. März 1851 einen „Plan zur festeren Begründung der therapeutischen Erfahrungen" entworfen und proklamiert: „Die gewöhnlich einzige Gewähr für den Erfolg einer Behandlungsmethode sind die Versicherungen aus den Reminiszenzen der Praxis. Es ist schon schlimm genug, wenn die therapeutische Erfahrung des einzelnen auf nichts als auf Reminiszenzen des Selbsterlebten aufgebaut ist; denn man weiß, wie trügerisch diese Erinnerungen sind, wie gerade die auffallenden, exzeptionellen Fälle am meisten sich einprägen, wie gern die Fälle im Gehirn sich mit der Zeit verdoppeln

[2] Dieser Passus findet sich nicht in der deutschen Übersetzung von „Théorie analytique des probabilités" und auch nicht in der ersten Auflage der franz. Ausgabe, sondern nur in der 2. u. 3. Aufl. Paris (1814 u. 1820). Introduction page LXII bzw. LXX.

und verdreifachen, und wie es auf die subjektive Stimmung ankommt, ob man die Erfahrung häufig oder selten gemacht zu haben glaubt. Was dem Vorsichtigen manchmal heißt, das ist für den Sanguiniker oft oder immer, für den Zweifler selten oder niemals. Es ist, als wollte ein Physiker die mittlere Temperatur eines Ortes aus den Reminiszenzen feststellen, wie oft er gefroren oder geschwitzt habe. Was soll aber daraus werden, wenn widerstreitende Behauptungen auf individuelle Reminiszenzen gestützt einander gegenüberstehen: Wie soll da jemals eine Entscheidung möglich werden?"

Wenige Jahre später behandelte G. SCHWEIG in einer „Auseinandersetzung der statistischen Methode im besonderen Hinblick auf das medizinische Bedürfnis" zwar vorwiegend Aufgaben der medizinischen Verwaltung, aber er zog auch Arbeiten mit „wissenschaftlichem Zweck" in den Kreis seiner Überlegungen. Die Bedeutung des Vergleichs für die Gewinnung von Schlußfolgerungen war ihm schon durchaus offenbar (loc. cit. S. 331): „die Durchschnitte erscheinen also nur dann von Wert, wenn sie zum Zweck der Vergleichung mit anderen benützt werden..., denn es zeigen diese rudimentären und an sich nichts beweisenden, bei Vergleichungen aber sehr wirksamen Ergebnisse, wenn sie sich mehr und mehr ansammeln, den Weg zu Schlüssen einer höheren Ordnung, so wie diese nach mehrfachen weiteren Gliederungen zu den regierenden Gesetzen führen. Die Medizin ist indessen kaum in diese Bahn eingetreten und hat ihrer Beobachtung im allgemeinen noch nicht den Charakter des zu den Ursachen führenden Wegs gegeben."

Als dann E. BLEULER 1922 seine Monographie über „Das autistisch-undisziplinierte Denken in der Medizin", d. h. über das unkontrollierte und nicht folgerichtige, dazu noch durch den Drang des Arztes zum Helfen und Heilen triebhaft und damit erst recht unkritisch ausgerichtete ärztliche Denken, veröffentlicht hatte, da war nach 70 Jahren zum erstenmal wieder ein gewichtiges Wort zur Kritik zur therapeutischen Forschung gesprochen. 1932 erschien die 1. Auflage dieser Methodenlehre und 1937 BRADFORD A. HILLS Monographie „The principles of medical statistics". Die letztere hat von der Hygiene bzw. von der Tropenmedizin her ihren Einzug in die Klinik gehalten, die erstere hat von der Klinik selbst ihren Ausgang genommen. Seither sind eine große Reihe von methodisch einwandfreien therapeutisch-klinischen Arbeiten erschienen. Besonders in den USA und auch in England sind dank des Einsatzes großer organisatorischer Möglichkeiten, so dort der Veterans Administration und hier des Medical Research Council und des Empire Rheumatisme Council, respektable Ergebnisse erzielt worden, und noch größere Fortschritte stehen in Aussicht. Auch die Welt-Gesundheitsorganisation hat schon wichtige Beiträge geleistet (vgl. Principles for the Clinical Evaluation of Drugs, 1968).

Seit LAPLACE, LOUIS, GAVARRET, WUNDERLICH und SCHWEIG sind weit über 100 Jahre vergangen. Dennoch verschafft sich auch heute noch der größte Teil der Ärzte, die zur therapeutisch-klinischen Forschung beitragen wollen, kein *zuverlässiges Maß*, die beobachteten Vorgänge zu messen, obwohl überall, wo Wert oder Unwert einer therapeutischen Maßnahme bewiesen werden sollen, das unbedingte Bedürfnis nach einem Maßstab besteht, mit dem die Folgen der Maßnahme verglichen werden können. Weder werden dort, wo der *therapeutische Vergleich* als die wichtigste Voraussetzung jeder therapeutisch-klinischen Untersuchung theoretisch anerkannt wird, auch in praxi die Konsequenzen daraus gezogen, noch haben sich vergleichende mathematische Operationen auf der Grundlage der *Wahrscheinlichkeitsrechnung* durchgesetzt, obwohl es in weiten Bereichen der Medizin nur mit ihrer Hilfe gelingen kann, zu einer ausreichenden Sicherung der Ergebnisse zu gelangen. Und nicht viel besser steht es um die dritte Vorbedingung einer zuverlässigen therapeutischen Forschung, d. h. um die *Ausschaltung von Mitursachen.* Diese drei: der therapeutische Vergleich, die Wahrscheinlichkeitsrechnung und die Ausschaltung von Mitursachen sind die drei Säulen, auf denen die theurapeutisch-klinische Forschung ruht. Die Grundsätze, nach denen wir dabei vorgehen, leiten sich nicht umsonst letzten Endes von den experimentellen Erkenntnissen Galileis ab. Es erhebt sich die Frage, was die Voraussetzungen eines Experiments sind, und ob es überhaupt und — falls ja — wieweit es in der Klinik Existenzberechtigung hat.

II. Die klinisch-therapeutische Forschung und das Experiment

Von Hippokrates über Galen, Avicenna, Paracelsus auf van Swieten und Sydenham war die medizinische wissenschaftliche Arbeit Deskription, eine oft geniale Beschreibung. Sie war gegründet auf der vorzüglich visuellen Beobachtung des uns vor Augen Liegenden, von der Goethe viel später gesagt hat, daß sie das Schwerste von allem sei, obwohl sie uns das Leichteste dünke. Sie war verbunden mit den künstlerischen Fähigkeiten der Zusammenschau.

Das Experiment aber war keine einfache Weiterentwicklung der Beschreibung der gesunden und kranken Natur, sondern etwas ganz Neues. Das Experiment, so wie es im 16. Jahrhundert im Abendland auftrat, hatte zur Voraussetzung eine sehr lange und intensive denkerische Entwicklung. Mit seinen jahrhundertelangen geisteswissenschaftlichen Arbeiten, Auseinandersetzungen und Kämpfen auch die Voraussetzungen für das Experiment geschaffen zu haben ist nicht die größte, aber sicher die folgenschwerste Leistung des Mittelalters [1].

[1] Es ist oft gefragt worden, warum es so lange — bis zu Galilei — dauern mußte, bis zur Deskription das Experiment hinzutrat, bis das Experiment wenn nicht entdeckt, so doch in seiner grundsätzlichen Bedeutung erkannt und eingeführt wurde. Die Frage ist vielfach und vielfältig beantwortet worden. Wenn man gleichsam als Entschuldigung und zum Lob des Mittelalters anführte, daß — dank der Durchdringung mit christlichem Geist die Ehrfurcht vor dem Mitmenschen — das Gefühl der Brüderlichkeit vor dem Experiment zurückschrecken ließ, so kann man das sogar in bezug auf das Experiment am Menschen nur teilweise gelten lassen; die gleichzeitige Duldung von Sklaverei, die Schrecklichkeit der verstümmelnden Strafen und erst recht der Todesstrafen lassen uns jene Erklärung zu mindestens als nicht allein maßgebend und deshalb als unbefriedigend erscheinen. Erst recht wird sie unzureichend für das Experiment am Tier, für dessen Nöte und Rechte das Mittelalter kaum ein Verständnis aufbrachte. Aber auch die dem Mittelalter aus seiner religiösen Haltung heraus eigene Minderbewertung des Leiblichen gegenüber dem Seelisch-Geistigen, sein Traditionalismus und Autoritätsglaube geben höchstens für die ersten Jahrhunderte eine befriedigende Antwort. Das naturwissenschaftliche Experiment ist ja auch nicht nur im christlichen Abendland nicht oder nur gelegentlich, mehr zufällig angewandt worden, sondern ebensowenig im hochkultivierten Ostasien; noch auch haben die Araber in der Blütezeit einer großen mathematischen, von allen Vorurteilen so gut wie freien Kultur experimentiert.

Mit Roger Bacon im 13. Jahrhundert deutet sich diese Leistung zum erstenmal an. Als dann Galilei das Experiment in der Naturwissenschaft verwirklicht und Francis Bacon es philosophisch unterbaut hatte, da war etwas ganz Neues geschaffen, gleichviel, wo es angewandt wurde.

Nun gab es nicht mehr nur Beobachtung und Beschreibung der Natur, jetzt wurden Fragen an die Natur gestellt, und zwar Fragen, auf die die Natur antworten *mußte*. Die Natur wird im Experiment zur Antwort *gezwungen*. Kant spricht es in der „Kritik der reinen Vernunft" wörtlich aus, daß die Natur „genötigt" werde zu antworten.

Diese Nötigung, die bedeutet, daß der Experimentator als Subjekt seinem Versuchsobjekt seinen Willen aufzwingt, die *Willkürlichkeit*, die hierin liegt, ist auch letzten Endes die wichtigste Voraussetzung und das *charakteristischste Kennzeichen jeder Art von Experiment*, sogar dann, wenn von einem Objekt im engeren Sinne gar nicht mehr gesprochen werden darf. Ein Froschmuskel wird durch einen elektrischen Reiz zur Kontraktion gezwungen, ein Muskel, der spontan in Ruhe geblieben wäre. Wenn der Reiz einmal oder des öfteren wiederholt werden kann, so wird hierin ein zweites Merkmal des Experimentes offenbar, seine *Wiederholbarkeit*. Man kann durch Veränderung der Stromstärke auch den Grad der Zuckung ändern, und diese *Variabilität* ist ebenfalls ein Kennzeichen des Experiments, wenn auch kein durchaus obligates.

Um den Effekt einer solchen willkürlichen Beeinflussung beurteilen zu können, ist irgendein *Maß* unentbehrlich. Wenn kein absolutes Maß in Einheiten der Zeit, Ausdehnung, Masse oder Kraft zur Verfügung steht, kann auch ein relatives Maß genügen. Prinzipiell weniger unentbehrlich, aber praktisch deshalb nicht weniger wichtig, ist die Forderung, daß die *Methoden der Beobachtung* zuverlässig seien, daß das, was der Untersucher beobachtet, wirklich die erzwungene Wirkung seiner Frage an das Objekt seiner Forschung sei und nicht die Folge sekundärer Vorgänge. Das heißt nichts anderes, als daß die Konstanten der Registrierung der Beobachtung selbst bekannt sein müssen.

Jeder Zwang, der der Natur angetan wird, vergewaltigt sie und vereinseitigt sie. Je einfacher das Problem ist, das gestellt ist, von um so geringerer Bedeutung wird das sein. Aber schon von den anorganischen, erst recht von den organischen Körpern gilt bei jeder analytischen Betrachtung: „Das Lebendige wird in seine Elemente zerlegt; man kann es aus diesen aber nicht wieder zusammensetzen" (Goethe). Jedes Experiment, sicher jedes naturwissenschaftliche, schließt aber letzten Endes eine Analyse in sich ein. Die Störung und Vereinseitigung wird immer größer und stärker, je komplexer ein Vorgang ist. Im Geisteswissenschaftlichen ist ein *„exaktes"* Experimentieren schon deshalb ausgeschlossen. Zwang und Vereinseitigung sind mit dem Geistigen unvereinbar.

Die *Störung durch die Beobachtung* läßt sich durch alle Bereiche der Naturwissenschaft verfolgen: Ein *Histologe* kann keine Schnitte im Gewebe machen, ohne Zellen und den Zellverband zu verletzen, und er kann erst recht kein Präparat färben, ohne die Gewebsstruktur zu verändern. Im *Elektronenmikroskop* wurde uns ein Instrument geschenkt, das bis dahin ungeahnte Einblicke in die Struktur der Stoffe erlaubte; aber ein Biologe kann das Bild, das das Elektronenmikroskop ihm zeigt, nicht verwenden, ohne daß er die Alteration, die durch die Kräfte des Instrumentes an dem Objekt zustande gekommen sind, in Rechnung stellt. Ebenso kann der *Physiologe* nicht den Bewegungen, die sein Instrument als die des gereizten Froschmuskels registriert, noch kann er der Wellenbewegung einer Pulsaufzeichnung trauen, wenn er nicht die Konstanten seines Registrierinstrumentes einer strengen Kritik unterzogen hat; es ist erst ein halbes Jahrhundert her, daß der Physiologe O. FRANK in München die Gesetze der Registrierung hämodynamischer Vorgänge entwickelt und in die experimentelle Medizin eingeführt hat [2].

Im klassischen Experiment beobachtet der Naturforscher eine *Materie,* er steht als Subjekt einem leblosen Objekt gegenüber, mit dem er — wie es scheint — nach Belieben schalten kann. Aber wo hört das Leblose auf, wo fängt das Lebende an? Daß ein Eiweißmolekül kein *Leben* zu besitzen braucht, ist uns offenbar, wo aber die Grenze zwischen dem unbelebten Eiweißmolekül und dem einfachen Virus einerseits und dem „belebten" Virus und dem Bakteriophagen andererseits liegt, das scheint vorerst unmöglich zu entscheiden. Vermehrungsfähigkeit, Fortpflanzung, eigener Stoffwechsel und individuelle Begrenztheit sind uns die primitivsten Merkmale des Lebens, aber sie reichen nicht aus, um die Grenzen des Lebens zu bestimmen. Wir wissen, was wir unter Leben verstehen, aber eine scharfe Definition des Lebens können wir nicht geben, auch nicht beim sterbenden Menschen.

Im Reich des Lebendigen wird die Situation des beobachtenden Subjekts gegenüber seinem Objekt sich immer mehr von der einfachen physikalischen Situation hinweg wenden, je höher das Lebewesen steigt. Das Lebendige nötigt uns schon an sich eine größere Ehrerbietung ab als das Leblose; gelangen wir in der Ordnung des Lebenden gar in den Bereich, wo wir mit Schmerzempfindung und Beseelung rechnen müssen, dann ist die Frage aufgeworfen, welche Art des Experimentierens, ob dieses überhaupt noch erlaubt ist.

Ist es möglich, eine Grenze zwischen einem Bereich zu erkennen und anzuerkennen, wo das Experimentieren statthaft ist, und einem anderen Bereich, wo es unsittlich ist? Wenn es wahr wäre, daß die Reihe der Gestalten, die das Atom mit dem Menschen verbindet, nicht nur im materiellen Bereich kontinuierlich sei, wo sollte dann eine Grenze zu finden sein? Dann könnte man auch Tierversuche nicht damit rechtfertigen, daß sie letzten Endes medizinischen, ärztlichen Zwecken dienen. Denn wenn niedergestellten Gliedern einer ganz kontinuierlichen Reihe Leid zugefügt werden dürfte, damit Menschen Leid erspart bleibt, dann wäre schwerlich eine Grenze zu finden, wo nicht höher gestellte Glieder der gleichen kontinuierlichen Reihe benutzt werden könnten, um noch vornehmeren Gliedern Vorteile zu verschaffen. Damit würde die „Bahn frei für die Logik derer, die Menschen verschiedenen Wertes unterscheiden und glauben, sie dürften Menschen leiden machen, um anderen Menschen Leiden zu ersparen" (C. F. v. WEIZSÄCKER). Damit sind wir beim Menschen angelangt und in die nächste Nähe der Klinik und ihrer Probleme gekommen. Aber es ist offenbar ganz unmöglich über den kranken Menschen zu sprechen, solange die *These von der Kontinuität,* die vom Atom bis zum Menschen reicht, unentschieden vor uns steht. Sie bringt, wenn sie richtig ist, das Atom in die Nähe der Würde des Menschen; sie

---

[2] Durch nichts schließlich ist die Bedeutung der Rückwirkung des Beobachters auf sein Forschungsobjekt so offenbar geworden, als durch die Entdeckung, daß im atomaren, also im anorganischen Bereich Beobachtungsakte ohne Störung der Situation überhaupt unmöglich sind, mehr noch, daß in diesem Bereich die physikalische Wechselwirkung zwischen Beobachter und seinem Gegenstand von vornherein eine einwandfreie Bedingung der Beobachtung überhaupt ist, ein Verhalten, das in HEISENBERGs Unsicherheitsrelation berühmt geworden ist.

ist aber ebenso geeignet, eben diese menschliche Würde zu relativieren. Es bleibt richtig, daß eine exakte Definition des „Lebens“ ebenso schwierig, bis jetzt unmöglich ist, wie das Wesen des „Todes“. Das haben sie mit anderen biologischen Begriffen gemeinsam, ähnlich, wie wir auch Pflanze und Tier theoretisch nicht scharf trennen können. Wenn wir dennoch auf dem Weg vom Atom zum Menschen zwei *Diskontinuitäten*, die erste vom Leblosen zum Lebenden, die zweite vom Lebenden zum Menschen und damit *drei Begriffe*, den des *Leblosen*, den des *Lebenden* und den des *Menschen* unterscheiden, so wissen wir sehr wohl, was wir unter den einzelnen Begriffen verstehen, obwohl uns die strenge Definition an den Grenzen problematisch wird — auch beim Menschen.

Jede der *drei Gruppen* hat ihre Spannweite. Die erste Gruppe der leblosen Materie reicht vom Elektron bis zu den Kristallen und zum Eiweißmolekül und schließt vielleicht noch die niederen Viren in sich ein. Die zweite Gruppe des Lebendigen hat die größte Spannweite. Sie reicht vom höher differenzierten Virus und von der Protozoe bis zum anthropoiden Affen. Wenn wir in der ersten Gruppe nur in ästhetischem Sinn davon sprechen können, daß wir mit dem Elektron weniger behutsam zu verfahren uns verpflichtet fühlen als mit einem Diamanten und mit einem N-Atom gleichgültiger als mit einem Eiweißmolekül, so zeigt sich beim Übergang vom Leblosen zum Lebenden die Diskontinuität des Versuchsobjekts auch an der Wandlung unserer Haltung. Erst im Reich des Lebenden beginnt unsere *Ehrfurcht*, wenn wir dieses Wort nicht willkürlich abwandeln wollen. Es ist keine nurmehr ästhetische, sondern auch eine ethische Bewertung, die wir dem lebenden Versuchsobjekt angedeihen lassen und eine ethische Haltung, die wir ihm gegenüber einnehmen, um so mehr, je mehr wir ihm Empfindung, gar Schmerzempfindung zuerkennen und erst recht, wenn wir in der Reihe soweit gestiegen sind, daß wir dem Tier seelisches Erleben zusprechen können. Also auch bei dieser Betrachtung zeigen sich Diskontinuitäten zwischen den einzelnen Begriffen; eine kontinuierliche Rangordnung der Ehrfurcht, die wir empfinden und zu bezeugen haben, gibt es nur *innerhalb* der drei Ordnungen. Wenn aber die drei Ordnungen einander gegenübergestellt grundsätzlich verschiedenen Ranges sind, dann werden wir zur Rettung der jeweils höheren Ordnung uns Eingriffe in die nächsttiefere nicht nur erlauben können, wir werden zu ihnen verpflichtet sein. Hierin liegt die Rechtfertigung des Tierexperiments. Die Rangordnung innerhalb der Ordnungen verlangt aber ihrerseits, daß nicht ohne Not mit höheren Lebewesen experimentiert wird, wo das gleiche Ziel auch mit niederen erreicht werden kann.

Ich habe soeben zugegeben, daß auch beim *Menschen* die Definition an den Grenzen problematisch wird. Wann ist das vom Samen befruchtete Ei als Mensch anzusprechen? Warum nennen wir einen Vollidioten oder einen völlig dement Gewordenen einen Menschen und setzen ihn über den ihm an Leistung und Intelligenz weit überlegenen Schimpansen? Weil wir *schon* dem befruchteten Ei und *noch* dem Dementen die *Entelechie zum Menschen* zuerkennen, bei jenem die künftige, bei diesem die wirklich oder nur scheinbar verlorengegangene. Auf dieses „das Ziel in sich haben“ und nichts anderes kommt es an. Auch wenn wir in der Ahnenreihe des Menschen über viele Millionen von Jahren bis zum Pitecanthropus zurückgehen, so wird immer die Potenz des Menschwerdens das Ausschlaggebende sein, so sehr es uns auch unmöglich ist, mit rückwärts gerichtetem Blick über den Beginn der Menschwerdung etwas Sicheres auszusagen. Wo das Wesen des Menschen im Morgenrot seines Beginns oder in seiner Abenddämmerung oder in der Nacht des Irreseins noch erkennbar ist, da *ist* ein Mensch. Wir stehen ihm mit unserem Ich als dem Subjekt Du gegenüber, und er kann deshalb nie mehr das Objekt eines Experiments für uns sein. Ob gerade dieser Mensch seinen Menschenverstand noch benutzen kann, ob er ihn überhaupt noch hat, ob er im Besitz des nur dem Menschen eigenen freien Willens erscheint, der ihn zugleich fähig macht und zwingt, auch mit sich selbst und mit seinen Trieben in Kampf zu treten (nicht nur wie die Tiere lediglich in den Kampf mit der Umwelt), das kann nicht maßgebend sein für die Definition des Menschen; denn diese Übergänge sind alle fließend. „Selbstzweck, der nur dem Menschen zukommt, und sein unantastbarer Eigenwert" (Kant) kommen auch dem zu, der vom Menschen nurmehr eine Karikatur des Menschenbildes zu haben scheint, erst recht aber dem Leidenden.

Kann es unter solchen Vorbedingungen überhaupt ein Experiment am Menschen geben? Wir müssen ehrlich mit „ja" antworten, denn es gibt es, wenn wir auch aus Ehrfurcht das Wort in der Klinik verpönen. Wir müssen die Frage bejahen, wenn unter Experiment nach unserer Definition alle Vorgänge zu verstehen sind, in denen die Natur gezwungen wird, auf eine bestimmte Frage Antwort zu geben. Aber unser Experiment, das therapeutisch-klinische, unterscheidet sich ganz grundsätzlich von jedem sonst denkbaren und erlaubten Experiment am Menschen. Jedes „Experiment am Menschen" sollte gekennzeichnet sein durch den Charakter der bewußten Freiwilligkeit. Dieser erscheint unverzichtbar, wenn nicht der Würde des Menschen zu nahe getreten werden soll. Wie wären aber die Folgen einer bewußten Freiwilligkeit bei therapeutischen Prüfungen? Ich habe oben die Ausschaltung von Mitursachen als dritte Vorbedingung einer zuverlässigen therapeutischen Forschung bezeichnet; eine der für den therapeutischen Versuch gefährlichsten und am unvereinbarsten Mitursachen aber ist das Wissen um das jeweilige Forschungsproblem. Dieses setzt die Unwissentlichkeit, das Nichtwissen des Kranken, als conditio sine qua non voraus. Unwissentlichkeit aber ist unvereinbar mit Freiwilligkeit. Die bewußte Freiwilligkeit im Experiment muß also für den Menschen als etwas Unentbehrliches gelten, mit einer einzigen Ausnahme: diese ist gegeben, wenn wohl *ein* Ziel des Versuchs eine neue Erkenntnis — immerhin zugunsten anderer! —, das letzte Ziel aber die Heilung der Versuchsperson selbst, also eines Kranken ist. Und dies ist *das* Problem der therapeutisch-klinischen Forschung, der ärztlichen Forschung *κατ' ἐξοχήν*.

Bei gesunden „Versuchspersonen" außerhalb der therapeutisch-klinischen Forschung schaltet die Möglichkeit und Aussicht, daß der Versuch ihnen unmittelbar gesundheitliche Vorteile bringt, als Beweggrund grundsätzlich aus. Wenn sie nicht aus wissenschaftlichem Interesse sich dem Versuch unterziehen, so sind es Gründe von dem Versuch selbst fremder Art, die sie bewegen, sich am Versuch zu beteiligen. Bei der Prüfung von Heilmitteln am Kranken ist dagegen selbstverständliche Voraussetzung, daß der Kranke Aussicht hat, durch das noch problematische Mittel eine günstige Chance zur Heilung oder doch zur Besserung zu bekommen, wenn auch die Größe der Chance verschieden sein kann und unsicher ist. Daß eine positive Chance für den Kranken übrigbleibt, ist Merkmal und Voraussetzung, gleichviel, ob es sich um interne, einschließlich der psychotherapeutischen, oder um chirurgische Probleme handelt. Diese Chance ist um so unabdingbarer, wenn mit der Anwendung auch Risiken in der Form von unerwünschten Nebenerscheinungen (bei Medikamenten) oder Komplikationen (bei chirurgischen Eingriffen) verbunden sind. Je größer auf der einen Seite eine solche Gefährdung ist, um so viel größer muß auf der anderen

Seite die Heilungschance sein, damit die Verabreichung oder der operative Eingriff überhaupt diskutabel sein können. Daß bei der Möglichkeit wirklicher Gefährdung das Einverständnis und die Aufklärung des Kranken ganz unverzichtbar sind, bedarf unter Ärzten keiner Betonung. Das sind aber zumeist dann auch Situationen, bei denen so mächtige somatische Faktoren wirksam werden, daß die Unwissentlichkeit ohne Bedenken preisgegeben werden kann, weil die Konkurrenz subjektiver suggestiver Faktoren zu klein geworden ist.

Diese therapeutische Forschung unterscheidet sich von jeder naturwissenschaftlichen dadurch, daß sie das *Leib-Seele-Wesen* Mensch zum Gegenstand hat und von jeder geisteswissenschaftlichen Forschung dadurch, daß die am *Leib* sich manifestierenden Leiden ihre wichtigste tägliche Aufgabe darstellen. Aber auch vom primitivsten rein somatischen Standpunkt aus kann sich der Arzt keiner Täuschung hingeben über den gewaltigen Abstand, der seine klinische Forschung von einem rein naturwissenschaftlichen Experiment trennt. Ein therapeutischer Versuch kann von vornherein nicht als wiederholbar angesehen werden. Denn diese Reproduktion hat zur Voraussetzung, daß sie unter genau den gleichen Bedingungen möglich wäre; das ist schon beim *Gesunden* nur in Annäherung möglich — nicht einmal der gleiche Atemzug wiederholt sich unter genau den gleichen Bedingungen — noch weniger der gleiche Verdauungsvorgang. Erst recht ist keine reine Wiederholung unter *krankhaften Bedingungen* zu erwarten. Nur in wenigen Ausnahmefällen erreichen wir auch in der Klinik eine gewisse Wiederholbarkeit, am ausgeprägtesten wohl beim *Diabetes mellitus.* Wir können bei dieser chronischen Krankheit Perioden verschiedener Behandlungsarten miteinander vergleichen, indem wir diese sich untereinander abwechseln lassen; dabei setzen wir offenbar voraus, daß die pathologischen Vorbedingungen nach dem Absetzen einer Therapie — rascher oder langsamer — aber doch immer wieder zum ursprünglichen Stand zurückkehren. Auch bei der Prüfung einer Behandlungsmethode gegen *Bluthochdruck* kann man ähnliches demonstrieren. Aber es müssen sehr labile Symptome sein, damit die Benutzung einer solchen Reversibilität möglich und überhaupt in der Klinik erlaubt ist; es wäre offenbar gar nicht diskutabel, d. h. verwerflich, wenn ein Arzt zum Zweck der klinischen Prüfung eines Heilmittels in ähnlicher Weise z. B. den Grundumsatz bei der *Hyperthyreose* abwechselnd senken und wieder ansteigen lassen wollte.

Damit, daß es also nur in Ausnahmefällen möglich ist, in der Klinik einen therapeutischen Versuch zu wiederholen, ist es von vornherein ebenso selten möglich, ähnliche Versuche beliebig zu *variieren,* wenigstens nicht willkürlich. Nur nach dem Mißlingen eines Heilversuchs kann man variieren, indem man einen anderen ansetzt. Aber der mißlungene Heilversuch heißt im allgemeinen nicht nur, daß keine Besserung erreicht worden ist, sondern recht häufig, daß die Krankheit in der Zwischenzeit Fortschritte gemacht hat; jedenfalls wird man sehr oft damit rechnen müssen, daß man nicht mehr unter den ganz gleichen Bedingungen wie beim erstenmal die neue variierte Heilmethode anwendet.

Wenn die Wissenschaft wirklich nur soweit reichen würde, als direkt mit Maß und Ziel gemessen werden kann, dann wäre nur der unbedeutendste Teil der klinischen Medizin Wissenschaft. Nur wenige Krankheiten, wie die oben genannten, Zuckerkrankheit und Hochdruckerkrankung bieten die Möglichkeit der absoluten und *zahlenmäßigen* Registrierung repräsentativer Symptome. Wenn es sich z. B. um die Beurteilung der Wirkung eines Herzmittels handelt, dann sind Herzfrequenz, Wasserausscheidung und Körpergewicht bedeutsame zahlenmäßige Merkmale des Verlaufs, aber neben ihnen werden wir eine Reihe *anderer wichtiger Symptome* zu berücksichtigen haben; ähnlich steht es mit der Bedeutung des Grundumsatzes für die Verfolgung des Morbus Basedow. Bei den Nierenerkrankungen wird es erst recht offenbar, wie sehr neben zahlenmäßig greifbaren Einzelsymptomen die *komplexe Verfolgung des Allgemeinzustandes* unentbehrlich ist. Bei der Lungentuberkulose gewinnen wir, so wichtig für uns die dauernde Verfolgung z. B. der Größe bzw. der Verkleinerung der Kavernen auch ist, das rechte Bild des Krankheitsverlaufs nur aus der gleichzeitigen Berücksichtigung sehr vieler Merkmale und haben nur bei großer Erfahrung Aussicht, diese in ihrem Wert richtig gegeneinander abzuwägen. Bei vielen anderen Krankheiten schließlich hört fast jeder zahlenmäßige Maßstab auf, und dies um so mehr, je mehr auch Merkmale eine Rolle spielen, die als „bloß" subjektiv schon deshalb nicht bezeichnet werden sollten, weil sie bei manchen Krankheiten, z. B. bei Angina pectoris die einzigen sein können, die für die Beurteilung des Erfolgs therapeutischer Maßnahmen überhaupt zu Gebote stehen und deshalb ganz unentbehrlich für diese Beurteilung sind.

Die Willkür, der Zwang, ist das primäre Kennzeichen des Experiments. Ihm entspricht in der therapeutisch-klinischen Forschung das Bestreben des Arztes, der *das Krankhafte nötigen will*, auf den rechten Weg zurückzukehren. Um beurteilen zu können, ob und wieweit ihm das gelungen ist, zeigt ihm die Verfolgung eines Krankheitsverlaufs unter seiner Therapie, sei sie nun zahlenmäßig faßbar oder nicht, noch gar nichts. Er muß eine *Vergleichsbasis* haben, an der er seinen Erfolg oder Mißerfolg messen kann.

Das ist nur bei einer rein deskriptiven Forschung anders, und auch diese wird nicht darauf verzichten können, zur Klärung und Erklärung ihrer Ergebnisse einen Vergleich mit anderen heranzuziehen. Wenn ein Physiologe einen neuen Reflex findet, so wird er schon durch sein Bestreben, dessen Variationsmöglichkeiten zu erfassen, zu einem Vergleich kommen. Ein Pathologe kann überhaupt nicht anders arbeiten, als indem er die von ihm unter kranken Bedingungen gefundenen Ergebnisse mit gesunden oder anderen kranken Befunden vergleicht. Ein Pharmakologe wird die Bedeutung eines neuen Stoffes im Tierversuch erst dann richtig würdigen können, wenn er weiß, wie andere Stoffe unter den gleichen Bedingungen wirken. Die *Unentbehrlichkeit der Vergleichsbasis* hat also die Klinik mit der experimentellen Wissenschaft gemeinsam, der gewaltige Unterschied besteht darin, daß es bei ihr unvergleichlich schwerer ist, eine Vergleichsbasis zu gewinnen, so schwer, daß bis heute weitgehend auf diese verzichtet und so die Grundvoraussetzung eines zuverlässigen Ergebnisses vernachlässigt wird.

Ebenso wie der Pharmakologe kann der Kliniker nur dann feststellen, was ein Mittel erreicht hat, wenn er weiß, wie der Vorgang eben ohne dieses Mittel abgelaufen wäre. Aber der Kliniker hat den Nachteil, daß es für ihn nicht ausreicht, einige Minuten, vielleicht auch einmal Stunden oder Tage hindurch an einem Versuchsobjekt verfolgt zu haben, wie ein Prozeß spontan abgelaufen wäre. Um in der Klinik zu erfahren, ob *ein einzelner individueller Krankheitsverlauf* durch ein Heilverfahren überhaupt beeinflußt, womöglich zum Guten gewendet worden ist, ist es notwendig, nicht nur über Tage, sondern über Wochen und oft über Monate hinweg den Krankheitsverlauf, so wie er ohne dieses Heilverfahren sich entwickelt hätte, kennengelernt zu haben. Es wird dies selten der ganz spontane Krankheitsverlauf sein, sondern im allgemeinen der Krankheitsverlauf unter einer unspezifischen, einer symptomatischen Therapie; nicht selten wird auch der Krankheitsverlauf unter einer anderen, meist schon erprobten spezifischen Therapie als Vergleichsgrundlage für die Erkennung von Wirkung und Wert einer neuen Heilmethode dienen. Der Erwerb einer solchen Vergleichsgrundlage setzt offenbar voraus, daß eine Erkrankung lange dauert und einigermaßen kontinuierlich verläuft. Diese Art des therapeutischen Vergleichs ist deshalb nur bei *chronischen Krankheiten* durchführbar.

Wenn der Arzt von ihr hinweg seine Zuflucht nimmt zu dem anderen Modus procedendi, der mit *Kollektiven* arbeitet, so wie ein Biologe große Vergleichsreihen gleicher Pflanzen oder gleicher Insektenarten statistisch miteinander vergleicht und auswertet, dann tut er das notgedrungen, weil ihm bei *akuten Erkrankungen* infolge ihrer Bewegtheit und Kürze kein Vergleich innerhalb des Individuums möglich ist und ihm nichts anderes übrigbleibt, als alternierend mit verschiedenen Methoden zu behandeln und die so gewonnenen, untereinander verschiedenen Kollektive miteinander zu vergleichen.

Im körperlichen wie im seelischen Bereich ist der ärztliche *Erfolg* nicht damit bewiesen, daß ein Kranker gesund geworden ist. Wenn ein Kranker nicht gesund wird, dann hat der Arzt immer Grund zu sagen, daß er einen Mißerfolg gehabt habe. Das heißt noch nicht, daß er die Ursache der Nichtheilung gewesen sei. Wenn ein Kranker aber gesund wird, dann hat ein Arzt fürs erste ebensowenig das Recht, seinem Eingreifen das Verdienst für die Heilung zuzuschreiben. Das kann er nur dann tun, wenn er in seiner *Versuchsanordnung* die Voraussetzungen für einen folgerichtigen Schluß geschaffen hatte.

Diese *Versuchsanordnung*, das Hineintragen des Experiments in das Krankenzimmer, ist aber nicht nur die für den Fortschritt der Heilung unentbehrliche Voraussetzung, sondern ebenso *der* Stein des Anstoßes für Weise und Toren, für Kranke und Ärzte. Sie ist es zu Recht, wo die Gesetze der Logik und Ethik nicht beachtet oder verkannt werden, sie ist es öfters zu Unrecht, weil nicht genügend unterschieden wird zwischen dem sogenannten „Versuch am Lebenden" zu rein wissenschaftlichen Zwecken und der wissenschaftlichen Prüfung zu Heilzwecken, ferner, weil die Chancen, die dem Kranken selbst aus dem therapeutischen Versuch erwachsen, von Unkundigen nicht genügend gewürdigt werden und schließlich, weil nicht erkannt wird, worin das Risiko des Kranken bei der therapeutischen Prüfung von Heilmitteln bestehen kann und wo ethische Bedenken überhaupt ihren Ansatzpunkt haben können [3].

Wenn bei der Einführung eines neuen Mittels ein Risiko entsteht, so ist es heutzutage viel mehr ein negatives, denn ein positives. Das heißt, ein Heilmittel — und ich spreche meinem Fach gemäß vorerst von den Mitteln der inneren Medizin — muß und kann, ehe es einem Kranken verabreicht wird, schon so weit im Experiment am Tier untersucht sein, daß auch seine unerwünschten, seine toxischen Wirkungen, die

[3] Im Jahre 1931 wurde — offenbar unter dem Eindruck der Lübecker Katastrophe bei der in Deutschland erstmaligen Impfung mit dem Calmetteschen Impfstoff gegen Tuberkulose — eine reichsgesetzliche Bestimmung erlassen, die jeden Versuch am Lebenden und die Prüfung von Arzneimitteln am Kranken ohne ausdrückliches Einverständnis des Kranken mit Strafe bedrohte. Ein doppeltes Mißverständnis lag dem Erlaß zugrunde. Vor allem wurde nicht unterschieden zwischen dem Versuch am Lebenden zu rein wissenschaftlichen Zwecken und der wissenschaftlichen Prüfung zu Heilzwecken. Darüber hinaus wurde übersehen, daß mit diesem Verbot der ganz und gar unentbehrlichen Unwissentlichkeit die Prüfung von Arzneimitteln großenteils illusorisch gemacht worden wäre.

wir anthropozentrisch seine Nebenwirkungen nennen, sowohl ihrer Qualität, wie ihrer Quantität nach, wenn nicht ganz, so doch weitgehend bekannt und geklärt sind. Nur dann müssen keine wesentlichen Beeinträchtigungen für den Kranken in Kauf genommen werden, die im Verhältnis zu seiner Gefährdung durch die Krankheit nicht gering wären.

Ein weiteres Problem bewirkt, daß der Tierversuch allein für die Prüfung von Arzneimitteln nicht ausreicht. H. Remmer hat darauf hingewiesen. Viele Nebenwirkungen von Arzneimitteln werden nicht durch die Arzneimittel selbst, sondern durch ein im Stoffwechsel entstehendes Reaktionsprodukt hervorgerufen.

Nicht weniger oft und drückend lastet auf dem Arzt die Frage, wie lange und ob er einem Kranken ein Mittel *vorenthalten* darf, das sich noch in seiner Prüfung befindet. Sowohl bei der therapeutischen Prüfung im Verlauf chronischer Krankheiten wie bei den akuten Krankheiten besteht hierin ja die Voraussetzung des grundlegenden und ganz und gar unentbehrlichen therapeutischen Vergleichs. Bei jenen, den chronischen Krankheiten, ist es mehr die *Vorbeobachtungszeit* bzw. Vorbeobachtungsperiode, bei diesen, den akuten, die *alternierende Versuchsanordnung*, die ein vorübergehendes „Vorenthalten“ mit sich bringt. Solange ein Mittel sich überhaupt noch im Stadium der Prüfung befindet, ist damit ja gesagt, daß seine Wirkung noch nicht bewiesen ist; und solange kann an sich auch noch keine Verpflichtung bestehen, es einem Kranken zu verabreichen. Aber so einfach ist die Lage nicht immer. Je länger wir in einer Prüfung voranschreiten und je mehr sich dabei die für eine therapeutische Wirkung sprechenden Argumente häufen, um so unerträglicher dürfte es für den Arzt werden, der grundsätzlichen Erprobung wegen seinem Kranken ein noch nicht ganz sicher bewiesenes Mittel zu versagen. Bei ganz leichten Erkrankungen wird er es noch verantworten können, aber keinesfalls in Lagen, die lebensgefährlich sind oder lebensgefährlich werden können. Um so wichtiger ist es, ein Postulat der Logik und der Ethik in gleicher Weise, daß gerade schon die ersten Prüfungen eines Heilmittels, solange der Arzt noch ganz frei, ungebunden und unbeschwert dem Problem gegenüberstehen kann, mit so exakter Methodik durchgeführt werden, als es innerhalb der Klinik überhaupt möglich ist.

Seltener auftretend, aber noch belastender, erscheint mir das gleiche Problem in der *Chirurgie*. Das Tierexperiment ist hier erst recht unverzichtbar, aber es ist einem Teil der Fragestellungen — man denke nur an erste Gehirnoperationen bei Geisteskrankheiten, z. B. an die Leukotomie — schon grundsätzlich nicht gewachsen, zu einem anderen Teil versagt es aus praktischen Gründen.

Weder für die innere Medizin noch für die Chirurgie werden hier exakte Richtlinien des Handelns abgesteckt werden können. Zwei Ansprüche treten an den Arzt heran, von denen jeder groß an Gewicht ist. Der eine ist die Verpflichtung für den Fortschritt der Wissenschaft zugunsten der leidenden Menschheit bemüht zu sein; die rein individuelle Verantwortung für den einzelnen, für gerade diesen ihm anvertrauten kranken Menschen, ist der andere Anspruch.

Anders als bei den übrigen Wissenschaften ist es bei der Medizin nicht die Wissenschaft selbst, die mit der Liebe zum einzelnen Bruder Mensch in Konflikt treten kann, sondern die ebenfalls brüderliche Sorge um das Wohl der Menschen als Ganzem. So trifft der alte und wichtige Grundsatz „primum humanitas, alterum scientia“ für den Arzt nicht ganz das Wesen des Problems, weil bei ihm mehr als sonst die Wissenschaft selbst schon unmittelbar auf das Wohl der Menschheit bezogen ist, jedenfalls sein soll. Beim ärztlichen Forscher ist es die Menschheit einerseits, die Menschlichkeit andererseits, die sich einander gegenüberstehen können, zwei an sich inkommensurable Werte. Aber der Arzt ist von einzelnen Menschen zu Hilfe gerufen und ihm in erster Linie verpflichtet; so wird im Zweifelsfall auch immer das Interesse gerade dieses einzelnen Kranken den Ausschlag zu geben haben.

Aber die Konfliktsmöglichkeit bleibt in der ärztlichen Forschung noch viel mehr als im naturwissenschaftlichen Experiment bestehen, und täglich von neuem muß sich der Arzt mit ihr auseinandersetzen. Das ist Aufgabe und Schicksal. Was wir tun können, ist, uns immer strebend um das Beste zu bemühen, indem wir das Grundsätzliche im Auge behalten.

Schon der praktische Arzt ist kein fröhlicher Wanderer, der von Krankenbett zu Krankenbett ziehend seine Gaben verteilt. Der richtige Arzt ist ein Pfadsucher; er tastet sich im Zwielicht und oft genug im Dunkel auf schmalem Pfad vorwärts, ohne zu wissen, wo der Weg aufhört, oder wann den Schützling, den er begleitet und für den er verantwortlich ist, unversehens die Kräfte verlassen. Der Arzt, dem dazu die Forschung aufgetragen ist, hat dem Praktiker gegenüber den Vorteil, daß ihm einige Fackeln mehr zur Verfügung stehen, den dunklen Weg zu erhellen. Dafür lastet auf ihm die Pflicht, gleichzeitig und dauernd die Umgebung und das Allgemeine im Auge zu behalten, ohne dadurch seinen Schützling irgendeiner Gefährdung auszusetzen. Der Verstand reicht als alleiniger Berater nicht mehr aus, wenn es gilt, in der Kollision solcher Pflichten das Richtige zu tun, die Kritik muß sich mit der *Ethik* verbünden, wenn wir Menschheit und Menschlichkeit gleichzeitig gerecht werden wollen.

III. Kausalität, Sinn und Zweckmäßigkeit in der medizinischen Forschung

Es ist nicht ernsthaft bestreitbar, daß die Kausalität allen Seinsschichten eigen, und zwar in grundsätzlich gleicher Weise eigen ist. Dennoch bleiben die Differenzierungen offenbar so groß, daß Beweis wie Anordnung des Kausalnexus in den verschiedenen Schichten kaum mehr wieder zu erkennen sind.

Der Beweis der Fallgesetze, der Beweis einer körperlichen Krankheitsentstehung, der Beweis einer seelischen Krankheitsentstehung, der Beweis der Wirkung eines Heilmittels und der Beweis eines geschichtlichen Zusammenhanges stellen in Grad, Art und Vielfältigkeit der Faktoren die verschiedensten Ansprüche. Am bemerkenswertesten ist an ihnen eben ihre Vielfältigkeit und diese ist nichts anderes als die Folge der wachsenden Vielfalt und Differenzierung der Kategorien, mit denen wir es bei dem Weg von den rein materiellen über die organischen, über die beseelten zu den geistigen Schichten zu tun haben. Haben wir es beim Fallgesetz außer der Kausalität nur mit Raum, Zeit und Substanz zu tun, so gesellen sich bei der rein körperlichen — soweit es sie gibt — Pathogenese, wie bei der organischen Schicht überhaupt, Wechselwirkungen dazu, die an sich schon die Kausalität modifizieren, und dazu die Merkmale des *Prozesses* mit den unabstreitbaren inneren *gesetzmäßigen Beziehungen*, die wir schon an primitiven Naturgebilden bemerken und die uns an den Lebenden als *Zweckmäßigkeiten* erscheinen können. Bei einer psychogenen Krankheitsentstehung wird die Zahl der Faktoren weiterhin vermehrt, indem zur an sich schon rätselhaften Kategorie des Organischen das (unbewußt) Psychische hinzutritt mit den Dimensionen des Erlebens, des Denkens, des Fühlens und des Handelns.

Diese weiteren Kategorien und Dimensionen addieren sich nicht einfach zur Kausalität, sondern sie modifizieren diese. Jedenfalls ist es nicht so, daß wir die neuen Faktoren schlechtweg und immer eliminieren könnten, ohne gleichzeitig die Situation zu vergewaltigen und so zu verfälschen.

Aus dieser Lage entspringt der Streit um die *Reichweite der Kausalität.* Schon im Bereich der Medizin und ihrer engsten Nachbarschaft wird es offenbar, daß es ebenso sinnlos ist, die Kausalität von einer bestimmten Schicht an zu leugnen, wie es außerordentlich schwierig werden kann, sie dort noch beweisen zu wollen, wo sie zusammen mit so vielen, sie und ihre Wirkungen modifizierenden und überlagernden Kategorien auftritt, so daß sie schließlich nicht mehr für sich isoliert betrachtet werden kann. Es wird dann auch unmöglich, ihre Reichweite im praktischen Einzelfall zu beurteilen. Wenn wir also in der Medizin den Kausalnexus bejahen, so sind wir weit entfernt davon, ihn als nur mechanisch bestimmt anzusehen. Und dennoch hat es praktisch die größten Konsequenzen und erscheint uns *von der größten Bedeutung, daß wir den kausalen Beziehungen, wo immer wir können, nachgehen und daß wir sie mit der größten Strenge für sich (allein) zu erfassen suchen, soweit der Gegenstand unserer Untersuchung es irgendwie zuläßt.*

Die Kausalität ist eben nicht nur eine von vielen Kategorien. Sie ist *die* Kategorie, die allen Seinsschichten eigen ist. So, wie wir sie wie einen roten Faden von der leblosen Materie an bis zum Menschen sich durchziehen sehen, ist sie notwendigerweise wichtigster Weg und Wegweiser in allen Schichten. In den tieferen Schichten ist sie die einzige Richtschnur, die wir überhaupt haben, in den höheren zusammen mit anderen Faktoren; diese sind unleugbar, bleiben aber, wie z. B. Wechselwirkungen und erst recht wie Zweckmäßigkeiten, allzumeist unbestimmt, vieldeutig und allein für sich unfaßbar.

Das wirkt sich in den biologischen Wissenschaften schon aus, kann aber dort mit Hilfe statistischer Maßnahmen bewältigt werden, indem die Fälle gehäuft, die Versuchsanordnungen reproduziert und variiert werden (was weitgehend auf die Ausschaltung von Mitursachen hinausläuft). In der *klinischen Medizin,* die es mit dem Menschen zu tun hat, ist solches Vorgehen immer nur mit großer Einschränkung möglich. Das ist eine der größten, aber der klinischen Medizin angeborenen, ihr ureigentümlichen Schwierigkeiten, die sich in ihr der Erkenntnis entgegenstellen. Es ist nur eine ihrer Schwierigkeiten und stammt aus der gleichen Wurzel wie die übrigen, daraus nämlich, daß die klinische Medizin sich auf den heterogensten Fundamenten aufbaut, von den Naturwissenschaften bis zu den Geisteswissenschaften reicht; wenn sie auch weder bei den einen noch bei den andern bis ganz zu den Grenzen gelangt, so ist ihre Spannweite doch außerordentlich. Diese Spannweite ist die letzte Ursache der Schwierigkeiten, die sich der Forschung bietet. Zu den Kategorien des Anorganischen und der Kategorie des Organischen, d. h. der Gesetze des Lebendigen, gesellen sich die Kategorien des Seelischen und die des bewußten Geistigen. Die Kategorien und Prinzipien, die in ihr gelten, erfahren so Abwandlungen innerhalb des gleichen Forschungsproblems, sie können sie jedenfalls erfahren. Neben der Kausalität müssen zunehmend „empirische" Gesetze nicht nur des Lebendigen schlechthin, sondern auch des Seelischen im Grundsätzlichen als regulative Prinzipien (= Zweckmäßigkeiten) bei der Forschung mit vorausgesetzt werden, so, „als ob" sie unsere Ergebnisse mitbedingten.

Die Frage der *Zweckmäßigkeit* ist weitgehend identisch mit der der alten *Entelechie* und der *Finalität*. Diese haben nicht nur in den biologischen Fächern, sondern auch in der klinisch-medizinischen Forschung zunehmend den Anspruch erhoben, gleichrangig neben der Kausalität anerkannt zu werden. Aber dort, wo eine Gleichstellung in der Methodik der medizinischen Forschung durchgeführt worden ist, haben die Ergebnisse so an Sicherheit verloren, daß die wirkliche oder scheinbare größere Anpassung an das Sein, auch wenn dieser mit der Kausalität allein nicht Genüge getan wird, erst recht zu einer Entwertung der Resultate geführt hat. Gleichviel, wieweit wir anerkennen, daß Zwecke in der Natur vorgegeben sind, so gibt es doch nur einen Fall, wo wir die Zwecke wirklich kennen können, nämlich nur dort, wo unser *Bewußtsein* selbst den Zweck gesetzt hat. Wo ein zwecksetzendes Bewußtsein aber fehlt, und es fehlt im ganzen Bereich des Organischen und unbewußt Seelischen, werden wir die Existenz der Zweckmäßigkeit, belehrt durch die unendlichen Beispiele der Natur, zwar *grundsätzlich* für sicher halten, wir werden aber gut daran tun, in unserer *praktischen* medizinischen *Forschung* nach wie vor so vorzugehen, „als ob" alles kausal determiniert wäre. Wir treffen hier in der *Praxis* auf das gleiche „als ob", nur mit umgekehrten Vorzeichen, mit dem KANT seine Anerkennung der *theoretischen* Notwendigkeit eines „regulativen Prinzips", d. h. der Zweckmäßigkeit gekennzeichnet hat — „als ob" sie bestehe.

Eine besondere Auseinandersetzung mit der *sinnbetonten Psychosomatik* ist hier noch am Platze. Grundsätzlich ist die Annahme eines *Sinns* nicht notwendigerweise etwas anderes als die anderen für den Einzelfall vorausgesetzten Zweckmäßigkeiten, sofern diese lediglich als regulative Prinzipien angesprochen werden. Der Unterschied tritt aber dann auf, wenn eine Zweckmäßigkeit im Sinne immanenter metaphysischer Zwecke in den Arbeitsgang eingeführt wird. Grundsätzlich braucht auch das für die Art der klinischen Forschung noch keinen Unterschied zu bedeuten, so gewaltig der Unterschied auch außerhalb derselben ist. Ein schwerwiegender Fehler aber tritt auf, wenn die grundsätzliche Anerkennung von Zwecken verwechselt wird mit dem Glauben an die Möglichkeit, die (mutmaßlichen) Zwecke zu erkennen und für den Beweis im einzelnen verwerten zu können. Die Folgen werden hier besonders tragisch, da offenbar metaphysische immanente Zwecke noch viel weniger als empirische Naturgesetze es vertragen, in der ärztlichen Praxis und Forschung direkt gedeutet und ausgewertet zu werden.

Die Einführung des finalen Denkens in die Forschung und die Verdrängung des streng kausalen Schließens aus ihr müßte, eben weil nicht zu erkennende, unmöglich zu verifizierende und deshalb höchst unsichere Zwecke als Leitsterne in die praktische Arbeit eingesetzt würden, jede These von vornherein als beweisbar erscheinen lassen. Als Arbeitshypothesen im Hintergrund gehalten, können sie dem gegenüber einen höchst wichtigen Beitrag als Problemanreger leisten. Unterbewertung der Kausalität herab zur Kausalanschauung und zu einer naiven Überbewertung der Finalität machen zusammen mit der besonders krassen Verkennung der kausalen Ansprüche im Bereich des Leiblichen die Hauptfehler aus, unter denen der Großteil der heutigen psychosomatischen und psychotherapeutischen Forschung leidet.

Das ist eine um so bedauerlichere größere Schwäche der heutigen Medizin, als auf diese Weise gerade die ärztlichen Köpfe, die durch ihre besondere Veranlagung und durch ihr Interesse an seelisch-geistigen Problemen für die psychosomatische Forschung prädestiniert sind, in die Gefahr geraten, eine große und wichtige Arbeit umsonst zu tun. Es ist ganz dringlich, daß diese Arbeit von ihren beiden Seiten und in einer den beiden Seiten adäquaten Weise angegangen wird.

IV. Die Voraussetzungen der therapeutisch-klinischen Forschung

A. Der therapeutische Vergleich und seine Maßstäbe als Grundlage

1. Ereignisstatistik und Merkmalsstatistik

Die Umgestaltung vom Kranken zum Gesunden ist in vielen Fällen offenbar, aber das Ausmaß der ärztlichen Mitwirkung und ganz besonders der spezielle Effekt eines bestimmten, uns gerade besonders interessierenden Faktors innerhalb des Komplexes der möglicherweise heilungsfördernden Kräfte ist vorerst problematisch.

Unentbehrliche Voraussetzung der therapeutischen Prüfung eines Heilmittels ist der *Besitz eines Maßes.* Maße müssen Merkmalscharakter haben, dieser aber wird höchst verschieden sein können. Die Maße brauchen an sich nicht quantitativer Natur zu sein; in diesem Fall werden sie als *Ereignisse* bezeichnet und verlangen eine Bearbeitung nach den Regeln der *Ereignisstatistik* (bei manchen Autoren auch Häufigkeitsstatistik genannt). *Quantitative Merkmale* werden demgegenüber mit den Methoden der *Merkmalsstatistik* beurteilt. Quantitative Merkmale, die gleichzeitig *zahlenmäßig* erfaßbar sind, haben selbstverständlich viele Vorzüge beim vergleichenden therapeutischen Urteil, aber es wäre ein Irrtum zu glauben, daß der klinisch-therapeutische Beweis mit Hilfe von Merkmalen an deren zahlenmäßige Darstellbarkeit gebunden wäre [1].

Eine therapeutische Prüfung kann immer nur auf Grund einer Vergleichsgrundlage durchgeführt werden. Als solche können wieder Ereignisse oder Merkmale (sensu strictiore) dienen. *Ereignisse* können sein: der *Ausgang* einer Erkrankung (zum Leben oder zum Tode, zu einer Ausheilung im akuten Stadium oder zum Übergang in Defektheilung oder in ein chronisches Leiden); ferner die *Häufigkeiten* des Auftretens von Komplikationen, von Anfällen, überhaupt von Verschlimmerungen oder umgekehrt auch von Besserungen während der Erkrankung bzw. während eines bestimmten Zeitraums.

Die *Dauer* oder auch die *Überlebensdauer* einer Erkrankung sind demgegenüber Merkmale, und ebenso ist der *Verlauf* einer Erkrankung durch *quantitative Merkmale* bestimmt.

---

[1] Man denke an die objektiven Merkmale eines Krankheitszustands im Röntgenbild, die zahlenmäßig nur ausnahmsweise faßbar sind. Andererseits können subjektive Merkmale (Schmerz!) gelegentlich mittelbar zahlenmäßig faßbar gemacht werden.

Die *Vergleichsgrundlage* selbst soll die, wenn auch nur ungewisse, Kenntnis verschaffen, wie die *Ereignisse* einer Erkrankung, d. h. wie ihr Ausgang oder wie die Häufigkeiten von Ereignissen (z. B. Komplikationen usw.), abgelaufen wären, *oder* wie die quantitativen *Merkmale* sich verhalten hätten, wenn die Kranken mit anderen schon bekannten oder schon mehr oder weniger bewährten Methoden behandelt worden wären.

Gleichviel welches der Ereignisse, Merkmale, Kriterien als Maßstab gewählt wird, dieser wird für jedes Problem von neuem gewählt werden müssen. Der Arzt, der versucht, die Ereignisse seiner ärztlichen Bemühungen zu sichten, also der Arzt als therapeutischer Forscher, kann nur selten damit rechnen, daß er einen brauchbaren, einen zuverlässigen Maßstab aus eigenen oder aus fremden früheren Erfahrungen schon vorfinden könnte, ein Maß, mit dem er messen, mit dem er vergleichen könnte. Nicht einmal die Krankheitsverläufe, die sich spontan so typisch verhalten, daß vor wenigen Jahrzehnten noch versucht wurde, sie mathematisch zu erfassen (H. Straub), können als gleichsam apriorische Vergleichsgrundlage in Betracht gezogen werden; das ist sowohl deshalb unmöglich, weil auch hier die individuellen Abläufe der Krankheiten zu variabel sind, als auch aus dem Grund, weil wir heute kaum jemals mehr ein neues Heilmittel mit einem spontanen Ablauf vergleichen. Sehr oft können wir es auch nicht mehr gegen einen unspezifisch beeinflußten Ablauf prüfen, und zwar immer dann, wenn ein schon eingeführtes spezifisches Mittel immerhin so erhebliche Chancen für den Kranken in Aussicht stellt, daß wir aus moralischer Verpflichtung gar nicht auf es verzichten dürfen.

Nicht einmal Kurvenverläufen, die unter der Behandlung mit einem der seltenen wirklich kausal wirkenden Mittel, z. B. unter Insulin oder einigen wenigen anderen Hormonen gewonnen worden sind, kann der Rang von allgemeingültigen Standardkurven zuerkannt werden. Das ist von vornherein unmöglich, wenn besonders charakteristische Verläufe von einzelnen Erkrankungen zur Unterlage der therapeutischen Vergleiche gedient hätten, weil immer mit so großen individuellen Variationen der einzelnen Krankheitsverläufe gerechnet werden muß, daß auf keine Weise ein allgemeingültiger Standard als Vergleichsgrundlage brauchbar sein kann. Aber auch dann, wenn man davon Abstand nehmen würde, die *individuellen Verläufe* bzw. deren Perioden miteinander zu vergleichen (the within-patient oder the intrapatient comparison), sondern wenn die einzelnen Krankheitsabläufe in sich gerafft und mit summarischen Zensuren versehen würden, könnte man diese Zensuren nur sehr unvollkommen mit früher an ganz anderen Kranken gewonnenen Standardwerten vergleichen.

Noch bedenklicher wäre, wenn man aus der Tatsache der fast ebenso souveränen, wenn auch nicht eigentlich kausalen Wirkung von Antibiotica (z. B. des Chloramphenicols bei Typhus abdominalis) die Folgerung ziehen wollte, daß die dadurch alterierten Ausgänge, Zeitdauern und sonstigen Kriterien der Erkrankungen so typisch verändert wären, daß sie als standardisierte Kriterien und so als eine allgemeingültige Vergleichsgrundlage bei der Prüfung anderer neuer Heilmittel benutzt werden könnten. Schon im Hinblick auf epidemiologische Schwankungen, aber auch aus anderen Gründen wäre eine solches Vorgehen zur Erfolglosigkeit, d. h. zu fehlerhaften Resultaten verurteilt. Zu diesen „anderen" Gründen gehört auch die individuell verschiedene Beobachtungsgenauigkeit verschiedener Untersucher und Untersuchungsmethoden, sofern nicht durch ganz besondere Kautelen, Gegenmaßnahmen solche Irrtümer ausgeschaltet worden sind (s. Kap. Gemeinschaftliche Untersuchungen).

Die Probleme der therapeutisch-klinischen Prüfung sind nur so lösbar, daß wir jedesmal von neuem als Vergleichsbasis *den* Krankheitsverlauf, *die* Krankheitsdauer, *den* Krankheitsausgang suchen und finden, so wie sie sich ohne den therapeutischen Faktor wahrscheinlich ergeben würden. Sie sind unsere Maßstäbe, mit deren Hilfe wir einerseits die Prognose des voraussichtlichen Verlaufs bei gleichbleibenden Bedingungen stellen, mit deren Maßen andererseits im therapeutischen Vergleich die Ergebnisse verglichen werden.

Die Maßstäbe: Krankheitsausgang, die Häufigkeit von Komplikationen, Dauer der Krankheit oder auch die Dauer ihrer maßgebenden Symptome, die Überlebensdauer und schließlich der Krankheitsverlauf und seine Richtung bringen grundsätzlich verschiedene Behandlungsweisen des jeweiligen therapeutischen Problems mit sich.

a) Ereignisstatistik

Die erste Frage nach dem Krankheitsausgang läuft hinaus auf die Alternative: wie viele Kranke wurden geheilt, wie viele sind gestorben oder auch wie viele sind nur teilweise genesen, d. h. nur unter Funktionsausfall oder nur vorübergehend genesen? In jedem Fall bezieht sich die Frage auf *Ereignisse*. Diese können eintreten oder nicht eintreten. Wie oft eines von beiden geschieht, wird in jedem Fall zahlenmäßig (und nur zahlenmäßig) zum Ausdruck kommen, und zwar wird sich der alternative Krankheitsausgang nicht auf die einzelnen Kranken, sondern auf eine Gruppe, ein Kollektiv von Kranken beziehen. Der einzelne Kranke trägt hier nur als Glied einer Masse etwas zum Resultat bei. Maßgebend für das therapeutische Urteil ist hier die Frage, wie groß die (relativen) *Häufigkeiten des Ausgangs* zur Heilung oder zum Tode, eventuell auch zur Heilung unter Defekt oder zur Heilung innerhalb einer bestimmten Zeit gewesen sind und schließlich, wie sich diese *Häufigkeiten zueinander* verhalten. Verglichen werden also zwei Kollektive, die so gewonnen werden, daß nur der eine Teil der Kranken das zu prüfende Mittel erhält, der andere — die Vergleichsgrundlage — aber nicht bzw. ein anderes Mittel. Es ist offenbar, daß diese Art des Vorgehens primär vor allem den *akuten Krankheiten* adäquat sein wird: bei den gefährlicheren von ihnen ist der Krankheitsausgang als *alternatives Ereignis* (ja oder nein, Heilung oder Tod) bestimmbar, und nur bei den akuten Krankheiten kann eine Gleichförmigkeit der Fälle untereinander mit der Annäherung erreicht werden, daß einigermaßen einheitliche Kollektive entstehen können. Bei chronischen Krankheiten kommt diese alternative Fragestellung sehr viel seltener in Betracht. Wohl sterben auch viele chronische Kranke an ihren Krankheiten, aber erst nach so langer Zeit, daß aus diesem Krankheitsausgang keine brauchbaren Hinweise mehr auf den Nutzen eines der vielen Heilmittel, die im Laufe von Monaten und Jahren verordnet wurden, mehr erhofft werden kann. Auch das Kriterium der *Häufigkeit von Komplikationen* beruht auf der Zählung von Ereignissen und gehört so zur Ereignisstatistik. Die Komplikationen werden im kollektiven Vergleich für den einzelnen Kranken ausgezählt und für die miteinander zu vergleichenden Kollektive summiert und miteinander verglichen. Im individuellen Vergleich sind es die verschiedenen Vergleichsperioden, für die die Komplikationen ausgezählt und mit der Zahl der anderen Perioden verglichen werden.

b) Merkmalsstatistik

Die *Krankheitsdauer* wurde schon 1758 von James Lind als Kriterium einer Therapie, und zwar des Skorbuts, praktiziert. Er teilte 12 skorbutkranke Matrosen, deren Krankheitsstadien sich soviel wie möglich einander glichen, in 6 Gruppen zu 2 Kranken ein. Die 6 Gruppen wurden auf die folgenden verschiedenen Methoden behandelt: 1. Gruppe: ein Viertel Apfelwein; 2. Gruppe: eine Arznei aus „Vitriol“, als Getränk und zum Gurgeln; 3. Gruppe: Einnahme von Weinessig und gurgeln damit; 4. Gruppe: Trinken von Seewasser und Seewasserbäder; 5. Gruppe: zwei Orangen und eine Zitrone; 6. Gruppe: Einnahme einer nußgroßen Portion einer Latwerge aus Knoblauch, Senf und Perubalsam. Auf diese verschiedenen Weisen wurden die Kranken konsequent 3 Wochen vor der Ankunft des Schiffes in Portsmouth mit folgendem Resultat behandelt: Der eine der beiden Patienten der Gruppe 5, die die Zitrusfrüchte erhalten hatten, war schon 6 Tage nach Beginn der Behandlung wieder dienstfähig; der andere dieser Gruppe war der am meisten gebesserte der restlichen 11 Kranken und konnte zum Krankenpfleger derjenigen, die skorbutkrank geblieben waren, befördert werden.

Es ist offenbar, daß J. LIND mit dieser Versuchsanordnung praktisch schon einiges von dem vorweggenommen hatte, was LAPLACE 60 Jahre später theoretisch erläuterte und von den Ärzten forderte. Die Entdeckung der Zitrusfrüchte als Heilmittel gegen Skorbut wird im allgemeinen JAMES COOK zugeschrieben, dem Kapitän und Weltreisenden. Da COOK aber 1728 geboren wurde, zuerst in der Handelsmarine Dienst tat und erst 1759 in die englische Kriegsmarine eintrat, ist es wahrscheinlicher, daß J. LIND der Entdecker der Skorbut-Behandlung war.

Die theoretische Begründung für den Vorschlag, die *Dauer der Krankheit* zur therapeutischer Prüfung heranzuziehen, erscheint — soweit wir sehen — zum erstenmal 1851 bei G. SCHWEIG (Seite 332): „Erlauben es daher die Umstände, die Gruppen mit brauchbaren Durchschnittszahlen zu versehen, so gilt als Regel, daß dies nicht unterlassen werden darf. Diese Bemerkung gilt insbesondere bei der statistischen Behandlung therapeutischer Fragen, welche hauptsächlich deshalb sich bisher so unfruchtbar erwiesen, weil den Einzelfällen kein meßbares Element hinzugefügt wurde. Würde man daher den Einzelfällen von Krankheiten, in welchen irgendein Mittel zur Prüfung kam, nur z. B. die beobachtete *Dauer der Krankheit* hinzugefügt haben, so müßten durch diese einfache Veränderung des statistischen Gesichtspunktes die Ergebnisse um Vieles beweisender und tiefer eindringend geworden sein."

Diese Frage nach der *Dauer* entweder *einer Erkrankung* selbst oder der *Dauer von Kriterien*, die für ihren Ablauf kennzeichnend sind, ist eine Frage nach dem *Merkmal* einer Krankheit. Die Antwort wird in einer Zahl zu geben sein, gleichviel, ob diese Tage, Wochen, Monate oder Jahre bedeutet. Wir sind damit von einer rein qualitativen Fragestellung, bei der zwei Ereignisse sich einander ausschlossen und einander alternativ[2] („ja" oder „nein") gegenüberstanden, übergegangen zu einer quantitativen Fragestellung. Bei akuten Krankheiten wird es im allgemeinen die Dauer der Erkrankung selbst oder eines ihrer Symptome sein, an denen der Effekt oder das Versagen eines Heilmittels gemessen wird. Besonders die Dauer des Fiebers, aber auch die Dauer von Durchfällen, eines Exanthems, eines Halsbelags usw. usw. werden hier als Maß benutzt werden, und je mehr solche einigermaßen typische und an ihrer Dauer meßbare Symptome zur Verfügung stehen, um so größere Aussicht besteht, daß eine Erkrankung quantitativ durch sie charakterisiert werden kann.

Das Kriterium der Dauer kann über die Dauer einer Erkrankung und ihrer Symptome hinaus in verschiedenartiger Weise für den Krankheitsverlauf kennzeichnend sein, und zwar kommen solche Möglichkeiten besonders bei chronischen Krankheiten

[2] Es ist nicht unnötig auf den grundsätzlichen Unterschied der Termini *alternativ* = sich gegenseitig ausschließend einerseits und *alternierend* = abwechselnd andererseits schon hier hinzuweisen.

zum Vorschein: Hierher gehört z. B. die Frage, wie lange hat es gedauert, bis sich nach dem Einsatz eines zu prüfenden Heilmittels die ersten Zeichen einer Besserung angekündigt haben, oder wie lange hält die Wirkung einer therapeutischen Maßnahme an (was manchmal mit der Dauer der Remission der Erkrankung identisch ist), oder wie lange dauerte es, bis es zum Rezidiv einer Erkrankung kam?

Je nach dem verschiedenen Wesen der Erkrankungen werden bald diese, bald jene verschiedenen Abwandlungen der Dauer sich vorzüglich zur Verwendung anbieten; bei der Besprechung der einzelnen Krankheiten werden wir darauf zurückkommen.

So erhält das Kriterium der Krankheitsdauer einen seiner sonstigen Bedeutung genau entgegengesetzten Sinn dort, wo eine Krankheit ihrer Natur nach unheilbar ist, wenn es sich also bei den chronischen Krankheiten um eine progredient zum Tode hin verlaufende Erkrankung handelt, wie z. B. bei den bösartigen Geschwülsten. Bei diesen Erkrankungen tritt der Tod mit einer solchen Regelhaftigkeit nach einer begrenzten Zeit ein, daß die problematische Wirkung eines Heilmittels im Gegensatz zur bisher von uns benutzten Bedeutung der „Krankheitsdauer" also um so günstiger charakterisiert wird, (nicht je kürzer, sondern) je länger eine Erkrankung von ihrem Beginn oder vom Einsatz des Heilmittels an noch dauert = *Überlebensdauer.* Zur Beurteilung der „Überlebensdauer" haben sich Kriterien wie „Fünfjahres-Überlebensdauer" oder auch „Zehnjahres-Überlebensdauer" eingebürgert. Es ist aber nicht ohne Recht gegen Arbeiten, die auf Grund solcher z. B. „Fünfjahres-Heilungen" von Erfolgen zu berichten wußten, eingewendet worden, daß die Erreichung einer bestimmten Überlebensdauer als Beweis eines realen Heilerfolges nur unter der Vorbedingung anerkannt werden kann, daß aus anderen Erfahrungen hervorgeht, daß nichtbehandelte oder auf nichtspezifische Weise behandelte Kranke der gleichen *und* gleichschweren Krankheit eine so lange Überlebensdauer *nicht* erreichen. Vor allem dürfen die jetzt spezifisch behandelten Kranken, deren Überlebensdauer gemessen werden soll, nicht einseitig für zu prüfende Heilmittel ausgelesen werden. Diese Gefahr liegt hier nahe, da es von vornherein als sinnlos erscheinen kann, ein erst in der Prüfung befindliches Mittel an sehr vorgeschrittenen Fällen überhaupt noch versuchen zu lassen; damit ist aber auch die Versuchung zu einer einseitigen Auslese gegeben.

Das Ereignis-Kriterium des *Krankheitsausgangs* kann auch bei den sogenannten unheilbaren Krankheiten besonders dann noch einen Sinn haben, wenn die Art der Testtherapie unter Umständen imstande sein kann, eine bösartige Geschwulst rechtzeitig radikal zu entfernen; damit erscheint es aber auch als allein der operativen Therapie reserviert.

Die *Dauer* einer Erkrankung oder ihrer Symptome oder ihrer Kriterien im *Einzelfall* wird uns relativ wenig aussagen können über das, was uns an ihr interessiert, nämlich über die Ursachen der Dauer. Bei einer akuten Krankheit variiert die Dauer einer Erkrankung und ihrer Symptome auch ohne ärztlichen Eingriff im allgemeinen zu sehr, als daß wir im einzelnen Fall uns ein Urteil erlauben dürften, ob eine Änderung der Dauer auf unser ärztliches Eingreifen zurückzuführen ist oder nicht. Bei chronischen Krankheiten wird dies noch weniger erlaubt sein; die Gesamtdauer einer chronischen Erkrankung wird erst recht *kein Maß* für den Wert eines der vielfältigen Heilversuche sein können, die bei einer einzelnen Erkrankung im Verlauf langer Zeiträume fast unvermeidlich mit dem Kranken angestellt worden sind. Deshalb wird die Krankheitsdauer im einzelnen Fall ebensowenig wie der Krankheitsausgang über ihre Ursachen etwas Zuverlässiges aussagen. Nur die durchschnittliche Dauer (bei vielen Kranken), die als Mittelwert aus einem Kollektiv von Kranken gewonnen wurde, ist dazu imstande. Auch die Beurteilung auf Grund der Dauer hat also zur Vorbedingung ein Kollektiv bzw. den Vergleich zweier Kollektive von Kranken, die verschieden behandelt worden waren. Das gleiche gilt selbstverständlich für die *Überlebensdauer.*

Die Dauer einer Erkrankung ist ein quantitatives, aber ein unspezifisches Merkmal. Darüber hinaus hat eine Krankheit auch ihre mehr oder weniger zahlreichen und für sie *spezifischen Merkmale* (Symptome, Kennzeichen), und zwar sowohl objektive (signs) als auch subjektive (symptoms).

Wir können diese nur dann für die Fragen der therapeutischen Wirksamkeit unserer Heilmittel verwerten, wenn sie nicht nur die Krankheit selbst, sondern auch den *Krankheitsverlauf* charakterisieren. Sie werden *quantitative* Merkmale sein müssen, aber auch Merkmale, die sich mit der Zeit ändern können: die Höhe des Fiebers, die Zahl von Durchfällen bei Darmerkrankungen, die Leukocytose bei einer infektiösen Erkrankung, auch die Harn- und Blutzuckerwerte bei Diabetes, die Menge der Harnausscheidung bei Herzinsuffizienzen usw. Da diese Merkmale sich aber nun nicht nur für eine Krankheitsart, sondern auch für jeden einzelnen Kranken höchst individuell verhalten, so muß die Basis für den therapeutischen Vergleich auf Grund des Krankheitsverlaufs für jeden einzelnen Krankheitsfall gesondert beobachtet werden.

Bei den meisten *akuten Krankheiten* wäre das aber ein hoffnungsloses Beginnen; ihre relative Kürze und ihre Bewegtheit verhindern, daß aus dem Vergleich ihres Verlaufs vor dem Einsatz einer spezifischen Therapie und dem weiteren Verlauf danach im Einzelfall Zuverlässiges geschlossen werden kann. Je länger eine akute Krankheit dauert — so wie es heute nicht selten noch bei der Hepatitis der Fall ist —, um so eher kann das gelegentlich möglich werden, aber doch nur in seltenen Fällen. Je rascher und souveräner ein Heilmittel wirkt, um so eher kann auch einmal bei einer akuten Erkrankung die Verschiedenheit (Diskontinuität) der Verlaufsrichtung vor und nach dem Einsetzen einer besonderen Therapie sich glaubhaft darstellen, so wie es z. B. bei der Dysenterie nach dem Einsatz besonders darmwirksamer Sulfonamide der Fall war.

Die Beobachtung eines Krankheitsverlaufs in seinen quantitativen Merkmalen hat also zur Voraussetzung, daß er über Zeitspannen von ausreichender Dauer, daß er über Perioden hinweg verfolgt werden kann. Das ist bei akuten Krankheiten im allgemeinen unmöglich, wohl aber möglich bei *chronischen Krankheiten.* Bei ihnen können wir innerhalb des einzelnen chronischen Krankheitsverlaufs Perioden bilden, von denen die eine unter dem Einfluß des zu prüfenden Heilmittels steht, die andere aber nicht. Die letztere ist das Maß, an dem wir die erstere messen. Es ist klar, daß hier schon jeder einzelne so beobachtete Fall ein „Experiment" darstellt, in dem jede Periode aus einer ganzen Reihe von (oft täglichen) Einzelbeobachtungen besteht, und zwar von Beobachtungen, die alle am gleichen Kranken, also unter individuell gleichbleibenden Bedingungen erhoben worden sind.

Wir haben schon bei der Beurteilung aus der Krankheitsdauer eine Merkmalsstatistik vor uns gehabt. Die therapeutische Forschung, die sich auf die *Beobachtung* der Größe oder der Zahl von *Merkmalen des Verlaufs stützt,* wird sich uns als eine klinisch nicht weniger wichtige Form der *Merkmalsstatistik* erweisen. Die Beurteilung aus dem Verlauf einer Erkrankung stützt sich auf die *spezifischen* Merkmale, und sie gibt uns die individuelleren und auf die besonderen Verhältnisse des Menschen besser bezogenen, mehr anthropologischen Einblicke und Antworten. Sie ist deshalb der mehr massenmäßigen Beurteilung aus Ausgang, Zahl der Komplikationen und aus dem unspezifischen Merkmal der Dauer von Erkrankungen grundsätzlich überlegen und immer dort anzuwenden, wo sie der Sachlage nach durchführbar ist.

Nur ausnahmsweise anwendbar ist die Beobachtung aus dem Verlauf bei der therapeutischen Forschung im Bereich der *akuten Erkrankungen.* Hier stehen uns dafür die Alternative des *Krankheitsausgangs* (Ereignisstatistik) und das Maß der *Krankheitsdauer* (unspezifische Merkmalsstatistik) zur Verfügung. Beide Methoden können nur an Kollektiven von Kranken zu zuverlässigen Schlüssen führen.

Die Alternative des Krankheitsausgangs steht uns demgegenüber bei den *chronischen Kranken* als Maß nicht zur Verfügung, wohl aber die Krankheitsdauer in ihrer Abwandlung als *Überlebensdauer,* erst recht ihre *spezifischen Krankheitsmerkmale* und gelegentlich auch die *Häufigkeit von Komplikationen.*

2. Die Rolle der Homogenität im klinischen Vergleich

Jede therapeutische Prüfung läuft darauf hinaus, daß zwei gleichartige Partner oder auch zwei Gruppen gleichartiger Partner daraufhin verglichen werden, ob der eine sich während und dann auch infolge der Hinzufügung eines Faktors, der Besserung oder Heilung verspricht, verschieden vom anderen Partner verhält. Falls die beiden Partner sich in ihrem Durchschnitt ursprünglich (vor der Einführung des neuen Faktors) *nicht* durchaus oder doch wenigstens weitgehend einander gleichen, vor allem dann, wenn sie ohne unser Wissen sich noch in anderer Hinsicht als dem therapeutischen Faktor voneinander unterscheiden, dann haben wir nach wie vor nur *eine* therapeutische Gleichung zur Lösung vor uns, aber nicht mehr eine mit nur *einer,* sondern mit *zwei* Unbekannten. *Eine* Gleichung mit *zwei* Unbekannten ist aber immer etwas Unlösbares, in der Medizin nicht weniger als in der Mathematik.

Diese Voraussetzung gilt gleicherweise für alle Arten therapeutischer Vergleiche, gleichviel, ob es sich um Ereignisstatistik (z. B. Beurteilung auf Grund des Krankheitsausgangs) oder um Merkmalsstatistik (z. B. Beurteilung auf Grund der Dauer einer Erkrankung oder von spezifischen quantitativ bestimmbaren Krankheitssymptomen von ihr usw.) handelt, gleichviel auch, ob Kollektive von Kranken miteinander verglichen werden oder ob der Vergleich zwischen verschiedenen zeitlichen Perioden innerhalb des Krankheitsverlaufs des gleichen Individuums vollzogen wird. (Diese zeitlichen Perioden stellen ihrerseits ebenfalls Kollektive von mehreren oder vielen zeitlich aufeinanderfolgenden Beobachtungen jetzt aber an nur *einem* Kranken dar.)

„Homogenität" einer Gruppe ist gleichbedeutend mit *durchschnittlich* gleicher Möglichkeit für alle Fälle der Gruppe. Diese Homogenität erscheint in der Klinik, aber auch bei allen Vorsichtsmaßnahmen (siehe „zufällige Zuteilung") nicht in der gleichen Weise gewährleistet wie z. B. in biologischen Versuchen an Versuchstieren. Die Verschiedenheiten der individuellen Lage werden sich beim Menschen, und erst recht beim kranken Menschen, leichter in einer ungleichmäßigen Verteilung der Möglichkeiten in beiden Krankengruppen störend bemerkbar machen können und zu einer Inhomogenität des Krankengutes führen, auch dann, wenn neben einer immer unparteiischen alternierenden Methode besondere Ausgleichsmaßnahmen zum Zweck einer gleichmäßigen Verteilung getroffen worden sind.

Beim inhomogenen Krankenmaterial dagegen, wie es die Klinik bietet, werden die Ergebnisse viel mehr vom Zufall abhängen, die Wahrscheinlichkeiten sind weder

Null noch Eins, und man braucht viel mehr Beobachtungen, um so mehr, je größer die Inhomogenität wird, so daß dies letzten Endes jedes beweisende Ergebnis vereiteln kann.

Die mathematischen Hilfsmittel zur Beurteilung der Ergebnisse bleiben aber immer dieselben. Die Zufälligkeit der Ergebnisse, die auf der Verschiedenheit der Menschen beruht, ist in der mathematischen Theorie schon einkalkuliert.

Dennoch besteht eine besondere, über die Maßen undurchschaubare Situation in der klinisch-therapeutischen Forschung. Die Entwicklung der Medizin der letzten 100 Jahre ist nicht zuletzt dadurch gekennzeichnet, daß die Ansichten über die Ätiologie und die Pathogenese der Krankheiten sich änderten, daß eine Vielfalt von Ursachen dort erkannt wurde, wo bis dahin eine einzige Ursache angenommen worden war, und daß an die Stelle der ursprünglich scheinbar einheitlichen Krankheiten schließlich mehrere ätiologisch, pathogenetisch, morphologisch und funktionell verschiedene Krankheiten traten. Als klassisches Beispiel dafür sei die *Brightsche Nierenerkrankung* genannt, die sich später über Glomerulonephritis und Nephrose hinweg in eine große Reihe verschiedener Nierenerkrankungen auflöste; dabei ist es offenbar, daß diese Entwicklung noch nicht abgeschlossen ist. Nicht weniger offenkundig ist die immer mehr differenzierende Entwicklung von der ursprünglichen *Hodgkinschen Krankheit* hin zu den Hämoblastosen, Lymphosarkomen usw. bis zum Lymphogranulom, dem allein wir noch den Namen *Hodgkinsche Erkrankung* zugestehen — ohne eine Garantie zu haben, daß nicht auch es in einiger Zeit weiter in Teile aufgelöst werden wird. Grundsätzlich nicht anders liegt es bei den *Hochdruckerkrankungen;* bei ihnen sind eine große Reihe von pathogenetisch und teilweise auch phänomenologisch speziellen Formen im Lauf der letzten Jahrzehnte abgetrennt worden — aber wer weiß, in wie viele Sonderformen der Komplex noch weiter zerlegt werden wird, den wir heute als essentielle Hypertonie etikettieren? Ob wir die gleiche Frage bei den allergischen Krankheiten aufwerfen oder auch bei den rheumatischen oder bei den malignen Geschwülsten, gleichviel auch, ob wir von der Ätiologie oder von der Pathogenese oder von der Histologie der Krankheiten ausgehen, wir stoßen immer wieder auf das gleiche Problem der zunehmenden Differenzierung.

Die Krankheiten, die ich soeben als Beispiele dafür anführte, daß letzten Endes die medizinische, immer zeitgebundene Krankheitserkennung und damit auch die Diagnostik so unsicher seien, daß unsere Diagnosen nur mit großen Vorbehalten als ordnende Prinzipien verwendbar seien, waren alle *chronische Krankheiten.* Tatsächlich ist die Situation bei den *akuten Krankheiten* wesentlich klarer, einfach deshalb, weil die Ätiologie vieler akuter Infektionskrankheiten weitgehend geklärt ist. Deshalb bestehen bei den Infektionskrankheiten auch die geringeren Bedenken gegen eine Zusammenfassung mehrerer oder vieler Kranker in Kollektiven außer, wenn sie sich über viele Jahre hingezogen haben, chronisch geworden sind, und ihre Folgen dann ebenfalls sogar bei gleicher klinischer und pathologischer Bezeichnung zu ebenfalls höchst uneinheitlichen Gebilden geführt haben können. Es ist beim Menschen, und insbesondere beim chronisch kranken Menschen, eben doch nicht so, wie bei einer Reihe von Versuchstieren, auch wenn diese aus verschiedenen Rassen (NB! wenn auch selbstverständlich der gleichen Tierart) zusammengesetzt worden wären. Beim chronisch Kranken muß damit gerechnet werden, daß die Angriffsmöglichkeiten eines zu prüfenden Mittels bei einem mehr oder minder großen Teil der Patienten völlig andere sind als bei der gleichen „Diagnose", ja, daß auch bei scheinbar gleich reagierenden kranken Menschen die Voraussetzungen für diese gleichen Reaktionen sehr verschieden gewesen sein können. Es ist sinnwidrig, unter solchen Voraussetzungen noch mehrere oder viele Patienten zu Kollektiven zu vereinigen und aus den Reaktionen der Kollektive *unmittelbar* allgemeingültige Schlüsse ziehen zu wollen. Jetzt ist es zuvor notwendig, daß zuerst innerhalb der Krankheit des Individuums, das ja immer und ohne weiteres als in sich einheitlich angesehen werden kann, Perioden gebildet werden; selbstverständlich muß auch hier darauf geachtet werden, daß diese (zeitlichen) Perioden unter sich vergleichbar sind. Nachdem so aus dem Verlauf der individuellen Erkrankungen die ersten Schlüsse gezogen worden sind, ist es mit viel weniger Risiken verbunden, diese Einzelfälle und ihre Ergebnisse gemeinsam, wenn auch mit Vorbehalt, als Kollektive weiter *synoptisch* zu beurteilen (vgl. Kap. IV. A. 7).

Man kann sich die den chronischen Krankheiten eigentümliche Problematik der Inhomogenität auch so vorstellen, daß das Heilmittel selbst zwar, je nach der Tierrasse, *quantitativ verschieden* wirkt, aber qualitativ gleich; so besteht letzten Endes nur eine einzige Disharmonie unter den Tieren, durch die sie sich selbst in quantitativer Beziehung auf das angewandte Heilmittel unterscheiden. Bei chronisch kranken Menschen haben wir es demgegenüber nicht nur mit quantitativen Verschiedenheiten der einzelnen Kranken untereinander zu tun; vielmehr kann sich das „Heilmittel" infolge der *qualitativen Verschiedenartigkeit* der kranken Glieder des Kollektivs auch selbst qualitativ verschieden auf die einzelnen kranken Personen auswirken.

3. Die Untergruppenbildung bei nur scheinbaren Krankheitseinheiten (Stratifikation)

Je mehr die Differenzierung der „Krankheitseinheiten" fortschreitet, um so häufiger muß es offenbar werden, warum eine (nur) scheinbare einheitliche Krankheit nicht in allen Fällen auf die gleiche Behandlungsweise reagiert hat, reagieren konnte. Wenn nicht eine einheitliche Krankheit vorlag, sondern ihrer Wesenheit nach verschiedene Krankheiten, die nur durch Ähnlichkeiten einiger Symptome als eine Einheit vorgetäuscht waren, dann ist es schon nicht mehr denkbar, daß bei ihnen allen die gleiche Heilmaßnahme zur Wiederherstellung führen konnte. Diese Tatsache ist bisher in der therapeutischen Forschung nur deshalb nicht so selbstverständlich offenkundig geworden, wie man vielleicht erwarten könnte, weil unsere Heilmittel großenteils weder so gesichert waren und erst recht nicht so spezifisch wirkten, daß eine Divergenz ihrer therapeutischen Wirkungen ohne weiteres hätte auffallen müssen. Dazu kommt weiterhin, daß die therapeutischen Prüfungen auch dort, wo sie methodisch und mit Gewissenhaftigkeit vorgenommen wurden, großenteils keine Gewähr dafür boten, daß ihre Resultate zuverlässig waren; denn ein Heilmittel kann generell bzw. für andere Situationen richtig, der vorliegenden speziellen Situation aber nicht adäquat sein. Diese Tatsache hängt wieder unmittelbar mit dem eingangs erwähnten Problem zusammen, daß Erkrankungen, die nach ihrer Symptomatik für identisch gehalten werden, tatsächlich aus einem zeitbedingt begrenzten Wissen heraus als identisch nur erscheinen, und daß so auch eine Gruppe von Kranken als homogen imponiert, die in Wirklichkeit inhomogen ist. Gleichviel ob und wann sich später eine solche pathogenetische Uneinheitlichkeit einer Krankheitsbezeichnung herausstellt, bei der Betrachtung von Krankheiten und insbesondere in der Erprobung der Therapie muß mit dieser Möglichkeit gerechnet werden. Sobald sich aber die Uneinheitlichkeit einer Gesamtgruppe herausgestellt hat, und erst recht, wenn sich, was fast das gewöhnliche ist, gleichzeitig damit neue Einheiten innerhalb des bisherigen Komplexes herausdifferenziert haben, dann ist auch das Signal zur *Bildung von Untergruppen* (Strata) gegeben. Die weitere Arbeit der therapeutisch-klinischen Forschung spielt sich von jetzt ab nicht mehr in der Gesamtgruppe, sondern nur mehr innerhalb der Untergruppen ab. (Vergleiche dazu Kap. IV. C „Gemeinschaftliche therapeutische Prüfungen durch eine Mehrzahl von Krankenanstalten".)

4. Die zufällige Zuteilung und die ausgleichende Zuordnung

Wenn wir vorstehend festgestellt haben, daß die Situation bei den akuten Krankheiten wesentlich klarer liege als bei den chronischen, weil bei den akuten Infektionskrankheiten die Ätiologie weitgehend geklärt ist, so konnte das nicht bedeuten, daß die Bildung von homogenen Kollektiven bei ihnen etwas Selbstverständliches und Einfaches sei. Das ist nicht nur deshalb nicht der Fall, weil keineswegs alle akuten Krankheiten Infektionskrankheiten (mit bekannter Ätiologie) sind. Andere Faktoren kommen dazu und ganz besonders die Tatsache, daß sich beim kollektiven Vergleich die Forderung der Homogenität nicht nur auf jede einzelne der Vergleichsgruppen, sondern noch viel ausschlaggebender auf das *Verhältnis der beiden Vergleichsgruppen* zueinander, auf ihre größtmögliche Ähnlichkeit untereinander bezieht.

Nehmen wir an, daß wir vorhaben, zwei oder mehrere einander gleiche Gruppen von Kranken zu bilden. Welche Voraussetzungen müssen dazu erfüllt sein? Wenn wir von den von einer Krankheit Befallenen wüßten, daß Ätiologie, Pathogenese und Symptomatik bei allen Kranken einander gleich wären, wenn wir darüber hinaus die Kranken in bezug auf Geschlecht, Alter und Kräftezustand usw. gleichmäßig zwei oder mehreren Vergleichsgruppen zugeteilt hätten, auch dann hätten wir noch keine ausreichende Wahrscheinlichkeit, daß die verschiedenen Gruppen einander wirklich homogen wären. Neben den uns bekannten Merkmalen sowohl der Krankheiten selbst (bzw. ihrer Ursachen) als auch der Erkrankten müssen wir mit Faktoren rechnen, die uns unbekannt, ja großenteils für uns unerkennbar sind und die jede willkürliche, von uns selbst determinierte Verteilung von Kranken auf verschiedene Gruppen zu einer nur äußerlich und scheinbar gleichmäßigen, in Wirklichkeit aber ungleichmäßigen Verteilung machen würde.

Die Ursache hierfür liegt in unserer Unfähigkeit, alle determinierenden Faktoren, gleichviel, ob sie in der Krankheit oder im Erkrankten liegen, zu durchschauen. So kann bei der Prüfung von Mitteln gegen eine Infektionskrankheit ein Genius epidemicus specialis sowohl mit der Zeit wie mit dem Ort wechseln; deshalb können die durchschnittlichen Krankheitsausgänge, Krankheitsdauer usw. einer Gruppe von Infektionskranken, die in einem vergangenen Jahr unter einem Medikament A bestimmt worden sind, nicht zum Maß des Durchschnitts von Ausgang oder Dauer einer anderen Gruppe von Kranken dienen, die ein Jahr später an der scheinbar gleichen Erkrankung gelitten haben und mit dem Medikament B behandelt worden sind. Noch auch dürfen die Resultate der Behandlung von Kranken z. B. in Berlin mit einer scheinbar gleichen oder auch andersartigen Behandlung in Kairo verglichen werden, und zwar auch dann nicht, wenn die Erreger und die Merkmale der Krankheiten homogen zu sein scheinen. Aber auch schon die unverkennbaren Verschiedenheiten von zwei oder mehreren Krankenhäusern in der gleichen Stadt können trotz scheinbar gleicher Qualifikation der Häuser so erheblich sein, daß bei einer Arbeitsgemeinschaft mehrerer Anstalten nicht eine jede Anstalt *eine* mit einem bestimmten zu prüfenden Medikament behandelte Vergleichsgruppe von Kranken stellen darf; vielmehr müssen die therapeutischen Methoden, müssen die Medikamente, die miteinander verglichen und aneinander gemessen werden sollen, gleichmäßig auf die beteiligten Krankenhäuser verteilt werden.

a) Die nicht ohne weiteres erkennbaren, jedenfalls undurchsichtigen Faktoren, die die Homogenität eines Kollektivs oder von Vergleichsgruppen oder von Vergleichsuntergruppen von Kranken gefährden, können durch die Methode der *zufälligen (blinden) Zuteilung* (random allocation) ausgeschaltet werden. Dafür stehen viele Möglichkeiten zur Auswahl. Die einfachste ist die systematische *Alternierung;* sie geht so vor sich, daß beim therapeutischen Vergleich von zwei Heilmaßnahmen jeder 1., 3., 5. usw. (also jeder „ungerade") Patient, der in den therapeutischen Vergleich eingeschlossen wird, der Behandlung A zugeführt wird und jeder 2., 4., 6., 8. usw. (also jeder „gerade") Patient der Behandlung B, mit der A verglichen werden soll. Sinngemäß kann ebenso auch bei drei Heilmaßnahmen, die miteinander verglichen werden sollen, vorgegangen werden; der Gruppe mit dem Heilmittel A werden die 1., 4., 7., 10. usw. Kranken zugeteilt, der Gruppe mit dem Mittel B die 2., 5., 8., 11. usw. Kranken und der Gruppe mit dem Mittel C die 3., 6., 9., 12. usw. Patienten. Praktisch genügt diese Form von Zufallsverteilung so gut wie immer [3].

Theoretischen Ansprüchen entspricht etwas besser eine Methode, die darin besteht, daß die Alternierung sich nicht auf den Zeitpunkt der Zuteilung der Kranken zu den Vergleichsgruppen aufbaut, sondern auf den *Nummern der Krankenhausaufnahmescheine;* wiederum wird jetzt so verteilt, daß die Patienten mit ungeraden Nummern der einen Vergleichsgruppe und daß die Patienten mit geraden Nummern der anderen Vergleichsgruppe zugeteilt werden.

Jede Form der Zuteilung, die keinem „System" entspricht, sondern den „blinden" Zufall allein walten läßt, ist hier gleich möglich. Manche bevorzugen dabei einen Modus, bei dem die Patienten mit den *Anfangsbuchstaben* ihres Familiennamens von A bis L der einen Vergleichsgruppe, die mit den Anfangsbuchstaben M bis Z der zweiten Vergleichsgruppe zugeteilt werden. Man kann auch danach unterscheiden, ob die Patienten an einem ungeraden oder an einem geraden Monatstag *Geburtstag* haben usw.

Die Methode der zufälligen Zuteilung leistet unter der Voraussetzung der vorherigen korrekten Bildung homogener Gruppen bzw. Untergruppen allen Ansprüchen an die Gleichheit der beiden Vergleichskollektive Genüge, wenn beliebig große Zahlen von Kranken zum therapeutischen Vergleich zur Verfügung stehen. Diese Voraussetzung wird aber dadurch erschwert, daß wir selbst bei akuten Krankheiten oft genug gehalten sind, die Gesamtmasse des nur scheinbar einheitlichen Krankenguts in homogenere Teilmassen, d. h. in *Untergruppen,* aufzuspalten. Einer fortgesetzten weiteren Differenzierung sind wiederum dadurch Grenzen gesetzt, daß die durch sie entstehenden Untergruppen so klein werden können, daß sie eben ihrer Kleinheit wegen nicht mehr als statistisch verwertbare Kollektive brauchbar sind.

---

[3] Armitage, P.: The construction of comparable groups. In: A. Bradford Hill: Controlled clinical trials, S. 14. Oxford: Blackwell Scientific Publications 1960.

Offenbar widersprechen sich hier zwei Forderungen: Der Grundsatz der Homogenität zielt auf die Aufspaltung in Untergruppen, diese aber werden, wenn ihrer zu viele sind, unübersichtlich und außerdem zu klein. Umgekehrt gefährden die mangelnde Differenzierung und die Tendenz, um jeden Preis große Gesamtzahlen zu erzielen, die Homogenität.

b) Unter diesen Umständen werden wir bemüht sein müssen, die auch nach der zufälligen Zuteilung noch gebliebenen, ja gerade durch sie erzeugten Verschiedenheiten zwischen den Vergleichsgruppen (bzw. Untergruppen) *auszugleichen,* soweit dies möglich ist, ohne daß dadurch die Zufallsverteilung tendenziös beeinträchtigt wird.

Ich habe diesen Weg als nicht ganz ungefährlich bezeichnet. Diese Gefahren bestehen aber nur für den, der seiner eigenen Objektivität und seiner persönlichen Desinteressiertheit an seinen wissenschaftlichen Resultaten nicht ganz trauen kann. Man hat sich ärztlicherseits zu oft schon damit entschuldigt, daß einem Arzt selbstverständlich mehr an dem günstigen als an dem ungünstigen Ausgang seiner therapeutischen Bemühungen gelegen sei. Was den einzelnen Kranken anlangt, so ist das natürlich richtig. Wenn aber ein Arzt in einer wissenschaftlichen Bearbeitung seines Krankengutes seine therapeutischen oder überhaupt seine klinischen Ergebnisse durch eine optimistische Brille betrachtet, so beweist er damit, daß er für eine wissenschaftliche Arbeit nicht taugt, weil es bei ihr nur auf die Wahrheitsfindung ankommt, und nur diese letzten Endes den Kranken wirklich helfen kann. Würde aber ein Arzt gar schon die Voraussetzungen seiner ärztlich-wissenschaftlichen Arbeit in einer bestimmten Richtung korrigieren, so daß er der einen Behandlungsmethode absichtlich eine größere Chance gebe als einer anderen, so würde er sich einer Fälschung schuldig machen. Bei der nötigen Erziehung zu wissenschaftlichem Denken und zu Selbstdisziplin kann die *Methode der ausgleichenden Zuordnung zusätzlich zur zufälligen Zuteilung* nützen, und sie wird die klinischen Unterlagen statistischer Auswertung erheblich verbessern. Wesentlich ist, daß *zunächst* eine Unterteilung *(Stratifikation)* in homogene Untergruppen erfolgt und daß *danach* eine Zuteilung *der* verschiedenen, zu vergleichenden *Therapieformen* an die einzelnen Patienten (beim kollektiven Vergleich) *innerhalb der homogenen Untergruppen* (strata) nach den Prinzipien der zufälligen Zuteilung (random allocation) durchgeführt wird. Beim individuellen Vergleich ist eine Stratifizierung nicht nötig, weil nur zu verschiedenen Zeitperioden des *gleichen* Patienten verglichen wird. Eine zufällige Zuordnung der verschiedenen Therapieformen zu den verschiedenen Behandlungsperioden innerhalb eines Patienten sollte aber immer durchgeführt werden.

5. Der kollektive therapeutische Vergleich

(The interpatients comparison, the between patients comparison)

Es besteht also ein weittragender Unterschied zwischen den Methoden der therapeutisch-klinischen Untersuchung, wie sie einerseits vorzüglich bei den „akuten“, andererseits vorzüglich bei den „chronischen“ Krankheiten angebracht sind: Bei den *akuten Krankheiten* erfolgt die Beurteilung a) aus dem durchschnittlichen *Ausgang* der Erkrankungen, b) aus dem (unspezifischen) Merkmal der durchschnittlichen *Dauer* der Erkrankungen oder eines oder mehrerer ihrer Symptome, c) eventuell auch aus dem Merkmal der durchschnittlichen Häufigkeit von *Komplikationen* der Erkrankungen einschließlich der d) Häufigkeit (gelegentlich auch der Schwere) von *Nebenwirkungen* der geprüften Heilmittel. Der einzelne Krankheitsfall ist hier nie mehr als ein Erlebnis, das wohl als heuristischer Hinweis eine Bedeutung, aber für sich allein keinen Beweiswert haben kann. Die Kriterien der Beurteilung laufen, sogar soweit sie, wie die Dauer einer Erkrankung, primär als (unspezifisches) Merkmal charakterisiert sind, auf den Vergleich von zwei (sehr selten von mehreren) Kollektiven verschieden behandelter *Kranken* hinaus.

Wenn wir hier von dem Anwendungsbereich bei den „akuten Krankheiten" gesprochen haben, so besteht Anlaß von vornherein dazuzufügen, daß dies keinesfalls als eine Gleichsetzung mit und als eine Beschränkung auf die (akuten) Infektionskrankheiten verstanden werden darf. Auch jede andere Art von akut ablaufender Erkrankung unterliegt den gleichen Regeln; deshalb können auch bei *Anfallskrankheiten* wie bei Infarkten, Apoplexien, Embolien, Gallensteinanfällen, Nieren- und Ureterkoliken, Magenperforationen usw. therapeutische Prüfungen zumeist nur im kollektiven Vergleich durchgeführt werden.

Anders ist die Lage bei gehäuften *Anfällen*, die mehr Symptome darstellen, als daß sie selbst Krankheiten bedeuten würden; wie es z. B. bei den Schmerzen der Angina Pectoris der Fall ist. Sie sind *Symptome einer chronischen Erkrankung*, hier der Coronargefäße, und dementsprechend gekennzeichnet als quantitative *Merkmale* von zwei verschieden behandelten Perioden, die auf Grund dieser Merkmale aneinander gemessen werden können.

Zwischen die akuten und die chronischen Krankheiten schalten sich gelegentlich Krankheitszustände ein, die in ihren frühesten Stadien noch dem Typ akuter Krankheiten zugehören, die aber später mehr oder weniger obligat den Charakter chronischer Krankheiten annehmen, sofern es nicht in kurzem zu einer Ausheilung kommt; diese Überlegung wird sehr offenbar z. B. bei der Entwicklung von einer ganz frischen zu einer chronischen Lungentuberkulose. Selbstverständlich wird hier auch die Methode der therapeutischen Forschung sich zusammen mit dem Wechsel des Krankheitscharakters ändern, d. h. sich diesem anpassen müssen. Es muß hier von Fall zu Fall entschieden werden, welche Art des Vergleichs angemessen ist; manchmal ist es zur Erlangung einer möglichst allgemeingültigen Aussage wünschenswert, beide Formen des therapeutischen Vergleichs einzusetzen.

Der kollektive therapeutische Vergleich hat die nächste Verwandtschaft zur klassischen Statistik, die bezogen war auf den „état", den Staat und dessen bevölkerungspolitische, wirtschaftliche und andere Probleme, und die so gut wie immer (nur) an großen Kollektiven beobachtet und beurteilt werden konnte; je kleiner die Kollektive, die Zahlen waren, auf um so schwächeren Füßen stand das Urteil. Da auch LAPLACE und seine früheren Nachfolger P. LOUIS und J. GAVARETT sich nur mit dem kollektiven therapeutischen Vergleich befassen, und da bei der Renaissance der therapeutischen Methodik, soweit sie sich im angelsächsischen Bereich vollzog, vorerst wiederum nur der kollektive Vergleich gepflegt — sehr gut gepflegt — wurde, so hat sich das Gewicht weithin recht einseitig zu dessen Gunsten verschoben. Daß seine Durchführung zwar viel organisatorische Arbeit, aber weniger tägliche Mühe, Akribie und Wachsamkeit bei der Verfolgung des Verlaufs der einzelnen Erkrankungen erheischt, mag ein weiteres zu dieser einseitigen Entwicklung beigetragen haben.

Die Güte der Kriterien der Ereignisstatistik — *Krankheitsausgang, Krankheitsdauer, Häufigkeit* von Komplikationen oder Nebenwirkungen — ist ebenfalls relativ. Bei einer schweren und spontan of letal verlaufenden akuten Erkrankung ist das

Kriterium der durchschnittlichen *Letalität* souverän; bei leichteren Erkrankungen ist es überhaupt nicht anwendbar.

Das Kriterium der durchschnittlichen *Krankheitsdauer* oder auch eines für die Krankheit typischen Merkmals ist um so kennzeichnender, je eindeutiger der Beginn und das Ende der Krankheitsdauer bzw. des Merkmals festgelegt werden können; ob als Beginn der Krankheit der Tag der Krankenhausaufnahme bzw. der Tag des Beginns der spezifischen Behandlung angesetzt werden soll, ist von Fall zu Fall kritisch zu prüfen.

Die durchschnittliche *Häufigkeit von Krankheits-Komplikationen* und von *Nebenwirkungen* ist kein positives, sondern ein negatives Kriterium.

Das Kriterium der *Überlebensdauer* nach dem Beginn oder nach der Entdeckung einer Erkrankung oder nach dem Einsatz einer spezifischen Therapie ist ebenso wie die Erkrankungsdauer Merkmal einer Krankheit. Ihrer Natur nach hat sie nur dort einen Sinn, wo eine Krankheit ohne spezifische Therapie grundsätzlich zum Tode führt, und wo deshalb das Heilmittel sich daran bewähren kann, wie lange es den tödlichen Ausgang gegenüber der *durchschnittlichen* Lebensdauer unter einem anderen Heilmittel verzögert. Die Überlebensdauer hat sich bei bösartigen Krankheiten als ein souveränes Kriterium bewährt.

Die *Überlebensdauer* ist in ihrer eine Heilmaßnahme kennzeichnenden Bedeutung ebenso problematisch wie jedes andere Kriterium, sofern sie nicht an dem ihr adäquaten Partner gemessen wird. Das heißt z. B., daß die Vergleichskollektive von Tumorkranken sich aus prognostisch ähnlich gelagerten Kranken zusammensetzen müssen. Das Merkmal der Überlebensdauer ist auch deshalb in seiner *Güte* relativ, weil die (durchschnittliche) absolute Überlebensdauer bei verschiedenen Tumorarten verschiedenes bedeutet; infolgedessen kann die jetzt ziemlich allgemein verwendete 5jährige Überlebensdauer als Maß der günstigen Wirksamkeit kein allgemeingültiger Standard sein.

6. Der individuelle therapeutische Vergleich

(The intrapatient comparison, the within patient comparison)

a) Die allgemeinen Grundlagen und Vorbedingungen

Nur der „reine Fall“ des eindeutig bestimmten Experiments ist immer die gleiche Frage an die Natur, auf die sie stets die gleiche Antwort geben wird. Ein einziges, eindeutig ausgeführtes Experiment ist deshalb beweisender als viele statistische Tatsachenaufhäufungen. Aber der reine Fall ist zwar letztes, doch nur in der klassischen Physik erreichbares Ziel. Nur in dieser wird daher die Induktion zu einer exakten. Außerhalb der Physik ist die induktive Methode immer nur eine generalisierende, und dies erst recht in den biologischen Bereichen. Beim Menschen gar wächst die Fülle der möglichen Bedingungen, wenn nicht ins Unermeßliche, so doch in das Ungreifbare. Auch bei der besten Annäherung bleiben wir bei ihm vom reinen Fall noch weit entfernt. Dadurch wird es aber nicht weniger notwendig, daß wir uns diesem, wenn auch für immer unerreichbaren Fall so weit nähern, als nur möglich ist.

So ist das Erkennen der ursächlichen Zusammenhänge eines individuellen Krankheitsverlaufs das ideale Ziel einer therapeutischen Untersuchung, wie des ärztlichen Erkenntnisstrebens überhaupt. Es verheißt unmittelbare Einsichten in die Wirkungen unserer therapeutischen Bemühungen und bedeutet die in der klinischen Medizin denkbar größte Annäherung an das Optimum unserer Erkenntnis.

Eine solche Erschließung der Zusammenhänge aus dem einzelnen Fall ist bei den *akuten Krankheiten* nur ausnahmsweise (s. Kap. VI. 5 a Die Hepatitiden) und nur mit großen Einschränkungen möglich.

Bei den chronischen Krankheiten liegen die Verhältnisse sehr viel anders. Je länger sie dauern und je geringer ihre Bewegungen sind, um so mehr entfällt bei ihnen die Möglichkeit, Gruppen (Kollektive) von Kranken zu bilden, die untereinander vergleichbar, die aneinander meßbar wären. Die viel größeren individuellen, persönlichen, ja personalen Verschiedenheiten, die sich hier unter den Erkrankungen der gleichen „Diagnose" finden, würden für die Bildung gleichmöglicher Krankengruppen mehr als nur ganz besonders große Krankenzahlen verlangen; diese sind für die meisten chronischen Krankheiten noch schwieriger zu erreichen als bei den akuten Krankheiten. Erst recht aber wären bei den meisten chronischen Krankheiten die Dishomogenitäten innerhalb der einzelnen Krankengruppen so groß, daß echte Kollektive nur in Sonderfällen erreichbar wären (s. dazu Homogenität, Kap. IV. A. 2).

Je länger wiederum eine Erkrankung dauert und je weniger und je langsamer spontane Bewegungen sich in ihrem Verlauf entwickeln, um so mehr wächst die Möglichkeit, einzelne Perioden innerhalb der individuellen Krankheitsverläufe zu bilden und miteinander zu vergleichen. So tritt dort, wo die Möglichkeit der Alternierung und des kollektiven Vergleichs entfällt, aus den gleichen Gründen, die zu diesem Versagen führten, eine neue und andere Möglichkeit an die Stelle des kollektiven Vergleichs, nämlich der *individuelle therapeutische Vergleich* zweier benachbarter zeitlicher Perioden.

Die Mißverständnisse, die sich im Schrifttum, speziell im Bereich der therapeutischen Forschung bei chronischen Krankheiten, finden, sind Legion, und ein ganz besonders häufiges Mißverständnis beruht auf der Verwechslung des den chronischen Krankheiten angemessenen individuellen therapeutischen Vergleichs mit dem im wesentlichen nur den akuten Krankheiten adäquaten kollektiven therapeutischen Vergleich [4].

Es liegt sehr viel daran, daß der Unterschied zwischen dem Vergleich von zwei durch zufällige Zuteilung, eventuell auch durch Alternierung gewonnenen Gruppen,

[4] So ist z. B. der Lupus vulgaris ohne Zweifel eine eminent chronische Erkrankung, bei der also die therapeutische Prüfung eines Heilmittels nur mit Hilfe des individuellen therapeutischen Vergleichs auf Grund des Vergleichs von verschiedenen zeitlichen Perioden beim gleichen Kranken innerhalb der (individuell) gleichen Erkrankung Aussicht auf gesicherte Ergebnisse verspricht. Dennoch führte G. Wagner [Hautarzt 7, 126 (1956)] gegen die „Methodenlehre" ins Feld, ihre Vorschläge dürften sich beim Lupus vulgaris nicht verwirklichen lassen, da sich bei dieser Erkrankung infolge ihrer Seltenheit keine Kollektive bilden lassen würden. Nun ist der Lupus vulgaris wirklich keine so seltene Krankheit, als daß dies die Ursache für die Undurchführbarkeit eines kollektiven Vergleichs sein müßte. Die wirkliche Ursache der Unmöglichkeit, beim Lupus Kollektive zu bilden, liegt — so wie bei vielen anderen chronischen Krankheiten — nicht in ihrer Seltenheit, sondern in ihrem individuellen Verlauf. Auch die lange Dauer des Lupus vulgaris hält der Autor nur deshalb für erschwerend für einen therapeutischen Vergleich, weil er lediglich den Vergleich zweier Kollektive anwendet. In Wirklichkeit macht gerade diese lange Krankheitsdauer den individuellen Vergleich für die Lupuserkrankung ganz besonders geeignet. Seine Unentbehrlichkeit wird auch durch das Resultat belegt, daß Wagner in der zitierten Arbeit und mit Hilfe der dort durchgeführten Methodik zwar die größeren Erfolgschancen der modernen Lupusbehandlung durch den Komplex von Isoniazid + Vitamin D + Conteben (+ teilweise auch PAS) beweisen kann, dafür aber durchaus nichts aussagen kann über den Heileffekt der einzelnen Mittel. Dies aber ist schließlich auch ein Postulat der wissenschaftlichen therapeutischen Forschung, das mittels des individuellen therapeutischen Vergleichsunterschiedes zu erreichen gewesen wäre.

und dem Vergleich von zwei unter sich verschiedenen Perioden innerhalb der individuellen Erkrankung des gleichen Kranken ganz klar erkannt wird:

Beim Vergleich von zwei Gruppen spielt der einzelne Kranke eine Rolle nur als *Glied eines Kollektivs.* Es waren dort entweder Ereignisse oder Merkmale, die dabei gezählt oder gemessen werden. Auf Ereignisse bezieht sich die Frage: Wie viele von den Kranken sind gebessert worden, wie viele haben sich verschlechtert? Oder, wie viele Komplikationen sind auf der einen, wie viele auf der anderen Seite aufgetreten? Auf Merkmale dagegen beziehen sich z. B. die Fragen: Wie lange haben (akute) Krankheiten im Durchschnitt gedauert, wie lange wurde bei an sich unheilbaren Krankheiten der tödliche Ausgang hinausgezögert (Überlebensdauer) oder auch, wie hat sich die durchschnittliche Bewegung eines Merkmals vergleichsweise in zwei parallelen Gruppen verhalten? (Beispiel dazu die Sedimentation des Blutes bei Lungentuberkulose, Kap. VI. 8.)

Demgegenüber gründet sich die *individuelle,* für chronisch Kranke geeignete Methodik des therapeutischen Vergleichs *ganz* auf die Verfolgung von Merkmalen über die Zeit hinweg, auf den Vergleich des Schicksals eines Krankheitssymptoms innerhalb von zeitlichen Perioden und auf den Vergleich von solchen Perioden bei ein und demselben Kranken. In keinem Fall wird hier also vorerst ein Kranker mit einem anderen Kranken verglichen; deshalb kann hier auch keine Alternierung von Kranken in Frage kommen. Bei jedem einzelnen Kranken wird die Frage von neuem für ihn allein beantwortet, ob es gerade diesem Kranken unter der einen oder unter der anderen Behandlung schlechter oder besser gegangen ist. Diese Antworten haben aber nur darum und nur unter der Bedingung einen Wert, daß beide Perioden lang genug waren und daß sie sich bewußt nur in *einem* Faktor, der Therapie unterschieden haben.

Abschließend gibt aber auch hier nicht der einzelne Fall den Ausschlag, sondern die Gesamtheit der Fälle, in denen der Vergleich von zwei unter sich verschiedenen Krankheitsperioden durchgeführt worden ist. Es wird jetzt darauf ankommen, daß alle die Fälle, in denen das neue zu prüfende Mittel der bisherigen Therapie gegenüber sich als überlegen gezeigt, synoptisch den Fällen gegenübergestellt wird, in denen das nicht der Fall war.

Je stärker und je häufiger in den gesammelten individuellen Vergleichen die eine Behandlungsart der anderen überlegen war, um so klarer wird das in der Synopse offenbar werden. Schon bei der Verfolgung der Bewegungen einzelner Merkmale (Symptome, Zeichen) wird das deutlich werden, z. B. bei der Hochdruckkrankheit das Absinken des Blutdrucks, bei Anämien das Ansteigen des Hämoglobins und der Erythrocyten, bei der Lungentuberkulose die Veränderungen von Kavernen, die sich in der Periode der überlegenen Behandlung rascher verkleinert haben als in den Vergleichsperioden. Wenn auch nicht damit gerechnet werden darf, daß verschiedene Merkmale sich dabei immer parallel verhalten, so wird doch im allgemeinen bei der Übersicht über mehrere Merkmale auch der komplexe Gesamteindruck die Überlegenheit der einen Behandlung über die andere widerspiegeln.

Primär werden bei der Durchführung der individuellen Vergleiche also niemals verschiedene Kranke (oder gar Gruppen von Kranken) miteinander verglichen. Erst bei der schließlichen Übersicht werden die gesamten, bei einer Vielheit von einzelnen Kranken durchgeführten individuellen Vergleiche gehäuft und gemeinsam betrachtet, um so zu einem generellen Urteil zu gelangen.

Damit soll nicht gesagt sein, daß eine absolute Polarität der Indikation zwischen einerseits der den akuten, andererseits der den chronischen Krankheiten adäquaten Forschungs-Methodik bestehe. Wohl wird bei exquisit akuten Erkrankungen immer nur der kollektive therapeutische Vergleich zur Anwendung kommen können. Aber es gibt von da aus allmähliche Übergänge zu chronischen Krankheiten, in denen entweder der individuelle Vergleich noch nicht angewendet werden kann, oder in denen die Wahl zwischen den beiden Möglichkeiten besteht; dabei kann es schließlich auch einmal diskutabel sein, die beiden therapeutischen Vergleichsformen beim gleichen Problem nebeneinander zu setzen. Die eindeutigsten Resultate sind dort zu erwarten, wo entweder der kollektive oder der individuelle therapeutische Vergleich für sich allein anwendbar ist, so wie es z. B. auf der einen Seite bei großen akuten Epidemien, auf der anderen Seite bei einer so exquisit chronischen Krankheit wie dem Diabetes der Fall ist. Die dem individuellen therapeutischen Vergleich besonders adäquaten chronischen Krankheiten sind die, deren spontane Bewegungen so gering sind, daß wir annehmen können, daß die beiden Vergleichsperioden unter vergleichbaren Auspizien abgelaufen sind.

b) Perioden des Krankheitsverlaufs als Grundlagen des individuellen therapeutischen Vergleichs

Die bloße Beschreibung der einzelnen Fälle, die klinische Kasuistik, dringt, auch wenn sie nicht rein deskriptiver Natur ist, nicht ohne weiteres vor bis zur Analyse des Krankheitsverlaufs. Sie leistet wenig zur Klarstellung seiner kausalen Abhängigkeiten von äußeren Einflüssen, insbesondere von der angewandten Therapie. Nicht gerade selbstverständliche Änderungen des Krankheitsverlaufs werden dabei gar zu leicht in naiver Genügsamkeit dem angewandten Heilmittel zugeschrieben, grundsätzlich nicht anders, als es eine primitive Heilkunde vor Jahrtausenden schon tat. Einigermaßen zuverlässige Einblicke in die ursächlichen Zusammenhänge eines Krankheitsgeschehens sind auch bei den individuellen therapeutischen Vergleichen nur dann zu erhoffen, wenn wir ein Maß gewinnen, mit dem wir feststellen können, ob die Entwicklung, die eine Erkrankung nimmt, zu ihrer Erklärung der Annahme einer zusätzlichen Ursache bedarf, oder ob sie der Lage der Dinge nach sowieso schon erwartet werden konnte. Dieses Maß muß in seinen Voraussetzungen bekannt sein, es kann im übrigen aber von mehrerlei Art sein. Die einfachere Art bedeutet, daß wir den durch keine andere als symptomatische Mittel beeinflußten Ablauf eines Krankheitsgeschehens in seiner wahrscheinlichen (voraussichtlichen bzw. erwartungsmäßigen) Weiterentwicklung kennenlernen müssen, ehe wir uns ein Urteil darüber erlauben, warum der Gesamtablauf — auch soweit er von uns therapeutisch beeinflußt wurde — gerade so und nicht anders sich abgespielt hat. Es gibt aber zunehmend mit den Fortschritten der Heilkunde immer häufiger klinische Situationen, in denen es dem Arzt nicht mehr erlaubt ist, jenen gleichsam spontanen Krankheitsverlauf im Einzelfall kennenzulernen, da ihm ein oder mehrere schon gegen die Krankheit sicher bewährte Heilmittel zur Verfügung stehen, deren Wohltat er keinem Kranken vorenthalten darf. In solcher Lage, aber auch dann, wenn zwei Mittel zur gegenseitigen Messung ihres Wirkungsgrades miteinander verglichen werden sollen, ist nicht der „Spontanverlauf" mehr Maß des Vergleichs, sondern entweder der Verlauf unter dem schon bewährten Mittel, oder es ist ein neues Mittel das Maß des anderen. In diesem letzteren Fall wird immerhin eines der beiden Mittel schon grundsätzlich (qualitativ) erprobt sein müssen, so daß es sich mehr darum handelt, daß beide Mittel auf ihren (quantitativen) Wirkungsgrad hin aneinander gemessen werden.

In allen diesen Fällen können wir die zu einem therapeutischen Vergleich notwendigen Einsichten nur gewinnen, indem wir den einzelnen Krankheitsverlauf in zwei oder mehrere *Perioden* teilen. Die verschiedenen Perioden werden in allem übrigen gleich gehalten, in Ernährung, Pflege, überhaupt in allen unentbehrlichen therapeutischen Maßnahmen. Sie unterscheiden sich nur in bezug auf *die* Heilmittel, deren Wirkung geprüft werden sollen. In den Vergleichsperioden werden entweder überhaupt keine (spezifischen) Mittel oder — falls vorhanden — schon bewährte, in ihrer Wirksamkeit womöglich quantitativ bekannte Mittel als Vergleichsgrundlage verabreicht. Die beiden so in ihren ursächlichen Bedingungen verschieden gestalteten Perioden können untereinander verglichen werden. Der Vergleich wird zeigen, ob durch das *eine* Mittel, den einzigen Faktor, in dem sich die Perioden voneinander unterschieden haben, eine Änderung des Krankheitsverlaufs erreicht worden ist.

Häufig wird *eine* Periode als Vergleichsgrundlage genügen. Besonders dann, wenn es sich um eine Periode handelt, in der wir nur symptomatisch behandeln und die der therapeutischen Prüfung vorausgeht, nennen wir sie die *Vorbeobachtungsperiode.* Diese eine Vorbeobachtungsperiode muß genügen, wenn das Merkmal, auf das sich das therapeutische Urteil stützt, seiner Natur nach *nicht reversibel* ist, so z. B. die Größe einer Magengeschwürsnische, die Schwere neuralgischer und neuritischer Symptome, der Grundumsatz bei Basedowscher Krankheit usw. Handelt es sich dagegen um *reversible Merkmale,* die ihrem Wesen nach meist auch noch labiler sein werden als jene, dann wird es sehr oft angezeigt sein, die *Beobachtungszeit der therapeutischen Prüfung* des Heilmittels einzurahmen durch *zwei* Perioden, von denen die eine, die *Vorbeobachtungsperiode,* der Prüfung vorhergeht, während die andere, die *Nachbeobachtungsperiode,* ihr folgt. Gelegentlich wird — aber nur dann, wenn wir es mit reversiblen Merkmalen bzw. Kriterien zu tun haben — der an sich leichter durchführbare therapeutische Vergleich allein auf Grund einer Nachbeobachtungszeit genügen können oder genügen müssen. Vor- und Nachbeobachtungsperioden werden, sofern in ihnen nur symptomatisch behandelt wurde, gelegentlich auch Kontrollperioden genannt, denen die Beobachtungszeit (der therapeutischen Prüfung) auch als therapeutische Periode oder Prüfungsperiode oder *Testperiode* gegenübersteht.

c) Die Güte der Merkmale

Die *Merkmale* der verschiedenen Krankheiten können je nach ihrer Art den verschiedensten Gebieten von Physiologie und Pathologie, sie können rein naturwissenschaftlichen oder psychosomatischen oder psychologischen Bereichen angehören; innerhalb des naturwissenschaftlichen Bereichs können sie physikalischer, chemischer oder gemischter Natur sein. Das ergibt sich jeweils aus dem Wesen und aus der Symptomatologie einer Erkrankung.

Die Schlüssigkeit des therapeutischen Vergleichs hängt ab von der *Güte der Kriterien,* die jeweils zur Verfügung stehen. Die Güte wiederum der therapeutischen Merkmale bzw. Kriterien hängt ab von ihrer Repräsentanz, von der Häufigkeit, mit der sie bestimmt werden können, von ihrer Empfindlichkeit, ihrer Reversibilität, und davon, ob sie *objektiv* oder nur *subjektiv* erfaßbar sind; die beiden letzteren Eigenschaften bestimmen weitgehend die Zuverlässigkeit eines Merkmals. Schließlich müssen Merkmale, die miteinander verglichen werden sollen, irgendwie *quantitativ* erfaßbar sein. Sind sie *zahlenmäßig darstellbar,* dann bringt dies den großen Vorteil, daß sie statistisch behandelt und ausgewertet werden können. Es wäre aber ein Irrtum zu glauben, daß der klinisch-therapeutische Beweis an die zahlenmäßige Darstellbarkeit von Merkmalen gebunden wäre.

Schließlich ist zu jeder *Rangordnung* der verschiedenen *Kriterien* (Merkmale) von vornherein zu bemerken, daß dies nur im Grundsätzlichen möglich ist, daß aber in der praktischen Anwendung Faktoren dazu kommen können, die entweder Merkmale scheinbar geringer Zuverlässigkeit sichern, oder umgekehrt Merkmale an sich großer Zuverlässigkeit entkräften können.

α) Die Repräsentanz eines Merkmals

Die sichersten Stützen eines individuellen therapeutischen Vergleichs werden immer die Merkmale, die Kriterien sein, die in hohem Maße dem Grad und dem Charakter einer Erkrankung angemessen sind, so wie Harn- und Blutzucker der Schwere eines Diabetes mellitus; dennoch brauchen sie allein für sich keine absolut charakteristischen Merkmale der Stoffwechsellage zu sein. Ähnlich ist die Höhe des Blutdruckes bei einer genuinen Hypertonie ein sehr wichtiges Merkmal; aber allein für sich wäre sie doch nicht repräsentativ für die Gesamterkrankung. Wie sehr der zeitgenössische Stand der Medizin die Repräsentanz eines Merkmals variieren kann, zeigt sich z. B. an der Aussagekraft der Grundumsatzbestimmung bei Schilddrüsenerkrankungen; die diagnostischen Erkenntnisse, die in den letzten eineinhalb Jahrzehnten aus den Untersuchungen mittels Radio-Jod gewonnen worden sind, haben uns darüber belehrt, daß die Verhältnisse sehr viel komplizierter liegen können, als wir auf Grund des Grundumsatzes allein hätten annehmen können.

β) Die Häufigkeit der Bestimmbarkeit eines Merkmals

Die Güte, der *Wert* eines *Kriteriums* ist weiterhin davon abhängig, *wie oft es bestimmt werden kann.* Ein Merkmal ist offenbar um so leichter in seinem Verlauf zu verfolgen und die Gefahr von Fehlern und Streuungen ist um so kleiner, je öfter es beobachtet werden kann. Insofern haben die Untersuchungsmethoden, die täglich oder fast täglich durchgeführt werden können, ihre großen Vorteile gegenüber eingreifenderen und lästigen Untersuchungen, die bei zu häufiger Wiederholung gefährlich werden können. Im folgenden gebe ich eine, wenn auch unvollständige, *Stufenleiter,* die demonstriert, wie verschieden die Kontrollmöglichkeiten bei unseren Untersuchungsmethoden sind: Fast durchweg täglich, ja, wenn nötig, mehrmals täglich ausführbar sind die Methoden der unmittelbaren Krankenuntersuchung, der Inspektion, Palpation, Perkussion und Auskultation und der Kontrolle von Puls und Atmung; nicht anders steht es mit der Feststellung des Körpergewichts und der Wasserbilanz, den Urinuntersuchungen, den Blutdruckmessungen und sonstigen unblutigen Meßmethoden des Kreislaufs und den mikroskopischen und mikrochemischen Blutuntersuchungen. Chemisch-quantitative Blutuntersuchungen können — abgesehen von mikroanalytischen — nur in Ausnahmefällen täglich vorgenommen werden, und bei Magensaftuntersuchungen wäre das erst recht untunlich. Gasanalytische Untersuchungen und häufige Bestimmungen des Ruhe-Nüchternumsatzes werden sowohl der Beunruhigung der Kranken als auch der Arbeitsbelastung wegen nur in Abständen vorgenommen werden. Bei den blutigen Meßmethoden des Kreislaufs, bei Rektoskopie, Cystoskopie, Gastroskopie, bei der Sternalpunktion und Lumbal- oder Occipitalpunktion verwehrt erst recht es die Rücksicht auf den Patienten und noch mehr bei Röntgenuntersuchungen. Würde man ebenso, wie es hier für die Frequenz der Ausführbarkeit geschehen, auch eine Rangliste der klinischen Eindeutigkeit und Bedeutsamkeit und der sonstigen Güte der gleichen Untersuchungsmethoden aufstellen, so ergäbe sich jedesmal eine andere Reihenfolge.

Die Vor- und Nachteile der einzelnen Untersuchungsmethoden bzw. Kriterien sind überhaupt nur relativer Natur: Eine Krankheit, deren Merkmale unter therapeutischen Einflüssen großen und raschen Veränderungen unterliegen, bedarf zur Verfolgung ihres Verlaufs unbedingt Kriterien, die sehr häufig täglich oder gar mehrmals täglich bestimmt werden können, so z. B. die Zuckerkrankheit. Bei Blutkrankheiten dagegen hat es außer bei den akut verlaufenden Formen nur ausnahmsweise einen Sinn, mehr als ein- oder zweimal in der Woche Blutbildkontrollen vorzunehmen. Aus Rücksicht auf den Kranken wird es unstatthaft und darüber hinaus auch zwecklos sein, bei einer Magenerkrankung früher als nach Ablauf einiger Wochen eine Gastroskopie zu wiederholen. Die Wiederholung einer diagnostischen Lumbal- oder Occipitalpunktion früher als nach Monaten, hätte bei chronischen Krankheiten meistens erst recht wenig Sinn. So ist also nicht allein die mögliche Häufigkeit der Kontrolle entscheidend für die diagnostische Güte eines Kriteriums.

γ) Die Empfindlichkeit (Sensibilität) und die Reversibilität eines Merkmals

Ist ein Merkmal seiner Natur nach sehr unempfindlich stabil und starr, dann besteht nur geringe Aussicht, daß es unter irgendwelchen therapeutischen Einflüssen sich rasch quantitativ ändert. Die therapeutisch-klinische Untersuchung verlangt dann ebenso viel Geduld, wie es lange dauert, bis endlich erkannt werden kann, daß sich der Krankheitszustand geändert hat, der dem Merkmal zugrunde liegt. Als Beispiel dafür kann die röntgenologische Feststellung der Verkleinerung einer Kaverne bei Lungentuberkulose gelten oder auch die Regeneration eines arthritisch veränderten Gelenks, soweit sie das Röntgenbild erkennen läßt, oder schließlich auch die Wiederherstellung der Gehirnfunktion nach einer Apoplexie. Bei diesen Beispielen wird auch offenbar, daß vom Arzt aus gesehen in allen 3 Fällen die *Reversibilität* nur in einer Richtung, d. h. vom Pathologischen in Richtung zum Normalen angestrebt werden kann.

Gerade umgekehrt verhält es sich z. B. beim Harn- und Blutzucker, beim Blutdruck usw. Die Empfindlichkeit dieser Merkmale ist so groß, daß sie schon über den einzelnen Tag hin verfolgt große Schwankungen aufweisen können, gleichviel, ob der Arzt die Ursache dieser Schwankungen im Einzelfall sicher verfolgen kann. Diese empfindlichen und sehr labilen Merkmale sind im Gegensatz zu den obigen stabilen Merkmalen gerade bei den zitierten Beispielen so reversibel, daß es in den harmloseren Krankheitsfällen zur Testung eines Heilmittels üblich und auch erlaubt ist, das Merkmal, z. B. den Blutdruck bei Hypertonie, nach seiner diätetischen oder chemotherapeutischen Senkung wieder steigen zu lassen, um mit Hilfe der Wiederholung der Testung des Heilverfahrens weitere Sicherheiten für die Realität seiner Wirkung zu gewinnen.

Je rascher veränderlich, je labiler also die Krankheit und die für sie kennzeichnenden Merkmale sind, um so mehr bedürfen wir Kriterien, die oft nachprüfbar sind. Handelt es sich dagegen um Krankheiten, die ihrem Wesen nach langsam verlaufen, die relativ stabil sind, so tun uns Kriterien, die nur selten kontrolliert werden, die gleichen Dienste.

δ) Die objektiven Merkmale

Daß die *objektiven Merkmale* den *subjektiven* methodologisch überlegen sein werden, ist selbstverständlich, weil sie exakter als diese erfaßt werden können. Auch die objektiven Merkmale sind aber nicht durchaus einer exakten, quantitativen Bestimmung zugänglich, aber doch zu einem großen Teil. Auch soweit ein objektives Merkmal nicht quantitativ-zahlenmäßig erfaßbar ist, kann es doch einem objektiven analytischen und auch synoptischen Vergleich unterzogen werden, wenn es zu zwei verschiedenen Zeiten beobachtet worden ist, wie z. B. der im Röntgenbild festgelegte Zustand einer tuberkulösen Lunge zu Beginn und am Ende einer Beobachtungsperiode; ebenso können die Größenveränderungen einer Nische beim Magengeschwür mit Hilfe des Röntgenbildes und der Gastroskopie mit erheblicher Genauigkeit verglichen werden. Besteht jedoch keinerlei Möglichkeit — weder eine zahlenmäßige noch eine bildhafte — den jeweiligen Zustand festzulegen, so daß der Beobachter auf sein Gedächtnis und eine allgemeine Beschreibung allein angewiesen ist, dann wird nicht nur mit Ungenauigkeiten, sondern auch mit erheblichen Täuschungsmöglichkeiten gerechnet werden müssen. Deshalb ist für jede therapeutische Untersuchung zu fordern, daß die Befunde, soweit dies nur irgend möglich und mit der klinischen Lage vereinbar ist, durch genaue Beschreibungen und womöglich durch Messungen bestimmt werden.

a) Auch ein Teil der *objektiven Kriterien* kann die Eigenschaft der *vollen* Objektivität nicht ganz beanspruchen. So sind Schwellung und Erwärmung eines entzündeten Gelenks Tatsachen vom Standpunkt des Kranken aus und sie können auch vom Arzt objektiv gemessen und in ihrer (quantitativen!) Intensität festgelegt werden, wenn das auch bei der Erwärmung nur ausnahmsweise ausgeführt wird; eine noch so deutliche Rötung des Gelenks aber ist für den Untersucher etwas Qualitatives und bietet jedenfalls Raum für subjektiv recht verschiedene Bewertungen. Ähnliches gilt für die Fühlbarkeit einer Leber, Milz oder Lymphdrüse, für die Beurteilung der Lautheit von Tönen und Geräuschen über Herz und Blutgefäßen und Lunge, für die Stärke von Reflexen, auch für die Beschreibung eines Augenhintergrundes und von sehr vielen anderen Merkmalen, die im allgemeinen überhaupt nicht oder doch nicht beliebig oft objektiv registriert werden können.

b) Ein *höherer Grad der Objektivierbarkeit* kommt Merkmalen zu, die optisch leicht registrierbar sind, wie Röntgenaufnahmen, Elektrokardiogramme, Phonokardiogramme, Elektroencephalogramme, Oszillogramme usw. Soweit es sich bei ihnen um rein quantitative Vergleiche zwischen Mehr oder Weniger handelt, scheint das Urteil sehr ungefährdet; aber die Lage ist schon wieder viel weniger sicher, wenn man sich z. B. bei Oszillogrammen daran erinnert, wie sehr schon die jeweilige Anlage der Manschetten von subjektiven Faktoren abhängen kann.

In vielen Fällen sind sicher die Abweichungen oder auch die Wiederherstellungen eines pathologischen Registrierbefundes, z. B. bei einem Elektrokardiogramm, Elektroencephalogramm so eindeutig, daß keine besonders komplizierten Verfahren zu ihrer einwandfreien Erkennung nötig sind. In anderen Fällen können die Aufgaben sehr schwierig sein und nur durch Messungen und Berechnungen gelöst werden, die zu mühsam sind, als daß sie als Routinearbeit gehandhabt werden dürften.

Mehr ist die Objektivierbarkeit bei der Beurteilung von *Röntgenphotographien* in Frage gestellt. Deshalb sind weiterhin Blindversuche, ja auch Doppelblindversuche auch hierfür gefordert und auch durchgeführt worden, z. B. zur Beurteilung der Änderungen eines Lungenbefunds bei Lungentuberkulose. Es gibt hierbei sicher Problemstellungen, die ohne solche Vorsichtsmaßregeln nicht sicher beantwortet werden können. In der großen Mehrzahl ist es aber doch so, daß wohl oft der Vergleich der ersten zwei oder auch drei Aufnahmen noch keine klare Antwort zuläßt, daß jedoch die zeitliche Folge der weiteren Aufnahmen eine klare Entscheidung bringt, falls die ärztlichen Augen und Köpfe unvoreingenommen, kritisch und geschult sind.

c) Die *zahlenmäßigen Werte* für die *Zahlen von Zellen in Blut, Liquor* usw. für die Bestimmung des *Blutfarbstoffes,* von den Werten der organischen Bestandteile, der Elektrolyte der Hormone und mancher anderer Werte normaler und pathologischer Körperflüssigkeiten, die der Kliniker aus den mikroskopischen, chemischen, immunologischen usw. Laboratorien erhält, scheinen äußerlich der Kritik enthoben. Wir wissen aber, daß auch sie nicht nur von der jeweiligen Methodik, sondern auch von Erfahrung und Sorgfalt der Chemiker usw. abhängig sind und schon am gleichen Laboratorium erhebliche Schwankungen zeigen können, erst recht beim Vergleich der Resultate verschiedener Laboratorien. Auch mit solchen Fehlerquellen ist zu rechnen; sie können aber bei genügend häufigen eigenen und (bei verschiedenen Anstalten) gegenseitigen Kontrollen in Grenzen gehalten werden, die die Ergebnisse der therapeutisch-klinischen Untersuchungen nicht stören (siehe die Ergebnisse der langjährigen Beobachtungen von A. Proppe und G. Wagner).

Wenn die Forderung nach dem einfachen oder gar nach dem doppelten *Blindversuch* sogar auf diese Gebiete der Blutspiegel oder der quantitativen Bestimmung im Harn (Harnzucker!) bezogen worden ist, dann kann dies nur erklärt werden aus einer schematischen und unbegründeten Übertragung aus Gebieten, in denen die Subjektivität und Personalität tatsächlich eine bedeutsame Rolle spielt, in andere Gebiete, wo ihre Rolle dem Wert Null zustrebt. Hier kommt es weder auf den Arzt noch auf den Patienten mehr an, sondern auf die technische Assistentin, die an sich schon im Laboratorium blind arbeitet. Daß es bei der Zusammenarbeit mehrerer Krankenhäuser und ihrer Laboratorien auch darauf ankommt, daß die Technik eine einheitliche und gegenseitig kontrollierte ist, wurde oben schon betont.

Einer besonderen Berücksichtigung bedarf im Verlauf der Beobachtung von Merkmalen das Auftreten von *Gewöhnungseffekten,* d. h. der Bahnung bedingter Reflexe. Vor allem bei Körperfunktionen, die von Affekten abhängig sind, wie es z. B. bei der Pulsfrequenz, beim Atemminutenvolumen und bei der Messung der Muskelaktivität der Fall ist, muß mit Gewöhnungseffekten gerechnet und müssen diese ausgeschlossen werden. Daß Gewöhnungseffekte vorliegen und zu Irreführungen Anlaß geben können, gibt sich dadurch zu erkennen, daß bei Messungen die Ausschläge der Reaktionen schon spontan oder unter Placeboeinwirkung schwächer werden; in diesen Fällen muß mit dem Einsatz des zu prüfenden Medikaments gewartet werden, bis die Ausschläge konstant geworden sind. Das Auftreten von Gewöhnungseffekten ist bei Versuchen an Gesunden bedeutungsvoller als bei therapeutisch-klinischen Prüfungen an Kranken; aber auch in der Klinik können sie z. B. bei der Prüfung von Psycho-Pharmaka bedeutungsvoll werden.

Es kommt in allen Fällen und in allen Lagen, gleichviel, ob mit oder ohne Blindversuche gearbeitet wird, immer in erster Linie auf die Redlichkeit der Versuchsansteller und aller ihrer Mitarbeiter an, zuvörderst der ärztlichen; wenn man sich auf diese nicht ganz verlassen kann, dann sind alle Vorsichtsmaßregeln und ist alle Mühe sowieso vergebens.

ε) Die subjektiven Merkmale (Kriterien)

Kommen zu den objektiven Kriterien noch subjektive Merkmale hinzu, so ist besondere Vorsicht vonnöten. Treten sie gar an die vorderste Stelle oder stehen nur sie allein zur Verfügung, so wird das Bild so unübersichtlich, daß nur strengste Kritik, schärfste Konsequenz, pedantische tägliche oder gar mehrmals tägliche Aufzeichnungen zu einem eben noch genügend exakten Urteil verhelfen können. Der Weg von der einfachen Lage des fast rein objektiv verfolgbaren Diabetes mellitus bis zu den Aufgaben, die bei der Verfolgung der Beschwerden einer Angina pectoris oder einer Neuralgie oder gar einer psychisch überlagerten Magersucht gestellt werden, mag diesen Anstieg der Schwierigkeiten illustrieren.

Um subjektive Symptome — Beschwerden bei Ischias, rheumatischen Erkrankungen, bei Angina pectoris und so weiter — während der Prüfung eines Heilverfahrens verfolgen zu können, darf man nicht davor zurückschrecken, diese Beschwerden täglich zahlenmäßig zu *zensieren* und sie auch *graphisch kurvenmäßig* fortlaufend zu registrieren; man ist zu diesem Verfahren verpflichtet, wenn es irgendwie durchführbar ist [5]. Es ist dann undurchführbar, wenn die Beschwerden selbst vieldeutig oder wenn die Angaben aus irgendwelchen Gründen unzuverlässig sind, was allerdings des öfteren der Fall sein wird; solche Fälle sind dann aber überhaupt nicht verwertbar. Im Hauptteil der Fälle aber hat die Summe von täglich aus dem augenblicklichen Eindruck heraus festgelegten Messungen trotz ihrer Schematisierung einen nicht zu leugnenden ungeheuren Vorsprung vor der Beschränkung auf beschreibende Bemerkungen in der Krankengeschichte; *diese bleiben selbstverständlich nach wie vor der unentbehrliche Kommentar jeder zahlenmäßigen Zensierung und Registrierung.* Jene sind die Mauern, diese die Inneneinrichtung des Gebäudes. Beide sind notwendig. Die Rekonstruktion eines subjektiv charakterisierten Krankheitsverlaufs allein aus dem Gedächtnis ist immer voll von Fehlerquellen und ganz unzuverlässig.

Zahlenmäßige Zensuren können so zu einer nicht nur demonstrativen, sondern auch wahren Darstellung der Entwicklung, der Vermehrung oder Verminderung subjektiver Symptome verhelfen. Nachdem man die subjektiven Kriterien gleichsam meßbar gemacht hat, kann man auf ihnen, gleich wie auf den objektiven, einen therapeutischen Vergleich verschiedener Perioden aufbauen. Die subjektiven Merkmale

---

[5] Ich mußte ein großes eigenes Widerstreben überwinden, bis ich mich ernsthaft entschloß, eine solche graphische Registrierung subjektiver Symptome anzuwenden, um mich dann aber sehr bald von der Überlegenheit dieses Verfahrens zu überzeugen, wenn es sich um die Entscheidung handelt, ob ein therapeutischer Erfolg vorliegt oder nicht. Die Erinnerung daran läßt mir keinen Zweifel, daß dieser Vorschlag von den meisten Ärzten immer zuerst als Zumutung empfunden werden wird. Ich rate aber, mit dem Urteil zurückzuhalten, bis man sich der Mühe unterzogen hat, diesen Weg selbst einmal praktisch nachzugehen. Er verlangt keine große Arbeit, wohl aber Konsequenz.

(Kriterien) können nun als Zahlen statistisch so wie andere meßbare Merkmale verwendet werden. Daß ihre Fehlerbreiten (noch) größer sind als bei objektiv meßbaren Merkmalen, kann nicht geleugnet werden, es bedeutet aber keinen grundsätzlichen, sondern nur einen quantitativen Unterschied und schließt die Anwendung des statistischen Vergleichs einschließlich der Fehlerrechnung nicht aus.

Dennoch bleibt ein wesentlicher Unterschied zwischen der Behandlung zahlenmäßiger Symbole bei objektiven Merkmalen einerseits, bei subjektiven andererseits, ein Unterschied, der nicht ohne Folgen auf die Versuchsanordnung bleiben kann. Falls der *Versuchsleiter und der Zensor* des Grades der subjektiven Beschwerden *ein und dieselbe Person ist,* dann kann der Zensor, dann kann jedenfalls nicht jeder Zensor unbedingt mehr dafür garantieren, daß Voreingenommenheiten für das eine oder das andere Mittel bei der Zensur nicht doch irgendeine, wenn auch noch so kleine Rolle spielen.

Zu der Problematik der quantitativen Messung und Registrierung gesellt sich als weitere Klippe die *Problematik der* einzelnen *subjektiven Angaben* selbst, auch wenn der Kranke sich um möglichste Korrektheit bemüht. Diese Angaben resultieren ja nicht nur aus den Empfindungen, auf die unser, das ärztliche Augenmerk im speziellen Fall sich richtete, sondern sie können auch von anderen körperlichen und geistigen Alterationen abhängig sein, die mit dem uns interessierenden Leiden unter Umständen nichts oder doch nichts Direktes zu tun haben. Es wird immer viel Mühe und Unterscheidungsgabe darauf verwendet werden müssen, hier reinliche, besonders aber richtige Scheidungen vorzunehmen.

Am problematischsten sind ihrer Natur nach die Merkmale, die *Symptome,* die sowohl vom Kranken aus *subjektiv* empfunden wie vom Arzt nur *subjektiv* wahrgenommen werden können. Dazu gehören alle Formen von Mißbehagen, Unwohlbefinden, Müdigkeit, Schmerzen, die als Kriterien zur Schätzung einer therapeutischen Einwirkung verwendet werden. Hier wird dadurch, daß das Personale sowohl von der Seite des Kranken wie von der Seite des Arztes eingeschaltet ist, nicht mehr ein lediglich naturwissenschaftliches Problem vorgelegt, ganz abgesehen von den Unklarheiten und Unsicherheiten der Beschreibung und Wertung von Aussagen über subjektive Erlebnisse. Diese letzte Klippe kann durch Absprachen zwischen Arzt und Patient durch eine gute Koordination, auch durch Kontrollen und durch Auswahl möglichst zuverlässiger Kranker als Versuchspersonen teilweise umschifft werden. Aber damit allein wird sich ein therapeutischer Untersucher nie begnügen dürfen, außer dann, wenn die vorgegebene Situation die souveräne hier angebrachte Methode ausschließt. Diese Methode ist eine möglichst *unwissentliche Versuchsanordnung,* die hier, beim Vorliegen subjektiver Symptome, im allgemeinen der doppelte Blindversuch sein wird. Bei einer effektiv unwissentlichen Versuchsanordnung erhalten auch subjektive Symptome einen Grad von Zuverlässigkeit, der unvergleichlich höher liegt, als es ohne sie der Fall wäre.

d) Der konstante und der (kontinuierliche) gerichtete Verlauf

Die verschiedenen Beobachtungsperioden können sich sowohl auf die in Bewegung befindliche Verläufe wie auf Zustände beziehen. Ist es während einer Periode zu einer Konstanz des Verlaufs gekommen, dann ist die *Merkmalskurve stationär* geworden, es ist eben ein *Zustand* erreicht worden. Wenn so in einer Herzinsuffizienz eine konstante Bilanz der Wasserausscheidung, konstantes Gewicht, konstante Herzfrequenz eingetreten sind, oder wenn sich erhöhte Ruhe-Nüchternumsätze oder erhöhte Blutzuckerspiegel auf, wenn auch noch so hohe, gleichbleibende Werte eingestellt haben, dann kann ein mutmaßliches Urteil über den weiteren voraussichtlichen Verlauf in vielen Fällen abzugeben sein. Ein solcher Zustand ist dann auch eine besonders günstige Grundlage für den Vergleich mit einer ihr folgenden, ebenfalls stationären Periode, die aber unter anderen Voraussetzungen, speziell unter der Mitwirkung eines (anderen) Heilmittels zustande kommt. Das ist der individuelle therapeutische Vergleich auf Grund ausreichend konstanter, stationärer Verläufe, die zumeist durch Mittelwerte (incl. ihrer Fehlerbreiten) charakterisiert werden.

Bei manchen chronischen Krankheiten kann die eben beschriebene Konstanz zahlenmäßiger Werte nicht abgewartet werden; entweder sie kommt überhaupt nicht zustande oder sie würde erst nach zu langer Zeit erreicht werden, oft genug erst dann, wenn die Werte der Merkmale sich schon so sehr der Norm genähert haben, daß das Kriterium als solches unbrauchbar für die Abgabe eines therapeutischen Urteils geworden ist. Der Unterschied zwischen zwei Perioden kann sich ja nur auf dem Unterschied zwischen Mehr oder Weniger aufbauen; dieser Unterschied existiert aber nicht mehr oder er ist unverwertbar klein geworden, wenn schon die Ausgangswerte der Beobachtung, hier der Vorbeobachtung, wieder ganz oder fast ganz normalisiert worden sind. In diesen Fällen können wir zufrieden sein, wenn wir einen kurvenmäßig gerichteten, einen *kontinuierlichen Verlauf* unserer Kriterien feststellen können. Ein solcher Verlauf genügt den Ansprüchen einer Vergleichsgrundlage, falls an seiner kontinuierlichen Richtung kein Zweifel bestehen kann. Offenbar nichtkontinuierliche Kurven von schwankendem Verlauf, die schon in der zeichnerischen Darstellung keine Richtung klar erkennen lassen, sind sehr problematische Unterlagen für ein späteres therapeutisches Urteil. Das letzte Urteil über die Brauchbarkeit einer aus einer Zahlenfolge konstruierten Kurve wird die mathematisch-statistische Behandlung fällen. In zweifelhaften Lagen ist sie selbstverständlich ganz besonders unentbehrlich.

e) Die Dauer der Beobachtungsperioden

Bei den einzelnen individuellen Gliedern eines Kollektivs kann schon angesichts der Zufallsverteilung, auf Grund derer sie zusammengesetzt worden sind, angenommen werden, daß sie voneinander unabhängig sind. Dies ist bei den aufeinanderfolgenden Gliedern eines Merkmals, so wie sie im Verlauf eines *individuellen therapeutischen Vergleichs* die einzelnen Perioden bilden, nicht ohne weiteres der Fall. Diese Tatsache beeinflußt aber die Vergleichbarkeit der Perioden dann und unter der Voraussetzung nicht, daß Vorsorge getroffen wird, daß die Periodenteile, die die Basis für den therapeutischen Vergleich bilden, von den Vorgängen in der vorhergegangenen Periode unabhängig gehalten werden. Die Faktoren, die dazu führen können, daß eine Periode oder ein Teil von ihr *nicht* als unabhängig von der vorausgegangenen Periode anerkannt werden dürfen, können sein, 1. der *Charakter der Krankheit* bzw. die *Art ihrer Merkmale* und 2. der *Charakter des zu prüfenden* Heilverfahrens, speziell des *Medikaments.* Diese bestimmen deshalb auch im wesentlichen die Dauer der Perioden.

ad 1. Ist eine *Krankheit* ihrem Wesen nach labil, dann neigt sie auch zu raschen Änderungen ihrer *Merkmale.* Es werden sich deshalb ceteris paribus auch ihre Merkmale unter irgendeiner adäquaten therapeutischen Beeinflussung rascher verändern, als dies bei einer Erkrankung der Fall wäre, die zusammen mit ihren Merkmalen einen vergleichsweise trägen, mehr statischen Charakter trägt. Im ersteren Fall sind die Beobachtungskriterien rasch, im zweiten sind sie langsam reversibel. Es ist selbstverständlich, daß der Beginn des aus einer Beobachtungsperiode verwertbaren Teils erst um so später angesetzt werden kann, je länger es dauert, bis eine Wirkung zu ihrer vollen Entfaltung kommt. Ebenso muß nach Wiederabsetzen des zu prüfenden Mittels um so länger bis zum Beginn der nächsten Periode gewartet werden, je länger die Wirkungsabklingdauer währt.

ad 2. Analog der soeben besprochenen Stabilität bzw. Labilität einer Krankheit und ihrer Merkmale, benötigen auch *Heilverfahren,* die ihre Wirkung nur träge entfalten, vergleichsweise längere Zeit zur Demonstration ihrer Wirkung innerhalb einer Beobachtungsperiode, umgekehrt benötigen Verfahren, Medikamente usw., die ihre Wirkung rasch zur Geltung bringen, nur kurze Zeit. Beides kommt wiederum in der Länge bzw. im letzteren Fall in der Kürze der *Wirkungseintrittsdauer* zum Ausdruck und gleichgerichtet oft auch in der *Wirkungsabklingdauer.* So ist z. B. die Wirkungseintrittsdauer relativ lang bei der Auswirkung der kochsalzarmen Kost auf den Blutdruck und sie ist im Gegensatz dazu oft sehr kurz bei der Anwendung von Ganglienblockern.

Über die Faktoren, sei es der Trägheit oder Beweglichkeit der Krankheitsmerkmale, sei es der Trägheit oder der Beschleunigung der Heilmittel, und damit der Wirkungseintritts- und Wirkungsabklingdauer, hinaus spielt der *Charakter der Merkmale* einer Krankheit eine spezielle Rolle insofern, als die verschiedenen Merkmale sehr *verschieden häufig bestimmt* werden sollen, können oder dürfen. Bei vielen Krankheiten ist es sinnlos, die Merkmale häufiger als in großen Abständen zu bestimmen, in anderen Fällen dürfen die Bestimmungen mit Rücksicht auf den Kranken nicht öfters vorgenommen werden.

Die Vertrauenswürdigkeit (s. Kap. IV. A. 6 c) der einzelnen Perioden eines therapeutischen Vergleichs hängt von der Zahl der Messungen der Merkmale im Verlauf der Perioden ab. Theoretisch können Merkmalsmessungen über die Zeit hinweg beliebig gehäuft vorgenommen werden — ja sogar so oft, daß durch diese Häufung von Beobachtungen ein besonders großer Grad der Sicherheit vorgetäuscht wird; z. B. könnte bei Hypertension ein Versuchsansteller den Bluthochdruck kontinuierlich oder auch alle Stunde messen; er würde dadurch 24 und mehr Messungen pro Tag vorweisen können. Die auf Grund so vieler Merkmalsmessungen erreichte Sicherheit wäre aber eine nur scheinbare Sicherheit, denn sie würde nicht der klinischen Situation entsprechen. Es würden hier in den nur um 1 Minute oder auch um mehrere Minuten voneinander entfernten Messungen keine von ihrer Nachbarschaft im Sinne der Wiederholung des therapeutischen Experiments *unabhängigen Merkmale* gemessen worden sein; mit anderen Worten, eine zeitliche Periode beim therapeutischen Vergleich muß sich aus Zeiteinheiten zusammensetzen, die der klinischen Situation adäquat sind, und diese Einheiten sind zumeist die dem natürlichen Cyclus entsprechenden Tage. Wohl aber kann die kurz nacheinander wiederholte Bestimmung wertvoll sein zum Zweck der größeren Sicherung eines Merkmals bzw. zur genaueren quantitativen Bestimmung des Meßwertes eines Merkmals. Besonders gilt dies für die Merkmale, deren Einzelwerte großen Schwankungen unterliegen oder deren Bestimmungsmethoden sehr ungenau sind. So kann es zum therapeutischen Vergleich bei der Hochdruckkrankheit nützlich sein, den Blutdruck mehrmals oder auch vielmals am Tag zu messen; diese Messungen dürfen dann nur so ausgewertet werden, daß aus ihnen Mittelwerte gebildet und daß diese als Charakteristika für einen jeden Tag auch für 2 Werte pro Tag verwendet werden. Aus solchen Manipulationen wird aber *dann* kein Vorteil gewonnen werden, wenn *ein* Tageswert sich als besonders zuverlässig aus den anderen heraushebt. Zumeist sind dies die frühmorgens (evtl. auch die in nüchternem Zustand) gemessenen Werte, da die im Lauf des Tages gewonnenen Werte mehr als jene exogenen störenden Einflüssen (Mitursachen!) ausgesetzt sind.

f) Der zeitliche Ansatz der Kriterien und die Wendepunkte der Perioden

Wenn, wie soeben beschrieben, für den therapeutischen Vergleich nur Merkmale zur Verfügung stehen, die ihrer Natur nach nur selten kontrolliert werden können, wird alles darauf ankommen, daß die Kriterien zu den richtigen Zeitpunkten geprüft werden (siehe Kap. VI. 8). Bei Untersuchungen, wie der Blutdruckmessung, die ohne Schwierigkeiten häufig, ja mehrmals täglich durchgeführt werden können, spielt dieser Gesichtspunkt keine Rolle. Sobald eine genügende Konstanz oder doch eine gesicherte Kontinuität der Kriterien erreicht scheint, ist die laufende Beobachtungsperiode beendet. Das neu zu prüfende Mittel wird eingesetzt, die Prüfungsperiode beginnt, die Kriterien werden weiterhin gleich häufig kontrolliert. *Je seltener die Durchführung dieser Kontrollen möglich ist, um so mehr Sorgfalt ist darauf zu verwenden, daß sie an den richtigen Zeitpunkten angesetzt werden, d. h. an den kritischen Zeitpunkten, die Wendepunkte werden können:* also zu Beginn der Vorbeobachtungszeit, dann an ihrem Ende, das identisch ist mit dem Beginn der Prüfungszeit, und schließlich wieder an deren Ende (dieses ist wieder identisch mit dem Beginn einer eventuellen Nachbeobachtungszeit, an deren Abschluß eine letzte Kontrolle ihren Platz hätte). Je mehr Kontrollen dazu noch zwischen diesen kritischen Punkten eingelegt werden, um so besser. Aber jene Termine müssen vor allem eingehalten werden, und zwar mit geradezu minutiöser Genauigkeit, wenn nicht schwere Fehlschlüsse die Folge sein sollen. Die Nichtberücksichtigung dieser Prinzipien führt zu echten Erkenntnis- und Informationsverlusten. Die therapeutischen Prüfungen bei Magengeschwüren oder auch bei Lungentuberkulose bieten dafür besonders typische Beispiele.

Schließlich ist an den Wendepunkten von der einen zur nächsten Periode sehr darauf zu achten, ob die Wirkung der zu prüfenden bzw. zu vergleichenden Mittel sofort mit ihrem therapeutischen Einsatz beginnt. Setzt eine Wirkung erfahrensgemäß erst nach einigen Tagen ein, dann wird der Beginn der neuen Periode für die Berechnung der therapeutischen Wirkung um eben so viele Tage verschoben werden müssen. Ebenso wird beim Umsetzen von einer Behandlung zur anderen auch bedacht werden müssen, ob die Wirkung der bisherigen Behandlung sofort mit dem Absetzen oder erst verzögert erlischt.

g) Die Diskontinuität der Verlaufsrichtung und die Niveaudifferenz als Kennzeichen der therapeutischen Wirkung

Beim Vergleich zwischen der Vorbeobachtungsperiode und der Periode der therapeutischen Prüfung wird es vorerst auf die Feststellung ankommen, ob das Merkmal in der Vorbeobachtung gleichgeblieben ist, oder ob es schon eine Veränderung durchgemacht hat, und ob diese eine Besserung bedeutet. Ist das *Merkmal* in einer für die jeweilige klinische Lage voraussichtlich genügend langen Vorbeobachtungszeit *konstant* geblieben, dann ist mit einiger Wahrscheinlichkeit die Annahme erlaubt, daß es unter gleichbleibenden Bedingungen auch in der folgenden Periode nicht zu einer wesentlichen Änderung kommen werde. Tritt nach Hinzufügen des neuen Mittels, das der therapeutischen Prüfung unterworfen werden soll, nun ebenso wenig eine Änderung ein wie in der Vorbeobachtungszeit, dann ist es offenbar geworden, daß auch dieses Mittel keine heilungsfördernde Kraft gezeigt hat, wenigstens nicht bei dem Kranken, an dem die Untersuchung ausgeführt wurde. Kam es jedoch in der therapeutischen Prüfungszeit zu einer Besserung der Lage im Gegensatz zur Vorbeobachtungszeit, so spricht das für eine günstige Wirkung des Mittels.

Weniger eindeutig ist die Entscheidung, wenn das maßgebende *Merkmal schon in der Vorbeobachtungsperiode* eine, wenn auch geringe, *Heilungstendenz* gezeigt hat. In der folgenden Prüfungsperiode sind dann mehrere Möglichkeiten gegeben: Die Heilung hat nach Ausweis der Merkmale der Erkrankung (was großenteils aber nicht unbedingt identisch ist mit ihren Symptomen) nach dem Einsatz des zu prüfenden Mittels raschere Forschritte als zuvor gemacht, so daß wir angesichts der Voraussetzung, daß keine anderen neuen Faktoren hinzugekommen sind, dem *einen* willkürlich von uns eingeführten neuen therapeutischen Faktor das Verdienst an der Beschleunigung der Heilung zuschreiben können. Hat sich dagegen der Heilungsprozeß lediglich im gleichen Tempo wie in der Vorbeobachtungszeit weiterentwickelt, jedenfalls nicht in einem rascheren, als nach der Vorbeobachtung zu erwarten war, oder ist er in der therapeutischen Prüfungszeit im Gegenteil verlangsamt worden, dann spricht all dies gegen eine günstige Potenz des zu prüfenden Mittels im vorliegenden Falle. Der Beweis einer günstigen Einwirkung ist unter der jetzigen Vorbedingung meist problematischer als in der früheren Situation, wo es in der Vorbeobachtungsperiode überhaupt zu keiner Bewegung des entscheidenden Merkmals gekommen war. Dort kam es auf die leichtere Unterscheidung zwischen nichts (d. h. keiner Bewegung in der Vorbeobachtungszeit) und etwas (Bewegung in der Prüfungszeit) an, während jetzt zwischen wenig und etwas mehr (Bewegung) zu unterscheiden ist, und das ist schwieriger.

Das Wesentliche beim therapeutischen Vergleich zweier Perioden ist immer die Frage, ob eine Differenz beim bzw. nach dem Übergang von der einen zur anderen Periode eingetreten ist, für die keine andere Ursache als eben der Wechsel der Therapie, der Einsatz eines neuen therapeutischen Faktors, gefunden werden kann. Die Differenz kann in einer Richtungsänderung des Verlaufs bestehen; der spezielle Teil bringt hierfür Beispiele bei Diabetes und Hochdruckkrankheit, auch bei dem Abschnitt über die therapeutische Untersuchung des Magengeschwürs, bei dem keine zahlenmäßigen Merkmale zur Verfügung stehen. Hier ist, kurvenmäßig gesehen, *ein Knick, eine Diskontinuität* in der Richtung des Krankheitsverlaufs, das Kennzeichen der Wirkung des zu prüfenden Heilmittels. Die Differenz kann aber auch eine Niveaudifferenz bedeuten, und zwar dann, wenn das Merkmal sich sowohl in der Vorbeobachtungsperiode wie in der therapeutischen Prüfungsperiode konstant verhält, so daß sich in beiden Perioden ein konstantes, wenn auch verschieden hohes Niveau bildet. Hier ist die Größe der Niveaudifferenz maßgebend für die Wirkung des geprüften Mittels (s. Kap. VI. 12, Herzinsuffizienz, und Kap. VI. 16, Diabetes).

h) Die Gewinnung eines zusammenfassenden Urteils über eine Vielzahl von Kranken im individuellen therapeutischen Vergleich

Es lag im Wesen des *kollektiven Vergleichs* (Kap. IV. A. 5) begründet, daß in der zwischen zwei Vergleichsgruppen auftretenden Differenz auch schon das (wenigstens vorerst) abgeschlossene Resultat des Vergleichs und damit ein Urteil über das zu prüfende Heilmittel gewonnen war.

Das Ergebnis des einzelnen *individuellen Vergleichs* (the within patient trial) sagt zwar — sofern seine obligaten Vorbedingungen erfüllt sind — ebenfalls schon etwas sehr Wichtiges aus, aber selbstverständlich vorerst nur für den einzelnen Kranken, an dem die Prüfung durchgeführt worden ist. Es ist also hinterher dem Prüfer die Aufgabe gestellt, sich einen Überblick über die einzelnen gesammelten Vergleiche zu verschaffen und die Summe aus den gesamten in die Untersuchung einbezogenen Fälle zu ziehen.

Diese Aufgabe ist relativ leicht zu erfüllen, wenn ihr *zahlenmäßige Merkmale* zugrunde liegen.

So wird die durchschnittliche Überlegenheit eines *antidiabetischen Mittels* gegenüber einem anderen, die sich schon an den Mittelwerten von einzelnen Diabetikern gezeigt hat und mit Hilfe der Messung an ihrer Streuung als real erwiesen hat, sich um so mehr für die Inselzellen-Diabetiker als repräsentant erweisen, je öfter und allgemeiner der Befund an vielen Patienten reproduziert werden kann. Es wird dann auch kein Bedenken bestehen, aus der Gesamtzahl der Differenzen der Durchschnittswerte die Summe zu ziehen und aus dieser dividiert durch die Gesamtzahl der Kranken einen Quotienten zu bilden, dessen Größe das Verhältnis der (cum grano salis) durchschnittlichen aber auch generellen Überlegenheit des einen Mittels über das andere kennzeichnet. (Siehe dazu Kap. VI. 16, Diabetes.)

Sind die *Merkmale* wohl *quantitativer, aber nicht zahlenmäßiger Natur,* dann wird das komplexe Urteil nur mit viel größerer Mühe aus den einzelnen Merkmalen zu fällen sein, und diese Zusammenfassung wird auch größeren Gefahren der subjektiven und objektiven Fehldeutung ausgesetzt sein. Quantitative Merkmale können manchmal doch meßbar sein, wie z. B. die Größe von Kavernen, Magengeschwüren, der Tumoren im Röntgenbild; praktisch sind diese Meßwerte aber von unzureichender Zuverlässigkeit.

Die Ausprägung und Größenveränderung dieser quantitativen Merkmale können durch folgende Angaben beschrieben werden: deutlich verkleinert, ein wenig verkleinert, gleich geblieben, ein wenig vergrößert, deutlich vergrößert; oder schon mehr in das Klinische übersetzt: deutlich gebessert, ein wenig gebessert, gleichgeblieben, ein wenig verschlechtert, deutlich verschlechtert.

Gelegentlich *kann* es möglich sein, an Hand einer eigenen (selbst eingerichteten) Meßskala ein *Maß* für die Antworten wie „größer" oder „kleiner", „verschlechtert" oder „gebessert" usw. zu finden. Die auf diese Weise, zahlenmäßigen, aber doch nur mittelbar, gleichsam durch einen Vergleich gewonnenen einzelnen Differenzen können über die Gesamtglieder der (im individuellen Vergleich!) geprüften einzelnen Kranken hinweg wieder summiert werden. (Die Errechnung einer Streuungsbreite ist bei einem willkürlich gewählten Maßstab mit subjektiver Schätzung sehr bedenklich.) Da der Meßskala an sich schon Willkürliches anhaftet, und zusätzlich noch bei der Auswertung subjektive Fehleinschätzungen das Ergebnis fälschen können, ist dabei nicht nur eine unwissentliche Versuchsanordnung, sondern auch eine ebenfalls unwissentliche gegenseitige Kontrolle durch mehrere Begutachter zu fordern. Entsprechendes gilt erst recht, wenn die zahlenmäßig geschätzten Merkmale von vornherein subjektiver Natur waren, z. B. für Schmerzen.

Eine *Zensurierung* wird besonders dann am Platze sein, wenn das Urteil sich nicht nur auf das eine Zeichen der Größe, sondern auf einen Komplex von brauchbaren Merkmalen stützen kann. Schon eine einfache, aber gewissenhafte *Synopse* über die gesamten Resultate der individuellen Vergleiche, die sich nicht nur auf die genannten Zensuren, sondern auf das gründlichste Studium jedes einzelnen Falles stützt, kann oft zu einem wertvollen, einem zuverlässigen Urteil über das Gesamtresultat verhelfen.

7. Die gemeinsame Auswertung verschiedener und verschiedenartiger Merkmale

Gelegentlich ist ein Merkmal einer Krankheit so repräsentativ und von so großer Güte, daß es stellvertretend für die Gesamtheit eintreten kann; aber dies wird sogar in günstigen Fällen meist nur für eine vorläufige Entscheidung genügen. In jedem Fall wird die Lösung vollkommener sein, die sich auf eine Reihe von Merkmalen stützen kann! Je mehr Merkmale zur Verfügung stehen, und je kennzeichnender sie sind, um so größer sind auch die Aussichten, die Dauer und die Bewegung eines Krankheitsverlaufs möglichst vollkommen zu erfassen. Eine bloße Häufung von Kriterien ist aber zwecklos, die Kritik der Güte der Merkmale muß zu ihrer richtigen Auswahl und eventuellen Beschränkung verhelfen.

Entsprechend unseren früheren Ausführungen über die Güte der Merkmale kann auch im Einzelfall eine Rangordnung der Merkmale für die verschiedenen Krankheiten aufgestellt werden, je nachdem sie mehr oder weniger streng *proportional* dem klinischen Verlauf sich anpassen, je nachdem sie klar meßbar in ihrer Größe bestimmt, womöglich zahlenmäßig definierbar, oder ob sie unbestimmt, nicht oder nur ungenau meßbar sind, je nachdem sie schließlich eine eindeutig auf *eine Krankheit bezogene Bedeutung* haben, oder ob sie mehrdeutig sind und unter vielfachen Bedingungen in gleicher Weise beobachtet werden, in Erscheinung treten (wie die Abnahme des Körpergewichts und die Beschleunigung der Blutkörperchensenkung). Dazu kommt, daß die subjektiven Kriterien ceteris paribus von vornherein gegenüber den objektiven Schwächen haben. Wenn man nach diesen Grundsätzen die jeweils zur Benutzung sich darbietenden Kriterien kritisch betrachtet und ordnet, wird es oft nicht schwerfallen, die wesentlichen, repräsentativen, proportionalen, charakteristischen, eindeutigen, meßbaren usw. auszuwählen und auf die unbrauchbaren zu verzichten. Nicht selten wird man allerdings überhaupt keine Wahl haben, dann, wenn so wenig Kriterien zur Verfügung stehen, daß man um jedes froh sein muß. Häufig genug wird ein innerer Widerstreit uns nicht erspart bleiben. Auch wenig präzisierte Merkmale können unter Umständen zur Abrundung eines Bildes und so zur letzten Entscheidung etwas beitragen, was dafür spricht, nicht vorzeitig auf ein an sich unscheinbares Merkmal zu verzichten; andererseits muß man sich hüten, Merkmalen ein Gewicht beizulegen, die bei genügender Kritik nicht als Kennzeichen und Maß einer Krankheit anerkannt werden können, da sie nicht notwendigerweise unmittelbar mit dem krankhaften Zustand zusammenhängen, so wie es z. B. bei den Schmerzen des Magengeschwürs der Fall ist.

Das Verhalten verschiedener Merkmale braucht auch bei der gleichen Krankheit nicht immer streng gleichgerichtet zu sein; besonders wird im zeitlichen Ablauf nicht immer Übereinstimmung herrschen. Dann wird die Rangordnung der Merkmale zu entscheiden haben. Widersprechen sich Merkmale von verschiedenem Rang, dann wird sich das Urteil nach den qualitativ vorzüglicheren Merkmalen richten, und dies um so entschiedener, je größer die Rangunterschiede sind. Widersprechen sich grundlegend wichtige Merkmale, oder stehen auf den beiden entgegengesetzten Seiten mehrere immerhin beachtliche Merkmale, dann wird ein solches Ergebnis, wenigstens vorerst, unverwendbar sein. Dieser Fall wäre z. B. gegeben, wenn es bei Morbus Basedow trotz einer deutlichen Besserung des Ruhe-Nüchternumsatzes dennoch zu einer weiteren Gewichtsabnahme gekommen wäre, und wenn die seelische Erregbarkeit, die Tachykardie, der Tremor, das Schwitzen usw. sich nicht gleichzeitig gebessert hätten. Dazu werden solche Dissonanzen aber auch immer das Verlangen nach einer Aufklärung hervorrufen; und wenn z. B. bei einer Herzinsuffizienz bei scheinbar genügender Diurese und bei einer Besserung der Tachykardie dennoch das Körpergewicht steigt und die Dyspnoe zunimmt, so wird meist nicht ein wirklicher Widerspruch des Merkmals vorliegen, sondern Beobachtungs- und Meßfehler (bei der Bestimmung der Wasserbilanz) oder fehlerhafte Untersuchungen (z. B. der Pulsfrequenzzählung beim Pulsdefizit einer Arrhythmia absoluta) oder auch diagnostische Versäumnisse (wie das Übersehen eines sich entwickelnden Pleuraergusses).

Es soll also die Summe aus den verschiedenen Eigenschaften und dem Gewicht der Merkmale gezogen werden. Diese wurden oben in *qualitative* (ereignishafte) und in *quantitative Merkmale* unterschieden, und die letzteren wiederum in zahlenmäßige und in nichtzahlenmäßige. Es ist offenbar, daß die Aufgabe befriedigend gelöst werden kann, wenn die Merkmale nicht nur *quantitativer,* sondern auch *zahlenmäßiger Natur* sind. Auch in diesem Fall wird zu unterscheiden sein, ob die Aufgabe im kollektiven oder im individuellen therapeutischen Vergleich gestellt ist.

Um ein komplexes Ergebnis bei einem *kollektiven Vergleich* zu erhalten, wird zuerst für jedes Ereignis bzw. Merkmal gesondert festzustellen sein, wie es sich in jedem der einzelnen Fälle des Kollektivs (in bezug auf Ausgang, Dauer usw. der Erkrankung) verhalten hat. Handelt es sich um mehrere ereignisartige Merkmale, dann ist es möglich, die Kriterien in einem speziellen mathematischen Vorgehen anzuordnen und dann gemeinsam statistisch zu behandeln (siehe χ^2-Verfahren). Die Kriterien, die dabei in die Rechnung eingehen und die für das Urteil maßgebend sind, sollen einander möglichst ebenbürtig sein, da sie alle in der Rechnung äquivalent bewertet werden. Es kann zu Fehlschlüssen führen, wenn Merkmale, die für das Urteil ihrem Wesen nach wenig Gewicht beanspruchen können, im rechnerischen Verfahren gleich bewertet werden wie Merkmale von großer Repräsentanz und umgekehrt. Besteht diese Gefahr, dann ist es besser, auf komplexe Berechnungen zu verzichten, als Resultate zu riskieren, denen kein innerer Wert zukommt.

Beim *individuellen therapeutischen Vergleich* mit seinen oft zahlreichen, aber um so vielfältigeren quantitativen Merkmalen ist erst recht damit zu rechnen und zumeist auch gar nicht zu verkennen, daß die „Güte“ der Merkmale (siehe Kap. IV. A. 6 c) höchst verschieden ist. Es ist bei quantitativen Merkmalen nicht selten möglich, daß die Differenz der Ergebnisse (der Symbole) zweier Vergleichsperioden samt ihrer Streuung zahlenmäßig ausgedrückt wird, und zwar unter Umständen auch für mehrere Merkmale vorerst beim gleichen Kranken. Sind die Merkmale einander ebenbürtig, dann wird die Summe aus den verschiedenen Kriterien gezogen werden können. Der Vergleich dieser Summen wird ein komplexeres und vollkommeneres Urteil über die Wirkung des Medikaments erlauben, als es nur aus dem Vergleich eines einzigen Merkmals möglich gewesen wäre.

Es ist weiterhin möglich, aus den so gewonnenen komplexen Ergebnissen der einzelnen Fälle eines Kollektivs von Kranken ebenfalls die Summe zu ziehen, die das Verhalten des Gesamtkollektivs und ein zusammengefaßtes Urteil über das geprüfte Mittel erlaubt. Dieses Urteil hat zu seiner Gültigkeit eine weitere Voraussetzung: unter den Merkmalen, die *nicht* zahlenmäßig erfaßt werden konnten, dürfen sich keine befinden, die an Wichtigkeit den zahlenmäßig erfaßten gleichkommen oder sie gar übertreffen, *die aber in ihrer Richtung dem aus den zahlenmäßigen Merkmalen abgeleiteten Urteil widersprechen.*

Die Hindernisse, die sich einer rechnerischen Auswertung verschiedener Merkmale, die sich gemeinsam und gleichzeitig in einem Kollektiv von Kranken oder bei einem individuellen Kranken finden, entgegenstellen, können nicht immer sachgerecht überwunden werden, jedenfalls heute noch nicht, und ihre gewalttätige Erledigung ist immer von Übel. Die Klinik wird in ihren Bemühungen um die gemeinsame Auswertung verschiedener Merkmale voraussichtlich niemals bis zu reinen zahlenmäßigen Definitionen ihrer Resultate kommen. Die sachverständige, überlegte und gerechte *Synopse* der Resultate wird sie sehr oft nicht weniger weit führen.

8. Die Bedeutung von Kurzzeit- und Langzeit-Prüfungen und ihr Verhältnis zueinander

Viele therapeutische Prüfungen können angesichts sowohl der Natur der vorliegenden Krankheit als auch des Wirkungsmodus des zu prüfenden Medikaments in kurzer Zeit abgeschlossen werden. Ganz selbstverständlich ist dies bei allen akuten (Infektions-)Krankheiten, bei allen akuten Anfällen, wie den einzelnen Asthma-Anfällen, bei Angina pectoris, Migräne, Koliken, bei auf andere Weise verursachten Schmerzen, bei Schlaflosigkeit usw. Wir nennen sie *Kurzzeitprüfungen.*

Bei vielen anderen Prüfungen kann das Problem der grundsätzlichen therapeutischen Wirkung ebenfalls in relativ kurzer Zeit zu einem Abschluß gebracht werden, ohne daß damit das gesamte klinische Anliegen schon in befriedigender Weise erledigt wäre. Was an einem therapeutischen Effekt augenblicklich günstig erscheint, kann sich auf die Dauer gesehen als unzuverlässig oder aus anderen Gründen unbefriedigend, oft sogar als mit schweren Nachteilen behaftet, erweisen. Eine Behandlungsmethode kann die Wirkung verlieren oder es können sich nach kurzer oder längerer Zeit leichte oder auch schwere und sehr schwere Nebenwirkungen herausstellen; oder es braucht auch nur offenbar zu werden, daß eine Heilmethode zwar auch schon für sich allein einen ausreichend günstigen therapeutischen Effekt bringt, aber dennoch für sich allein auf die Dauer nicht ausreicht, weil die weitere Erfahrung lehrt, daß sie von den meisten Kranken nicht konsequent eingehalten wird, zumeist wegen der großen Entbehrungen, die sie ihnen auferlegt.

Als Beispiel dafür, wie die Ausgleichsmechanismen des Körpers die Wirkungen eines Eingriffs wieder zunichte machen können, sei die Ernüchterung angeführt, die nach wenigen Jahren der Begeisterung folgte, mit der die Anfangserfolge der Grenzstrangdurchtrennung bei Hypertonie begrüßt worden waren. Die Wirkungen der sehr kochsalzarmen Allenschen Diät aber sind heute zwar noch ebenso unbestreitbar wie zu der Zeit, als VOLHARD diese Diät in Deutschland empfohlen, und als dann KAMPMANN und ich (1937 ff.) exakte Beweise für die Blutdrucksenkung vorgelegt hatten, die sie bei den meisten Kranken bewirkt; aber die folgende Zeit hat gelehrt, daß die große Mehrzahl dieser Kranken mehr noch aus äußeren Gründen als aus Willensschwäche diese Diät auf die Dauer so wenig konsequent durchhält, daß wir uns auf sie allein meist nicht verlassen dürfen. Auch die Enttäuschungen, die die sensationellen Anfangserfolge der therapeutischen Bestrahlungen, sei es bei Lymphogranulomatose, bei den Leukämien, beim Bronchialcarcinom und bei anderen bösartigen Geschwülsten ausgelöst haben, gehören schließlich in den Komplex dieser Probleme.

Bei den bisherigen Korrekturen an ursprünglich zu hoch geschraubten Hoffnungen handelt es sich mehr um ein negatives Versagen. Eine viel größere Bedeutung erlangten für uns in den letzten Jahrzehnten die sehr positiven Enttäuschungen, die in der Form der *Nebenwirkungen* auch die schwerwiegendsten und günstigsten positiven Wirkungen vieler Medikamente illusorisch machten. Sie können früh auftreten und so auch schon in einer relativ kurzen Prüfung erkannt werden; sie brauchen oft aber lange Zeit bis sie manifest werden. Ihr Bereich ist so ungeheuerlich geworden und beschäftigt uns alle täglich (siehe Kapitel IV. D).

Überall dort, wo sich aus diesem Grund die Notwendigkeit von therapeutisch-klinischen Untersuchungen einstellt, die über sehr lange Zeit, über viele Monate und Jahre durchgeführt werden, also von *Langzeitprüfungen,* sind individuelle therapeutische Prüfungen im engeren Sinn nicht mehr ausreichend. Sie bestehen ja ihrer Natur nach in dem Wechsel verschieden behandelter Krankheitsperioden und es geht nicht an, einen Zustand, der in und nach einer über Jahr und Tag durchgeführten Behandlung beobachtet wird, kurzer Hand mit dem zu vergleichen, der lange Zeit zuvor in einer vielleicht vierwöchentlichen Vorbeobachtungszeit festgestellt worden ist. Erst recht brauchen die Nebenwirkungen, die jetzt eine ganz besondere Berücksichtigung verlangen, glücklicherweise nicht so gehäuft aufzutreten, daß sie und ihre Bedeutung bei einer individuellen Versuchsanordnung mit relativ beschränkten Krankenzahlen erkannt werden könnten. So tritt die Notwendigkeit der Beobachtung eines großen Kollektivs von Kranken ein und gesellt sich damit auch die des kollektiven Vergleichs vielfach hinzu zum primären individuellen Vergleich. Dieser letztere wird sehr oft schon das Wesentliche über die positive Wirkungsmöglichkeit eines neuen zu prüfenden Medikaments ausgesagt haben; der nachfolgende kollektive Vergleich hat die Dauerhaftigkeit des positiven therapeutischen Effekts zu kontrollieren, vor allem aber auch das Risiko von Nebenwirkungen, und er hat die Höhe dieses Risikos festzustellen.

Allein schon die große Zahl von Kranken, die für eine solche Prüfung auf Nebenwirkungen benötigt wird, wird es zumeist ausschließen, daß eine einzige Klinik oder ein einziges Krankenhaus allein für sich einen guten Beweis führen kann. Es werden sich mehrere Krankenhäuser zusammen zu einer Gemeinschaftsarbeit vereinigen müssen. Die Voraussetzungen und die Organisation einer solchen gemeinschaftlichen Zusammenarbeit mehrerer oder vieler Anstalten wird einer eigenen Besprechung vorbehalten. (Siehe Kap. IV. C.)

9. Das Vorgehen bei einem untrennbaren Komplex von Heilfaktoren, im besonderen in Heilbädern

Solange *mehrere Heilfaktoren gleichzeitig* eine Rolle spielen, seien sie auch nicht koordiniert, aber immerhin beachtenswert, ist es hoffnungslos, die besondere Rolle, das besondere Gewicht der einzelnen Faktoren kennen und bewerten zu wollen. Eine solche Aussicht besteht erst, wenn aus den möglichen Heilfaktoren erst alle bis auf einen ausgeschaltet und von diesem einen dann bewiesen werden kann, daß er über die Summe der anderen Faktoren hinaus eine zusätzliche Heilungspotenz besitzt.

Es bleibt das wissenschaftlich und praktisch-therapeutisch erstrebenswerte Ziel, den Wert der einzelnen Heilfaktoren gesondert für sich im Grundsätzlichen zu kennen. Möglich ist dies aber nicht immer, und in manchen Fällen wird man von vornherein darauf verzichten müssen. Dabei bleibt das erste Ziel doch immer das weitest gesteckte, und man wird sich darüber klar sein müssen, daß die Tendenz bestehen muß, die Zahl der fraglichen Heilfaktoren so weit wie möglich einzuengen, wenn man zu einiger Klarheit kommen will.

Schon in den bisherigen Ausführungen war des öfteren davon die Rede, daß es sowohl bei den akuten wie den chronischen Krankheiten, schon aus Rücksicht auf den Kranken, zumeist unmöglich ist, bei therapeutischen Forschungen die Verordnung aller anderen Heilmittel auszuschließen. Wir können aber wohl deren beeinträchtigende Wirkung auf unsere Versuchsanordnung und auf unser therapeutisches Urteil ausschalten. Dies gelingt uns dadurch, daß wir die der Prüfung nicht unterliegenden Heilmittel immer in gleicher Weise verabreichen; bei den akuten Krankheiten den beiden zu vergleichenden Krankengruppen und bei den chronischen Krankheiten sowohl in den Vor- bzw. Nachbeobachtungszeiten als auch in der therapeutischen Prüfungszeit. Auf diese Weise hebt sich die Wirkung dieser Mitursachen gegenseitig auf.

Wirklich schwierig wird die Situation erst dort, wo ein Komplex von Heilfaktoren vorliegt, der nicht auseinandergerissen werden darf, da er an sich schon eine Einheit bildet und der dazu noch unverzüglich angewandt werden muß. Das ist besonders bei der Erforschung der Existenz und der Ursachen der *Heilwirkung eines Badeortes* der Fall. Zu den von einem Badeort als für sich spezifisch in Anspruch genommenen Heilfaktoren, wie Quellen, Moore usw., gesellen sich Einflüsse des Klimas, der Ruhe und Entspannung, der Schönheit der Landschaft und anderes mehr, die während einer Badekur tatsächlich weitgehend untrennbar von dieser und voneinander sind. Um so mehr ist auch bei der therapeutischen Forschung in Badeorten darauf zu achten, daß der unvermeidbare Komplex nicht *unnötigerweise* noch durch andere Heilfaktoren kompliziert wird. Und es ist im Auge zu behalten, daß die Beschränkung der Untersuchung auf einen Komplex von Heilfaktoren nur einen Teil der klinisch-therapeutischen Forschungsaufgabe erledigt, und daß deren letztes Ziel die Analyse der Bedeutung der für die Badewirkung als spezifisch angesehenen Heilmittel in sich schließt. Es muß deshalb trotz aller Schwierigkeiten immer wieder danach gestrebt werden, die speziellen Badewirkungen nicht nur physiologisch zu erforschen, sondern auch ihre klinischen Folgen und Erfolge zu klären und sicherzustellen. So selten die dazu tauglichen Krankheitsfälle auch sein mögen, wenn jeder von ihnen das dank eines kritischen therapeutischen Vergleichs mögliche Maß von Beweiskraft erlangt hat, wird der Fortschritt unserer therapeutischen Einsicht ein erheblicher sein.

Noch eine weitere Schwierigkeit stellt sich der therapeutischen Erforschung der klinischen Bäderwirkungen entgegen. Den Kranken steht zu einer Badekur im allgemeinen nur eine begrenzte Zeit zur Verfügung; sie sind der spezifischen Kurmittel wegen, auf deren Wirkung sie ihr Vertrauen setzen, gerade in dieses Bad gekommen, und erwarten mit Recht, daß diese ihnen ungesäumt zuteil werden. In den Badeorten werden durchweg chronische Erkrankungen behandelt, bei denen, nach den bisherigen Ausführungen, therapeutische Forschungen nur auf Grund der Verfolgung des individuellen Verlaufs (mit Vorbeobachtung usw.) Aussicht auf Erfolg bieten. Aus dem obengenannten Grunde scheidet hier die Durchführung einer Vorbeobachtungszeit sensu strictiore von vornherein aus, die individuelle Beobachtung des Verlaufs bleibt dabei aber nicht weniger unentbehrlich. Man muß nach einem Ersatz für die Vor- und Nachbeobachtungsperioden suchen und findet ihn einerseits in genauen *anamnestischen Erhebungen* und andererseits in einer sorgfältigen *katamnestischen Verfolgung* des weiteren Krankheitsverlaufs nach der Badekur; jene vertreten zusammen mit den Arztberichten die Vorbeobachtung, diese soll die Nachbeobachtung, soweit dies möglich ist, ersetzen.

Die wenigsten ärztlichen Berichte, die ein Badearzt erhält, werden zusammen mit der Anamnese, die der Kranke selbst gibt, ein einigermaßen genügendes Bild der bisherigen Entwicklung der Erkrankung geben, ein Bild, das eine eigentliche Vorbeobachtungszeit ersetzen kann. Bei der Verfolgung der Katamnese sind die Schwierigkeiten womöglich noch größer; nur wenige Patienten geben durch ihren Charakter und ihre Vorbildung eine Garantie für die Zuverlässigkeit ihrer Selbstberichte. Diese müßten ergänzt sein durch Berichte der Hausärzte, die in regelmäßigen Abständen übersandt würden — und nur in Ausnahmefällen erreichbar sein werden. So schrumpft auch ein sehr großes und während der Badekur gewissenhaft, ja mustergültig beobachtetes Krankengut durch die Schwierigkeiten der Vor- und Nachbeobachtung bzw. der anamnestischen und katamnestischen Erfassung auf einen vorerst wenig imponierenden Bruchteil zusammen. Bei näherer Betrachtung ist dieser Rest aber bedeutsam genug, ja von größtem Wert. Jeder dieser übriggebliebenen, mit Prüfungszeit und den (anamnestischen und katamnestischen) Kontrollperioden individuell beobachteten Fälle stellt hier wieder die äußerst erreichbare Annäherung an den kausalen Beweis dar, und schon eine kleine Zahl solcher Fälle ist unvergleichlich klinisch wertvoller als eine Legion von Krankengeschichten, die eines therapeutischen Vergleiches und Maßes entbehren und deshalb über kausale Beziehungen zwischen Krankheitsverlauf und angewandter Therapie nichts aussagen können.

Ähnliche Hindernisse bei der Beschaffung von ausreichenden Kontrollperioden ergeben sich übrigens bei chronischen Krankheiten des öfteren auch sonst. Es sind insbesondere die Krankheiten mit besonders schleppendem, bewegungsarmen Verlauf, bei denen einige Wochen Vorbeobachtungszeit in einem Krankenhaus noch nicht ausreichen, um Art und Beschleunigung des Krankheitsverlaufs genügend zu charakterisieren. Dies ist z. B. bei manchen rheumatischen Erkrankungen, bei Ischias und anderen Neuralgien, des öfteren der Fall. Ist gar der Verlauf einer Erkrankung dazu noch kompliziert durch Schübe und Remissionen, die einen an sich trägen Gesamtverlauf unterbrechen, dann sind erst recht so lange Kontrollperioden vonnöten, daß über eine eigene Vorbeobachtungszeit hinaus auf ergänzende anamnestische Erhebungen und auf die katamnestische Verfolgung nicht verzichtet werden darf. Die multiple Sklerose ist ein typisches Beispiel für diese Lage.

Die grundsätzliche Forderung nach dem therapeutischen Vergleich bei den chronischen Krankheiten ist noch jung und wird in fast allen einschlägigen Arbeiten noch vernachlässigt. Gerade im Bereich der chronischen Krankheiten trifft man infolgedessen auch auf Schritt und Tritt auf die mißbräuchliche Anwendung der Begriffe „Erfolg“ bzw. „Heilerfolg“. Sogar Autoren, deren Ergebnisse folgerichtig zu einer völligen Verneinung der Heilwirkung eines Mittels führen müßten, wagen oft nicht, diese letzte Konsequenz zu ziehen; sie gestehen dem geprüften Mittel immerhin „Teilerfolge“ zu, und zwar lediglich deshalb, weil es in einigen Fällen unter seiner Anwendung doch zur Heilung gekommen ist, als ob das dank der Vis medicatrix naturae nicht bei allen Krankheiten, mit Ausnahme der unheilbaren, eine Selbstverständlichkeit wäre. Diese mißbräuchliche Anwendung der Worte „Erfolg“ oder auch „Teilerfolg“ verhindert das Vordringen bis zu einer konsequenten Schlußfolgerung. Sie ist ihrerseits die Folge eines falschen logischen Ansatzes, insbesondere des Fehlens einer Vergleichsbasis, ohne die weder über einen Komplex noch über die Wirkung einer einzelnen Heilkomponente ein Urteil gewonnen werden kann. Deshalb wird sich die exakte vergleichende Methodik bei den chronischen Krankheiten auf die Dauer ebenso durchsetzen müssen, wie es ihr bei den akuten Krankheiten, wenigstens im Grundsätzlichen, schon gelungen ist.

Es ist nicht in Abrede zu stellen, daß diese Anforderungen an die Methodik therapeutisch-klinischer Forschungen in der ambulanten Praxis in einem sehr großen Bereich undurchführbar sind. Das ist bedauerlich, weil es manchen kritischen Kopf von der Mitarbeit ausschaltet; die Tatsache wird dadurch aber nicht weniger wahr. Auch im Krankenhaus sind der Schwierigkeiten noch übergenug. Häufig ist auch im Krankenhaus eine der unerläßlichen Voraussetzungen exakter therapeutischer Untersuchung nicht durchführbar. So schrumpft die Zahl der wissenschaftlich verwertbaren Krankheitsfälle oft genug, wenn nicht zumeist, so beängstigend zusammen, daß schon einige Selbstzucht dazu gehört, trotzdem rücksichtslos alle Fälle auszuschalten, die einer strengen Auslese nicht standhalten. Dem Untersucher gar, der sich selbst durch einen unüberlegten Heilplan noch unnötige Komplikationen schafft, dem werden nur sehr wenige eindeutige Resultate übrigbleiben.

Ich komme hier nochmals zurück auf die Frage der Mitursachen. Sie sind von der allergrößten Wichtigkeit, gleichviel ob sie verschuldet oder unverschuldet sind. Ihre Vermeidung ist eine ganz unentbehrliche Voraussetzung einer therapeutischen Prüfung. Wenn die klinische Situation den Einsatz eines weiteren therapeutischen Mittels fordert, ist es für uns selbstverständlich, daß wir alles wissenschaftliche Bemühen hintansetzen und nur Ärzte sind — „primum humanitas, alterum scientia“. Nicht selten aber erweist es sich bei näherem Zusehen als unnötig, sich selbst solche Mitursachen zu schaffen, die eine spätere eindeutige Schlußfolgerung von vornherein sabotieren.

Es ist unerläßlich, diese Frage nicht nur bis zum Grund durchzudenken, sondern sie am Krankenbett immer wieder auf die Probe zu stellen. Wenn es von allen Seiten kritisch betrachtet wird, was die Frage bedeutet, was einerseits zu Nutzen der therapeutischen Forschung nötig und erlaubt sei, und was andererseits dem Kranken zugemutet werden könne, dann ergibt sich, daß diese Fragestellung zumeist falsch ist. Sie würde bedeuten, daß ein grundsätzlicher Gegensatz besteht zwischen therapeutischer Forschung und Wohl des einzelnen Kranken. In echten ärztlichen Händen ist das aber ganz anders, denn nichts ist in schwierigen Lagen unheilvoller, als Unübersichtlichkeit und Unklarheit. Die Mitursachen, die in dem wirren Nebeneinander vielfacher spezifischer Therapie hereingebracht werden, tragen zur Verwirrung noch bei.

Für den Augenblick erscheint es wohl oft als das sicherste, alle Möglichkeiten sofort auszuschöpfen, alle Wege zugleich zu gehen. Aber bei chronischen Erkrankungen — diese meine ich hier zuvorderst — stellt sich dann für einen kritischen Arzt immer wieder heraus, wie sehr eine solche Überlegung nur auf kurze Sicht berechnet war, und daß die Nachteile, die aus der Verwirrung der therapeutischen Situation erwachsen, von dem Kranken zu tragen sind. Selbstverständlich gibt es in unserem Beruf auch im Bereich chronischer Krankheiten dramatisch zugespitzte Lagen von solcher Akuität, daß gar nichts anderes übrigbleibt, als alles auf eine Karte zu setzen und alle nur denkbaren Mittel auf einmal zu geben. Aber das kann immer nur eine Ausnahme sein. Die planvolle Ordnung der ärztlichen Mittel muß zum wahren Besten des Kranken immer das Ziel sein, auch wenn wir uns bewußt sind, daß wir diesem Ziel bei der Komplexität alles Lebenden und des kranken Menschen erst recht nur unvollkommen gerecht werden können. Wer aus dem Bewußtsein der Unvollkommenheit unserer Erkenntnismöglichkeiten überhaupt leugnet, daß wir größere Ansprüche an die Klärung unserer therapeutischen Einflüsse stellen sollten, der würde konsequent handeln, wenn er von vornherein auf jeden Versuch der Klärung im einzelnen verzichten würde.

Zu einer ungenügenden Methodik gesellt sich oft genug überdies eine *unvollständige Veröffentlichung der Versuchsergebnisse* (siehe Richtlinien der amerikanischen Food and Drug Administration [= FDA]), insbesondere natürlich derjenigen, die für die Wirksamkeit oder Wirkungslosigkeit des zu prüfenden Mittels kennzeichnend sind. Ein solcher Mangel bringt zwar keinen direkten klinischen Irrtum, kann aber eine an sich richtige Veröffentlichung ihres beweisenden Gewichtes berauben. Für das schließliche Urteil über den Wert eines Heilmittels — und dieses Urteil wird sich oft erst aus der Gesamtschau der einschlägigen Literatur herauskristallisieren — wird eine Arbeit, die in ihren Grundlagen, ihrem Aufbau und ihren Ergebnissen nicht klar zutage liegt, nicht oder nur teilweise verwertbar sein. Es muß deshalb mehr, als es bisher der Fall war, darauf gehalten werden, daß bei therapeutischen Arbeiten die Belege ebenso offen vorgelegt werden, wie es in anderen Bereichen selbstverständlich ist. Es sollte keiner besonderen Betonung bedürfen, daß dies nicht weniger von den negativen wie von den positiven Belegen gilt, und daß die Verschweigung ungünstiger, den sonstigen Ergebnissen widersprechender Fälle auch bei klinischen Veröffentlichungen jede Arbeit degradiert.

B. Die Mitursachen in der therapeutischen Forschung und die Ausschaltung ihrer Störwirkungen

1. Herkunft und Wesen der Mitursachen und die Grundsätze zu ihrer Vermeidung

Unter Ursachen verstehen wir alle Bedingungen, die sowohl für die Entstehung wie auch für die weitere Entwicklung eines krankhaften Vorgangs von Bedeutung sein können, gleichviel, ob sie in den besonderen Eigenschaften und dem derzeitigen Zustand des Patienten begründet sind oder von außen her absichtlich oder unabsichtlich, bewußt oder unbewußt durch ärztliche Einwirkung oder von anderer Seite an ihn herangetragen werden.

Die dem Menschen eigentümlichen und ihm allein vorbehaltenen Besonderheiten und Vorzüge bringen es mit sich, daß wir bei ihm die verursachenden Kräfte weder grundsätzlich noch im einzelnen Fall durchschauen können. Auch dort, wo wir z. B. in einem Infektionserreger die Ursache einer Krankheit kennen, wissen wir, daß daneben mehr oder weniger einflußreiche Bedingungen ihre Rolle gespielt haben können, bis es zum Ausbruch der Krankheit kam, und daß diese und andere Bedingungen auch weiter fortwirken und den Verlauf der Krankheit mitbestimmen. Die *Mitursachen* (Mitfaktoren) können teilweise vom Arzt mittels seiner Untersuchungen erkannt werden, wie schlechter Ernährungszustand, allgemeine Schwäche, hohes Alter, seelische Verstimmungen, Neurosen usw. Oder sie können von ihm immerhin anamnestisch erfaßt werden, wie schlechte wirtschaftliche Lage und familiäre Dispositionen, an einem bestimmten Leiden zu erkranken, ja ihm zu erliegen. Das Gewicht solcher ungünstig wirkender Besonderheiten, die zum Teil schon an komplizierende Krankheiten grenzen, kann so schwer sein, daß die Heilungsaussichten der Kranken von vornherein verschlechtert erscheinen. Die Homogenität des Krankengutes kann dann in Gefahr geraten sein und es können besondere Ausgleichsmaßnahmen notwendig werden, wenn es gilt, zwei Reihen von Kranken miteinander zu vergleichen (s. Kap. IV. A. 3 und 4).

Sehr viel zahlreicher sind die uns unbekannt bleibenden Variationen des individuellen Vermögens, mit einer Krankheit „fertig zu werden“. Es ist selbstverständlich, daß das Zusammenwirken der körperlichen, seelischen und geistigen Kräfte die Möglichkeit zu unendlichen Rückwirkungen, Zusammenwirkungen und Kombinationen bietet, die in verschiedener Weise und Richtung einen Krankheitsverlauf beeinflussen können. Die meisten dieser Kombinationen, Mitbedingungen, Mitursachen einer Krankheit oder eines Krankheitsverlaufs sind begründet in individuellen, teils angeborenen, teils erworbenen Eigenschaften und deshalb von uns überhaupt nicht oder nur sehr wenig beeinflußbar; aber auch fortwirkende Umweltfaktoren sind unserer Einwirkung oft kaum zugänglich.

Andererseits können wir nicht übersehen, daß die so bewirkten Differenzierungen unserer Kranken sich doch in einem begrenzten Rahmen bewegen, sofern wir nicht die einzelnen Individuen, sondern viele Individuen als Gemeinschaft im Auge halten. Auch üben nicht wenige unserer Medikamente ihre Wirkung bei dem Großteil der Kranken mit einer eigentlich erstaunlichen Gleichmäßigkeit aus, wenn auch immer in natürlicher Abhängigkeit von der Schwere der Erkrankung. Wir brauchen deshalb nur bei einem Teil jener individuellen Eigenschaften damit zu rechnen, daß sie unsere Bestrebungen vereiteln, falls es uns nicht gelingt, ihrem Einfluß mit besonderen statistischen Hilfsmitteln zu begegnen. Zu ihnen gehören z. B. hohes Alter und besondere Körperschwäche, und auch diese Sonderfälle gefährden nicht bei allen therapeutischen Problemen die Versuchsanordnung, sondern nur dort, wo es sich um therapeutische Forschungen bei akuten Erkrankungen handelt; darüber wird später zu sprechen sein.

Anders steht es bei *interkurrenten und komplizierenden Erkrankungen,* die ebenfalls unvermeidbare Mitursachen darstellen, wie Lungentuberkulose bei Diabetes oder bei Schizophrenie, Apoplexie und Herzinsuffizienz bei Hypertension, Hämoptoe, Pleuritis und Enteritis bei Lungenschwindsucht usw. Solche Komplikationen formen aus der ursprünglichen Erkrankung zwar komplexe, aber auch therapeutisch neue,

d. h. das Ziel und die Art der Therapie grundsätzlich ändernde Krankheitsbilder, die eines speziellen Studiums bedürfen. Es liegen hier Fälle vor, wo wir auf die Eindeutigkeit der Versuchsanordnung gezwungenermaßen verzichten; wir müssen uns aber der damit verbundenen Nachteile für die Schlüssigkeit unseres Urteils bewußt sein.

Bei den *akuten Erkrankungen* kann das Ergebnis dazu noch infolge zeitlicher oder örtlicher Verschiedenheiten gefälscht werden. Es geht z. B. nicht an, die Erfolge bei der Bekämpfung einer Epidemie im einen Jahr mit dem einen Mittel mit denen im Jahr darauf mit einem anderen Mittel erzielten Erfolgen zu vergleichen und daraus auf die überlegene Wirkung des einen der beiden Mittel zu schließen; denn wir können nicht mit ausreichender Wahrscheinlichkeit voraussetzen, daß die durchschnittliche Schwere der Erkrankungen in beiden Jahren gleich gewesen wäre, gleichviel, ob wir die Ursachen einer etwaigen Differenz in einer Veränderung der absoluten Pathogenität, also in einer Variation der Eigenschaften der Erreger sehen, oder ob wir eine mehr relative Änderung vermuten, d. h. einen Wandel des Milieus, in dem die Mikroorganismen jeweils ihre Wirkung entfalten. In ganz entsprechender Weise ist es auch nicht erlaubt, Kollektive von Kranken aus (örtlich) verschiedenen Gegenden miteinander zu vergleichen. Je größer die zeitlichen oder örtlichen Differenzen sind, um so größer wird im allgemeinen die Gefahr werden, die letzten Endes eine Gefahr der Inhomogenität ist; gegen Fehler der Planung wird es meist überhaupt keine Sanierung geben. Umgekehrt kann damit gerechnet werden, daß, je kleiner die zeitlichen und örtlichen Differenzen sind, auch um so kleiner die Gefährdungen der Homogenität sein werden, und daß es hier auch um so leichter sein wird, die Verschiedenheiten gleichmäßig (wiederum örtlich und zeitlich) auf die verschiedenen Gruppen zu verteilen.

Auch im Bereich der *chronischen Krankheiten* können solche Schwankungen sowohl wegen der wechselnden Anfälligkeit der Bevölkerung als auch wegen des autonomen Charakters und der wechselnden Schwere von Krankheiten für unsere Fragestellung letzten Endes Mitursachen darstellen, die ausgeschaltet werden müssen, wenn sie nicht zu Fälschungen führen sollen.

Bei beiden Möglichkeiten, sowohl bei akuten wie bei chronischen Krankheiten, ist damit zu rechnen, daß ein Patient dadurch, daß er die Krankheit schon einmal überstanden oder dadurch, daß er durch ein Mittel, das er gegen die Krankheit erhalten hat, verändert worden, „allergisiert" worden ist. Solche Patienten können die Homogenität der Gruppen sehr stören. Es ist sehr darauf zu achten, daß sie nicht in den therapeutischen Vergleich aufgenommen werden. Der Kreis dieses Störungsfaktors kann sehr groß sein. Es genügt nicht, lediglich mit Allergisierungen oder Immunisierungen im engeren Sinn bei Infektionskrankheiten zu rechnen. Auch wenn z. B. Kranke mit nur relativ rezenter Lungentuberkulose oder chronischer Arthritis in ein Vergleichskollektiv eingeordnet werden sollen, ist zuvor zu klären, ob sie nicht durch die Behandlung, der sie bisher unterzogen worden sind, möglicherweise anders auf ein Heilmittel reagieren werden als die anderen, bisher noch nicht behandelten Kranken. Beim individuellen Vergleich ist diese Gefährdung an sich dadurch ausgeschaltet, daß die Alterationen sich in den beiden Perioden aufheben; daß der einzelne Kranke aber verändert worden sein kann, das muß bei der abschließenden Synopse der beobachteten Fälle berücksichtigt werden.

Soweit Mitursachen grundsätzlich und dauernd die Homogenität einer Reihe unterbrechen, zerstören sie die Homogenität in einer irreparablen Weise. Treten sie nur ausnahmsweise auf, dann können sie ausgeschaltet bzw. unschädlich gemacht werden durch die *zufällige Zuteilung* (randomisation) der Kranken zu den unterschiedlich behandelten Vergleichsgruppen (s. Kap. IV. A. 4); dies geschieht auf die einfachste Weise mittels alternierender Zuordnung.

Die nur *zeitbedingte Richtigkeit* (bzw. Unrichtigkeit) der *medizinischen Diagnosen,* die doch die Voraussetzungen sind für die Zusammenfassung von Kranken zu möglichst homogenen Gruppen stellt einen sehr wichtigen Störfaktor dar. Sie wird in Kap. IV. A. 2 und in Kap. IV. A. 3 gesondert erörtert werden.

Eine besonders folgenschwere Rolle spielen diejenigen *Mitursachen,* die in das Krankengeschehen hineingetragen werden. Sie können körperlicher und seelischer Natur sein. Zu den *seelischen* Mitursachen gehört ebenso wie die (bewußte) Suggestion auch jede *bewußte oder unbewußte psychische* Alteration. Jeder Affekt, Freude, Schmerz und Trauer brauchen den Verlauf einer Erkrankung nicht günstig oder ungünstig zu beeinflussen, aber mit der Möglichkeit einer solchen Beeinflussung ist zu rechnen. Die Eigengesetzlichkeit und Individualität der seelischen Faktoren bringen es mit sich, daß diese unter den vielfältigen Mitursachen, mit denen wir in der Pathogenese wie in der Therapie zu rechnen haben, eine besondere Berücksichtigung erheischen. Ihre Feinheit und Empfindlichkeit ist so groß, daß sie einerseits wie unter einer Tarnkappe überall im Verborgenen mitwirken, daß sie andererseits schon durch die Einwirkung des untersuchenden Arztes gestört werden können. Daraus ergeben sich praktische Folgerungen nicht nur für die Diagnostik, sondern auch für die Durchschaubarkeit der Wirkungen unserer Therapie. Jedes diagnostische Bemühen, das der Kranke erkennt, also miterlebt, bei dem der Kranke als Subjekt beteiligt wird, hat damit zu rechnen, daß es auch Rückwirkungen auf seiten des Patienten auslöst.

Die *Lehre von den körperlich-seelischen Zusammenhängen* gründet sich auf diese Erkenntnis. Bei manchen Erkrankungen, z. B. Diabetes, Angina pectoris, Hypertonie, Asthma, Magengeschwür, treten sie auffällig und unleugbar an den Tag. Bei anderen werden sie behauptet, ohne bewiesen zu sein; bei wieder anderen kommen sie wenig oder gar nicht zum Vorschein. Von irgendwelcher Bedeutung können sie aber immer sein. Denn die Tatsache ihrer Manifestation in den obigen Fällen erfordert zwingend die Annahme ihrer möglichen Existenz auch bei Krankheitszuständen, bei denen sie nicht direkt nachweisbar sind. Die Abschätzung des Wirkungsgrades einer psychischen Alteration ist in jedem Falle höchst unsicher, gleichviel, ob wir ihre Wirkung auf den Krankheitsverlauf wahrnehmen oder nicht. Psychische Faktoren, die bei der Prüfung einer Heilmethode neben dieser für oder gegen die Heilung mitwirken, können spontan aus der seelischen Lage des Kranken erwachsen oder vom Arzt suggestiv in die Behandlung hineingetragen sein. Ob nun spontan oder exogen, ob absichtlich oder versehentlich, sie werden immer genau wie jede andere Art von Mitursachen die Lage erst recht vieldeutig gestalten und vernebeln. Jede Mitursache bedeutet, daß in der *einen* Gleichung, die unsere therapeutische Prüfung darstellt, mehr als eine Unbekannte vorkommt — eine Gleichung mit zwei Unbekannten ist aber unlösbar. Es bleibt — so merkwürdig das in der Leib und Seele gleicherweise verhafteten Medizin klingt — da, wo es sich um die Untersuchung der Wirkung somatischer Heilmethoden handelt, gar nichts anderes übrig, als den psychischen Mitursachen — ebenso wie allen anderen — aus dem Weg zu gehen und sie mit Hilfe einer „unwissentlichen Versuchsanordnung“ planmäßig zu eliminieren.

Über den unwillkommenen Einwirkungen auf die Psyche dürfen die willkommenen nicht vernachlässigt werden; werden z. B. beruhigende Mittel, Narkotika oder Sedativa nicht in Rechnung gestellt, so werden zwar oft keine groben Fehler des Endergebnisses resultieren, aber die Lage kann verschleiert werden.

Zum großen Teil vermeidbar sind die *Mitursachen*, die *durch die zusätzliche medikamentöse und sonstige Krankenbehandlung* willkürlich oder unwillkürlich (versehentlich) in die Versuchsanordnung hineingetragen werden. Der untersuchende Arzt schafft sich selbst Komplikationen, indem er zwei oder gar mehrere gleichgerichtete Heilmittel oder -methoden gleichzeitig anwendet. Eine solche Konkurrenz ist keineswegs immer leicht erkennbar und spielt auch in sonst guten therapeutischen Arbeiten eine verborgene, aber um so gefährlichere Rolle. Daß man bei der Prüfung eines neuen Mittels gegen Anämie nicht gleichzeitig Arsen geben darf, ist selbstverständlich; daß man aber nach dem Absetzen eines Arsen- oder Eisenpräparates noch auf einige Zeit mit einer Nachwirkung rechnen muß und deshalb während dieser Zeitspanne ein zu prüfendes anderes antianämisches Präparat noch nicht beurteilen kann, wird schon weniger beachtet. Die gleichen Untersucher aber, die lachen würden, wenn man sie belehren wollte, daß man die Wirkung eines inneren Mittels gegen Basedow nicht bemessen kann, wenn man gleichzeitig die Schilddrüse entfernt, bemerken nicht, daß sie Ähnliches tun, wenn sie mit der Verabreichung eines Heilmittels gegen M. Basedow, das sie prüfen wollen, zum gleichen Zeitpunkt beginnen, an dem sie selbst den Patienten erst in Behandlung nehmen und zum mindesten die ganz unvermeidbare Suggestion einer neuen Behandlungsmethode und eines neuen Arztes auf den Kranken wirken lassen. Dabei sei ganz davon abgesehen, ob gleichzeitig nicht noch andere Vorschriften für die Lebensweise gegeben werden. Je komplizierter, je chronischer eine Erkrankung ist, und je größer die Dringlichkeit der Hilfe erscheint, um so reicher an Fallstricken wird die Untersuchung, und um so größer wird zugleich die Versuchung, Konzessionen in der Eindeutigkeit der Versuchsanordnung zu machen. Es ist auch tatsächlich etwas Alltägliches, daß es sich herausstellt, daß die Eindeutigkeit einer Versuchsanordnung ohne Verzicht auf ein ärztlich im gegebenen Fall indiziertes und notwendiges Mittel nicht durchgeführt werden kann.

Es bleibt in jeder Hinsicht das wissenschaftlich und praktisch erstrebenswerte Ziel, den Wert der einzelnen Heilfaktoren gesondert für sich im Grundsätzlichen zu erkennen. Nur in wenigen Lagen ist dies schon grundsätzlich unmöglich. Z. B. wird man an vielen Badeorten von vornherein darauf verzichten müssen, einen einzelnen Heilfaktor gesondert zu analysieren, man wird dort sehr häufig bewußt mit einem *Komplex von Heilmöglichkeiten* zu arbeiten haben. Dies wird aber unweigerlich mit den größten Schwierigkeiten der Beurteilung verknüpft sein und nur dann Aussicht auf zuverlässige Resultate bieten, wenn dafür eine um so strengere Kritik gegenüber den objektiven und besonders gegenüber den subjektiven Kriterien des Krankheitsverlaufs waltet.

In allen Lagen der Krankenbehandlung, die mit einer therapeutischen Prüfung gekoppelt sind, wird die Frage entstehen: *Wie weit und wie lange ist es erlaubt, der Klarheit der Versuchsanordnung wegen auf ein Heilmittel zu verzichten?* Wann ist ein Heilmittel vom ärztlich-ethischen Standpunkt aus indiziert? Kurz gesagt dann, wenn es einer zuverlässigen Prüfung standgehalten hat. So wird sich niemand unterfangen, im Coma diabeticum auf Insulin zu verzichten oder bei Lungentuberkulose auf ein tuberkulostatisches Mittel oder bei einer typhösen Krankheit auf Chloramphenicol, um die isolierte Wirkung eines noch problematischen Mittels zu untersuchen. So souveräne Mittel, die uns zu einer bestimmten Therapie zwingen können, haben wir aber auch heute noch recht wenige. Wir würden es auch alle ablehnen, bei der Untersuchung von Mitteln z. B. gegen Magengeschwür, Typhus oder Ruhr nicht gleichzeitig eine Diät zu verordnen, oder bei einer hochfieberhaften Infektionskrankheit nicht gleichzeitig Bettruhe. Bei solchen in der ärztlichen Überlieferung fest verankerten Heilmaßnahmen sind Komplikationen der therapeutischen Methodik unausweichbar; zu ihrer Überwindung müssen jeweils besondere Wege eingeschlagen werden.

Solche Wege werden selten die Durchsichtigkeit einer ganz unkomplizierten Versuchsanordnung haben können, aber sie können dennoch zum Ziel führen. Je gefährlicher eine Krankheit ist und je weniger rasch und je unsicherer reversibel die Merkmale einer Krankheit sind, um so indiskutabler muß es sein, nur einer von zwei sonst gleichen Gruppen von Kranken (oder auch periodenweise, also vorübergehend einzelnen Patienten) ein schon sehr bewährtes Heilmittel vorzuenthalten. Die in Konkurrenz mit diesem bewährten Mittel zu prüfenden neuen Mittel werden immer solche sein, die richtungsähnliche, quasi synergistische Eigenschaften mit dem Standardmittel (auf das aus ethischen Gründen nicht verzichtet werden darf) gemeinsam haben. Es wird in solchen Lagen zuerst die Kombination des alten bewährten Standardpräparats und des neuen Prüflings mit bzw. gegenüber dem Standardpräparat allein verglichen werden: es wird ihm gegenüber ausgetestet werden, ob durch das neue Präparat eine Verbesserung der Wirkung erreicht worden ist. Bejaht das Ergebnis diese Frage, dann wird es oft zusätzlich zu verantworten sein, das Schwergewicht fortschreitend zugunsten des neuen Mittels zu verschieben, und so schließlich den vergleichsweisen Effekt, überhaupt die Güte der beiden Mittel gegeneinander zu erkennen. Derartige Vergleiche zwischen den Kombinationen verschiedener Mittel mit einzelnen ihrer Komponenten sind sowohl in der kollektiven wie in der individuellen therapeutischen Prüfung durchführbar [6].

Hat eine pharmakologische Prüfung bestimmte Wirkungsmöglichkeiten eines Mittels dargelegt, so ist das eine dringende Empfehlung an den Kliniker, dieses Mittel baldmöglichst nun auch klinisch anzuwenden und zu prüfen. Eine moralische Verpflichtung, dieses Examen so überstürzt vorzunehmen, daß eine wirklich exakte Prüfung dadurch verhindert oder doch gefährdet wird, wird dadurch aber kaum jemals statuiert. Steht nicht einmal eine dringliche pharmakologische Indikation dahinter, so gilt schlechthin, daß ein Mittel, solange es einer *exakten klinischen Prüfung* noch nicht unterzogen worden ist, keine anderen Ansprüche an unser therapeutisches Handeln besitzt als beliebige andere Substanzen; es ist eine Substanz unter unzähligen anderen, von denen wir nicht wissen, ob sie nicht vielleicht ebenfalls die von uns gewünschte Wirkung haben könnten. Würde man eine solche Pflicht anerkennen, so ergäbe sich die Konsequenz, daß jedes einmal empfohlene Medikament auch ärztlich angewandt werden müßte, solange nicht von anderer Seite seine Wirkungslosigkeit klargestellt wäre. Aber die Beweislast muß unbedingt dem aufgebürdet werden, der einem Mittel eine besondere, noch nicht bewiesene Eigenschaft zuschreibt. *Nur der positive klinische Beweis verpflichtet unbedingt zur therapeutischen Anwendung.*

---

[6] Solche kombinierten therapeutischen Vergleiche wurden z. B. im Rahmen der Untersuchungen des Med. Res. Council bei Tuberkulose angestellt. Siehe die Kapitel Lungentuberkulose VI. 8. und Hochdruckkrankheit VI. 10.).

Auch solange ein Gegenbeweis noch nicht durchgeführt ist, ist ein irgendwie empfohlenes, aber positiv noch nicht bewiesenes Mittel vom Standpunkt der ärztlich-moralischen Verpflichtung aus soviel wie nicht existent.

Es ist unerläßlich, diese Frage nicht nur bis zum Grund durchzudenken, sondern sie am Krankenbett immer wieder auf die Probe zu stellen. Wenn so von allen Seiten kritisch betrachtet wird, was die Frage bedeutet, was einerseits zum Nutzen der therapeutischen Forschung nötig und erlaubt sei, und was andererseits dem Kranken zugemutet werden könne, dann ergibt sich, daß diese Fragestellung falsch ist. Sie würde bedeuten, daß ein grundsätzlicher Gegensatz besteht zwischen therapeutischer Forschung und dem Wohl des einzelnen Kranken. In echten ärztlichen Händen ist das aber ganz anders, denn nichts ist in schwierigen Lagen unheilvoller, als Unübersichtlichkeit und Unklarheit. Die Mitursachen, die in dem wirren Nebeneinander vielfacher spezifischer Therapie hereingebracht werden, tragen zur Verwirrung noch bei.

Für den Augenblick erscheint es wohl oft als das Sicherste, alle therapeutischen Möglichkeiten sofort auszuschöpfen, alle Wege zugleich zu gehen; aber bei chronischen Erkrankungen — diese meine ich hier zuvorderst — stellt sich für einen kritischen Arzt hinterher heraus, wie sehr eine solche Überlegung nur auf kurze Sicht berechnet war. Die Nachteile, die aus der Verwirrung der therapeutischen Situation erwachsen, sind von den Kranken zu tragen. Selbstverständlich gibt es in unserem Beruf dramatisch zugespitzte Lagen von solcher Akuität, daß gar nichts anderes übrig bleibt, als alles auf eine Karte zu setzen und alle überhaupt nur denkbaren Mittel auf einmal zu geben. In der größten Not und Lebensgefahr eines Kranken greift auch der Arzt zu einem Strohhalm. Aber das kann immer nur die Ausnahme sein. Die planvolle Ordnung der ärztlichen Mittel muß zum wahren Besten des Kranken immer das Ziel sein, auch wenn wir uns bewußt sind, daß wir diesem Ziel bei der Komplexität alles Lebenden überhaupt und des kranken Menschen erst recht nur unvollkommen gerecht werden können.

Somatische und psychische Effekte verbinden sich nicht nur bei der absichtlichen gleichzeitigen Anwendung körperlicher Heilmittel und seelischer Beeinflussung. Die Einverleibung stofflicher Mittel kann schon auf rein physiologischem Weg — man denke nur an die Sedativa oder an Belladonna in seinen Beziehungen zum Stammhirn oder gar an die Opiate — psychische Einwirkungen mit sich bringen. Öfters noch dürften solche Einwirkungen ohne physiologische Brücke durch eine Art psychischer Induktion erfolgen, ja manche unserer Medikamente besitzen durch Namen oder Nimbus einen ausgesprochenen *suggestiven Charakter;* so unterziehen sich die Kranken schon mit einer vorgefaßten Meinung über die Nützlichkeit oder auch Unzweckmäßigkeit der angewandten Methode der Behandlung. Besonders der Wechsel einer Heilmethode ist geeignet, *Suggestionen* auszulösen, ohne daß deren Richtung übersehbar wäre. Das Maß der Vorkehrungen, die zur Abwendung dieser Gefahr notwendig sind, ist verschieden nach der Beeinflußbarkeit des Kranken und nach seiner affektiven Anteilnahme an der eigenen Erkrankung. Je größer die Sachlichkeit, je objektiver die Einstellung zur eigenen Erkrankung, um so eher kann auf besondere Vorsichtsmaßnahmen verzichtet werden. Daß Kranke mit hysterischen Reaktionen oder mit Neigung zu Simulation oder Dissimulation, daß aber auch ausgesprochene „Placebo-Reaktionen“ bei der Prüfung von Heilmitteln ausscheiden müssen, ist selbstverständlich. Der Arzt hinwiederum muß es verstehen, bei der Prüfung eines Medikaments sowohl seiner Verordnung selbst wie auch seinen Fragen nach den subjektiven Wirkungen des Mittels jeden suggestiven Charakter zu nehmen; andernfalls wird er niemals brauchbare Antworten erhalten.

Die Mitursachen sind also von sehr verschiedener Art und Herkunft. Sie können in dem Wesen des Kranken oder der Krankheit begründet und deshalb unvermeidbar sein; oder sie werden von außen her an den Kranken herangetragen, wie es besonders bei ärztlichen Maßnahmen der Fall ist, und wären dann an sich meist vermeidbar. Mitursachen der Therapie heben sich gegenseitig auf, wenn sie in den beiden Vergleichsperioden in gleicher Weise enthalten sind bzw. ganz gleich gehalten werden (als symptomatische Therapie); das ist aber nicht immer möglich. Die Mitursachen sind vor allem auch in ihrem Rang verschieden. Es ist im Einzelfall zu überlegen, ob ihr Gewicht klein genug ist, daß sie vernachlässigt werden dürfen; das wird im allgemeinen dann nicht mehr der Fall sein, wenn sie sich als fakultative, ursächliche Faktoren mit einiger Klarheit herausheben. In allen diesen Fällen muß angenommen werden, daß sie zu Unklarheiten führen und eine einwandfreie Beurteilung der Lage unmöglich machen. In welchem Grade sie das tun, hängt ab von der Schwere, Dauer und Häufigkeit der jeweiligen Mitursache und von der ursprünglichen Übersichtlichkeit der Lage.

Selbstverschuldete Mitursachen sind zu vermeiden. Soweit Mitursachen unnötigerweise nicht vermieden werden, stellen sie einen der primitivsten und schwersten Fehler der therapeutischen Forschung dar; aber sie sind nicht immer vermeidbar, und zwar weder beim statistischen Vergleich von Kollektiven, noch auch beim Vergleich innerhalb einer individuellen Krankengeschichte. Unverschuldete aber sowohl wie selbstverschuldete Mitursachen dürfen nicht übersehen werden. Zusätzliche, ärztliche indizierte Behandlungsarten, zusätzliche andere Erkrankungen und nicht zuletzt psychische Komplikationen sind Mitursachen, die höheren Gewalten entspringen und deshalb weitgehend unvermeidbar sind. Mitursachen, und vor allem selbstverschuldete, sind ärgerlich, weil sie die ganze Arbeit vergeblich machen können. Folgenschwer aber sind nur die komplizierenden Mitursachen, die übersehen und deshalb nicht in Rechnung gestellt werden und so zu irrigen Folgerungen und Lehren führen.

2. Die unwissentliche Versuchsanordnung

Der einfache und der doppelte Blindversuch

In diesem Buch wurde, seit seiner 1. Auflage 1932 (S. 9), zur Ausschaltung von Mitursachen in der therapeutischen Forschung eine *„unwissentliche Versuchsanordnung“*, ferner eine „Tarnung der Medikamente“ gefordert, und es wurde vorgeschlagen, notfalls „eine medikamentöse Behandlung zu fingieren mittels unwirksamer Stoffe“ (= Placebos). „Die in der Mitwirkung des Seelischen begründete Subjektivität ist die immer drohende Klippe unserer Beweisführung. Sie ist der Urgrund der schwierigsten Problematik unserer therapeutischen Arbeit, sie ist das Problem schlechthin.“

Tatsächlich wurde seither die unwissentliche Versuchsanordnung immer allgemeiner als das beste und am häufigsten indizierte Mittel zur Ausschaltung suggestiver oder sonstiger unsachlicher und deshalb unerwünschter Faktoren anerkannt. Auf die Hauptgruppe unseres therapeutischen Rüstzeugs angewandt, besteht die „unwissentliche Versuchsanordnung" schlechthin, auch *„einfacher Blindversuch"* genannt, darin, daß der Kranke, an dem ein Medikament auf seine Wirksamkeit und Tauglichkeit hin geprüft werden soll, für die Gesamtdauer der Prüfung durchaus in Unkenntnis gehalten wird über Substanz und Zusammensetzung des Mittels, das geprüft werden soll; ja, er soll nach Möglichkeit darüber hinaus auch im unklaren über die Tatsache gehalten werden, daß er überhaupt zu einer therapeutischen Prüfung beigezogen ist, er soll wenigstens nichts davon wissen, wann die Prüfungsperiode einsetzt und wann sie wieder endet. Zu diesem Zweck müssen die Mittel getarnt werden, d. h. im Bereich der therapeutischen Forschung müssen die Medikamente dem Kranken in einer Form oder Umhüllung gegeben werden, daß ihr spezieller Charakter von ihm nicht erkannt werden kann. Keinesfalls dürfen auch verschiedene zu vergleichende Mittel (gleichviel, ob das eine fingiert, also ein Placebo ist oder nicht) vom Kranken unterschieden werden können. Um dies zu erreichen, müssen Form, Farbe und Geschmack soweit wie möglich aneinander angeglichen werden: Lösungen sollen mit Lösungen, Tabletten mit Tabletten, Suppositorien mit Suppositorien, Injektionen mit Injektionen verglichen werden. Färbemittel und Geschmackskorrigentien müssen oft zur Ähnlichmachung herangezogen werden; pulverisierbare Substanzen können meist ohne Schwierigkeit in Cachets und schlecht schmeckende Tinkturen können in Geloduratkapseln verabreicht werden, um so unkenntlich zu sein. Die sicherste Tarnung wird dabei dadurch erreicht, daß das zu prüfende Medikament und das Placebo nicht nur auf 2 Chargen aufgeteilt werden, sondern zur noch sichereren Vermeidung einer Erkennung durch den Kranken auf noch mehr verschieden benannte Chargen (z. B. A, B, C, D). Dabei wird also das gleiche Medikament (und ebenso auch das Placebo) auf so verschiedene Weise maskiert, daß ihre Identifikation bzw. Entdeckung für den Kranken fast ausgeschlossen sein wird.

Wesentlich größer und meistens unüberwindbar sind die Schwierigkeiten, die sich einer unwissentlichen Versuchsanordnung bei nicht medikamentösen Heilverfahren, z. B. Diätetik, Physikotherapie usw., entgegenstellen; es muß versucht werden, diesen Nachteil durch Fernhaltung jeder Suggestion, manchmal sogar durch Gegensuggestion einigermaßen wettzumachen. In ähnlicher Weise wird die Unwissentlichkeit durch Pharmaka gefährdet, die zu unverkennbaren Nebenerscheinungen führen, so wie es z. B. bei den Sexualhormonen wenigstens auf die Dauer unvermeidbar ist. Erst recht ist es von Grund aus unmöglich, eine unwissentliche Psychotherapie zu treiben. Mutatis mutandis gilt all dies auch dann, wenn nicht das zu prüfende Mittel mit einem Placebo, sondern, so wie es in der Zukunft zunehmend der Fall sein wird, zwei Mittel miteinander verglichen, gegeneinander geprüft bzw. aneinander gemessen werden sollen. Hier kann auch der Fall eintreten, daß z. B. das eine Mittel nur per os, das andere aber nur per injectionem verabreicht werden kann; Unwissentlichkeit kann hier nur dadurch erreicht werden, daß die Vergleichspartner — gleichviel, ob im kollektiven oder ob im individuellen Vergleich — jeweils zwei verschiedene medikamentöse Verabreichungen erhalten, die einen das zu prüfende Injektionspräparat und zusätzlich ein perorales Placebo, die anderen Partner aber das zu prüfende perorale Medikament und zusätzlich ein Placebo als Injektion.

Über den einfachen Blindversuch hinaus wurde in den letzten Jahren von vielen Autoren der *„doppelte Blindversuch"* zur Sicherung der Unwissentlichkeit therapeutischer Versuchsanordnungen gefordert. Er stellt noch weitgehendere Anforderungen als jener: es müssen nicht nur die Kranken, sondern es muß auch der die

Reaktion beobachtende und beurteilende Arzt (bzw. die Ärzte) im Unwissen darüber gehalten werden, was überhaupt und was augenblicklich den Kranken verabreicht wird, sei es an Medikamenten, sei es an Placebos. Niemals darf dieser Arzt gleichzeitig der behandelnde Arzt sein. Die Medikamente werden auch im doppelten Blindversuch zweckmäßigerweise von dem gleichen Pflegepersonal verabreicht, das sie auch sonst austeilt; alles Auffällige muß vermieden werden. Noch wichtiger ist aber, daß auch diese Personen die Mittel in Wirklichkeit nicht kennen, die sie den Kranken geben. Daß auf diese Weise eine sehr große Sicherung auch gegen unbewußte Suggestionen erreicht wird, ist offenbar, und das Streben nach so großen Sicherungen entspringt der richtigen Überzeugung, daß Wirkungen durch echte oder auch nur scheinbare Medikamente nicht nur direkt auf Grund des Vorurteils bzw. einer Autosuggestion des Kranken möglich seien, sondern auch indirekt als (bewußte oder) unbewußte, für den Kranken unmerkliche Beeinflussung durch den behandelnden Arzt. Nur auf diese Weise soll nach Ansicht der Befürworter des ausnahmslosen „doppelten Blindversuchs" verhindert werden können, daß vor allem subjektive, aber auch objektive Symptome (falls es für sie solche im strengen Wortsinn überhaupt noch geben sollte!) in einer therapeutischen Prüfung verfälscht gedeutet würden.

Die Belege, die im Schrifttum zum Beweis dafür vorgelegt worden sind, daß *nur* der doppelte Blindversuch in der Lage sei, Arzneimittel objektiv zu prüfen, und daß alle anderen Methoden, auch die Methode der objektiven Registrierung von Änderungen auf Röntgenbildern, Blutbildern usw. nicht als ausreichend anerkannt werden könnten, sind nicht schlüssig; sie beruhen im wesentlichen auf unvollkommenen Versuchsanordnungen, zum anderen Teil auf fehlerhaften Kommentierungen und auf Irrtümern in der Auslegung der Literatur. Teilweise waren bereits die Gruppen, die auf Placebos besonders stark reagiert hatten (sog. „Placebo-Reaktoren") einseitig zusammengesetzt, es waren z. B. chirurgische Patienten, die an sich schon einen leichteren postoperativen Verlauf als andere und deshalb auch an sich schon geringere Schmerzen als die Kranken der anderen Gruppe hatten [7, 8]. In anderen Arbeiten [9] bestanden die Versuchspersonen aus lauter Patienten (Magengeschwüre, Migräne und andere Arten von Kopfschmerzen, Muskelspasmen usw.), deren Krankheiten das Recht geben, die Suggestibilität dieses Personenkreises ganz besonders hoch in Rechnung zu stellen. Wenn gar im Glauben an die These von der übergroßen und *notwendigerweise* irreführenden Gewalt der suggestiven Kräfte jeder Medikation der Schluß gezogen wurde, daß nicht nur die besonders suggestiblen, auf Placebos übermäßig reagierenden Patienten (eben die „Placebo-Reaktoren") ungeeignet für therapeutische Versuche seien, sondern auch die auf Placebo *nicht* reagierenden, d. h. die besonders nüchternen Menschen, dann war das ganz ohne Zweifel ein Irrtum (s. Lit. Lasagna usw. und Beecher). Die Verfechter solcher Thesen haben nirgends einen Beweis geliefert, daß solche Menschen auch auf reale Medikamente weniger ansprechbar wären als andere; niemand hat noch Belege dafür beibringen können, daß z. B. ein besonders wenig suggestibler Diabetiker deshalb schlechter auf Insulin ansprechen oder daß ein überskeptischer Herzkranker auf eine Digitalisüberdosierung keine Nausea bekommen würde.

---

[7] Lasagna, L., F. Mosteller, I. M. Felsinger u. H. K. Beecher: Amer. J. Med. 16, 770 (1954).

[8] Beecher, H. K.: J. Amer. med. Ass. **158**, 399 (1955).

[9] Wolf, St., u. R. H. Pinsky: J. Amer. med. Ass. **155**, 339 (1954).

Ein ganz besonderes Gewicht wurde von den Verfechtern des doppelten Blindversuchs [10] den verschiedenen Prüfungen des Antispastikums *Khellin* bei Angina pectoris zugemessen unter der Annahme, daß die Berichte des Schrifttums über dessen klinisch-therapeutische Untersuchungen, soweit sie im doppelten Blindversuch durchgeführt worden seien, zu ablehnenden Resultaten gekommen seien, während die übrigen Nachprüfungen, seien sie wissentlich oder nur im einfachen Blindversuch unwissentlich gewesen, die günstige Wirkung des Khellins bestätigt hätten. Die Tabelle 1 zeigt, daß die Voraussetzungen solcher Behauptungen falsch sind.

Tabelle 1. *Beurteilung der Khellinwirkung durch verschiedene Autoren bei unterschiedlicher Versuchsanordnung* [aus MARTINI, P., Dtsch. med. Wschr. **82**, 600 (1957) Tabelle 1]

	Wirkung des Khellins auf den Schmerz bei Angina pectoris			
	Keine	Mäßige	Gute	Sehr gute
I. Ohne unwissentliche Versuchsanordnung				
1. G. V. ANREP, S. BARSOUM, M. R. KENAWAY			+	
2. H. AYAD			+	
3. H. A. DEWAR u. T. A. GRIMSON				+
4. E. E. KLEIBER			+	
5. J. CONN, R. W. KISSANE, R. A. KOON u. T. E. CLARK			+	
6. L. A. NALEFSKI, W. B. RUDY u. N. C. GILBERT				+
II. Einfacher Blindversuch				
1. M. M. BEST u. W. S. COE		+		
2. H. L. OSHER, H. K. KATZ u. D. I. WAGNER			+	
III. Einfacher Blindversuch mit teilweisen Kontrollen durch unwissentliche Prüfer				
R. H. ROSENMANN, A. P. FISHMAN, S. R. KAPLAN, H. G. LEVIN u. L. N. KATZ			+	
IV. Doppelter Blindversuch				
1. T. GREINER, H. GOLD, M. CATTEL, I. TRAVELL u. a.	+			
2. CH. A. ARMBRUST JR. u. S. A. LEVINE			+	
3. C. R. SCOTT, A. IGLAUER, R. S. GREEN u. a.			+	
4. C. R. SCOTT u. V. J. SEIWERT			+	
5. H. N. HULTGREEN, H. S. ROBERTSON u. L. R. STEVENS		+		
6. G. C. LEINER u. S. DACK, nach Referat	+			

Aus der Tabelle geht hervor, daß die Arbeiten *ohne* unwissentliche Versuchsanordnung entsprechend ihrer unkritischen Anlage, wie zu erwarten, über lauter „gute“ und „sehr gute“ Wirkungen auf den anginösen Schmerz berichtet haben (Tabelle Gruppe I, Nr. 1 bis 6). Bei der Untersuchung *im einfachen Blindversuch* (Gruppe II, 1 u. 2) wurde einmal ein mäßiges und einmal ein gutes Ergebnis berichtet und bei der Kombination von einfachem und doppeltem Blindversuch (1 Arbeit in Gruppe III) ein gutes. Im *doppelten Blindversuch* wurde Khellin aber nicht nur von GREINER, GOLD und Mitarbeitern geprüft, sondern inzwischen auch von mehreren anderen Autoren (Gruppe IV, Nr. 1—6), und die Ergebnisse fielen, wie die Tabelle ausweist, keineswegs gleichmäßig aus; vielmehr ergeben von 6 im doppelten Blind-

[10] GOLD, HARRY: Amer. J. Med. **17**, 722 (1954). Siehe dazu P. MARTINI: Dtsch. med. Wschr. **82**, 597 (1957): „Die unwissentliche Versuchsanordnung und der sogenannte doppelte Blindversuch.“

versuch durchgeführten Arbeiten nur 2 ein negatives, 4 Arbeiten aber ein positives Resultat. Damit ist einerseits gezeigt, daß wahrscheinlich dem Khellin doch eine gewisse, wenn auch nicht sehr starke Wirkung auf die Schmerzen der Angina pectoris bei manchen Kranken zukommt und andererseits, daß der doppelte Blindversuch für sich auch noch keine Garantie für eine absolute Zuverlässigkeit und Gleichmäßigkeit der Prüfungsergebnisse darstellt. So liegt tatsächlich noch *kein* Beweis vor, daß in den Versuchsreihen über Khellin im einfachen unwissentlichen Versuch *nicht* das gleiche Ergebnis erzielt worden wäre wie im doppelten Blindversuch.

In der Medizinischen Klinik Bonn wurden seit 30 Jahren eine große Reihe von therapeutisch-klinischen Prüfungen besonders von Medikamenten durchgeführt. Sie endeten in ihrer überwiegenden Mehrzahl leider mit negativen Ergebnissen, d. h. obwohl fast alle diese Mittel zuvor von mehreren anderen Prüfern in ihrer günstigen Wirkung bejaht worden waren, mußten wir einen tatsächlichen Heilerfolg ablehnen. Diese Ergebnisse sind ein sehr starkes Argument für die reinigende Wirkung, die allein schon der einfachen unwissentlichen Versuchsanordnung (d. h. dem einfachen Blindversuch, je nach den Erfordernissen mit oder ohne Placebo) zukommt. Deshalb sind wir überzeugt, daß der doppelte Blindversuch entbehrlich ist, wenn sowohl die Symptome einer Krankheit im wesentlichen objektiv bestimmt, wenn die suggestive Beeinflußbarkeit einer Krankheit gering ist, und wenn die Mittel, die angewandt werden, eines suggestiven Charakters entbehren.

Ich habe 1932 über die unwissentliche Prüfung (einschließlich Tarnung) von sogenannten Herzhormonen (Lacarnol, Eutonon, Myoston) bei Angina pectoris berichtet, A. Krumeich 1933 über die klinische Prüfung von Arzneimitteln gegen die Hypertonie, W. Nagel 1932 über die Behandlung des Morbus Basedow mit Tierblutinjektionen nach Bier und 1930 zusammen mit mir über die perorale Behandlung des Diabetes mellitus mit Cholosulin. In einfacher unwissentlicher Versuchsanordnung hat mein Mitarbeiter R. Schwenk 1941 das Histidin bei der Behandlung des Ulcus ventriculi und duodeni untersucht, und ich selbst habe ebenso 1944 meine Nachprüfung der Follikelhormone vorgenommen; H. Broicher hat aus meiner Klinik 1952 die Nachprüfung des Desoxycorticosteronacetats bei den gleichen Erkrankungen veröffentlicht, weiterhin Broicher seine Überprüfungen einiger quaternärer Ammoniumbasen, ferner von Succus Liquiritiae (Malago) und einiger anderer Präparate (gemeinsam mit G. Gierlich). Auch unsere Studien zur Behandlung der Multiplen Sklerose gehören hierher; vor 1940 haben P. Beck und ich das hämolytische Serum nach Laignel-Lavastine und Koressios, später hat E. Welte die Evers-Diät und zuletzt haben Welte und Ross die Behandlung dieser Krankheit mit Isonicotinsäurehydrazid nachgeprüft. K. Kaiser hat zusammen mit mir die weit übertriebenen Versprechungen über die Wirkungen der Hydroalkaloide des Mutterkorns bei der Hypertonie auf das richtige Maß zurückgeführt, P. Thurn 1950 die Berichte über die Wirkung eines oralen Diabetesmittels (Cholosulin) widerlegt. In allen diesen therapeutischen Prüfungen mußten wir einen tatsächlichen Heilerfolg der von vielen anderen Autoren vor uns angepriesenen Mittel ablehnen. Nicht weniger illustrativ sind zu diesem Problem die Ergebnisse der unwissentlich, ebenfalls im einfachen Blindversuch durchgeführten Nachuntersuchungen von homöopathischen Arzneimittelprüfungen an Gesunden, die ich zusammen mit L. Brückmer, K. Dominicus, A. Schulte und A. Stegmann von 1937 bis 1943 ebenfalls alle im einfachen Blindversuch durchgeführt habe.

Wo wir mit dem einfachen Blindversuch das gleiche erreichen können wie mit dem doppelten Blindversuch, dort ziehen wir schon deshalb den ersteren vor, weil seine Methodik viel einfacher zu handhaben ist als beim doppelten Blindversuch; deshalb ist es auch viel leichter, zuverlässige und kritische Leiter von Krankenhäusern für die Durchführung von Versuchsplanungen mit dem einfachen Blindversuch zu gewinnen als für die Mitarbeit am doppelten, und dieses Faktum ist von großer praktischer Bedeutung.

Der einzige Einwand, der gegen unsere Ergebnisse erhoben werden könnte, wäre der, wir hätten, ohne es zu wollen, Gegensuggestionen gesetzt. Ich räume ein, daß es kein Argument gibt, mit dem wir diesen Einwand widerlegen können. Aber wer so lange wie wir folgerichtige therapeutische Forschung getrieben hat, der weiß, daß es für einen Arzt psychologisch nur ausnahmsweise erträglich ist, eine Gegensuggestion zu setzen, sofern er wirklich ärztlich denkt. *Gegensuggestionen* halte ich deshalb auch nur ausnahmsweise für erlaubt, und zwar einerseits dann, wenn es sich um eine Situation handelt, die schon infolge ihrer Harmlosigkeit eine Benachteiligung des Patienten ausschließt, und wenn andererseits die Art des zu prüfenden Heilmittels jede Art von Blindversuch unmöglich macht, wie es z. B. bei der Prüfung von Diäten oder auch von physikalischen Heilmethoden die Regel ist.

Die Unentbehrlichkeit von doppelten Blindversuchen ist in dem letzten Jahrzehnt ein Schlagwort, ja ein Dogma geworden. Das ist um so merkwürdiger, als seine Befürworter sich im übrigen (mit Recht) zu denen rechnen, die einen ganz besonderen Wert auf folgerichte Deduktionen legen, und die erst dann geneigt sind eine These als bewiesen anzunehmen, wenn schlüssige Beweise für sie vorgelegt worden sind — in den hier zur Debatte stehenden klinischen Prüfungen unter Zugrundelegung von Vergleichen. So könnte erwartet werden, daß schon längst das hier allein beweisende experimentum crucis durchgeführt worden wäre, daß nämlich im gleichen klinischen Versuch, unter sonst völlig gleichen Versuchsbedingungen, von den gleichen Versuchsanstellern an homogenen Kollektiven von Kranken einerseits der einfache und andererseits der doppelte Blindversuch durchgeführt und die Resultate miteinander verglichen worden wären. *Nur so könnte Klarheit darüber gewonnen werden, ob und wo der doppelte Blindversuch dem einfachen überlegen ist oder nicht.* Der Vergleich müßte selbstverständlich bei einer Krankheit durchgeführt werden, deren wesentliche Kriterien objektiver Natur wären, wie es 1966 v. EIFF u. a. durchführten. Sie konnten keine Überlegenheit des doppelten Blindversuchs über den einfachen Blindversuch feststellen. Im übrigen liegt die Beweislast bei denen, die die These von der Unentbehrlichkeit des doppelten Blindversuchs aufgestellt haben.

Gegen den doppelten Blindversuch müssen über solche Fragwürdigkeiten hinaus auch *ethische Bedenken* vorgebracht werden. Die natürlichen und persönlichen Beziehungen des für die Behandlung verantwortlichen Arztes zu seinem Kranken leiden Not, wenn der Arzt bewußt darauf verzichtet, über jede Einzelheit in der Behandlung seines Kranken jederzeit Bescheid zu wissen. So kann er in die Gefahr kommen, daß er sich über die augenblickliche Situation eines Kranken ein falsches Bild macht, weil ihm infolge der durch die Einschaltung von Zwischenpersonen gegebenen Verschleierung der Behandlungslage weniger gegenwärtig ist, wie es um seinen Patienten steht. Wenn wir dazu die naturgegebene Unübersichtlichkeit der vielfältigen Seiteneffekte unseres modernen Arzneischatzes bedenken, dann ist es kaum nötig, die Risiken, die sich so ergeben können, im einzelnen zu illustrieren. Das gilt selbstverständlich nicht für Versuche an Gesunden, dafür aber in um so höherem Maß, je schwerer krank die Patienten sind, mit „deren Hilfe" therapeutische Forschung getrieben wird. Wir erinnern an die Gefahren von Hypoglykämien bei der Prüfung antidiabetischer Mittel, der von Kollapsen bei der Prüfung von Ganglienblockern, an die Gefahren von Hypokaliämien bei der Testung von Saliuretika, von Placebos im Asthmaanfall, nicht zu reden von den kaum irgendwo völlig auszuschaltenden schweren Allergien.

Es kann im doppelten Blindversuch Zeit verloren gehen, wenn Gefahr im Verzug ist, und das ist uns Hemmung genug.

Schließlich spielen bei allen therapeutischen Prüfungen die *menschlichen Qualitäten des Prüfers* eine ausschlaggebende Rolle. Es ist nicht nur so, daß neben seiner Intelligenz und seiner Unterscheidungsgabe auf seine „Redlichkeit" ein absoluter Verlaß sein muß. Der therapeutische Prüfer muß darüber hinaus sein ganzes Verhalten so einrichten, daß er die Aussagen seiner Kranken bei aller unvermeidbaren und unverzichtbaren persönlich-ärztlichen Beziehung dennoch nicht in irgendeiner Richtung beeinflußt. Das gilt selbstverständlich vorzüglich bei Krankheiten mit vorwiegend subjektiven Merkmalen, bei denen das Urteil über Erfolg oder Mißerfolg aus den Aussagen und Antworten der Kranken erwächst. Das bedeutet unter Umständen — nicht zuletzt in Abhängigkeit von der persönlichen Haltung und Einstellung des einzelnen Kranken —, daß der Prüfer gelegentlich sogar berechtigt sein kann, *Gegensuggestionen* (in den oben definierten engen Grenzen!) zu setzen, um den Kranken vor Gefälligkeitsantworten zu bewahren. Diese werden sich naturgemäß bei den meisten eher in die Richtung einer Bejahung einer gewissen Besserung bewegen als umgekehrt; denn nicht wenige Kranke haben die Tendenz, eher eine etwas zu gute als eine etwas zu schlechte Auskunft dem befragenden Arzt zu geben, von dem sie als selbstverständlich annehmen, daß er lieber etwas Gutes über die Wirkung seiner Verordnungen hört als das Umgekehrte. Diese Tendenz muß sich aber notwendigerweise im Durchschnittsergebnis in einer Verwässerung der Unterschiede zwischen Placebos und Medikamenten auswirken, selbst wenn die letzteren realiter wirksam sein sollten. Hiermit ist mehr bei schwachen Medikamenten zu rechnen, deren tatsächliche Wirkung auf diese Weise unter Umständen gar nicht manifest werden kann.

Diese Einwände gegen die Forderung nach dem doppelten Blindversuch können und sollen gar nichts aussagen gegen die mögliche Gewalt suggestiver Effekte. Auch wir sind der Ansicht, daß es Situationen gibt, denen nur der doppelte Blindversuch gewachsen ist. Niemand, der Einsicht in die weitreichenden und unterirdischen Auswirkungen jeder Art von bewußten oder unbewußten suggestiven Einflüssen hat, kann die Bedeutung verkennen, die der doppelte Blindversuch für viele Forschungsaufgaben besitzt. Unbestritten sollte seine Unentbehrlichkeit bei allen Untersuchungen sein, bei denen psychologische Aufgaben und Probleme im Vordergrund stehen, und je mehr subjektive Merkmale in einem Forschungsproblem von Bedeutung sind, um so wahrscheinlicher erscheint es, daß der doppelte Blindversuch auf keine andere Weise zu ersetzen ist. *Aber ebenso muß betont werden, daß die bisherigen klinischen Unterlagen noch nicht einmal für die Krankheiten mit subjektiven Merkmalen bewiesen haben, daß der doppelte Blindversuch der einfachen unwissentlichen Versuchsanordnung allgemein überlegen ist. Erst recht sind keine Beweise für Krankheiten mit objektiven Merkmalen erbracht worden.*

C. Gemeinschaftliche therapeutische Prüfungen durch eine Mehrzahl von Krankenhäusern

Es ist das Nächstliegende, daß eine therapeutische Prüfung in einem und dem gleichen Krankenhaus, unter der gleichen ärztlichen und statistischen Planung und Betreuung durchgeführt wird. Nicht selten stellen sich dem aber so große Hindernisse in den Weg, daß das Ziel einer schlüssigen Beweisführung unerreichbar wird. Dies wird sich um so häufiger herausstellen, je größer die (gerechtfertigten) Ansprüche an die Methodik der Beweisführung werden. Es sind besonders zwei Voraussetzungen der therapeutischen Forschung, die von einem einzigen Krankenhaus allein für sich oft nicht erfüllt werden können.

Viele Krankheiten werden zu selten beobachtet, als daß sie in einem relativ kurzen Zeitraum in *einem* Krankenhaus (bzw. in einer seiner Abteilungen) oft genug zur Beobachtung und Behandlung kommen würden. Zieht sich dieser Zeitraum über zu lange Zeit hin, dann wird der Versuch von zwei Nachteilen bedroht; einerseits ist es schwer erträglich, wenn die Prüfung eines (nach dem Tierversuch und nach Kurzzeitversuchen zu schließen) aussichtsreichen Mittels sich länger hinauszögert als es der Sache nach unvermeidlich ist; außerdem kann es besonders bei der Testung von Mitteln gegen Infektionskrankheiten dazu kommen, daß infolge einer epidemiologischen Schwankung der Charakter der Krankheit sich geändert hat, und daß so mit der Zeit die Homogenität verloren gegangen wäre.

Die andere Voraussetzung hängt eng mit der ersten zusammen und läuft wiederum auf eine *Störung der Homogenität* hinaus. Auch innerhalb einer *Krankengruppe*, deren Glieder unter der gleichen Diagnose zusammengefaßt sind, lassen sich bei sorgfältiger Differenzierung *Untergruppen* (strata) unterscheiden und müssen als solche berücksichtigt werden. Je konsequenter so differenzierte Untergruppen zur Grundlage des therapeutischen Vergleichs gemacht werden *(stratification)*, um so homogener werden die Gruppen sein, um so geeigneter für einen therapeutischen Vergleich werden sie sein und um so kleiner können sie aber auch werden und dann die Aussicht einbüßen, daß sie statistischen Ansprüchen noch genügen. Die beiden Voraussetzungen, sowohl die große Gesamtzahl, wie auch die Bildung von in sich besonders homogenen Untergruppen, sind aber nur bei einem besonders großen Gesamtkrankengut gegeben, und die 2. Voraussetzung hängt von der ersten ab.

Aus diesen Gründen ist die *gemeinschaftliche Bearbeitung mehrerer oder gar vieler Krankenhäuser* bei immer zahlreicheren therapeutischen Prüfungen unentbehrlich.

Die *therapeutische Gemeinschaftsarbeit mehrerer Hospitäler* verlangt eine ganze Reihe von Charaktereigenschaften der Mitarbeiter: von Großmut und freiwilliger Einordnung bis zum Verzicht auf Selbstgeltung, mehr als sie sonst irgendwo in der wissenschaftlichen medizinischen Forschung verlangt werden. Denn es ist ja nicht nur so, daß das — an sich durchaus nicht unberechtigte — Bestreben des einzelnen auf Anerkennung seiner ureigensten persönlichen Verdienste um so mehr unberücksichtigt bleibt, je mehr Forscher an einem Unternehmen beteiligt sind. Viel wichtiger ist, daß die Resultate der einzelnen Mitarbeiter nur dann zu einem Ganzen koordiniert werden dürfen, wenn alle Resultate unter so gleichen Voraussetzungen zustande gekommen sind, als es bei der Zusammenarbeit verschiedener Menschen überhaupt möglich ist.

Eine solche *Koordination* ist nur erreichbar, wenn die Versuchsbedingungen im voraus in einem Grade, geradezu in einem *Perfektionismus* festgelegt worden sind, wie es dem Geschmack der einzelnen Mitarbeiter oft nicht entsprechen kann, falls sie nicht Pedanten oder Bürokraten sind. Einzelheiten dazu siehe S. 72. Es wird sich hier die Großzügigkeit der Gesinnung gerade darin zeigen, daß sich die Mitarbeiter durch minutiöse Vorschriften nicht ermüden lassen. Um so mehr ist es psychologisch notwendig, daß die dem jeweiligen Forschungsthema streng angepaßte Versuchsplanung einschließlich Krankengeschichten, Fragebögen, Listen usw. in gemeinsamer Zusammenarbeit ausgearbeitet worden sind.

Das schließt dennoch die Notwendigkeit ein, daß zuerst von *einem*, zumeist wohl von dem *Initiator des Forschungsvorhabens*, zusammen mit seinen *engsten Mitarbeitern* ein Entwurf ausgearbeitet wird. Schon zur Ausfertigung dieses Entwurfs ist die *maßgebende Mitarbeit eines biometrisch geschulten Statistikers* unentbehrlich; ist dieser gleichzeitig klinisch geschult, dann sind die Aussichten, daß der Entwurf den gleichberechtigten Ansprüchen sowohl der Klinik wie auch der Statistik gerecht wird, selbstverständlich am größten. Er ist schon beim ersten Beginn der Planung einzuschalten. Der Entwurf wird darauf allen Teilnehmern zur Korrektur, zur Kommentierung und zur Ergänzung zugestellt. Ist dann Übereinstimmung erzielt und liegen die speziellen Formulare für die Krankengeschichten fertig ausgearbeitet vor, dann werden sich die Mitarbeiter des Forschungsvorhabens alle streng nach Vereinbarungen zu richten, ja, sich auch dann an sie zu halten haben, wenn ihnen im Laufe der Untersuchungen Mangelhaftigkeiten in diesen auffallen. Korrekturen der schematischen Vorlagen dürfen nur in gemeinsamer Zusammenarbeit der gesamten Mitarbeiter beschlossen werden. Dabei wird größte Vorsicht walten müssen, damit nicht die bisher auf etwas anderer Basis gewonnenen Resultate entwertet werden.

So soll also sowohl für die Versuchsplanung wie auch für ihre Änderungen (und für die der Krankengeschichten und anderer Formulare) die Erfahrung aller Teilnehmer in teils schriftlicher, teils mündlicher Auseinandersetzung und in gemeinsamer Beratung nutzbar gemacht werden. Es wird auch die Freude an der gemeinsamen Arbeit wachsen, je mehr sich der einzelne nicht als untergeordneter Kärrner, sondern als aktiver, gleichgeordneter Teilhaber fühlen kann; um so intensiver, interessierter und ausdauernder wird auch seine Mitarbeit sein. Wir legen schon deshalb auch größten Wert darauf, daß nicht nur der Leiter des gemeinschaftlichen Unternehmens oder seine in alle Einzelheiten — auch in die statistischen! — eingeweihten Stellvertreter in kürzeren Abständen die Mitglieder der Arbeitsgemeinschaft besuchen, um dort anhand der Protokolle und in persönlicher Aussprache Unklarheiten auszumerzen und Fehlern vorzubeugen; darüber hinaus sollen in Abständen von nicht mehr als wenigen Monaten die Vertrauensleute des gemeinsamen Forschungsvorhabens aus den verschiedenen Krankenhäusern immer wieder unter dem Vorsitz des Leiters der Arbeitsgemeinschaft und im Beisein des statistischen Beraters zu einem *Erfahrungsaustausch* zusammenkommen, um die guten, besonders aber, um die schlechten Erfahrungen, die sie inzwischen mit der bisherigen Versuchsanordnung und mit den Wirkungen des geprüften Heilmittels gemacht haben, zu besprechen, um Änderungsvorschläge zu erwägen usw. Es ist notwendig, bei diesen Besprechungen immer zu einer Übereinstimmung der Teilnehmer zu kommen; Mehrheitsbeschlüsse haben im geistigen Raum der Forschung keinen überzeugenden Wert. Die Übereinstimmung sollte sich bis in die Einzelheiten hinein erstrecken und, darauf kann nicht verzichtet werden, nur durch gegenseitige Überzeugung erreicht werden.

Der *Leiter* eines solchen gemeinsamen Unternehmens muß unbedingt selbst erfahrener Arzt sein. Optimal ist — wie gesagt —, wenn er darüber hinaus Arzt und Statistiker in einer Person ist. Das dürfte vorerst allerdings nur selten erreichbar sein. Wenn der Chefarzt eines der beteiligten Krankenhäuser selbst nicht ganz persönlich an dem Problem der Gemeinschaftsarbeit interessiert ist, überträgt er die Leitung besser einem erfahrenen Mitarbeiter. Steht ein Statistiker zur Verfügung, der gleichzeitig erfahrener Kliniker ist, dann übernimmt dieser am besten auch die Leitung. Die Aufgaben des Statistikers dürfen sich auch keineswegs nur auf die Versuchsplanung beziehen und dann später wieder auf die „Summe", auf die Schlußabrechnung, die nach Beendigung der klinischen Arbeiten zu ziehen ist. Der *Statistiker* muß vielmehr während des gesamten Verlaufs, der sich unter Umständen über Jahre erstrecken wird, über alle Einzelheiten informiert sein und den Überblick (genau so wie der ärztliche Leiter) behalten müssen. Er wird also schon bei der Anlage der Protokolle eingeschaltet sein müssen und ebenso bei deren Auswertung. Er wird die am gemeinschaftlichen Versuch Beteiligten über die statistischen Notwendigkeiten soweit aufklären müssen, als es bei mathematisch nicht Vorgebildeten erreichbar ist: er wird während des Versuchs die einlaufenden Protokolle, falls er selbst nicht Kliniker ist, selbstverständlich zusammen mit einem solchen dauernd darauf kontrollieren müssen, ob sie den Vorschriften der Versuchsplanung entsprechen und ob die einzelnen Vorschriften befolgt und ob die Fragen sinngemäß beantwortet sind. Bei ihm werden beim Abschluß des gemeinsamen Unternehmens die gesamten Unterlagen zusammenlaufen, er wird sie nochmals kontrollieren, sie zusammen mit seinen Mitarbeitern für die statistische Analyse vorbereiten (verlochen) und schließlich mit Hilfe einer Rechenmaschine auswerten; und nochmals sei betont, daß alle diese Arbeiten entweder in Personalunion von einem Kliniker–Statistiker vorgenommen werden müssen oder von einem Statistiker in dauernder und enger Zusammenarbeit mit einem Kliniker.

Alle diese Arbeit hängt in ihrem schließlichen Wert davon ab, ob die gemeinsam erarbeiteten *Versuchsprotokolle* folgerichtig und den allgemeinen Regeln der therapeutisch-klinischen Forschung entsprechend ausgearbeitet worden sind, und daß sie gewissenhaft und sinngemäß ausgefüllt werden. Aber jetzt bei der gemeinschaftlichen therapeutischen Prüfung kommt als Forderung dazu, daß die Methoden, nach denen die Kriterien, sei es für den Ausgang oder für die Dauer oder für den Verlauf usw. der jeweiligen Krankheit gewonnen werden, in den verschiedenen am Versuch beteiligten Krankenhäusern aufeinander abgestimmt, ja uniformiert sind.

Form und Inhalt der *Versuchsprotokolle*, d. h. der Krankengeschichten müssen in bezug auf jede Krankheit und müssen bei jeder therapeutischen gemeinschaftlichen Prüfung auf so verschiedene Ansprüche ausgerichtet sein, daß sie voraussichtlich jeweils speziell konstruiert werden müssen. Jedenfalls werden hier noch weniger als bei Prüfungen innerhalb eines einzelnen Hospitals die üblichen Krankenblätter genügen.

Die gegenseitige Abstimmung der *Laboratoriumstechnik* wird kaum auf unüberwindbare Hindernisse stoßen, wenn einerseits die *leitenden Ärzte der beteiligten Krankenhäuser mit ihrem Herzen auch dann bei dem Unternehmen sind, falls es ihren eigenen Forschungsgebieten fern liegt,* und wenn andererseits genügend finanzielle Hilfsmittel zur Verfügung stehen. Therapeutisch-klinische Prüfungen besitzen eine zweifache Eigenschaft, die ihre Finanzierung verlangen. Einerseits sind sie Forschungsvorhaben und sind schon als solche der Unterstützung würdig; darüber hinaus liegen sie in hohem Maß im Interesse des öffentlichen Wohls, d. h. im Interesse der Volksgesundheit. Infolgedessen wäre, falls andere Geldgeber sich versagen sollten, der Staat verpflichtet, sie zu ermöglichen. Ganz besonders gilt dies für therapeutische Gemeinschafts-Untersuchungen, da diese ohne relativ große Mittel nirgends durchgeführt werden können.

Die besonderen für solche therapeutischen Prüfungen notwendigen finanziellen Belastungen entstehen aus der Einstellung zusätzlicher ärztlicher Kräfte; ohne solche können vielleicht Universitätskliniken auskommen, wenn sie später einmal so mit Mitarbeitern ausgestattet sein sollten, wie es der Komplex von Lehre und Forschung und ärztlicher Betreuung verlangt, kaum jemals aber ein an einem Gemeinschaftsunternehmen beteiligtes Krankenhaus.

Dazu kommen Ausgaben für Hilfspersonal. Wenn heute (endlich!) allgemein anerkannt ist, daß es Arbeitsverschwendung bedeutet, akademisch ausgebildete Kräfte, hier Ärzte, durch Arbeiten zu absorbieren, die ebenso gut von anderen Hilfskräften ausgeführt werden können, dann gilt das um so mehr, je größer der Anteil der Routinearbeit wird. Daß dieser Anteil bei therapeutischer Gemeinschaftsarbeit notwendigerweise besonders groß werden muß, allein schon durch die Menge unvermeidbarer uniformer Anstrengungen, Korrespondenzen usw., liegt auf der Hand. Die Ökonomie, aber auch das Gelingen solcher Gemeinschaftsarbeiten, hängen in hohem Maß davon ab, daß ausreichend Hilfskräfte sowohl für die technischen Arbeiten wie auch für die Schreibarbeiten und Registratur zur Verfügung stehen. Je bessere Kräfte dafür gewonnen werden können, um so mehr wird nicht nur die Arbeit der Ärzte erleichtert werden, sondern wird auch die Vollkommenheit der Protokolle gewinnen. Eine intelligente und eingearbeitete Sekretärin, die die Wichtigkeit der Ziele, die einer solchen gemeinsamen therapeutischen Arbeit gesetzt sind, mit frauenhafter Gewissenhaftigkeit erkannt hat, wird oft noch konsequenter als ein auch sonst vielbeschäftigter Assistenzarzt durchsetzen, daß die Kontrollen der Kriterien auf allen Stationen regelmäßig und zur rechten Zeit vorgenommen und daß die Ergebnisse regelmäßig eingetragen werden. Es ist nicht unnötig zu erwähnen, daß von der Planmäßigkeit, von der Gründlichkeit und von dem Gelingen einer solchen großen Gemeinschaftsarbeit das Schicksal vieler Kranker, mehr als von einer ganzen Anzahl von Einzelarbeiten abhängig sein kann und daß viele weitere Arbeiten durch *eine* wohlgelungene Gemeinschaftsarbeit überflüssig werden können.

Zur möglichst beschleunigten Entdeckung von gefährlichen Nebenwirkungen läßt nur eine internationale Zusammenarbeit die vollkommensten und deshalb die einzig befriedigenden Lösungen erwarten (siehe „Nebenwirkungen" Kap. IV. D). Zur beschleunigten Klärung der Güte eines neuen Pharmakons ist eine internationale Zusammenarbeit im allgemeinen nicht im gleichen Maß nötig wie für die möglichst frühzeitige Entdeckung von Nebenwirkungen. Wohl aber wären große Vorteile daraus zu erwarten, wenn über die Regeln und Kriterien der therapeutischen Prüfung in den verschiedenen Ländern eine gewisse Einheitlichkeit erzielt werden würde, so daß den wirklich wichtigen Voraussetzungen überall entsprochen werden müßte, falls eine Arbeit überhaupt Aussicht und Anspruch auf eine Beachtung erwarten will.

Wesentliche *Aufgaben im Stadium der Planung* therapeutischer Gemeinschaftsstudien sind:

1. Die *Beschreibung des Problems* der therapeutischen Prüfung.

2. Die *Definition* der zu dieser Prüfung *zugelassenen* geeigneten *Krankheitsformen bzw. Patienten* einschließlich der Definition der *Kontraindikationen* gegen die Aufnahme eines Patienten in die Prüfung. Soweit möglich ist vor der Aufnahme eines Kranken in das Kollektiv (anamnestisch) festzustellen und zu vermerken, welche *Begleiterkrankungen* bzw. welche *pathologischen Vorgänge* vor oder gleichzeitig

neben der Hauptdiagnose schon vorlagen (z. B. frühere Infektionskrankheiten, z. B. Herzinfarkt usw.). Das gleiche gilt von *vorangegangenen Therapieformen.*

3. Die *Abschätzung der voraussichtlichen zeitlichen Dauer* der gemeinsamen therapeutischen Prüfung.

4. Die Aufstellung eines expliziten *Dosierungsschemas mit Chargenzuteilungsschema.*

5. Erarbeitung eines *Beobachtungsschemas:*
   a) Welche Merkmale usw. sollen kontrolliert werden?
   b) Zu welchen Zeiten und wann (siehe „Wendepunkte in der therapeutischen Forschung", s. Kap. IV. A. 6 f) sollen die Kontrollen stattfinden?
   c) Welche Untersuchungen sind obligat?
   d) Welche Untersuchungen sind zusätzlich wünschenswert?

6. Anlage von Mustern spezieller *Krankenblattformulare.*
   a) Leerformulare
   b) Typisch ausgefüllte (fiktive) Musterbeispiele
   c) *Erläuterungen* und *Richtlinien* zu den Krankenblattformularen.

Wir empfehlen, die einzelnen Antwortmöglichkeiten zu den einzelnen Fragen der Formulare in Beispielen darzulegen. Solches Vorgehen mag ein etwas kleinliches und umständliches Verfahren sein, das der klinischen Situation gelegentlich sogar Zwang anzutun scheint. Trotzdem müssen solche formalen Regelungen vorgenommen werden, wenn später eine gleichmäßige Auswertung erreicht werden soll.

7. Schließlich ist schon in den Erhebungsformularen vorzusehen, daß *während* der zu prüfenden Behandlung und *nach ihrem Abschluß* nochmals registriert wird, welche pathophysiologischen Eigenheiten bei den einzelnen Patienten vorliegen, damit sie später endgültig in die richtige Untergruppe eingereiht werden können.

8. *Mitursachen* wirken sich besonders in der Form zusätzlicher Therapieformen bei therapeutischen Gemeinschaftsarbeiten schädlich, oft sogar destruierend für die Konsequenz der Versuchsanordnung aus.

Die Erfassungsformulare müssen deswegen explizite Fragen enthalten, die später erkennen lassen, ob wirklich keine oder welche zusätzliche Therapie gegeben worden war.

D. Die Rolle der Nebenwirkungen in der therapeutischen Forschung

Bis vor wenigen Jahrzehnten interessierten die pflanzlichen oder synthetischen Verbindungen, die darauf geprüft wurden, ob sie den Ehrennamen eines Heilmittels verdienten, die Kliniker mit einigen Ausnahmen nur insofern, ob ihnen bestimmte (mutmaßliche) Heilwirkungen mit Recht zugeschrieben wurden und wie diese zustande kamen. Dazu bezog sich das klinische Interesse meist recht einseitig auf das Organ, an dem eine Substanz vorzüglich ihre klinische Wirkung ausüben sollte; es mußten schon recht unangenehme oder bedrohliche Wirkungen sein, wenn sie darüber hinaus das Interesse der Ärzte in Anspruch nehmen sollten. Auch die Interessen der Pharmakologen waren im wesentlichen nur auf ein oder auf mehrere, jedenfalls im wesentlichen auf solche Organe gerichtet, an denen positive arzneiliche Wirkungen zu erwarten waren. Die Entdeckung von Wirkungen auf andere Organe des Körpers war weniger die Frucht aus systematischen Untersuchungen, als aus unerfreulichen Überraschungen am Menschen [11].

Auch die medikamentösen Schädigungen früherer Zeiten konnten unter Umständen schwer und tödlich sein; aber die gefährlichen Grade waren sehr selten, so daß sie über Einzelfälle hinaus kein übergroßes Mißtrauen gegenüber dem eigenen Handeln zu schaffen brauchten. Erst ROBERT KOCHs schreckliche Erfahrung bei seiner therapeutischen Empfehlung des Tuberkulins scheint das erste Sturmzeichen gewesen zu sein, wenn nicht schon die Encephalitiden, zu denen es bei der *Jennerschen* Schutzimpfung schon im Beginn des vergangenen Jahrhunderts gelegentlich gekommen war. Zu Beginn unseres Jahrhunderts folgten dann die schweren Schädigungen durch Salvarsan („Neurorezidive"), dann die Opticusatrophien unter MORGENROTHs Optochin, das als das erste gegen Pneumonien wirksame Chemotherapeuticum gelten kann, und um die dreißiger Jahre kam es nach der recht unkritischen Einführung der *Goldsalze* in der Therapie der Lungentuberkulose zu bösartigen Blut-, Nieren- und Hautschädigungen. Schließlich fielen wir seit zwei Jahrzehnten in steigendem Maß aus einer unangenehmen Überraschung in die andere, und zwar in um so größerer Dichte, je atemberaubender das Tempo der echten Fortschritte in der Therapie, insbesondere in der Chemotherapie, aber auch in der Therapie der Hormone wurde. Wir nennen solche Schädigungen nach wie vor *Nebenwirkungen.* Dabei sind wir uns aber darüber klar, daß es — vor allem im Interesse des Wohles der Kranken, aber auch im Interesse des guten Rufs der wissenschaftlichen Medizin — mit derlei Überraschungen aufhören muß, d. h., daß sie abgefangen werden müssen, *ehe* es zu schweren und weitverbreiteten Schädigungen der behandelten Kranken gekommen ist. Sowohl die Pharmakologen wie wir Kliniker sind uns bewußt geworden, daß jetzt Substanzen nicht mehr nur auf ihre (anthropozentrisch gesehen) willkommenen Wirkungen geprüft werden dürfen, sondern auf alle ihre Wirkungsmöglichkeiten, auf die möglichen schädlichen nicht weniger als auf die erhofften nützlichen, auf ihre „negativen" nicht weniger als auf ihre „positiven" Seiten. Solche Erkenntnis geht in ihren Forderungen *zeitlich* zuerst die Pharmakologen an und ihnen erwachsen daraus sehr große, bisher nicht im gleichen Maße selbstverständliche Belastungen.

1. Die *pharmakologischen Prüfungen auf alle nur möglichen Wirkungen bzw. Nebenwirkungen* werden erfolgreicher sein, je größer die Einsicht in den pharmakologisch-physiologisch-biochemischen Komplex der Wirkungsweise eines Mittels ist, und sie werden um so konsequenter durchgeführt werden müssen, als sich andernfalls für die Kranken, die sich für die klinisch-therapeutische Prüfung am Krankenbett zur Verfügung stellen, auch solche Risiken übrigbleiben, die an sich vermeidbar wären. Allerdings kann auch das pharmakologische *Tierexperiment* nicht jedes Risiko eines neuen Arzneimittels ausschalten. Die Tierarten reagieren gegen Pharmaka unter sich verschieden, und keine von ihnen reagiert allgemein und genau so wie der Mensch. Dazu kommt, daß für die, wenn auch nur relativ großen Versuchsreihen, deren die pharmakologischen Prüfungen bedürfen, gerade die dem Menschen am nächsten stehenden Tierarten nicht zur Verfügung stehen, und zwar nicht nur aus ökonomischen Gründen; so können Primaten schon deshalb nicht beigezogen werden, weil sie sich in der Gefangenschaft so gut wie nicht fortpflanzen. Dazu kommt, daß auch die Krankheiten verschiedener Tierarten unter sich verschieden und verschieden von denen

[11] Wir erinnern an die Überraschung durch die Neuropathien bei den ersten Sulfonamiden.

der Menschen sind. Auch ist nur ein sehr kleiner Teil der menschlichen Krankheiten am Tier reproduzierbar. Immerhin werden die für die Klinik übrigbleibenden Risiken auf ein von uns Ärzten verantwortbares Minimum reduziert worden sein, wenn die pharmakologischen Prüfungen so vielseitiger, komplexer durchgeführt worden sein werden, wie es der jeweilige Stand der Wissenschaft nur irgendwie zuläßt. Dazu sind *Richtlinien der Deutschen Pharmakologischen Gesellschaft, der Deutschen Gesellschaft für Innere Medizin*, der *Arzneimittelkommission der Deutschen Ärzteschaft* und der Welt-Gesundheitsorganisation herausgegeben.

Wenn man die in die Hunderttausende gehenden Patientenzahlen, die bei weit verbreiteten Mitteln erreicht werden, den Dutzenden oder auch Hunderten von Versuchstieren gegenüberstellt, die üblicherweise bei der pharmakologischen Prüfung in Betracht kommen, dann wird es begreiflich, daß sich hinterher bei der Anwendung am Menschen noch Überraschungen herausstellen. Das wird um so seltener vorkommen, je mehr Tierspecies von den Pharmakologen in ihre Versuche einbezogen worden sind.

2. Erst dann, wenn bei der gründlichen Prüfung eines Mittels im Tierversuch sich entweder keine oder doch nur ungefährliche Nebenwirkungen herausgestellt haben, und eventuelle Nebenwirkungen gering im Verhältnis zur Güte der erwünschten (Haupt-)Wirkung sind, erst dann wird der Zeitpunkt gekommen sein, in dem es erlaubt ist, entweder unmittelbar zur Prüfung am kranken Menschen fortzuschreiten oder zuvor eine *Prüfung am gesunden Menschen* zwischenzuschalten. Solche Prüfungen an *freiwilligen gesunden Versuchspersonen* haben selbstverständlich nur eine sehr begrenzte Anwendungsbreite für die Mehrzahl der klinisch therapeutischen Probleme, während sie für Prüfungen von Sedativa, Psycholytica und Schlafmitteln usw. kaum entbehrlich sind. Nebenwirkungen werden sich bei ihnen aber ebenso offenbaren wie bei Kranken, vielleicht mit der Ausnahme, daß die Dauer ihrer Einnahme oft aus äußeren Gründen relativ kurz sein kann.

Soweit es sich dabei um Mitarbeiter von pharmakologischen Instituten oder von Kliniken handelt, die selbst an dem laufenden Forschungsproblem beteiligt sind, muß vorausgesetzt werden, daß sie in das Problem und auch in die dabei eventuell zu erwartenden Nebenwirkungen eingeweiht sind; auf eine *unwissentliche Versuchsanordnung* kann dann erst recht nicht verzichtet werden. Sie müssen darüber aufgeklärt sein, daß bei ihnen selbst auch noch andere Nebenwirkungen auftreten können, für die sich in den Tierversuchen bisher keine Anhaltspunkte gefunden hatten. Ein Augenmerk ist bei solchen Versuchspersonen, die gleichzeitig Mitarbeiter sind, darauf zu richten, daß eine *echte Freiwilligkeit* bei einem administrativen oder sonstigen Abhängigkeitsverhältnis unter Umständen fragwürdig werden kann.

Erweist es sich als unumgänglich, auf einen größeren Kreis gesunder Versuchspersonen zurückzugreifen, dann ist das Problem der Freiwilligkeit einschließlich der Aufklärung über mögliche Risiken noch gewichtiger zu nehmen als dies bei den späteren Versuchen an Kranken der Fall ist. Die gesunden Versuchspersonen haben keinerlei gesundheitliche Vorteile von ihrer Teilnahme zu erwarten, so daß ihnen also auch kein gesundheitliches Äquivalent für ein eventuelles Risiko in Aussicht steht. Die Indikation für die Einschaltung von gesunden Versuchspersonen, ehe zur probeweisen Anwendung eines Heilmittels vorgeschritten wird, ist im allgemeinen beschränkt auf die Fahndung nach Nebenwirkungen, und zwar auf frühzeitig auftretende Nebenwirkungen.

3. Trotz aller pharmakologischen Voruntersuchungen werden Nebenwirkungen also auch noch im Verlauf der *klinischen Prüfung* als sehr ernst zu nehmende Phänomene auftreten können. Außerdem wird auch die größte Aufmerksamkeit und Vorsicht eines einzelnen klinischen Prüfers nicht mehr genügen. *Wenn schon die Prüfungen auf die positiven, heilenden Wirkungen eines Mittels keineswegs immer allein in Kliniken und Krankenhäusern* bis zur völligen Klärung eines therapeutischen Problems durchgeführt werden können, so besteht eine noch weitaus geringere Aussicht, daß in der Zeit eines Klinikaufenthalts oder auch, daß auf Grund der Zahlen, wie sie in Kliniken und Krankenhäusern beobachtet werden können, auch alle möglichen Nebenwirkungen in ihrer Qualität, Quantität und Häufigkeit klargestellt werden können. Deshalb wird es bei der Größe der Gefährdung, die bei seltenen, aber schweren Nebenerscheinungen die betroffenen Kranken bedrohen, notwendig sein, daß bei neuen Substanzen auch noch *nach* ihrer Einführung bzw. Zulassung *jeder Arzt*, d. h., daß auch *die Ärzte der Praxis* sich zur konsequenten Mitwirkung verpflichtet fühlen.

S. Koller hat eindeutig bewiesen, daß ohne organisiertes Beobachtungs- bzw. Warnsystem die Chancen für die Entdeckung von Häufungen von Nebenwirkungen bei der Übersicht über Gebiete mit nur begrenzter Einwohnerzahl durch viele Monate praktisch gleich Null bleiben können, daß also erst bei großen Zahlen reale Feststellungsaussichten vorhanden sind, d. h. erst dann, wenn es wahrscheinlich schon zu vielen und unter Umständen folgenschweren Schädigungen gekommen ist. Ohne organisiertes Beobachtungssystem besteht also keine Aussicht, daß gefährliche Nebenwirkungen rechtzeitig aufgeklärt werden. Als *Beobachtungssysteme* bieten sich an:

a) Die *Beobachtungen bei den therapeutisch-klinischen Prüfungen*, gleichviel, ob individuelle oder kollektive Vergleiche nebst den bei ihnen notwendigen Kautelen angebracht bzw. angewandt wurden. Auf welche erwünschten therapeutischen Wirkungen wir abzielen, das wissen wir in der therapeutischen Forschung immer schon von vornherein, gleichviel, ob es sich um Veränderungen von Ereignishäufigkeiten — wie Senkung der Letalität — oder um die Veränderungen von Merkmalen oder ihrer Häufigkeit handelt. Unvergleichlich schwieriger ist die Auffindung von *unerwünschten* Nebenwirkungen; sie können nur zum kleineren Teil vorausgeahnt werden. Während der Kliniker auf die Bestätigung oder Nichtbestätigung der günstigen Wirkung eines in seiner Prüfung befindlichen Mittels *gezielt* Ausschau hält, bedeutet das Phänomen einer Nebenwirkung für ihn im allgemeinen eher eine *Überraschung*.

Unerwünschte Phänomene, die *während* (zeitlich!) der Verabreichung eines Medikaments zur Beobachtung kommen, können nicht deshalb schon als sicher *durch* das Medikament verursacht und damit als *Nebenwirkungen* deklariert werden. Wenn sie aber bei einem neuen, noch in der Prüfung befindlichen Medikament auftreten, müssen sie unbedingt als auffällig angesehen und gemeldet werden; wenn es sich dann durch den *Vergleich ihrer Häufigkeiten mit denen der gleichzeitigen Kontrollen* (Verlaufsperioden oder Kollektiven) herausstellt, daß diese „Nebenwirkungen" der Kontrollen mit einer niedrigeren Häufigkeit zu erwarten gewesen wären, dann werden jene mit Wahrscheinlichkeit als reale Nebenwirkungen des betreffenden Medikaments angesehen werden müssen.

Bei allen diesen Untersuchungen ist wiederum als wichtige Einschränkung zu berücksichtigen, daß die Versuchspersonen der *Suggestion* unterliegen und daß sie möglicherweise Zeichen und Symptome produzieren können, die nicht auf das Medikament, sondern eben auf Suggestion zurückzuführen sind. Auch Nebenwirkungen können objektiver und subjektiver Natur sein. Die ersteren unterliegen suggestiven Einwirkungen in wesentlich geringerem Maß als die subjektiven; da aber mit dem Auftreten suggestiver Nebenwirkungen fast immer zu rechnen ist, sollen die klinischen Prüfungen auch der Nebenwirkungen wegen in einer *unwissentlichen Versuchsanordnung* durchgeführt werden. Diese kann wiederum in einen Konflikt mit der echten Freiwilligkeit der Versuchsteilnehmer führen; denn *echte Freiwilligkeit* ist nur bei völliger Aufklärung der Versuchspersonen gegeben. Aufklärung braucht und darf dennoch nicht in dem Sinn verstanden zu werden, daß der Kranke durch die Mitteilung entfernter und ganz unwahrscheinlicher Risiken, die bei einem Versuch theoretisch vorkommen können, verängstigt wird. Eine solche Aufklärung ist für viele Kranke schon ihres Bildungsstandes wegen sinnlos; manche andere Kranke würde sie auch schon dann belasten, wenn sie an dem Versuch selbst gar nicht beteiligt wären. Außerdem befinden sich, wie wir schon oben bemerkt haben, Kranke, die an einem therapeutischen Forschungsvorhaben teilnehmen, in einer spezifischen Lage, und zwar in einer für sie selbst günstigeren Situation als dies bei gesunden Versuchspersonen der Fall ist: die Kranken laufen keineswegs nur Risiken, sondern sie sollen in höherem Grad auch die Aussicht auf Hilfe und Heilung durch ihre Teilnahme an der therapeutischen Prüfung erhalten. Sie besitzen also im Gegensatz zu den gesunden Versuchspersonen die Aussicht auf ein echtes (gesundheitliches) Äquivalent. Dieses letztere sollte die obligate Voraussetzung für die aktive Teilnahme von Kranken an einem therapeutischen Versuch sein.

Bei der klinischen Fahndung auf Nebenwirkungen können sich gelegentlich schon aus dem Tierexperiment die Richtungen abgezeichnet haben, aus denen besondere Erscheinungen zu erwarten sind. Wegen der körperlichen und geistigen Sonderstellung des Menschen ist aber immer damit zu rechnen, daß auch solche Erscheinungen zur Beobachtung kommen können, die bei Tieren niemals in Erscheinung getreten sind. Die Beobachter müssen deshalb dauernd alle Möglichkeiten bis zu den extremsten Eventualitäten im Auge behalten, auch das geringste Phänomen muß registriert und keines wird bagatellisiert werden dürfen, *ohne daß vorzeitig irgendeine kausale Verknüpfung mit dem verabreichten Mittel geargwöhnt oder gar als wahrscheinlich angesehen werden dürfte*. Aber bei der Seltenheit mancher oder gar vieler Nebenwirkungen besteht nicht nur für den einzelnen klinischen Untersucher, sondern auch für eine gut organisierte *Arbeitsgemeinschaft mehrerer Kliniken und Krankenhäuser* zumeist keine ausreichende Wahrscheinlichkeit, daß sie das Ziel der Erkennung aller gewichtigen Nebenwirkungen in dem wünschenswerten, d. h. möglichst kurzen Zeitraum erreichen.

Deshalb müssen zusätzlich *andere Einrichtungen organisiert* werden, durch die eine noch wesentlich umfassendere Sammlung von Erfahrungen erfolgen kann.

b) Nachdem die Erfahrung gezeigt hat, „daß auch die sorgfältigste experimentelle und klinische Prüfung noch nicht einen vollständigen Überblick über alle nur möglichen Nebenwirkungen gewährleisten kann und daß manche Unverträglichkeiten und Nebenwirkungen erst *bei breiter Anwendung in der ärztlichen Praxis* bemerkt oder erst in der letzteren in ihrer Bedeutung und Häufigkeit richtig beurteilt werden können", ist die Mitarbeit *aller Ärzte* unentbehrlich, damit die Gefahren der Nebenwirkungen soweit wie irgend möglich gebannt werden (aus dem Merkblatt der *Arzneimittelkommission der Deutschen Ärzteschaft* [Ausschuß der Bundesärztekam-

Meldung von Unverträglichkeiten oder Nebenwirkungen von Arzneimitteln (auch Verdachtsfälle)

an die Arzneimittelkommission der deutschen Ärzteschaft
34 Göttingen, Hermann-Rein-Straße 3

Patient (chiffriert): . . . . männl./weibl., Geb.-Daten (Tag, Mon., Jahr): . . . .
Rasse bzw. Heimatland: . . . .
Beruf: . . . . Wohnort: . . . . Größe cm: . . . . . Gewicht kg: . . . .
Diagnose der Grundkrankheit(en): . . . . Dauer: . . . . . .
Besonderheiten in der Anamnese: . . . .
. . . .

Nebenwirkung: welchem Mittel werden die Nebenwirkungen zugeschrieben?
(Präparat- und Herstellername): . . . .
Dosierung: Gesamtdos./24 Std. . . . . In wieviel Einzeldosen? . . . .
Form (Tabl., Tr., Supp., Amp.): . . . .
Applikation (oral, i.v., i.m., usw.): . . . .
Beginn der Behandlung (Datum): . . . .
Datum des Auftretens der Nebenwirkung: . . . . . Datum der Beobachtung: . . . . . .
Beschreibung der Beobachtung: . . . .
. . . .
. . . .
. . . .
. . . .
Wurde das Mittel früher angewandt? . . . .
Evtl. Ende der Behandlung: . . . .

Etwaige weitere Arzneitherapie: Angaben über *alle* gleichzeitig oder vorher angewandten Arzneimittel:

Arzneimittel		Form	Applikation	Dosierung	Behandlungs-			Wurde das Mittel früher angewandt?
Name	Hersteller	Tabl. Tr. Supp. Amp.	oral, i.v. i.m. usw.	Ges.Dos./24 Std. in wieviel Einzeldosen?	Grund	Beginn Datum	Ende Datum	
								ja/nein
								ja/nein
								ja/nein
								ja/nein
								ja/nein
								ja/nein

(bitte wenden)

Abb. 1 a. Vorderseite des Meldeformulars zur Erfassung von Medikamenten-Nebenwirkungen (Adresse in Abb. stimmt nicht mehr; siehe Seite 80 oben)

Andere besondere Umstände (berufl., Umgebung, usw.): . . . .
. . . .
. . . .

Laborbefunde (Blut, Serum, Urin usw.): . . . .
. . . .
. . . .
. . . .

Wurden bei Patienten **früher ähnliche Reaktionen** beobachtet? . . . .
. . . .

Mit/ohne Medikamente? . . . .

Nach welchen Medikamenten: . . . .

Allergiker: ja/nein

Andere therapeutische Maßnahmen (Bestrahlung, Diät usw.): . . . .
. . . .
. . . .

Bei Vorliegen einer Schwangerschaft: . . . .

Datum der letzten Menstruation: . . . . Wievielte Schwangerschaft? . . . .

Verlauf der Nebenwirkungserscheinungen: . . . . . Dauer: . . . . Geheilt: ja/nein

Noch in Behandlung: ja/nein Gebliebene Folgen: . . . .
. . . .

Gestorben (Datum, Todesursache, evtl. Obduktionsbefund als Anlage): . . . .
. . . .

Sonstige Bemerkungen: . . . .
. . . .
. . . .

Ist Meldung gegangen an: Gesundheitsbehörde: ja/nein

Herstellerfirma: ja/nein

Name und Anschrift des Arztes: Name und Anschrift der Krankenanstalt:
. . . .
. . . .

Unterschrift: Datum: . . . .

Abb. 1 b. Rückseite des Meldeformulars zur Erfassung von Medikamenten-Nebenwirkungen

mer], 34 Göttingen, Hannoversche Straße 47, Telefon: 0551–340 61/62. Betreff: Unverträglichkeit oder Nebenwirkungen von Arzneimitteln [12]).

In Fortsetzung ihrer therapeutischen Prüfung werden einzelne *Kliniken und Krankenhäuser* oder wird auch eine *therapeutische Arbeitsgemeinschaft* die ihnen auffallenden Erscheinungen in der gleichen Weise und Vollständigkeit der Arzneimittelkommission der deutschen Ärzteschaft melden, als dies von den Ärzten allgemein gewünscht wird. Abb. 1 a u. b gibt das hierfür entwickelte Meldeformular wieder.

c) Wenn wir oben auch für die Erkennung von Nebenwirkungen Häufigkeitsvergleiche mit Kontrollen gefordert haben, so kann dieser Forderung durch Sammlung rein kasuistischer Beobachtung (ohne die Möglichkeit des Vergleichs mit Kontrollen) nicht vollauf Genüge geleistet werden. Bei jeder zentralisierten und vorher nicht in einer bestimmten Richtung organisierten Sammlung von Verdachtsfällen auf Nebenwirkungen kann auf kaum mehr als auf eine zeitliche Koinzidenz gerechnet werden. Ohne Zweifel ist dieser bei der Suche nach Nebenwirkungen schon ein wesentlich größerer Wert beizumessen, als es bei der Prüfung von Medikamenten auf ihre positive Heilwirkung der Fall war. Dennoch bleibt der Nachteil bestehen, daß es *ohne Vergleichsgrundlage zum mindesten wesentlich länger dauern wird* bis eine gewisse Wahrscheinlichkeit erreicht sein wird, daß einer Substanz eine bedenkliche Nebenwirkung zu eigen ist.

S. Koller [13] hat deshalb zur frühzeitigen Erkennung von Nebenwirkungen die Methode der *sytematischen Beobachtungen an Stichproben von Medikamentenpackungen* vorgeschlagen. Zur Durchführung seines Vorschlags ist Voraussetzung, daß nicht nur *ein* Medikament, sondern daß gleichzeitig mehrere Medikamente systematisch auf Nebenwirkungen überprüft werden. In diesem Fall kann man für jede Gesundheitsstörung die Häufigkeiten von Phänomenen vergleichen, mit denen sie nach Verschreibung der verschiedenen Mittel auftreten. Damit wird ein allgemeines Niveau der Durchschnittshäufigkeit bereits ohne *spezielle* Kontrollreihe erreicht; die beiden *Vergleichshäufigkeiten* ergeben sich von selbst.

Wenn solche Stichproben auf der Auswahl von Medikamentenpackungen für die Beobachtung und Nachbeobachtung von Kranken aufgebaut werden sollen, ist eine vereinbarte Zusammenarbeit der Ärzte, der Apotheker, der pharmazeutischen Industrie und eines zentralen (Pharmakologischen) Instituts erforderlich.

Nach Koller hätte dazu „Die Herstellerfirma jede x-te Packung mehrerer zu prüfender Medikamente äußerlich mit einem auffallenden Zettel mit laufender Nummer zu kennzeichnen, der für den Apotheker die Mitteilung enthält, daß diese Packung eine Prüfpackung ist. Der Apotheker entfernt bei der Ausgabe den Zettel von der Packung und übersendet ihn nach der Eintragung des Namens des Patienten dem Arzt Dr. N., der das Mittel verschrieb. Gleichzeitig teilt der Apotheker auf einem anderen Vordruck dem Institut, das die Materialsammlung durchführt, ohne Nennung des Namens des Patienten mit, daß Dr. N. eine Prüfpackung des Medikamentes M. verschrieben und einen Benachrichtigungszettel mit der Nummer Z. erhalten hat. Das Institut übersendet darauf dem Arzt Dr. N. die Formulare für die Beobachtungsmitteilungen und bittet um seine Mitarbeit. Das Berichtsformular enthält unter der Kenn-Nummer Z. unter anderem die Diagnose und die Indikation der Erscheinungen sowie Alter und Geschlecht des Patienten. Das *erste Berichtsblatt* ist bei der ersten Konsultation des Patienten nach der Verabfolgung des Medikaments auszufüllen. Dabei sind Angaben über alle Befunde zu machen, die nicht schon früher bestanden haben und die nicht

[12] Koll, W., und G. Homann: Ärztl. Mitt. (Köln) **59**, 1207 (1962); **60**, 2011 (1963); und Dtsch. Ärztebl. **63**, 2474 (1966).

[13] Koller, S.: Ärztl. Mitt. (Köln) **61**, 79 (1964).

im schicksalsmäßigen Verlauf der Krankheit zu erwarten waren. Dabei darf keinesfalls darauf geachtet werden, ob die neuen Befunde irgendwie im Zusammenhang mit dem Medikament stehen könnten, sondern es sind grundsätzlich alle neuen Befunde mitzuteilen. Eine *zweite Mitteilung* über den Patienten wird in einer späteren Zeit erbeten; auch hier sollten inzwischen aufgetretene Krankheitserscheinungen, soweit sie nicht zum ‚eigentlichen' Krankheitsverlauf gehören, berichtet werden. Am günstigsten wären *drei Berichtsspannen*, die in der Größenordnung von einer Woche, einem Monat und einem Jahr liegen".

„Das auswertende Institut erhält so in einer proportional mit dem Verbrauch wachsenden Stichprobe einen Überblick über alle zeitlich nach der Verabfolgung des Mittels eingetretenen Gesundheitsstörungen. Die auf dem Formular vorzusehende Dokumentation muß sich auf alle Organe und alle benachbarten Krankheiten erstrecken; auf einer Datenverarbeitungsanlage (auf Lochkarten oder Magnetbasis) erfolgt dann laufend eine Prüfung der verschiedenen Diagnosen und Befunde auf Häufigkeitsunterschiede."

S. Koller hat noch einen weiteren Vorschlag zur Diskussion gestellt: Es besteht auch die Möglichkeit, bei der Fahndung nach Nebenwirkungen dadurch zu Vergleichsmöglichkeiten zu gelangen, daß vom gleichen Arzt verschiedenen Kranken, die an der gleichen Krankheit leiden — wiederum im Einvernehmen mit dem zentralen, das Forschungsvorhaben organisierenden Institut —, zwei verschiedene Medikamente verschrieben würden, und daß die Kranken im übrigen nach den gleichen Prinzipien behandelt würden. Auch auf diese Weise würde man eine Kontrollreihe über ähnliche Erkrankungen und einen Vergleich zwischen der Auslösung von Nebenwirkungen durch verschiedene Substanzen erhalten. Koller selbst lehnt seinen zweiten theoretisch richtigen Vorschlag aber schließlich aus praktischen Erwägungen ab; er sieht die Hauptschwierigkeit darin, daß das von einem einzelnen Arzt zu übersehende Krankengut nur für sehr wenige Krankheiten groß genug sei, und daß er zu dem für das erst geprüfte Mittel bestimmten Kranken einen passenden „gleichen" zweiten Vergleichsfall schwer finden könnte. Ich sehe eine noch größere Klippe darin, daß das Postulat der „Gleichheit" der beiden Kranken, d. h. daß die Forderung einer *realen Homogenität* in einer großen Zahl der Fälle nur scheinbar erfüllt wäre; dies aber wäre schlimmer, als wenn auf die Voraussetzung der Gleichheit schon von vornherein verzichtet worden wäre.

Zu S. Kollers weiteren Überlegungen und Vorschlägen zur Entdeckung von Nebenwirkungen verweisen wir auf seine Originalarbeiten (1963, 1964).

d) Wenn ein Arzneimittel nach seiner ersten klinischen Prüfung (auf positive Heilwirkungen) auch für *andere Personengruppen* gebraucht wird, die sich in wichtigen Kennzeichen von der übrigen Bevölkerung unterscheiden, z. B. für Schwangere, für Kinder und überhaupt für Jugendliche, dann ist es notwendig, daß *repräsentative Stichproben* auch dieser Gruppen über längere Zeit gesondert Prüfungen unterzogen werden (Finney Schriftl. Mitteilungen, Koller und andere).

Ganz allgemein muß auf die *größtmögliche Beschleunigung der Meldung* bei allen genannten Wegen zur Fahndung nach Nebenwirkungen mit allen Mitteln gedrungen werden. Die *internationale Zusammenarbeit* im Bereich der klinisch-therapeutischen Prüfungen bietet auch die besten Aussichten für eine möglichst rasche und wirksame Erfassung von Nebenwirkungen. Die Garantie für ihre Wirksamkeit würde die vollkommene kontinuierliche gegenseitige Unterrichtung über den Erfolg der laufenden Bemühungen einschließlich von Verdachtsmomenten, die schon aufgetreten sind, voraussetzen. Zur Erleichterung der Zusammenarbeit sollte vollständige Übereinkunft über die Grundsätze getroffen werden, die bei der Wahl der Grundsätze und der Methoden Geltung haben sollen. Auf diese Weise werden die Ergebnisse am besten vergleichbar sein, sie werden auch in der denkbar kürzesten Zeit gewonnen werden können, und es besteht so auch die beste Aussicht dafür, daß in verschiedenen Ländern keine gegensätzlichen Resultate verkündet werden. Solche Gegensätze können gelegentlich wohl die Folge realer, an Landschaft, Klima und Rasse gebundener Unterschiede in der Reaktion auf Arzneimittel sein; öfter dürften sie auf technischen Differenzen beruhen oder auch aus Verschiedenheiten der Diagnostik, der Dokumentation und der statistischen Auswertung entstanden sein.

Es kann heute erhofft werden, daß zur Durchführung solcher Planungen mit größter Beschleunigung in vielen Ländern Kommissionen mit einem ausreichenden Arbeitsstab gebildet werden. Die einzelnen Kommissionen sollten, wie oben schon ausgeführt, aus wenigen Pharmakologen, Klinikern, einem Pharmazeuten und einem Statistiker bestehen. Der Pharmazeut sollte gleichzeitig die pharmazeutische Industrie repräsentieren können. Die Vorsitzenden der jeweiligen nationalen und öffentlich-rechtlichen Arzneimittelkommissionen (z. B. in Deutschland der Arzneimittelkommission der Deutschen Ärzteschaft) sollten ständige Mitglieder der zentralen Kommissionen sein, die zur Fahndung auf Nebenwirkungen eingerichtet sind.

Wir haben oben festgestellt, daß die *„Güte“* = die *therapeutische Breite eines Arzneimittels* der Differenz seiner günstigen Wirkungen und seiner ungünstigen Nebenwirkungen gleichkommt. Aber die beiden lassen sich sehr oft nicht zahlenmäßig messen und deshalb auch nicht quantitativ miteinander vergleichen. So kann auch ein in gewissen Beziehungen als außerordentlich wertvoll erscheinendes Mittel unter Umständen durch eine einzige, aber gefährliche Nebenwirkung um seinen ganzen Wert gebracht werden. Daß *Nebenwirkungen* im therapeutischen Vergleich eine besondere Bedeutung *als negativ* in die *Waagschale fallende Kriterien* dort haben, wo zwei Medikamente aneinander bzw. gegeneinander gemessen werden, das ist selbstverständlich.

Anklagen können leicht und in Menge gegen die moderne Arzneimitteltherapie vorgebracht werden. Aber als echtes Argument könnten Arzneimittelnebenwirkungen nur dann *gegen* die modernen Mittel ins Feld geführt werden, wenn die Vorteile, die diese Mittel den Menschen gebracht haben, nicht bei weitem die Nachteile überwiegen würden, die gelegentlich bei ihnen sogar unvermeidbar sind. Dazu müßte einer aber schon ein Tor sein, oder er müßte die Wirklichkeit nicht sehen wollen, wenn er das bestreiten wollte.

Es ist ein altes, beherzigenswertes und ehrwürdiges Wort, das *„Primum nil nocere“*, und es ist verständlich und richtig, daß es in den letzten drei Jahrzehnten zunehmend immer öfter als Memento in Wort und Schrift den Ärzten zugerufen worden ist. Sicher war und bleibt das sehr am Platz für junge und alte therapeutische Enthusiasten, die geneigt sind, mit zu wenig Zurückhaltung und zu wenig Kritik, manchmal auch geradezu automatisch, das für den Augenblick sicherste und schärfste Geschütz aufzufahren, auch für Ärzte, die nicht begriffen haben, daß heroische Methoden und daß sog. heroisches Handeln nirgends mehr als beim Arzt Sinn und Berechtigung nur dann haben, wenn die Risiken des Heroismus der Arzt trägt und nicht sein Kranker. Aber es gibt auch Ärzte, die durch solch ein Wort wie das „Primum nil nocere“, das wie eine Beschwörung in den Ohren klingt, vor lauter Sorge vor den möglichen Nebenerscheinungen allzu ängstlich geworden sind. Sie verwenden dann wohl noch Mittel, bei denen die Möglichkeiten der Schädigung gegeben sind, aber sie erliegen aus Furcht der Gefahr, sie in so kleinen Dosen und so vorsichtig zu geben, daß die Mittel ihren durchschlagenden und lebensrettenden Effekt überhaupt nicht zeigen können. Umgekehrt können sie dann aber durch ihre ungenügende Wirkung die Gefahr mit sich bringen, protrahiert gegeben zu werden, um so erst recht in vielen Fällen die Voraussetzungen für Nebenwirkungen zu schaffen.

Die moderne Therapie hat keine neue ärztlich-ethische Ära gebracht und bedarf keiner eigenen Gesetze in diesem Bereich. Immer schon waren die Ärzte verpflichtet, *auch* solche Maßnahmen zu treffen, von denen sie selbst wußten, daß sie zweischneidig waren. Das aber ist richtig, daß die Chemotherapie mit der Spezifität und mit der autonomen Gewalttätigkeit vieler ihrer Mittel jeden einzelnen Arzt und die gesamte Ärzteschaft viel häufiger als früher in so kritische Lagen versetzt und vor so folgenschwere Entscheidungen stellt, wie wir sie früher zwar auch erlebt haben, wie sie früher aber doch unvergleichlich seltener waren. Die Entscheidung, die im Einzelfall getroffen werden muß, wird in der Praxis unausweichlich auch von personalen und deshalb subjektiven Eigenschaften des einzelnen Arztes abhängen. Grundsätzlich aber muß jeder Arzt bestrebt sein, die objektiven Kriterien so weit wie irgend möglich entscheiden zu lassen, indem er als ein gerechter Richter den voraussichtlichen Nutzen eines Mittels auf die eine Waagschale legt und die möglichen schädlichen Nebenwirkungen für seinen Patienten auf die andere. Dazu braucht er fürs erste noch mehr Einsicht in physiologisch-chemische und pathologisch-klinische Zusammenhänge als früher. Er braucht zum zweiten eine noch größere Menge von präsentem Wissen von den neuen Medikamenten und von deren Pharmakologie, die auch die Lehre von ihren Nebenwirkungen in sich schließt. Er muß ferner noch mehr als früher seine Augen offenhalten für jedes Für und Wider von heute, von morgen und von späteren Zeiten. Er muß sich wappnen gegen voreilige Verschreibungen, die seinem Kranken vielleicht im Augenblick wirklich nützen können, die aber auf die Zukunft gesehen bei wiederholter Verschreibung doch mehr Schaden als Nutzen stiften können. Er muß schließlich erst recht auf der Hut sein vor der subalternen Feigheit, die das Risiko von möglichen Nebenwirkungen weniger des Kranken selbst wegen fürchtet als wegen des eigenen kleinen Prestiges.

Die moderne Therapie ist schließlich nichts anderes als ein Ausschnitt aus dem gewaltigen Kreis der Probleme, deren Bewältigung uns Menschen durch die Dynamik, durch den immer rasanter werdenden Fortschritt der Naturwissenschaften aufgegeben ist. Sie gehört zum vielfältigen Inhalt der Büchse der Pandora, die, wie auch sonst, je nachdem wir sie gebrauchen, zum Schaden und zum Segen der Menschheit gereichen kann.

V. Methoden der Informationsverarbeitung, Statistik und Dokumentation

A. Grundbegriffe

1. Statistische Prüfverfahren in der Klinik

Das therapeutische Urteil wird einerseits auf dem Vergleich zweier oder mehrerer Gruppen von Krankheits-*Ereignissen* (s. Kap. IV. A. 1 a) aufgebaut; solche Ereignisse können sein Krankheitsausgänge, Letalität und die Häufigkeit von Komplikationen. Andererseits dienen *Krankheitsmerkmale* (s. Kap. IV. A. 1 b) als Basis des Vergleichs; diese können unspezifischer Natur sein, so wie die Dauer einer Erkrankung, so wie die

Höhe des Fiebers oder Abschnitte aus dem Krankheitsverlauf, oder sie sind spezifischer Natur wie Blutzucker- oder Harnzuckerwerte, wie die Höhe des Blutdrucks usw. Besonders bei chronischen Krankheiten spielt sich der Vergleich nicht nur zwischen Krankheits-Ereignissen ab, sondern zwischen den Änderungen von Merkmalen. Die Ereignishäufigkeiten können immer nur ganze Zahlen sein, die Merkmalshäufigkeit ebenso gut Brüche.

Wie allen biologischen Tatsachen sind auch den Ereignissen, Merkmalen, Kennzeichen, Symptomen, Kriterien der menschlichen Krankheit spontane, zufällige *Schwankungen* zu eigen.

Die akute Krankheit, deren Dauer den Ärzten in der vorchemotherapeutischen Ära am typischsten festgelegt erschien, war die *lobäre Pneumonie:* „Komm am 7. Tage ich zu einer Pneumonie, lobt am 8. jeder meine Therapie." In Wirklichkeit schwankte aber bei der nicht spezifisch behandelten Pneumonie die Krankheitsdauer im Einzelfall auch dann, wenn keine Komplikationen auftraten, deutlich, nur daß bei Berechnung der durchschnittlichen Krankheitsdauer die Schwankungen um den Mittelwert relativ geringer waren als bei anderen Infektionskrankheiten. Erst recht wird die Größe der Schwankungen im Ablauf akuter Erkrankungen deutlich, wenn man sich erinnert, daß die prozentuale Letalitätsrate, wiederum bei der lobären Pneumonie, niemals von einem verständigen Arzt als Prognose für den Einzelfall wurde, da er um die Größe der Streuungsbreite wußte (NB! ganz abgesehen von den Differenzen zwischen den einzelnen Epidemien!).

Schon beim gesunden Menschen schwankt der *Nüchternblutzucker* von Tag zu Tag, auch bei ganz gleichartiger Lebensführung und Ernährungsweise und ohne daß eine medikamentöse Beeinflussung des Blutzuckerspiegels vorgenommen worden wäre. Beobachtet man diese spontanen Schwankungen über längere Zeit, so erkennt man, daß hinter ihnen doch eine Gesetzmäßigkeit steckt. Sie drückt sich dadurch aus, daß die Werte um einen *Mittelwert* schwanken, und daß die einzelnen Abweichungen von diesem Mittelwert um so seltener sind, als sie von ihm größenmäßig abweichen (zufallsbedingte Schwankungen; s. Kap. V. C. 1 b). Erst recht und in weiterem Umfange schwanken die Blutzuckerwerte bei der (chronischen) Zuckerkrankheit. Aber auch bei ihr ist es — abgesehen von besonders schweren, völlig „entgleisten" Krankheitsformen — noch möglich, Mittelwerte zu errechnen, die eine repräsentative Bedeutung für die Schwere der Erkrankung besitzen.

Wird bei der therapeutischen Forschung das zu prüfende Medikament verabreicht, so kann sein positiver therapeutischer Wert nur aus solchen schwankenden Krankheitsmerkmalen oder Ereignishäufigkeiten abgelesen werden. Treten unter Therapieeinwirkung tatsächlich öfters als sonst Besserungen von Krankheitsmerkmalen oder Ereignishäufigkeiten (wie z. B. Häufigkeit des Auftretens von Komplikationen) auf, dann ist dies möglicherweise (noch nicht wahrscheinlich!) auf die durchgeführte Therapie zurückzuführen. Genauso berechtigt wird man aber einwenden können — und würde damit die von Francis Bacon geforderte Berücksichtigung der „negativen Instanzen" erfüllen —: „Die Beobachtung des Krankheitszustandes *ohne* gleichzeitige Therapie zeigte schon, daß spontane, also zufällige Schwankungen auftreten. Warum sollten also nicht auch die veränderten Krankheitsmerkmale *unter* Therapie*einwirkung*, auch wenn sie etwas weiter zum Bereich des Gesunden, Normalen hin verlagert erscheinen, rein durch Zufälligkeit aufgetreten sein und nur eine scheinbare Medikamentenwirkung vortäuschen?" Diese Entscheidung zwischen „rein zufällig bedingt" (bzw.

„möglich") und „nicht mehr zufällig entstanden" (bzw. „wahrscheinlich") ist die konkrete Aufgabe, die sich jeder klinisch-therapeutischen Prüfung stellt. Eine solche quantitative Beurteilung von schwankenden, variablen Vorgängen ist nur mit Hilfe statistischer Verfahren einwandfrei möglich.

Das Wesen jedes statistischen Vergleiches liegt darin, daß man quantitativ genau berücksichtigt, mit welcher *Wahrscheinlichkeit (probability)* [1] — im statistischen Sinne des Wortes — beobachtete Unterschiede noch rein zufällig auftreten können, und daß man nur solche Unterschiede als wesentlich, als „signifikant" bezeichnet, welche eine bestimmte, festgesetzte Wahrscheinlichkeit, mit der die betrachteten Unterschiede noch rein zufällig auftreten könnten (= sog. Sicherheitsgrenzen P), unterschreiten.

2. Grundgesamtheit und Stichprobe

Zur Beschreibung von Vorgängen, die Zufallsschwankungen unterliegen, und zur Kennzeichnung von Zusammenhängen in solchen Situationen mit Hilfe statistischer Verfahren werden einige Grundbegriffe benötigt, die im folgenden erklärt werden sollen.

Unter einer *Zufallsvariablen* x_i versteht man eine Zustands-, Meß- oder Zählgröße, deren Wert — neben anderen Größeneinwirkungen — zufallsmäßigen Schwankungen unterliegt. So zeigt zum Beispiel der Nüchternblutzucker, unter konstanten äußeren Bedingungen, nicht gleich große, sondern um einen bestimmten Mittelwert schwankende Werte. Bei einem Diabetiker werde ich, bei täglich einmaliger Nüchternblutzuckerbestimmung, innerhalb eines bestimmten, endlichen Beobachtungszeitraumes (z. B. während der Dauer von 10 Tagen) 10 Nüchternblutzuckerwerte erhalten, die um 170 mg-% liegen und nach oben und unten z. B. höchstens bis 190 mg-% und 150 mg-% streuen. Deswegen kann man den Nüchternblutzucker in dieser speziellen Beobachtungsanordnung als eine Zufallsvariable ansehen.

Beobachte ich unter gleichen konstanten Bedingungen weitere 10 Tage den Nüchternblutzucker, so werde ich vielleicht an einigen Tagen noch extremere Abweichungen nach unten und oben (z. B. 200 mg-% und 140 mg-%) beobachten. Die meisten Nüchternblutzuckerwerte werden aber wieder um 170 mg-% liegen, so daß ich diesen Wert als den *Mittelwert (mean)* bezeichnen kann, um welchen die *einzelnen Beobachtungswerte* der beiden verschieden großen Stichproben schwanken (streuen). Die Größe dieser Schwankungen der Einzelwerte um den Mittelwert wird — bei Betrachtung aller Schwankungen des gesamten Beobachtungszeitabschnittes — ebenfalls im Durchschnitt gleich groß sein. Wie groß diese *mittlere Abweichung (standard deviation)* ist, wie sie definiert und berechnet wird, braucht vorerst nicht näher erläutert zu werden. Die Mittelwerte und die mittlere Abweichung (auch Streuung genannt) beider Beobachtungsperioden werden einander sehr ähnlich sein, sie werden aber nicht gleich groß sein.

Man kann sich vorstellen, daß die Beobachtungszeit, noch weiter ausgedehnt, theoretisch unendlich lang würde. Hierbei soll gleichzeitig angenommen werden, daß die äußeren und inneren Bedingungen des Beobachtungsobjektes, des menschlichen Organismus, konstant blieben. Die gesamten Beobachtungswerte dieser unendlich großen *Grundgesamtheit (population)* schwanken ebenfalls mit einer mittleren Ab-

[1] In Anerkennung der internationalen Bedeutung der englischen statistischen Fachsprache sind die englischen Fachausdrücke jeweils den deutschen Ausdrücken in Klammern beigefügt.

weichung um einen Mittelwert. Diese große Grundgesamtheit enthält alle überhaupt möglichen Beobachtungen. Die vorher beschriebenen kurzen Beobachtungszeitabschnitte von 10 und 20 Tagen Dauer sind in ihr enthalten. Diese kurzen Beobachtungszeitabschnitte stellen sog. *Stichproben (sample)* aus der Grundgesamtheit aller Beobachtungswerte dar. Aus einer Grundgesamtheit können unendlich viele verschiedene Stichproben entnommen werden, welche sich darin voneinander unterscheiden können, daß sie aus verschieden großen Mengen von Einzelwerten bestehen. Die Anzahl der Einzelwerte einer Stichprobe nennt man *„Stichproben-Umfang" (size of sample* oder *sample size)*. Die verschiedenen Stichproben einer bestimmten Grundgesamtheit können aber auch bei gleich großem Stichprobenumfang sich dadurch unterscheiden, daß sie nicht aus den gleichen Einzelwerten bestehen. So können beim Beispiel der Beobachtung des Nüchternblutzuckers die Stichproben gleich groß (10 Tage lang) sein, aber zu verschiedenen Zeiten (in 2 aufeinanderfolgenden Monaten) beobachtet worden sein.

Diese Überlegungen sollen erklären, daß Grundgesamtheit und Stichprobe nicht dasselbe sind, wohl aber viele Ähnlichkeiten haben:

1. Die *Grundgesamtheit* ist die Gesamtheit aller Beobachtungswerte, welche das Verhalten der Zufallsvariablen (hier in unserem Beispiel: das Verhalten des Nüchternblutzuckers ganz allgemein) darstellt, und welches zahlenmäßig durch Mittelwert und Streuung (s. Kap. V C 1), durch Regressionskoeffizient und Korrelationskoeffizient (s. Kap. V C 2) oder durch Häufigkeiten (s. Kap. V D) gekennzeichnet wird. Die *Stichproben* sind nur Teile, nur Abschnitte dieser Grundgesamtheit. Die Stichproben spiegeln durch ihre statistischen Maßzahlen (wie z. B. Mittelwerte, Streuungen usw.) das Verhalten der Grundgesamtheit mehr oder weniger genau wider, ohne daß z. B. die Mittelwerte der Stichproben genauso groß wie der Mittelwert der Grundgesamtheit sein müssen. Man sagt, daß die Mittelwerte der Stichproben Schätzwerte für den Mittelwert der Grundgesamtheit sind.

2. Ganz allgemein gilt, daß die statistischen Maßzahlen (wie z. B. Mittelwert, Streuung, Regressionskoeffizient usw.) der Stichproben den entsprechenden Maßzahlen der Grundgesamtheit (wie z. B. Mittelwert der Grundgesamtheit) um so näher kommen, je größer der Umfang der Stichproben (d. h. die Länge der Beobachtungszeit des Nüchternblutzuckers in unserem Beispiel oder die Anzahl der Patienten in einer Beobachtungsgruppe) ist.

3. Nur so lange die Stichproben rein zufällig aus der Grundgesamtheit entnommen sind, darf man ihre statistischen Maßzahlen als zuverlässige Schätzungen der *statistischen Kennwerte* der Grundgesamtheit, den sog. *„Parametern"*, auffassen. Solche Stichproben bezeichnet man dann als *„zufällige Stichproben" (random sample)*. Eine zufällige Stichprobe liegt nicht vor, wenn man z. B. nur einseitig die größeren Werte einer sehr großen Beobachtungsreihe als eine „Stichprobe" zusammenfassen würde. In der therapeutischen Forschung ist es oft sehr schwer, Stichproben dieser Forderung nach Zufälligkeit sinnentsprechend zu gewinnen.

Rein bildlich läßt sich der Unterschied zwischen Grundgesamtheit und Stichprobe folgendermaßen darstellen: Die Grundgesamtheit spiegelt das Verhalten der Zufallsvariablen vollständig wider: Trägt man in einem zweidimensionalen Koordinatensystem auf der Abszisse die Größenskala der Zufallsvariablen auf und zeichnet in der Ordinatenrichtung die *Häufigkeit (frequency)* auf, mit welcher diese einzelnen Werte vorkommen, so erhält man eine *Häufigkeits-Verteilungskurve (frequency distribution*, auch als *Histogramm* bezeichnet) (s. Abb. 2 b). Aus dieser Häufigkeitsverteilung sind

Mittelwerte μ und Streuung σ der Grundgesamtheit zu erkennen. Sie sind die Größen, welche die Grundgesamtheit vollständig charakterisieren. Deswegen werden sie als *Parameter* der Grundgesamtheit bezeichnet. Solche Parameter kennzeichnen eine Häufigkeitsverteilung eindeutig und vollständig, ohne daß man erst die Häufigkeit aller einzelnen Beobachtungswerte aufzählen müßte, genau so, wie man den Verlauf eines Kreises (innerhalb eines zweidimensionalen Koordinatensystems) durch Angabe der Koordinaten seines Mittelpunktes und der Größe seines Radius eindeutig charakterisiert, ohne daß man die Koordinaten aller einzelnen Punkte seiner Peripherie angeben muß.

Entsprechend läßt sich auch eine Häufigkeitsverteilung der *Stichprobe* aufzeichnen (s. Abb. 2 a). (Daß hierbei die in der Stichprobe beobachteten Blutzuckerwerte zusätzlich in Klassen von je 20 mg-% Klassenbreite zusammengefaßt wurden und als Säulen aufgezeichnet wurden, gehört nicht wesentlich zur Erklärung der Stichprobe; wohl kommt dadurch der Unterschied zwischen Stichprobe und Grundgesamtheit noch stärker zur Ausprägung.)

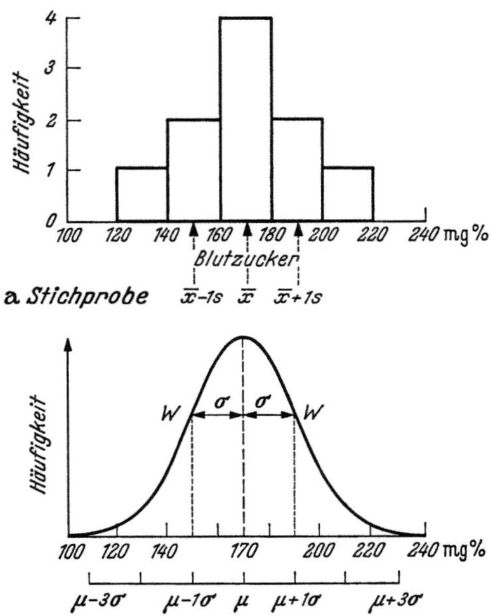

Abb. 2. a Häufigkeitsverteilungskurve (Histogramm) einer Stichprobe; b Häufigkeitsverteilungskurve einer Grundgesamtheit

Aus der Häufigkeitsverteilung der zufälligen Stichprobe (s. Abb. 2 a) ist die Art der Häufigkeitsverteilung der Grundgesamtheit und sind auch die Parameter der Grundgesamtheit nur ungefähr zu erkennen. *Mittelwert $\bar{x}$ der Stichprobe (mean of sample)* und *Standardabweichung s der Stichprobe (standard deviation of sample)* können als *Schätzwerte (estimate)* der Parameter der Grundgesamtheit verwendet werden. Mittelwert und Streuung der Stichproben sind aber selbst nicht genauso groß wie die Parameter. Sie werden daher als *statistische Maßzahlen (statistic)* bezeichnet.

Die scharfe gedankliche Trennung in Grundgesamtheit und Stichprobe ist bei der statistischen Beurteilung therapeutischer Beobachtungen von großer Bedeutung. Der Arzt wünscht aus den Beobachtungen allgemeingültige Aussagen abzuleiten, also Eigenschaften der Grundgesamtheit (das Verhalten des Nüchternblutzuckers ganz allgemein, nicht nur während der rein willkürlich auf 10 Tage festgesetzten Beobachtungszeit) zu bestimmen. Der praktischen Beobachtung selbst sind, insbesondere im Bereich der therapeutisch-klinischen Forschung, tatsächlich aber nicht Grundgesamtheiten, sondern nur Stichproben zugänglich. Man muß also von bekannten Stichproben auf unbekannte Grundgesamtheiten schließen. Hierzu werden in der praktischen Durchführung ganz andere Methoden angewandt als beim Schluß von bekannten (z. B. theoretisch ableitbaren) Grundgesamtheiten auf unbekannte, noch mit der Grundhypothese vereinbare Stichproben.

3. Der Begriff des „signifikanten Unterschiedes"

Beim therapeutischen Vergleich (s. Kap. IV A) wird das Verhalten des kranken Organismus unter Therapieeinwirkung gegenüber dem Verhalten ohne diese Therapieeinwirkung betrachtet. Da die beobachteten Symptome Größen sind, welche auch rein zufälligen Schwankungen unterliegen, kann man die beiden miteinander verglichenen Gruppen von Beobachtungswerten als zwei Stichproben einer Zufallsvariablen ansehen. Um ein therapeutisches Urteil fällen zu können, wird der statistische Vergleich dieser zwei Stichproben auf folgende Frage antworten müssen: „Gehören die zwei Stichproben sicher zu zwei *verschiedenen* Grundgesamtheiten, nämlich zu der Grundgesamtheit ‚unbeeinflußt' und zu der Grundgesamtheit ‚gebessert'?" Die Eigenschaften (Parameter) dieser zwei unbekannten Grundgesamtheiten sind hierbei nur aus den statistischen Maßzahlen der Stichproben durch Schätzung zu erkennen. Oder — negativ ausgedrückt — lautet die gleiche Frage: „Können beide Stichproben zu einer einzigen Grundgesamtheit, der Grundgesamtheit *ohne* Medikamenteneinfluß, gehören?" Die Beantwortung dieser Frage verlangt eine *quantitative Kennzeichnung der Streuung* der Einzelwerte. Die Statistik hat bestimmte Maße entwickelt, um die Größe der Streuung zu kennzeichnen *(mittlere quadratische Abweichung)*. Der statistische Vergleich zweier Stichproben wird immer so ausgeführt, daß beobachtete Unterschiede der statistischen Maßzahlen verschiedener Stichproben an Hand der zugehörigen Streuungen beurteilt werden. Da es sich aber um streuende Beobachtungswerte handelt, ist ein klares Urteil, ob ein Unterschied wirklich vorliegt, nur dann möglich, wenn gleichzeitig angegeben wird, *wie sicher dieses Urteil* ist. Im Wesen der Variabilität eines Vorganges liegt nämlich begründet, daß jede beliebig große Abweichung — wenn auch entsprechend selten — vorkommen kann. Dieses möge wieder an dem Bespiel des Nüchternblutzuckers erläutert werden:

Der Nüchternblutzucker eines Diabeteskranken soll unbehandelt um einen Mittelwert von 170 mg-% mit einer mittleren quadratischen Abweichung von 20 mg-% schwanken; in diesem Zustande habe man 10 Tage lang beobachtet (Stichprobenumfang = 10 Tage). Im behandelten Zustand, nachdem Diät und Medikamente ihre volle Auswirkung erreicht haben, zeige sich ein Mittelwert von 140 mg-% mit einer gleichgroßen Standardabweichung von 20 mg-% während einer 10tägigen Beobachtung. Beide Stichproben haben den gleichen Umfang von 10 Werten und die gleiche Standardabweichung von 20 mg-%. Sie unterscheiden sich aber durch ihre Mittelwerte, welche 30 mg-% auseinander liegen. Wie soll man diesen Unterschied der Mittelwerte nun interpretieren: könnte er auch durch rein zufällige Schwankungen auftreten, so daß beide Stichproben in Wirklichkeit zu einer einzigen Grundgesamtheit gehören und Diät und Medikamente also keine Wirkung gehabt hätten, oder sind solche Mittelwertsunterschiede rein zufällig nicht mehr zu erwarten?

Daß die erste Stichprobe mit dem Mittelwert 170 mg-% eine Standardabweichung von 20 mg-% hat, bedeutet, daß die Werte in dieser ersten Stichprobe im *Durchschnitt* um 20 mg-% vom Mittelwert 170 mg-% *streuen*. Einige Werte liegen aber noch weiter von 170 mg-% entfernt, einige Nüchternblutzuckerwerte liegen weniger als 20 mg-% von 170 mg-% entfernt. Am häufigsten kommen die nahe beim Mittelwert gelegenen Einzelwerte vor, die weiter entfernten Einzelwerte kommen um so seltener vor, je weiter sie vom Mittelwert entfernt sind. Wenn man sich die *Häufigkeit* graphisch darstellt, mit welcher die verschiedenen Abweichungen vom Mittelwert der Häufigkeiten (oder wie man auch sagt: die *Häufigkeitsverteilung)* der Stichprobe 170 mg-% vorkommen, so erhält man Abb. 2 a. Man erkennt, daß die *Verteilung* die Form der Häufigkeitsverteilung der zugehörigen Grundgesamtheit (s. Abb. 2 b) andeutet. Bei der Grundgesamtheit ist die Form dieser Häufigkeitsverteilung viel klarer zu erkennen. Es zeigt sich, daß auch in der Grundgesamtheit des unbehandelten Krankheitszustandes Nüchternblutzuckerwerte von 140 mg-% und sogar noch weit tiefere Nüchternblutzuckerwerte vorkommen können. Die Entscheidung, ob die Stichproben von 10 Werten unter Behandlung mit dem Mittelwert 140 mg-% wirklich etwas anderes als den unbehandelten Zustand widerspiegeln, ist also nicht so einfach zu treffen. Es wird jetzt offenbar, warum und mit welcher Bedeutung man das Urteil „Es liegt ein Unterschied vor“ noch ergänzen muß durch die Aussage, mit welchem Sicherheitsgrad, *mit welcher Wahrscheinlichkeit ein Unterschied vorliegt,* der nicht mehr auf die sicher ebenfalls vorhandenen Zufallsschwankungen des Nüchternblutzuckers zurückgeführt werden kann. Diese Sicherheit wird ausgedrückt durch die Wahrscheinlichkeit, mit welcher der betrachtete Unterschied rein zufällig (in unserem Beispiel also unter der Annahme, daß Diät und Medikamente überhaupt keine Wirkung hätten) bei Wiederholung der gleichen Versuchs- und Beobachtungsanordnung (in unserem Beispiel: Stichproben von je 10 Werten Umfang) zu erwarten ist. Es ist dies die sog. *Irrtumswahrscheinlichkeit (error probability),* welche meist in Prozent ausgedrückt wird und allgemein durch P symbolisiert wird. In unserem Beispiel errechnet sich die Irrtumswahrscheinlichkeit für die Stichprobe mit dem Mittelwert um 140 mg-% auf rund 0,5%. (Über den Errechnungsmodus der Irrtumswahrscheinlichkeit siehe später Seite 118.)

Wie klein die Irrtumswahrscheinlichkeit mindestens sein muß, damit man einen Unterschied als wesentlich ansieht, ist eine Angelegenheit einerseits der Konvention und andererseits der speziellen Bedeutung des jeweiligen Vergleiches.

Konventionell werden heute Mindestirrtumswahrscheinlichkeiten, sog. *Sicherheitsgrenzen (level of significance)* von 5% oder 1% oder 0,1% verlangt. Im deutschen Sprachraum wird häufig noch die — historisch ältere — 3 σ-Grenze (lies: „drei Sigma-Grenze“) statistischen Urteilen zugrunde gelegt, die einer Sicherheitsgrenze von 0,27% entspricht; sie war auch in den früheren Auflagen dieser Methodenlehre angewandt.

Die praktische Bedeutung der Sicherheitsgrenzen besteht darin, daß sie ein durch Konvention allgemeingültiges Maß darstellen, mit welchem quantitative Wahrscheinlichkeitsurteile gleichartig durchgeführt und miteinander verglichen werden können.

In unserem Beispiel betrug die Irrtumswahrscheinlichkeit, daß mit der beschriebenen Beobachtungsanordnung ein positiver therapeutischer Effekt der Diät und der Medikamente auf den erhöhten Nüchternblutzucker fälschlicherweise angenommen wurde, rund 0,5%. Knapp ausgedrückt würde man sagen: „Der betrachtete Unterschied der Mittelwerte ist signifikant mit einer Sicherheitsschranke kleiner als 1% ($P < 1\%$ bzw. $P < 0{,}01$)[2], aber doch noch größer als 0,1% (d. h. $P > 0{,}001$).

Angaben über sog. „signifikante“ Unterschiede ohne Angabe der Sicherheitsschranken, welche dieser Signifikanzaussage zugrunde gelegt werden, sind wertlos.

Bei der therapeutischen Forschung sollte man immer mindestens eine Sicherheitsschranke von 1% verlangen. Die 5%-Schranke kann einen wohl auf auffällige Ab-

[2] Das heißt ohne Umrechnung in Prozent!

weichungen hinweisen und zu weiteren Beobachtungen, also zu einer Vergrößerung des Stichprobenumfanges anregen, aber sie sollte noch nicht als ausreichend zur Annahme eines wesentlichen Unterschiedes angesehen werden. Bedeutet doch eine Irrtumswahrscheinlichkeit von 5%, daß man sich mit einem nicht erkennbaren Irrtum einmal unter zwanzig Untersuchungen einverstanden erklärt. Bei einer Sicherung des statistischen Urteils mit der 1%-Sicherheitsschranke käme ein solches Fehlurteil nur mehr *einmal* unter *hundert* vor.

Zur Definition des Begriffes „signifikant" ist seine Abgrenzung gegenüber dem Begriff „kausal" praktisch sehr wichtig, ja notwendig: *„signifikant"* im statistischen Sinne bedeutet, daß etwas nicht mehr rein durch zufällige Schwankungen zu erklären ist, bei Annahme einer bestimmten Sicherheitsgrenze. In unserem Beispiel sind die Nüchternblutzuckerwerte unter Diät- und Medikamenteneinfluß gegenüber dem unbeeinflußten Zustand stärker verändert als durch Zufallsschwankungen allein erklärbar, und zwar mit einer Sicherheitsgrenze von mindestens 1%. Das ist aber noch kein Beweis für einen „kausalen" Zusammenhang zwischen durchgeführter Therapie und Besserung des Blutzuckers, es ist lediglich ein Beweis, daß sich irgendetwas geändert hat. Über die Ursache dieser Änderung wird durch die Feststellung, daß ein signifikanter Unterschied vorliegt, nichts ausgesagt. Daß ein „kausaler" Zusammenhang vorliegt, läßt sich *nur* durch die Charakteristika des exakten, naturwissenschaftlichen Experiments nachweisen: der Reproduzierbarkeit, der Willkürlichkeit und der Variabilität (vgl. Kap. II). Dieser Nachweis wird bei der therapeutischen Forschung im wesentlichen durch Anwendung klarer, eindeutiger *Vergleichsanordnungen* (vergleichende Versuchsanordnung) erbracht.

4. Ereignisstatistik, Merkmalsstatistik und Reihenfolgenstatistik

Je nach der Art der beobachteten Variablen kann man verschiedene Arten der angewandten Statistik unterscheiden.

I. Handelt es sich bei dem beobachteten Kriterium um ein *Ereignis,* von welchem beobachtet wird, ob es eintritt oder nicht eintritt, ohne daß es vorkommen kann, daß dieses Ereignis nur teilweise eintritt, so wird die statistische Behandlung solcher Ereignisse als *Ereignisstatistik* bezeichnet. Ereignisse in diesem Sinne sind bei der therapeutischen Forschung zum Beispiel: tödlicher Krankheitsausgang oder Gesundung, Auftreten von Komplikationen oder Nichtauftreten von Komplikationen, Eintreten eines bestimmten Krankheitsstadiums oder Nichteintreten dieses Krankheitsstadiums. Es handelt sich also immer um alternativ oder abgestuft auftretende Ereignisse innerhalb eines Krankheitsverlaufes, die abzählbar sind und von welchen nur die Häufigkeit angegeben werden kann, mit welcher sie in einer Gruppe beobachteter Kranker aufgetreten sind. Grundsätzlich gesehen handelt es sich hier häufig um eine *qualitative Fragestellung,* deren Beantwortung durch Häufigkeiten (z. B. in % ausgedrückt) geschieht. Die praktische statistische Beurteilung solcher Häufigkeitsdifferenzen verwendet besondere Prüfmethoden, welche im Bereich der Merkmalsstatistik nicht angewandt werden.

II. Ist das beobachtete Kriterium des Krankheitszustandes aber kein alternatives oder abgestuftes Ereignis, sondern eine variable Größe, welche *kontinuierlich,* stetig alle Werte einer bestimmten Maßstabskala annehmen kann, so bezeichnet man die statistische Beurteilung solcher Merkmale als *Merkmalsstatistik.* Solche Merkmale stellen z. B. dar: die Körpertemperatur, das Gewicht, der Blutdruck, der Blutzucker, die Vitalkapazität und viele andere. Im Gegensatz zu den „Ereignissen" handelt es sich bei den „Merkmalen" immer um *quantitative Beobachtungen!* Die Antwort wird in Form von Mittelwerten und deren Streuungen oder — bei Vorliegen eines Merkmals, welches von mehr als einer Variablen abhängt — in Form von Regressionskoeffizienten und Korrelationskoeffizienten gegeben (Definition dieser Begriffe siehe Kap. V. C. 2).

Daß der Unterschied zwischen „Ereignis" und „Merkmal" in dem hier besprochenen Sinne kein absoluter ist, sondern mehr ein formaler Unterschied, soll folgendes *Beispiel* erläutern:

Das Krankheitskriterium „Takatasche Reaktion" mußte so lange formal als „Ereignis" statistisch bearbeitet werden, als das Ergebnis alternativ als „positiv" oder „negativ" oder abgestuft (in 0 oder + oder ++ usw.) angegeben wurde. Von dem Moment ab, von welchem der Ausfall der Reaktion quantitativ kontinuierlich (in mg-%) ausgedrückt wurde, mußte man diese Reaktion in der statistischen Methodik als ein „Merkmal" behandeln, welches einen bestimmten Mittelwert und eine bestimmte Streuung hat.

Diese Umänderung eines „Ereignisses" in ein „Merkmal", bedingt durch eine Verfeinerung der Beobachtungsmethodik, ist eine ganz allgemeine Entwicklungsrichtung der beobachtenden exakten Naturwissenschaften. Immer wird der Forscher bemüht sein, das Auftreten qualitativer Änderungen quantitativ genauer zu erfassen.

III. *Reihenfolgenstatistik.* Eine dritte Art von Kennzeichen eines Krankheitszustandes sind beobachtete Größen, deren genaue Werte nicht angegeben werden können, deren größenmäßige *Reihenfolge* der Werte untereinander innerhalb einer Gruppe solcher Beobachtungswerte aber aufgestellt werden kann. Es sind Kennzeichen, die ihrer Größe nach *angeordnet* werden können, ohne daß sie genau im einzelnen bekannt sein müssen. Die Zahl, welche angibt, den wievielten Platz innerhalb einer solchen Anordnungsreihe ein bestimmter Beobachtungswert einnimmt, nennt man *Rangnummer (rank number).* Es sind verschiedene Teste zur Prüfung des Unterschiedes zwischen zwei Gruppen von Versuchswerten entwickelt worden, welche mit diesen Rangnummern operieren. So beruht der von WILCOXON entwickelte Vorzeichen-Rang-Test (s. Kap. V. E. 3) auf folgender allgemeinen Vorstellung: Ordnet man alle Werte zweier zu vergleichenden Gruppen in einer einzigen gemeinsamen Reihenfolge entsprechend der Größe der Beobachtungswerte an, so werden die Beobachtungswerte der beiden Gruppen innerhalb dieser gemeinsamen Anordnungsreihe dann einigermaßen gleichmäßig verstreut erscheinen, wenn kein wesentlicher Unterschied zwischen den Beobachtungswerten der beiden Gruppen besteht. Befinden sich aber die Werte der einen Gruppe vorwiegend an einem Ende der gemeinsamen Anordnungsreihe, so kann das auf einen wesentlichen Unterschied zwischen den beiden Gruppen hindeuten. Diese Änderungen innerhalb der Reihenfolge werden zahlenmäßig genau mit Zufälligkeits-Wahrscheinlichkeiten in Beziehung gesetzt (ausführliche Erklärung und Beispiel s. Kap. V E 3). Ein anderer sog. *„verteilungsfreier" (distribution free test),* auch benannt als nicht-parametrischer (non-parametric) Test ist der *Zeichen-Test (sign test);* er beruht darauf, daß bei der Behandlung mehrerer Patienten jeweils mit zwei gleichwirksamen Medikamenten (jeder Patient erhält zeitlich nacheinander beide Medikamente! = sog. „individuelle Vergleichsanordnung", s. Kap. IV A 6) die Größenunterschiede des Effekts innerhalb eines Patienten ungefähr genau so oft positiv wie negativ sind, wenn keine Wirkungsunterschiede zwischen den beiden verglichenen Medikamenten bestehen.

5. Verschiedene Verteilungstypen und ihre Bedeutung für die Medizin

Bei der Besprechung der gemeinsamen und unterschiedlichen Eigenschaften der „Grundgesamtheit und Stichprobe" (Kap. V A 2) wurde vorausgesetzt, daß die Grundgesamtheit eine Häufigkeits-Verteilung (frequency distribution) einer bestimmten Form hat, welche in der Abb. 2 b aufgezeichnet ist. Die *Form der Häufigkeitsverteilung der Grundgesamtheit* kann aber (schon aus rein theoretischen Überlegungen ableitbar) sehr *unterschiedlich* sein. Unter diesen verschiedenen Formen der Häufigkeitsverteilungen lassen sich einige besonders wichtige und praktisch oft vorkommende *Häufigkeitsverteilungstypen,* kurz auch *Verteilungstypen* genannt, unterscheiden. Diese werden hier kurz aufgezählt und ihre Bedeutung für die therapeutische Forschung wird lediglich angedeutet; eine ausführliche Beschreibung mit mathematischer Ableitung der Formeln überschreitet den Rahmen dieses Buches und kann in den Monographien von R. A. Fisher (autorisierte deutsche Übersetzung von Lucka 1956), von E. Weber und A. Linder und bei Martin (1962) gefunden werden.

Unter den theoretischen Verteilungstypen ist die wichtigste für unsere Probleme die *Normalverteilung,* auch normierte Gauss-Verteilung genannt (normal distribution). Ihre Form wurde in der Abb. 2 b angedeutet. Sie stellt eine ganz besondere Art der Häufigkeitsverteilung eines *stetig* sich ändernden Merkmals (in unserem Beispiel des Blutzuckerspiegels) dar mit *symmetrischer* Verteilung der seltener vorkommenden Werte beiderseits des am häufigsten vorkommenden Mittelwertes. Sachlich bedeutet das, daß extreme Abweichungen vom Mittelwert sowohl nach oben wie auch nach unten gleichhäufig vorkommen. Die Normalverteilung spielt in der Fehlertheorie, wie sie Gauss aufstellte, eine wesentliche Rolle. Ihre Wichtigkeit für die Biologie und auch für die Medizin ist durch folgende allgemeine empirische Regel bedingt: *Wirken* auf eine variable Größe (ein Merkmal, wie z. B. den Blutzucker) *eine Mehrzahl von Faktoren* gleichzeitig ein (wie z. B. Beeinflussung durch 1. Diät, 2. individuelle Reaktionsbesonderheiten, 3. durch den Zeitablauf bedingte Schwankungen von einem Tage zum anderen, 4. bestimmte Fehlerbreite des Blutzuckerbestimmungsinstrumentes, 5. wechselnde Genauigkeit der Blutabnahme zur Gewinnung des Untersuchungsmaterials für die chemische Blutzuckerbestimmung, 6. und vielleicht noch andere einwirkende Faktoren), so ist das Resultat des Zusammenwirkens all dieser vielen Faktoren auf das gemeinsame Erfolgsmerkmal (Blutzucker) eine Schwankung der Merkmalsgröße (Blutzuckerspiegel) entsprechend dem Typ einer Normalverteilung. Dieser Typ der Normalverteilung kommt dabei oft um so deutlicher zur Ausprägung, je mehr Faktoren gleichzeitig auf das variable Merkmal einwirken. (Ähnlich wie bei einem Ballspiel auf einem runden Felde ohne Parteienbildung und ohne Tore die Wurfrichtung und Wurfweite des Balles um so wechselvoller werden, je mehr Ballspieler sich beteiligen, wobei aber auf die ganze Spielzeit gesehen der Ball sich am häufigsten in der Mitte des Spielfeldes befinden wird.) In der Medizin und in der *therapeutischen Forschung* werden wir immer versuchen, alle einzelnen wirksamen Faktoren bis auf einen einzigen Faktor während unserer Beobachtung zu eliminieren oder zumindest konstant zu halten, wobei wir sogleich bemerken, wie machtlos wir sind, wie wenige Faktoren wir willkürlich wirklich beeinflussen können, und von wievielen Faktoren wir nur deren Existenz vermuten können, ohne dabei auch nur einen Anhalt zu haben über die Dimensionen ihrer Einflußmöglichkeiten auf unser Beobachtungsmerkmal (bei unserem Beispiel etwa: Auswirkung der endokrinen Regulationsmechanismen auf den Blutzuckerspiegel). Und da wir fast nie alle wirksamen Faktoren kennen und ausschalten können, haben wir es fast immer im Bereich der Medizin mit mehr oder weniger stark schwankenden Werten (Merkmalen) zu tun, welche häufig entsprechend dem Typ der Normalverteilung schwanken und so aus der Natur der Schwankungen eine statistische Bearbeitung bei der Beurteilung der Beobachtungsergebnisse verlangen.

Es werden noch einige Besonderheiten dieser Normalverteilung beschrieben:

Der von GAUSS beschriebene Verteilungstyp hat eine Glockenform, welche vom Mittelwert aus nach beiden Seiten symmetrisch verläuft. In der Darstellung im Koordinatennetz mit linearer Maßstabsteilung haben die beiden *„Wendepunkte"* (im geometrischen Sinne des Wortes gemeint, also die Punkte der *Glockenkurve*, in welchen sich die Kurvenkrümmungsrichtung ändert, zum Beispiel von einer Rechtsdrehung in eine Linksdrehung oder umgekehrt) eine besondere Bedeutung: Der Abszissenabstand dieser Wendepunkte W (in Abb. 2b) vom (Abszissenwert des) Mittelwertes gibt die Größe der mittleren quadratischen Abweichung σ an. Bei der von GAUSS beschriebenen Glockenform kann diese mittlere quadratische Abweichung alle möglichen, numerisch verschieden großen Werte haben.

Um verschiedene Grundgesamtheiten und Stichproben, welche alle den Häufigkeitsverteilungstyp der Normalverteilung (aber mit verschiedenen Mittelwerten und

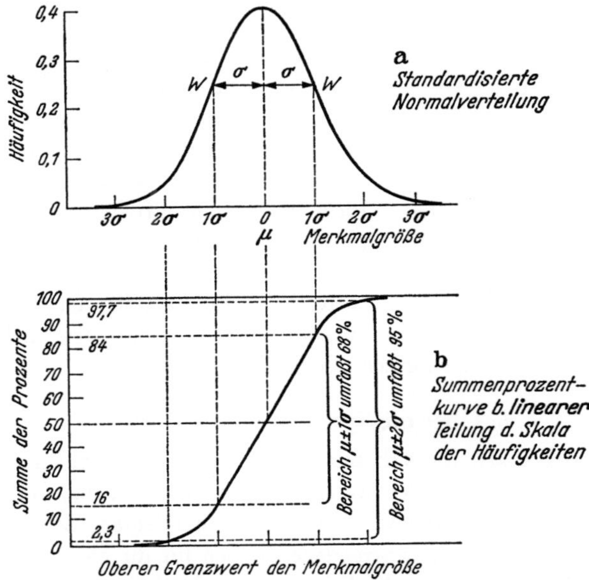

Abb. 3. Standardisierte Normalverteilung, a Darstellung als Häufigkeitsverteilungskurve; b Darstellung als Summenprozentkurve

verschieden großen Streuungen bzw. mittleren quadratischen Abweichungen) zeigen, miteinander zu vergleichen und voneinander abzugrenzen, hat man als allgemeine Bezugsform die sog. *standardisierte Normalverteilung* gebildet, welche eine spezielle

Grundform der Normalverteilung darstellt: nämlich die Normalverteilung mit der mittleren quadratischen Abweichung $\sigma = 1$ und dem Umfang der Stichprobe oder Grundgesamtheit $N = 100\% = 1$. (Bildlich wird der Umfang bzw. der Prozentualanteil durch die unter der Glockenkurve eingeschlossene Fläche größenmäßig dargestellt.) Auf diese standardisierte Normalverteilung (s. Abb. 3 a) können alle anderen Formen der Normalverteilung (mit $\sigma \neq 1$ und Umfang $\neq 1$) rechnerisch durch *Maßstabstransformation* leicht zurückgeführt werden; dadurch nimmt sie eine Schlüsselposition bei den Rechenoperationen ein.

Wie im Abschnitt „Über den Begriff des signifikanten Unterschiedes (s. Kap. V. A. 3) erwähnt wurde, werden zur Charakterisierung der Bedeutung eines Unterschiedes bestimmte Sicherheitsgrenzen verwendet, die ganz bestimmten Irrtumswahrscheinlichkeiten entsprechen. In der bildlichen Darstellung der Normalverteilung (siehe Abb. 4) kann man sich diese *Irrtumswahrscheinlichkeit* durch den Teil der Fläche unterhalb der Glockenkurve repräsentiert denken, der *außerhalb* der Sicherheitsschranken liegt. Die *Größe* dieser Fläche (in der Zeichnung schraffiert), gemessen in Prozent der Gesamtfläche unterhalb der gesamten Glockenkurve (als 100% angesetzt), entspricht genau der Irrtumswahrscheinlichkeit in Prozent.

Neben dieser sogenannten „Normalverteilung“ treten bei biologisch schwankenden Werten oft andere Verteilungstypen auf. Sie sind immer dann zu berücksichtigen, wenn empfindliche parametrische statistische Testverfahren angewandt werden sollen. So sollte bei Anwendung des t-Testes (S. 116) stets vorher geprüft worden sein (zum Beispiel durch eine orientierende Aufzeichnung der Beobachtungswerte in Form eines Häufigkeitsdiagramm), daß eine Normalverteilung wenigstens angenähert vorliegt! Wichtig ist der Hinweis darauf, daß sich Prozentangaben meistens nicht in Form einer Normalverteilung verhalten. Biologische Größen verteilen sich sehr oft nach Form einer log-normalen Häufigkeitsverteilung, bei der die bekannte Gaußsche Glockenform erst wieder auftritt, wenn man bei der graphischen Darstellung eine logarithmische Transformation der Originalwerte vorgenommen hat (s. Kap. VI. 18, Abb. 50). Über die verschiedenen nützlichen Transformationen im Bereich der Biologie hat L. MARTIN 1962 einen guten Überblick gegeben.

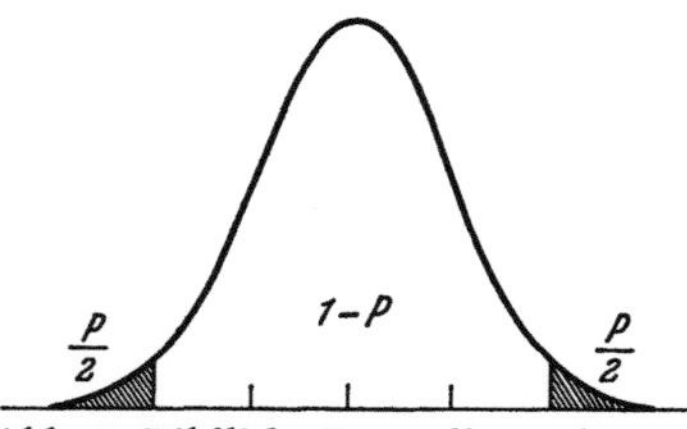

Abb. 4. Bildliche Darstellung der Irrtumswahrscheinlichkeit P (als schraffierte Fläche) unter der Häufigkeitsverteilungskurve der standardisierten Normalverteilung

6. Über die Symbole in der Statistik

Wie jede Wissenschaft, die sich mit Verarbeitung von Zahlen nach bestimmten Regeln befaßt, werden auch in der Statistik allgemeine Zeichen, Symbole, verwendet, um allgemeine Begriffe knapp und übersichtlich anzudeuten. Leider werden in den verschiedenen Büchern vielfach verschiedene Zeichen für die gleichen Begriffe benutzt. Nach und nach bürgern sich standardisierte Symbole ein, vorwiegend in Anlehnung an die anglo-amerikanische Terminologie. Hier sollen einige allgemeine Symbolisierungsregeln erwähnt werden. Da aber im deutschen Schrifttum noch eine sehr unterschiedliche Terminologie und Symbolik herrscht, wird unten eine Tabelle über Synonyma und gleichbedeutende Symbole zur Erleichterung des weiteren statistischen Quellenstudiums gebracht.

Da in der Statistik die Unterscheidung zwischen Stichprobe und Grundgesamtheit so wichtig ist, wird in der Symbolik diesem Unterschied dadurch Rechnung getragen, daß grundsätzlich als *Symbole*, welche sich auf eine *Stichprobe* beziehen, *lateinische Buchstaben* und als *Symbole*, welche zu Begriffen der *Grundgesamtheit* gehören, *griechische Buchstaben* verwendet werden. So wird der Mittelwert der Grundgesamtheit mit μ und der Mittelwert der Stichprobe mit $\bar{x}$ symbolisiert. Die Varianz der Grundgesamtheit wird durch σ^2, die Varianz der Stichprobe durch s^2 gekennzeichnet. Die Häufigkeit in der Grundgesamtheit wird durch φ, dagegen die entsprechende Häufigkeit einer Stichprobe (wieviel Patienten zum Beispiel ein bestimmtes Symptom zeigten) wird durch f symbolisiert. Leider gibt es noch Ausnahmen von dieser Symbolisierungsregel. Eine Vereinheitlichung darf durch die weitere Arbeit des Deutschen Normenausschusses erwartet werden, der bisher in den Normblättern DIN 55 302 Blatt 1 und Blatt 2 Normen für Mittelwert und Streuung (von Stichproben) aufgestellt hat.

Tabelle 2. *Einige Synonyma der Begriffe Streuung und Varianz*

Symbol	Bezeichnung, wie sie hier verwendet wird	Synonyma	Autor
s	Standard-abweichung (einer Stichprobe)	mittlere quadratische Abweichung	LINDER
		mittlere Abweichung	WEBER
		empirische Streuung	v. D. WAERDEN
		mittlere (quadratische) Abweichung (empirischer Zahlenreihen)	KOLLER
		Standardabweichung	KOLLER u. a.
		standard deviation	SNEDECOR u. a.
σ	Standard-abweichung (der Grund-gesamtheit)	mittlere (quadratische) Abweichung (bei theoretischen Verteilungen)	KOLLER
		Standardabweichung	
		mittlere quadratische Abweichung	
s^2	Varianz (der Stichprobe)	Streuung	LINDER
		empirische Varianz	v. D. WAERDEN
		variance	FISHER
		sample variance	v. D. WAERDEN u. a.
		Varianz	KOLLER, WEBER, v. D. WAERDEN
σ^2	Varianz (der Grund-gesamtheit)	Varianz	KOLLER
		Streuung (der Grundgesamtheit)	LINDER
		variance of population	v. D. WAERDEN u. a.

Eine zweite Regel bezieht sich auf die *Indizierung*. Indices sind kleine (d. h. in einem kleineren Schriftgrad geschriebene), tiefgestellte Buchstaben hinter einem statistischen Symbol. Durch diese Indices wird die Zugehörigkeit dieses symbolisierten Begriffes zu einer bestimmten Gruppe, zu einem bestimmten Kollektiv, gekennzeichnet. So bedeutet ganz allgemein ein kleines, tiefgestelltes lateinisches i hinter dem Symbol für eine Zufallsvariable x, daß alle einzelnen Werte, welche diese Variable in der betrachteten Stichprobe eingenommen hat, vom ersten bis zum letzten Wert durch dieses zusammengesetzte Symbol x_i gemeint sind. Demgegenüber weist häufig der Index „kleines, tiefgestelltes lateinisches *j*" hinter dem Symbol für die Variable x darauf hin, daß jetzt nicht die Originalwerte selbst, sondern die Werte der in Klassen zusammengefaßten Originalwerte gemeint sind. x_j bedeutet die Mitten der einzelnen Klassen, f_j die Häufigkeit in diesen Klassen usw. Im einzelnen werden diese Symbole und Indices im folgenden an den Stellen nochmals erklärt, an welchen sie verwendet werden.

Für die therapeutischen Vergleiche mit Hilfe statistischer Methoden benutzen wir ebenfalls einige allgemeine Zuordnungs-Indices:

Index (kleiner, nur 1/2 Zeile hoher, tiefgestellter Buchstabe nach dem entsprechenden statistischen Symbol)	bedeutet eine Zugehörigkeit des betreffenden Symbols zu ...
V	Vorbeobachtungsperiode bzw. unbehandelte Patientengruppe
T	Therapie-Test-Periode bzw. behandelte Patientengruppe
N	Nachbeobachtungsperiode
St	Standard-Therapie-Periode bzw. entsprechende Patientengruppe
Pl	Placebo-Periode bzw. Placebo-Patientengruppe

Beispiele: $\bar{x}_V$ = Mittelwert einer Stichprobe, welche sich auf die Vorbeobachtung bezieht.
$\bar{x}_T$ = Mittelwert einer Stichprobe, welche aus Werten der Therapietestung besteht.

7. Unabhängige und verbundene Stichproben

In Kapitel IV.A.6 sind die verschiedenen Arten der Vergleichsanordnung besprochen worden. Es wurde dargelegt, daß bei der therapeutischen Vergleichsbeobachtung der sogenannte „individuelle Vergleich" dem „kollektiven Vergleich" fast immer überlegen ist, das heißt wirksamer ist in der Erkennung vorhandener, unter Umständen nur sehr geringer Unterschiede zwischen den verglichenen Beobachtungsgruppen. Als sachliche Erklärung dieser Regel wurde darauf hingewiesen, daß die spontan, rein „zufällig" auftretenden Schwankungen der Beobachtungsgrößen beim *einzelnen* Individuum meistens geringer sind als die Größe der Schwankungen zwischen *verschiedenen* Individuen. Hieraus wurde die Maxime für die Wahl der klinischen Vergleichsanordnung abgeleitet, überall dort den „individuellen Vergleich" anzuwenden, wo es praktisch sinnvoll durchführbar ist.

Bei der statistischen Analyse der Beobachtungsergebnisse, die durch den klinischen Vergleich gewonnen wurden, muß man diesen verschiedenen Arten von Zusammenhängen Rechnung tragen. Entsprechend unterscheidet man zwischen *„unabhängigen" Stichproben* und *„verbundenen" Stichproben.* Bei unabhängigen Stichproben sind die Werte der einen Stichprobe absolut unabhängig von den Werten der anderen Stichprobe. Dieses wäre der Fall bei einer Stichprobe, die sich aus Einzelwerten einer „kollektiven" Vergleichsgruppe zusammensetzt, z. B. aus den Überlebenszeiten einer Gruppe Krebskranker. Verbundene Stichproben liegen dann vor, wenn Werte der einen Stichprobe mit Werten der anderen Stichprobe in sachlichem Zusammenhang stehen, z. B. dann, wenn die eine Stichprobe bei einer Schlafmittelprüfung an 10 Patienten die Schlafdauerwerte der 10 Patienten unter Einwirkung eines Standard-Präparates A enthält und die *andere* Stichprobe die Schlafdauerwerte der *gleichen* 10 Patienten (in anderen Prüfnächten) unter Einfluß eines neuen, zu testenden Schlafmittels B enthält. Es handelt sich also in diesem Falle um die Ergebnisse von

10 „individuellen“ Vergleichen. Die erste Stichprobe enthält Beobachtungswerte, die an den *gleichen* Patienten gewonnen wurden, an denen auch die Werte der zweiten Stichprobe erhalten wurden. Hätte man an denselben Patienten später noch ein drittes Schlafmittel C erprobt und zum Abschluß all diesen Patienten zur Kontrolle das Standardmittel A nochmals gegeben, so hätte man noch eine dritte und vierte „verbundene Stichprobe“ erhalten. Die folgende Tabelle soll die Zusammenhänge und Anordnungen schematisch wiedergeben. Solche Vergleichsanordnungen treten in vielfältigen Formvariationen bei der klinischen Arzneimittelbeurteilung auf. Die sachliche Bedeutung der in den *„Spalten“* der Tabelle wiedergegebenen „Behandlungen“ bzw. „individuellen Vergleichsperioden“ können sein:

a)

Zustand vor Therapieeinwirkung	Zustand nach Therapieeinwirkung
...	...

oder b)

Zustand vor Therapieeinwirkung	Zustand nach Therapieeinwirkung von			
	1 Woche Dauer	2 Wochen Dauer	3 Wochen Dauer	4 Wochen Dauer
...	...	...	...	

oder c)

Zustand bei stationärer Behandlung			bei ambulanter Behandlung unter Wirkung (1 Woche) von ...		
nach Testtherapie 1 Woche lang	nach Standardtherapie 1 Woche lang	unter Placebogabe 1 Woche lang	Testtherapie	Standardtherapie	Placebo
...	...	...	...	...	...

Die *„Zeilen“* der Tabelle stellen die einzelnen „Individuen“ dar (Patienten), an denen diese verschiedenen Therapieeinwirkungen beobachtet wurden. In der statistischen und insbesondere biometrischen Literatur findet man häufig hierfür die Bezeichnung „Blöcke“. Ganz allgemein sind hiermit die möglichst einheitlichen Beobachtungsobjekte gemeint, die verschiedenen „Behandlungen“ unterworfen werden können. So können auch die Zwillinge *eines* einzelnen Zwillingspaares einen „Block“ bilden, oder bei der therapeutischen Prüfung äußerlich wirkender Mittel symmetrische Hautstellen der rechten und der linken Körperseite des gleichen Patienten einen einzigen Block oder das rechte und das linke Auge einen Block bilden. Sachliche Voraussetzung bei diesen sog. „Rechts-Links-Vergleichen“ ist aber, daß das auf der einen Körperseite gegebene Mittel nicht auf den Beobachtungsbefund der anderen Körperseite Einfluß haben kann (etwa durch resorptive Aufnahme in das Lymph- und Blutgefäßsystem).

Die einzelnen „Einheiten“ eines „Blockes“ (z. B. die verschiedenen Seiten der einzelnen Versuchspersonen oder die verschiedenen Zwillinge eines Zwillingspaares oder auch — soweit durchführbar — die verschiedenen „individuellen Vergleichsperioden“

eines einzelnen Patienten beim individuellen Vergleich) sollen den verschiedenen, miteinander zu vergleichenden Behandlungsverfahren *zufällig zugeordnet* werden. Falls diese zufällige Zuordnung der einzelnen „Einheiten" (Beobachtungsabschnitte) nicht geschieht, besteht die Gefahr, daß unübersehbare „systematische Fehler" (engl. = bias), wie zum Beispiel die Mitursache „unerkannt vorhandene Besserungstendenz im Zeitverlauf der Gesamtkrankheit" Stichprobenunterschiede ihrerseits bewirken, die dann als „therapiebedingt" mißdeutet werden. Selbstverständlich hat der Arzt beim klinischen Vergleich nicht die absolute, ideale Freiheit, jede beliebig strenge Art der Behandlungszuteilung durchzuführen, wie sie dem Landwirtschaftler im sog. „Feldversuch" gegeben ist. Aber diese mehr ärztlich-medizinischen Beschränkungen heben die Anforderungen der „Versuchsanordnung in Blöcken mit zufälliger Zuordnung" nicht auf. Der Arzt muß einen sachlich und methodisch noch vertretbaren Kompromiß suchen oder ganz auf diese Untersuchungsverfahren verzichten.

Die statistischen numerischen Prüfmethoden für unabhängige und verbundene Stichproben sind unterschiedlich.

Unter den Verfahren, die eine sog. *„Normalverteilung"* der Zufallsvariablen *voraussetzen,* sind zu nennen:

1. bei Vorliegen von nur zwei Stichproben:

a) der t-Test zur Prüfung des Unterschiedes zweier Mittelwerte unabhängiger Stichproben (s. Kap. V. C. 1 c. α) und

b) der Test zur Prüfung des Unterschiedes der Mittelwerte zweier verbundener Stichproben, bei dem auch eine Testgröße t errechnet wird (s. Kap. V. C. 1 c. β).

2. Beim Vorliegen von mehr als 2 Stichproben (sowohl unabhängigen wie verbundenen Stichproben): die Verfahren der „Streuungszerlegung", die als speziellere Verfahren hier nicht besprochen werden. Sie sind in den Standardbüchern von J. PFANZAGL, A. LINDER, S. KOLLER, E. WEBER, L. SACHS oder G. W. SNEDECOR ausführlich beschrieben.

Tabelle 3. *Sachliche Bedeutungen und Zusammenhänge bei „verbundenen Stichproben"*

„Individuen" („Blöcke")	„Behandlungen" „individuelle Vergleichsperioden" „individuelle Beobachtungszeitpunkte" „symmetrische Körperabschnitte" 1	2	3	4	5	6
1. Patient	....	....	....	....	....	....
2. Patient	....	....	....	....	....	....
3. Patient	....	....	....	....	....	....
4. Patient	....	....	....	....	....	....
....	....	....	....	....	....	....
....	....	....	....	....	....	....
	↑ 1. verbundene Stichprobe	↑ 2. verbundene Stichprobe	↑ 3. verbundene Stichprobe	↑ 4. verbundene Stichprobe	↑ 5. verbundene Stichprobe	↑ 6. verbundene Stichprobe

Alle diese erwähnten Verfahren analysieren und prüfen die originalen Beobachtungswerte.

Von den *verteilungsunabhängigen* Verfahren, die nicht das Vorliegen eines bestimmten Verteilungstyps voraussetzen, sollen erwähnt werden:

1. bei Vorliegen von nur zwei Stichproben,
   a) und zwar voneinander unabhängigen Stichproben: der Wilcoxon-Rangsummen-Test (Kap. V. E. 1),
   b) miteinander verbundener Stichproben: der „Zeichen"test für 2 verbundene Stichproben (Kap. V. E. 2) und der „Vorzeichen-Rang-Test von WILCOXON" (Kap. V. E. 3);
2. beim Vorliegen von mehr als zwei Stichproben,
   a) und zwar voneinander unabhängiger Stichproben: der Test von KRUSKAL und WALLIS (s. bei PFANZAGL, J. und WEBER, E.),
   b) miteinander verbundener Stichproben: der Test von FRIEDMAN (s. bei PFANZAGL, J.).

Dieses sind nur einige ausgewählte Verfahren der verteilungsunabhängigen Prüfmethoden. Eine ausgezeichnete Übersicht mit Beschreibung weiterer Teste und der Angabe spezieller Literatur findet sich bei J. PFANZAGL, S. SACHS und E. WEBER. G. A. LIENERT hat in seiner Monographie unter besonderer Berücksichtigung der Probleme der psychologischen Forschung eine encyclopädieartige Zusammenstellung der verteilungsfreien Tests gegeben.

B. Allgemeines über statistische Maßzahlen

Auswahl adäquater, repräsentativer statistischer Maßzahlen bei den verschiedenen typischen Erscheinungs- und Verlaufsformen

Im speziellen Teil (Kap. VI) wird besprochen, *welche statistischen Maßzahlen* bei den verschiedenen Symptomen und Krankheitsveränderungen, die wir bei der therapeutischen Prüfung beobachten, das Verhalten einer ganzen Gruppe von Untersuchungsbefunden (Kollektiven) typisch und repräsentativ charakterisieren. In den hier folgenden Abschnitten werden die *Berechnungsverfahren* zur numerischen *Bestimmung dieser Maßzahlen* und die Tests zur *statistischen Prüfung der Unterschiede* dieser Maßzahlen (z. B. Unterschied der Mittelwerte zweier Kollektive) dargelegt.

C. Die Beurteilung therapeutischer Untersuchungen auf Grund von Merkmalen einer Krankheit

Die Beurteilung der Wirkung eines Heilmittels auf Grund von Ereignissen, wie z. B. der relativen Häufigkeit, sei es des Krankheitsausganges zum Tode oder in Heilung oder sei es die Häufigkeit von für eine Krankheit spezifischen Komplikationen, ist eine sehr unbestechliche, aber für sich allein auch eine recht primitive Methode der therapeutischen Untersuchung. Auch läßt sie nur bei relativ großen Letalitätszahlen wirklich zuverlässige Ergebnisse erwarten. Zumeist bedarf sie deshalb Ergänzungen.

Solche feineren Beurteilungsmöglichkeiten ergeben sich, wenn die charakteristischen Symptome, an welchen der Effekt der zu prüfenden Medikamente beobachtet wird, *Merkmale* sind. Unter Merkmalen verstehen wir hierbei Symptome, welche im mathematischen Sinne kontinuierliche Zufallsvariable darstellen. Für diese ist typisch, daß eine variable Größe *alle Werte* eines bestimmten Bereiches kontinuierlich einnehmen kann, nicht nur — wie bei den *Ereignissen* — bestimmte voneinander unterschiedliche Werte, ohne daß (bei den Ereignissen) zwischen zwei solchen Werten liegende Zwischenwerte auftreten könnten: Das Ereignis „Tod" kann innerhalb einer Patientengruppe zum Beispiel 3mal oder 4mal unter allen Patienten der Gruppe auftreten, aber sicher nicht 3,5mal oder 3,9mal. Innerhalb der Skala der möglichen Ereignishäufigkeiten (3mal unter 20 oder 4mal unter 20) bestehen Lücken von Zahlenwerten, welche praktisch niemals realisiert werden. Anders ist es bei den *Merkmalen:* Hier können *alle* Werte wirklich auftreten. So kann die Fieberdauer 8 Tage oder 9 Tage betragen, aber auch 8,1 oder 8,5 Tage. Wie genau der Wert der Variablen „Fieberdauer" angegeben werden kann, ist nur eine Frage der Definition des Begriffes „Fieber" und der Beobachtungsgenauigkeit, in wie kurzen Zeitabständen die Temperatur gemessen wird (man könnte die Temperatur ja auch durch eine kontinuierlich liegende Thermoelektrode fortlaufend messen!). Daher wird eine Gruppe von Patienten, bei welcher ein solches Merkmal beobachtet wurde, durch eine *durchschnittliche Größe des Merkmals* (die durchschnittliche Fieberdauer) charakterisiert sein. Dieser Durchschnitt tritt zahlenmäßig nicht nur als ganze Zahl auf, sondern kann jeden Wert (auch Dezimalwert) eines bestimmten Bereiches annehmen.

Im folgenden sollen die charakteristischen Größen definiert und errechnet werden, welche eine Gruppe von Patienten, an denen Merkmale beobachtet wurden, charakterisieren. Solche ein ganzes Kollektiv charakterisierenden Werte bezeichnet man ganz allgemein als *statistische Maßzahlen.* So sind der arithmetische Mittelwert und die Streuung der Einzelwerte um diesen Mittelwert die statistischen *Maßzahlen eines Kollektivs, welches aus den einzelnen Werten einer Zufallsvariablen besteht.* Der Regressionskoeffizient und der Korrelationskoeffizient sind die *statistischen Maßzahlen eines Kollektivs, an dessen Einzelindividuen die Werte zweier Zufallsvariablen beobachtet wurden,* deren gegenseitiger Zusammenhang betrachtet werden soll (z. B. Zusammenhang zwischen Blutdruckhöhe und Zeitdauer der gegebenen kochsalzfreien Diät).

Da die therapeutische Beurteilung immer auf einem Vergleich zweier Gruppen beruht, besteht die praktische Aufgabe darin, die Kollektive an Hand ihrer statistischen Maßzahlen miteinander zu vergleichen. Einen wesentlichen Unterschied zwischen den beiden Vergleichsgruppen wird man dann annehmen dürfen, wenn die Unterschiede entsprechender statistischer Maßzahlen (z. B. Unterschied der Mittelwerte der Fieberdauer) nicht mehr als durch rein zufällige Schwankungen der Werte der Variablen entstanden aufgefaßt werden können. Kollektive in diesem Sinne können sowohl eine Reihe von Personen als auch eine Reihe von Merkmalen (z. B. die Blutdruckwerte an verschiedenen Tagen während eines konstanten, im wesentlichen sich nicht mit der Zeit ändernden Krankheitszustandes) sein. Der Klarheit in der therapeutischen Vergleichsmethodik wegen wird hier unter *„kollektivem Vergleich"* immer der Vergleich von Patienten*gruppen* verstanden. Demgegenüber wird der Vergleich zwischen Kollektiven von Merkmalen, welche an der *gleichen Person zu verschiedenen Zeitpunkten,* also in verschiedenen Perioden beobachtet wurden, als *„individueller Vergleich"* bezeichnet.

1. Statistische Maßzahlen bei Vorliegen nur einer Variablen (Mittelwert und Streuung)

a) Der (arithmetische) Mittelwert

Es gibt eine Reihe von Werten, welche man als die „Mittelwerte (im weitesten Sinne des Wortes)“ eines Kollektivs ansehen könnte: arithmetischer Mittelwert, geometrischer Mittelwert, Zentralwert, das Dichtemittel, die Quartile. Von diesen wird bei statistischen Verfahren vorzüglich der *arithmetische Mittelwert* (auch durchschnittlicher Wert oder Durchschnitt genannt) verwendet, weil dieser bei Betrachtung einer Reihe von gleichgroßen Stichproben selbst die geringste Streuung besitzt und dem wahren Mittelwert der Grundgesamtheit bei zunehmendem Stichprobenumfang besonders gut nahekommt [3].

Der arithmetische Mittelwert wird definiert als der Wert, den alle Einzelwerte gleichartig annehmen müßten, um die gleiche Summe aller Einzelwerte zu erzielen, die alle Einzelwerte tatsächlich ergeben. Dieser Mittelwert (einer Stichprobe) wird durch das Symbol $\bar{x}$ bezeichnet.

Die rechnerische Bestimmung des Mittelwertes geschieht grundsätzlich so, daß alle Einzelwerte addiert werden und die Summe der Einzelwerte durch die Anzahl der Einzelwerte dividiert wird. Wie dieses in mathematischen Formeln ausgedrückt und errechnet wird, zeigen die nächsten Abschnitte.

α) Berechnung des Mittelwertes aus der Urliste

N bedeutet die Anzahl der beobachteten Einzelwerte der Variablen x (eines zahlenmäßigen Merkmals). N gibt also den Stichprobenumfang an.

$x_1, x_2, x_3, \ldots x_n$ seien die N einzelnen Werte der Variablen.

x_i deute ganz allgemein diese Einzelwerte der Stichprobe an.

S stelle, nach dem Vorbild von R. A. Fisher, das Summenzeichen Σ für den Fall dar, in welchem es sich um eine Stichprobe handelt. Wenn dieses Zeichen vor irgendeinem allgemeinen mathematischen Symbol (wie zum Beispiel x_i) erscheint, so bedeutet das, daß alle einzelnen Werte, welche durch x_i vertreten sind, also x_1, x_2, x_3, $x_4, \ldots x_n$, addiert werden sollen, und daß mit dem Wert der so erhaltenen Summe in der betreffenden Formel operiert werden soll.

Entsprechend der allgemeinen Definition beträgt also der Mittelwert $\bar{x}$

$$\bar{x} = \frac{x_1 + x_2 \ldots x_n}{N} = \frac{1}{N} S\, x_i \,. \tag{1}$$

Man nennt dies die Berechnung des arithmetischen Mittels aus der Urliste. Sie ist einfach, wenn sie unmittelbar aus den Angaben der einzelnen Fälle heraus durchgeführt werden kann, wenn der Umfang der Stichprobe nicht allzu groß ist und die Einzelwerte x_i selbst keine zu großen Zahlen darstellen.

[3] Absolut zwingende Gründe für die Vorzüglichkeit des arithmetischen Mittels gegenüber den anderen Mittelwerten gibt es allerdings nicht. Wohl aber lassen sich für ihn gewichtige Plausibilitätsgründe ins Feld führen, da unser Bestreben nach der kleinsten (quadratischen) Abweichung ebenfalls zum arithmetischen Mittel führt. Das geometrische Mittel und erst recht die anderen erwähnten Mitttelwerte (im allgemeinen Sinne des Wortes) besitzen keine so große praktische Bedeutung wie der arithmetische Mittelwert. Siehe dazu auch G. Polya in Abderhalden, V. Teil II, S. 669 ff. E. Weber, Grundriß d. biol. Statistik, 1967, Kap. 5. A. Linder, Stat. Methoden, 1960, Kap. 121.

Beispiel 1. Bei einer 36jähr. Pat., welche an den Erscheinungen eines Hyperinsulismus litt, betrugen während einer Beobachtungsperiode ohne therapeutische Beeinflussungen und unter gleichartigem, sich nicht veränderndem (stationärem) Krankheitszustand die Nüchternblutzuckerwerte:

Tabelle 4

Datum	Nüchternblutzucker in mg-% x_i	x_i^2
3. 3.	64	4 096
7. 3.	56	3 136
8. 3.	94	8 836
9. 3.	46	2 116
10. 3.	102	10 404
11. 3.	54	2 916
12. 3.	72	5 184
13. 3.	106	11 236
15. 3.	92	8 464
16. 3.	74	5 476
17. 3.	82	6 724
18. 3.	70	4 900
23. 3.	72	5 184
$N=13$	$S\,x_i=984$	$S\,x_i^2=78\,672$

$$\bar{x}=\frac{S\,x_i}{N}=\frac{984}{13}=75{,}69 \text{ mg-\%}.$$

(Anmerkung: In der letzten Spalte dieser Tabelle und den entsprechenden späteren Tabellen sind die Quadrate der Einzelwerte aufgeführt und am unteren Ende der Tabelle zusammenaddiert worden. Diese Werte werden nicht zur Bestimmung des Mittelwertes, sondern erst später zur Errechnung der Streuung benötigt. Trotzdem sollen diese Werte schon hier in der Tabelle enthalten sein. Einmal wird dadurch die Wiederholung der Tabelle in den späteren Kapiteln vermieden. Zweitens werden (später) bei der praktischen Berechnung von Mittelwert und Streuung diese Quadratwerte fast immer sofort mitbestimmt — insbesondere, wenn man mit Rechenmaschinen arbeitet. So hat die Tabelle hier gleich die Form, in der sie später praktisch benutzt wird.)

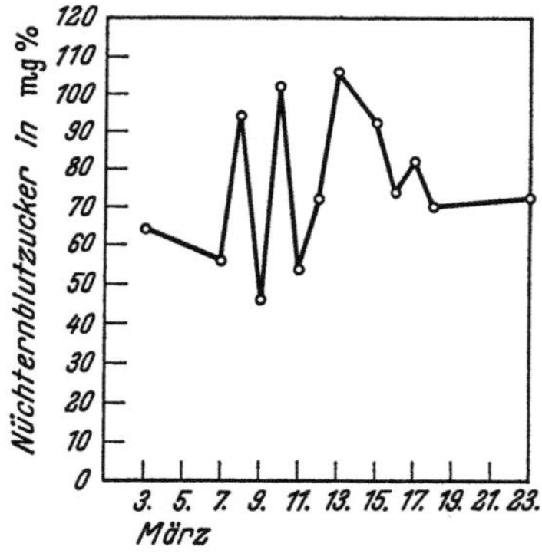

Abb. 5. Graphische Darstellung der Beobachtungswerte des Beispiels 1

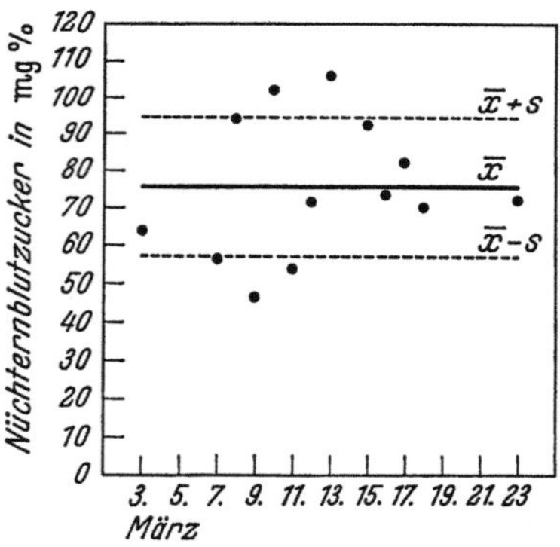

Abb. 6. Werte des Beispiels 1 mit eingezeichneten statistischen Maßzahlen (Mittelwert und Standardabweichung)

Die graphische Darstellung der gesamten Beobachtungswerte gibt einen guten Überblick (siehe Abb. 5). Werden zusätzlich noch die Werte der statistischen Maßzahlen (hier in diesem Beispiel: Mittelwert und Standardabweichung) mit eingezeichnet, so werden die wesentlichen Informationen, welche durch das Kollektiv der Beobachtungswerte gegeben werden können, klar erkennbar (siehe Abb. 6, die Standardabweichung ist schon mit eingezeichnet).

β) Berechnung des Mittelwertes bei Gruppierung der Einzelwerte in Klassen mit Klassenbreite $k = 1$

Ist der Umfang der Stichprobe sehr groß, so ist es zweckmäßig, den gesamten Zahlenbereich, den die Werte der Variablen x_i einnehmen können, in Klassen zu unterteilen. Man bestimmt dann die Anzahl der Einzelwerte (z. B. Anzahl der Patienten), welche in jede einzelne Klasse gehören.

In gleicher Form erhält man die Beobachtungsergebnisse von Variablen (unspezifischen oder spezifischen Merkmalen) *in Klassen eingeteilt,* wenn der Zahlenbereich nicht kontinuierlich gleichmäßig verfolgt wird, sondern wenn die Beobachtungsmethode von sich aus eine Einteilung der Beobachtungswerte in Klassen vornimmt. Letzteres ist zum Beispiel der Fall, wenn die Fieberdauer nur in ganzen Tagen gemessen wird und halbe, z. B. 0,57 Tage nicht gemessen werden. Die Berechnungsformel des Mittelwertes ist bei vorliegender Einteilung in Klassen etwas modifiziert.

Zunächst soll die Berechnung des Mittelwertes gezeigt werden, wenn die *Breite der Klassen k gleich der Einheit des Maßstabes* der Variablen ist ($k = 1$): Unter der Breite einer Klasse wird hier der *Zahlenbereich* innerhalb der Skala der Beobachtungswerte verstanden, der als eine Klasse zusammengefaßt wird und für den bestimmt wird, *wieviel* Einzelwerte in diesen Zahlenbereich fallen. Die Anzahl der Einzelwerte innerhalb einer Klasse bezeichnet man als *Klassenbesetzung* oder *Häufigkeit innerhalb einer Klasse* mit dem Symbol f_j. In dem folgenden Beispiel soll die Klassenbreite gerade genau so groß sein wie die Einheit des Maßstabes des beobachteten Merkmals, in diesem Falle also genau 1 Tag.

Es bedeute:

N = die Anzahl aller Einzelwerte
M = die Anzahl der Klassen
x_j = die zahlenmäßige Größe (nicht „Breite") der Klassen (genauer: der *Klassenmitten),* ausgedrückt in Einheiten der Skala der Variablen x *
f_j = Häufigkeit (= Anzahl der Beobachtungswerte) in den einzelnen Klassen.

Der Mittelwert wird dann nach der Formel

$$\bar{x} = \frac{1}{N} S f_j x_j \tag{2}$$

bestimmt.

Beispiel 2. Von 155 Kranken, die an der gleichen Infektionskrankheit litten und auf die gleiche Weise behandelt wurden, soll der statistische Mittelwert der Fieberdauer bestimmt werden (siehe Tabelle 5, S. 104).

Entsprechend der oben erwähnten Gleichung beträgt der Mittelwert

$$\bar{x} = \frac{1}{155} \cdot 848 = 5{,}47 \text{ Tage.}$$

* Der kleine, tiefgestellte Index i bedeutet, daß es sich um einen Wert handelt, der zur Urliste gehört. Kleiner, tiefgestellter Index j zeigt an, daß es sich um Werte handelt, welche zu Klassen gehören (Klassenmitte, Klassenbesetzung, Klassennummer usw.).

Einen guten Überblick über die in der Tabelle wiedergegebenen Verhältnisse erhält man durch die graphische Darstellung. Trägt man die Zahlen der ersten beiden Spalten (x_j = Fieberdauer in Tagen und f_j = Klassenbesetzung = Zahl der Kranken in der jeweiligen Klasse) in einem Koordinatensystem mit der Fieberdauer x_j als

Tabelle 5

	Fieberdauer in Tagen x_j	Zahl der Kranken (Klassenbesetzung) f_j	Gesamte Fiebertage jeder Klasse $f_j x_j$	$f_j x_j^2$
	2	2	4	8
	3	12	36	108
	4	27	108	432
	5	30	150	750
$M=9$	6	50	300	1800
	7	24	168	1176
	8	9	72	576
	9	0	0	0
	10	1	10	100
		$S f_j = 155 = N$	$S f_j x_j = 848$	$S f_j x_j^2 = 4950$

Abszisse und der Zahl der Klassenbesetzung f_j als Ordinate ein, so ergibt sich ein Säulendiagramm (Abb. 7), welches auf seinen beiden Seiten die schwächste Besetzung zeigt und dazwischen die höchsten Besetzungswerte. Es ähnelt also einer GAUSSschen Normalverteilung. Es ist im vorliegenden Falle nicht streng symmetrisch, wie auch sonst vielfach bei biologischen Messungen. Angesichts der großen Meßfehler, mit denen bei klinischen Problemen als unvermeidlich gerechnet werden muß, ist dadurch aber kaum jemals eine wesentliche Beeinträchtigung der Resultate zu erwarten.

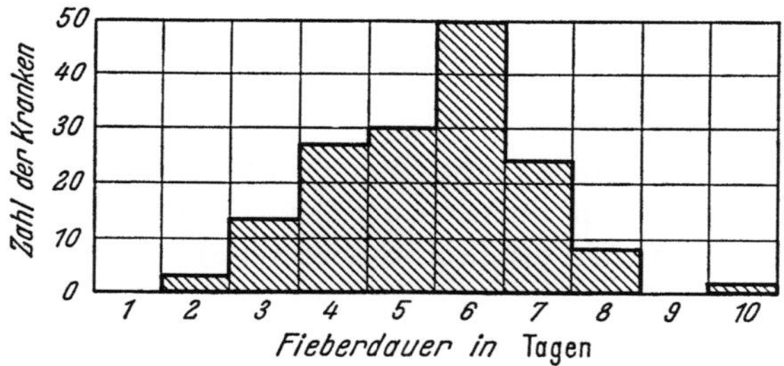

Abb. 7. Übersicht über die Beobachtungen des Beispiels 2 in Form eines Klassenbesetzungsdichtediagramms

γ) Berechnung des Mittelwertes mit Verwendung eines vorläufigen Durchschnittes ohne Klasseneinteilung

Wenn die beobachteten Werte x_i (bzw. x_j bei Unterteilung in Klassen) und die Klassenhäufigkeiten f_j sehr groß sind, kann man sich die Berechnung des Mittelwertes dadurch erleichtern, daß man einen *vorläufigen Durchschnitt D* verwendet. Als vorläufigen Durchschnitt wählt man am besten eine dem wirklichen Durchschnitt möglichst nahegelegene (und vorteilhaft auch eine ganzzahlige) Zahl, die lediglich geschätzt, nicht errechnet wird. Man rechnet dann mit den Unterschieden der Einzelwerte x_i bzw. der Klassenmittenwerte x_j vom vorläufigen Durchschnitt D. Diese Erleichterung der Rechenarbeit wirkt sich besonders später bei der Bestimmung der Streuung aus.

Die Berechnungsformel des Mittelwertes lautet dann, im Falle, daß die *Einzelwerte nicht in Klassen unterteilt* vorliegen:

$$\bar{x} = D + \frac{1}{N} S(x_i - D). \tag{3}$$

Diese Berechnungsweise des Mittelwertes mit Hilfe eines vorläufigen Durchschnittes läßt hier zunächst nicht unmittelbar eine Erleichterung der Rechenarbeit gegenüber der Berechnungsweise aus der Urliste *ohne* Verwendung eines vorläufigen Durchschnittes erkennen. Man könnte höchstens anführen, daß man nicht so große Zahlen addieren müsse. Der eigentliche Vorteil dieser Berechnungsweise mit Hilfe eines vorläufigen Durchschnittes wird erst ersichtlich, wenn auch die Berechnungsweisen der Streuung besprochen werden. Dabei werden nämlich Quadrierungen verlangt, wobei die Rechenarbeit ungleich geringer wird, wenn kurze statt lange Zahlen miteinander zu multiplizieren sind.

Tabelle 6

Datum	Nüchtern-blutzucker in mg-% x_i	Differenz der Einzelwerte x_i vom vorläufigen Durchschnitt D=95 mg-% $x_i - D$		$(x_i-D)^2$
17. 5.	100		+ 5	25
18. 5.	88	− 7		49
19. 5.	94	− 1		1
20. 5.	96		+ 1	1
22. 5.	108		+13	169
23. 5.	74	−21		441
24. 5.	84	−11		121
26. 5.	126		+31	961
27. 5.	146		+51	2601
28. 5.	88	− 7		49
29. 5.	124		+29	841
30. 5.	96		+ 1	1
31. 5.	88	− 7		49
1. 6.	102		+ 7	49
2. 6.	100		+ 5	25
3. 6.	112		+17	289
4. 6.	116		+21	441
5. 6.	80	−15		225
6. 6.	106		+11	121
8. 6.	78	−17		289
16. 6.	94	− 1		—
		−87	+192	
N=21		$S(x_i-D)=+105$		$S(x_i-D)^2=6749$

Beispiel 3. Bei der gleichen Patientin mit Hyperinsulinismus des Beispiels 1 wurden nach Teilresektion der Bauchspeicheldrüse die Nüchternblutzuckerwerte an

21 verschiedenen Tagen bestimmt. Die Ergebnisse sind in Tabelle 6 wiedergegeben. Entsprechend der Gleichung (1) errechnet sich aus den Werten dieser Urliste ein durchschnittlicher Nüchternblutzuckerwert von genau

$$\bar{x} = \frac{S\,x_i}{N} = \frac{2100}{21} = 100\ \text{mg-}\%\,.$$

Hätten wir als vorläufigen Durchschnitt vorher einen Wert von $D = 95$ mg-% gewählt gehabt, so hätte man die Differenzen $x_i - D$ bestimmt, deren Beträge ebenfalls in der Tabelle 6 in einer eigenen Spalte aufgeführt sind. Man beachte, daß diese Beträge zum Teil negativ sind. Addiert man all diese Differenzen, unter Berücksichtigung ihrer Vorzeichen, so erhält man $S(x_i - D) = 105$, welches dividiert durch $N = 21$ den Betrag $+5$ ergibt; dieser wird zum vorläufigen Durchschnitt $D = 95$ addiert und ergibt den wahren Mittelwert $\bar{x} = 100$.

$$\bar{x} = D + \frac{1}{N}\,S\,(x_i - D) \qquad \text{entsprechend Gl. (3)}$$

$$= 95 + \frac{1}{21}\cdot 105 = 95 + 5 = 100\ \text{mg-}\%\,.$$

Die graphische Darstellung der beobachteten Werte (s. Abb. 8) kann gut vor Augen führen, was die Verwendung eines vorläufigen Durchschnittes bedeutet: Das ursprüngliche Maßstabsystem (x_i) wird transformiert in ein neues Maßstabsystem mit den Ordinaten $x_i - D$, wobei dies neue, transformierte Maßstabsystem so gelagert ist, daß die einzelnen Punkte (= Beobachtungswerte) zahlenmäßig kleinere Ordinaten besitzen. Letzteres bedingt die wesentliche Erleichterung der numerischen Bearbeitung der Beobachtungswerte. So hat zum Beispiel der Punkt x_1 (= Beobachtungswert vom 22. 5.) gegenüber der großen Ordinate $x_i = 108$ mg-% im originalen Bezugs-

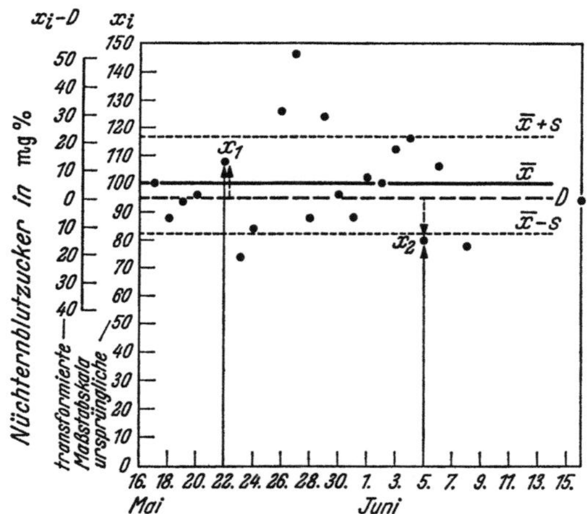

Abb. 8. Darstellung der Beobachtungswerte des Beispiels 3 unter Verwendung eines vorläufigen Durchschnitts D

system (ausgezogener Pfeil) im neuen Maßstabsystem eine kleine Ordinate $x_i - D = +13$ mg-% (gestrichelter Pfeil). Entsprechendes gilt für den Punkt x_2: große ($x_i = 80$ mg-%) (ausgezogene) Ordinate im originalen gegenüber kleiner ($x_i - D = -15$ mg-%), in diesem Falle negativer (gestrichelter) Ordinate im transformierten Maßstabsystem.

δ) *Berechnung des Mittelwertes bei Zusammenfassung der Beobachtungswerte in Klassen von der Klassenbreite $k=1$ und bei Verwendung eines vorläufigen Durchschnittes (Multiplikationsverfahren)*

Sollen aus einer sehr großen Anzahl N von Beobachtungswerten die statistischen Maßzahlen errechnet werden, so werden wir die Beobachtungswerte in Klassen unterteilen, wie wir schon vorher besprochen haben. Besonders dann, wenn die Beobachtungswerte selbst zahlenmäßig sehr groß sind, wird man einen vorläufigen Mittelwert zu Hilfe nehmen. Unter Verwendung der bisher schon erklärten Symbole modifiziert sich dann die Berechnungsformel für den Mittelwert $\bar{x}$:

$$\bar{x}=D+\frac{1}{N}S\,f_j\,(x_j-D)\,. \tag{4}$$

Als vorläufigen Durchschnitt wird man zweckmäßigerweise die Klassenmitte der am stärksten besetzten Klasse, deren f_j also zahlenmäßig am größten ist, wählen.

Man beachte, daß hier über den Fall der Klasseneinteilung in Klassen der Breite k $=1$ Einheit des Beobachtungsmaßstabes gesprochen wird.

Um den modus procedendi aufzuzeigen, sollen die Zahlen des Beispiels 2 (siehe Tabelle 5) mit Hilfe eines vorläufigen Durchschnittes bearbeitet werden. Als vorläufiger Durchschnitt wird diejenige Fieberdauer gewählt, welche am häufigsten vorkommt. Das ist in diesem Beispiel eine Fieberdauer von 5 Tagen.

Tabelle 7

Krankheitsdauer in Tagen x_j	Differenz vom provisorischen Mittel x_j-D	Zahl der Kranken (Klassenbesetzung) f_j	$f_j(x_j-D)$	$f_j(x_j-D)^2$
2	−3	2	− 6	18
3	−2	12	−24	48
4	−1	27	−27	27
$D=$ 5	0	30	−57	0
6	+1	50	+ 50	50
7	+2	24	+ 48	96
8	+3	9	+ 27	81
9	+4	0	0	0
10	+5	1	+ 5	25
			+130	
			− 57	
Summe:		$S\,f_j=155=N$	$S\,f_j(x_j-D)=+73$	$S\,f_j\,(x_j-D)^2=345$

Entsprechend Gleichung (4) ist

$$\bar{x}=D+\frac{1}{N}S\,f_j\,(x_j-D)$$

$$=5+\frac{1}{155}\cdot 73=5+0{,}47=5{,}47\,.$$

Das mit Hilfe der Klasseneinteilung und des Multiplikationsverfahrens gewonnene Mittel ist also identisch mit dem direkt aus der Urliste errechneten arithmetischen Mittel.

ε) *Berechnung des Mittelwertes bei Einteilung der Beobachtungswerte in Klassen mit einer Klassenbreite, welche nicht gleich der Maßeinheit ist* ($k \neq 1$)

Bisher war schon besprochen worden, daß es zweckmäßig ist, bei sehr großer Gesamtzahl N der Einzelwerte x_i diese Einzelwerte x_i in Klassen zusammenzufassen. Dabei betrug bisher die Breite der Klassen genau *eine* Einheit des verwendeten Maßstabes. Sind die Schwankungen der Einzelwerte sehr groß in bezug auf die Größe der Maß*einheit,* so würde eine solche Einteilung in Klassen der Breite $k=1$ eine Unterteilung in eine sehr große Anzahl M von Klassen ergeben, wobei die einzelne Klasse unter Umständen nur schwach besetzt wäre. Sind die Schwankungen der Variablen sehr eng um den Mittelwert gelagert, in Hinblick auf die Größe einer Skaleneinheit, so würde eine Klasseneinteilung der Klassenbreite $k=1$ nur ganz wenige Klassen ergeben (M sehr klein). Dieses würde wiederum eine Fehlerquelle darstellen können.

Deswegen halte man sich an die *Faustregel,* bei Zusammenfassung der Beobachtungswerte der Urliste in Klassen die Anzahl M der Klassen zwischen 10 bis maximal 20 Klassen zu wählen. Dadurch ist man aber gezwungen, die Breite der Klassen größer oder kleiner als eine Maßstabseinheit zu gestalten ($k \neq 1$). Die Berechnungsformeln für die statistischen Maßzahlen werden dadurch weiter modifiziert. Man lasse sich nicht davon abschrecken, daß diese Formeln dann komplizierter erscheinen. In der praktischen Anwendung werden sie ihre Vorteile erkennen lassen, wenn man eine sehr große Anzahl von Beobachtungswerten zu verarbeiten hat.

In diesen Formeln sollen bedeuten:

k = Klassenbreite, gemessen in Einheiten des Maßstabes der Variablen

M = Anzahl der Klassen

D = gewählter vorläufiger Durchschnitt, wobei man als vorläufigen Durchschnitt die *Klassenmitte* der am häufigsten besetzten Klasse wählt, wieder gemessen in Einheiten des Maßstabes der Variablen

x_j = Klassenmitten, angegeben durch den entsprechenden Wert der originalen Maßstabskala der Variablen

z_j = Nummer der Klassen, wenn man alle Klassen von der Klasse des vorläufigen Durchschnittes ausgehend numeriert, sowohl nach der positiven wie nach der negativen Seite hin. Die Klasse des vorläufigen Durchschnittes erhält den Wert $z_j=0$. Diese Durchnumerierung soll durch die Abb. 9 zusätzlich erklärt

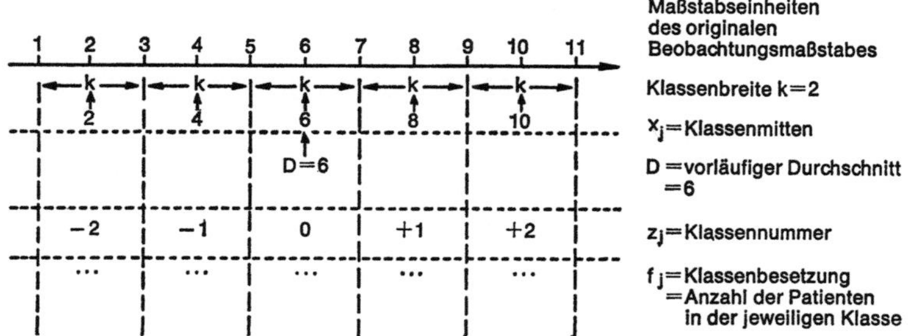

Abb. 9. Durchnumerierung der Klassen bei Klassierung der Werte in Klassen der Breite k ungleich 1, und bei Verwendung eines vorläufigen Mittelwertes D

werden. Es ist

$$z_j = \frac{x_i - D}{k}.$$

Mit Hilfe dieser Symbole ausgedrückt, beträgt dann der Mittelwert $\bar{x}$, wenn *kein vorläufiger Durchschnitt D* verwendet wird:

$$\bar{x} = \frac{1}{N} S f_j x_j. \tag{5}$$

Diese Gleichung stimmt also mit der Gleichung für den Mittelwert bei Klasseneinteilung mit der Klassenbreite $k=1$ (Gl. 2) völlig überein.

Bei *Verwendung eines vorläufigen Mittelwertes D* und Klasseneinteilung mit Klassenbreite $k \neq 1$ lautet die Berechnungsformel für den Mittelwert:

$$\bar{x} = D + \frac{k}{N} S f_j z_j, \tag{6}$$

wobei $z_j = \frac{x_j - D}{k}$ ist (siehe Abb. 9).

Als praktisches Beispiel sollen hier die Beobachtungswerte des Beispiels 3 bearbeitet werden, obwohl die Anzahl dieser Werte mit $N=21$ nicht so groß ist, daß sich eine Einteilung in Gruppen eigentlich lohnt. Trotzdem sollen gerade hier die Zahlen dieses Beispiels verwendet werden, weil dann später durch Vergleich der Mittelwerte, welche aus der Urliste (s. S. 105) und aus gruppierten Tabellen gewonnen wurden, auf gewisse Nachteile und sogar Fehlermöglichkeiten der Gruppierungsmethode hingewiesen werden kann.

Beispiel 4. Die Beobachtungswerte des Beispiels 3 sind in Tabelle 8 dargelegt. Zerteilen wir den ganzen Bereich, über welchen die Nüchternblutzuckerwerte schwan-

Tabelle 8

Klassengrenzen	Klassenmitte x_j	Klassennummer z_j	Anzahl der Patienten f_j	$f_j z_j$	$f_j z_j^2$
72,6— 77,5	75	−4	1	−4	16
77,6— 82,5	80	−3	2	−6	18
82,6— 87,5	85	−2	1	−2	4
87,6— 92,5	90	−1	3	−3	3
92,6— 97,5	95=D	0	4	0 −15	0
97,6—102,5	100	+1	3	+3	3
102,6—107,5	105	+2	1	+2	4
107,6—112,5	110	+3	2	+6	18
112,6—117,5	115	+4	1	+4	16
117,6—122,5	120	+5	0	0	0
122,6—127,5	125	+6	2	+12	72
127,6—132,5	130	+7	0	0	0
132,6—137,5	135	+8	0	0	0
137,6—142,5	140	+9	0	0	0
142,6—147,5	145	+10	1	+10	100
				+37	
$k=5$			$S f_j = 21 = N$	$S f_j z_j = +22$	$S f_j z_j^2 = 254$

ken (74 ÷ 146 mg-%) [4], in gleichgroße Klassen der Klassenbreite $k = 5$ mg-% und wählen wir als vorläufigen Durchschnitt $D = 95$ mg-%, so stellen sich die gruppierten Werte der Urliste folgendermaßen dar (daß die einzelnen Klassen zum größten Teil sehr schwach besetzt sind, liegt daran, daß das ausgewählte Beispiel grundsätzlich für Gruppierung ungeeignet ist, läßt den modus procedendi der Berechnung dafür aber nicht schlechter erkennen als bei einem geeigneteren Beispiel) (siehe Tabelle 8, S. 109).

Entsprechend Gleichung (6) ist

$$\bar{x} = D + \frac{k}{N} S f_j z_j$$

$$= 95 + \frac{5}{21} \cdot 22 = 95 + 5{,}238 = 100{,}238 \text{ mg-\%}.$$

Vergleichen wir die Beträge der Mittelwerte, welche wir durch Errechnung unmittelbar aus den Werten der Urliste (s. Beisp. 3) und aus den in Klassen eingeteilten Werten (s. Beisp. 4) erhalten haben, so sind diese nicht gleichgroß (100,0 mg-% und 100,238 mg-%). Der Unterschied von 0,238 ist zwar nicht groß, aber er deutet darauf hin, daß durch die Zusammenfassung von mehreren Werten der Urliste zu einer einzigen Klasse eine gewisse, wenn auch geringe Ungenauigkeit in Kauf genommen wird. Diese Ungenauigkeit ist dadurch bedingt, daß die Werte innerhalb einer Klasse nicht völlig symmetrisch um die Klassenmitte gelagert sind, daß aber bei der Berechnungsweise der Wert der Klassenmitte stellvertretend für die einzelnen Werte der Klasse verwendet wird. Hieraus ist zu erkennen, daß diese Ungenauigkeit um so geringer wird, je stärker die einzelnen Klassen besetzt sind, weil bei großer Klassenbesetzung eine symmetrische Lagerung der Einzelwerte um den Klassenmittenwert immer besser erreicht sein wird. Bei der Besprechung der Berechnungsformel für die Streuung kommen wir auf diese Verfälschungsmöglichkeit durch Klasseneinteilung nochmals zu sprechen. Eine Berechnung aus der Urliste — auch unter Verwendung eines vorläufigen Durchschnittes — führt immer zum richtigen Wert und sollte bei klinisch-therapeutischen Untersuchungen, bei welchen riesengroße Stichproben doch nur sehr selten vorkommen, möglichst durchgeführt werden, insbesondere, wenn eine Rechenmaschine zur Verfügung steht.

b) Die Streuungsmaße (Standardabweichung und Varianz)

Der Mittelwert wurde als ein Wert definiert, welcher in der Mitte der verschieden großen Einzelwerte liegt, um welchen die Einzelwerte streuen. Die Größe dieser Schwankungen der Einzelwerte, ob sie nun sehr nahe um den Mittelwert verteilt liegen oder ob sie einen großen Schwankungsbereich nach beiden Seiten über den Mittelwert hinaus zeigen, wird durch die *Standardabweichung (standard deviation)* exakt ausgedrückt und gemessen. Sie wird symbolisiert durch s und in der Literatur durch eine ganze Reihe von Synonyma ausgedrückt (siehe Tabelle 2). In der Statistik spielt auch das Quadrat dieser Streuung s^2 eine große Rolle, welches wir als *Varianz (variance)* benennen wollen. Aber auch für diesen Begriff sind eine Reihe Synonyma gebräuchlich (siehe Tabelle 2).

[4] Das Zeichen ÷ bedeutet „von dem Wert ... bis zum Wert ...“. In diesem Falle soll also ausgedrückt werden, daß die Anzahl der Klassen von 10 bis höchstens 20 betragen soll.

Die *Standardabweichung* s einer variablen, zufälligen Größe x_i wird als die Quadratwurzel aus der *Varianz* definiert. Die *Varianz* s^2 wird als das mittlere Quadrat der Abweichungen der Einzelwerte x_i vom (arithmetischen) Mittelwert $\bar{x}$ definiert.

$$s^2 = \frac{1}{N-1} S(x_i - \bar{x})^2 , \tag{7}$$

$$s = \pm \sqrt{\frac{S(x_i - \bar{x})^2}{N-1}} . \tag{8}$$

In dieser Definition der Varianz können folgende allgemein wichtige Teilausdrücke als *Sonderbegriffe* unterschieden werden:

$S(x_i - \bar{x})^2$ Summe der *A*bweichungs*q*uadrate
(sum of squares)
SAQ

und $n-1 =$ Anzahl der *F*reiheitsgrade dieses Ausdruckes
(*d*egrees of *f*reedom)
fg (im Engl. oft als *d.f.* abgekürzt)

Unter Verwendung dieser Begriffe kann man die Varianz auch in einer allgemeineren Weise definieren als

$$\text{Varianz } s^2 = \frac{SAQ}{fg} . \tag{7 a}$$

Diese Begriffe der „Summe der Abweichungsquadrate“ und „Anzahl der Freiheitsgrade“ werden bei sehr vielen statistischen Testverfahren, insbesondere bei den höheren Verfahren, wie z. B. der „Streuungszerlegung“ (engl.: analysis of variance), benutzt.

Bei der numerischen Bestimmung der Streuung verwendet man modifizierte Berechnungsformeln, je nachdem, ob die Einzelwerte in Klassen zusammengefaßt sind oder ob ein vorläufiger Durchschnitt verwendet wird (genau so, wie wir das bei der Berechnung des Mittelwertes schon gesehen haben).

α) Berechnung der Standardabweichung und der Varianz aus der Urliste

Der Definition 7 nach errechnet sich die Varianz so, daß die Differenz aller Einzelwerte x_i vom Mittelwert $\bar{x}$ bestimmt und quadriert wird, daß anschließend diese Abweichungsquadrate addiert werden und die so gebildete Summe der Abweichungsquadrate durch $N-1$ dividiert wird. Würde man tatsächlich in dieser Weise verfahren, so müßte man fast immer Differenzen quadrieren, welche Dezimalstellen besitzen, weil der Mittelwert $\bar{x}$ nur in Ausnahmefällen eine ganze Zahl ist. Daher kann man für die Berechnung der Streuung 3 gleichwertige, nur formal verschiedene Ausdrücke für die Größe $S(x_i - \bar{x})^2$ verwenden.

Es ist

$$S(x_i - \bar{x})^2 = S x_i^2 - \frac{(S x_i)^2}{N} \tag{9 a}$$

$$= S x_i^2 - \bar{x} \cdot S x_i \tag{9 b}$$

$$= S x_i^2 - N \cdot \bar{x}^2 . \tag{9 c}$$

Entsprechend errechnet sich die Varianz nach den Berechnungsformeln:

$$s^2 = \frac{1}{N-1}\left(S\,x_i^2 - \frac{[S\,x_i]^2}{N}\right) \tag{7 a}$$

$$= \frac{1}{N-1}\left(S\,x_i^2 - \bar{x}\cdot S\,x_i\right) \tag{7 b}$$

$$= \frac{1}{N-1}\left(S\,x_i^2 - N\cdot\bar{x}^2\right). \tag{7 c}$$

Das Rechnen mit der zuletzt erwähnten Berechnungsformel (7 a) hat noch weitere Vorteile:

1. diese Formel verwendet nur Zahlenausdrücke, welche aus der Urliste unmittelbar (und bei Verwendung einer Rechenmaschine in einem Arbeitsgang) erhalten werden ($S\,x_i^2$; $S\,x_i$);

2. ist die Stichprobe, zu welcher Mittelwert und Standardabweichung bzw. Varianz berechnet werden, in ihrem Umfang noch nicht endgültig, so kann man bei der späteren Mitberücksichtigung *neu hinzugekommener Beobachtungswerte* von den Zahlenwerten der Größen $S\,x_i^2$ und $S\,x_i$ der *alten,* schon *vorhanden* gewesenen *Beobachtungswerte ausgehen,* sofern, was oft der Fall sein wird, später noch neue Beobachtungswerte x_i dazukommen, so daß N also nachträglich noch größer wird. Man muß also nur für die neu hinzukommenden Werte die entsprechenden Beträge noch hinzuaddieren, ohne alle alten Werte nochmals nachrechnen zu müssen. Den gleichen Vorteil bietet dieses Rechenverfahren, wenn nachträglich *einzelne* der bisher schon vorhandenen *Werte wieder ausgeschlossen* werden müssen.

Hätte man mit der Differenz aller Einzelwerte x_i gegenüber dem zugehörigen Mittelwert $\bar{x}$ operiert, so hätte sich nach Hinzutreten neuer Werte zu dieser gleichen Stichprobe oder nach Wegfall einzelner Werte aus dieser Stichprobe selbstverständlich ein neuer Mittelwert $\bar{x}$ ergeben, und alle einzelnen Differenzen $x_i - \bar{x}$ hätten wieder neu beerechnet werden müssen. Bei dem hier vorgeschlagenen Rechenverfahren werden aber nur die Anteile der hinzukommenden bzw. wegfallenden Werte zu den Rechenzwischengrößen $S\,x_i$ und $S\,x_i^2$ hinzuaddiert bzw. subtrahiert, ohne daß für die schon vorhandenen und weiter gültigen Einzelwerte x_i diese Rechnungen wiederholt zu werden brauchten. Aus diesen Summenzwischengrößen werden dann erst Mittelwert und Streuung errechnet.

Der zeitliche Ablauf der Berechnungen geschieht also in folgender Reihenfolge (s. Tabelle 9).

So werden in den folgenden Abschnitten über die Berechnung der Streuung bei den verschiedenen Formen, in welchen die Beobachtungswerte vorliegen können, jeweils hinter der allgemeinen Formel für die Varianz die Berechnungsformeln aufgeführt.

Beispiel 5. Zu den Beobachtungswerten des Beispiels 1 sollen die Varianz und die Standardabweichung errechnet werden. In die Gleichung (7 a) werden die entsprechenden Zahlenwerte eingesetzt, die wir in Tabelle 4 schon mit ausgerechnet hatten:

$$s^2 = \frac{1}{N-1}\left(S\,x_i^2 - \frac{[S\,x_i]^2}{N}\right)$$

$$SAQ = \left(78\,672 - \frac{984^2}{13}\right) = 4191$$

$$s^2 = \frac{4191}{13-1} = \frac{4191}{12}$$

$$= 349{,}23 \text{ mg-}\%$$

$$s = \pm 18{,}68 \text{ mg-}\%.$$

Die in diesem Beispiel erwähnten Beobachtungswerte stellen also eine Stichprobe des Umfanges $N = 13$ dar, welche durch die statistischen Maßzahlen, Mittelwert

$\bar{x}=75{,}69$ und Standardabweichung $s=18{,}68$, gekennzeichnet ist. In der Abb. 6 (Seite 102) ist die Bedeutung dieser statistischen Maßzahlen graphisch dargestellt.

Tabelle 9. *Schema der Arbeitsgänge bei der Einfügung neu hinzukommender oder der nachträglichen Ausscheidung schon verwendeter Werte zur Berechnung der Parameter der definitiven Stichprobe*

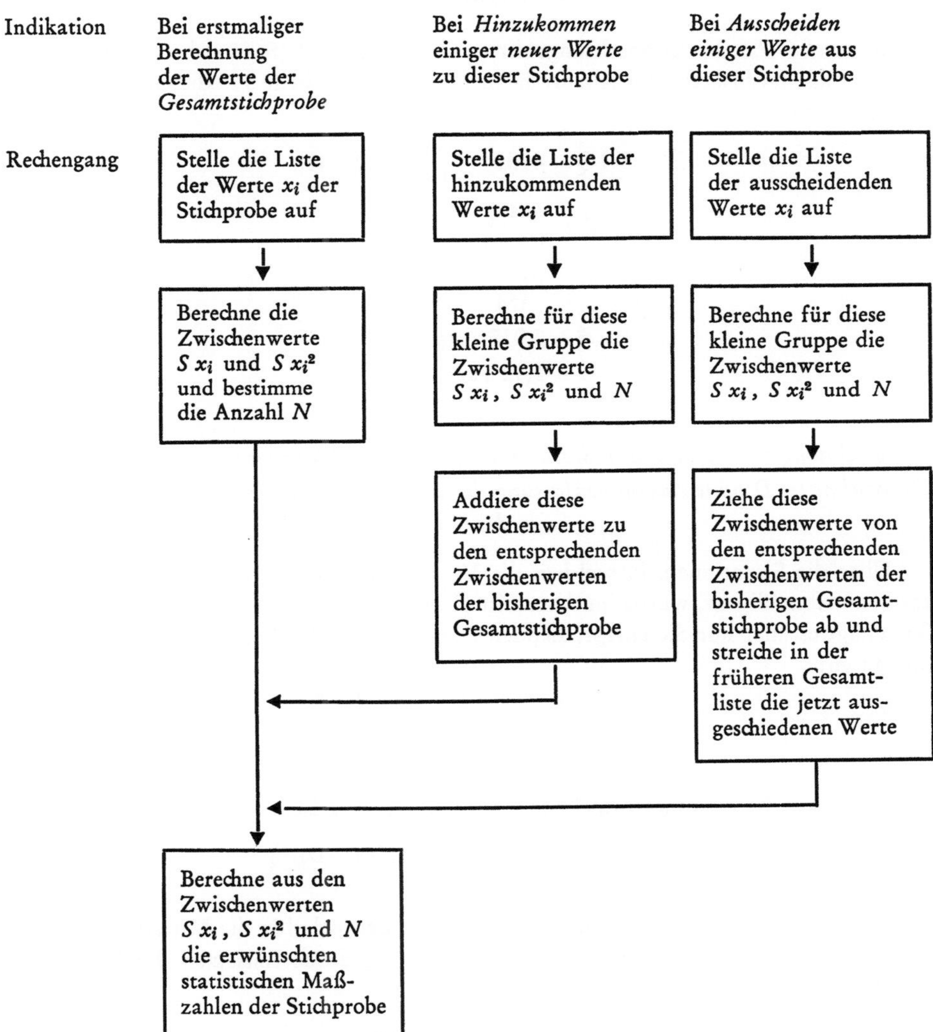

β) Berechnung der Varianz und Standardabweichung bei Gruppierung der Einzelwerte in Klassen mit der Klassenbreite $k=1$

Bei Verwendung der Symbole, welche schon im Abschnitt über die Berechnung des Mittelwertes erklärt wurden (s. S. 103), errechnet sich die Varianz s^2 aus

$$s^2=\frac{1}{N-1}\,S\,f_j\,(x_j-\bar{x})\,. \tag{10}$$

Die Berechnungsformel lautet

$$s^2 = \frac{1}{N-1}\left(S\, f_j\, x_j^2 - \frac{[S\, f_j\, x_j]^2}{N}\right) \tag{10 a}$$

Bei dieser Berechnungsweise ergibt sich

$$SAQ = S\, f_j\, x_j^2 - \frac{[S\, f_j\, x_j]^2}{N}$$

Beispiel 6. Zu den Beobachtungswerten des Beispiels 2 (S. 104) berechnen wir die Varianz durch Einsetzen der entsprechenden Werte aus Tabelle 5 in die Gleichung (10 a) und erhalten:

$$SAQ = 4950 - \frac{848^2}{155} = 310{,}62$$

$$s^2 = \frac{SAQ}{155-1}$$

$$= \frac{310{,}62}{154}$$

$$s^2 = 2{,}017 \text{ Tage}$$

$$s = 1{,}42 \text{ Tage.}$$

γ) Berechnung der Varianz und Standardabweichung mit Verwendung eines vorläufigen Durchschnittes D ohne Zusammenfassung der Einzelwerte in Klassen (also: Berechnung aus der Urliste)

Über die Situationen, in welchen die Verwendung eines vorläufigen Durchschnittes D zweckmäßig ist, wurde im Abschnitt über die Mittelwertsberechnung gesprochen. So genügt es, hier nur die entsprechenden Formeln für SAQ und Varianz anzuführen. Sie lauten:

$$SAQ = S[(x_j - D) - (\bar{x} - D)]^2$$

$$s^2 = \frac{SAQ}{N-1} \tag{11}$$

Die praktische Berechnungsformel für SAQ und Varianz ist:

$$s^2 = \frac{1}{N-1}\left(S\,(x_j - D)^2 - \frac{[S(x_j - D)]^2}{N}\right) \tag{11 a}$$

Beispiel 7. Für die Zahlen des entsprechenden Beispiels für die Mittelwertsberechnung (Beispiel 3, S. 106) errechnet sich die Varianz durch Einsetzen der Werte aus der Tabelle 6 in die Gl. (11 a) mit:

$$SAQ = 6749 - \frac{105^2}{21}$$

$$= 6749 - 525 = 6224$$

$$s^2 = \frac{6224}{21-1}$$

$$= 311{,}2 \text{ mg-\%}$$

$$s = 17{,}64 \text{ mg-\%}.$$

In der Abb. 8 ist die Größe dieser Streuung graphisch dargestellt.

δ) Berechnung der Varianz und Standardabweichung bei Zusammenfassung der Einzelwerte in Klassen von der Klassenbreite $k=1$ und bei Verwendung eines vorläufigen Durchschnittes

Die allgemeine Formel für die Varianz lautet:

$$s^2 = \frac{1}{N-1} S f_j [(x_j - D) - (\bar{x} - D)]^2 \tag{12}$$

Zur Berechnung verwendet man vorteilhaft die Gleichung

$$s^2 = \frac{1}{N-1} \left(S f_j (x_j - D)^2 - \frac{[S f_j (x_j - D)]^2}{N} \right) \tag{12 a}$$

Dieses soll erläutert werden am

Beispiel 8. Die Varianz und Standardabweichung zu den Befunden des Beispiels 2 errechnen sich unter Verwendung des vorläufigen Durchschnitts $D=5$ Tage durch Einsetzen der entsprechenden Zahlenwerte aus der Tabelle 7 (Seite 107) in die obige Formel (12 a) und ergeben:

$$\begin{aligned} s^2 &= \frac{1}{155-1} \left(345 - \frac{73^2}{155} \right) \\ &= \frac{1}{154} (345 - 34{,}38) = \frac{310{,}62}{154} \\ &= 2{,}017 \text{ Tage} \\ s &= 1{,}42 \text{ Tage.} \end{aligned}$$

Dieses sind die gleichen Werte, welche bei der Berechnung ohne Verwendung eines vorläufigen Durchschnittes herauskamen (siehe Beisp. 6).

ε) Berechnung der Varianz und Standardabweichung bei Einteilung der Einzelwerte in Klassen mit einer Klassenbreite, welche nicht gleich der Maßeinheit ist ($k \neq 1$)

Unter Verwendung der auf Seite 108 und in Abb. 9 erklärten Symbole beträgt bei dieser Form des Vorliegens der Untersuchungsergebnisse die Varianz:

$$s^2 = \frac{k^2}{N-1} \left(S f_j z_j^2 - \frac{(S f_j z_j)^2}{N} \right) \tag{13 a}$$

Beispiel 9. Zu den Zahlen des Beispiels 4 auf Seite 109 errechnet sich mit den Werten der Tabelle 8 und der oben erwähnten Formel (13 a) eine Varianz von

$$\begin{aligned} s^2 &= \frac{5^2}{21-1} \left(254 - \frac{22^2}{21} \right) = \frac{25}{20} \cdot 230{,}96 = \frac{5774}{20} \\ &= 288{,}7 \text{ mg-}^0/_0 \\ s &= 16{,}99 \text{ mg-}^0/_0. \end{aligned}$$

Verglichen mit den Werten, welche direkt aus der Urliste (mit oder ohne Hilfe eines vorläufigen Durchschnittes) gewonnen wurden (Beispiel 7), erkennen wir wiederum einen Unterschied, wie wir ihn oben bei der Berechnung des Mittelwertes aus Einzelwerten, welche in Klassen eingeteilt waren, gesehen haben. Zur Korrektur dieser Diskrepanz kann man die SHEPPARDsche Korrektur anwenden, indem der Wert $k^2/12$ von dem Wert der Varianz abgezogen wird. Aber in kleinen Stichproben hilft diese Korrektur nicht sicher: deshalb sollte die Berechnung aus der Urliste, mit oder ohne vorläufigem Durchschnitt, möglichst immer durchgeführt werden.

Mit Anwendung der SHEPPARD*schen Korrektur* würde das letzte Beispiel lauten:

$$s^2 = \left[\frac{5^2}{20} 230{,}96\right] - \frac{25}{12} = 288{,}7 - 2{,}0833$$
$$= 286{,}6167 \text{ mg-}^0/_0$$
$$s = 16{,}93 \text{ mg-}^0/_0.$$

ζ) Berechnung von Mittelwert und Standardabweichung auf einer digitalen Datenverarbeitungsanlage, Rechenprogramm in Form eines FORTRAN[5]-subroutine-Unterprogrammes

Format der Eingabedaten der Beispiele 1 und 3, die Rechenprogramme und die erzeugte Ergebnisliste sind im Anhang „Computerlisten" in Liste C 1 bis C 6 wiedergegeben.

c) Prüfung der Unterschiede statistischer Maßzahlen von Stichproben einer einzigen Zufallsvariablen

In den vorherigen Abschnitten waren die statistischen Maßzahlen zur Kennzeichnung von Stichproben sogenannter eindimensionaler Zufallsvariablen erklärt worden. Die verschiedenen Berechnungsmethoden zur Bestimmung der Werte dieser statistischen Größen waren geschildert worden. Bei der klinisch-therapeutischen Forschung kommt es auf die rein empirische Bewertung bestimmter Behandlungsverfahren an. Diese Bewertung wird, wenn möglich, auf den Vergleich zwischen *verschiedenen* Krankheitsverläufen oder Krankheitszuständen zurückgeführt, die unter einer *bekannten Standardtherapie* und der erst noch zu *beurteilenden Testtherapie* aufgetreten waren. Falls noch keine Standardtherapie existiert, können auch zwei in ihrer Wirkung noch nicht gesicherte Testtherapien miteinander zu vergleichen und aneinander zu messen sein (vgl. Kap. IV. A). Formal besteht die Bewertungsaufgabe also darin, *zwei* (oder mehrere) Stichproben miteinander zu vergleichen und zu entscheiden, ob beide Stichproben aus einer einzigen Grundgesamtheit stammen können, ob also ein Wirkungsunterschied zwischen den beiden Therapieformen nicht erkennbar oder auch nicht vorhanden ist.

Der Vergleich verschiedener Stichproben untereinander führt auf die Aufgabe, zu prüfen, ob beobachtete Unterschiede der statistischen Maßzahlen verschiedener Stichproben signifikant sind oder nicht.

Wir werden hier zuerst über das wichtigste Prüfverfahren zur Beurteilung des Unterschiedes von Mittelwerten kleiner Stichproben, den sogenannten „*t*-Test", sprechen. Die Voraussetzungen, die für die Anwendung des *t*-Testes erfüllt sein müssen, werden aufgezählt werden, und die Möglichkeiten, wie man dieses sicherstellen kann.

α) t-Test zur Prüfung des Unterschiedes von Mittelwerten kleiner, voneinander unabhängiger Stichproben

Prinzip: Der Unterschied zwischen Mittelwerten kleiner Stichproben wird seinerseits ebenfalls einer Zufallsschwankung unterliegen, die in Zusammenhang mit den Varianzen innerhalb der einzelnen Stichproben steht. Nur wenn ein Mittelwertsunter-

[5] FORTRAN (aus „Formula-Translation-Language") = Name einer symbolischen Programmiersprache. Siehe Kapitel V. G über Prinzipien und Erklärung der äußeren Form und Anwendung symbolischer Rechenprogramme.

schied wesentlich größer als diese möglichen Zufallsunterschiede kleiner Stichproben aus ein und derselben Grundgesamtheit ist, kann er als signifikant angesehen werden. Als konventionelle Sicherheitsschranken sollen wieder 5%, 1% und 0,1% Irrtumswahrscheinlichkeit gelten. Als Prüfgröße hierfür soll der sog. t-Wert errechnet werden.

Sachverhalt: Es liegen zwei voneinander unabhängige Stichproben der Zufallsvariablen x_i vor. Sie sollen gekennzeichnet sein durch ihre Mittelwerte und Varianzen und die Anzahl der in ihnen enthaltenen Einzelwerte x_i, nämlich N_1 bzw. N_2. Die Voraussetzungen (symmetrischer Häufigkeitsverteilungstyp und gleiche Varianz) sollen in beiden Stichproben erfüllt sein.

Die Prüfgröße t errechnet sich dann nach der Formel:

$$t = \frac{|\bar{x}'' - \bar{x}'|}{s_d} \sqrt{\frac{N_1 \cdot N_2}{N_1 + N_2}} \tag{14}$$

wobei bedeuten:

$\bar{x}''$, $\bar{x}'$ die Mittelwerte der zweiten und ersten Stichprobe,

$|\bar{x}'' - \bar{x}'|$ Absolutbetrag der Differenz dieser Mittelwerte,

s_d die zu dieser Differenz der Mittelwerte zugehörige Standardabweichung. Sie errechnet sich nach der Formel:

$$s_d^2 = \frac{1}{N_1 + N_2 - 2} (SAQ_1 + SAQ_2) \tag{15}$$

Hierbei bedeuten SAQ_1 und SAQ_2 die Summen der Abweichungsquadrate in den beiden Stichproben, mit

$$SAQ = S\,(x_i - \bar{x})^2 \text{ (lt. Definition).} \tag{16}$$

Die Rechnung wird durch das Rechenschema auf Seite 118 erleichtert:

Beispiel 10: In früheren Beispielen waren die Nüchternblutzuckerwerte bei einer Patientin mit einem Inselzelladenom vor und nach Operation betrachtet worden (Beispiel 1 = Werte vor Operation; Beispiel 3 = Werte nach Operation). Es waren zu diesen Stichproben die Nüchternblutzuckermittelwerte, die Summen der Abweichungsquadrate und die Streuungen (in Beispiel 5 = Werte vor Operation und Beispiel 7 = Werte nach Operation) errechnet worden. Jetzt soll der *Unterschied* der Nüchternblutzucker-*Mittelwerte* vor und nach Operation ($\bar{x}_{\text{vor Op.}} = 75{,}7$ mg-%, $\bar{x}_{\text{nach Op.}} = 100$ mg-%) mit Hilfe des t-Testes darauf hin geprüft werden, ob diese, durch die Behandlung erreichte Normalisierung des Nüchternblutzuckers statistisch gesichert ist oder bei der Kürze der Beobachtungs-Zeitabschnitte (d. h. Kleinheit der Stichproben) und der nachgewiesenermaßen vorhandenen Spontanschwankungen des Nüchternblutzuckers noch rein zufällig entstanden erklärt werden kann.

Zur Durchführung dieser Prüfung wird man zunächst sich eine graphische Übersicht über die Beobachtungsverhältnisse schaffen, die durch die beiden Stichproben wiedergegeben sind. Dieses ist in den Abb. 6 und 8 geschehen. Dann wird man die beiden Hauptvoraussetzungen für die Anwendbarkeit des t-Testes (symmetrische Häufigkeitsverteilung und gleichgroße Varianzen) prüfen. (Siehe Seite 121.) Wenn diese Voraussetzungen ebenfalls erfüllt sind, kann man mittels t-Test den Unterschied der Mittelwerte auf Signifikanz prüfen.

Hierzu tragen wir die für die Berechnungen nötigen Ausgangswerte in das folgende Rechenschema ein und errechnen die Streuung der betrachteten Differenz der Mittelwerte und den zugehörigen t-Wert. In der folgenden Tabelle ist das durchgeführt worden.

Als *Ergebnis* errechnet sich ein t-Wert von 3,818. Zur Beurteilung dieses Resultates und der sachlichen Interpretation wird man diesen *empirischen t-Wert* mit den tabulierten t-Werten der sog. „*t-Verteilung*" bei gleicher Anzahl der Freiheitsgrade

Tabelle 10

t-Test Beispiel: Inselzelladenom, Nüchternblutzucker

	Größe	Berechnungs-Vorschrift / Stichwort:	Stichprobe 1 / vor Operation	Stichprobe 2 / nach Operation
Ausgangswerte	Anzahl der Einzelwerte x_i		$N_1 = 13$	$N_2 = 21$
	Summenzwischenwerte	$S\,x_i = x_1 + x_2 + \ldots x_n$ $S\,x_i^2 = x_1^2 + x_2^2 + \ldots x_n^2$	$S\,x' = 984$ $S\,x'^2 = 78\,672$	$S\,x'' = 2100$ $S\,x''^2 = 216\,224$
	Stichprobenmittelwerte	$\bar{x} = \frac{S\,x_i}{N}$	$\bar{x}' = 75{,}69$	$\bar{x}'' = 100{,}0$
	Zu prüfender Unterschied der Mittelwerte	$\bar{x}'' - \bar{x}'$	$= 24{,}31$	
t-Test	Errechnung der Standardabweichung s_d des Mittelwertunterschiedes:			
	SAQ in den einzelnen Stichproben	$SAQ = S\,x_i^2 - \frac{(S\,x_i)^2}{N}$	$SAQ_1 = 4190$	$SAQ_2 = 6224$
	Summe der SAQ beider Stichproben	$SAQ_{1+2} = SAQ_1 + SAQ_2$	$= 10\,414$	
	Anzahl der zugehörigen Freiheitsgrade	$f\,g = N_1 + N_2 - 2$	$= 32$	
	Varianz des Unterschiedes der Mittelwerte	$s_d^2 = \frac{(SAQ_{1+2})}{n\,f}$	$= 325{,}46$	
	Standardabweichung	$s_d = \sqrt{s_d^2}$	$= 18{,}04$	
	Wurzelwert	$\sqrt{\frac{N_1 \cdot N_2}{N_1 + N_2}}$	$= 2{,}834$	
	t-Wert-Berechnung:	$t = \frac{\lvert \bar{x}'' - \bar{x}' \rvert}{s_d} \sqrt{\frac{N_1 \cdot N_2}{N_1 + N_2}}$	$= \frac{24{,}31}{18{,}04} \cdot 2{,}834 = 3{,}818$	

Beurteilung des errechneten t-Wertes:

Bei der gleichen Anzahl der Freiheitsgrade $f\,g = 30$ beträgt der tabulierte t-Wert der t-Verteilung bei den Sicherheitsschranken

$P = 0{,}05$	$P = 0{,}01$	$P = 0{,}001$
$t_{0,05} = 2{,}042$	$t_{0,01} = 2{,}75$	$t_{0,001} = 3{,}646$

Der errechnete t-Wert mit 3,818 liegt zwischen den tabulierten t-Werten der Sicherheitsschranken $P = 0{,}001$ und $P = <0{,}001$.

Der betrachtete Unterschied der Mittelwerte von 24,3 mg-% ist also statistisch gesichert mit einem $P < 0{,}001$.

vergleichen. Die tabulierten t-Werte stellen die zahlenmäßigen Werte dar, die dieser t-Wert rein zufällig bei Forderung der verschiedenen konventionellen Sicherheitsschranken noch erreichen kann. In dem Rechenschema sind diese tabulierten t-Werte für den in unserem Beispiel gültigen Freiheitsgrad von 30 (als Abrundung nach unten von N_1+N_2-2) aus der Tabelle A 1 der t-Verteilung aus dem Tabellenanhang eingetragen. Der dem betrachteten Mittelwertsunterschied von 24,3 mg-% entsprechende, errechnete empirische t-Wert von 3,818 ist im Vergleich gegenüber diesen tabulierten t-Werten noch größer als der t-Wert der strengsten Sicherheitsschranke von $P=0{,}001$, der 3,646 beträgt. Deswegen darf man folgern, daß der in unserem Beispiel betrachtete Mittelwertsunterschied höchstens noch in „weniger als 0,1%" durch Auswirkung der Blutzucker-Spontanschwankungen bei Beobachtung solch kleiner Stichproben von insgesamt $13+21=34$ Einzelbeobachtungen erklärbar ist. Das heißt mit anderen Worten: Unter 1000 gleichartigen Beobachtungen von zwei gleichgroßen Stichproben wird man keinmal, unter 10 000 gleichartigen Beobachtungsuntersuchungen wird man weniger als 10mal einen gleichgroßen Mittelwertsunterschied als rein zufällig entstanden annehmen müssen und ihn dennoch als gesichert betrachten und ihn als „signifikant" bezeichnen. Eine so kleine Irrtumswahrscheinlichkeit wird man aber ohne weiteres in Kauf nehmen.

Hätte der errechnete t-Wert nur 1,902 betragen, so hätte man hieraus gefolgert: „Die betrachteten Beobachtungen und Mittelwertsunterschiede sind noch in mehr als 5% aller möglichen Beobachtungswiederholungen rein zufällig entstanden zu erwarten. Die Irrtumswahrscheinlichkeit ist größer als 5%. 5% Sicherung werden aber immer mindestens verlangt. Der betrachtete Unterschied ist also *statistisch nicht gesichert*. Die Wahrscheinlichkeit P, solche Unterschiede rein zufällig zur Beobachtung zu bekommen, ist noch $P>0{,}05$ (oder $P>5\%$)."

Wäre in unserem Beispiel ein t-Wert von 3,000 bei der Prüfung mittels t-Test herausgekommen, so würde man urteilen: „Der betrachtete Mittelwertsunterschied ist statistisch gesichert mit einer Sicherheitsschranke von $P<0{,}01$, aber $P>0{,}001$."

Bei allen Formulierungen über die Resultate statistischer Vergleiche und Prüfungen wird man auf die konventionellen Sicherheitsschranken von 0,05 (=5%), 0,01 (=1%) und 0,001 (=0,1%) Bezug nehmen. Es ist nicht nötig und nicht üblich, im einzelnen auszurechnen, *wie* groß die Irrtumswahrscheinlichkeit im konkreten Vergleich ist, die z. B. zwischen 0,01 und 0,001 liegt.

Diese Art der Ergebnisformulierung durch Bezugnahme auf die konventionellen Sicherheitsschranken wird bei fast allen statistischen Prüfverfahren gleichartig und mit gleicher Bedeutung durchgeführt.

β) Test zur Prüfung des Unterschiedes der Mittelwerte zweier miteinander verbundener Stichproben

Wenn die beiden zu vergleichenden Stichproben miteinander verbundene Stichproben darstellen (s. Kap. V. A. 7), so ist nicht der t-Test in der Form, die im vorigen Kapitel geschildert wurde, anzuwenden, sondern er wird an Hand einer Größe ausgeführt, die den Charakter einer Verbundenheit der beiden zu vergleichenden Stichproben besser wiedergibt. Es wird die *Differenz* der zueinander gehörigen Werte aus beiden Stichproben gebildet. Diese Differenzen $d_i=x_i''-x_i'$ werden, falls *kein* Unterschied zwischen den beiden Stichproben besteht, um den Mittelwert $\bar{d}=0$ schwanken.

Die Testgröße t errechnet sich:

$$t = \frac{\bar{d}}{s_d} \cdot \sqrt{N}$$

wobei bedeuten: $d_i = x_i'' - x_i'$

$\bar{d}$ = mittlere Differenz der zueinander gehörigen Werte beider Stichproben, $= \frac{1}{N} \cdot \sum_{i=1}^{N} (x_i'' - x_i')$.

$$s_d = \sqrt{\frac{1}{N-1} \cdot \sum_{i=1}^{N} (d_i - \bar{d})^2}.$$

Die Testgröße ist t-verteilt mit $(N-1)$ Freiheitsgraden. Aus der Tafel der t-Verteilung (im Anhang) können die zu bestimmten Sicherheitsschranken ($P=0{,}05$ oder $P=0{,}01$ oder $P=0{,}001$) gehörigen t-Werte entnommen werden, die noch gerade mit der Nullhypothese (daß „kein Unterschied zwischen den beiden verglichenen Mittelwerten besteht") vereinbar sind. Werden diese Schrankenwerte durch den empirisch errechneten t-Wert überschritten, so ist das Beobachtungsergebnis nicht mehr mit der

Tabelle 11. *Verlängerung der Schlafdauer (in Stunden)*

Behandlungs-verfahren	1. verbundene Stichprobe d-Hyoscyamid-hydrobromid	2. verbundene Stichprobe l-Hyoscyamid-hydrobromid	Differenz $L-D$	
	x'	x''	$d_i = x'' - x'$	d_i^2
„Individuen" „Blöcke" (Patienten)				
1. Patient	+0,7	+1,9	+1,2	1,44
2. Patient	−1,6	+0,8	+2,4	5,76
3. Patient	−0,2	+1,1	+1,3	1,69
4. Patient	−1,2	+0,1	+1,3	1,69
5. Patient	−0,1	−0,1	0,0	0,0
6. Patient	+3,4	+4,4	+1,0	1,0
7. Patient	+3,7	+5,5	+1,8	3,24
8. Patient	+0,8	+1,6	+0,8	0,64
9. Patient	0,0	+4,6	+4,6	21,16
10. Patient	+2,0	+3,4	+1,4	1,96
$N=10$			$\sum d_i = 15{,}8$	
			$\sum d_i^2 = \ldots\ldots\ldots\ldots$	38,58

$$\bar{d} = \frac{\sum d_i}{N} = \frac{+15{,}8}{10} = +1{,}58$$

$$s_d^2 = \frac{1}{N-1} \cdot \sum (d_i - \bar{d})^2 = \frac{1}{N-1} \cdot \sum \left(d_i^2 - \frac{(\sum d_i)^2}{N}\right) = \frac{1}{9} \cdot (38{,}58 - 24{,}96)$$

$$= 13{,}62 : 9 = 1{,}517$$

$$s_d = 1{,}23$$

$$t = \frac{\bar{d}}{s_d} \cdot \sqrt{N} = \frac{1{,}58}{1{,}23} \cdot 3{,}162 = 4{,}06\,.$$

Null-Hypothese vereinbar, d. h. „der Unterschied der Mittelwerte ist signifikant mit einer Sicherheitsschranke von $P = \ldots$". Als Beispiel für dieses statistische Prüfverfahren sollen die Daten aus einer historisch bedeutsamen Publikation herangezogen werden: W. S. GOSSET, der unter dem Pseudonym STUDENT schrieb, hat in seiner, im statistischen Schrifttum berühmten Arbeit „The probable error of a mean" 1908, in der er den nach ihm benannten „STUDENTschen t-Test" erläutert, die Beobachtungswerte eines Experiments von A. R. CUSHNY und A. R. PEEBLES über die schlafverlängernde Wirkung von d- und l-hyoscyamin-hydrobromid als Testbeispiel zitiert: 10 Patienten erhielten zu verschiedenen Nächten abwechselnd eines der Isomeren des Hyoscyamin-Präparates oder überhaupt kein Schlafmittel. So wurden zwei „verbundene Stichproben" von je 10 Patientenschlafwerten gewonnen. Die in der statistischen Terminologie bezeichneten „Blöcke" bestanden also aus verschiedenen nächtlichen Beobachtungsabschnitten ein und desselben Patienten, also aus aufeinanderfolgenden, wenn auch kurzdauernden „individuellen Vergleichsperioden" (s. Tabelle 11, S. 120).

In der Tafel der t-Verteilung findet sich zu einem Freiheitsgrad von $N-1=10-1=9$ bei einer Sicherheitsschranke von $P=0{,}01$ ein $t_{0,01}=3{,}250$ und zu der strengeren Sicherheitsschranke $P=0{,}001$ ein $t_{0,001}=4{,}781$. Der empirische t-Wert von 4,06 liegt also außerhalb des Zufallsbereiches. Der Unterschied zwischen den beiden verbundenen Stichproben ist signifikant mit $P<0{,}01$, aber $P>0{,}001$.

γ) *Durchführung des t-Testes durch Benutzung einer digitalen Datenverarbeitungsanlage und Programmierung der t-Wert-Berechnung in Form eines FORTRAN-subroutine-Unterprogrammes*

Beschreibung und Programme siehe in Kap. V. G und im Anhang „Computerlisten" die Listen C 1—C 6.

δ) *Voraussetzungen der Anwendbarkeit des t-Testes und Kontrolle auf Vorliegen dieser Voraussetzungen*

Weil der t-Test auf das Prinzip der Zufallsentnahme kleiner Stichproben aus einer einzigen Grundgesamtheit, deren Häufigkeitsverteilung einer Gauß-Verteilung entspricht, aufgebaut ist, verlangt er, daß die durch ihn geprüften Stichproben diesen Eigenschaften (*symmetrische Häufigkeitsverteilung* und gemeinsame, im wesentlichen *gleichgroße Streuung*) nicht widersprechen. Außerdem müssen die beiden Stichproben voneinander unabhängig gewonnen worden sein.

Diese Voraussetzungen sollten *vor* jeder Anwendung des t-Testes geprüft werden.

Die Prüfung auf wesentliche *Gleichheit der Varianzen* (bzw. Streuungen) der beiden Stichproben wird mittels des F-Testes durchgeführt (s. bei LINDER, WEBER, PFANZAGL). Diese Prüfung ist sehr einfach: es wird nur der Quotient der Varianzen beider Stichproben gebildet und verglichen, ob der Wert dieses Quotienten, der sog. F-Wert, nicht die Grenzen überschreitet, die er — unter Berücksichtigung der Anzahl der Freiheitsgrade — rein zufällig durch die Auswirkung von Zufallsschwankungen annehmen kann. Die für diese Rechnung benötigten Werte der Varianzen (s^2) waren bei unseren Berechnungen der Stichproben-Parameter schon bestimmt worden.

Die *Kontrolle* auf Vorliegen eines *symmetrischen Häufigkeitsverteilungstypes* kann rechnerisch oder graphisch erfolgen. Wegen der Einfachheit der Durchführung und der Übersichtlichkeit der Darstellung soll hier nur die graphische Orientierung über den Typ der Häufigkeitsverteilung besprochen werden. Diese Methode ist deswegen besonders praktisch, weil mit ihr außerdem ein Verfahren getestet werden kann, das häufig dann noch eine Anwendung des t-Testes erlaubt, wenn keine symmetrische Häufigkeitsverteilung der Urwerte vorliegt. Hier ist die *Transformation der Urwerte in einen logarithmischen Maßstab* (s. Kap. V. A. 5) gemeint.

ε) Graphische Kontrolle auf Vorliegen eines symmetrischen Häufigkeitsverteilungstypes mit Hilfe des Summenhäufigkeitsprozent-Wahrscheinlichkeits-Papieres

In den Abb. 7 (auf Seite 104) und Abb. 2a war die Darstellung des Häufigkeitsverteilungstyps in Form eines Histogramms gezeigt worden. Auf der Abszissenskala ist die Größe der Zufallsvariablen in verschiedenen Größen-Klassen, auf der Ordinate die Besetzung dieser Klassen, die „Häufigkeit" des Vorkommens entsprechender Klassenwerten dargestellt. Durch diese Art der Darstellung ist grob schon zu erkennen, ob die Häufigkeitsverteilung dem Typ einer symmetrischen Gauß-Verteilung entspricht.

Exakter ist diese Feststellung mit Hilfe des sog. „Häufigkeitsprozent-Wahrscheinlichkeitspapieres" durchführbar. Dieses Diagrammpapier hat eine besondere Art der Koordinatenunterteilungen: auf der Abszisse ist ein normal linear unterteilter Maßstab oder ein logarithmisch unterteilter Maßstab verwendet. Die Ordinate hat eine „Summenhäufigkeitsprozent"-Unterteilung, die von dem Gaußschen Integral abgeleitet ist. Diese Papiere sind im Handel als „Wahrscheinlichkeitspapier" Typ Nr. 298 1/2 A3, Typ 297 1/2 A3 und Typ 423 1/2 A3 der Fa. Schleicher und Schüll, Einbeck, Hann.

Diese Ordinatenunterteilung bewirkt, daß eine Gruppe von Einzelwerten x_i, die um einen Mittelwert $\bar{x}$ in Form einer Gaußschen Normalverteilung schwankt, sich als *gerade Linie* in diesem Wahrscheinlichkeitsnetz darstellt, wenn man statt der Klassenhäufigkeitswerte die „Summenprozente (bis zu bestimmten Merkmalsgrenzwerten g)" einzeichnet. *Summenprozent* bedeutet hierbei den prozentualen Anteil der Werte (Beobachtungswerte) an der Gesamtheit aller Beobachtungswerte, der *kleiner oder gleich* dem jeweils auf der Abszisse dargestellten Merkmals-Grenzwert g ist. Je nach der Maßstabsteilung der Abszisse bedeutet eine Gerade im Wahrscheinlichkeitsnetz das Vorliegen einer Gaussschen Normalverteilung entweder bei linearem oder bei logarithmischem Merkmals-Maßstab (s. Abb. 49, Seite 369).

2. Statistische Maßzahlen bei Vorliegen zweier Variablen (Regression und Korrelation)

In den bisherigen Abschnitten wurden medizinische Situationen betrachtet, in denen nur eine einzige Größe, eine sog. Zufallsvariable, beobachtet wurde. So wurden die Veränderungen des Nüchternblutzuckers bei wiederholter Bestimmung unter gleichen äußeren Versuchsbedingungen durch Mittelwert und Streuung charakterisiert.

In zahlreichen anderen medizinischen Sachverhalten werden aber *mehrere Zufallsvariable* in ihrer gegenseitigen Abhängigkeit untersucht. Hier soll nur der einfachste Fall besprochen werden, in dem *zwei* Größen auf eine gegenseitige Abhängigkeit hin beobachtet werden. Beispiele für diesen Sachverhalt wären: die Betrachtung der blutzuckersenkenden Wirkung des Insulins in Abhängigkeit von der Dosisgröße des gegebenen Medikamentes, die Abhängigkeit der grundumsatzsteigernden Wirkung des

Trijodthyronins von der gegebenen Hormonmenge, die Abhängigkeit von Körpergröße und Körpergewicht oder die Senkung des Blutdruckes in Abhängigkeit von der Zeitdauer der Medikamentengabe.

Bei diesen Beispielen werden immer gleichzeitig zwei verschiedene Größen betrachtet: Blutzucker und Insulindosis, Grundumsatz und Schilddrüsenhormondosis, Körpergröße und Gewicht bzw. im letzten Beispiel Blutdruck und Zeitdauer der Medikamenteneinwirkung.

Diese und andere Beispiele der Abhängigkeit zwischen zwei veränderlichen Größen lassen sich in drei Gruppen verschiedener Zusammenhangsarten einteilen:

1. Situationen, in denen eine Zufallsvariable (z. B. der Blutzucker) abhängig ist von einer willkürlich variierbaren Größe (vom Arzt festgesetzte Insulin-Menge). Hierbei ist die willkürlich festgesetzte Insulinmenge keine „Zufallsvariable", wohl aber eine veränderliche Größe. Der Blutzuckerspiegel unterliegt selbst echten Zufallsschwankungen, „Spontanschwankungen", und ist demnach eine echte Zufallsvariable. Diese Zufallsvariable unterliegt aber zusätzlich zu den Spontanschwankungen hervorrufenden Einflüssen auch noch den Einwirkungen durch die Insulinmengen. Das gegenseitige Abhängigkeitsverhältnis zwischen diesen beiden Größen ist einseitig gerichtet: der Blutzucker ist eine sog. *„abhängige Variable"* (nämlich abhängig von der gegebenen Insulinmenge). Die Insulindosis ist eine sog. *„unabhängige Variable"* (nämlich selbst unabhängig vom Blutzuckerspiegel).

Graphisch stellt man sich diese Art der Abhängigkeitt meistens in einem Diagramm dar, in dem die unabhängige Variable durch die Abszisse (waagerechte Koordinatenrichtung) und die abhängige Variable in Ordinatenrichtung dargestellt werden. In der allgemeinen formalen Beschreibung durch mathematische Symbole wird die unabhängige Größe meistens durch x und die abhängige Größe durch y

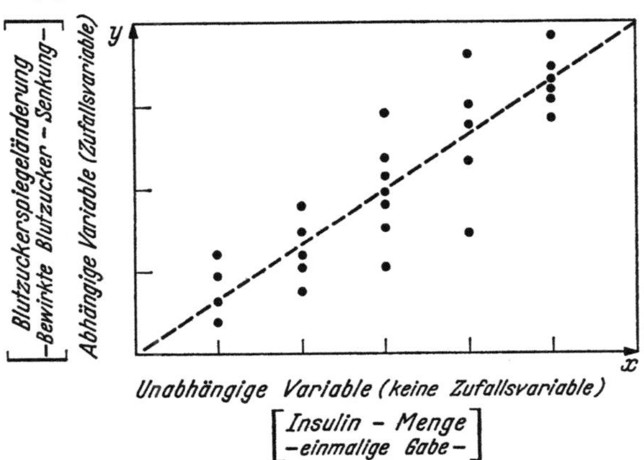

Abb. 10. Zusammenhang zwischen einer unabhängigen Variablen und einer abhängigen Zufallsvariablen

repräsentiert. Die übliche Form der klinischen Fieberkurven ist ebenfalls eine solche Darstellung. Die Zeitverlaufsrichtung, die sachlich fast immer mit der therapeutischen Einwirkung konform ist, stellt die unabhängige Variable, die Ordinate die abhängige Variable (z. B. Blutdruck oder Blutzucker) dar.

Durch die Art der Punktelage im Diagramm ist klar erkennbar, daß zu bestimmten vorgegebenen Insulinmengen (Werten der unabhängigen Größe) hiervon abhängige

Blutzuckersenkungen verschiedenen Ausmaßes auftreten, die um so hochgradiger sind, je größer die gegebenen Insulinmengen waren. Im ganzen ist eine Abhängigkeitsrichtung aus dem Diagramm zu erkennen, die durch eine gestrichelte Linie angedeutet wird. Es ist gleichzeitig aus diesem Diagramm zu ersehen, daß keine absolut strenge Abhängigkeit zwischen Ausmaß der Blutzuckersenkung und Höhe der gegebenen Insulinmenge besteht: die beobachteten Blutzuckeränderungen *schwanken* bei gegebener Insulindosis um einen mittleren, auf der gestrichelten Trendlinie gelegenen Wert. Diese Schwankungen sind zufallsbedingt. Die allgemeine Verlaufsrichtung (gestrichelt) der Abhängigkeit zwischen abhängiger und unabhängiger Variabler nennt man *„Regressionsgerade"*. Sie gibt wieder, wie stark sich — im Durchschnitt — die Werte der abhängigen Variablen ändern, wenn die unabhängige Variable verschiedene unterschiedliche Werte annimmt, oder — mit anderen Worten — wie stark die *Regression* von y in Abhängigkeit von x ist. Über die einzelnen Parameterarten, die eine bestimmte Regression kennzeichnen, und ihre numerische Berechnung wird später gesprochen.

2. Eine andere Abhängigkeitsart zwischen zwei Veränderlichen liegt z. B. bei dem Zusammenhang zwischen Körpergröße und Gewicht vor. Hier werden ebenfalls zwei Veränderliche betrachtet und gemessen. Es lassen sich aber nicht mehr „abhängige Variable" und „unabhängige Variable" unterscheiden. Ebensowenig kann im klinischen Experiment oder Vergleich die eine dieser Größen willkürlich vorgegeben werden. Man benennt im Deutschen diese Abhängigkeitsart meist „Zusammenhang zwischen ...".

Die graphische Darstellung eines solchen Sachverhaltes ist in Abb. 11 wiedergegeben.

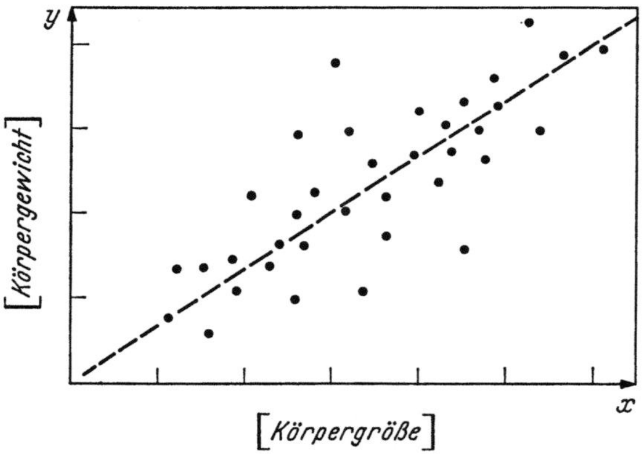

Abb. 11. Korrelativer Zusammenhang zwischen zwei Zufallsvariablen

Aus der Lage der dargestellten Punktewolke der Abb. 11 läßt sich auch ein Zusammenhang zwischen Körpergröße und Körpergewicht erkennen. Er ist wieder durch eine gestrichelte Linie in seiner allgemeinen quantitativen Abhängigkeit der zwei Variablen voneinander angedeutet. In formaler Parallelität zu den in Abb. 10 dargestellten Verhältnissen spricht man auch hier von einer *„Regressions-Geraden"*. Die beiden Variablen selbst sind *beide* Zufallsschwankungen unterworfen. Man nennt diese Art des Zusammenhanges in der mathematischen Statistik deswegen *zweidimensionale Zufallsvariablen.* Diese Art des Zusammenhanges zwischen zwei Zufallsvariablen stellt eine „*Korrelation*" dar. Die zwischen zwei Größen bestehende Korrelation kann schwach oder sehr stark, sehr „streng" oder „straff" sein. In Abb. 12 sind drei verschieden straffe Korrelationen graphisch in Diagrammen dargestellt:

Im Diagramm a dieser Abbildung ordnen sich die gleichzeitig vorkommenden Werte der beiden Zufallsvariablen x und y in Form eines runden Sternhaufens an. Es besteht keine (oder eine nur sehr geringe) Korrelation zwischen den beiden Zufallsvariablen. Die statistischen Meßgrößen zur Kennzeichnung des Grades einer Korrelation sind der *Korrelationskoeffizient* r (und das aus dem Korrelationskoeffizienten r zahlenmäßig ableitbare *Bestimmtheitsmaß* B). Diese beiden statistischen Kenngrößen sind bei fehlender Korrelation gleich Null.

Im Diagramm c ist das andere Extrem dargestellt: Die beiden Größen x und y sind ganz streng miteinander korreliert, so streng, daß überhaupt keine Zufallsabweichungen von den Werten der Regressionsgeraden auftreten. Man hat in diesem Falle einen *funktionalen Zusammenhang* zwischen x und y. Die statistischen Kenngrößen sind dann gleich 1.

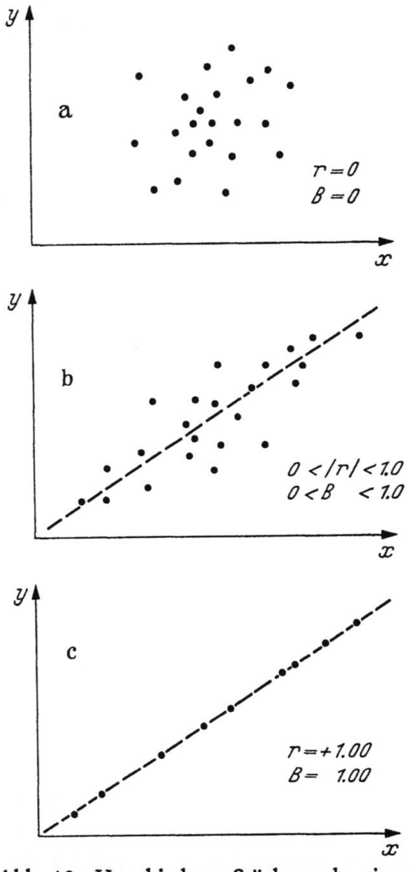

Abb. 12. Verschiedene Stärkegrade eines korrelativen Zusammenhanges, a keine Korrelation, b schwache Korrelation, c sehr starke Korrelation

Die in Diagramm b wiedergegebene Situation wird man bei biologischen Beobachtungen und bei medizinisch-klinischen Untersuchungen fast immer vorfinden: zwischen den beiden Variablen x und y ist ein deutlicher Zusammenhang erkennbar. Die größenmäßige Abhängigkeit zwischen diesen beiden Variablen ist durch eine gestrichelte Linie der Regressionsgeraden definiert. Diese Abhängigkeit ist aber überlagert durch zufallsbedingt auftretende Schwankungen der Werte x und y. Die statistischen Kennwerte für die Straffheit der Korrelation, der Korrelationskoeffizient r und das Bestimmtheitsmaß B liegen, in ihren absoluten Werten, *zwischen* Null und Eins. Die formelmäßige Berechnung dieser Größen wird später besprochen.

3. Eine spezielle Form der unter 1. beschriebenen Abhängigkeitsart wird in medizinischen und insbesondere in klinisch-therapeutischen Verlaufsbeobachtungen sehr oft angetroffen: die sog. „*Zeitreihen*". Hierbei stellt der Zeitablauf die *eine* Veränderliche dar. Die *andere* Veränderliche besteht fast immer aus einer beobachteten Größe, die zusätzlich Spontanschwankungen unterworfen ist; also einer Zufallsvariablen. Als

Besonderheit der Zeitreihe existieren zu *gleichen* Zeitpunkten niemals mehr als eine *einzige* Werteangabe der beobachteten Größe.

Wenn auch diese Zeitreihen formal den in den Abbildungen 11 bis 12 wiedergegebenen Verhältnissen gleichen, so bestehen doch schwerwiegende sachliche Einwände gegen eine kritiklose, formal gleichartige Behandlung und Analyse der Beobachtungsergebnisse bei diesen betrachteten verschiedenen Situationen: Bei Zeitreihen müssen folgende sachlichen Gesichtspunkte stets daraufhin untersucht werden, ob sie einer formalen Anwendung der Regressions- und Korrelationsberechnungen entgegenstehen:

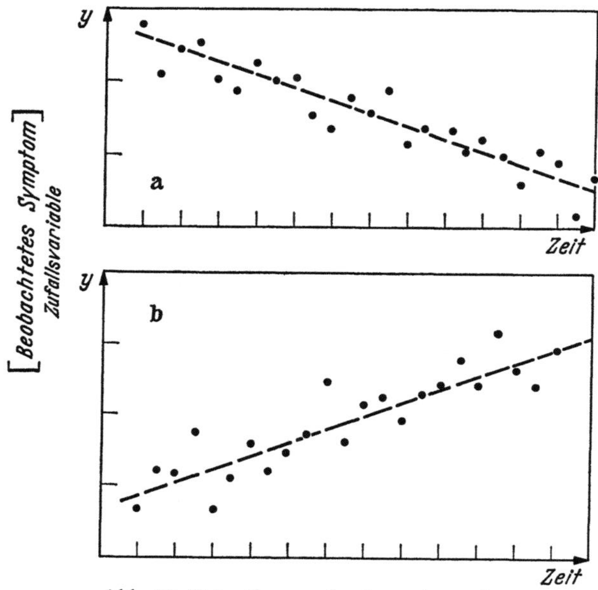

Abb. 13. Zeitreihen, a abnehmende Verlaufstendenz, b zunehmende Verlaufstendenz

a) Zeitreihenbeobachtungen werden fast immer am *gleichen* Beobachtungsobjekt gewonnen. Gerade in der klinisch-therapeutischen Prüfung ist die individuelle Beobachtungsanordnung aus Gründen der größeren Homogenität der zu vergleichenden Beobachtungszustände immer die Methode der Wahl, wenn sie überhaupt durchführbar ist (siehe über die „individuelle Vergleichsanordnung", s. Kap. IV. A. 6). Die Regressions- und Korrelationsberechnungen setzen aber eine stochastische Unabhängigkeit der einzelnen Beobachtungen voneinander voraus. Es ist deswegen darauf zu achten, daß die zeitliche Aufeinanderfolge der einzelnen Beobachtungen der Zeitreihe einen gewissen Mindestzeitabstand voneinander nicht unterschreitet. Dieser Mindestzeitraum zwischen zeitlich benachbarten Beobachtungen bei der individuellen Beobachtungsanordnung hält im wesentlichen von der Wirkungsschnelligkeit der betreffenden Behandlung ab. Wird diese Mindestzeitdauer durch die zeitliche Beobachtungsfolge unterschritten, so sind die einzelnen Beobachtungswerte nicht mehr voneinander unabhängig, d. h., sie stellen keine erneuten Wiederholungen des therapeutischen Einzelexperiments dar, die später zu Stichproben, zu Kollektiven zusammengefaßt werden dürfen. Es liegt dann die Situation vor, daß der Wert einer bestimmten Einzelbeobachtung abhängig wird von der Größe des Wertes der vorhergehenden Beobachtung. Die formale und analytische Behandlung solcher Werteketten, die in der Größe ihrer Einzelwerte von der jeweiligen Größe der vorhergehenden Werte in irgendeiner Weise abhängig sind, stellt auch heute noch in der mathematischen Statistik ein schwieriges Problem dar (siehe JAGLOM).

b) Zeitreihen mit zunehmender oder abnehmender Verlaufsrichtung können — für den Bereich der Beobachtungen in der Medizin — nur für kurz bemessene Zeitabschnitte als angenähert geradlinig angenommen werden. Ist keine geradlinige Verlaufsrichtung mehr vorhanden, so darf die einfache lineare Regressions-Analyse nicht mehr angewandt werden. Als Ausweg kann hier die Transformation der ursprünglichen Beobachtungswerte nach einer geeigneten Transformationsfunktion dienen, die wieder lineare Verlaufsrichtungen in einer *anderen* transformierten Meßskala der Beobachtungswerte herstellt (siehe L. MARTIN, 1962).

a) Die statistischen Maßzahlen zur Charakterisierung der Regression und Korrelation (einfache, lineare Regression)

In den Abbildungen 10 bis 12 waren zur Kennzeichnung der allgemeinen Verlaufsrichtung bzw. des numerischen Zusammenhanges zwischen zwei Veränderlichen die Linien der *Regressionsgeraden* (als gestrichelte Linien) eingetragen. Wie wird die Gleichung dieser Geraden zahlenmäßig bestimmt? In Abb. 14 sind die wesentlichen formelmäßigen Zusammenhänge und Bedeutungen eingezeichnet:

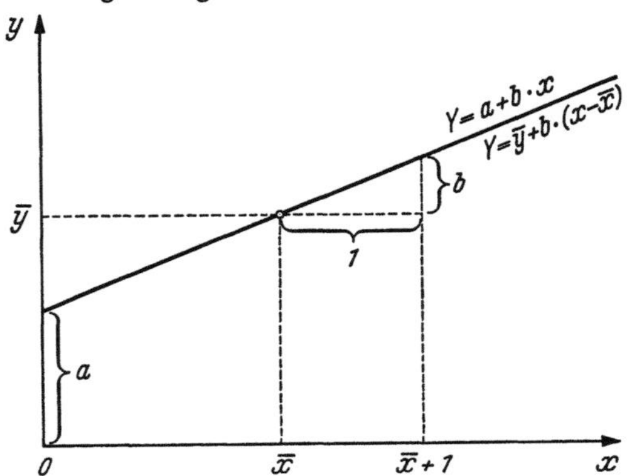

Abb. 14. Die Gleichung der Regressionsgeraden
$\bar{x}$ = Mittelwert der x_i (unabhängige Variable)
$\bar{y}$ = Mittelwert der y_i (abhängige Variable)
a = Strecke, die durch die Regressionsgerade auf der y-Achse bei $x = 0$ abgeschnitten wird
b = Regressionskoeffizient
Y = Ordinate der Werte der *auf* der Regressionsgeraden gelegenen Punkte

Der Regressions*koeffizient* ist ein Maß für die Steigung der Regressionsgeraden in der graphischen Darstellung. Da man, wie oben und in Abb. 14 eingezeichnet, sowohl den Fall unterscheiden kann, daß y die abhängige Zufallsvariable und x die unabhängige Veränderliche ist (wie in Abb. 10 dargestellt), als auch den umgekehrten Fall, in dem x die abhängige Zufallsvariable und y die unabhängige Veränderliche ist, kann man auch zwei verschiedene Regressionsgeraden unterscheiden: *einmal* die Regressionsgerade für den Schluß von der unabhängigen Größe x auf den Wert der abhängigen Variablen y, und *andererseits* die Regressionsgerade für den Schluß von unabhängigem y auf eine abhängige Zufallsvariable x. (Im allgemeinen ist x die unabhängige und y die abhängige Variable nach Vereinbarung.)

Die Bestimmungsformeln zur Berechnung der Regressionskoeffizienten und der Gleichungen der Regressionsgeraden sind im folgenden angegeben. Zusätzlich sind die

Definitions- und Berechnungsformeln für die Rechen*zwischen*werte „Summe der Abweichungsquadrate" (=SAQ) und „Summe der Abweichungsprodukte" (=SAP) aufgeführt.

Summe der Abweichungsquadrate der Werte x_i vom Mittelwert $\bar{x}$

SAQ_x

$$\text{Definition: } SAQ_x = \sum_{i=1}^{N} (x_i - \bar{x})^2 \tag{17}$$

$$\text{Berechnungsformel: } SAQ_x = \left[\sum_{i=1}^{N} x_i^2 - \frac{\left(\sum_{i=1}^{N} x_i\right)^2}{N} \right]. \tag{18}$$

SAQ_y ... entspr. für die Werte y_i gegenüber Mittelwert $\bar{y}$.

Summe der Abweichungsprodukte

SAP_{xy}

$$\text{Definition: } SAP_{xy} = \sum_{i=1}^{N} (x_i - \bar{x}) \cdot (y_i - \bar{y}) \tag{19}$$

$$\text{Berechnungsformel: } SAP_{xy} = \left[\sum_{i=1}^{N} x_i \cdot y_i - \frac{\left(\sum_{i=1}^{N} x_i\right) \cdot \left(\sum_{i=1}^{N} y_i\right)}{N} \right]. \tag{20}$$

Regressionskoeffizient b beim Schluß von x auf y

$$b_y = \frac{SAP_{xy}}{SAQ_x} \tag{21}$$

beim Schluß von y auf x

$$b_x = \frac{SAP_{xy}}{SAQ_y} . \tag{22}$$

Gleichung der Regressions-Geraden:

beim Schluß von x auf y

$$Y = a_y + b_y \cdot x \tag{23}$$

$$\text{oder } Y = \bar{y} + b_y \cdot (x - \bar{x}) , \tag{24}$$

$$\text{wobei } a_y = \bar{y} - b_y \cdot \bar{x} , \tag{25}$$

beim Schluß von y auf x

$$X = a_x + b_x \cdot y \tag{26}$$

$$\text{oder } X = \bar{x} + b_x \cdot (y - \bar{y}) , \tag{27}$$

$$\text{wobei } a_x = \bar{x} - b_x \cdot \bar{y} . \tag{28}$$

Wie die Originalbeobachtungswerte zweckmäßigerweise angeordnet werden, damit sie übersichtlich bleiben, gleichzeitig aber auch für die Berechnung der Zwischenwerte und der statistischen Kennwerte der Regression geeignet aufgeführt sind, ist auf Tabelle 12 gezeigt. Auf spezielle Modifikationen der Berechnungen, die für mehrstellige große Ausgangswerte entwickelt wurden und die mit vorläufigem Mittelwert oder anderen Hilfsgrößen arbeiten, soll deswegen hier nicht eingegangen werden, weil diese Regressionsberechnungen (und auch die später aufgeführten Korrelationsberechnungen) so umfangreich sind, daß man mindestens eine Tischrechenmaschine zu Hilfe nehmen sollte. Für diese Berechnungen geeignete Tischrechenmaschinen sollen dabei eine Kapazität von 10×10×20 Stellen mit durchgehender Zehnerübertragung im Resultatzählwerk haben.

Tabelle 12. *Erfassung der Urwerte und Berechnung der Zwischenwerte*

	Urwerte				
	x_i	y_i	x_i^2	$x_i \cdot y_i$	y_i^2
N	...	...	...	...	...
	...	...	.	...	...
	...	...	...	...	...
	...	...	...	...	...
	$\Sigma x_i =$ ...	$\Sigma y_i =$ ...	$\Sigma x_i^2 =$ ...	$\Sigma x_i \cdot y_i =$ ...	$\Sigma y_i^2 =$ ...
	$N = \cdots$ $\bar{x} = \frac{\Sigma x_i}{N} = \cdots$ $\bar{y} = \frac{\Sigma y_i}{N} = \cdots$				

Da aber elektronische Datenverarbeitungsanlagen von Jahr zu Jahr allgemeiner zugänglich werden, soll für diese Regressionsrechnungen ebenfalls ein symbolisches Rechenprogramm zur Bestimmung der Regressionskoeffizienten und des Korrelationskoeffizienten — in der symbolischen Programmsprache FORTRAN geschrieben — angefügt werden: Dieses Programm soll dabei in einen größeren Programmkomplex eingefügt sein, der hintereinander zwei Stichproben von x-y-Wertepaaren einliest, für diese Stichproben die Regressionskoeffizienten und Korrelationskoeffizienten bestimmt und ausdruckt, danach den *Unterschied zwischen den Regressionskoeffizienten* der beiden x-y-Stichproben bestimmt und mit dem adäquaten *Prüfverfahren für kleinere Stichproben* durch Berechnung der Testgröße t auf Signifikanz testet. Die errechneten empirischen t-Werte, mit denen gleichzeitig ihr zugehöriger Freiheitsgrad mit ausgedruckt wird, können dann in einer Tafel der t-Verteilung (im Anhang) daraufhin betrachtet werden, ob sie die mit der Hypothese, daß der beobachtete Unterschied der Regressionskoeffizienten rein durch zufällige Schwankungen erklärt werden kann, noch vereinbarte t-Schrankenwerte überschreiten (s. Kap. IV. C. 2 c).

Berechnung der Regressionskoeffizienten am Schreibtisch

In den folgenden zwei Tabellen (Tab. 13 und Tab. 14) sind Blutzuckerwerte in ihrer zeitlichen Änderung der Rechnung zugrunde gelegt. Die Rechenvorschriften sind aus den Tabellenköpfen und den früher angeführten Formeln zu entnehmen. In den beiden rechten Randspalten sind zusätzlich Kontrollwerte T und T^2 aufgeführt, die zweckmäßigerweise während des ganzen Rechenganges mitbestimmt werden. Durch die unter der Tabelle aufgeführte „Probe", bei der gleichgroße Werte stets herauskommen müssen, läßt sich leichter kontrollieren, ob bei dem Quadrieren und Multiplizieren keine Fehler unterlaufen sind.

Es ergeben sich für das Blutzuckerzahlenbeispiel Regressionskoeffizienten für die Vorbeobachtungsperiode $b_V = +6{,}7$ und für die Therapieperiode $b_T = -4{,}0$. Der Unterschied der Regressionskoeffizienten beträgt

$$b_T - b_V = -4{,}0 - (+6{,}7) = -10{,}7\,.$$

Dieser Unterschied ist mit Hilfe der Testgröße t zu prüfen (s. später).

Erst soll eine Vereinfachung des Rechenverfahrens erwähnt werden, das die Operation mit zu großen Zahlen vermeidet: Man kann, ohne daß sich das Rechenergebnis für den Regressionskoeffizienten und Korrelationskoeffizienten ändert, statt mit großen Originalzahlen mit reduzierten Zahlen rechnen. Diese reduzierten Zahlen müssen so gebildet werden, daß von *allen* Originalwerten immer ein gleichbleibend großer Wert abgezogen wird. In den Tabellen 15 und 16 ist das durchgeführt worden. Von allen Blutzuckerwerten der einen Stichprobe wurde *80* und von allen Werten der anderen Stichprobe wurde *130* abgezogen. Die reduzierten Werte wurden mit y' symbolisiert. Das numerische Ergebnis des gleichen Rechenganges ist dasselbe.

Tabelle 13. *Blutzuckerwerte der Vorbeobachtungsperiode (Originalwerte)*

Datum	Zeit in Tagen x	Blutzucker in mg y	x^2	xy	y^2	$T=x+y$	T^2
20. 11.	1	85	1	85	7 225	86	7 396
22. 11.	3	120	9	360	14 400	123	15 129
24. 11.	5	130	25	650	16 900	135	18 225
26. 11.	7	130	49	910	16 900	137	18 769
28. 11.	9	100	81	900	10 000	109	11 881
30. 11	11	180	121	1980	32 400	191	36 481
2. 12.	13	180	169	2340	32 400	193	37 249
	49	925	455	7225	130 225		145 130
	Sx	Sy	Sx^2	Sxy	Sy^2		

$N = 7$

Probe:

$$x^2 + 2xy + y^2 = T^2$$
$$455 + 14\,450 + 130\,225 = 145\,130$$
$$145\,130 = 145\,130$$

$$b_V = \frac{S(x-\bar{x})(y-\bar{y})}{S(x-\bar{x})^2} = \frac{Sxy - \dfrac{(Sx)\cdot(Sy)}{N}}{Sx^2 - \dfrac{(Sx)^2}{N}}$$

$$= \frac{7225 - \dfrac{49\cdot 925}{7}}{455 - \dfrac{49^2}{7}} = \frac{7225-6475}{455-343} = \frac{750}{112} = 6{,}70$$

Tabelle 14. *Blutzuckerwerte der Therapietestperiode (Originalwerte)*

Datum	Zeit in Tagen x	Blutzucker in mg y	x^2	$x\,y$	y^2	$T=x+y$	T^2
3. 12.	1	180	1	180	32 400	181	32 761
5. 12.	3	150	9	450	22 500	153	23 409
7. 12.	5	140	25	700	19 600	145	21 025
9. 12.	7	150	49	1050	22 500	157	24 649
11. 12.	9	140	81	1260	19 600	149	22 201
	25	760	165	3640	116 600		124 045
	$S\,x$	$S\,y$	$S\,x^2$	$S\,x\,y$	$S\,y^2$		

$N = 5$

Probe: $x^2+2\,x\,y\;+y^2 = T^2$

$165+2\cdot 3640\;+116\,600 = 124\,045$

$124\,045 = 124\,045$

$$b_T = \frac{S\,(x-\bar{x})\,(y-\bar{y})}{S\,(x-\bar{x})^2} = \frac{S\,x\,y - \frac{(S\,x)\cdot(S\,y)}{N}}{S\,x^2 - \frac{(S\,x)^2}{N}}$$

$$= \frac{3640 - \frac{25\cdot 760}{5}}{165 - \frac{25^2}{5}} = \frac{3640-3800}{165-125} = \frac{-160}{40} = -4$$

Tabelle 15. *Blutzuckerwerte der Vorbeobachtungswerte (um 80 reduzierte Werte y')*

Datum	Zeit in Tagen x	Blutzucker in mg y	$y'=y-80$	x^2	$x\,y'$	y'^2	$T=x+y'$	T^2
20. 11.	1	85	5	1	5	25	6	36
22. 11.	3	120	40	9	120	1 600	43	1 849
24. 11.	5	130	50	25	250	2 500	55	3 025
26. 11.	7	130	50	49	350	2 500	57	3 249
28. 11.	9	100	20	81	180	400	29	841
30. 11.	11	180	100	121	1100	10 000	111	12 321
2. 12.	13	180	100	169	1300	10 000	113	12 769
	49		365	455	3305	27 025		34 090
	$S\,x$		$S\,y'$	$S\,x$	$S\,x\,y'$	$S\,y'^2$		

$N=7$

Probe: $x^2+2\,x\,y\;+y^2 = T^2$

$455+6610\;+27\,025 = 34\,090$

$34\,090 = 34\,090$

$$b_V = \frac{S(x-\bar{x})(y'-\bar{y})}{S(x-\bar{x})^2} = \frac{S\,x\,y' - \frac{(S\,x)\cdot(S\,y')}{N}}{S\,x^2 - \frac{(S\,x)^2}{N}}$$

$$= \frac{3305 - \frac{49\cdot 365}{7}}{455 - \frac{49^2}{7}} = \frac{3305-2555}{455-343} = \frac{750}{112} = 6{,}70$$

Tabelle 16. *Blutzuckerwerte der Therapietestperiode (um 130 reduzierte Werte y')*

Datum	Zeit in Tagen x	Blutzucker in mg y	$y'=y-130$	x^2	$x\,y'$	y'^2	$T=x+y'$	T^2
3. 12.	1	180	50	1	50	2500	51	2601
5. 12.	3	150	20	9	60	400	23	529
7. 12.	5	140	10	25	50	100	15	225
9. 12.	7	150	20	49	140	400	27	729
11. 12.	9	140	10	81	90	100	19	361
	25		110	165	390	3500		4445
	$S\,x$		$S\,y'$	$S\,x^2$	$S\,x\,y'$	$S\,y'^2$		

$N=5$

Probe: $x^2+2\,x\,y \quad +y^2 \quad =T^2$
$165+2\cdot 390 \quad +3500 \quad =4445$
$4445 \quad =4445$

$$b_T=\frac{S(x-\bar{x})(y'-\bar{y}')}{S(x-\bar{x})^2}$$

$$=\frac{S\,x\,y'-\dfrac{(S\,x)\cdot(S\,y')}{N}}{S\,x^2-\dfrac{(S\,x)^2}{N}}$$

$$=\frac{390-\dfrac{25\cdot 110}{5}}{165-\dfrac{25^2}{5}}=\frac{-160}{40}=-4$$

b) Die statistische Prüfung des Unterschiedes der Regressionskoeffizienten zweier Stichproben

Schon bei der Schilderung der Prüfung des Unterschiedes zweier Mittelwerte (zweier Stichproben) war das Prinzip verwendet worden, daß man eine Schätzung für die Streuung der Differenz der Mittelwerte errechnete, und daß man diese mit dem zu beurteilenden Unterschied selbst in Beziehung brachte. Für die Beurteilung der Unterschiede zwischen sehr großen Stichproben, die aus sehr vielen Einzelwerten bestehen, hat man früher die Faustregel verwendet, eine Signifikanz anzunehmen, wenn der betrachtete Unterschied mindestens dreimal so groß wie seine zugehörige Streuung war. Bei kleineren Stichproben wurde für eine genauere Prüfung die Prüfgröße t benutzt.

Bei der Prüfung der Unterschiede der Regressionskoeffizienten geht man ähnlich vor: es wird eine Streuung s^2 bzw. eine mittlere quadratische Abweichung s (= sog. *Standardabweichung*) berechnet, die zu der *Differenz der beiden Regressionskoeffizienten* gehört.

Aus dieser „Streuung der Differenz der Regressionskoeffizienten“ und den schon früher errechneten Werten der Summe der Abweichungsquadrate der Einzelwerte um die Regressionsgerade SAQ_Y (hier wird der *große* Buchstabe Y verwendet) und den anderen Werten errechnet sich die Prüfgröße t nach folgenden Formeln. (All diesen

Berechnungsformeln ist das Modell der linearen Regression zugrunde gelegt, also die Annahme, daß die Richtung der Veränderung, z. B. des Blutzuckers mit der Behandlungszeit, im wesentlichen — für den betrachteten Zeitbereich — gradlinig verläuft.)

Summe der Abweichungsquadrate der Einzelwerte um die Regressionsgerade Y

$$SAQ_Y = \sum_{i=1}^{N} (y_i - Y_i)^2 \tag{29}$$

$$= SAQ_y - \frac{(SAP_{xy})^2}{SAQ_x} \tag{30}$$

Kennzeichnungen:

$SAQ_{Y'}$ = SAQ_Y der Werte der 1. Stichprobe
$SAQ_{Y''}$ = SAQ_Y der Werte der 2. Stichprobe
N_1 = Anzahl der x, y-Wertepaare in der 1. Stichprobe
N_2 = Anzahl der x, y-Wertepaare in der 2. Stichprobe
$SAQ_{x'}$ = SAQ_x der 1. Stichprobe
$SAQ_{x''}$ = SAQ_x der 2. Stichprobe

Streuung der Differenz der Regressionskoeffizienten

$$s_d^2 = \frac{SAQ_{Y'} + SAQ_{Y''}}{N_1 + N_2 - 4} \cdot \left(\frac{1}{SAQ_{x'}} + \frac{1}{SAQ_{x''}} \right) \tag{31}$$

Prüfgröße t

b' = Regressionskoeffizient der 1. Stichprobe
b'' = Regressionskoeffizient der 2. Stichprobe

$$t = \frac{b'' - b'}{s_d} \tag{32}$$

ist t — verteilt
mit $(N_1 + N_2 - 4)$ Freiheitsgraden.

Für unser Zahlenbeispiel errechnet sich zu den beiden Regressionskoeffizienten $b' = 6{,}7$ und $b'' = -4{,}0$ eine Streuung der Differenz dieser Regressionskoeffizienten von $s_d = \sqrt{s_d^2} = 3{,}80$.

Damit wird

$$t = \frac{|10{,}7|}{3{,}80} = 2{,}813$$

mit $(7 + 5 - 4) = 8$ Freiheitsgraden.

Vergleicht man diesen empirischen t-Wert mit den Schrankenwerten der t-Verteilung für die üblichen Sicherheitswahrscheinlichkeiten $P = 0{,}05$, $P = 0{,}01$ und $P = 0{,}001$ bei den betreffenden Freiheitsgraden, so finden wir für dieses Beispiel in der t-Tabelle: (siehe Tabelle A 1 im Anhang)

Freiheitsgrad	t-Wert bei		
	$P=0{,}05$	$P=0{,}01$	$P=0{,}001$
—	—	—	—
8	2,306	3,355	5,041
—	—	—	—

Der dem betrachteten Unterschied der Regressionskoeffizienten entsprechende t-Wert von 2,813 liegt also zwischen den Werten der t-Verteilung, die zu den Sicherheitsschranken $P=0{,}05$ und $P=0{,}01$ gehören. Man schreibt dafür auch $P \begin{smallmatrix} < 0{,}05 \\ > 0{,}01 \end{smallmatrix}$ und kann das Prüfergebnis folgendermaßen ausdeuten: Der beobachtete Unterschied der Regressionskoeffizienten ist so groß, daß er nur in weniger als 5%, aber wohl häufiger als in 1% aller denkbaren Wiederholungen des gleichen therapeutischen Versuchs rein durch zufällige Schwankungen auftreten könnte. Der üblichen Konvention nach bezeichnet man das als Signifikanz von $P \begin{smallmatrix} < 0{,}05 \\ > 0{,}01 \end{smallmatrix}$ oder auch mäßige statistische Sicherung.

c) Symbolisches Programm zur Berechnung der Regressions- und Korrelationskoeffizienten zweier Stichproben von x, y-Werten und zur Durchführung der statistischen Prüfung des Unterschiedes der beiden Regressionskoeffizienten an Hand des t-Wertes (in FORTRAN geschriebenes Programm für eine digitale Datenverarbeitungsanlage)

Die im vorigen Teil geschilderten Berechnungsschritte zur Bestimmung der Regressionskoeffizienten und die statistische Prüfung ihres Unterschiedes läßt sich mit einer guten Tischrechenmaschine durchführen. Die genaue Reihenfolge der einzelnen Rechenabschnitte muß streng eingehalten werden, damit richtige Ergebnisse gewonnen werden. Es ist üblich, alle manuellen Berechnungen immer doppelt durchzuführen, um an der Gleichheit der Resultate *beider* Berechnungen zu prüfen, ob keine Abweichungen von dem vorgesehenen Berechnungsgang gemacht wurden. Eine grundsätzlich falsche Reihenfolge bei diesem Berechnungsgang, weil der Berechner sich den vorgeschriebenen Rechengang falsch zurechtgelegt hat, ohne das zu merken, kann auch durch Doppelberechnungen nicht entdeckt werden.

Dieses ist, ganz abgesehen von dem Zeitgewinn, ein Grund, möglichst den *vollen Berechnungsgang*, einschließlich der Aufsummierungen der Einzelwerte ganz zu Anfang der Berechnungen, durch ein sog. „Programm" für eine Datenverarbeitungsanlage erledigen zu lassen. Kurze Einführung in die elektronische Datenverarbeitung siehe Kap. V. G.

Das folgende Rechenprogramm leistet im einzelnen:

1. Es *liest* jeweils zwei zueinandergehörige und miteinander an Hand ihrer Regressionskoeffizienten zu vergleichenden Stichproben von x, y-Werten *ein*. Es können also eine *beliebig große Anzahl von Stichprobenpaaren nacheinander* immer in der gleichen Weise bearbeitet und geprüft werden.

2. Zu jedem Stichprobenpaar wird ein *Stichwort* mit eingelesen, das die Fragestellung oder den Sachverhalt der bearbeiteten Werte kennzeichnen kann.

3. Die einzelnen Werte (Originalwerte) der Stichproben können nach Wunsch in einer Liste — für Kontrollzwecke — mitausgedruckt werden.

4. Die Ergebnisse werden mit erklärendem Rahmentext und dem eingelesenen Stichwort *ausgedruckt.*

5. Von diesen Ergebnistabellen kann eine beliebige Anzahl von *Duplikaten* mithergestellt werden. Dieses ist besonders zweckmäßig, um gleich die notwendigen Belege zur Hand zu haben, wenn es sich um Gemeinschaftsstudien oder Beratungen handelt.

Im folgenden soll nacheinander geschildert werden:

a) Die *Arbeitsweise des gesamten Programms,* schematisch dargestellt *in Form eines Flußdiagramms.* Die Pfeile zeigen dabei das weitere Vorgehen an, die Rhomben stellen Abschnitte im Verarbeitungsablauf dar, in denen irgendwelche Entscheidungen oder Vergleiche getroffen werden müssen, und je nach der Situation oder dem Vergleichsergebnis *verschiedene Arbeitswege* eingeschlagen werden müssen. Dabei werden nicht alle Elementarschritte der Verarbeitung im Flußdiagramm dargestellt, weil es sonst zu groß für diese Abbildung würde (siehe Abb. 15, Seite 136).

b) Es wird ein *schematisches Bild* über das gesamte *Kartenpaket* angeschlossen, so wie es in die Rechenanlage eingegeben werden muß, damit es arbeiten und funktionieren kann (siehe Abb. 16, Seite 137).

c) Das gesamte *symbolische Programm* wird in Listenform dokumentiert. Siehe Computerlisten C 7—C 11 im Anhang.

Das Gesamtprogramm besteht aus einem Hauptprogramm und mehreren Unterprogrammen, die durch das Hauptprogramm aufgerufen werden und spezielle Teilaufgaben erledigen.

Das *Hauptprogramm* hat den Namen

HREGR2 (= Hauptprogramm für Regressionsrechnung an je 2 Stichproben).

Die *Unterprogramme* haben die Namen:

LES2XY (liest 2 Stichproben mit x, y-Werten ein).

SAQ1XY (bildet zu einer Stichprobe die verschiedenen Formen der Summen der Abweichungsquadrate)

BTEST (führt den eigentlichen statistischen Test zur Prüfung des Unterschieds der Regressionskoeffizienten b durch)

BTDRU (druckt die Ergebnisse des Regressionstestes aus).

Eine Erklärung der Programme im einzelnen würde hier zu weit führen.

Alle hier aufgeführten Rechenprogramme sind in der Programmsprache FORTRAN geschrieben. Dadurch sind diese Programme weitgehend unabhängig von einer speziellen Rechenanlage besonderen Fabrikationstyps. In der hier wiedergegebenen Ausführung sind die Programme in dem sogenannten *IBM-7090-FORTRAN-II-Monitor-System* benutzbar. Sie können ohne Anpassung auf folgenden z. Z. in Deutschland vorhandenen IBM-7090-Datenverarbeitungsanlagen laufen:

Deutsches Rechenzentrum in Darmstadt (Variante IBM 7094),
Max-Planck-Institut für Plasmaphysik in München-Garching,
Rhein.-Westfälisches Institut für Instrumentelle Mathematik an der Universität Bonn,
Rechenzentrum der Techn. Hochschule Stuttgart.

Es sind nur geringe Anpassungen notwendig, damit diese Programme auch auf anderen Anlagen, wie IBM-System /360 oder andere elektronische Datenverarbeitungsanlagen (z. B. Control Data CDC 3100 u. a.) laufen können, die FORTRAN-Programme annehmen.

d) Die *spezielle Form der Datenkarten,* ihr spezieller Inhalt für das hier geschilderte Beispiel, wird wiedergegeben (siehe Abb. 17, Seite 138).

e) Das durch dieses Programm erzeugte *ausgedruckte Ergebnis* wird abgebildet. (Für die Durchführung der Rechnung benötigte die IBM-7090-Großrechenanlage rund 2 (in Worten „zwei") Sekunden Rechenzeit, einschließlich der Erstellung von zwei Ergebnisduplikaten, wie es durch die Angabe in der ersten Datenkarte erwünscht worden war. Das Ausdrucken war ebenfalls in wenigen Sekunden erledigt. Siehe Computerlisten C 12 und C 13 im Anhang.

Die erstmalige Herstellung solcher FORTRAN-Programme und ihre Austestung auf Richtigkeit erfordert natürlich längere Zeit. Zeitschätzungen sind hier kaum möglich.

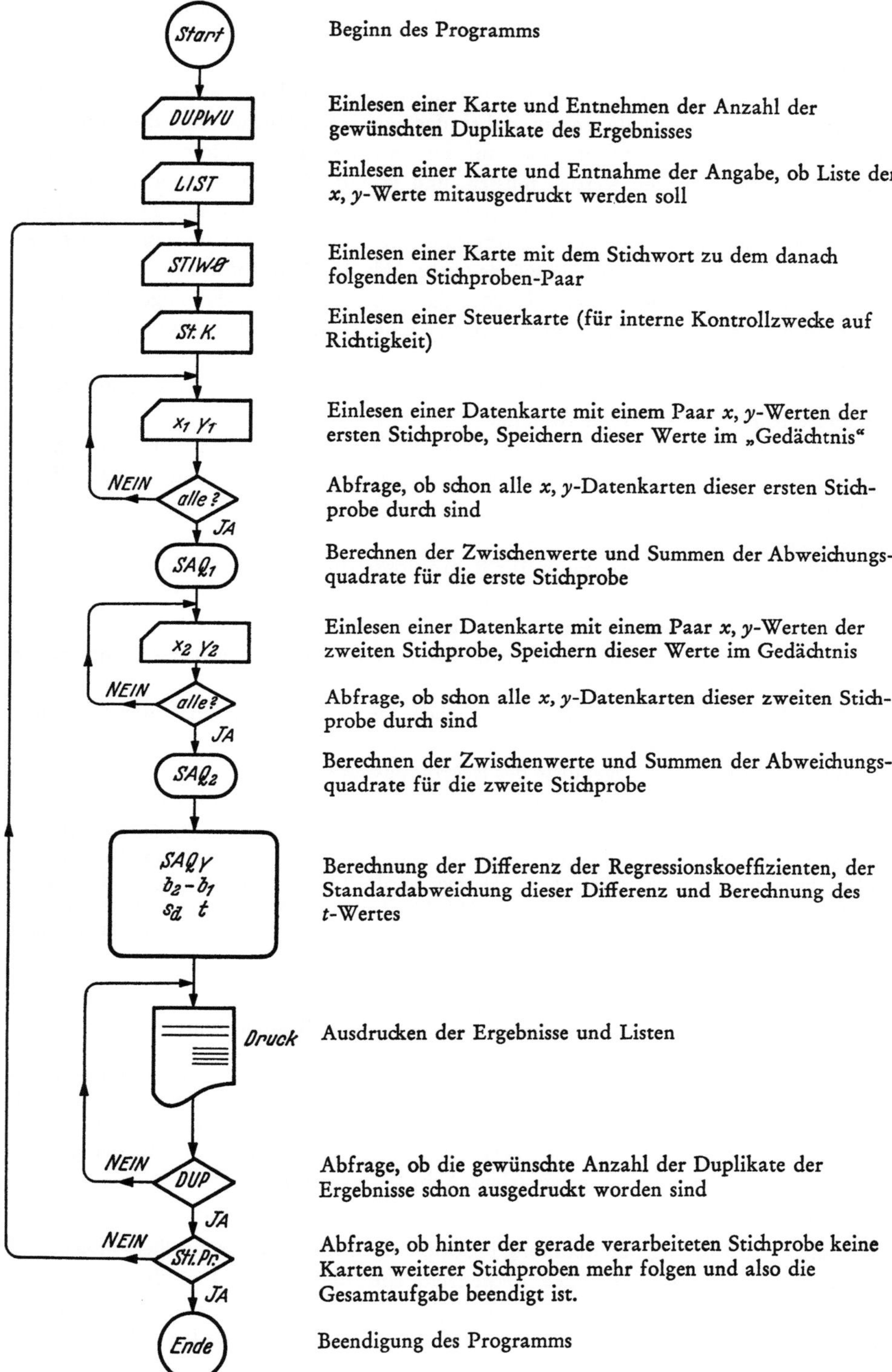

Start
Beginn des Programms
DUPWU
Einlesen einer Karte und Entnehmen der Anzahl der gewünschten Duplikate des Ergebnisses
LIST
Einlesen einer Karte und Entnahme der Angabe, ob Liste der x, y-Werte mitausgedruckt werden soll
STIWO
Einlesen einer Karte mit dem Stichwort zu dem danach folgenden Stichproben-Paar
St. K.
Einlesen einer Steuerkarte (für interne Kontrollzwecke auf Richtigkeit)
x1 Y1
Einlesen einer Datenkarte mit einem Paar x, y-Werten der ersten Stichprobe, Speichern dieser Werte im „Gedächtnis“
NEIN
alle?
JA
Abfrage, ob schon alle x, y-Datenkarten dieser ersten Stichprobe durch sind
SAQ1
Berechnen der Zwischenwerte und Summen der Abweichungsquadrate für die erste Stichprobe
x2 Y2
Einlesen einer Datenkarte mit einem Paar x, y-Werten der zweiten Stichprobe, Speichern dieser Werte im Gedächtnis
NEIN
alle?
JA
Abfrage, ob schon alle x, y-Datenkarten dieser zweiten Stichprobe durch sind
SAQ2
Berechnen der Zwischenwerte und Summen der Abweichungsquadrate für die zweite Stichprobe
SAQY
b2 - b1
sd t
Berechnung der Differenz der Regressionskoeffizienten, der Standardabweichung dieser Differenz und Berechnung des t-Wertes
Druck
Ausdrucken der Ergebnisse und Listen
NEIN
DUP
JA
Abfrage, ob die gewünschte Anzahl der Duplikate der Ergebnisse schon ausgedruckt worden sind
NEIN
Sti. Pr.
JA
Abfrage, ob hinter der gerade verarbeiteten Stichprobe keine Karten weiterer Stichproben mehr folgen und also die Gesamtaufgabe beendigt ist.
Ende
Beendigung des Programms

Abb. 15. Flußdiagramm des Programms zum Stichprobeneinlesen, Berechnen der Regressions- und Korrelationskoeffizienten, zur statistischen Prüfung des Unterschieds und zum Ausdruck der Ergebnisse mit Duplikaten

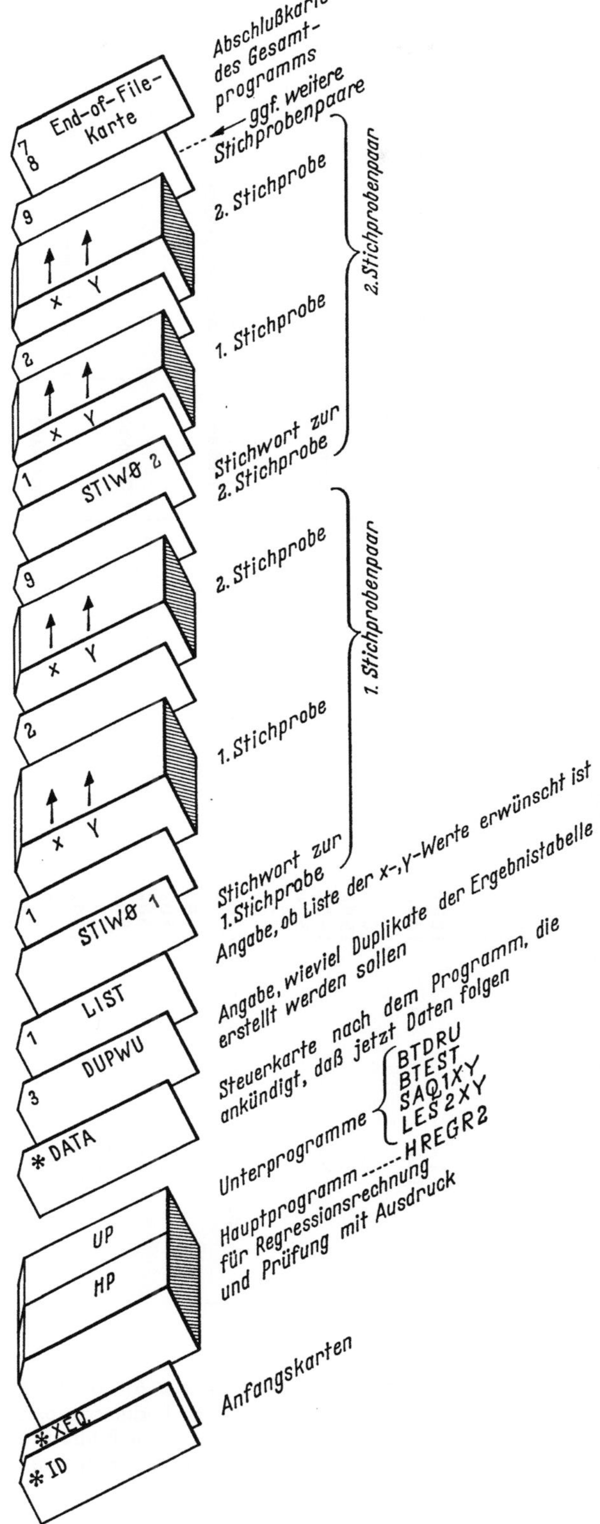

Abb. 16. Reihenfolge der Programmkarten und Datenkarten zur Erledigung der Regressionsrechnung in einer elektronischen Datenverarbeitungsanlage unter Leitung des IBM-FORTRAN-II-Monitor-Systems

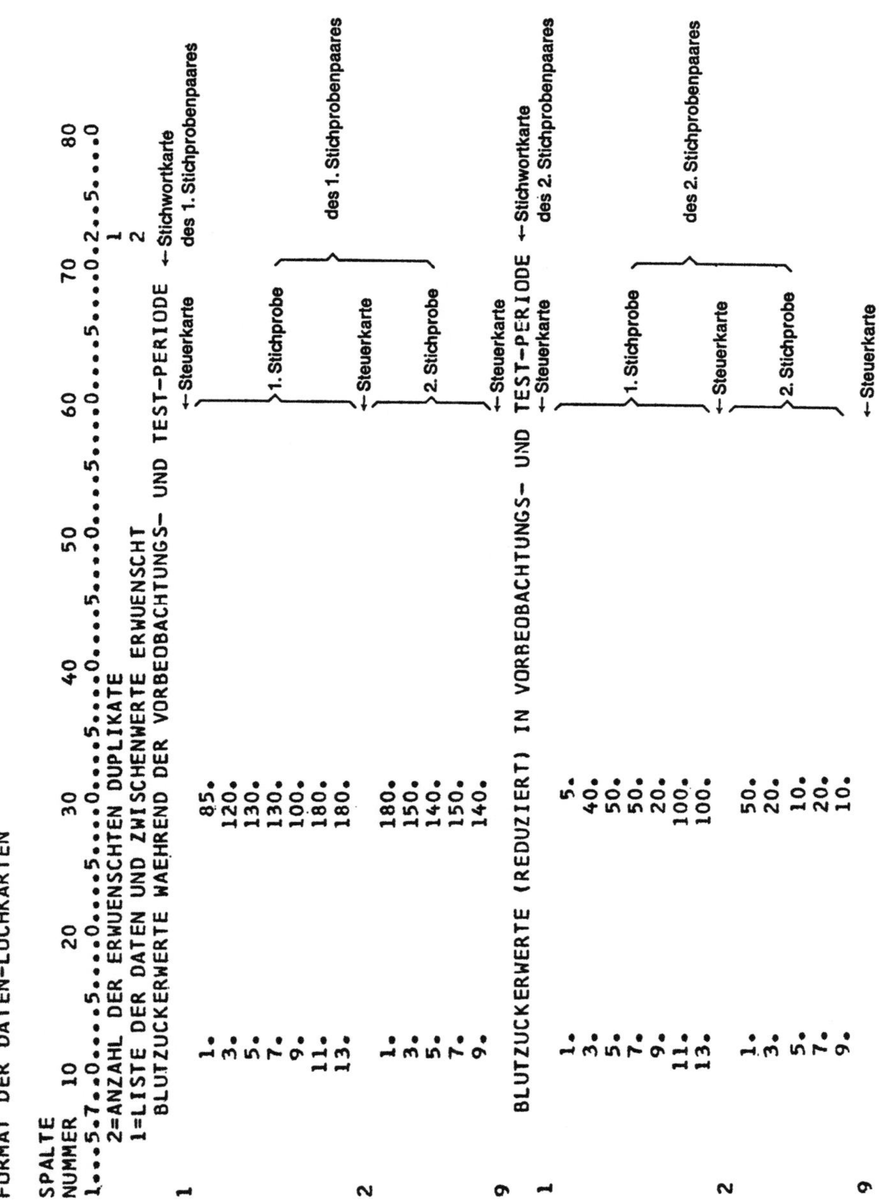

```
FORMAT DER DATEN-LOCHKARTEN

SPALTE
NUMMER  10        20        30        40        50        60        70        80
1...5.7..0....5....0....5....0....5....0....5....0....5....0....5....0.2..5....0
    2=ANZAHL DER ERWUENSCHTEN DUPLIKATE                                   1
    1=LISTE DER DATEN UND ZWISCHENWERTE ERWUENSCHT                        2
      BLUTZUCKERWERTE WAEHREND DER VORBEOBACHTUNGS- UND TEST-PERIODE
1
         1.                 85.
         3.                120.
         5.                130.
         7.                130.
         9.                100.
        11.                180.
        13.                180.
2
         1.                180.
         3.                150.
         5.                140.
         7.                150.
         9.                140.
9
      BLUTZUCKERWERTE (REDUZIERT) IN VORBEOBACHTUNGS- UND TEST-PERIODE
1
         1.                  5.
         3.                 40.
         5.                 50.
         7.                 50.
         9.                 20.
        11.                100.
        13.                100.
2
         1.                 50.
         3.                 20.
         5.                 10.
         7.                 20.
         9.                 10.
9
```


Abb. 17. Aufgelisteter Inhalt der Datenkarten des Beispiels. Am oberen Bildrand sind vier Druckzeilen zur Orientierung über die Lage der jeweiligen Lochkartenspalte hinzugefügt. Im übrigen entspricht jede Druckzeile einer Lochkarte. Am rechten Bildrand sind Hinweise auf die Zugehörigkeit der einzelnen Datenkarten zu den einzelnen Stichproben oder Steuerkartengruppen beigefügt

d) Das Bestimmtheitsmaß und der Korrelationskoeffizient

Der Regressionskoeffizient und die Regressionsgleichung sagen nur etwas darüber aus, wie stark sich im *Durchschnitt* der Wert der einen Variablen ändern wird, wenn der Wert der anderen Variablen sich im *Durchschnitt* ändert. Genauso wie bei der Betrachtung der Verhältnisse beim Vorliegen einer einzigen Variablen der Durchschnitt für sich allein zwar wichtige Kennzeichnungen ermöglichte, in seiner Charakterisierung einer ganzen Stichprobe oder eines Wertekollektives aber noch der Angaben über das Ausmaß der Schwankungen der Einzelwerte um diesen Mittelwert bedurfte, genauso muß auch eine Kennzeichnung der Schwankungen der Einzelwerte um die mittlere Verlaufslinie, nämlich der Regressionsgeraden erfolgen. Hierzu dienen das Bestimmtheitsmaß und der Korrelationskoeffizient.

Für die Situation der Regression bei Vorliegen einer unabhängigen und einer abhängigen Variablen gibt das *Bestimmtheitsmaß* an, welchen Anteil die Quadratsummen der Werte auf der Regressionslinie an der gesamten Summe der Quadrate haben (PFANZAGL). Das Bestimmtheitsmaß gibt also an, wie straff die Abhängigkeit der abhängigen Variablen y von dem Parameter x ist. Das Bestimmtheitsmaß kann Werte zwischen $+1$ (ganz straffe Abhängigkeit) und 0 (überhaupt keine Abhängigkeit) annehmen.

Die Straffheit des Zusammenhanges zwischen *zwei* Zufallsvariablen (wie z. B. Körpergröße und Körpergewicht) wird durch den *Korrelationskoeffizienten* gemessen. Er ist mit dem Bestimmtheitsmaß eng verwandt. Aus den folgenden Definitions- und Berechnungsformeln ersieht man, daß das Bestimmtheitsmaß gleich dem Quadrat des Korrelationskoeffizienten ist. Der Korrelationskoeffizient kann zwischen -1 und $+1$ liegen. Ein Korrelationskoeffizient von $r=0$ bedeutet, daß überhaupt keine Korrelation zwischen den beiden Zufallsvariablen besteht. $r=-1$ tritt bei straffer indirekter Proportionalität, $r=+1$ bei straffer positiver Proportionalität auf.

Bestimmtheitsmaß B

Definition:

$$B=r^2 \qquad (33)$$

$$B=b_y\cdot b_x \qquad (34)$$

Berechnungsformel: $$B=\frac{(S\,A\,P_{xy})^2}{S\,A\,Q_x\cdot S\,A\,Q_y} \qquad (35)$$

Korrelationskoeffizient r

Definition: $$r=\frac{s_{xy}}{s_x\cdot s_y} \qquad (36)$$

wobei s_x = Standardabweichung der x_i

s_y = Standardabweichung der y_i

$$s_{xy}=\frac{\sum_{i=1}^{N}(x_i-\bar{x})(y_i-\bar{y})}{N-1} \qquad (37)$$

Berechnungsformel: $$r=\frac{\sum_{i=1}^{N}x_i\cdot y_i-\frac{\left(\sum_{i=1}^{N}x_i\right)\cdot\left(\sum_{i=1}^{N}y_i\right)}{N}}{\sqrt{S\,A\,Q_x\cdot S\,A\,Q_y}} \qquad (38)$$

D. Häufigkeiten

(Ereignisstatistik)

Wie auf Seite 19 und 90 dargelegt wurde, bezeichnen wir alle statistischen Probleme und Verfahren, welche sich mit der Kennzeichnung und Beurteilung *alternativ auftretender Merkmale* (z. B. Auftreten von Komplikationen, tödlicher Krankheitsausgang usw.) befassen, als *Ereignisstatistik.*

Das Wesen des Ereignisses in diesem Sinne besteht darin, daß es immer nur ganz oder überhaupt nicht eintritt. Ein teilweises Auftreten eines Ereignisses soll dabei unmöglich sein. Die therapeutische Erfolgsbeurteilung muß häufig auf dem Vergleich solcher alternativer Ereignisse aufgebaut werden;
so zum Beispiel:

das Ereignis „Auftreten von Komplikationen" gegenüber dem „Nichtauftreten von Komplikationen" oder

das Ereignis „tödlicher Ausgang der Krankheit" gegenüber dem „nicht tödlichen Ausgang der Krankheit" oder

das Ereignis „völlige Ausheilung der Krankheit" gegenüber der „nicht völligen Ausheilung der Krankheit" oder

das Ereignis „Auftreten eines bestimmten Krankheitssymptoms (z. B. Husten oder Schüttelfrost)" gegenüber dem „Nichtauftreten dieses Krankheitssymptoms".

Zur Vermeidung von Irrtümern und Verwechslungen ist eine präzise, *eindeutige* Formulierung (Beschreibung) des Ereignisses und seiner Alternativform unbedingt erforderlich. Besonders klar ist die Beschreibung der Alternativform des Ereignisses durch eine Negation, wie z. B. „Auftreten von . . ." gegenüber „kein Auftreten von . . .". So sind die Kennzeichnungen des Krankheitsausganges durch die Ereignisse „Tod" gegenüber „Heilung" nicht streng alternativ, weil sie sich nicht vollständig gegenseitig ausschließen: denn „nicht gestorben" muß noch nicht „geheilt" bedeuten.

Es werden verschiedene *Maße* verwendet, um anzugeben, wie oft ein Ereignis eingetreten ist:

1. Die absolute Häufigkeit

Die *absolute Häufigkeit* gibt an, wie oft ein Ereignis überhaupt eingetreten ist, *ohne* Berücksichtigung der Gesamtzahl aller Möglichkeiten (Beobachtungen), bei welchen das Ereignis hätte eintreten können. Für die Statistik (und auch für die Therapiebeurteilung) hat diese absolute Häufigkeit keine praktische Bedeutung.

2. Die relative Häufigkeit

Die *relative Häufigkeit (frequency)* setzt die absolute Häufigkeit des Ereignisses (welche wir im folgenden Beispiel als M bezeichnen wollen) in Relation zu der Gesamtzahl aller Möglichkeiten (Gesamtzahl aller Beobachtungen) N, bei welchen das Ereignis hätte eintreten können.

Beispiel 11. Es seien in einer Epidemie von 500 Kranken $N_1 = 300$ Kranke rein symptomatisch, also ohne Anwendung einer spezifischen Therapie, behandelt worden, die übrigen $N_2 = 200$ Kranke dagegen mit einem neuen zu prüfenden („spezifischen") Mittel. Von den ersteren Kranken seien $M_1 = 60$ gestorben, von den letzteren $M_2 = 20$. Die relative Häufigkeit f (in manchen Monographien auch durch p bezeichnet) des *tödlichen Krankheitsausganges* in der symptomatisch behandelten Patientengruppe beträgt dann

$$f_1 = \frac{M_1}{N_1}, \tag{39}$$

in unserem Beispiel:

$$f_1 = \frac{60}{300} = 0{,}2\,.$$

Demgegenüber beträgt die relative Häufigkeit f' des *nicht tödlichen Krankheitsausganges* in der symptomatisch behandelten Patientengruppe

$$f_1' = \frac{N_1 - M_1}{N_1}, \tag{40}$$

in unserem Beispiel

$$f_1' = \frac{300-60}{300} = \frac{240}{300} = 0{,}8\,.$$

Entsprechend betragen bei der Gruppe der spezifisch behandelten Patienten die relative Häufigkeit des tödlichen Krankheitsausganges, die *Letalität,*

$$\begin{aligned} f_2 &= \frac{M_2}{N_2} \\ &= \frac{20}{200} = 0{,}1 \end{aligned} \tag{41}$$

und die relative Häufigkeit des nicht tödlichen Krankheitsausganges

$$\begin{aligned} f_2' &= \frac{N_2 - M_2}{N_2} \\ &= \frac{200-20}{200} = \frac{180}{200} = 0{,}9\,. \end{aligned} \tag{42}$$

Man erkennt, daß die Summe der Werte alternativ zusammengehöriger relativer Häufigkeiten immer $=1$ ist.

Die *Prozentsätze* p sind uns als Maß relativer Häufigkeiten geläufiger. Das Operieren mit relativen Häufigkeiten führt zu kleinen Brüchen bzw. Dezimalwerten und ist daher etwas ungewohnt. Die Umwandlung relativer Häufigkeiten in die entsprechenden Prozentsätze sollte aber auch in der Klinik nur dann erfolgen, wenn die Gesamtzahl N der in einer Gruppe beobachteten Fälle mindestens 100 beträgt.

Es ist wahrscheinlich in keiner Wissenschaft so viel Mißbrauch mit Prozentsätzen getrieben worden wie in der Medizin. Aus Zahlen, die weit unter 100 lagen, wurden Prozentsätze errechnet und darauf weittragende Schlüsse aufgebaut. Auch heute ist diese Unsitte noch keineswegs verschwunden. Je kleiner die Zahlen sind, um so weniger sind sie ohne die kritische Betrachtung, zu der im folgenden angeleitet werden soll, brauchbar.

Die Umrechnung der relativen Häufigkeiten f in die entsprechenden Prozentsätze wird einfach durch Multiplikation mit 100 erreicht

$$p = f \cdot 100\,. \tag{43}$$

In unserem Beispiel betragen dann: der *Prozentsatz des tödlichen Krankheitsausganges* in der symptomatisch behandelten Patientengruppe

$$p_1 = \frac{100 \cdot M_1}{N_1} = \frac{100 \cdot 60}{300} = 20\%\,, \tag{44}$$

der *Prozentsatz des nicht tödlichen Krankheitsausganges* in der ersten (= symptomatisch behandelten) Gruppe

$$p_1' = \frac{100\cdot(N_1-M_1)}{N_1} \tag{45}$$

$$= \frac{100\cdot(300-60)}{300} = 80\%,$$

der *Prozentsatz des tödlichen Krankheitsausganges* bei der zweiten (= spezifisch behandelten) Patientengruppe:

$$p_2 = \frac{100\cdot M_2}{N_2} \tag{46}$$

$$= \frac{100\cdot 20}{200} = 10\% \quad \text{und}$$

der *Prozentsatz des nicht tödlichen Krankheitsausganges* der spezifisch Behandelten:

$$p_2' = \frac{100\cdot(N_2-M_2)}{N_2} \tag{47}$$

$$= \frac{100\cdot(200-20)}{200} = 90\%.$$

Für die *Beurteilung* eines Heilerfolges auf Grund des Ausganges einer Erkrankung ist die Kenntnis dieser relativen Häufigkeiten bzw. Prozentsätze Voraussetzung, denn die neue „spezifische" Therapie hatte nur dann einen Wert, wenn die relative Häufigkeit bzw. der Prozentsatz des tödlichen Krankheitsausganges unter der neuen Therapie eindeutig kleiner war als bei der bisherigen (eventuell sehr symptomatischen) Therapie, wenn also

$$f_2 < f_1 \quad \text{bzw.}$$

$$p_2 < p_1 \quad \text{ist.}$$

Die Größe der *Differenz* der relativen Häufigkeiten

$$f_D = f_1 - f_2 \quad \text{bzw.} \tag{48}$$

der Differenz der Prozentsätze

$$p_D = p_1 - p_2 \tag{49}$$

ist ein *vorläufiges Maß* für die vergleichsweise Güte der beiden Therapieformen.

p_D, die Differenz der relativen Häufigkeiten, ist ein positiver Wert, wenn p_2, die Letalität bei der neuen (spezifischen) Therapie, kleiner ist als p_1, die Letalität bei der anderen eventuell symptomatischen Therapie, und deutet so in die Richtung einer Überlegenheit der neuen Therapie, also im Sinne einer günstigen Wirkung des zu prüfenden Mittels. Im entgegengesetzten Fall, also bei negativem p_D, kann die neue Heilmethode sogar ungünstig gewirkt haben.

Das exakte Urteil über den Vergleich beider Therapieformen kann erst gefällt werden, wenn mit Hilfe statistischer Methoden geprüft wurde, ob nicht diese beobachtete Differenz der relativen Häufigkeiten bzw. Differenz der Prozentsätze auch rein durch zufällige Schwankungen unter Berücksichtigung der Kleinheit der Patientengruppen (welche im statistischen Sinne Stichproben darstellen) erklärt werden kann. Diese Prüfung der Differenz auf Zufälligkeit bzw. Nichtzufälligkeit kann mit Hilfe verschiedener statistischer Verfahren durchgeführt werden.

3. Das χ^2-Verfahren nach K. A. Pearson und die Vier-Felder-Tafel

Dieses mit dem griechischen „Chi“ bezeichnete statistische Verfahren ist innerhalb der gesamten statistischen Verfahren ein besonders wichtiges, weil es bei der theoretischen Erklärung und Ableitung der einzelnen Prüfverfahren immer wieder herangezogen wird. Aber auch bei der praktischen Durchführung der statistischen Prüfung von Unterschieden, Differenzen von Häufigkeiten und dem Vergleich von Häufigkeitsverteilungen miteinander ist es sehr nützlich.

Das *Wesen* dieses Verfahrens besteht darin, daß die Unterschiede der *wirklich beobachteten Häufigkeiten* f gegenüber den unter einer bestimmten Hypothese (z. B. der sog. Nullhypothese „Es bestehen zwischen den beiden betrachteten Patientengruppen *keine* wirklichen Unterschiede“) *zu erwartenden Häufigkeiten* φ dem Prüfverfahren zugrunde gelegt werden[6]. Der Wert χ^2 ist dabei definiert als die Summe der Abweichungsquadrate, welche durch den jeweiligen Erwartungswert φ dividiert wurden:

$$\chi^2 = S\,\frac{(f-\varphi)^2}{\varphi}\,. \tag{50}$$

Bei dem statistischen Prüfverfahren, welches K. PEARSON entwickelt hat, wird dieser errechnete χ^2-Wert, welcher ein Maß für die Größe des Abweichens zweier Häufigkeitsverteilungen voneinander ist, mit den Werten der sog. „χ^2-Verteilungen“ verglichen, welche die Größen der χ^2-Werte angibt, die rein durch Zufälligkeit noch auftreten können.

Die *Anwendung* des χ^2-Verfahrens zur statistischen Prüfung von Häufigkeitsunterschieden gestaltet sich besonders einfach, wenn die Angaben über die beobachteten Häufigkeiten in Form einer *Vier-Felder-Tafel* vorliegen.

Die Vier-Felder-Tafel ist eine besondere Form der *Häufigkeitstafeln* (auch *Häufigkeitstabellen* genannt), unter welchen man die tabellenartige Zusammenstellung der in den verschiedenen Beobachtungsgruppen festgestellten absoluten Häufigkeiten versteht.

Werden in den verschiedenen *Zeilen* (waagerecht angeordnet) die verschiedenen Beobachtungsgruppen und in den *Spalten* (senkrecht angeordnet) die zu bestimmten Ereignissen beobachteten absoluten Häufigkeiten eingetragen, so ist die allgemeine Form einer Häufigkeitstafel:

Tabelle 17

		beobachtetes Symptom oder Ereignis oder Eigenschaft			
		Ereignis A	Ereignis B	Ereignis C	Summen
Beobachtungs-	I	—	—	—	—
(Patienten-)	II	—	—	—	—
gruppen	III	—	—	—	—
Summen		—	—	—	—

Da die hier aufgezeigte Häufigkeitstafel im Inneren 9 Felder hat, bezeichnet man sie auch als „9-Felder-Tafel“ oder „3×3-Felder-Tafel“. Am Außenrand solcher Häufig-

[6] s. Anmerkung Seite 145.

keitstafeln sind die jeweiligen Randsummen, also die Zeilensummen, die Spaltensummen und (rechts unten) die Gesamtsumme angegeben. Statistische Behandlung siehe bei E. WEBER (1967), Kap. 65.3.4, Seite 496.

Die klassische *Vierfeldertafel* besteht nur aus 2 Zeilen (für die *zwei* Beobachtungs- bzw. *Patientengruppen)* und 2 Spalten (für die *beiden Alternativformen eines Ereignisses,* wie z. B. „tödlicher Krankheitsausgang" und „nicht tödlicher Krankheitsausgang").

Beispiel 12. Die Beobachtungen unseres Beispiels 11 (Seite 140) würden in einer Vierfeldertafel folgendermaßen wiedergegeben:

Tabelle 18

	Anzahl der Patienten mit Krankheitsausgang		
	tödlich	nicht tödlich	Summe
Patientengruppe:			
I. symptomatisch Behandelte:	$M_1=60$	$N_1-M_1=240$	$N_1=300$
II. spezifisch Behandelte:	$M_2=20$	$N_2-M_2=180$	$N_2=200$
	80	420	$N_1+N_2=500$

Die einzelnen Felder der Vier-Felder-Tafel haben meistens folgende Bezeichnung:

Tabelle 19

	Häufigkeit		
	des Eintretens des Ereignisses	des Nichteintretens des Ereignisses	Summe
Beobachtungsgruppe I	a	b	$a+b$
Beobachtungsgruppe II	c	d	$c+d$
Summe	$a+c$	$b+d$	$a+b+c+d=N$

Der χ^2-Wert errechnet sich bei dieser Form der Vierfeldertafel nach der Formel

$$\chi^2 = \frac{(a\cdot d - b\cdot c)^2\cdot N}{(a+b)\cdot(c+d)\cdot(a+c)\cdot(b+d)} \tag{51}$$

Die Erwartungshäufigkeiten φ in den einzelnen Feldern der Vierfeldertafel (Erklärung und Berechnung s. Anmerkung S. 145) brauchen bei diesem Rechenverfahren nicht gesondert berechnet zu werden.

In unserem Beispiel *errechnet* sich somit:

$$\chi^2 = \frac{(60\cdot 180 - 240\cdot 20)}{300\cdot 200\cdot 80\cdot 420}\,.$$

$$\chi^2 = \frac{6000^2\cdot 500}{2\,016\,000\,000} = 8{,}93\,.$$

Dieser errechnete χ^2-Wert von 8,93 wird nun mit den noch rein zufällig bei einer bestimmten Sicherheitsschranke P (s. S. 89) zu erwartenden Werten der χ^2-Verteilung (s. Tabelle des Anhanges) verglichen. Wie früher erwähnt, soll man dabei eine Sicherheitsschranke $P = 0{,}01$ möglichst bei therapeutischen Urteilen verlangen. Betrachtet man diese Tabelle der χ^2-Verteilungen (s. Anhang), so erkennt man, daß in ihr nicht nur zu verschiedenen Sicherheitsschranken je ein χ^2-Wert angegeben ist, sondern daß für die verschiedenen „Freiheitsgrade“ verschiedene χ^2-Werte aufgeführt sind. Ohne hier auf die Erklärung der „Freiheitsgrade“ einzugehen, kann vorweggenommen werden, daß bei einer *Vier-Felder-Tafel eines alternativen Ereignisses immer ein Freiheitsgrad von* $n=1$ vorliegt. Demnach entnehmen wir aus der Tafel der χ^2-Verteilung (Anhang A 2) für die Sicherheitsschranken

$P =$	0,05	0,01	0,001
die χ^2-Werte	3,841	6,635	10,827.

Zur *Beurteilung* unseres errechneten χ^2-Wertes von 8,93 (des Beispiels 12) betrachten wir, zwischen welchen Sicherheitsschranken dieser χ^2-Wert liegt. Er liegt zwischen den Werten 6,635 und 10,827, welche Sicherheitsschranken von $P=0{,}01$ und $P=0{,}001$ entsprechen. Die statistische Prüfung der Häufigkeiten unseres Beispiels hat also ergeben, daß der tödliche Krankheitsausgang bei beiden Patientengruppen signifikant verschieden ist mit einer Sicherheitsschranke von mindestens $P=0{,}01$ (d. h. einer statistischen Sicherung von 99%).

Bei dieser Anwendung des χ^2-Testes auf eine Vier-Felder-Tafel müssen aber folgende *Voraussetzungen* erfüllt sein:

1. Die Erwartungswerte[7] der einzelnen Felder müssen *mindestens* 5 betragen. Sind sie *kleiner,* so ist der nach Yates *korrigierte* χ^2*-Test* (siehe unten) zuverlässiger.

2. Handelt es sich um sehr kleine Beobachtungsgruppen, welche bei der Darstellung in einer Vier-Felder-Tafel *Randsummen unter rund 15 zeigen,* so ist das *genaue Verfahren nach* R. A. Fisher, welches die Wahrscheinlichkeit direkt bestimmt und also nicht die χ^2-Verteilung zu Hilfe nimmt, das zuverlässigste. Diese Berechnungsmethode ist zwar umständlicher als das Operieren mit der χ^2-Verteilung, aber bei therapeutischen Urteilen, welche aus Beobachtungen an sehr kleinen Patientengruppen gewonnen werden, sollte man besonders vorsichtig sein.

3. Die Binomialverteilung soll den einzelnen Häufigkeitsschwankungen zugrunde liegen. Diese Voraussetzung ist meist erfüllt.

4. Das korrigierte χ^2-Verfahren von Yates

Wenn sehr kleine Erwartungshäufigkeiten in einzelnen Feldern der Vier-Felder-Tafel vorkommen, dann ergibt diese von Yates korrigierte Formel zuverlässigere, ja sogar etwas überkorrigierte Werte.

Um den Unterschied zwischen der Stetigkeit der χ^2-Verteilung und der Unstetigkeit der Häufigkeitsverteilungen auszugleichen, verändert Yates die Vier-Felder-Tafel in einer Art, als ob jede der wirklich beobachteten Häufigkeiten um eine halbe

[7] *Anmerkung* über die *Errechnung der Erwartungswerte* eines bestimmten Feldes der Vierfeldertafel: Unter Benutzung der oben eingeführten allgemeinen Bezeichnung der Felder der Vierfeldertafel mit Buchstaben errechnen sich die Erwartungswerte der Häufigkeiten aus dem Produkt der zum Feld zugehörigen Randsummen, dividiert durch die Gesamtzahl der Fälle N. Die Erwartungswerte werden mit den entsprechenden griechischen Buchstaben gekennzeichnet. Es ist also der Erwartungswert für das linke obere Feld

$$\alpha = \frac{(a+c)\cdot(a+b)}{N} \tag{52}$$

Einheit weniger extrem gewesen wäre als sie wirklich auftrat. Die Formel zur Errechnung des χ^2-Wertes ändert sich dann in

$$\chi_c^2 = \frac{(|a \cdot d - b \cdot c| - \frac{1}{2} N)^2 \cdot N}{(a+b) \cdot (c+d) \cdot (a+c) \cdot (b+d)} \qquad (53)$$

Genaue Ableitung bei FISHER (Kap. 21.01), FISHER und YATES (Tables, S. 5) und WEBER (Kap. 65.3.3.).

Beispiel 13. Wenn bei der alternierenden Behandlung einer Infektionskrankheit schließlich auf der einen Seite der nur symptomatisch behandelten Kranken sich 160 Fälle angesammelt haben, von denen $M_1 = 16$ gestorben sind, auf der Seite der spezifisch behandelten Kranken aber $N_2 = 120$ Kranke mit 2 Todesfällen ($M_2 = 2$), so ergibt sich folgende Vier-Felder-Tafel:

Tabelle 20

Behandlungsgruppe	Gestorbene	Nicht Gestorbene	Summe
symptomatisch Behandelte	$M_1 = 16$	144	$N_1 = 160$
spezifisch Behandelte	$M_2 = 2$	118	$N_2 = 120$
	18	262	280

Der korrigierte χ_c^2-Wert *errechnet* sich entsprechend Formel (53) mit

$$\chi_c^2 = \frac{(|16 \cdot 118 - 2 \cdot 144| - \frac{1}{2} \cdot 280)^2 \cdot 280}{18 \cdot 262 \cdot 160 \cdot 120}$$

$$\chi_c^2 = 6{,}952\,.$$

Zur *Beurteilung* vergleicht man diesen χ^2-Wert mit den Werten der χ-Verteilung, welche bei einem Freiheitsgrad von $n = 1$ den konventionellen Sicherheitsschranken $P = 0{,}05$, $P = 0{,}01$ und $P = 0{,}001$ entsprechen. Unser errechneter Wert von 6,952 liegt zwischen den Werten der χ^2-Verteilung von 6,635 (entsprechend $P = 0{,}01$) und 10,827 (entsprechend $P = 0{,}001$). Der Unterschied in den Häufigkeiten des tödlichen Krankheitsausganges der beiden verschieden behandelten Patientengruppen ist also nicht mehr durch rein zufällige Schwankungen erklärbar, sondern (als nicht zufallsmäßig) statistisch gesichert (d. h. „signifikant") mit einer Sicherheitsschranke von $P \begin{smallmatrix} > 0{,}001 \\ < 0{,}01 \end{smallmatrix}$.

5. Das genaue Verfahren von R. A. Fisher zur Prüfung der Häufigkeiten in einer Vier-Felder-Tafel

Dieses Verfahren wird zweckmäßigerweise angewandt, wenn die Randsummen der Vier-Felder-Tafel kleiner als 15 sind und die Häufigkeiten innerhalb der Vier-Felder-Tafel extrem voneinander abweichen.

Das Wesentliche dieses Verfahrens liegt darin, daß die (Gesamt-)Wahrscheinlichkeit für das Auftreten der vorliegenden Häufigkeitstafel *aus den* Einzelwahrscheinlichkeiten der *beobachteten* Häufigkeitskonstellation *und der noch extremeren Häufig-*

keitskonstellationen durch Addition bestimmt wird. Genaue Ableitung bei FISHER (Kap. 21.02) und WEBER (Kap. 66) und VAN DER WAERDEN (1957 — § 9. F).

Die Gesamtwahrscheinlichkeit P für das Eintreffen einer bestimmten Häufigkeitskonstellation in einer Vier-Felder-Tafel *errechnet* sich nach der Formel

$$P = \frac{(a+c)!\,(b+d)!\,(a+b)!\,(c+d)!}{N!} \cdot \left[\frac{1}{a!\,b!\,c!\,d!} + \cdots\right] \qquad (54)$$

Hier werden der Reihe nach die Brüche für die *extremeren* Häufigkeitskonstellationen mit eingefügt (s. Beispiel 14).

Anmerkung: $a!$ bedeutet „Fakultät von a", wobei man unter *Fakultät* das Produkt aus allen Faktoren der ganzen Zahlenreihe von 1 bis zu der entsprechenden Zahl a meint. Die Fakultät von 4 ist: $4! = 1\cdot 2\cdot 3\cdot 4 = 24$.

Da man in Formeln (54) mit Produkten und Quotienten von Fakultäten (engl.: *factorials*) rechnen muß, verwendet man am besten eine Tabelle der Logarithmen der Fakultäten [siehe Documenta Geigy, Wissenschaftliche Tabellen, 6. Aufl. (1960) S. 26/27].

Beispiel 14 (mit besonders kleinen Krankenzahlen). Es seien in einer Epidemie insgesamt nur $N = 20$ Kranke beobachtet worden, davon die erste alternierende Gruppe $N_1 = 10$ mit der Therapie G und die zweite Gruppe $N_2 = 10$ mit der Therapie H. Von der ersten Gruppe seien gestorben $M_1 = 8$ Kranke, von der zweiten Gruppe nur $M_2 = 2$ Kranke. Diese Beobachtungen ergeben folgende Vier-Felder-Tafel:

Tabelle 21

Behandlungsgruppe	Gestorben	Nicht gestorben	Summe
Therapie G	8	2	10
Therapie H	2	8	10
Summe	10	10	20 = N

Die noch extremeren Häufigkeitskonstellationen zu dieser Vier-Felder-Tafel wären:

einmal	9	1
	1	9
und zweitens	10	0
	0	10

Entsprechend der Formel (54) errechnet sich dann die Gesamtwahrscheinlichkeit P der beobachteten Vier-Felder-Tafel:

$$P = \frac{10!\,10!\,10!\,10!}{20!} \cdot \left[\frac{1}{8!\,2!\,2!\,8!} + \frac{1}{9!\,1!\,1!\,9!} + \frac{1}{10!\,10!}\right];$$

wenn man zur Erleichterung der Rechnung jetzt alle Faktoren aus dem Zähler des ersten Bruches (vor der eckigen Klammer), die auch im Nenner des letzten Summanden in der eckigen Klammer vorkommen, in die einzelnen Zähler aller Summanden in der eckigen Klammer hineinholt, verändert sich der Ausdruck für P in

$$P = \frac{10!\,10!}{20!} \cdot \left[\frac{10!\,10!}{8!\,2!\,2!\,8!} + \frac{10!\,10!}{9!\,1!\,1!\,9!} + \frac{10!\,10!}{10!\,10!}\right]$$

und der letzte Summand wird $= 1$.

Die Berechnung der einzelnen Glieder des Ausdruckes für P gestaltet sich dann folgendermaßen:

Ausdruck:	*Numerus:*	*Logarithmus:*
$\frac{10!\,10!}{8!\,2!\,2!\,8!}$	... 10!	6,559 763
	10!	+ 6,559 763
		=13,119 526
	8!	4,605 521
	2!	+ 0,301 030
	8!	+ 4,605 521
	2!	+ 0,301 030
		= 9,813 102
	$\frac{10!\,10!}{8!\,2!\,2!\,8!}$	13,119 526
		− 9,813 102
	=2025,0	3,306 424
$\frac{10!\,10!}{9!\,1!\,1!\,9!}$	... Zähler	
	(wie oben)	13,119 526
	Nenner:	
	9!	5,559 763
	1!	+ 0,000 000
	1!	+ 0,000 000
	9!	+ 5,559 763
		=11,119 526
	$\frac{10!\,10!}{9!\,1!\,1!\,9!}$	13,119 526
		−11,119 526
	= 100,0	= 2,000 000
$\frac{10!\,10!}{10!\,10!}=1{,}0$		
$[\cdots+\cdots+\cdots]$	=2025,0	
	+ 100,0	
	+ 1,0	
	=2126,0	3,327 5
$\frac{10!\,10!}{20!}\cdots$	... Zähler	
	(wie oben)	13,119 526
	Nenner: 20!	−18,386 125
		= 0,733 401 −6
$P=\frac{10!\,10!}{20!}\cdot[\cdots+\cdots+\cdots]$		0,733 401 −6
		+ 3,327 5
$P=$	=0,0115	= 0,060 901 −2

Beurteilung: Die in der Vier-Felder-Tafel wiedergegebene Häufigkeitskonstellation kommt rein zufällig nur mit einer Wahrscheinlichkeit von $P=0{,}0115$ vor. Die durch diese Häufigkeitsbeobachtung des tödlichen Krankheitsausganges charakterisierte Wirkung des Medikamentes G ist gegenüber der Wirkung des Medikamentes H signifikant verschieden mit einer Sicherheitsschranke von $P \begin{matrix} < 0{,}05 \\ > 0{,}01 \end{matrix}$.

Bei Anwendung dieses genauen Fisherschen Verfahrens auf medizinisch-therapeutische Fragestellungen berücksichtigt man immer, daß dieses statistische Verfahren exakt und einwandfrei (in Hinblick auf seine mathematische Genauigkeit) ist, daß aber die Mathematiker bei der Entwicklung solcher Methoden eine *genauso exakte Erfülltheit der* von ihnen geforderten *Voraussetzungen* a priori annehmen. Die wichtigste Voraussetzung dabei ist, daß die beiden betrachteten *Gruppen völlig homogen* (gleichartig) sind! Im medizinischen Bereich ist aber gerade eine Homogenität sehr leicht durch irgendwelche gleichzeitig wirkende *Mitursachen* gefährdet (s. Kap. IV. A. 2) — ganz besonders bei kleinen Patientengruppen (oder bei kleiner Anzahl zeitlich aufeinanderfolgender Beobachtungswerte einer konstanten Zeitperiode bei chronischen Krankheiten). Bei kleinen Patientengruppen oder Beobachtungsreihen ist deswegen eine besondere Zurückhaltung angezeigt, welche sich praktisch darin äußert, daß man eine *strengere Sicherheitsschranke (P mindestens 0,001)* grundsätzlich bei solchen therapeutischen Beurteilungen verlangt. Man denke daran, daß ein therapeutisches Urteil, welches wegen der Tatsache, daß es auf Grund kritisch gemeinter statistischer Verfahren gewonnen wurde, besondere Gültigkeit beansprucht, viel verhängnisvoller sein wird, wenn es fälschlicherweise positiv ausfällt, als wenn es vorsichtiger formuliert: „Der Vorteil der neuen Therapie ist schon bei dieser kleinen Patientengruppe mit einer Sicherheitsschranke von ... zu erkennen. Die Irrtumsmöglichkeiten, welche durch die Inhomogenitätsmöglichkeit *kleiner* Patientengruppen bestehen, verlangen aber noch eine Bestätigung an größeren Patientengruppen."

6. Die $2 \times$ n-Häufigkeitstafel und ihre statistische Prüfung mittels des χ^2-Verfahrens (Formel nach Brandt-Snedecor)

Oft ist der therapeutische Wert eines Medikamentes nicht durch die Beobachtung nur eines Alternativmerkmales (wie z. B.: „tödlicher Krankheitsausgang" gegenüber „nichttödlicher Krankheitsausgang") zu erkennen, sondern es müssen entweder

Tabelle 22

Schema einer $2 \times n$-Häufigkeitstafel: (mit allgemeiner Bezeichnung der einzelnen Felder)

Patientengruppen	Häufigkeiten der verschiedenen Ereignisse				Summe
	Ereignis Nr. 1	Ereignis Nr. 2	Ereignis Nr. 3	Ereignis Nr. 4	
Patientengruppe a	a_1	a_2	a_3	a_4	T_a
Patientengruppe b	b_1	b_2	b_3	b_4	T_b
Summe	T_1	T_2	T_3	T_4	T

hier können noch weitere Spalten (bis n Spalten) eingefügt werden!

mehrere Ereignisse verschiedener Art (wie z. B.: tödlicher Ausgang *und* Komplikationen *und* Vorhandensein eines bestimmten Symptoms) oder *ein Ereignis gleicher Art*, welches sich aber *in mehr als zwei Intensitätsstufen* ereignen kann, der Beurteilung zugrunde gelegt werden. Solche Beobachtungen über verschiedene Häufigkeiten bei 2 Patientengruppen werden allgemein in Art einer $2 \times n$-Häufigkeitstafel wiedergegeben (siehe Tabelle 22, S. 149).

Unter Verwendung dieser Benennung der einzelnen Felder beträgt χ^2 nach der Formel von BRANDT und SNEDECOR, welche keine Errechnung der einzelnen Werte nach Formel (52) für alle einzelnen Felder verlangt:

$$\chi^2 = \frac{T^2}{T_a \cdot T_b} \left[\left(\frac{a_1^2}{T_1} + \frac{a_2^2}{T_2} + \frac{a_3^2}{T_3} \right) - \frac{T_a^2}{T} \right] \qquad (55)$$

Bei Anwendung dieser Formel und anderer Berechnungsvorschriften für den χ^2-Wert auf Häufigkeiten in Häufigkeitstafeln, besonders in Form von $2 \times n$-Tafeln, müssen folgende *Richtlinien für die Definierung der Ereignisse* in den Rubriken (Spalten) von Häufigkeitstafeln berücksichtigt werden:

1. Die einzelnen Rubriken (Spalten) sind so vollständig, klar und eindeutig zu benennen, daß *jeder Patient* der zwei Patientengruppen *in einem der Felder* als zutreffend *erscheint* und

2. daß *keiner* der Patienten *in mehr als einem Feld* (also mehrmals in verschiedenen Feldern) auftritt.

3. Sind die Erwartungshäufigkeiten irgendeines Feldes (welche sich nach Formel (52) bestimmen) kleiner als 5, so müssen irgendwelche Spalten solange mit zusammengefaßt werden, bis der Erwartungswert dieser zusammengefaßten Spalten mindestens 5 ist.

Erläuterungen zu diesen Richtlinien:

ad 1. Durch die einzelnen Spalten müssen *alle Ereignisvariationen* erfaßt sein, auch Ereignisse, die ärztlich vielleicht nicht direkt interessieren, aber wegen der *Vollständigkeit der Tabelle* notwendig sind. So genügen nicht die Ereignisse „geheilt nach x Wochen“, „geheilt nach $x+y$ Wochen“ und „nicht geheilt“, weil hierbei das Ereignis „geheilt in mehr als $x+y$ Wochen“ nicht eingeordnet werden kann. Dieser Unvollständigkeit der Tabelle wäre abgeholfen, wenn man das Ereignis „geheilt in $x+y$ Wochen“ anders benannt hätte, und zwar als „geheilt in mehr als x Wochen“. Ebenso sind die Ereignisse „geheilt nach x Wochen“, „geheilt nach mehr als x Wochen“ und „gestorben“ keine vollständige Skala der Ereignismöglichkeiten, weil das Ereignis „nicht gestorben, aber auch nicht geheilt“ (z. B. „chronisch krank“) nicht eingeordnet werden kann. *Vollständig eindeutig* wäre die Tabelle, wenn statt „gestorben“ „nicht geheilt“ als Spaltenbezeichnung verwendet worden wäre. Wie im einzelnen die Spalten zu benennen sind, ergibt sich natürlich primär aus der *medizinischen Situation und Fragestellung*. Man beachte aber auch, daß durch zusätzliche „Restspalten“ wie „nicht geheilt“ oder „nicht gestorben“ der vollständigen eindeutigen Erfassung aller Ereignismöglichkeiten der Häufigkeitstabelle Rechnung getragen wird, welche durch das *Wesen der angewandten mathematischen Verfahren erfordert* wird.

Ehe ein praktisches Beispiel für die Verwendung einer $2 \times n$-Tafel gegeben wird, bringt die folgende Liste Muster einiger häufig bei therapeutischen Beurteilungen vorkommenden „Ereignisskalen“, welche eindeutig und vollständig formuliert sind. In speziellen Beurteilungsaufgaben wird man auf diese Muster zurückgreifen können.

7. Liste einiger eindeutiger und vollständiger Ereignismöglichkeiten

I. für 2×3 Tafel:

Beispiel	1. Spalte	2. Spalte	3. Spalte
a)	„gebessert"	„unverändert"	„verschlechtert"
b)	„nicht gestorben und völlig geheilt"	„nicht gestorben und nicht ausgeheilt, sondern chronisch krank geblieben, wobei Grenzzeitpunkt zwischen geheilt und chronisch geworden ‚... Tage nach Krankheitsbeginn' sein soll"	„gestorben"
c)	„geheilt ohne Komplikationen"	„geheilt mit Komplikationen"	„nicht geheilt" (hierher gehören sowohl die Verstorbenen als auch die chronisch krank Gewordenen)
d)	„geheilt in x Tagen"	„geheilt in mehr als x Tagen	„nicht geheilt" (Bemerkung wie unter c.)
e)	„geheilt ohne Nebenwirkungen"	„geheilt mit Auftreten von Nebenwirkungen"	„nicht geheilt"
f)	„nur Komplikation A aufgetreten"	„andere Komplikationen aufgetreten"	„keine Komplikation aufgetreten"
	(hierbei dürfen niemals mehr als 1 Komplikation beim selben Patienten aufgetreten sein, sonst siehe Beispiel unter Mustern der 2×4Tafel)		

II. für 2×4 Tafel:

Beispiel	1. Spalte	2. Spalte	3. Spalte	4. Spalte
a)	„sowohl Komplikation A wie auch Komplikation B aufgetreten"	„nur Komplikation A aufgetreten"	„nur Komplikation B aufgetretenen"	„keine Komplikationen oder andere Komplikationen aufgetreten"
b)	„völlig ausgeheilt in x Tagen"	„völlig ausgeheilt in mehr als x Tagen	„nicht völlig ausgeheilt"	„gestorben"

ad 2. Falls bei *einem Patienten* gleichzeitig oder nacheinander *mehrere Ereignisse* vorkommen sollten, so darf dieser Patient nicht in zwei verschiedenen Spalten (der entsprechenden Einzelkomplikationen) mitgezählt werden, sondern es muß dann eine besondere Spalte für „Komplikation A und Komplikation B beim gleichen Patienten aufgetreten" eingeführt werden. Siehe in der Liste unter II a!

ad 3. Liegen die Erwartungswerte eines Feldes unter 5, so wird die Berechnungsformel für χ^2 ungenau. Man kann in solchen Fällen entweder die entsprechenden seltener vorkommenden Einzelereignisse getrennt in Form von Vier-Felder-Tafeln nach dem korrigierten Verfahren (Seite 145) oder dem genauen Verfahren (Seite 146) betrachten oder man bildet Sammelspalten (siehe Beispiel 24, Seite 304) von Ereignissen, für die dann die Erwartungswerte mindestens 5 betragen. Solche Sammelspalten werden ganz allgemein benannt werden: „Ereignis A *oder* Ereignis B eingetreten."

Beispiel 15. In einer Epidemie seien insgesamt 80 Kranke alternierend behandelt worden. Davon erhielt eine Gruppe von 40 Kranken eine Standarddosis eines neuen spezifischen Mittels (Therapie I) und die andere Gruppe von 40 Kranken eine rein symptomatische Therapie (Therapie II). Beobachtet wurde, wieviel Kranke innerhalb einer bestimmten Zeit von x Wochen geheilt wurden, bei wievielen die Heilung länger als diese Zeit benötigte und bei wieviel Kranken eine Heilung nicht eintrat, da sie starben. Unvollständige Heilungen waren nicht aufgetreten. Diese Beobachtungsergebnisse lassen sich in folgender 2×3-Häufigkeitstafel wiedergeben:

Tabelle 23

Behandlungsgruppe	geheilt in x Wochen	geheilt in mehr als x Wochen	nicht geheilt (gestorben)	Gesamt
Therapie I (spezifisch)	22	16	2	40
Therapie II (symptomatisch)	14	18	8	40
Gesamt	36	34	10	80

Entsprechend der Formel (55) errechnet sich

$$\chi^2 = \frac{80^2}{40 \cdot 40}\left[\left(\frac{22^2}{36} + \frac{16^2}{34} + \frac{2^2}{10}\right) - \frac{40^2}{80}\right]$$

$$\chi^2 = 4{,}00\,[(13{,}4 + 7{,}5 + 0{,}4) - 20] = 5{,}49\,.$$

Um diesen errechneten χ^2-Wert zu beurteilen, müssen wir ihn mit den entsprechenden (d. h. unter Berücksichtigung des Freiheitsgrades und der geforderten Sicherheitsschranke) Werten der χ^2-Verteilung (siehe Tabellenanhang, A 2) vergleichen.

Ganz allgemein beträgt der Freiheitsgrad bei einer 2×n-Tafel n − 1 Freiheitsgrade.

Aus der Tafel der χ^2-Verteilung entnehmen wir für einen Freiheitsgrad von $n = 2$ Freiheitsgrade und einer Sicherheitsschranke von $P = 0{,}05$ einen χ^2-Wert von 5,991. Beurteilung: Da unser errechneter Wert von 5,49 noch unter dem Wert der χ^2-Verteilung von 5,99 liegt, ist der betrachtete Häufigkeitsunterschied zwischen den beiden Patientengruppen (noch) nicht durch wesentliche Unterschiede bedingt, sondern durch zufällige Schwankungen erklärbar.

8. FORTRAN-Programm zur Durchführung des Testes nach Brandt-Snedecor

Im Anhang ist ein FORTRAN-Programm in den Computerlisten C 15 und C 16 wiedergegeben, das Daten von $2 \times n$-Häufigkeitstafeln einliest, die für den Test zu fordernden mindesten Erwartungshäufigkeiten testet, gegebenenfalls benachbarte Klassen der $2 \times n$-Tafel zusammenfaßt und dann den Brandt-Snedecor-Test durchführt.

In den Computerlisten C 14 sind die Eingabedaten in ihrer Aufteilung innerhalb der Lochkarten gezeigt und in Liste C 17 ist die Form der Ergebnistabelle reproduziert. Man erkennt deutlich, welche Klassen zusammengefaßt werden mußten.

E. Reihenfolgenstatistik, verteilungsunabhängige Verfahren

Bei der Prüfung des Unterschiedes von Mittelwerten verschiedener Stichproben mittels des t-Testes wurde immer wieder darauf hingewiesen, daß der t-Test, wie auch viele andere Testverfahren, Voraussetzungen an die Art der Häufigkeitsverteilung stellt, in der sich die einzelnen Werte der zu beurteilenden Zufallsvariablen um ihre Mittelwerte oder andere Zentralwerte verteilen. Eine sehr häufig gemachte Voraussetzung ist das Vorhandensein einer „Normalverteilung".

Es gibt nun statistische Testverfahren, die diese Voraussetzungen nicht verlangen, dafür aber meist nicht ganz so empfindlich oder so „wirksam" in der Terminologie der statistischen Fachsprache sind, um vorhandene, unter Umständen dem Absolutbetrag nach sehr geringe Unterschiede zwischen den Werten der Parameter verschiedener Stichproben nachzuweisen. Kann aber mit diesen, meist etwas weniger wirksamen Verfahren schon ein Unterschied als signifikant nachgewiesen werden, dann können selbstverständlich „wirksamere" Testverfahren kein anderes Ergebnis erbringen. Häufig sind verteilungsunabhängige Verfahren mit weniger Rechenaufwand verbunden als sogenannte „numerische, parametrische" Verfahren.

Aus diesem Grunde wird man bei vielen Beurteilungsaufgaben, besonders dann, wenn es vorzüglich auf die Erkennung nur großer Unterschiede zwischen den verglichenen Gruppen ankommt, zunächst versuchen, durch Anwendung verteilungsunabhängiger, sog. „nichtparametrischer" Methoden zu einer eindeutigen Beurteilung zu gelangen.

Unter den verschiedenen Prinzipien, nach denen diese Methoden arbeiten, soll hier auf die besonders wichtige und in der praktischen Anwendung sehr zweckmäßige Gruppe der sogenannten „Rangteste" eingegangen werden. Andere wichtige Gruppen, wie z. B. die sog. „Randomisierungs-Teste", werden nicht besprochen. Der interessierte Leser findet besonders bei PFANZAGL und L. SACHS hierüber systematische Übersichten und weiterführende Literaturangaben.

Die Gruppe der *„Rangteste"* beruht darauf, daß statt mit den Originalmeß- oder Beobachtungswerten mit *„Rangzahlen"* gerechnet wird. Rangzahlen werden so gewonnen, daß die Originalbeobachtungswerte ihrer Größe nach (der Größe ihres Betrages nach) in eine geordnete, neue Reihenfolge gebracht werden und dann durch die Zahlen ersetzt werden, die ihre Stellung *innerhalb* der der Größe nach geordneten Reihenfolge charakterisieren. Dabei werden häufig die Rangzahlen verwendet, die nach Zusammenfügung *mehrerer* Stichproben in einer *einzigen, gemeinsamen,* der Größe nach umgeordneten Reihenfolge festgesetzt werden.

Zum Beispiel könnte man zwei kleinen, verschieden behandelten Krebskrankenkollektiven entsprechend der Länge ihrer Überlebenszeit Rangzahlen zuordnen. Wenn z. B. die Überlebenszeiten

im ersten Kollektiv (Therapie A): 5, 3, 6, 2, 4 Monate,
im zweiten Kollektiv (Therapie B): 9, 6, 8, 5, 6 Monate

betragen hätten, dann würde eine gemeinsame Anordnung der Länge der Überlebenszeit nach, mit Kennzeichnung der Gruppenzugehörigkeit und Zuordnung entsprechender Rangzahlen folgendermaßen aussehen:

Länge der Überlebenszeiten (Mon.):	2,	3,	4,	5,	5,	6,	6,	6,	8,	9
Gruppenzugehörigkeit:	A	A	A	A	B	A	B	B	B	B
ursprüngliche Rangzahlen:	1	2	3	4	5	6	7	8	9	10
endgültig zugeordnete Rangzahlen:	1	2	3	4,5	4,5	7	7	7	9	10

Aus dieser kleinen Tabelle kann man erkennen, daß die Patienten der Behandlungsgruppe A in der Gesamtreihenfolge vorwiegend auf der Seite der kürzeren Überlebenszeiten erscheinen und die anders Behandelten B am anderen Ende der Gesamtreihenfolge. Wären beide Behandlungsmethoden gleichwirksam, dann würden sich die Vertreter der zwei Behandlungsgruppen ziemlich gleichmäßig über die Gesamtreihenfolge verteilen und miteinander abwechseln. Es ist leicht verständlich, daß irgendeine Grenze für diese ungleichmäßigen Reihenfolgenanordnungen bestimmt werden kann, die nur mehr dann auftritt, wenn die beiden zusammengefaßten Stichproben nicht mehr aus einer gemeinsamen Grundgesamtheit stammen, sondern zu Grundgesamtheiten mit *verschiedenen* statistischen *Kennwerten* (hier der mittleren Überlebenszeit) gehören. Als Kenngröße für die mehr oder weniger einseitige Anordnung der Werte einer Stichprobe innerhalb einer gemeinsamen Reihenfolge der Größe nach kann man die *Summe der Rangzahlen der Elemente einer Stichprobe* ansehen. Um diese Summe der Rangzahlen genau bestimmen zu können, muß erst eine Verfahrensregel aufgestellt werden, welche Rangzahlen zugeordnet werden sollen, wenn *gleichgroße Originalwerte* auftreten. In unserem Beispiel kommen die Überlebenszeiten 5 Mon. und 6 Mon. je zweimal vor, und sogar jedesmal bei je einem Vertreter beider Behandlungsgruppen. Um hier „gerecht“ vorzugehen, werden beim Auftreten solcher gleichgroßer Werte (man sagt auch: beim Auftreten von „Bindungen“ [engl.: „ties“]) die arithmetischen Mittelwerte *der* Rangzahlen zugeordnet, die zu den ursprünglichen Rangzahlen dieser „Bindungsglieder“ gehören. Den beiden Gliedern mit der Überlebenszeit 5 Mon., die die ursprünglichen Rangzahlen 4 und 5 besetzen, ordnet man das arihtmetische Mittel $\frac{4+5}{2} = 4{,}5$ zu. Entsprechend erhalten die drei Glieder mit den gleichgroßen Werten der Überlebenszeit von 6 Monaten, die die ursprünglichen Rangzahlen 6, 7 und 8 besetzen, jedes den arithmetischen Mittelwert dieser Rangzahlen $= \frac{6+7+8}{3} = 7$ als endgültige Rangzahlen.

Die *Summe der Rangzahlen einer Stichprobe* kann dann eindeutig bestimmt werden:

Behandlungsgruppe A: $1+2+3+4{,}5+7 = 17{,}5$

Behandlungsgruppe B: $4{,}5+7+7+9+10 = 37{,}5$.

In Tabellen werden für bestimmte Stichprobenumfänge die Grenzwerte für diese Rangsummen bei den verschiedenen Sicherheitsschranken $P = 0{,}05$, $P = 0{,}01$ bzw. $P = 0{,}001$ angegeben. Dieses Prinzip der Rangzahlenbestimmung und -verrechnung wird bei den einzelnen Tests in den verschiedenen Variationen angewandt.

1. Der Wilcoxon-Rangsummen-Test zum Vergleich zweier unabhängiger Stichproben

Bei diesem Test wird die Rangsumme der *kleineren* Stichprobe bestimmt, und zwar aus den Rangzahlen, die den einzelnen Stichprobenwerten in der *vereinigten*, gemeinsam mit den Werten der zweiten Stichprobe gebildeten und der Größe nach angeordneten Reihenfolge entsprechen. In der Tabelle A 3 sind die oberen Grenzwerte zu diesen Rangsummen (in Wirklichkeit nicht die Rangsummengrenzwerte, sondern die Grenzwerte für die *Differenz* der Rangsummen von ihren Erwartungswerten), in Berücksichtigung verschiedener Stichprobenumfänge und verschiedener Sicherheitsschranken P wiedergegeben.

Der Test wird so durchgeführt, daß man zunächst die Rangsumme R der *kleineren* Stichprobe innerhalb der gemeinsamen, vereinigten geordneten Rangreihe bestimmt. Bei Vorliegen von „Bindungen" (d. h. gleichgroßen Werten in beiden Stichproben, siehe oben) werden als Rangwerte wieder die entsprechenden arithmetischen Mittelwerte der zugehörigen Rangzahlen zugeordnet.

Danach bildet man den Erwartungswert E dieser Rangsumme, der sich errechnet als

$$E = \frac{N_1(N_1+N_2+1)}{2} \tag{56}$$

wobei N_1 die Anzahl der Elemente der kleineren Stichprobe ist, und
N_2 die Anzahl der Elemente in der größeren Stichprobe bedeutet.

$$\text{Die Testgröße } W = R - E = R - \frac{N_1(N_1+N_2+1)}{2} \tag{57}$$

wird mit dem zugehörigen Grenzwert W_α aus der Tabelle A 3 verglichen.

Ist die Testgröße W größer oder gleich dem entsprechenden Tabellengrenzwert = positiven Betrag, oder kleiner oder gleich dem negativen Betrag dieses Tabellengrenzwertes, so ist der Unterschied zwischen den beiden untersuchten Stichproben signifikant mit der aus der Tabelle ablesbaren Sicherheitsschranke P.

Werden die Umfänge der beiden Stichproben groß ($N_1 \geqq 4$, $N_2 \geqq 4$ und $N_1+N_2 \geqq 30$), dann können, nach PFANZAGL, die Grenzwerte W_α aus einer Normalverteilung errechnet werden, weil in diesem Fall die Verteilung der Größe R durch eine Normalverteilung approximiert wird. Die Grenzwerte W_α errechnen sich dann zu (modifiziert nach PFANZAGL):

$$\text{Grenzwert } W_\alpha = N_\alpha \cdot \sqrt{\frac{N_2 \cdot E}{6}}$$

$$\text{wobei } E \text{ wiederum } \frac{N_1 \cdot (N_1+N_2+1)}{2} \text{ ist,} \tag{58}$$

und $N_\alpha = 2{,}58$ für eine Sicherheitsschranke von $P = 0{,}01$,
und $\quad = 1{,}96$ für eine Sicherheitsschranke von $P = 0{,}05$ gilt.

N_1 ist jeweils die Anzahl der Werte in der *kleineren* Stichprobe.

Als Beispiel sollen die Überlebenszeiten $\ddot{U}$ (in Monaten) zweier verschieden behandelter Krebspatientengruppen analysiert werden, die bei Beginn der verschiedenen Behandlungsverfahren alle die gleiche Ausgangssituation (das gleiche Krankheitsstadium) hatten: Die Überlebenszeiten der beiden Patientengruppen, schon ihrer

Größe nach geordnet, mit den ihnen zukommenden Rangzahlen (auch den „mittleren Rangzahlen“ beim Vorliegen von „Bindungen“) sind in der folgenden Tabelle wiedergegeben:

Tabelle 24. *Überlebenszeiten (in Monaten) zweier Patienten-Kollektive (Krebspatienten des gleichen Krankheitsstadiums) mit ihren zugehörigen Rangzahlen in gemeinsamer Reihenfolge, der Länge der Überlebenszeit nach aufsteigend geordnet*

Patienten-Gruppe I			Patienten-Gruppe II		
Patient Nr.	Überlebenszeit (in Mon.)	Rangzahl	Rangzahl	Überlebenszeit (in Mon.)	Patient Nr.
1	1,0	1			
2	1,5	2			
3	2,0	3			
4	3,0	4			
5	3,7	5			
6	5,5	6,5	6,5	5,5	1
7	6,0	9,5	9,5	6,0	2
			9,5	6,0	3
			9,5	6,0	4
			12	6,5	5
			13	7,0	6
			14	8,0	7
			15,5	8,5	8
			15,5	8,5	9
			17	9,0	10
			18	9,5	11
			19	10,0	12
Anzahl der Patienten in Gr. I=7 (die Gr. I ist die kleinere!) Rangsummen in Gr. I=		$R=31{,}0$	in Gr. II=12 (hier keine Rangsummenausrechnung, da nur mit der kleineren Stichprobe gerechnet wird)		

Erwartungswert für diese Rangsumme

$$E=\frac{N_1\cdot(N_1+N_2+1)}{2}$$

$$=\frac{7\cdot 20}{2}=70{,}0$$

Testgröße $W=R-E=31-70=-39$

Entnimmt man der Tabelle A3 (im Anhang) den Grenzwert für diese Testgröße zu einem Stichprobenumfang von $N_1=7$ und $N_2=12$, so erhält man:
für eine Sicherheitsschranke von

$$P=0{,}05\ldots W_\alpha=24$$

und für eine Sicherheitsschranke von

$$P=0{,}01\ldots W_\alpha=30\,.$$

Die errechnete Testgröße W ist mit -39 kleiner als der (hier negative) Betrag der Schrankenwerte der strengeren ($P=0{,}01$) Sicherheitsschranke, der ± 30 beträgt. Das bedeutet, daß der Unterschied der Überlebenszeiten in den beiden verglichenen Stichproben signifikant mit einer Sicherheitsschranke von $P < 0{,}01$ ist, und daß eine bessere therapeutische Wirkung der in Gruppe II angewandten Behandlung angenommen werden darf, wenn alle *anderen* Ursachen (Mitursachen) für unterschiedliche Überlebenszeiten ausgeschlossen worden waren.

Von der Häufigkeitsverteilung der Überlebenszeiten weiß man, daß sie nicht eine Normalverteilung ist (BOAG, OBERHOFFER). Hätte man mit den Originalwerten der Überlebenszeiten rechnen und z. B. den t-Test anwenden wollen, so hätte man *vor* den Durchführungen der statistischen Berechnungen die Originalwerte so transformieren müssen, daß die Werte sich in der transformierten Werteskala doch nach Art einer Normalverteilung um ihren Mittelwert gruppiert hätten. (Meistens erreicht man das durch eine logarithmische Transformation, bei der die Originalwerte durch ihre Logarithmen ersetzt werden.) Diese Rechenarbeiten sind *nicht* notwendig, wenn man mit dem hier geschilderten verteilungsunabhängigen Rangtest arbeitet.

2. Der „Zeichentest“ für den Vergleich zweier verbundener Stichproben

Stellen die zwei zu vergleichenden Stichproben *verbundene* Stichproben (s. Kapitel V.A.7.) dar, dann können als verteilungsunabhängige Vergleichsmethoden der hier zu schildernde „Zeichentest“ oder der im nächsten Abschnitt dargelegte „Vorzeichen-Rang-Test von WILCOXON“ (nicht zu verwechseln mit dem „Rangsummentest von WILCOXON“ des vorigen Abschnittes) angewandt werden.

Beide Tests gehen von der Betrachtung der *Vorzeichen* der *Differenzen* miteinander verbundener Werte aus, der „*Zeichentest*“ so, daß er die Anzahl der positiven Differenzen der Anzahl der negativen Differenzen gegenüberstellt, der „Vorzeichen-Rangtest von WILCOXON“ so, daß er nicht mit den *Anzahlen* der positiven und negativen Differenzen operiert, sondern mit den *zu ihnen gehörigen Rangzahlen.*

Hieraus ist intuitiv ableitbar, daß der „*Zeichentest*“ am einfachsten durchzuführen ist und den geringsten Rechenaufwand macht, dafür aber weniger „wirksam“ im Erkennen wirklich vorhandener Unterschiede ist, daß andererseits der WILCOXONsche Vorzeichen-Rangtest „wirksamer“ im Nachweis vorhandener Unterschiede ist, aber dafür etwas mehr Rechenmühe verursacht.

Als erster Orientierungstest ist der „Zeichentest“ hervorragend geeignet.

Die Durchführung beider Teste soll wiederum an dem historischen Beispiel der Schlafmittelprüfung von „STUDENT“ illustriert werden. Wir gehen von den in Kap. V.C.1.c.β. auf Seite 120 wiedergegebenen Beobachtungsdaten aus.

Für die Durchführung des „Zeichentestes“ betrachten wir nur die Vorzeichen der Differenzen d_i in der Tabelle 11. Unter den 10 Patienten zeigten insgesamt $N=9$ Patienten von Null unterschiedliche Differenzen d_i. (Der eine Patient mit der Differenz $d_i=0$ kann bei diesem Testverfahren zur Beurteilung nicht beitragen. Er wird überhaupt nicht mitbeachtet.)

Unter den $N=9$ von Null unterschiedlichen Differenzen d_i fanden sich $F_+=9$ (in diesem Falle nämlich alle) Patienten *positive* Differenzen und $F_-=0$ *negative Differenzen* (Vorzeichen).

Die mit der Nullhypothese, daß *kein* Unterschied zwischen den beiden verbundenen Stichproben besteht und daß also auf die Dauer genau so viel positive als negative Differenzen auftreten müßten, noch unter bestimmten Anforderungen an die Strenge der Sicherheitsschranke P verträglichen Anzahlen F_+ und F_- lassen sich (nach

Pfanzagl) durch Berechnung einer Testgröße H und Vergleich mit bestimmten Werten der F-Verteilung bestimmen:

$$H = \frac{F_+}{N - F_+ + 1} = \frac{9}{9-9+1} = 9{,}0\,. \tag{59}$$

bzw. bei $F_+ < F_-$

$$H = \frac{N - F_+}{F_+ + 1} \tag{60}$$

Aus der Tabelle der F-Verteilung (im Anhang Tab. A 5) sind die entsprechenden Grenzwerte zu entnehmen mit
zu Formel (59)

$$F_{0{,}01}(2(N - F_+ + 1),\, 2\,F_+)\,, \tag{61}$$

bzw. zu Formel (60)

$$F_{0{,}01}(2(F_+ + 1),\, 2(N - F_+)) \tag{62}$$

in unserem Beispiel also der F-Tabellenwert für

$$F_{0{,}01}(2,\, 18) = 6{,}01 \text{ als Grenzwert}\,.$$

Da der errechnete Wert $H = 9{,}0$ größer ist als der aus der Tabelle entnommene Wert 6,01, muß die Nullhypothese verworfen werden, das heißt: der Unterschied zwischen den beiden verbundenen Stichproben ist signifikant, es besteht eine unterschiedliche Wirkung der beiden gegebenen Schlafmittel.

3. Der Vorzeichen-Rang-Test von Wilcoxon für den Vergleich zweier verbundener Stichproben

(Im Englischen „Wilcoxon-matched-pairs signed-rank-test" genannt.)

Im Anschluß an die allgemeinen Erwähnungen Seite 157 war ausgeführt worden, daß der hier zu schildernde „*Vorzeichen*-Rang-Test von Wilcoxon" (nicht zu verwechseln mit dem „*Rangsummentest* von Wilcoxon", der auf Seite 155 beschrieben wurde) von den Differenzen miteinander verbundener Werte zweier verbundener Stichproben ausgeht. Im Gegensatz zum „Zeichentest" wird aber nicht nur die Anzahl der negativen Vorzeichen der Differenzen (oder die Anzahl der positiven Vorzeichen der Differenzen) der Analyse zugrunde gelegt, sondern es werden zunächst den Differenzen Rangzahlen (bei Anordnung der Größe ihrer *Absolut*beträge nach) zugeordnet, dann diesen Rangzahlen die ursprünglichen Vorzeichen beigegeben, und danach wird die Rangsumme der negativen oder die Rangsumme der positiven Differenzen bestimmt. (Praktisch wird man die Summe der Rangzahlen der Differenzen desjenigen Vorzeichens bilden, das seltener vorkommt. Von dieser Summe der Rangzahlen S_+ oder S_- wird anschließend ihr Erwartungswert E abgezogen, der sich folgendermaßen bestimmt:

$$E = \frac{N(N+1)}{4}\,, \tag{63}$$

wenn N die Anzahl aller von Null verschiedener Differenzen bedeutet.

Die mit Gültigkeit der Nullhypothese (daß also kein Unterschied zwischen den verbundenen Stichproben besteht) nicht mehr vereinbarten Grenzwerte für diese

Differenzen

$$\begin{array}{r}S_+ - E \\ \text{oder} \quad S_- - E\end{array} \tag{64}$$

sind in der Tabelle A4 für die verschiedenen Sicherheitsschranken P wiedergegeben. Falls die Anzahl der Elemente jeder der beiden verbundenen Stichproben größer als $N=25$ wird, kann man (nach PFANZAGL) annehmen, daß die Verteilung der Rangsummen durch eine Normalverteilung approximiert wird. Für die Grenzwerte der Differenzen

$$\begin{array}{r}S_+ - E \\ \text{oder} \quad S_- - E\end{array}$$

gilt dann die Bestimmungsformel

$$\text{Grenzwert} = N_\alpha \cdot \sqrt{\frac{N\cdot(N+1)\cdot(2\,N+1)}{24}}$$

wobei $N_\alpha = 2{,}58$ für eine Sicherheitsschranke von $P=0{,}01$, und
$= 1{,}96$ für eine Sicherheitsschranke von $P=0{,}05$ zu entnehmen ist.

Da die Reihenfolge der nacheinander durchzuführenden verschiedenen Rechen- und Verarbeitungsschritte bei diesem Test etwas kompliziert ist, soll zur Erläuterung der oben durchgeführten Beschreibung der Testdurchführung in Worten, im folgenden die Testdurchführung in Form eines *Fluß-Diagrammes* beschrieben werden (S. 160). Der Wert dieser Methode der „Fluß-Diagramme" besteht in einer knappen und eindeutigen Beschreibung von Verarbeitungsanweisungen und ist als Vorstufe für die Aufstellung symbolischer Rechenprogramme für elektronische Rechenanlagen besonders geeignet.

Als Beispiel sollen wiederum die Werte aus der historischen Arbeit von „STUDENT" (GOSSET) genommen werden, wie sie auf Seite 120 wiedergegeben worden waren. Ursprünglich sind diese Zahlen speziell zur Demonstration des Vorzeichen-Rang-Testes von WILCOXON nicht die instruktivsten, weil in dem erwähnten Beispiel die Unterschiede in den verbundenen Stichproben so groß sind, daß außer einer einzigen Differenz vom Werte $d_i=0$ alle übrigen Differenzen positiv waren. Es kann also an diesen Zahlen nicht die Auswahl der *selteneren* Vorzeichenart so klar demonstriert werden, als wenn z. B. unter den 9 von 0 unterschiedlichen Differenzen 2 negativ und 7 positiv gewesen wären und man deswegen sich auf die Bestimmung der Rangsummen der negativen Differenzen festlegen würde.

In dem Beispiel von „STUDENT" ist die kleinere Gruppe die Gruppe der negativen Differenzen, die nämlich aus 0 Gliedern besteht. Die Rangsumme beträgt daher

$$S_- = 0\,.$$

Der Erwartungswert ist

$$E = \frac{N(N+1)}{4} = \frac{9(9+1)}{4} = 22{,}5\,.$$

Die Differenz der Rangsumme vermindert um ihren Erwartungswert ergibt sich mit

$$\text{Differenz} = S_- - E = 0 - 22{,}5 = -22{,}5\,.$$

In der Tafel A4 findet man für $N=9$ die Grenzwerte

16,5 für die Sicherheitsschranke $P=0{,}05$,
und 20,5 für die Sicherheitsschranke $P=0{,}01$.

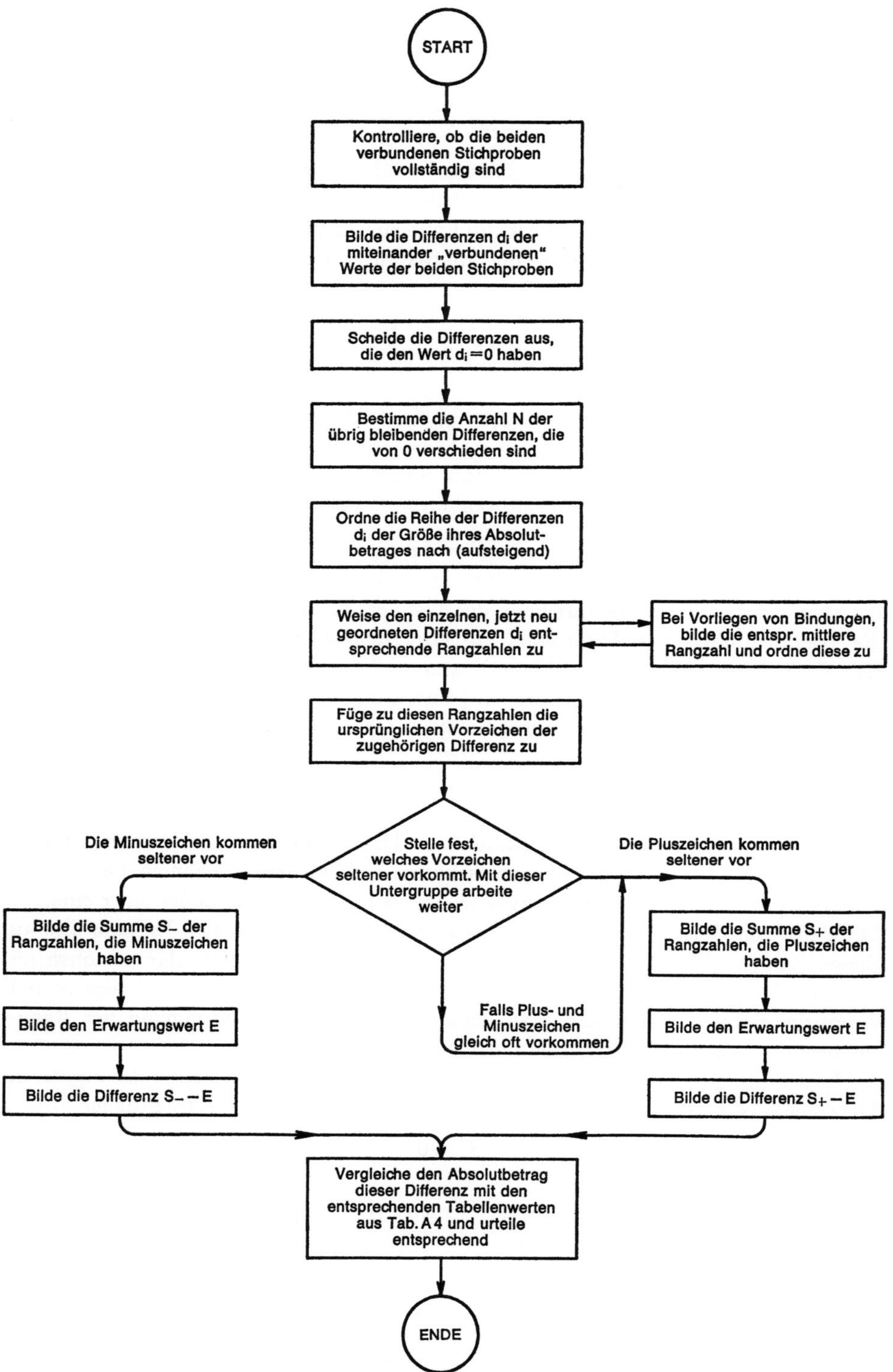

Abb. 18. Flußdiagramm der Durchführung des Vorzeichen-Rang-Test von WILCOXON

Der Unterschied der schlaffördernden Wirkung der zweiten Substanz (l-Hyoscyamidhydrobromid) ist also gesichert beim „individuellen" Vergleich gegenüber dem d-Isomer der gleichen chemischen Verbindung.

F. Dokumentation

Mit dem Wort „Dokumentation" werden die verschiedensten Begriffe angesprochen. Hier in dieser Abhandlung soll mit diesem Wort eine „Dokumentation im engeren Sinne" gemeint sein, die durch folgende Abgrenzungen und Kennzeichen definiert werden könnte:

Dokumentation ist eine geordnete Registrierung und Archivierung beliebiger Befunde oder Sachverhaltsbeschreibungen. Sie soll einer *übersichtlichen* Archivierung einer Vielzahl von Einzel-„befunden" (im Englischen meist als „data" oder „items" bezeichnet) mit der Möglichkeit dienen, nach bestimmten, definierten Gesichtspunkten das Gesamtmaterial abzufragen oder zu selektieren und für diesen Abfrage- oder Selektionsprozeß *mechanisch-elektronische Hilfsmethoden auszunutzen.* Für diesen Prozeß des geordneten Ablegens und gezielten Wiederfindens bestimmter „Informationen" verwendet man häufig den Ausdruck *„information retrieval"* [to retrieve (engl.) = wiederfinden (einer Beute durch einen Jagdhund)]. Diese geordnete Ablagerung ist nur möglich, wenn ein *Klassifizierungs-System* und ein *physikalisches Ablagesystem* mit einem sogenannten „Informationsträger" vorhanden sind. Informationsträger können sein: eine Karteikarte, ein Formular, eine einfache Tabelle oder eine Übersichtstabelle, eine Krankengeschichte, Lochkarten der verschiedenen Formen (sog. „Handlochkarten" oder „Maschinenlochkarten"), magnetische Informationsträger der elektronischen Datenverarbeitungsanlagen, wie zum Beispiel Magnetbänder oder magnetische Plattenspeicher. Als Beispiel diene die Krankenblattdokumentation im Krankenhaus: um alle Krankengeschichten herauszufinden, die zu Patienten gehören, die an einer bestimmten Krankheit litten und die eine besondere Therapie erhielten, benötigt man ein Klassifikationssystem für die verschiedenen Krankheitsdiagnosen, ein Klassifikationssystem für die verschiedenen Therapiearten und ein Kodierungssystem zur Kennzeichnung der einzelnen Patienten. Außer diesen Klassifizierungssystemen muß ein angepaßtes Abstellsystem (physikalisches Archivierungssystem) existieren, um alle zutreffenden Krankengeschichten dem Krankenblattarchiv entnehmen zu können. Die „Informationsträger" sind in diesem Beispiel die Krankengeschichten oder entsprechende Patienten- und Diagnosenkarteien.

Je nach der Art der zu archivierenden oder in geordneter Weise zu erfassenden Informationsart spricht man von *Krankenblatt-Dokumentation, Literatur-Dokumentation, Befund-Dokumentation,* die medizinische Befunde, sowohl klinische wie auch experimentelle Befunde, betrifft.

Unter dem hier gebrauchten Begriff „Dokumentation" soll sowohl die *Tätigkeit* des geordneten Erfassens (und Ablegens) wie auch die *Methodik* dieser Tätigkeit verstanden werden.

In der therapeutisch-klinischen Forschung ist die zuverlässige Dokumentation der klinischen Verlaufsbeobachtungen die *Voraussetzung* für eine spätere kritische Analyse oder wertende statistische Prüfung. Diese analytischen oder statistischen Verfahren sollten aber nicht unter dem Begriff „Dokumentation" subsumiert werden.

Bei jeder wissenschaftlichen Arbeit stellt die übersichtliche, systematische Zusammenstellung der Befunde — noch ohne kritische Wertung oder Vergleiche — einen wesentlichen Teil dar, sowohl dem Inhalt als auch dem Umfang der Arbeit nach betrachtet.

Zur Durchführung und Erleichterung dieser Arbeit sind die verschiedensten schriftlichen und mechanischen Hilfsverfahren entwickelt worden (Tabelle, Karteikarten, Lochkarten usw.). Je weiter die technische Entwicklung fortschreitet, um so leistungsfähigere Hilfsverfahren werden entwickelt. In den letzten Jahren sind die *elektronischen Datenverarbeitungsanlagen* und die *Mikrofilmverfahren* als zuverlässige und schnell arbeitende Dokumentationsverfahren auch der Medizin zugänglich geworden. Sie sind den klassischen Karteikartenverfahren, die der wissenschaftliche Bearbeiter *ohne* maschinelle Hilfsmittel auf seinem eigenen Schreibtisch verwenden kann, zur Zeit aber nur dann überlegen, wenn die zu bearbeitenden Datenmengen zu groß (Faustregel: über 1000 Einzelwerte), oder der anzuwendende Verarbeitungsmodus zu kompliziert und vielschichtig wird (wie z. B. bei langen rechnerischen Verarbeitungsvorschriften).

Eine rationelle Anwendung der verschiedenen Dokumentationsverfahren für die Aufgaben der Medizin ist in Deutschland besonders durch die Deutsche Gesellschaft für Medizinische Dokumentation und Statistik in der Deutschen Gesellschaft für Dokumentation mit ihrer Zeitschrift „Methoden der Information in der Medizin" (früher „Medizinische Dokumentation") gefördert worden.

1. Prinzipien der Dokumentationsverfahren

Alle Dokumentationsverfahren, seien sie Karteikartenverfahren, Lochkartenverfahren oder elektronische Magnetbandverfahren, arbeiten nach bestimmten Prinzipien. Diese sind:

1. *Das Prinzip der eindeutigen Kennzeichnung.* Der zu dokumentierende Begriff (z. B. Therapieart) wird nur durch einen einzigen oder eine bestimmte, definierte Anzahl von *„Namen"* gekennzeichnet. Diese Kennzeichnungen können Zahlenabkürzungen (= Zahlen-Code), Buchstabenabkürzungen (= alphabetischer Code) oder zugelassene Standardnamen (= Code-Namen) oder Namen aus einem sog. „Thesaurus" sein. So könnte man z. B. bei der Dokumentation über eine klinische Cytostatika-Prüfung als Kennzeichnung der gegebenen *Cytostatikaart* als eindeutige Kennzeichnung verwenden:

Code: Cytostatikaart	als Zahlencode	als alphabet. Code	als Code-namen	als Thesaurus-namen
verschiedene Code-Stufen	1	EN	ENDOX	ENDOXAN
	2	TR	TRENI	TRENIMON
	3	MY	MYLE	MYLERAN

Alle anderen Namen oder Synonyma für diese gleichen Stoffe wären als Abkürzungen nicht zugelassen. Die zugelassenen Code-Stufen-Namen dürfen sich sachlich nicht überschneiden. Häufig wird anstatt des Wortes *Code* auch das Wort *Schlüssel* verwendet.

2. *Das Prinzip der vollständigen Kennzeichnung.* Als Kennzeichnungsmöglichkeit zu einer bestimmten Aussage (z. B. über die angewandte Therapieart) durch einen be-

stimmten Abkürzungs-Code (siehe oben) müssen auch Code-Stufen-Namen für *alle ungewöhnlichen* oder *unerwarteten Situationen* einschließlich der *expliziten Negation* und der *fehlenden Aussage* vorgesehen sein. Zum oben zitierten Beispiel müßten noch folgende Codestufen hinzugefügt werden:

Bedeutung:	als Zahlencode	als alphab. Code	als Code-namen	als Thesaurus-namen
„keine Angabe“	0	KA	KANG	KEINE ANGABE
explizite Negation	8	NO	KEINE	NIHIL
„anders (als in den defin. Codestufen) gekennzeichn.“	9	XX	ANDER	ANDERES

3. *Das Prinzip der mögl. knappen, aber doch typischen Kennzeichnung.* Zur Erreichung einer möglichst guten Übersichtlichkeit sollen die verwendeten Begriffe soweit abgekürzt werden, daß einerseits der zu dokumentierende Begriff noch eindeutig gekennzeichnet ist und eine Code-Schlüssel-Liste leicht auswendig zu lernen ist, aber andererseits der verwendete Codeschlüssel nicht zu lang wird (Faustregel: nicht mehr als 6 Zeichen). Eine Verwendung von Zahlen-Codes ist zwar für eine spätere eindeutige Reihenfolgen-Anordnung geeigneter als die Benutzung eines alphabetischen Abkürzungs-Code. Alphabetische Code-Abkürzungen können aber leichter behalten werden (so wie die im medizinischen Sprachgebrauch verwendeten Abkürzungen „EKG“, „RR“, „BKS“, „EEG“, „MS“ sicher einprägsamer sind, als denkbare Zahlenabkürzungen für diese gleichen Begriffe). Auf den heutigen „Informationsträgern“ (Karteikarte, Lochkarte, Magnetband) sind alphabetische Abkürzungen genau so gut verwendbar wie numerische Codes.

4. *Das Prinzip der Zuordnung bestimmter Begriffe zu bestimmten Ortspunkten des Informationsträgers.* Auf einer vorbildlichen Karteikarte werden z. B. die gleichen Begriffe (z. B. „histologisch gesichert“) *immer an der gleichen Stelle* notiert sein. Dieses Prinzip sollte so streng eingehalten werden, daß diesem Feld der Karteikarte oder des Formulars direkt die betreffende Bedeutung (z. B. „histologisch gesichert“) zugeordnet wird. Diese Stellenzuordnung wird oft durch ein geeignetes Formulardruckbild, sei es durch den Vordruck der Antwort selbst oder durch Vordruck entsprechender Kästchen, sichergestellt (s. Abb. 19 u. 21). Dann besteht die Möglichkeit, bei der Durchsuche aller Karteikarten nach den Karten mit der Kennzeichnung „histologisch gesichert“ während des Suchvorganges nur diesen kleinen Bereich der Karteikarten „abzufragen“, ohne das gesamte Formular betrachten zu müssen. Die Arbeitserleichterung wird dadurch und dann besonders wirksam, wenn in diesem „Kartenfeld“ mit der Bedeutung „histologisch gesichert“ eine mechanisch abfühlbare Lochung angebracht wird und der Abfragevorgang mechanisch durchgeführt wird (z. B. auf einer Sortiermaschine für Lochkarten s. Abb. 57, S. 393).

2. „Dokumentationsgerechte“ Formulare

Klinischen Befund- und Krankenblattformularen sollte man das Attribut „dokumentationsgerecht“ nur dann beigeben, wenn sie so gestaltet sind, daß sie folgenden Anforderung entsprechen:

einer *übersichtlichen* Eintragung des medizinischen Sachverhalts,

Klinische Anstalten der Rheinischen Friedrich-Wilhelms-Universität Bonn

(Klinik)

KRANKENGESCHICHTE

Patientenname

Hausarzt

Im Notfall zu verständigen: Telefon

Klinik Station

4 Aufn.T. Monat Jahr 10 Aufnahme-Nr. 16 Kl. Nr. Pflegekl. Geschl Geb.-T. Monat Jahr Geb.Nm.

Name, Vorname (Geb.-Name) Kostentr.

N 80

PLZ Anschrift

Beruf/Versicherter Arbeitgeber

Kostenträger . Konf. Staatsang.

Überweisender Arzt Fam.-Std.

S 80

Abgang Tag : Monat: Jahr 35 40 — Untersuch. 42 — Behandl. 43 — Gutachten 44 — Alter Tage : Mon. : Jahre 45 50

Art 41: Entlassen 1, verlegt innerh. 2, verlegt außerh. 3, Dauerpatient 4, verstorben 5

01 Augenklin.	02 Chir. Klin.	03 Frauenklin.	04 HNO-Klin.	05 Hautklin.
06 Kinderklin.	07 Med. Klin.	08 Augenbr.-Haus	09 Inf.-Haus	10 2.Med.Klin.
11 Med. Polikl.	12 Nervenklin.	14 Neurochir.	15 Orth. Klin.	16 Zahnklin.

D = Klinische Diagnose H = Histologische Diagnose
P = path.-anatom. Diagnose T = Therapie O = Operation (zu KA 6, Sp. 19)

Krankenblatt – Archiv-Nr. 51 52 53 54 58 Jahr 59 60

Diagnosen:

1 (19 20 22 … 66 67 … 72 D 80)
2 E
3 F
4 G
5 (19 20 22 … 66 67 … 72 H 80)

Im Todesfalle: Amtliche Todesursache im Sinne des deutschen Verzeichnisses der Gesundheitsschäden, Krankheiten und Todesursachen

Gesamtzahl Diagnosen ➤ 61

Therapie (oder weitere Diagnosen):

(19 20 22 … 66 67 … 72 T 80)
U
V
W
(19 20 22 … 66 67 … 72 X 80)

Gesamtzahl Therapie Arten ➤ 62

Spalten beziehen sich auf Kartenart 6

Behandlungsergebnis bzw. Ausgang des stationären Aufenthaltes:
1 = geheilt 2 = gebessert 3 = ungeheilt 4 = verstorben 5 = obduziert (Organsektion) 6 = obduziert (Ganzsektion) 7 = histologisch gesichert 63

Stationsarzt:

Verfasser der Krankengeschichte

Arztbericht an / weiterbehandelnder Arzt am

wiederbestellt zum:

Besonderes 64 66 68 70

Jahr Kl Aufn Nr. KGNr KA 73 74 75 78 79 80

Übersichtsblatt da? 72

verlocht ➤

Datum Krankenblatt abgeschlossen Unterschrift

Datum Krankenblatt geprüft Unterschrift

41 01 0166

Abb. 19. Dokumentationsformular für die Anwendung verschiedener Dokumentationsverfahren: 1. Codierung (rechter Rand), 2. Klartextdokumentation (Mittelteil) und Vordruck der Personalangaben durch maschinelle Umdruckvervielfältigung. (Krankenblattkopf-Dokumentation der Bonner Universitätskliniken)

einer Erinnerungshilfe an die zu beachtende *Sachklassifikation* und die zu beachtenden *Verschlüsselungsanweisungen*

und einer leicht durchzuführenden *Übertragung* der Verschlüsselungen *auf den Informationsträger* (bei Maschinenlochkarten: einer leicht durchführbaren „Verlochung" des Dokumentationsformulars).

Als zweckmäßige *Gesichtspunkte für die Formgestaltung* haben sich bewährt:

1. Alle Angaben zur *Identifikation des Patienten,* zu dem die im Formular erfaßten Befunde gehören, sollten *im Kopfteil* des Formulars wiedergegeben werden. Als „Identifikation" eines Patienten werden häufig verwendet: die laufende *Fallnummer* innerhalb einer speziellen Studie, die sog. *„I-Zahl"*, die sich im wesentlichen aus dem Geburtsdatum und dem Familiennamen des Patienten zusammensetzt (siehe vorläufige Empfehlung des „Arbeitsausschuß Medizin" der Deutschen Gesellschaft für Dokumentation V. E. 1/1 — 1961 und Beschreibung des Heidelberger Krankenblattkopfes durch WAGNER u. a. 1968) oder der *Vorname und Familienname.*

2. Alle Angaben zu den *Kategorien der Sachklassifikation,* wie zum Beispiel beobachtetes Organ, Art der Frage bei der anamnestischen Exploration, durchgeführte Untersuchungsmethode, spezielles klin.-chemisches Untersuchungsverfahren, bringt man im *linken Drittel* des Formularbogens unter.

3. Die verschiedenen *Antwortmöglichkeiten* oder *Ergebnisse* zu den unter 2. erwähnten Fragen und Untersuchungsmethoden ordnet man im *mittleren Drittel* der Formularbreite an. Sehr zweckmäßig ist es, den zu verwendenden Verschlüsselungs-Code hierbei mitaufzuführen.

4. Am *rechten Rand* des Formulars werden die expliziten *Verlochungsanweisungen* (für die Verlochung in Maschinenlochkarten) in Form von Kästchen, die mit den Codes der verschlüsselten Befunde ausgefüllt werden, untergebracht. Die zusätzliche Angabe der „Kartenart" (= spezielle Aufteilungsform einer Lochkarte) und der Lochkarten-Spaltennummer, in die die Angaben des betreffenden Kästchens einzulochen sind, erleichtern eine irrtumsfreie Ablochung des Dokumentationsformulars durch nichtmedizinische Dokumentationshilfskräfte. Diese Verschlüsselung ist bei Verwendung von *Markierungsleserformularen* (s. Abb. 21) weitgehend überflüssig.

5. Sehr empfehlenswert ist es, diese Dokumentationsformulare stets mit einer Durchschrift zu erstellen. Das Original bleibt bei der Krankengeschichte, die Durchschrift geht zur Dokumentationsabteilung zur Verarbeitung und Verlochung.

Ausnahmsweise werden diese formalen Gesichtspunkte im Einzelfall einer Formulargestaltung zur Berücksichtigung *anderer* arbeitsrationeller Gesichtspunkte teilweise unberücksichtigt bleiben. So wurden z. B. in dem Formular der nebenstehenden Abb. 19 in der rechten oberen Hälfte die Kästchen für die Verlochungsanweisung anders angeordnet, um eine maschinelle Umdruckvervielfältigung des gesamten Beschriftungsfeldes der immer wiederkehrenden Angaben auf verschiedene Formulararten zu ermöglichen. Es finden sich sogar einige Verlochungskästchen am linken Formularrand, um in diesem speziellen Falle eine möglichst große Flexibilität der Beantwortung zu erreichen.

3. Verfahren der Dokumentation

Es kann hier nur eine knappe Erwähnung einiger wichtiger Dokumentationsverfahren erfolgen. Ausführliche Schilderung siehe in: KOLLER, S., u. G. WAGNER u. a.: „Handbuch der medizinischen Dokumentation", Schattauer-Verlag, Stuttgart, voraussichtlich 1969.

Die speziellen Verfahren der Dokumentation sind von der schnell fortschreitenden technischen Entwicklung der Automation und Datenverarbeitung besonders abhängig. In der heutigen Zeit werden große Krankenhäuser und Kliniken fast immer Gelegenheit finden, elektronische Datenverarbeitungsanlagen mitzubenutzen. So imponierend die Verfahren der elektronischen Datenverarbeitung sind, sie können die klassischen Dokumentationsverfahren des Einzelforschers nicht ersetzen.

1. Die klassische Kartei. Eine erste und oft sogar vollständige Übersicht über das zu bearbeitende Befundmaterial kann am besten durch eine *Kartei* gewonnen werden. Für jeden einzelnen Fall, z. B. einer klinischen Therapieprüfung, wird eine Karte angelegt, auf der die wichtigsten Merkmale an typischen Stellen (siehe Abbildung 56, S. 392) notiert werden. Die Hauptgliederungskriterien (z. B. Behandlungsart, Diagnose und Krankheitsstadium) werden am oberen Rand vermerkt, damit bei der Auswertung eine Aufgliederung leicht unter optischer Kontrolle durchgeführt werden kann. Das Verfahren, eine Karteikarte pro Fall anzulegen, hat gegenüber den unter 2. und 3. geschilderten Methoden den Vorteil, daß die einzelnen Fälle leicht umgeordnet, durch weitere Fälle ergänzt und von unbrauchbaren Fällen getrennt werden können. Die Verwendung einer Kartei klassischer Art hat ihre Grenzen, wenn die Aussortierung der Patientenuntergruppen nach sehr vielen verschiedenen Merkmalen erfolgen muß. In dieser Situation können Handlochkarten zweckmäßig sein.

2. Tabellen. Im Gegensatz zu Karteien klassischer Form oder Lochkartenkarteien ist bei Tabellen und Journals (siehe unten) die Reihenfolge der erfaßten Fälle oder Befunde festgelegt. Hinterher auftauchende Umordnungswünsche können ohne große Schreibarbeit kaum erfüllt werden. Ihr Vorteil sind die klare Übersichtlichkeit über eine Vielzahl von Fällen oder Befunden und die Sicherheit, daß alle einmal erfaßten Befunde beisammen bleiben. Bei Karteien besteht immer die Gefahr, daß bei Herausnahme einer Karte aus der Kartei, z. B. um ergänzende Befunde nachzutragen, diese Karte aus irgendeinem Grund nicht in die Kartei zurückgestellt wird. Wenn man keine besonderen Kontrollverfahren anwendet, wird dieser Verlust später nicht mehr bemerkt. Tabellen und Journals sind in dieser Hinsicht sicherer. Besonders zweckmäßig ist es, je eine Tabelle für jede einzelne Hauptgruppe der später bei der Auswertung durchzuführenden Unterteilung des gesamten Beobachtungsgutes anzulegen.

3. Das Journal. Unter einem Journal soll eine festgebundene Listenform verstanden werden. Es ist besonders geeignet, einen vollständigen Überblick über die zeitliche Reihenfolge der nacheinander beobachteten Patienten zu geben. Es kann alphabetisch oder entsprechend dem Zeitpunkt des Beobachtungsbeginnes angelegt werden. Meistens dient es zur *einmaligen Festlegung* und Vollständigkeitskontrolle *des Gesamtinhaltes* einer Kartei, die aus Karteikarten oder losen Krankengeschichten besteht. Es enthält dann im wesentlichen nur die Krankenblatt- bzw. Karteiblattnummern und -standorte ohne nähere Einzelangaben.

4. Handlochkarten. Mit Handlochkarten sollen Karteikarten bezeichnet werden, die zusätzlich zu ihrem Beschriftungsfeld ein zentral oder am Rand gelegenes Feld enthalten, das für Lochungen oder Einkerbungen vorgesehen ist. Es wird vereinbart, daß diese *Lochungen* und Einkerbungen nur an ganz *bestimmten Stellen* der Karteikarten durchgeführt werden (z. B. nur an den Schnittpunkten eines rechtwinkligen Koordinatennetzes mit 1 cm Rasterabstand in beiden Koordinatenrichtungen), und daß bestimmten Kartenlochungsstellen *bestimmte Eigenschaftsbedeutungen zugeordnet* werden. Es sind verschiedene einfache Selektionsverfahren entwickelt worden, die eine

Kartenmenge aufgrund dieser vorhandenen oder nicht vorhandenen Lochungen mechanisch aufteilen können. Einige Verfahren, die sogenannten *„Nadellochkarten-Verfahren“* funktionieren so, daß Nadeln, die Stricknadeln ähnlich sind, zu dieser Selektion verwendet werden, andere Verfahren, die sog. *„Sichtlochkarten-Verfahren“* arbeiten optisch, indem mit dem Auge kontrolliert wird, ob alle Karten eines Kartenstoßes an der gleichen Stelle eine Lochung haben. Durch sinnvolle Planung und überlegten Aufbau können solche Handlochkartei-Verfahren viele komplexe Selektionsaufgaben lösen (s. SCHEELE 1959). Diesen Verfahren sind Grenzen dadurch gesetzt, daß sie sehr viel Mühe für ihre Aufbauplanung und Erstellung verlangen, daß sie nur Sortierfunktionen und keine Zähl- oder Rechenfunktionen durchführen können, und daß sie bei größeren Karteien (von mehreren tausend Karten) umständlich werden.

5. Maschinenlochkarten. Unter Maschinenlochkarten versteht man Karteikarten, deren Lochungen, mechanische Selektionierung, Zählung und weitere Verarbeitung durch Maschinen erfolgt. Am bekanntesten sind die sogenannten *„Hollerith-Lochkarten“* (siehe Abb. 57, Seite 393). Man kann sie als einen mechanischen Informationsträger auffassen, der — in der üblichen Lochkartenform — eine Zeile von insgesamt 80 Buchstaben oder Zeichen so aufnehmen kann, daß der *Inhalt der Lochkarte* sowohl von ihrer Beschriftung am oberen Rand *durch einen Menschen abgelesen* werden kann, wie auch durch eine elektromechanische *Maschine*, den sog. „Lochkartenleser“ abgetastet und *in elektrische Stromimpulse umgewandelt werden kann.* Diese Stromimpulse können in mannigfaltiger Weise gespeichert und zur Steuerung anderer *elektronischer Maschinen* verwendet werden:

a) Durch Anschluß an eine besondere Form einer elektrischen Schreibmaschine oder an einen sog. *„elektronischen Schnelldrucker“* kann der Inhalt großer Lochkarten-Karteien in Sekundenschnelle ausgedruckt werden.

b) Die Impulse können in einer *„Sortiermaschine“* dazu verwendet werden, die Lochkarten entsprechend ihrem Inhalt (z.B. nach Diagnosengruppen) in verschiedene Kartenstöße auszuteilen oder z.B. in eine numerische oder alphabetische Ordnung umzusortieren.

c) Der Inhalt großer Karteien kann in kompakter Weise auf *Magnetbändern gespeichert* werden und von diesen Magnetbändern in Sekundenschnelle wieder *zurückgelesen* werden. Normale Magnetbänder können den Inhalt von mehr als 140 000 Lochkarten aufnehmen. Ihr Inhalt kann auf andere Magnetbänder kopiert werden oder in neue Lochkarten gestanzt werden. Die elektrotechnische und elektronisch-technische Entwicklung führt laufend zu besseren, leichter dirigierbaren und schnelleren (und damit auch billigeren) Verfahren der elektronischen Datenverarbeitung (s. Abschn. V. G), die heute praktisch alle noch auf der Verwendung von Maschinenlochkarten basieren. Unter Berücksichtigung der oben geschilderten (Seite 162) Prinzipien der Dokumentationsverfahren, insbesondere des Prinzips der Zuordnung bestimmter Begriffe zu bestimmten Ortsbereichen der Lochkarte (sogenannte „Datenfelder“) kann man Maschinenlochkartenverfahren mit Nutzen auch für medizinisch-statistische Zwecke und medizinische Dokumentationsaufgaben verwenden. In Abb. 57 auf Seite 393 sind zum Beispiel bei einer statistischen Erhebung über verschieden behandelte Bronchialcarcinompatienten das Lebensalter (bei Beginn der Behandlung) im Datenfeld „Alter“ von Spalte 51 — einschl. Spalte 52 erfaßt. Die Anamnesendauer des betreffenden Patienten (in Monaten) ist im Datenfeld „A“ von Spalte 26 — einschl. Spalte 30 verlocht. Die Hauptschwierigkeit der Anwendung von Lochkartenverfahren und der darauf aufbauenden elektronischen Datenverarbeitungsverfahren für medi-

Markierungen nur mit weichem Bleistift anbringen

Epilepsie - Therapie - Prüfung 1

Anamnese bzw. Zwischenanamnese

Patienten - Kenn - Nummer

NPs Berlin	NCh Berlin	Bonn	Düss.	a) Klinik Hombg.		Kiel	Kork	A	B	C
100	200	300	400	500	b) lfd. Nummer innerh. der Klinik	600	700	800	900	D
10	20	30	40	50		60	70	80	90	E
1	2	3	4	5		6	7	8	9	F

Lfd. Querschnitt - Nummer

				Anfang	Forts.	Ende	Synopsis	
10	20	30	40	50	60	70	80	90
1	2	3	4	5	6	7	8	9

Datum

Tag: 1 2 3 4 5 6 7 8 9 / 10 20 30

Mon.: Jan. Febr. März April Mai Juni Juli Aug. Sept. Okt. Nov. Dez.

Jahr: 66 67 68 69 70 71 72

männl. weibl. †

1.) Name des Patienten

10

Vorname — Geburts - Datum: Tag Mon. Jahr

11

2.) Aetiologische Diagnose

12

3.) wesentliche Ereignisse seit der letzten Untersuchung

13

14 Archiv-Nummer

4.) Beschwerden und Auffälligkeiten (* Markierungsregel siehe unten links) sicher keine

überwach	müde	schlaftrunken	benommen	unruhig	gereizt	erregt	erethisch	episodische Verstimmg.	episodische Psychosen	Neurol. Sympt.	unkl. psycho-path. Syndr.
psych. Medik. wirkg.	schlafgestört	Kopfschmerzen	Herzklopfen	Nausea	Schwindel	Erbrechen	Singultus	Appetitmangel	Verdauungsstörung	Tabl. Ausschg. im Stuhl	Oedeme
schwankg.	Gewichts- zunahme	Gewichts- abnahme	sturz	Potenz- / Menses-störg.	Exanthem						
Fieber	Lymphknoten-schwellung	Schleimhautulcerat.	sensible Reiz- + sensor- Ausfall- erscheing.		Lichtscheu						
Sehstörungen	Tremor	Gleichgew. störg.	Sprachstörg.	Enuresis früher	Enuresis jetzt						
A 1	A 2	A 3	A 4	A 5	A 6						

Bei Kindern:

Schulzweig: Hilfs-Sch. | Grund- | Mittel- | Oberschule | von Einschulg. zurückgest. | vorzeit. ausge-schult

Leistungen: sehr gut | gut | genüg. | ausreich. | mangelhaft | nicht versetzt — Markierungsregel siehe unten links

Leistungs-änderungen: ge-bessert | gleich geblieb. | ver-schlecht.

15 ergänzende Bemerkungen

16

5.) Lebensgewohnheiten

Alkohol	nicht	gering	mäßig	stark
Rauchen	nicht	gering	mäßig	stark

6.) Schwangerschaft seit Jan. Feb. März April Mai Juni Juli Aug. Sept. Okt. Nov. Dez.

Kind inzw. geboren | gesund | miß-bild.

7.) Eigene Anamnese (* siehe Mark. regel)

Schwangerschafts-kompl.	Geburts-gewicht <2500	Geburts-gewicht >5000 g	
Perinat. Kompl. (Geb. Trauma)	frühkindl. Entwickl. verzögert	angeb. / frühkdl. Schwachsinn	Vorkrankh. mit cerebral. Beteiligg.
Progred. Hirnerkr.	cerebr. Anf. bis 5. Lebensjahr, nicht chron. recidiv.	Gelegenheitsanfälle jenseits 5. L.-J.	ZNS-Kpl. bei Impfg.
Neurolog. + psych. Störg. vor 1. Anf.	chron. Medikation (nicht antikonvulsiv)	Suchten	Allerg. Reaktionen

Einzelheiten d. Schwangersch.	Verlauf der Schwangerschaft normal	gestört	Eklamp-sie	Geburt gestört	Kind lebend	Kind tot	Fehl-geburt	Geburtsgew. <2500	Miß-bildg.
1. Schw.									
2. Schw.									
3. Schw.									
4. Schw.									
5. Schw.									

Menarche im 8. 9. 10. 11. 12. 13. 14. 15. 16. >16. Lebens-jahr

Gesamtzahl d. Schwangersch. (incl. Fehl- u. Frühgeb.) 0 ..... 6 7 8 9 10 >10

17

18

8.) Familien Anamnese

	epilept. Anf. leid. fragl.	epilept. Anf. leid. sicher	cerebr. Anf. bis 5. J. (nicht rezi-divierend) fragl.	cerebr. Anf. bis 5. J. sicher	sonstige Anfälle fragl.	sonstige Anfälle sicher	unklare Anfälle fragl.	unklare Anfälle sicher	Neurolog. Störg. fragl.	Neurolog. Störg. sicher	psychiatr. Stör. fragl.	psychiatr. Stör. sicher
Großeltern												
Eltern												
Geschwister												
Kinder												
Enkel												

* Markierungsregel

ja	nein
fraglich	keine Angabe

19

Arbeitskreis für Epilepsie-Therapie-Prüfung

IBM 100 307

Abb. 20. Markierungsleser-Dokumentationsformular als Kombination mit Ablochanweisungen für konventionelle manuelle Übertragung in Maschinenlochkarten (= sog. *Verbundformular*). (Aus Doose u. a.)

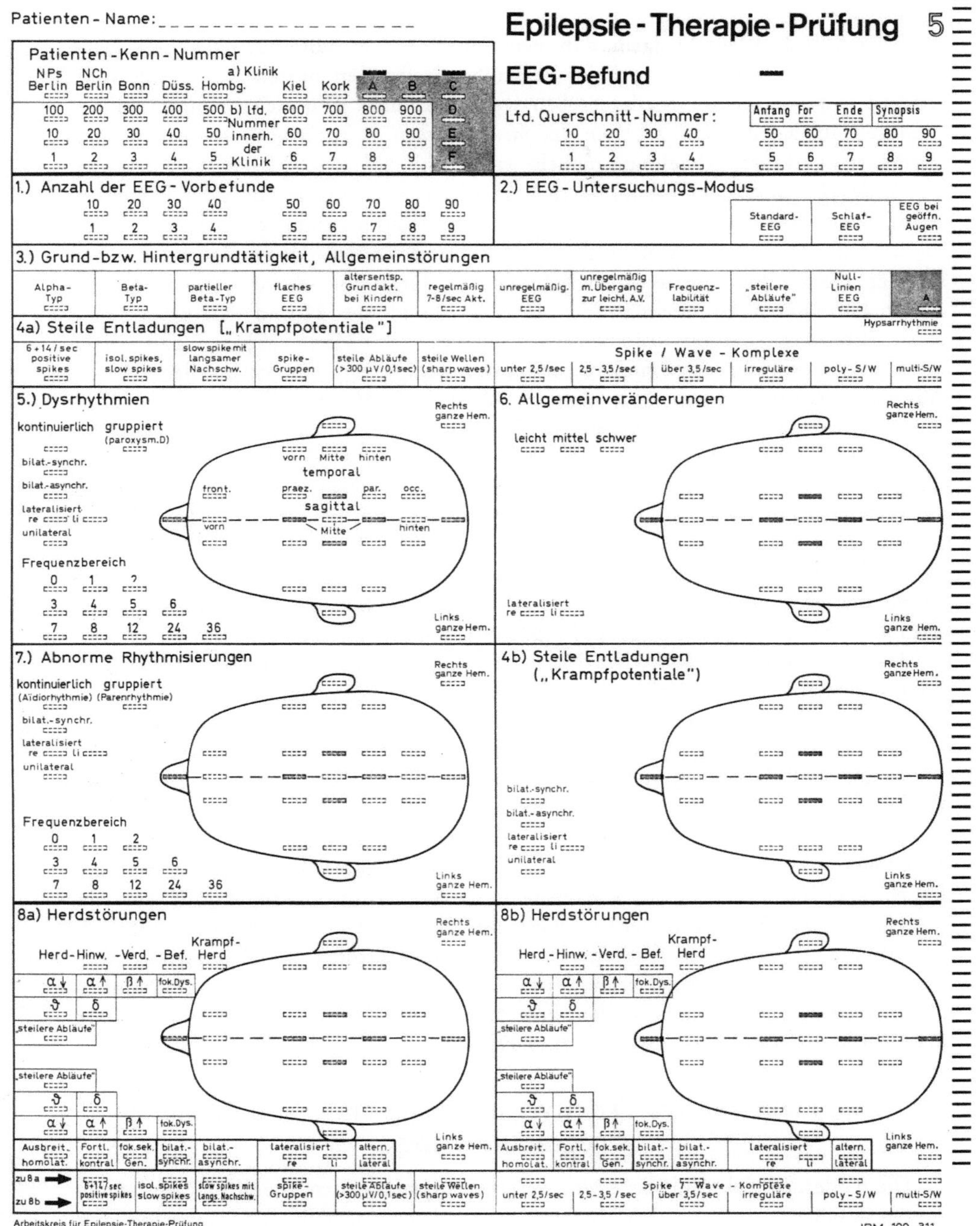

Patienten - Name: ___________________

Epilepsie - Therapie - Prüfung 5

Patienten - Kenn - Nummer

NPs Berlin | NCh Berlin | Bonn | Düss. | a) Klinik Hombg. | Kiel | Kork | A | B | C

100 200 300 400 500 b) lfd. Nummer innerh. der Klinik 600 700 800 900 D

10 20 30 40 50 60 70 80 90 E

1 2 3 4 5 6 7 8 9 F

EEG - Befund

Lfd. Querschnitt - Nummer: Anfang | For | Ende | Synopsis

10 20 30 40 50 60 70 80 90

1 2 3 4 5 6 7 8 9

1.) Anzahl der EEG - Vorbefunde

10 20 30 40 50 60 70 80 90

1 2 3 4 5 6 7 8 9

2.) EEG - Untersuchungs-Modus

Standard-EEG | Schlaf-EEG | EEG bei geöffn. Augen

3.) Grund- bzw. Hintergrundtätigkeit, Allgemeinstörungen

Alpha-Typ | Beta-Typ | partieller Beta-Typ | flaches EEG | altersentsp. Grundakt. bei Kindern | regelmäßig 7-8/sec Akt. | unregelmäßig. EEG | unregelmäßig m. Übergang zur leicht. A.V. | Frequenz-labilität | „steilere Abläufe" | Null-Linien EEG | A

4a) Steile Entladungen [„Krampfpotentiale"]

Hypsarrhythmie

6 + 14 / sec positive spikes | isol. spikes, slow spikes | slow spike mit langsamer Nachschw. | spike-Gruppen | steile Abläufe (>300 µV/0,1sec) | steile Wellen (sharp waves)

Spike / Wave - Komplexe

unter 2,5/sec | 2,5 - 3,5/sec | über 3,5/sec | irreguläre | poly - S/W | multi-S/W

5.) Dysrhythmien

kontinuierlich | gruppiert (paroxysm.D)

bilat.-synchr.

bilat.-asynchr.

lateralisiert re li

unilateral

Frequenzbereich

0 1 2

3 4 5 6

7 8 12 24 36

Rechts ganze Hem.

vorn Mitte hinten

temporal

front. | praez. | par. | occ.

sagittal

vorn Mitte hinten

Links ganze Hem.

6. Allgemeinveränderungen

leicht mittel schwer

lateralisiert re li

Rechts ganze Hem.

Links ganze Hem.

7.) Abnorme Rhythmisierungen

kontinuierlich | gruppiert (Aïdiorhythmie) (Parenrhythmie)

bilat.-synchr.

lateralisiert re li

unilateral

Frequenzbereich

0 1 2

3 4 5 6

7 8 12 24 36

Rechts ganze Hem.

Links ganze Hem.

4b) Steile Entladungen („Krampfpotentiale")

bilat.-synchr.

bilat.-asynchr.

lateralisiert re li

unilateral

Rechts ganze Hem.

Links ganze Hem.

8a) Herdstörungen

Herd-Hinw. -Verd. -Bef. Krampf-Herd

α↓ | α↑ | β↑ | fok.Dys.

ϑ | δ

„steilere Abläufe"

„steilere Abläufe"

ϑ | δ

α↓ | α↑ | β↑ | fok.Dys.

Ausbreit. homolat. | Fortl. kontral. | fok.sek. Gen. | bilat.-synchr. | bilat.-asynchr. | lateralisiert re li | altern. lateral

Rechts ganze Hem.

Links ganze Hem.

8b) Herdstörungen

Herd-Hinw. -Verd. -Bef. Krampf-Herd

α↓ | α↑ | β↑ | fok.Dys.

ϑ | δ

„steilere Abläufe"

„steilere Abläufe"

ϑ | δ

α↓ | α↑ | β↑ | fok.Dys.

Ausbreit. homolat. | Fortl. kontral. | fok.sek. Gen. | bilat.-synchr. | bilat.-asynchr. | lateralisiert re li | altern. lateral

Rechts ganze Hem.

Links ganze Hem.

zu 8a → zu 8b → | 6+14/sec positive spikes | isol. spikes slow spikes | slow spikes mit langs. Nachschw. | spike-Gruppen | steile Abläufe (>300 µV/0,1sec) | steile Wellen (sharp waves)

Spike / Wave - Komplexe: unter 2,5/sec | 2,5-3,5/sec | über 3,5/sec | irreguläre | poly - S/W | multi-S/W

Arbeitskreis für Epilepsie-Therapie-Prüfung

IBM 100 311

Abb. 21. Markierungsleser-Dokumentationsformular für klinische Befundbeschreibung. Man achte auf die Übersichtlichkeit der registrierten Sachverhalte und die Überflüssigkeit jedweder Verschlüsselungsarbeit. (Aus DOOSE u. a.)

zinische Aufgaben besteht darin, daß medizinische Sachverhalte nur teilweise konkret durch Zahlenangaben oder präzise Befundbeschreibungen mittels Text vollständig erschöpfend und knapp wiedergegeben werden können. Die meisten umständlichen und zeitraubenden Rechenarbeiten der *medizinischen Statistik* aber lassen sich durch Lochkartenverfahren schnell und mühelos erledigen.

6. *Markierungsleser-Formulare.* In letzter Zeit ist eine neue Form der Dokumentationsformulare entwickelt worden, die eine optische maschinelle Ablesung der auf diesen sog. „Markierungsleser-Formularen" registrierten Befunde ermöglicht. Zur Zeit können die zu dokumentierenden Befunde nur durch eine schwarze Markierung in diesen Formularen dargestellt werden. In Abb. 20 und Abb. 21 sind zwei Beispiele aus einer Epilepsie-Therapie-Prüfstudie [8] wiedergegeben. Man erkennt, daß dieses Muster der Markierungsformulare eine Kombination mit konventionellen Ablochanweisungen für manuelle Ablochung der Befunde in Maschinenlochkarten (nämlich die waagerechten Klartextzeilen mit den Kartenartkennummern „10", „11" usw. am linken Rand) darstellt. In den kleinen waagerechten, 1×5 mm großen „Markierungsstellen" wird ein dunkler Bleistiftstrich angebracht, wenn die betreffende Befund- oder Datenangabe, wie zum Beispiel „Sehstörungen", zutrifft. Das optische Lesegerät erkennt diese Markierungen und überträgt sie über einen angeschlossenen Lochkartenstanzer in Maschinenlochkarten oder unmittelbar in einen Computer. Von einem Markierungsleserformular werden auf diese Weise mehrere Maschinenlochkarten automatisch ausgestanzt (s. IBM-Form 74 910-2/1967 Markierungsleser).

Dieses Verfahren bietet viele Vorteile: eine intermediäre handschriftliche Verschlüsselung auf Dokumentationsformularen klassischer Form kann umgangen werden, soweit sich die zu dokumentierenden Angaben in alternativen Einzelaussagen ausdrücken lassen. (Auf den Formularen ist zu erkennen, daß auch Dezimalzahlen — etwas umständlich — dargestellt werden können.) Sehr zweckmäßig und rationell ist diese Dokumentationsmethode, wenn Befunde zu erfassen sind, die nur umständlich codiert werden könnten. Als Beispiel hierfür kann man in der Abb. 21 im „EEG-Befund-Formular" die Kopfschemata ansehen. Der Hauptvorteil dieses Verfahrens besteht aber darin, daß die markierten Befunde automatisch-maschinell in Karten abgestanzt werden. Hierdurch werden wesentliche Fehler der sonst notwendigen manuellen Ablochung vermieden. Außerdem werden Personalkosten und Zeit gespart, weil man die Leistung eines Markierungslesers mit der Leistung vier geübter Locherinnen gleichsetzen kann. Außerdem stellen diese Markierungsleserdokumentationsformulare übersichtliche Befundregistrierungen zum Einheften in klinische Krankenblätter dar.

G. Elektronische Datenverarbeitung und symbolische Programmierung

Die modernen elektronischen Datenverarbeitungsautomaten, die sich in den letzten Jahren in einer ungeahnten Schnelligkeit entwickelt haben, stellen ein ganz neues und

[8] Arbeitskreis für Epilepsie-Therapie-Prüfung: H. Doose (Kiel), H. Helmchen (Berlin), E. Ketz (Berlin), H. Künkel (Berlin), A. Matthes (Kork a. Rh.), G. Oberhoffer (Bonn), H. Penin (Bonn), F. Rabe (Düsseldorf) und D. Scheffner (Homburg); siehe auch Arbeiten „Zur Befunddokumentation bei der klinischen Prüfung von Antiepileptika" der gleichen Autoren, in Arzneimittelforschung, 1967, und „Prinzipien und Methoden der klinischen Befunddokumentation unter besonderer Berücksichtigung des Markierungslese-Verfahrens" von G. Oberhoffer in „Elektromedizin" **12**, 165—170 (1967).

sehr wertvolles Hilfsmittel für die therapeutische Forschung dar: die Vielzahl der zu registrierenden Befunde und die zum Teil sehr komplizierten Auswerteverfahren, denen die erhobenen klinischen Daten unterzogen werden müssen, können durch die modernen Automaten zu einem großen Teil schnell und zuverlässig bearbeitet werden. In diesem Buch sind eine Reihe von statistischen Programmen wiedergegeben, die umständliche Rechenarbeiten auf die Rechenanlagen abwälzen. Wenn auch der Rahmen dieser Abhandlung nicht ausreicht, eine Einführung in die Programmierung elektronischer Datenverarbeitungsautomaten zu geben, so soll doch darauf hingewiesen werden, daß in Zukunft allen wissenschaftlich arbeitenden Krankenhäusern und Kliniken sicher die Möglichkeit offensteht, in Zusammenarbeit mit einem Rechenzentrum einer Universität oder einer anderen Institution (z. B. auch größeren, modern orientierten und ausgerüsteten Krankenhausverwaltungen) diese oder ähnliche Auswerteprogramme für ihre Therapieprüfungen einzusetzen.

Die *Benutzung einer elektronischen Datenverarbeitungsanlage* geht fast immer in zwei Schritten vor sich:

I. Schritt: *Einlesen* des Programms von einem Datenträger — meist Maschinenlochkarten — und *Speicherung* des Programms in dem magnetischen Gedächtnis, dem sog. *Kernspeicher*, der Rechenanlage. Das Programm stellt die vollständige und eindeutige Beschreibung der durchzuführenden Berechnungsmethode dar. Es enthält aber neben diesen *Rechenanweisungen* (zum Beispiel: Wurzelziehen oder Summenbilden) auch *Einleseanweisungen* und *Ausgabeanweisungen, auch INPUT- und OUTPUT-Instruktionen* genannt. Die Einleseanweisungen beschreiben, in welcher maschinenlesbaren Form und in welcher Anordnung die zu verarbeitenden Daten, zum Beispiel Blutdruckwerte, dem Computer angeboten werden, und zu welchem Zeitpunkt des gesamten Programmablaufes sie eingelesen werden sollen. Die Ausgabeanweisungen geben an, wann Werte und Ergebnisse ausgegeben werden sollen, zum Beispiel durch den Schnelldrucker ausgedruckt werden sollen, und wie die Druckbildaufteilung im einzelnen aussehen soll. Die übersichtliche, schematische Darstellung des gesamten Programmablaufes und die Reihenfolge seiner einzelnen Programmschritte nennt man *Flußdiagramm* (= Diagramm über den zeitlichen Informationsfluß), siehe Abb. 15 und Abb. 18.

II. Schritt: *Ablaufen und Arbeiten* des im Kernspeicher gespeicherten *Programms* mit Einlesen der Daten (siehe Abb. 17), echter Verarbeitung der Werte und Ausdrucken der Ergebnisse (s. Computerliste C 13 im Anhang).

Diesen zwei Schritten entsprechend werden durch den Computer zuerst die *Programmkarten* und danach die *Datenkarten* eingelesen (s. Abb. 16 und ausführliches Beispiel in Kap. V. C. 2 c, Seite 134).

Die *Aufstellung der Rechenprogramme* ist zunächst noch eine Aufgabe für Spezialisten. Aber gleichlaufend mit der technischen Vervollkommnung der Rechenautomaten selbst werden die „Programmiersprachen", in denen die Rechenprogramme „geschrieben" werden, immer allgemeinverständlicher und leichter erlernbar werden. Ungeachtet dessen sollten aber die Ärzte, die sich um eine kritische Therapiebeurteilung bemühen, sich immer auf eine *Zusammenarbeit* mit den Vertretern der *Instrumentellen Mathematik* einstellen, genauso wie die Zusammenarbeit mit den Vertretern der *Medizinischen Statistik* heute schon selbstverständlich geworden ist. Dem Verlag, der dieses Buch veröffentlicht, sei dafür gedankt, daß er diese Programme, auch ohne daß sie in dieser Monographie in extenso erklärt werden, mitveröffentlicht. Die interessierten Fachkenner der Instrumentellen Mathematik werden in ihren Teams mit den Klinikern mit diesen Programmen zurechtkommen. Außerdem ist zu hoffen, daß bald eine für Mediziner ausgerichtete Methodenlehre der symbolischen Programmierung erscheinen wird. Den Umfang dieser Monographie hätte dieses Lehrgebiet gesprengt. Als zur Zeit gute einführende Literatur in die symbolische Programmierung elektronischer Datenverarbeitungsautomaten, die sich besonders auf die bisher geeignetste Programmiersprache FORTRAN konzentrieren, kann genannt werden:

McCracken, Daniel D.: A Guide to FORTRAN Programming, John Wiley, New York, 1961.

Organick, Elliot I.: A FORTRAN Primer, Addison-Wesley Publ. Comp., Reading (Mass., USA), 1963.

Colman, Harry L.: FORTRAN, Problemorientierte Programmiersprache (deutsche Übersetzung), Verlag Kunst und Wissen E. Bieber, Stuttgart 1963.

IBM: General Information Manual FORTRAN II Form-No. F 28-8074-3, New York 1963.

IBM: IBM 7090/7094 Programming Systems; FORTRAN II Programming. Form-No. C 28-6054-5, New York 1965.

IBM: FORTRAN in Life Sciences (Student Text). Form-No. C 20-1631-1, New York 1968.

IBM: Wie bringt man eine Aufgabe auf die Maschine? IBM-Form 71 500-0 (1967).

Lindemann, P.: Aufbau und Arbeitsweise elektronischer Datenverarbeitungsanlagen. (AWV-Schriftenreihe Nr. 243), Agenor-Verlag, Oberursel 1967.

Ganzhorn, K., und W. Walter: Peripherer Datenverkehr in modernen Datenverarbeitungsanlagen, in: Jahrbuch des elektrischen Fernmeldewesens 1967, herausgegeb.: Bornemann, H., Verlag für Wissenschaft und Leben Georg Heidecker, Bad Windsheim, Mittelfr. 1967.

Spezieller Teil

VI. Spezielle Methodologie der therapeutisch-klinischen Forschung

1. Scharlach

Beim Scharlach war von jeher die therapeutische Beurteilung aus der Letalität in nicht wenigen Epidemien von untergeordneter Bedeutung, ja vielfach überhaupt nicht durchführbar, eben dann, wenn es nicht oder kaum zu Todesfällen gekommen war. Bei bösartigen Scharlachepidemien wird selbstverständlich auch auf die *Letalität* als Maßstab zurückgegriffen werden.

Die *durchschnittliche Krankheitsdauer* eines Kollektivs von Kranken tritt deshalb beim Scharlach an die erste Stelle. Der *Krankheitsbeginn* wäre dabei im allgemeinen mit dem Erstauftreten des Symptoms gleichzusetzen, das, retrograd betrachtet, die Krankheit eingeleitet hat. Das könnte sowohl das Exanthem, als das Fieber, als auch die Angina gewesen sein. Wesentlich schwerer ist das *Ende der Erkrankung* zu identifizieren. Es fällt weder mit dem Ende des Exanthems noch mit dem der fieberhaften Temperaturen zusammen. Wiederum ist es unmöglich, das tatsächliche Krankheitsende befriedigend zu bestimmen; wieder hat man nur die einzelnen Merkmale und deren Ende in der Hand, nicht aber das Ende der Erkrankung selbst.

So wird man zweckmäßigerweise das Ende der einzelnen Erkrankung mit dem Ende des eindeutigsten Symptoms der noch fortdauernden Erkrankung gleichsetzen, das sich im Einzelfall am längsten hält. Das wird fast immer *die erhöhte Temperatur* sein.

Die *Fieberhöhe,* die für die Schwere einer Erkrankung ebenso wichtig ist wie die Fieberdauer, wird auf diese Weise für das therapeutische Urteil nicht ausgenutzt. Bildet man die Integrale der Fieberbewegungen der Einzelfälle und zieht aus diesen das Mittel, so wird die klinische Lage vollkommener dargestellt sein als durch die Krankheits- bzw. Fieberdauer allein. Man muß sich aber bewußt sein, daß die Größe dieser Integrale nicht nur von dem Verlauf der Erkrankung (unter dem mehr oder minder großen Einfluß der jeweils angewandten Therapie) abhängt, sondern daß sie schon von der Höhe des Fiebers zu Beginn der Erkrankung und vor dem Einsatz der Behandlung mitbestimmt ist. Es ist zwar wahrscheinlich, daß sich bei alternierender Verteilung der Kranken auf zwei Kollektive die Kranken auch nach ihrer Fieberhöhe einigermaßen gleichmäßig auf beide Gruppen verteilen werden. Als gewiß darf man bei den Zahlengrößen der Klinik dies aber nicht voraussetzen, und so kann es sich als notwendig herausstellen, bei der Alternierung von Scharlachkranken auch im Hinblick *auf die Höhe des Fieberbeginns* zwischen beiden Gruppen *„auszugleichen“*, jedenfalls muß man dies im Auge behalten, wenn die Letalität niedrig ist und deshalb alle Möglichkeiten ausgeschöpft werden müssen, die zu einem therapeutischen Vergleich und zu einem therapeutischen Urteil führen können — auch unter Benutzung der Mittelwerte der Fieberintegrale.

Auch der *Krankheitsverlauf* kann zur Beurteilung der Überlegenheit einer Therapie über eine andere beim Scharlach statistisch ausgewertet werden. Wiederum wird dabei der *Fieberverlauf* als Merkmal des komplexen Krankheitsverlaufes genommen, eine Voraussetzung, die selbstverständlich oft genug durch den nicht in Zahlen auszudrückenden Verlauf anderer Merkmale oder durch das Auftreten von Komplikationen hinterher als irrig erwiesen wird. Gleichviel, ob der Fieberverlauf dabei als Durchschnittskurve einer Kurvenschar aus vielen Fieberverläufen berechnet wird oder ob die Verlaufsrichtungen des Fiebers mit Hilfe von Regressionskoeffizienten erfaßt werden, immer wird der Verlauf eines Kollektivs mit dem eines anderen zu vergleichen sein. Die Aussichten, durch die Auffindung der Verlaufsrichtungen etwas zum therapeutischen Urteil beizutragen, werden aber, wie gesagt, gering sein, wenn bei der ausgleichenden Alternierung nicht auch in bezug auf die Fieberhöhe zu Beginn der Erkrankung mit ausgeglichen worden ist.

Neben dem Fieber sind die anderen Merkmale des Scharlachs, die der Schwere der Erkrankung im allgemeinen einigermaßen proportional verlaufen, also die *Angina* und das *Exanthem,* auch für unser therapeutisches Urteil selbstverständlich von Bedeutung. Beide sind aber quantitativ kaum erfaßbar, dazu sind beide solche Frühsymptome, daß sie bei Beginn der Behandlung meist schon voll entwickelt sein werden. An sich wäre es wünschenswert, neben dem Alter, dem Ernährungszustand, dem Tag nach Krankheitsbeginn, mit dem die Behandlung erstmalig einsetzte, und schließlich neben der Fieberhöhe zu Beginn der Erkrankung auch nach der Schwere der initialen Scharlachangina ausgleichend zu alternieren. Aber nur bei großen Scharlachepidemien wird das durchführbar sein. Auch für die Festsetzung des Krankheitsbeginns sind

Angina und Exanthem wichtig. Da sie aber für das Ende der Erkrankung nichts aussagen und außerdem nicht quantitativ meßbar sind, sind sie für den therapeutischen Vergleich auf Grund der Verlaufsrichtung nicht brauchbar. Von der Schuppung gilt das gleiche.

Eine Beschleunigung der *Herzfrequenz* ist hier weniger als bei der Pneumonie geeignet, als Merkmal der Schwere der Erkrankung zu dienen. Die Pulsbeschleunigungen geringeren Grades, die lediglich der Fieberhöhe parallel gehen, sagen über diese hinaus nichts wesentlich Neues aus und sind außerdem in vielen Fällen sehr wenig ausgeprägt. Tachykardien aber erwecken den Verdacht einer Myokardschädigung und sind schon zu den *Komplikationen* zu rechnen, deren auch für die therapeutische Beurteilung eines Heilerfolgs wichtigste sind: *Lymphadenitis, Otitis media, Glomerulonephritis, Scharlachrheumatoide* und *Endomyokarditis.* Komplikationen treten hier so häufig auf, daß sie beim Scharlach eine größere Rolle für den therapeutischen Vergleich spielen als bei irgendeiner sonstigen Infektionskrankheit. Wie ihre relative Häufigkeit für den Vergleich zweier Kollektive verwendet werden kann, ist in Kap. V. D. 2 ausgeführt [1].

Bei den therapeutischen Erfahrungen der vergangenen Jahre hat sich erst für die Sulfonamide, und dann auch für Penicillin herausgestellt, daß die Frühkomplikationen (Lymphadenitis, Otitis media) anders, d. h. besser auf die chemotherapeutische Behandlung ansprechen als die Spätkomplikationen (Glomerulonephritis usw.), so daß Früh- und Spätkomplikationen also gesondert voneinander statistisch verfolgt werden müssen.

Es ist ein altes Wissen, daß nicht jeder Scharlachkranke ein Exanthem zu zeigen braucht. Dennoch wird es ratsam sein, aus den statistischen Kollektiven Scharlachkranker die Fälle *„sine exanthemate"* auszuschalten, wie überhaupt alle Kranken, deren Diagnose nur irgendwie problematisch erscheinen kann, da sonst die wünschenswerte *Homogenität des Krankengutes* in Frage gestellt wird. Die therapeutische Forschung ist so vielen Fallstricken und unerkennbaren Fehlerquellen ausgesetzt, daß sie denen, die irgendwie gesichtet oder auch nur geahnt werden können, unbedingt aus dem Wege gehen muß. Erst recht werden dann *Fälle, bei denen es nicht zu (typischen) Schuppungen kommt,* nicht mitverwertet werden dürfen.

Eine andere Gruppe muß von den Kollektiven ferngehalten werden, weil sie deren Vergleichbarkeit und die grundlegende Gleichmöglichkeit der Aussichten beider Kollektive gefährdet. Das sind die Scharlachkranken, bei denen sich der Scharlach zu einer schon bestehenden (akuten oder chronischen) Erkrankung hinzugesellt, zu Erkrankungen, die geeignet sind, den Krankheitsausgang und die Krankheitsdauer in besonderer Weise als *„Mitursache"* zu beeinflussen. Gehören chronische *„komplizierende" Krankheiten* gar zu denen, die wir oben als die typischen Komplikationen des Scharlachs genannt haben, dann müssen solche Fälle erst recht ferngehalten werden, da bei ihnen die Trennung von ursprünglicher, komplizierter Erkrankung und Scharlachkomplikation, die mit als Maßstab des therapeutischen Urteils dient, gar zu oft nicht sauber durchgeführt werden kann.

Die Richtlinien, nach denen die *ausgleichende Alternation* durchzuführen ist, sind im allgemeinen die gleichen wie bei der Pneumonie:

[1] Eventuell können beim Scharlach, ähnlich wie (im folgenden Kapitel) für die Diphtherie ausgeführt werden wird, die Komplikationen nicht nur gezählt, sondern auch entsprechend ihrer Schwere berücksichtigt, „gewogen" werden.

Alter					Sa.	Krankheitstag					Sa.	Ernährungszustand						Sa.
2—10	108	109	110	112		1.	108	109	112	114		Unter	106	112	124	130		4
Jahre	113	125	128	139			119	122	125	126		Durchschnitt	167	174				6
	140	143			10		128	132	138	140		(mäßig,						
	144	148	150	157			141	143			14	reduziert)						
	160				15		145	147	150	157								
	164	172	173	175			159				19	I						
	176	178			21		169	173	175	178	23							
10—20	111	115	121	124		2.	106	110	111	113								
Jahre	127	131	132	136			115	120	123	129								
	141	146	147		11		130	131	133	135								
	149	153	154	156	15		137	139	146		15							
	165	168	169	170			149	151	156	160	19							
	174	177			21		164	166	177	174	23							
20—35	105	106	114	120		3.	105	127	134	136		Mittel	105	108	109	110	113	
Jahre	123	126	129	130			153	154	158		7		115	119	120	123	126	
	133	134	135	137			161	162	172		10	II	128	131	135	138	141	
	138	142	145		15		176	177			12		142					16
	151	158	159	161	19								139	149	151	154	156	
	166	167			21								157	162				23
													170	172	178			26
35—50	118	119	122	162	4	4.	118	121	124	142	5							
Jahre	163				5		144				6							
							163				7							
							167	168										
50—65						5.					0	Über	111	118	121	122	125	
Jahre							148				1	Durchschnitt	127	137	129	132	133	
							165	170			3	(gut,	134	136	140	143	144	
												sehr gut)	145	146	147			18
Über						6.							148	150	153	158	159	
65 Jahre													160	163	164			26
													165	166	168	169	170	
													173	175	176	177		36
												Pastös	144					1
												IV						
Summe					68						68							68

Tabelle 25 b. *Mit Sulfathiazol behandelt. (Zu Beispiel 16)*

Alter					Sa.
2—10 Jahre	102	104	107	116	
	118	119	122	133	8
	140	141	143	146	
	148	150	152	155	
	158	161			18
	163	164	169		21
10—20 Jahre	101	106	112	120	
	123	124	130	134	
	137	149			10
	156	157	159	160	
	162				15
	163	164	169		18
20—35 Jahre	109	110	111	114	
	117	121	125	126	
	127	129	131	136	
	145				13
	147	151	153	154	
	165				18
	167	170			20
35—50 Jahre	115	135	139		3
	144				4
	142	166			6
50—65 Jahre	108	152			2
					67

Krankheitstag					Sa.
1.	102	104	106	111	
	116	124	125	127	
	132	133	134		11
	148	150	151	152	
	156	159			17
	142	164	170		20
2.	101	107	109	114	
	136	137			
	117	120	122	123	
	126	129	130	131	14
	140	146	147	149	
	158	161			20
	163	168	169	171	24
3.	110	112	113	118	
	119	121	143		7
	144	145	154	155	11
4.	108	115	135		3
	153	157	160		6
	162	166	167		9
5.	139				1
	141				2
	165				3
					67

Ernährungszustand						Sa.
Unter Durchschnitt (mäßig, reduziert) I	115	129	132	134	135	
	160					6
	142					7
	164	168	169			10
Mittel II	102	107	110	119	122	
	124	125	127	137	139	
	140					11
	144	148	149	151	152	
	153	158	159	161		20
	133	167				22
Über Durchschnitt (gut, sehr gut)	101	104	106	108	109	
	111	112	113	114	116	
	117	118	120	123	126	
	130	131	136	121	141	20
	143	145	146	147	150	
	154	155	156	157	162	30
	163	165	166	170	171	35
Pastös IV						
						67

1. Der Tag des Einsatzes des zu prüfenden Heilmittels nach Krankheitsbeginn. Er wird zumeist mit dem Tag der Krankenhausaufnahme nach Krankheitsbeginn identisch sein;
2. das Alter des Kranken;
3. der Kräfte- und Ernährungszustand;
4. die Fieberhöhe bei Beginn der Erkrankung und eventuell auch
5. die Schwere der Angina.

Die Fieberhöhe und die Schwere der Angina sind in der ausgleichenden Alternation, deren Resultat Tab. 25 darstellt, nicht beachtet.

Anfänglich wird am besten ganz schematisch alterniert, dabei wird schon jeder Fall mit der ihm der Reihe nach zukommenden Nummer nach den bedeutsamsten Gesichtspunkten registriert. Sind auf jeder Seite erst 10 bis 20 Fälle gesammelt, dann wird durch einen ersten Überschlag (mit provisorischer Addition in den Spalten Summe = Sa.) untersucht werden, ob schon eine Korrektur der Alternierung am Platze ist. Der Überschlag und die provisorische Addition werden weiterhin von Zeit zu Zeit wiederholt, und schließlich wird je nach dem Ergebnis dieses Überschlages immer wieder ausgeglichen (s. Beispiel 16).

Beispiel 16 mit Tab. 25 a u. 25 b. Die Tab. 25 demonstriert, wie man bei der ausgleichenden Alternierung vorgeht und sich tabellenmäßig die jeweilige Verteilung zwischen zwei Kollektiven offenkundig und übersichtlich halten kann, um das Gleichgewicht der Homogenität beider Seiten zu garantieren. Tab. 25 entstammt einer vergleichenden therapeutischen Untersuchung der medizinischen Klinik Bonn bei Scharlach in den Jahren 1944 und 1945 [2]. Von den bis zu der letzten vorläufigen Abrechnung beobachteten 191 Scharlachfällen mußten 56 aus dem theoretischen Vergleich ausgeschaltet werden. Sie treten dementsprechend in den Tab. 25 auch nicht in Erscheinung:

a) 8 Kranke hatten gleichzeitig Scharlachserum erhalten (Mitursache).

b) 20 Kranke litten oder erwarben während ihrer Scharlacherkrankung an komplizierenden Krankheiten: Diphtherie 11, Keuchhusten 2, Tuberkulose 1, Ruhr 1, Mastitis 2, Ikterus 1, Antrotomie 1, Polyarthritis 1.

c) Bei 12 Kranken war die Diagnose Scharlach nicht unbezweifelbar.

d) 13 Kranke kamen erst nach dem 6. Krankheitstag in unsere Behandlung.

Die hohe Zahl der 56 *ausgeschalteten Fälle* macht klar, welche Fehler in die Beurteilung der therapeutischen Ergebnisse hineingetragen worden wären, wenn die Eliminierung nicht erfolgt wäre. Es wäre dann zu erwarten gewesen, daß auch die Heilungsverzögerungen und Komplikationen dem Scharlach zur Last gelegt worden wären, die nicht von ihm, sondern von Begleitkrankheiten abhängig gewesen wären. Die Aufnahme nicht ganz gesicherter (nicht schuppender) Fälle in die Vergleichsgruppen hätte umgekehrt das Ergebnis günstiger erscheinen lassen, als es der Wirklichkeit entsprochen hätte usw.

Es bleiben so die in den Tab. 25 a und 25 b aufgeführten 135 Kranken: davon waren 68 nur symptomatisch behandelt worden, 67 symptomatisch und außerdem mit Eleudron (Sulfathiazol).

Zur Beurteilung des therapeutischen Ergebnisses schied die *Letalität* aus; die Epidemie war relativ leicht und es kam überhaupt nicht zu Todesfällen.

Dagegen differierte die *mittlere Fieberdauer M* in beiden Gruppen deutlich. Während ohne Eleudron die Fieberdauer $M_1 = 6{,}7$ mit $s_1 = \pm 0{,}37$ betrug, erreichte sie bei den Eleudron-behandelten Kranken nur einen Mittelwert von $M_2 = 5{,}6$ mit $s_2 = \pm 0{,}32$. Als therapeutische Differenz errechnet sich dabei $M_D = 1{,}1$ mit $s_D = \pm 0{,}49$; die thera-

[2] S. dazu Blittersdorf: Ärztl. Wschr. 1946, 325.

peutische Differenz der Krankheits- bzw. Fieberdauer lag also noch deutlich über dem zweifachen mittleren Fehler.

Weit weniger eindeutig, richtiger gesagt unbeweisend, war der Vergleich der *relativen Häufigkeiten der Komplikationen* (s. Kap. V. D.), bzw. Nachkrankheiten.

Tabelle 26

	ohne Eleudron	mit Eleudron
Nephritis	7	9
Myokarditis	22	26
Rheumatoid	4	4
2. Angina	6	10
Otitis media	2	2
Lymphadenitis	9	5
Fieber ohne Befund	9	7
	59 (64,1%)	63 (69,2%)
Eryth. exs. multif. (oder) nodosum . . .	2	—
Pleuritis (Tbc-Aktivierung)	1	—
Bronchopneumonie	1	—
Cystitis	—	1
Oberflächl. Abscesse	2	1
Blepharo-Conjunctivitis	1	—
Appendicitis	1	—
Summa	67 von 92 Fällen	65 von 91 Fällen

In der Tab. 26 sind die Komplikationen und Nachkrankheiten für die beiden Vergleichsgruppen einander gegenübergestellt. Es ergibt sich nur eine geringe Differenz der beiden relativen Häufigkeiten, und erst recht ein im Verhältnis dazu sehr großer mittlerer Fehler. Die Differenz wäre nicht statistisch signifikant.

Bei der therapeutischen Prüfung des Eleudrons bei Scharlach ergab sich also eine (immerhin nur schwach gesicherte) Verkürzung der Fieberdauer, während die Komplikationen und Nachkrankheiten an Häufigkeit nicht abnahmen.

2. Diphtherie

Vorbedingung einer therapeutischen Erfolgsbeurteilung ist auch bei der Diphtherie der Erwerb zuverlässiger Grundlagen in der Form zweier Kollektive, die sich nur in der zum Problem stehenden Therapie unterscheiden dürfen, sich im übrigen aber nach Möglichkeit gleichen müssen. Die Methode der Zufallsverteilung ist auch hier der wichtigste Garant der Gleichheit bzw. Gleichmöglichkeit beider Seiten.

Bei der Diphtherie hat man als nächstes Sorge dafür zu tragen, daß trotz und neben der Zufallsverteilung die Fälle entsprechend dem *Tag des Einsatzes der spezifischen Therapie* vom Krankheitsbeginn an gerechnet, gleichmäßig den zu vergleichenden Gruppen zugeordnet werden. Die unbedingte Notwendigkeit dieser *ausgleichenden Alternierung* ist erst recht eindeutig geworden durch die bakteriologischen Mitteilungen, daß die Diphtheriebacillen schon vor dem Ausbruch der Rachen- bzw. Kehlkopfdiphtherie im Blut kreisen (CLAUBERG u. a.), daß also auch die Inkubationszeit schon und erst recht eine echte Diphtheriebacillen-bedingte Krankheit wäre; diese Ergebnisse sind durch die neuen *Wildführschen bakteriologischen Befunde* und durch die Befunde PASCHLAUS stark unterstrichen worden.

Die ausgleichende Alternierung bzw. überhaupt Zuteilung wird sich ferner auf die *Altersklassen* zu beziehen haben, während der Kräfte- und Ernährungszustand hier kaum so ausschlaggebend ist, daß auch auf ihn hin die Alternierung korrigiert werden müßte. Bei Kindern scheinen die Gruppen der „pastösen“ und der *„lymphatischen“* Kinder so vermehrt gefährdet, daß auf ihre ausgleichende Verteilung auf die Vergleichsgruppen geachtet werden muß, wenn es nicht gar für notwendig gehalten werden muß, aus ihnen eigene Untergruppen zum Zwecke des therapeutischen Vergleichs zu bilden. Sicher fallen die sogenannten *toxischen Diphtherien* durch ihre Bösartigkeit so aus dem Rahmen der übrigen Diphtherien heraus, daß auch sie in eigenen Untergruppen therapeutisch verglichen werden müßten, wenn ihre zahlenmäßige Häufigkeit das nicht fast immer ausschließen würde; nur deshalb wird man sich bei ihnen mit einer ausgleichenden Alternierung begnügen müssen. Dagegen sollten aktiv gegen Diphtherie Schutzgeimpfte und *Nichtschutzgeimpfte* nur *in getrennten Untergruppen* in therapeutische Prüfungen einbezogen werden (vgl. CLAUBERG und TARNOWSKI, Dtsch. Ärzteblatt 1944).

Die *ausgleichende Alternierung bei Diphtherie* müßte sich also ungefähr in der folgenden Rangordnung beziehen auf:

1. *Tag des Einsatzes der (spezifischen) Therapie* ab Krankheitsbeginn;
2. *Toxicität* (mit großen Halslymphdrüsenschwellungen, Kehlkopfbeteiligung usw.);
3. *Alter der Erkrankten.*

Demgegenüber wird es empfehlenswert sein pastöse bzw. *lymphatische Kinder* von anderen Kindern getrennt in *eigenen Untergruppen* therapeutisch zu prüfen und aktiv schutzgeimpfte und nichtgeimpfte werden jedenfalls in getrennten Gruppen zu prüfen sein.

Nur bakteriologisch gesicherte Diphtheriefälle dürfen in eine therapeutische Statistik aufgenommen werden. Daß Kranke, die infolge anderer Leiden wie schweren Herzfehlern, Asthma usw. als besonders stark gefährdet gelten müssen, aus ihr fernzuhalten sind, folgert aus den allgemeinen Gesetzen der therapeutischen Methodik, ebenso wie es auch sonst notwendig ist *Mitursachen* zu vermeiden, seien sie in der Besonderheit der Kranken begründet oder vom Arzt willkürlich oder unwillkürlich in die Therapie hineingetragen.

Eine ganze Reihe von Fragen erhebt sich, wenn die Diagnose „Diphtherie“ gestellt worden ist. Ist die Erkrankung leicht oder schwer? Wie lange wird es dauern, bis die von der eigentlichen diphtherischen Angina drohende Gefahr überwunden ist? Wird es dann zu Komplikationen (besonders von seiten des Herzens oder des Nervensystems) kommen? Werden diese Komplikationen schwer sein? Wie lange werden sie dauern? Werden sie einen Dauerschaden zurücklassen? Wird der Patient ihnen noch erliegen?

Diese Fragen beantwortet für jeden Kranken der Verlauf der Erkrankung. Die Unmasse der Antworten, die sich so für ein Kollektiv von vielen, *vielleicht Hunderten von Fällen* ergäbe, wäre einer gemeinsamen Auswertung auf Grund einer unmittelbaren Überschau absolut unzugänglich. Nur eine statistische Behandlung kann in das unübersichtliche Gemenge ungleichförmiger Antworten Ordnung bringen. Diese aber ist ihrer Natur nach nur durchführbar, wenn die oben aufgezählten Fragen für die Kollektive so umgeformt werden können, daß ihre zahlenmäßige Beantwortung möglich wird. *Denn nur die Kollektive der Kranken können hier wie immer bei den akuten Krankheiten untereinander verglichen werden,* und nur kollektive Antworten sind bei diesen für die statistische Behandlung verwertbar. Die von den Kollektiven zu beantwortenden Fragen aber lauten so:

1. Wie groß ist die *Letalität* der beiden Kollektive überhaupt und im besonderen die Letalität während des eigentlich diphtherisch-anginösen Stadiums einerseits und während des Stadiums der Komplikationen andererseits?

2. Wie schwer verliefen die Erkrankungen in den beiden Vergleichskollektiven, gemessen an der durchschnittlichen *Dauer* bzw. Hartnäckigkeit der Beläge und an der Dauer des Fiebers? Dessen Höhe ist hier von untergeordneter Bedeutung.

3. Des weiteren: Wie oft kam es in beiden Vergleichsgruppen zu *Komplikationen von seiten des Herzens oder des Nervensystems,* wie oft zu besonders schweren Komplikationen? Wie groß war die Dauer der Komplikationen überhaupt und die der schweren im besonderen? Wie viele Patienten schließlich behielten Dauerschädigungen zurück, die nach einem Jahr noch nachweisbar waren?

Die *Letalität* ist auch nach der Einführung der antitoxischen Serumbehandlung der Diphtherie, von einigen besonders benignen Jahrgängen abgesehen, hoch genug geblieben, daß sie als unentbehrlicher Maßstab bei der Erfolgsbeurteilung gelten muß. In schweren Epidemien ist sie der souveräne Maßstab unseres Urteils. Die Unterscheidung der Todesfälle, die sich schon im ersten diphtherisch-anginösen Stadium ereignen, von denen, die (post-) diphtherischen Herzmuskelschädigungen und Nervenlähmungen zur Last zu legen sind, hat zum mindesten heuristisches Interesse. Für die mathematisch-statistische Behandlung sind Kap. V. D. und die zugehörigen Beispiele maßgebend.

Für die Dauer der ersten anginösen Periode der Erkrankung ist bei der Diphtherie die *Dauer* des oft ja nur mäßig ausgeprägten Fiebers nicht maßgebend, sondern die *Dauer der Beläge.* Bei hoher Letalität ist die Krankheitsdauer minder wichtig, aber bei weniger bösartigen Seuchen ist die Dauer der lokalen diphtherischen Erscheinungen, d. h. die Hartnäckigkeit und das Wiederverschwinden der Beläge das wichtigste Merkmal. Die statische Behandlung erfolgt wie immer dann, wenn die Krankheitsdauer Maßstab der Erfolgsbeurteilung ist, auf Grund der Mittelwerte zweier Reihen, zweier zu vergleichender Kollektive, und Maß des Erfolgs oder Mißerfolgs ist die Größe der Differenz der beiden Mittelwerte (s. Kap. V. C. 1. c.).

Als drittes Merkmal gesellt sich dazu die *Häufigkeit von Komplikationen.* Diese sind für das Schicksal der Diphtheriekranken ähnlich wichtig wie beim Scharlach; sie sind so wichtig, daß auf sie als Kriterium nicht verzichtet werden darf. Ein therapeutischer Vergleich zwischen zwei Kollektiven von Diphtheriekranken, der die Häufigkeit von Komplikationen nicht miterfassen würde, wäre deshalb immer unzulänglich; zu sehr prägen die Komplikationen von seiten des Herzen einerseits, von seiten des Nervensystems andererseits das Gesicht der Diphtherie mit. Die *Differenz der relativen Häufigkeiten* der Komplikationen in jeder der beiden Vergleichsgruppen kennzeichnet dann die Überlegenheit der einen Behandlungsmethode gegenüber einer anderen (Kap. V. D.). Die Komplikationen können von sehr verschiedenem Grad und Ausmaß sein, so daß bei gleichgroßer relativer Häufigkeit die Lage in beiden Kollektiven doch sehr verschieden sein könnte, indem das eine Kollektiv ungleich mehr *schwere Komplikationen* aufzuweisen hätte als das andere. Einem genügend gründlichen Studium der Krankengeschichten kann dies nicht verborgen bleiben, und in solchem Falle wird es zweckmäßig sein, die relative Häufigkeit der ausgesprochen *schweren* Komplikationen und deren [signifikante] Differenz gesondert festzustellen.

Es muß damit gerechnet werden, daß auch die Hartnäckigkeit der Komplikationen — gemessen an ihrer mittleren Dauer — in Abhängigkeit stehen kann von der angewandten Therapie. Die *Dauer der Komplikationen* wird hier selbstverständlich nicht vom Krankheitsbeginn ab gerechnet, sondern erst vom Erscheinen der Komplikationen selbst an. Das statistische Vorgehen ist dabei das grundsätzlich gleiche wie dann, wenn die mittlere Krankheitsdauer der Maßstab des therapeutischen Urteils ist.

Wenn wir bisher von *den* Komplikationen gesprochen haben, so kann das hier bei der Diphtherie nicht heißen, daß die Komplikationen von seiten des Herzens und die von seiten des Nervensystems durchweg gemeinsam behandelt werden dürften. Bei der primären Frage nach der Überlegenheit des einen Heilmittels über ein anderes wird allerdings nichts anderes übrigbleiben. Aber anschließend wird man doch zu untersuchen haben, ob nicht verschiedene Behandlungsmethoden für die verschiedenen Komplikationen sich als verschieden wirkungsvoll erwiesen haben. Wenn auch die bisherigen Komplikationen von seiten des Kreislaufs und von seiten des Nervensystems der gleichen Ursache zur Last zu legen sind, so sind sie doch keine klinische Einheit; dazu sind sie in ihrem Wesen zu verschieden. Die Komplikationen von seiten des Nervensystems werden dagegen ohne Rücksicht auf ihre besondere Lokalisation, Ausdehnung und Schwere nicht weiter zu differenzieren sein, denn die Lokalisation selbst ist ohne wesentliche Bedeutung für das vorliegende Problem, und die Schwere und Hartnäckigkeit der Lähmungen kommen schon in den bisher angeführten statistischen Verfahrensweisen zur Geltung, nämlich in der Dauer der Krankheit, wie in der der Komplikationen.

Nachdem drei qualitative Merkmale 1. die Häufigkeit des Todes, 2. die Häufigkeit der schweren Komplikationen und 3. die der leichten Komplikationen zur Beurteilung zur Verfügung stehen, könnte es angebracht erscheinen, sich zur Untersuchung zwischen ihnen einer 9-Felder-Tafel zu bedienen und sie mit dem χ^2-Test zu analysieren. Bei den großen Krankenzahlen, die die Diphtherie bietet, wird es bei ihr vorzüglich zu Epidemiezeiten nicht ganz selten möglich sein, die Kranken sowohl nach 3 zu vergleichenden Gruppen, als auch nach 3 Merkmalen zu ordnen. Es würden so auch 2 oder 3 Merkmale, z. B. schwere oder leichte Komplikationen beim gleichen Kranken, der später gestorben ist, vorkommen können; die Merkmale müssen sich aber bei der Korrelation gegenseitig ausschließen (s. Anmerkung S. 150 — ad 1).

Ebenso ist es unmöglich zum Zweck der statistischen Prüfung z. B. nach den Merkmalen 1. der Zahl der Komplikationen von seiten des Herzens, 2. der Zahl der Komplikationen von seiten des Nervensystems, 3. der Zahl der Todesfälle zu ordnen; weder dürfen in einer der Spalten oder Zeilen zwei Merkmale sich überdecken (z. B. gestorben an nervöser Komplikation), noch darf die Ordnung dazu führen, daß ein Teil der Erkrankten mit ihrem Schicksal überhaupt nicht in Erscheinung tritt; bei der soeben vorgeschlagenen Planung wären dies z. B. die ohne Komplikationen Geheilten.

Wohl aber wäre es sinngemäß, in einer Tabelle zu ordnen:

1. Geheilt ohne Komplikationen,
2. geheilt mit Komplikationen,
3. gestorben.

Hier käme es nicht auf die absolute Zahl der Komplikationen an wie oben, sondern das Dazukommen von Komplikationen wäre nur ein Gradmesser der Schwere des Krankheitsverlaufs, bedeutete eine weitere Stufe desselben; in diesem Zusammenhang wäre es dann bedeutungslos, ob und wie viele der Gestorbenen gleichzeitig und eventuell sogar als unmittelbarer Todesursache auch an Komplikationen erkrankt gewesen wären.

Trotz der vielen Argumente, die für die Wirksamkeit der passiven antitoxischen Serumtherapie sprechen, wird kein Arzt zugeben, daß die jetzige passive Diphtherieserum-Therapie unseren therapeutischen Wünschen keinen Spielraum mehr lassen würde. Jede schwere Epidemie und viele „toxische" Fälle belehren den Optimisten eines Besseren. So fühlen wir auch in unmittelbarer Nähe einer großen therapeutischen Entdeckung das Bedürfnis nach weiteren Fortschritten und suchen nach neuen Hilfsmitteln.

Doch unsere Lage ist in zweifacher Beziehung eine andere geworden gegenüber der vor der Entdeckung Behrings, und zwar vor allem durch diese Entdeckung des antitoxischen Serums selbst und zum zweiten durch die neuen Erkenntnisse der antibakteriellen Wirkung des Penicillins und anderer Antibiotica. Wir werden vor allem heute, wenn wir antibakterielle Mittel gegen die Diphtherie klinisch erproben wollen, nicht wagen, einem der beiden Vergleichspartner (Vergleichskollektive) das antitoxische Serum vorzuenthalten. Wir sind verpflichtet, es in allen Kollektiven (Gruppen) zu geben; wir werden lediglich einer der zu vergleichenden Gruppen *zusätzlich* das neue Mittel verabreichen, so daß die eine Gruppe mit antitoxischem Serum *und* symptomatisch behandelt wird, eine zweite ebenfalls mit antitoxischem Serum (dazu symptomatisch) *aber außerdem* mit dem neuen zu prüfenden Mittel und eventuell noch eine 3. Gruppe mit einem weiteren neuen Mittel. Tab. 27 ordnet z. B. dementsprechend in einer 9-Felder-Tafel auf der einen Seite: 1. die Heilungen schlechthin, 2. die Heilungen unter Komplikationen und schließlich 3. die Todesfälle (diese drei in den Spalten der Abszisse), auf der anderen Seite: 1. die antitoxische Serumbehandlung allein für sich, 2. die Serumbehandlung ergänzt in der einen Gruppe durch Penicillin, in der 3. Gruppe durch Erythromycin (also die letzteren 3 Gruppen in den Zeilen der Ordinate).

Tabelle 27

	Geheilt		Gestorben	Insgesamt
	ohne Komplikationen	mit Komplikationen		
Antitoxisches Serum allein	a_{11}	a_{12}	a_{13}	a_1
Antitoxisches Serum + Penicillin	a_{21}	a_{22}	a_{23}	a_2
Antitoxisches Serum + Erythromycin	a_{31}	a_{32}	a_{33}	a_3
Insgesamt	A_1	A_2	A_3	N

Der Vergleich von je drei Merkmalen in der 3×3-Tafel entspricht sehr dem klinischen Problem besonders insofern als eine 2×2-Tafel mit der rein alternativen Frage — geheilt oder gestorben? — lange nicht in gleichem Maß der klinischen Situation bei der Diphtherie gerecht wird wie die obige Trias: wie viele geheilt, wie viele geheilt unter Komplikationen, wie viele gestorben? Als ein bedauerliches, aber großes Hemmnis spricht allerdings gegen die 3×3-Tafel, daß die statistischen Anforderungen an den therapeutischen Beweis bei dieser Prüfung wesentlich schwerer sind als bei einer einfachen Alternative. Deshalb wird oft doch nichts übrigbleiben, besonders wenn nur relativ wenige Kranke beobachtet werden konnten, als zu versuchen, die Letalität und die Komplikationen auf Grund ihrer relativen Häufigkeiten und die Krankheitsdauer (als Dauer der anginösen Beläge) auf Grund ihrer Mittelwerte in der einfacheren alternierenden Anordnung als Maßstab zu nehmen.

Als Behring *das antitoxische Diphtherieserum* gefunden hatte, wurde versäumt, es auf Grund der alternierenden Versuchsanordnung methodologisch kritisch zu prüfen. Seine souveräne Wirksamkeit schien über jeden Zweifel erhaben, bis in schweren Epidemien wieder gehäuft Todesfälle auftraten und bis außerdem bewiesen werden konnte, daß 1895 die Mortalitätskurve der Diphtherie in etlichen Städten schon einige Jahre vor der praktischen Einführung der Serumtherapie im Absinken begriffen war, ja auch die Morbiditätskurve, was schon gar nicht mit der neuen Therapie in Zusammenhang zu bringen war. Bingels bekannter alternierender Versuch mit Leerserum einerseits und antitoxischem Serum andererseits, der keine Überlegenheit des letzteren nachweisen konnte, mußte in einer solchen Situation sehr skepsiserregend wirken. Trotz der Größe seiner Kollektive lassen sich aber gewichtige Einwände gegen Bingels Ergebnisse erheben. Die Diphtherie-Epidemie, in die Bingels Versuche fielen, war in ihrer relativen Harmlosigkeit nicht geeignet, nur auf Grund der Letalität beurteilt zu werden. Die von ihm verabreichten Antitoxinmengen waren besonders für die schweren Fälle, die ja für die Letalitätsziffer verantwortlich sind, zu niedrig, und dazu war das Pferdeleerserum wahrscheinlich nicht ganz frei von Diphtherieantitoxinen. Können so auch die Untersuchungen Bingels nicht als strikter Gegenbeweis *gegen* die Wirkung des antitoxischen Serums anerkannt werden, so liegt es andererseits doch offen zutage, daß exakte, entscheidende klinische Beweise *für* das Behringsche Serum auf diese Weise nicht erbracht worden sind. Wie aber sollte Klarheit in einer Lage geschaffen werden, in der die Belege zugunsten des Behringschen Serums sich so gehäuft hatten, daß man zwar das Fehlen des letzten klinischen Beweises bedauern, daß aber kein Arzt mehr die Verantwortung übernehmen konnte, einem Teil seiner Kranken kein Diphtherieserum zu verabreichen? Ohne dies war aber jede Alternierung und so jede Aussicht auf einen unangreifbaren klinischen Beweis hinfällig.

Reiche hat den Weg gewiesen, auf dem man unter besonderen Umständen auch dann noch zu einem exakten therapeutischen Beweis gelangen kann, wenn eine alternierende Behandlung nicht durchführbar oder nicht zu verantworten ist. Ordnet man die Diphtheriekranken danach, an welchen Tagen nach Beginn der Erkrankung die Serumbehandlung bei ihnen einsetzte, so stellte es sich bei diesen Untersuchungen heraus, daß die Letalität um so geringer wird, je früher das Serum gespritzt wurde. Die Unangreifbarkeit der statistischen Unterlagen der Untersuchungsreihen in bezug auf ihre Homogenität vorausgesetzt, war mit ihnen offenbar ein Doppelbeweis geführt: Es war gezeigt, daß die Wirksamkeit des antitoxischen Serums teilweise an die frühzeitige Verabreichung gebunden ist, gleichzeitig war aber dann auch selbstverständlich der Beweis gelungen, daß dieses Serum überhaupt wirksam sei. Die dabei eingeschlagene Beweisführung ist letzten Endes nichts Neues; sie baut sich auf der Errechnung relativer Häufigkeiten auf und auf deren Vergleich untereinander, nur daß jetzt die Art der Therapie in den zu vergleichenden Kollektiven sich nicht in ihrer

Zusammensetzung oder Dosis unterscheidet, sondern in bezug auf ihre je nach dem Anwendungstermin variierende und von ihm abhängige Wirkungsmöglichkeit.

So wäre es also auch möglich, in einer 9-Felder-Tafel zu ordnen, einerseits in den Spalten der Abszisse:

1. geheilt in x-Tagen,
2. geheilt in $x+y$-Tagen,
3. gestorben,

andererseits in den Spalten der Ordinate nach drei verschiedenen Variationen der Therapie, die sich aber nur durch den Zeitpunkt des Einsatzes der Verabreichung des antitoxischen Serums voneinander unterscheiden würden entsprechend der folgenden Tafel [Berechnungsmethodik s. bei E. Weber (1967) Kap. 65.3.4].

	Geheilt		Gestorben	Sa.
	in x Tagen	in $x+y$ Tagen		
Antitoxisches Serum ab 1.—2. Krankheitstag	a_{11}	a_{12}	a_{13}	$a_{11}+a_{12}+a_{13}$ $=a_1$
Antitoxisches Serum ab 3.—4. Krankheitstag	a_{21}	a_{22}	a_{23}	$a_{21}+a_{22}+a_{23}$ $=a_2$
Antitoxisches Serum ab 5. Krankheitstag und später	a_{31}	a_{32}	a_{33}	$a_{31}+a_{32}+a_{33}$ $=a_3$
Sa.	$a_{11}+a_{21}+a_{31}$ $=A_1$	$a_{12}+a_{22}+a_{32}$ $=A_2$	$a_{13}+a_{23}+a_{33}$ $=A_3$	$a_1+a_2+a_3$ $=A_1+A_2+A_3$ $=N$

3. Typhöse Erkrankungen

Unter diesem Sammelbegriff werden subsummiert:

I. der *Typhus exanthematicus*, d. h. das Fleckfieber (englisch schlechthin typhus),

II. der *Typhus abdominalis*, dem allein wir im Deutschen den Namen Typhus schlechthin reservieren (engl. typhoid fever),

III. *Paratyphus B* (Schottmüller),

IV. verschiedene teilweise ebenfalls noch als „Paratyphus“ bezeichnete Krankheitsformen, die wohl ebenso wie der Typhus abdominalis und der Paratyphus B bakteriologisch durch Salmonellen verursacht sind, die aber einen *nicht* bakteriämischen Charakter tragen und dieses ihres *nicht*bakteriämischen Charakters wegen sich klinisch von den 3 erstgenannten Formen wesentlich stärker unterscheiden als diese untereinander. Sie werden klinisch deshalb auch korrekter als *Enteritiden* oder als *Lebensmittelvergiftungen* bezeichnet und der älteren deutschen Bezeichnung der Typhus-Paratyphus-Enteritis-Gruppe (T.P.E.-Gruppe) kann lediglich bakteriologisch, aber nicht mehr klinisch eine Berechtigung zugebilligt werden.

Demgegenüber haben der *Abdominaltyphus* (typhoid fever), die *bakteriämischen Paratyphus B-Erkrankungen* und schließlich das *Fleckfieber* (Typhus exanthematicus) so viele Ähnlichkeiten des Verlaufs, sind sie durch den kontinuierlichen Verlauf ihres Fiebers, durch die, wenn auch nicht obligate und keineswegs gleichartige Form ihrer

Benommenheit und durch einige Komplikationen wie Bronchitis, Bronchopneumonie und Kreislaufschwäche klinisch so in mehrfacher und ähnlicher Weise charakterisiert, daß auch die Kriterien in ihrer therapeutischen Beurteilung sich in vielfacher Weise ähneln müssen.

Gemeinsam sind diesen 3 Krankheiten deshalb auch großenteils die Merkmale, an denen die Wirkungen oder das Versagen von Heilversuchen beobachtet werden: sie bedrohen alle das Leben, und Heilmittel, die gegen sie eingesetzt werden, können deshalb grundsätzlich an der durchschnittlichen *Letalität* beurteilt werden. Zur Letalität gesellen sich die durchschnittliche *Krankheitsdauer*, ferner die *Zahl der Komplikationen* und schließlich die der *Rezidive* als weitere Merkmale. Wenn auch die Probleme der *Wirkungsweise* der Heilmittel dabei in vielfacher Art ungeklärt bleiben können, so ist doch schon außerordentlich viel gewonnen, wenn die Güte der Wirkung verschiedener Mittel miteinander verglichen werden können.

In der *Gruppe der Enteritiden* (IV.) wird die Wirkung von Heilmitteln kaum je an der Letalität gemessen werden können, und auch nicht an der Zahl der Komplikationen, denn zum tödlichen Ausgang wird es bei ihnen nur unter besonders ungünstigen Voraussetzungen (Kachexie usw.) kommen können, und Komplikationen werden bei ihnen auch zu selten auftreten, als daß sie etwas Wesentliches zur Heilmittelprüfung beitragen könnten. Dafür tritt bei ihnen zum Merkmal der *Dauer des Fiebers* das der *Dauer* und der *Schwere der Durchfälle* und evtl. des Erbrechens.

Wenn so immer ein erheblicher Teil der Kriterien übereinstimmen und — wenigstens die durch Salmonellen bedingten Erkrankungen — auch in ihrer Ätiologie etwas Gemeinsames haben, so sind die Unterschiede doch auch zwischen diesen letzteren Erkrankungen so erheblich, daß keinesfalls die eigentlich typhösen (bakteriämischen) und die enteritischen, paratyphösen (also exklusive Paratyphus B!) Erkrankungen zu Kollektiven in der therapeutischen Prüfung zusammengeworfen werden dürfen. Erst recht ist es von vornherein selbstverständlich auch ausgeschlossen, zwecks einer therapeutischen Prüfung gemeinsame Kollektive von Kranken mit Typhus abdominalis und Typhus exanthematicus zu bilden. Sogar, wenn durch die Übergröße eines Gesamtkollektivs gewisse statistische Schlüsse erlaubt erscheinen, so könnten angesichts der absoluten klinischen (qualitativen und inneren) Inhomogenität des Gesamtkollektivs therapeutische Schlüsse nicht als beweisend anerkannt werden.

Am ehesten können ausnahmsweise Kranke von einerseits *Typhus abdominalis* (II.) und andererseits *Paratyphus B* (III.) zu Kollektiven zum Zweck einer therapeutischen Prüfung zusammengefaßt werden, so wie dies von K. O. Vorlaender, G. Oberhoffer und G. Wessels gezeigt worden ist. Die Verwandtschaft der beiden Erreger ist hier eine sehr große. Dieser Voraussetzung entsprechend ergaben sich auch weitgehend gleichsinnige Reaktionen innerhalb eines gemeinsamen Kollektivs unter Chloramphenicolbehandlung. Die Gemeinsamkeiten betreffen sowohl die Häufigkeit des Auftretens von Herzkreislaufschwäche, wie von Bronchopneumonien und der zeitlichen Verzögerung der Ausbildung der O-Agglutinationstiter unter Chloramphenicol. Die Verkürzung der durchschnittlichen *Dauer des kontinuierlichen Fiebers* durch Chloramphenicol war dabei in Übereinstimmung mit den Literaturangaben offensichtlich.

Der Unterschied der Durchschnitte $\bar{x}$ der Fälle mit und ohne Chloramphenicol, der 12,2 Tage beträgt, erweist sich bei der statistischen Prüfung als nicht mehr zufällig erklärbar. Er ist gesichert — unter der Annahme, daß die beiden verglichenen Kollektive „kleine Stichproben" seien — mit einem t-Wert von 12,4. Zu dieser Sicherung gehört eine Sicherheitsgrenze von $P < 0{,}001$, was bedeutet, daß dieser Unterschied der Durchschnitte von 12,2 Tagen nur in weniger als 0,1% aller möglichen Fälle rein zufällig erwartet werden kann.

Statistische Maßzahlen		Behandlung	
		mit Chlor-amphenicol	ohne Chlor-amphenicol
Anzahl der Fälle	N	121	52
Durchschnittliche Kontinua-Dauer (in Tagen)	$\bar{x}$	5,0	17,2
Zugehörige mittlere quadratische Abweichung (in Tagen)	s	±2,8	±9,9

In der Abb. 22 sind nur solche Fälle berücksichtigt, bei denen die antibiotische bzw. die symptomatische Behandlung innerhalb der ersten beiden Krankheitswochen begonnen werden konnte. Als durchschnittliche Fieberdauer wurde die Dauer nur des hochfieberhaften Stadiums nach Beginn der antibiotischen Behandlung bewertet. Subfebrile Nachschwankungen blieben unberücksichtigt.

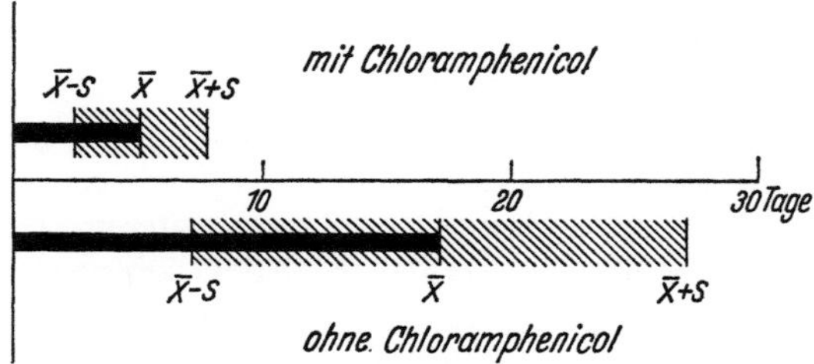

Abb. 22. Durchschnittliche Dauer der Kontinua bei Typhösen unter und ohne Chloramphenicol-Beeinflussung (nur Fälle der 1. und 2. Krankheitswoche berücksichtigt)

Die Letalität wird in Zukunft auch beim Typhus abdominalis und bei Paratyphus B als Merkmal ausfallen. In der Zusammenstellung von K. O. VORLAENDER, G. OBERHOFFER und G. WESSELS starb von 131 antibiotisch behandelten nur *ein Kranker*, der erst in seiner 4. Krankheitswoche in die Klinik eingewiesen worden war. In der Vergleichsgruppe, die nur symptomatisch behandelt worden war, starben 5 Kranke von insgesamt 65 Patienten. Dem Häufigkeitsunterschied dieser beiden Vergleichsgruppen entspricht ein χ^2-Wert von 7,09. Die Überlegenheit der *Chloramphenicolbehandlung*, wie sie sich in diesem Ergebnis in Übereinstimmung mit der gesamten übrigen Literatur ausdrückt, ist so groß, daß wir heute nach der Entdeckung und Bewährung des Chloramphenicols nicht mehr berechtigt sind, einem an Typhus abdominalis oder an Paratyphus B Erkrankten dieses Mittel vorzuenthalten.

Das bedeutet nichts anderes, als daß andere Mittel, die in Zukunft den Anspruch erheben werden, gegen den Typhus abdominalis wirksam zu sein, nicht mehr im Vergleich mit einem Kollektiv von nur symptomatisch behandelten Kranken geprüft werden; *vielmehr wird der therapeutische Effekt des Chloromycetins (vorerst) das Maß sein, an dem künftige Mittel gemessen werden.*

a) Das gilt ebenso wie für die Letalität, auch für die *Krankheitsdauer* und für die *Häufigkeit von Komplikationen* und von *Rezidiven.*

Über die Schwierigkeiten, die sich bei der Suche der *durchschnittlichen Krankheitsdauer* ergeben, war schon früher mehrfach die Rede; sie sind hier grundsätzlich die gleichen. Bei der Bestimmung der Krankheitsdauer im einzelnen Falle ist es wichtig, daß sie bei Reihenuntersuchungen nach immer gleichbleibenden Grundsätzen durchgeführt werden. Weniger wichtig ist, ob diese Grundsätze etwas rigoroser oder etwas milder sind. Ein jeder Autor sollte aber ausführlich und genau die Grundsätze offenbaren, nach denen er verfahren ist. Diese Voraussetzung gilt ebenso sehr für die *Dauer der (komplexen) Gesamterkrankung wie für die Dauer einzelner Symptome*, besonders des *Fiebers* und der *Benommenheit*, beim Typhus der *Durchfälle* (und beim Fleckfieber des Exanthems). Daß die vergleichend-therapeutische Beurteilung auf Grund der komplexen Dauer der Erkrankung klinisch befriedigender wäre als die dennoch unverzichtbare Beurteilung auf Grund der Dauer einzelner Symptome, gilt hier ebenso wie sonst bei den akuten Krankheiten; aber die Schwierigkeiten, die sich diesem Prinzip entgegenstellen, sind auch hier groß. Manche Krankheitssymptome treten nicht in jedem Falle auf. Für sie, so z. B. auch für die Durchfälle des Abdominal-Typhus, kann eine durchschnittliche Dauer deshalb auch nicht errechnet werden. So wird man sich bei den nicht obligaten Symptomen zumeist mit der Feststellung der relativen Häufigkeit begnügen.

b) Geht man daran, auf Grund der *Häufigkeit von Komplikationen* zwei Kollektive von Kranken zu vergleichen, so wird man sich darüber klar sein müssen, daß es keineswegs die einer bestimmten Krankheit gleichsam reservierten Ereignisse sind, deren Häufigkeit uns als Kennzeichen wertvoll sind. So sind beim Typhus abdominalis die *Darmblutungen* und erst recht die *Perforationen* viel zu seltene Vorkommnisse, als daß ihre relative Häufigkeit auch in zwei recht großen Krankengruppen nicht sehr klein bliebe. Deshalb bleibt der Vergleich mit der in einer anderen Gruppe gewonnenen relativen Häufigkeit fast immer sehr unzuverlässig. Eine einfache Bronchitis hinwiederum rechnen wir noch nicht zu den Komplikationen des Bauchtyphus, wohl aber wird die relative Häufigkeit von *Pneumonien* und *Bronchopneumonien*, von Zeichen bedrohlicher *Herz-Kreislaufschwäche* und von Myokarderkrankungen geeignet sein, zwei verschieden behandelte Kollektive miteinander zu vergleichen, und zwar gilt dies für das Fleckfieber ebenso wie für Typhus und Paratyphus. Dazu kommen als weitere Komplikationsmöglichkeiten und so auch als *Merkmale* die Cholecystitis und das mit dieser eng zusammenhängende Problem der Typhusdauerausscheider.

Nach der Einführung des Chloramphenicols ist die *Typhusmyokarditis* seltener und deshalb als Merkmal einer therapeutischen Prüfung erst recht schwer verwertbar geworden; für die *Lungenkomplikationen* scheint die schnell einsetzende Entgiftung durch das Chloramphenicol die klinische Lage in der gleichen Richtung verbessert zu haben (s. VORLAENDER). *Kreislaufschwächen* treten aber auch unter Chloramphenicolbehandlung noch mit so großer Häufigkeit auf, daß sie nach wie vor wichtige Kriterien beim Vergleich des Chloramphenicol mit anderen Heilmitteln bedeuten; über die besondere Art dieses heute angemessenen Vergleichs wird noch zu sprechen sein.

Die Komplikation der *Cholecystitis* tritt aber unter Chloramphenicol nicht so viel seltener auf als unter einer rein symptomatischen Behandlung, daß der Unterschied (bisher) statistisch hätte gesichert werden können.

Mit diesen für die Häufigkeit der Cholecystitis als Komplikation einer typhösen Erkrankung dargestellten Ergebnissen steht das Merkmal bzw. *das Problem der Typhusbacillen-Dauerausscheider* in engem Zusammenhang: Man ist sich einig darüber, daß die Bakterien-Dauerausscheider durch Chloramphenicol nicht zu beeinflussen sind. Manche Autoren neigen sogar zu der Annahme, daß die Häufigkeit der Dauerausscheider infolge der antibiotischen Behandlung zunehme. Als Dauerausscheider sollten solche Fälle bewertet werden, bei denen jenseits der 8. Krankheitswoche bei mindestens 3 Kontrollen Bakterien im Stuhl oder Urin nachgewiesen wurden. Bei einer statistischen Überprüfung aber sieht man Dauerausscheider nach einer Chloramphenicolbehandlung nicht seltener oder häufiger als ohne antibiotische Therapie. Die Zahlenwerte stellen sich wie folgt dar: beim Typhus fanden sich bei Chloramphenicolbehandelten 6 Dauerausscheider unter 76 Kranken, beim Paratyphus B waren es 9 Dauerausscheider unter 55 Kranken. Unter den nicht antibiotisch Behandelten waren 3 Dauerausscheider unter 39 Typhusfällen und 1 Dauerausscheider unter 21 Patienten mit Paratyphus B. Aus diesem Häufigkeitsunterschied errechnet sich ein χ^2-Wert von 1,05. Nach Arbeiten von O. GÜNTHER ist die Cholecystitis für die Entstehung der Dauerausscheider in besonderem Maße verantwortlich zu machen. Der Autor fand bei 110 Dauerausscheidern in 69% der Fälle Symptome einer Cholecystitis und damit eine zahlenmäßig größere Beteiligung der Gallenblase, als bisher von anderen Autoren angenommen. Nach den hier vorgelegten Ergebnissen vermindert nun Chloramphenicol weder die Zahl der Cholecystitiden noch die Zahl der Dauerausscheider; diese Beobachtung kann für die von GÜNTHER angenommenen pathogenetischen Verhältnisse sprechen.

Die statistische Bearbeitung auf Grund der *Häufigkeit von Rezidiven* erfolgt nach den gleichen Grundsätzen und Regeln wie der therapeutische Vergleich auf Grund der Häufigkeit von Komplikationen überhaupt (s. Kap. V. D.).

Der Einfluß von Chloramphenicol auf Typhus abdominalis und Paratyphus B (Schottmüller) und insbesondere die sich daraus ergebende Situation der Werte, die derzeit den einzelnen Merkmalen wie Rezidivhäufigkeit, allen Komplikationen insgesamt, den Dauerausscheidern usw. (noch) zukommen, lassen sich deutlich aus Tab. 28 (aus K. O. VORLAENDER, G. OBERHOFFER und G. WESSELS) und aus den Richtungen der Pfeile in der Tabelle entnehmen.

Wenn der Wert eines antityphösen Mittels einen so hohen Grad erreicht hat, daß — so wie es beim Typhus abdominalis und beim Paratyphus B unter Chloramphenicol der Fall ist — Todesfälle kaum mehr vorkommen, muß es allgemein ausgeschlossen sein, daß ein solcher Kranker noch ohne dieses Mittel behandelt wird. Damit ist aber auch der Fall eingetreten, daß die Prüfung weiterer Heilmittel, die dem Chloramphenicol in mancher Beziehung z. B. in ihrer Einwirkung auf Komplikationen (Tab. 28 Cholecystitis) sogar noch überlegen sein könnten, außerordentlich erschwert ist. Weitere Mittel können jetzt nur mehr daraufhin geprüft werden, ob ihre zusätzliche Gabe zum Chloramphenicol noch eine weitere Verbesserung der Heilerfolge bringt. Wenn sich bei solchen Prüfungen dann eine deutliche Überlegenheit der *Summe der beiden Präparate* beweisen läßt, wird es nicht nur erlaubt, sondern angebracht sein, daß versucht wird, ob eine Gewichtsverschiebung zu Gunsten des neueren Mittels noch eine weitere Besserung der Heilerfolge bringen kann. Ebenso wie über die *optimale Dosierung* werden bei einer guten Versuchsanordnung auch weitere Erkenntnisse über die zweckmäßige *Dauer der Verabreichung* der verschiedenen Mittel gewonnen werden können.

Alle diese Methoden, sowohl die auf relativen Häufigkeiten aufgebauten, wie die mit Durchschnittswerten arbeitenden, sind mit Fehlermöglichkeiten belastet, die nur teilweise ausgeschaltet werden können. Um so mehr wird uns daran gelegen sein müssen, die uns gestellte Aufgabe möglichst vielseitig zu betrachten und zu bearbeiten, um so die Gefahren einseitiger analysierender Messungen und Berechnungen zu vermeiden. So ist die Dauer einer Erkrankung, eines Fieberstadiums, eines Exanthems oder die Dauer von Durchfällen offenbar ein nur unvollkommenes Maß der Schwere einer typhösen Erkrankung oder der Bedrohlichkeit ihrer Symptome. Die Erkrankung kann trotz langer Dauer nie einen lebensgefährlichen Grad erreicht haben, das Fieber kann lange dauernd gewesen sein, ohne je zu bedrohlichen Höhen gestiegen zu sein,

Tabelle 28. *Übersicht über die Ergebnisse der statistischen Prüfung der Häufigkeitsunterschiede der einzelnen klinischen Komplikationen bei verschiedenen Behandlungsarten (für Typhus und Paratyphus zusammengefaßt)*

Behandlungsgruppe	Zahl der Fälle	Rezidivhäufigkeit	Häufigkeit der einzelnen Komplikationen: Alle Komplikationen insgesamt	Alle Kompl. ohne Dauerausscheiderwerden	Cholezystitis	Dauerausscheiderwerden	Todesfälle	Herz-Kreislaufschwäche	Bronchopneumonie (alle Altersklassen zusammen)
Chloramphenicol, kurze Zeit Behandelte	95								
Chloramphenicol, lange Zeit Behandelte	36								
Symptomatisch (ohne Chloramphenicol) Behandelte	60								
Aus der Größe der verglichenen Gruppen und den zugehörigen Häufigkeiten errechneter χ^2-Wert		8,46 0,58 8,14	0,14 10,67 13,25	0,12 12,93 17,72	0,30 0,28 1,58	0,006 0,58 1,02	0,38 7,09	0,001 19,716	1,16 11,5 18,89

Zeichenerklärung:

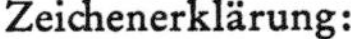 = Unterschied ist statistisch nicht gesichert. χ^2-Wert unter 3,841.

|——→ = Unterschied ist statistisch gesichert. Verglichen sind die Gruppen, in deren Rubrik der Pfeil beginnt und endet. Der Pfeil zeigt in Richtung auf die klinisch bessere Behandlungsart. Hierbei bedeutet ein χ^2-Wert von über 10,8 eine statistische Sicherung mit einer Sicherheitzgrenze von $P = 0{,}001$, d. h. ein solcher Unterschied findet sich rein zufällig nur mehr in weniger als 0,1% der Fälle. Ein χ^2-Wert zwischen 6,63 und 10,82 entspricht einer statistischen Sicherung mit einer Sicherheitsgrenze von $P = 0{,}01$; das heißt, daß dieser entsprechende Häufigkeitsunterschied rein zufällig nur in 1% der Fälle zu erwarten ist.

|– – –→ = Unterschied ist statistisch wahrscheinlich nicht mehr zufällig. Der χ^2-Wert liegt zwischen 3,841 und 6,635, was einer Sicherheitsgrenze von $P = 0{,}05$ entspricht. Solche Unterschiede finden sich in 5% der Fälle noch rein zufällig. (Einer statistischen Sicherung eines Unterschiedes mit einer Sicherheitsgrenze vom dreifachen mittleren quadratischen Fehler entspricht ein χ^2-Wert von 9,0 und mehr.)

und nicht viel anders steht es mit dem Exanthem beim Fleckfieber und den übrigen Symptomen. Wir haben also das Bedürfnis, auch den Grad dieser Merkmale in unsere kritischen Überlegungen einzufügen, scheitern aber teilweise daran, daß wir kein Maß haben, wichtige Symptome wie den Grad der Durchfälle, der Benommenheit, der Kreislaufschwäche usw. zahlenmäßig auszudrücken; für die letztere ist uns zwar die Erniedrigung des Blutdruckes ein wertvolles Merkmal, aber auch diese bewerten wir nicht für sich allein, sondern nur als ein Zeichen im Gefüge eines Komplexes, für den wir keinen zahlenmäßigen Ausdruck besitzen. Lediglich den Grad und die Dauer des Fiebers können wir als eine Art von integralem Produkt darstellen (s. S. 173). Aber auch diese Lösung empfinden wir nicht für sich allein als genügend, wenn nicht daneben der Richtungsverlauf des Fiebers noch gesondert im therapeutischen Vergleich zum Ausdruck und zur Verwertung kommt.

Bei aller notwendigen Benutzung und Hochschätzung der Häufigkeit und Dauer einzelner Merkmale bleibt ein Gefühl des Unbefriedigtseins, solange nicht auch die *komplexe Schwere der Erkrankungen* irgendwie in Rechnung gestellt wird. Da hier letzten Endes der einzelne Fall für sich nicht sehr viel im therapeutischen Urteil bedeutet, sondern nur die relative Häufigkeit innerhalb eines Kollektivs oder die Mittelwerte von dessen Merkmalen, wird auch die komplexe Schwere einer Erkrankung nur als Durchschnittswert für uns verwendbar sein. Dies ist aber nur möglich, wenn die Schwere der einzelnen Erkrankungen in einer komplexen zahlenmäßigen Zensur zusammengefaßt werden. Sie wird am zuverlässigsten sein, wenn mehrere erfahrene Ärzte sie entweder in gemeinsamer Arbeit finden, oder wenn jeder der Ärzte selbständig zensiert und aus den Einzelwerten dann eine durchschnittliche Zensur gewonnen wird. Die gemeinsam erhobene Zensur oder auch der Mittelwert aus den Einzelzensuren werden für beide Krankengruppen festgestellt und so sind wieder die Grundlagen für einen therapeutischen Vergleich zwischen zwei Kollektiven geschaffen.

Die ätiologische Ordnung in *Gruppen* und *Untergruppen* haben wir oben als die wichtigste Voraussetzung einer zuverlässigen therapeutischen Prüfung bezeichnet. Aber auch darüber hinaus bedarf es der ordnenden Hand im Sinn einer sowohl zufälligen wie auch *ausgleichenden Zuteilung.* So ist es beim *Fleckfieber* besonders selbstverständlich, daß eine einseitige *Altersverteilung* in den beiden Vergleichskollektiven jeden Vergleich illusorisch machen müßte; so sehr ist bei ihm die Prognose des Einzelfalles vom Lebensalter des Kranken abhängig. Aber auch bei den anderen typhösen Krankheiten ist eine *ausgleichende Alternation* unentbehrlich. Was dem Faktor des Alters recht ist, ist anderen Faktoren, wie einem von vornherein sehr geschwächten *Allgemeinzustand* oder einer Herzerkrankung, billig. Auch der *Zeitpunkt,* in dem ein typhöser Kranker in die geeignete Behandlung gelangt, muß Gegenstand der ausgleichenden Alternierung sein. Daß die *Schutzgeimpften* und ebenso *Patienten,* die einen Typhus vor nicht allzulanger Zeit *schon einmal überstanden haben,* in besondere Gruppen eingeteilt werden müssen, versteht sich von selbst.

Jede Überlegung im Gebiet der therapeutischen Forschung der typhösen Krankheiten hat davon auszugehen, daß therapeutische Beweise hier nicht aus den Einzelfällen gewonnen werden können, sondern *nur aus den kollektiven Krankengruppen.* Mit solchem Eingeständnis ist bei jedem Arzt das bedrückende Gefühl verbunden, daß die Beobachtung des individuellen Krankheitsverlaufes nicht ausgenutzt wird. Je mehr wir uns dieses „Schönheitsfehlers" bewußt sind, um so stärker wird unser Bestreben sein müssen, wenigstens durch *möglichst vielfältige,* wenn auch vorerst noch immer *kollektive Fragestellungen* ihn zu kompensieren: daher die Notwendigkeit, die zuvor angeführten Möglichkeiten verschiedenartiger relativer Häufigkeiten, der verschiedenartigen Mittelwerte der Dauer und der Schwere von Krankheitssymptomen so weit auszunützen, als dies nur möglich ist ohne Scheu vor der Eintönigkeit der damit verbundenen statistischen Arbeiten.

Die Krankheitsdauer der typhösen Krankheiten war früher oft eine relativ lange. Sie erstreckten sich jedenfalls durchschnittlich über wesentlich längere Zeiten als andere akute Infektionskrankheiten, wie Pneumonie, Diphtherie oder Masern, bei denen deshalb von vornherein keine Aussicht besteht, aus dem einzelnen Krankheitsverlauf Rückschlüsse auf therapeutische Wirkungen zu ziehen. Je länger eine Erkrankung dauert, um so mehr lockt die Versuchung, auch bei akuten Krankheiten Änderungen des Krankheitsverlaufs in irgendwelche ursächliche Beziehungen zur gleichzeitigen Änderung der Therapie zu bringen. Solche Tendenzen sind heute, nach der Einführung des Chloramphenicols, noch weniger als früher realisierbar.

4. Malaria

Die Malaria tritt akut auf, verläuft aber oft sehr langwierig mit vielfachen Rezidiven und kann schließlich in ein chronisches Stadium mit Dauerschäden übergehen. Das verleiht dieser Krankheit ihr besonderes Gesicht und bedingt die ihr eigentümlichen Ansprüche an die therapeutische Forschung. Die Hauptschwierigkeit, die sich dieser hier entgegenstellt, ist die außerordentliche Inhomogenität der Kranken, die zum wesentlichen Teil in den eben skizzierten Eigenheiten begründet ist.

Auch bei der Malaria kann eine einfache *zufällige Zuteilung* als Grundlage des therapeutischen Vergleichs nicht genügen, es kann auch hier auf eine zusätzliche *ausgleichende Zuordnung* zu den beiden Kollektiven nicht verzichtet werden, das wird hier bei der Malaria ganz offenbar. Das gilt für das *Alter*, das *Geschlecht*, für den *allgemeinen Kräftezustand* wie bisher, und bei rassisch verschieden zusammengesetztem Krankengut wird auch nach diesem Faktor ausgeglichen werden müssen. Den Faktoren der *bisherigen Krankheitsdauer* und der *bisherigen Behandlung* (bis zum Einsatz der zu prüfenden Therapie) kann eine noch gewichtigere, eine so entscheidende Rolle zukommen, daß ihnen mit einer ausgleichenden Zuordnung nicht mehr Genüge getan wird. Teilweise werden sie in der Form einer Elimination eine ausreichende Berücksichtigung erfahren, so z. B. wenn nur frische Erst-Erkrankungen beobachtet und miteinander verglichen werden sollen. Im allgemeinen aber wird das nicht zutreffen, werden vielmehr Malariakranke von sehr verschiedener Krankheitsdauer und Krankheitsvorgeschichte als *Untergruppen* zu berücksichtigen sein.

I. Kranke, die sogleich nach den ersten Fieberanfällen in Behandlung kamen.
II. Kranke, denen erst verspätet eine sachgemäße Malariatherapie zuteil wurde.
III. Rezidivfälle.
IV. Kranke, die als chronische Malariakranke zu bezeichnen sind.

Innerhalb dieser *Untergruppen* gibt es noch reichlich Variationen; sie selbst unterscheiden sich in bezug auf ihre therapeutische Ansprechbarkeit und Prognose so sehr voneinander, daß hier eine ausgleichende Zuordnung auf Grund einer Einreihung der gesamten Fälle in zwei große Vergleichsgruppen der Forderung der notwendigen Homogenität nicht mehr gerecht werden würde. Die beiden ersten Gruppen haben unter sich in der Problemstellung immerhin so viel Verwandtes, daß man versuchen kann, ihren Verschiedenheiten dadurch Genüge zu tun, daß man sie bei der Alternierung ebenfalls mit ausgleicht. Die therapeutischen Aussichten bei *Rezidiven* aber sind demgegenüber so ganz anders gelagert, daß diese durchaus getrennt für sich als eigenes therapeutisches Problem behandelt werden müssen und ähnliches gilt für die *chronisch Malariakranken,* bei denen der Milztumor, die Anämie und subfebrile Temperaturen als hartnäckige Restzustände übriggeblieben sind.

Auch die differenten *Arten des Malaria-Plasmodiums* (Plasmodium vivax, Pl. malariae, Pl. immaculatum) schaffen viel zu verschiedene Krankheitsformen (Malaria tertiana, Malaria quartana, Malaria tropica) und zu verschiedene therapeutische Problemstellungen, als daß es genügen könnte, die verschiedenen Arten bei der Alternierung in den beiden Vergleichsgruppen ins Gleichgewicht zu setzen, also sie „auszugleichen". Vielmehr verlangt jede einzelne Plasmodienart einen eigenen therapeutischen Vergleich innerhalb der eigenen Art. Falls Beobachtungen vorliegen, die aus verschiedenen Ländern stammen, ist darüber hinaus noch zu beachten, daß Stammesvarianten der einzelnen Stämme sich unterschiedlich gegen Malariamittel verhalten können; es können deshalb nicht ohne weiteres Kollektive von Malariakranken gebildet werden, die aus verschiedenen Gegenden stammen. Insbesondere gilt dies für die Malaria tropica.

Krankheitsausgang, Dauer der Krankheit oder ihrer charakteristischen Symptome, die Häufigkeit der Komplikationen und ganz besonders die der Rezidive sind auch bei der Malaria grundsätzlich die Kriterien, auf denen sich das therapeutische Urteil aufbauen kann.

Aber schon der *Ausgang zum Tode* ist bei der Malaria in seiner Bedeutung als Merkmal beschränkt, fast ausgeschaltet durch die Güte unserer Heilmittel: Chinin, Atebrin, Camochin, Resochin, Plasmochin usw. Es wird heutzutage bei der Malaria ja immer nur in Betracht kommen, daß zwei Heilmittel miteinander verglichen werden bzw. daß zwei verschieden, aber beide Male spezifisch behandelte Reihen von Kranken und die dabei angewandten zwei Heilmittel [3] miteinander verglichen und so gegenseitig aneinander gemessen werden. In beiden Reihen werden nur Mittel von tierexperimentell schon gesicherter Wirksamkeit zur Anwendung kommen. Lediglich der Grad ihrer Wirksamkeit beim Menschen kann nach den experimentellen Vorversuchen noch fraglich sein. Deshalb werden in beiden Reihen entweder überhaupt keine Todesfälle vorkommen, oder es wird die Differenz der relativen Häufigkeit des tödlichen Ausgangs zu klein sein, um hier signifikant eine therapeutische Überlegenheit des einen über das andere Mittel werten zu können. Nur bei außerordentlich großen Krankenzahlen hätte diese Differenz relativer Häufigkeiten irgendwie Aussicht, durch ihren mittleren Fehler bestätigt zu werden. So große Zahlen können bei der Malaria nur in stark verseuchten Ländern erreicht werden.

Aber auch dann bliebe die Beurteilung nach der Letalität allein hier ein einseitiges und unvollkommenes Verfahren. Es kommt bei den weitaus meisten Malariakranken heute nicht mehr darauf an, ob sie sterben, sondern wie lange sie krank bleiben und ob sie rückfällig werden.

---

[3] Unter „verschiedenen Heilmitteln" können immer auch Heilmittel in verschiedener Dosierung oder sonstiger verschiedener Anordnung oder auch verschiedene Kombinationen von Heilmitteln verstanden sein.

Die *Heilungsdauer* einer Malariaerkrankung kann objektiv meßbar verfolgt werden an der Zahl der Anfälle, die nach dem Einsatz eines Medikamentes noch folgen, an der Zeit, die bis zur Fieberfreiheit und bis zum Verschwinden der Plasmodien aus dem Blut und bis zur Rückbildung einer deutlich vergrößerten Milz verstreicht; die Rückbildung der Milz ist weniger eindeutig als die beiden anderen Kriterien, da die vergrößerte Milz gelegentlich auch noch bestehen bleiben kann, obwohl Fieber wie Plasmodien schon längst verschwunden sind. Die Wiederherstellung des geschädigten roten Blutbildes ist kein sehr wertvolles Kriterium einerseits deshalb, weil die Blutregeneration nur indirekt von der Vernichtung der Plasmodien abhängt, andererseits weil die Malariaanämie kein obligates regelmäßiges Merkmal ist, und weil deshalb aus einem Kollektiv von Kranken kein Durchschnitt für den Grad der Anämie berechnet werden kann; schließlich ist die Anämie auch kein ausreichend charakteristisches, ein zu allgemeines Symptom, in tropischen Ländern noch mehr wie sonst. Die Heilungsdauer wird bei der Malaria also an der Dauer ihrer einzelnen Symptome gemessen, während die Dauer der komplexen Einzelerkrankungen selten mit ausreichender Genauigkeit festzulegen ist. Dafür repräsentieren die obengenannten Einzelmerkmale recht zuverlässig die Dauer der Erkrankungen selbst. Das therapeutische Urteil aus der Zahl der Fieberattacken, der Dauer des Fiebers überhaupt, der Persistenz der Milzvergrößerung und der Nachweisbarkeit von Plasmodien im Blut — immer gerechnet von dem Einsatz des zu prüfenden Medikamentes ab — baut sich auf der Berechnung von Mittelwerten auf.

Wir besitzen heute Malariamittel, die mit größter Zuverlässigkeit eine akute Malaria nach ein oder zwei oder drei weiteren Anfällen kupieren, womit ebenso sicher die Plasmodien aus dem Blut verschwinden. Weniger sicher können wir eine gleichzeitige rasche Verkleinerung der geschwollenen Milz voraussagen, und erst recht verlassen wir uns nicht darauf, daß es nicht nach kürzerer oder längerer Zeit wieder zu *Rezidiven* käme, da die bisher erprobten Malariamittel sich zwar teils gegen die Schizonten, teils auch gegen die Gameten vorzüglich bewährt haben, viel weniger aber gegen die Sporozoiten (die extraerythrocytären Formen). Die *Verhütung der Rezidive ist deshalb das wichtigste Problem der Malariatherapie geworden und der Prüfstein jedes Malariamedikamentes auf seine Güte.* Die Rezidivhäufigkeit wird im therapeutischen Vergleich wie jede andere relative Häufigkeit statistisch behandelt (s. Kapitel V. D.). Eine sichere Feststellung der Rezidivhäufigkeit hat allerdings nicht nur eine zuverlässige Überwachung der Kranken zur Vorbedingung, sondern auch die Berechtigung der Voraussetzung, daß nicht Neuinfektionen vorliegen, die für Rezidive gehalten werden!

Die *Komplikationen* sind, sofern man nicht die soeben gekennzeichnete Malaria-Anämie zu ihnen rechnet, nur bei der Malaria tropica ausgeprägt und typisch. Bei sehr sorgfältiger Verfolgung des Krankheitsverlaufs können immerhin auch bei der Malaria tertiana die manchmal lange anhaltenden Leukocytenvermehrungen und vegetativen Störungen statistisch mit ausgewertet werden. Die Malaria hat die Eigenheit, daß sie in ihren oft sehr häufigen Rezidiven sich selbst reproduziert. Das bringt die Möglichkeit mit sich, im Verlauf ein und derselben Erkrankung, wenn auch in großen Abständen bei verschiedenen *Rezidiven* unter wohl nicht ganz den gleichen, so doch wahrscheinlich recht ähnlichen Bedingungen verschiedenartige Heilversuche machen zu können, um dann deren Resultate miteinander zu vergleichen. Es kann so schließlich für jeden Krankheitsfall eine *komplexe Rangordnung der Wirkung verschiedener Medikamente* aufgestellt werden.

5. Hepatitiden

Die akuten entzündlichen Erkrankungen der Leber unterscheiden sich nach ihrer Genese stärker als nach ihrer Symptomatik. Schon die *Hepatitis infectiosa* sive epidemica einerseits, die *hämatogene Hepatitis* („homologe Serumhepatitis") andererseits sind *in ihrer Ätiologie* und eventuell auch in ihrer *Pathogenese* so verschieden, daß sie bei der therapeutischen Forschung nicht in einen Sack geworfen werden dürfen[4]. Ja, sogar bei verschiedenen Epidemien von Hepatitis infect. müssen wir damit rechnen, daß verschiedene Virustypen an ihrer Entstehung Schuld sind, so daß wir die Resultate von Kranken verschiedener Epidemien nicht ohne Bedenken gemeinsam bearbeiten können. Noch viel mehr gilt das für Hepatitis epidemica und hämatogene Hepatitis einerseits und für *cholecystitisch verursachte Hepatitiden* andererseits. Da die letzteren seltener vorkommen als die ersteren Formen, ist es bei ihnen noch schwieriger als bei jenen, genügend viele Beobachtungen für beweisende statistische Vergleiche zu sammeln. In ihren Krankheitsmerkmalen — sofern diese direkt die Leber angehen — ähneln sich die drei Formen im übrigen so sehr, daß auch die Methodik der therapeutischen Forschung grundsätzlich bei ihnen die gleiche sein wird.

Wir haben es bei den Hepatitiden *vorerst* mit *akuten Krankheiten* zu tun. Auf diese Stadien soll sich der erste Teil dieser jetzigen Abhandlung beziehen. Immerhin heben sich aus dem im engeren Sinn akuten Verlauf nicht selten doch Krankheitsfälle so langer Dauer heraus, daß sie durch diese lange Dauer stark individuelle Züge annehmen; solche Fälle werden dadurch noch gewichtiger, daß der Arzt bei langer Krankheitsdauer durch Besonderheiten des Verlaufs oft gezwungen wird, von dem einheitlichen Behandlungsplan der gleichen Reihe abzugehen. Wir stehen dann vor Situationen und methodologischen Aufgaben, die denen bei chronischen Krankheiten ähnlich sind; da sie aber auch in deren Rahmen nur teilweise hineinpassen, so entstehen für ihre Bearbeitung besonders schwierige Probleme.

a) Die therapeutische Forschung aufgrund von Kollektiven bei der akuten Hepatitis

Hier stehen uns die Ereignisse und Merkmale so zur Verfügung, wie auch bei anderen akuten Krankheiten: 1. der *Krankheitsausgang,* und zwar a) „genesen oder gestorben" oder b) „genesen oder chronisch krank geworden"? 2. die *Krankheitsdauer;* 3. die Zahl der *Komplikationen;* 4. zu ihnen gesellt sich infolge der relativ langen Dauer der meisten Hepatitiden als weiteres Kriterium der *Verlauf von spezifischen und unspezifischen Merkmalen,* wie des Serumbilirubinspiegels, der verschiedenen Serumfermentaktivitäten und Serumlabilitätsproben, der Serumeiweißfraktionen, eventuell von Gerinnungsfaktoren usw., sofern die drei letzten Gruppen Abweichungen gezeigt haben.

Alle Ereignisse (wie der Krankheitsausgang) oder Merkmale (zu denen als unspezifische Merkmale auch die Dauer der Erkrankung und die Zahl der Komplikationen gehören) werden nur dann Aussicht haben, klare Antworten zu liefern, wenn ständig ein von vornherein festgelegter Heilplan durchgehalten werden kann; Kranke, bei denen sich dies als unmöglich erweist, werden noch nachträglich aus den Vergleichsreihen herausgenommen werden müssen; das führt zwar zu *Komplikationen der statistischen Behandlung,* ist aber unumgänglich notwendig.

[4] Das gleiche gilt genau so für Hepatitiden anderer Genese (Spirochäten, Brucellosen).

1. Wir werden bei der Besprechung der statistischen Behandlung nach *Krankheitsausgang* oder Krankheitsdauer (eventuell auch der Zahl der Komplikationen) uns mit den besonderen *Schwierigkeiten* zu befassen haben, die sich gerade bei der Hepatitis solcher Behandlung entgegenstellen. Die Schwierigkeiten stammen nicht zuletzt aus Ungenauigkeiten bei der Bestimmung von Merkmalen, wie z. B. der Krankheitsdauer oder auch der Bewertung von Komplikationen. Sie führen so zu der Forderung nach *besonders großen Reihen von Kranken* für den therapeutischen Vergleich. Sowohl der Einheitlichkeit der Genese wegen, als auch dieser notwendigen großen Krankenzahlen wegen bieten sich die besten Aussichten dar bei *Epidemien.* Hierbei wird der einzige Weg, zu klaren therapeutischen Ergebnissen zu kommen, darin bestehen, daß sich eine Reihe von *Krankenanstalten zu gemeinsam durchplanter Arbeit* zusammenschließen. Es ist kein Wunder, daß die am gleichmäßigsten *durchgeführten kollektiven* therapeutischen Arbeiten auf diesem Gebiet von militärischen Stellen organisiert und durchgeführt worden sind. Grundsätzlich ist es aber auch in der Zivilbevölkerung möglich, kollektive therapeutische Untersuchungen in dieser Weise mit Erfolg durchzuführen.

Die zahlenmäßige Mindest*größe der zu vergleichenden Kollektive* ist wie immer eine relative. Sie hängt vor allem ab von der *Größe der Differenzen der therapeutischen Ergebnisse bzw. Merkmale* zwischen den Vergleichsreihen und von deren *Homogenität.* Je größer der therapeutische Erfolg in der einen Reihe im Verhältnis zur anderen (d. h. je größer ihre Differenz) und je größer die Homogenität ist, umso kleiner werden die Reihen sein können und umgekehrt. In dem Beispiel der Tabelle 29 (Th. C. Chalmers u. Mitarb.) bestand jede der vier Vergleichsgruppen aus je ca. 65 Kranken und die Homogenität war eine ungewöhnlich große dank der Ähnlichkeit der Altersgruppierung, des Berufs und der Tatsache, daß alle Personen einem Geschlecht angehörten (Soldaten!). Wenn dennoch die Signifikanz der Differenz nur gerade eben noch erreichbar war, so kann das allein schon auf einen allzu geringfügigen Unterschied der Wirksamkeit zwischen den verschiedenen Behandlungsarten zurückzuführen sein. Da wir aber vorerst keinen Anlaß haben, mit Heilmethoden bei Hepatitis zu rechnen, die souveräne Wirkungen entfalten, wird man gut tun, Reihen von noch erheblicherer Größe bei künftigen therapeutischen Forschungen anzustreben, denn bei therapeutischen Arbeiten, die sich auf Kollektiven der Zivilbevölkerung aufbauen, wird die Homogenität des Krankenguts sicher kleiner sein als bei Soldaten.

Daß zur Erzielung einer ausreichenden *Homogenität* die Auswahl der zu einer therapeutischen Prüfung zugelassenen Kranken auf eine, womöglich in bezug auf den Erreger definierte Form der Hepatitis begrenzt sein muß, wurde schon erwähnt.

Es werden deshalb

a) bei Prüfungen an Hepatitis infectiosa auch *alle Kranken ausgeschlossen* werden müssen, die innerhalb des letzten halben Jahres intravenöse Injektionen von Blut oder Blutplasma erhalten hatten, bei denen also der Verdacht auf eine hämatogene Hepatitis nicht ausgeschlossen werden kann. Da früher überstandene Hepatitiden Dauerveränderungen an der Leber hinterlassen haben können, sollten

b) auch keine Kranken in die Vergleichsreihen aufgenommen werden, die in den letzten zwei Jahren irgendeine Hepatitis durchgemacht hatten.

c) Daß Patienten mit *komplizierenden anderen wesentlichen Erkrankungen* ausgeschlossen werden müssen, ist wie immer selbstverständlich.

All diese Faktoren, die ausgeglichen werden müssen, um Störungen der Homogenität zu vermeiden, sind gleichzeitig *Mitursachen* (s. Kap. IV. B.).

d) Auch Hepatitiserkrankungen, die bei der Krankenhausaufnahme schon länger als 2—3 Wochen mit unverminderter Schwere dauern, bringen den Verdacht mit sich, daß *abwegige Verlaufsformen* vorliegen, und sollten deshalb zugunsten der Homogenität der Kollektive aus den Vergleichsreihen ausgeschlossen werden.

e) Die *Schwere* der einzelnen Erkrankungen ist selbstverständlich als Beurteilungskriterium bedeutungsvoll, und deshalb müssen die Vergleichsreihen nicht nur in bezug auf die Art, sondern auch in bezug auf die Schwere der Lebererkrankungen einigermaßen homogen gehalten sein. Neben dem Bilirubinspiegel des Bluts ist für die Einschätzung der Schwere einer Hepatitis auch der Allgemeinzustand von großer Bedeutung; dennoch glauben wir, daß der *Bilirubinspiegel* einen Vorrang hat, auch gegenüber den oben genannten Funktionsproben. Das ist nur durch eine Unterteilung der Patienten in Untergruppen gleicher Schweregrade möglich (siehe Stratifikation, Kap. IV. A. 3.).

Kranke, deren Serumbilirubinspiegel bei der Krankenhausaufnahme nicht mindestens 5 mg-% betrug, sollten als leichte Krankheitsformen nicht in den therapeutischen Vergleich aufgenommen werden (KÜHN, SIEGENTHALER). Wenn man so in einem therapeutischen Vergleich je nach der Schwere der Erkrankungen unterscheidet, dann ergeben sich jeweils *2 Untergruppen:*

1. Kranke mit Serumbilirubinwerten von 5,0 bis 9 mg-%,
2. Kranke mit Serumbilirubinwerten von 10 mg-% und darüber.

Auch das *Alter* der Kranken muß im therapeutischen Vergleich der Hepatitiden berücksichtigt werden. Wir glauben aber, daß im allgemeinen in bezug auf das Alter auf die Bildung eigener Untergruppen zugunsten der Größe der Vergleichsgruppen verzichtet werden kann, sofern der Faktor „Alter“ durch die *Kombination der Zufallsverteilung mit der ausgleichenden Zuordnung* (ausgleichende Alternierung) gleichmäßig auf die Vergleichsgruppen verteilt wird [5]. Dies gilt erst recht für mögliche Einflüsse des *Geschlechts.*

Es ist zuzugeben, daß es bei kollektiven therapeutischen Vergleichen oft schwierig sein wird, alle Mitursachen zu vermeiden. Denn im Verlauf einer Hepatitis, die sich über viele Wochen hinziehen kann, wird es bei der Vielheit von anderen Behandlungsmöglichkeiten, die sich in einer langen Zeit vieler und großer Gefahren anbieten, ja bei besonders schweren Erkrankungen geradezu aufdrängen, oft unmöglich werden, *eine* wenn auch komplexe Therapie (Diät + Medikamente) konsequent durchzuhalten.

Dennoch können genügend viele, statistisch auswertbare Kranke übrig bleiben, für die Durchführung eines kollektiven Vergleichs. 1. Bei erheblicher Letalität kann versucht werden, die *relative Häufigkeit des Todes* zweier alternierender Reihen ein-

[5] Demgegenüber haben H. A. KÜHN und H. BAUR (loc. cit.) unter Berufung auf die erheblichen Variationen des Verlaufs der Hepatitis in Abhängigkeit von den Altersstufen in ihrer Gemeinschaftsarbeit auch nach dem Alter Untergruppen gebildet und die Patienten von 15 bis 49 Jahren getrennt von denen zwischen 50 Jahren und darüber in Gruppen gegliedert. Sofern für die therapeutischen Vergleiche beliebig große Kollektive zur Verfügung stehen würden, ist das ein durchaus praktikabler Weg; aber auch KÜHN und BAURs Untersuchungen wurden trotz ihres ungewöhnlich großen Krankenguts gelegentlich gehemmt durch die Kleinheit ihrer Untergruppen. Als Vorteil unseres obigen Vorschlags kann dazu angeführt werden, daß die ausgleichende Alternierung eine besonders konsequente Verteilung der Kranken auf die Vergleichsgruppen je nach ihrem Alter erlaubt.

ander gegenüberzustellen. In den meisten Reihen wird glücklicherweise die Letalität zu niedrig sein, als daß sie als Kriterium für einen statistischen Beweis geeignet sein könnte, dafür kann gelegentlich die Alternativfrage *„Genesung oder Ausgang in ein chronisches Stadium?“* (also die relative Häufigkeit des Ausgangs in eine chronische Lebererkrankung) als Kriterium geeignet erscheinen. Beide Male wird offenbar nach der Häufigkeit von Ereignissen gefragt.

2. Unvergleichlich häufiger als der Krankheitsausgang wird das Merkmal der *Krankheitsdauer* sich als brauchbares Kriterium anbieten. Voraussetzung ihrer sinngemäßen Verwendung ist die richtige Festsetzung ihrer Grenzen, ihres Beginns und ihres Endes.

Da das präikterische Stadium dem Manifestwerden des Ikterus, d. h. der ersten Verfärbung der Skleren vorausgeht, dies Stadium sehr verschieden lang sein kann und von den Patienten je nach Sensibilität und Beobachtungsgabe bald früher bald später wahrgenommen wird, leidet schon die *Festsetzung des Beginns* einer Hepatitis unter einer großen Unsicherheit. Deshalb kann man sich weder darauf verlassen, mit Hilfe der zumeist subjektiven Prodromalsymptome den wirklichen Beginn der Erkrankung zuverlässig zu erfassen, noch kann man sich mit dem Erscheinen der ikterischen Verfärbung begnügen. Für die Beurteilung des Effekts einer Therapie darf nicht nur die Zeitdauer von ihrem Einsatz bis zum ersten Erscheinen einer Besserung, oder bis zur vollendeten „Heilung“ eingesetzt werden. Es genügt auch nicht, die Krankheitsdauer von ihrem wahrscheinlichen Beginn bis zu ihrem wahrscheinlichen Ende als Maß zu nehmen, ohne gleichzeitig den Zeitpunkt des Einsatzes der zu prüfenden Therapie und den bestehenden Schweregrad der Krankheit zu berücksichtigen. Denn der eine Patient kommt schon am ersten Tag der ikterischen Verfärbung zur stationären Aufnahme und damit unter den Einfluß der zu prüfenden Therapie, ein anderer aber erst am 3., 4., 5. oder noch später.

Demgegenüber wird das *Ende einer Hepatitis* in relativ zufriedenstellender Weise mit der *Normalisierung des Bilirubinspiegels* im Blut gleichgesetzt. Für die Sicherung dieses Endes müssen dennoch auch die sogenannten Leberfunktionsprüfungen stets herangezogen werden (Urobilingehalt des Harns, Serumeiweißfällungsreaktionen, Bromsulphaleintest, Elektrophorese der Eiweißfraktionen, Elektrolythaushalt, Abweichungen der Gerinnungsfaktoren des Blutes). Zwar sagen normale Leberfunktionsprüfungen für den Termin des Krankheitsendes nichts Entscheidendes aus, solange der Bilirubinspiegel noch erhöht bleibt; aber bei schon normal gewordenem Bilirubinblutspiegel warnen uns pathologische Leberfunktionsprüfungen zu glauben, daß die Hepatitis ganz abgeheilt sei.

In gleicher Weise wie die Leberfunktionsprüfungen müssen aber auch die *anderen wichtigen Merkmale* einer Hepatitis beigezogen werden, um das Ende der Krankheit optimal festzustellen: dazu gehört die Vergrößerung, die Konsistenzvermehrung und Druckempfindlichkeit der Leber und auch die Vergrößerung der Dämpfung der Milz und deren Konsistenzvermehrung, ferner Appetitlosigkeit mit und ohne Zungenbelag, resistierende, subfebrile Temperaturen, auffällige Schwäche usw.

Die *bioptische Untersuchung des Lebergewebes* würde die sicherste Garantie zur Feststellung des Grades der Heilung geben. Wo immer möglich und zumutbar, sollte sie daher herangezogen werden.

Unter all diesen Umständen ergibt sich die Notwendigkeit, *verschiedene Maße der zeitlichen Dauer* nebeneinander in mehreren therapeutischen Vergleichen zu verbinden. Die Ergebnisse, die so für die verschiedenen Definitionen der Dauer nebeneinander gewonnen werden, werden in den seltensten Fällen ganz untereinander übereinstimmen:

a) Die *Zeitdauer vom Beginn subjektiver Beschwerden bis zur Normalisierung des Serumbilirubinspiegels,* sofern keine sonstigen wesentlichen pathologischen Merkmale der Leber selbst oder ihrer wichtigsten Funktionsproben mehr festzustellen sind.

b) Die *Zeitdauer vom Erscheinen der ersten ikterischen Verfärbung,* die womöglich noch auf die Skleren beschränkt sein sollte, *bis zur Normalisierung des Serumbilirubinspiegels,* sofern die weiteren Bedingungen, die unter a) vermerkt sind, erfüllt sind.

c) Die *Zeitdauer vom Beginn des Einsatzes der zu prüfenden Therapie bis zur Normalisierung des Serumbilirubinspiegels* usw. (wie zuvor bei a) und b)).

d) Der *Zeitraum vom Erscheinen der ersten ikterischen Verfärbung bis zur völligen Ausheilung* einschließlich der Normalisierung der Serumlabilitätsproben, der Konsistenz und Größe der Leber und des Gefühls des Genesenseins. Daß das letztere als subjektives Symptom den Unsicherheiten aller subjektiven Merkmale unterworfen ist, ist selbstverständlich; es spielt im Bereich der therapeutischen Hepatitisforschung aber keine so erhebliche Rolle, daß seinetwegen ein *doppelter Blindversuch* indiziert wäre.

Die Summe aus den Ergebnissen der verschieden definierten Zeitdauern als Maß der therapeutischen Wirkung wird angesichts deren verschiedener Wesensarten von a) bis d) nur in einer (nicht zahlenmäßigen) Synopse gezogen werden. Jedenfalls kann dem numerischen Vergleich der Durchschnittswerte aus den verschieden definierten Zeitdauern und ihrer statistischen Differenzen angesichts ihrer verschiedenen Wertigkeit nur ein untergeordneter Wert gegenüber der synoptischen Betrachtung zugebilligt werden.

e) Schließlich können ursächliche Zusammenhänge zwischen dem *frühzeitigen Einsatz eines Heilmittels und der Verkürzung der Krankheitsdauer* bestehen. Die Möglichkeit liegt nahe, daß ein potentes Mittel seine Wirkung umso besser entfalten kann, je frühzeitiger es im Verlauf einer Hepatitis zur Verwendung kommt, und es besteht ein hohes klinisches Interesse, den Grad dieses zeitlichen Zusammenhangs kennenzulernen. Zu diesem Zweck werden die individuellen Zahlen einer der eben definierten Zeitdauern summiert [6]. Die daraus errechneten Durchschnittswerte werden auf die einzelnen Tage des Einsatzes der zu prüfenden Therapie projiziert. Wenn es sich dabei herausstellt, daß die durchschnittliche Zeitdauer (z. B. bis zur Normalisierung der Serumbilirubinwerte) umso kürzer ist, je früher die zu prüfende Therapie eingesetzt wurde, dann wird das ein weiterer Beleg zugunsten dieser Therapieform sein, und der Vergleich der Grade dieses Phänomens bei bzw. zwischen verschiedenen Therapieformen wird auch ein Maß der Überlegenheit der einen Behandlung über eine andere sein.

3. Nicht selten kommt es bei Hepatitiden zu *Komplikationen.* Unter ihnen sollten *Rezidive* und *Relapse* für unsere Bestrebungen unterschieden werden. Von *Rezidiven* im engeren Sinn wird man nur dann sprechen, wenn es zu einem allgemeinen Wiederaufflammen einer Erkrankung im Sinn einer eindeutigen klinischen Verschlechterung gekommen ist. Ist dagegen nur ein vorübergehender Wiederanstieg eines Merkmals (Bilirubin im Blut) oder eine eindeutige Verschlechterung einer Leberfunktionsprüfung beobachtet worden, dann sprechen wir besser von einem *Relaps* (s. CHALMERS). Die

[6] Wir halten zu diesem Zweck die Zeitdauer vom Erscheinen der ikterischen Verfärbung bis zur Normalisierung der Serumbilirubinwerte für am geeignetsten.

Unterscheidung zwischen Rezidiv und Relaps ist wichtig, da die beiden von so verschiedenem Gewicht sind, daß sie bei einer statistischen Auswertung nicht zusammengeworfen werden dürfen. Die jeweilige relative Häufigkeit der Rezidive oder Relapse in zwei zu vergleichenden Kollektiven kann als Maßstab der Überlegenheit der einen Behandlung über eine andere benutzt werden.

Als weitere „Komplikation" bietet sich das *Coma hepaticum* an. Es kommt aber mehr theoretisch als praktisch in Betracht, da es glücklicherweise bei den meisten Epidemien zu selten vorkommt, als daß es statistisch ausgewertet werden könnte. Insofern verhält es sich mit seiner Brauchbarkeit als Kriterium ähnlich wie mit der Letalität.

4. Der Vergleich der *durchschnittlichen Verläufe des Abfalls* der Serumbilirubinspiegel und von Leberfunktionsreaktionen usw. ist bei der gelegentlich relativ langen Dauer auch unkomplizierter Hepatitiden ein weiteres wichtiges Maß für die Beschleunigung der Heilung, besonders wenn mehrere solcher Merkmale fortlaufend und genügend oft gemessen worden sind. Wöchentlich wenigstens eine Messung scheint uns notwendig und ausreichend zu sein.

In den meisten Untersuchungsreihen wird es schon schwierig sein, zwei, höchstens drei ausreichend große Vergleichsgruppen zu bilden, daß man sich mit dem Vergleich von zwei bis drei Therapieformen zufrieden geben muß. Nur bei ungewöhnlich großen Gesamtzahlen von Kranken kann man daran denken, vier Gruppen zu bilden, diese auf vier verschiedene Weisen zu behandeln und die vier Resultate miteinander zu vergleichen. Die Tabelle 29 stellt dazu ein Beispiel in Form einer 4-Feldertafel dar [7].

Tabelle 29. *Die vier verschiedenen Behandlungsarten und ihre Kombinationen. — Gruppenbildung der Patienten (aus* Chalmers *u. a.)*

<table>
<tr><td></td><td colspan="2">Diät nach Belieben (d)
(Krankheitsdauer 28 Tage)</td><td></td></tr>
<tr><td rowspan="2">Strenge Bettruhe
(Krankheitsdauer 27 Tage)
(R)</td><td>(Gruppe II) (dR)
Diät nach Belieben
und
strenge Bettruhe
Krankheitsdauer 31 Tage</td><td>(Gruppe IV) (dr)
Diät nach Belieben
und
Bettruhe nach Belieben
Krankheitsdauer 26 Tage</td><td rowspan="2">Bettruhe nach Belieben
(Krankheitsdauer 24 Tage)
(r)</td></tr>
<tr><td>Krankheitsdauer 23 Tage
strenge Diät
und
strenge Bettruhe
(Gruppe I) (DR)</td><td>Krankheitsdauer 22 Tage
strenge Diät
und
Bettruhe nach Belieben
(Gruppe III) (Dr)</td></tr>
<tr><td></td><td colspan="2">Diät streng nach Vorschrift (D)
(Krankheitsdauer 22 Tage)</td><td></td></tr>
</table>

Das Beispiel ist entnommen der Arbeit von Th. C. Chalmers, Eckhardt u. Mitarb. [J. Clin. Invest. **34** (1955), Nr. 7, Part II (1955)]. Die Arbeit ist aufgebaut auf den Erfahrungen bei einer Hepatitis epidemica, die ab Sommer 1950 den fernöstlichen koreanischen Kriegsschauplatz bzw. die dortigen Truppen heimgesucht hatte. Es war deshalb September 1950 in Kyoto (Japan) ein eigenes Hepatitiszentrum für die Heeresangehörigen der amerikanischen Armee eingerichtet worden. Von ca. 5000 an Hepatitis erkrankten Militärpersonen wurden

[7] Aus Chalmers u. Mitarb. loc. cit. pag. 1176. Fig. 9 u. Table III.

Tabelle 30. *Statistische Prüfungsergebnisse der verschiedenen Behandlungsergebnisse (aus* CHALMERS *et al.)*

			Durchschnittliche Antwort	Antwort (Ergebnis) für Diät: streng	Antwort (Ergebnis) für Diät: nach Belieben	Antwort (Ergebnis) für Bettruhe: streng	Antwort (Ergebnis) für Bettruhe: nach Belieben
Diät	Vergleich der Behandlungsarten:		(D)−(d)			(DR)−(dR)	(Dr)−(dr)
	prozentuale Differenz	der Krankheitsdauer	−22%			−29%	−17%
	absolute Differenz	der Krankheitsdauer	−6 Tage			−8 Tage	−4 Tage
	95%-Konfidenzbereiche[a]		−14% bis −30%				
Bettruhe	Vergleich der Behandlungsarten:		(R)−(r)	(DR)−(Dr)	(dR)−(dr)		
	prozentuale Differenz	der Krankheitsdauer	+10%	+4%	+16%		
	absolute Differenz	der Krankheitsdauer	+3 Tage	+1 Tag	+5 Tage		
	95%-Konfidenzbereiche		+0,1% bis 19%				

Erklärung der Abkürzungen der Behandlungsarten: D = strenge Diät; d = Diät nach Belieben; R = strenge Bettruhe; r = Bettruhe nach Belieben

[a] *Zuverlässigkeitsintervall* oder *Konfidenzbereich* sind Zahlenintervalle einer untersuchten Größe (hier: Prozentsatz), innerhalb derer die „wahre" statistische *Kenngröße der Grundgesamtheit* bei Forderung einer bestimmten Sicherheitsschranke (hier: P = 95%) liegen kann, wenn man diese nur abschätzen kann und durch die gemessene statistische *Kenngröße einer Stichprobe* (hier zum Beispiel: 22%). Ausführlichere Erklärung und Berechnungsmethode siehe bei E. WEBER (1967), Kap. 31

schließlich 260 Kranke für die therapeutische Prüfung ausgewählt, sie wurden in vier gleich große Vergleichsgruppen von je ca. 65 Kranken eingeteilt, und jede der vier Gruppen wurde verschieden behandelt.

I. Gruppe:	Strenge Diät + strenge Bettruhe	Gr. I
II. Gruppe:	Diät nach Belieben + strenge Bettruhe	Gr. II
III. Gruppe:	Strenge Diät + Bettruhe nach Belieben	Gr. III
IV. Gruppe:	Diät nach Belieben + Bettruhe nach Belieben	Gr. IV.

„Strenge Diät" war dabei besonders charakterisiert durch ihre hohe Calorienzahl von wenigstens 3000 Cal. und von wenigstens 150 g Eiweiß täglich. Dazu kamen Cholin- und Multivitamin-Tabletten (Vit. A, D, Thiamin, Riboflavin, Vitamin C und Nicotinamid).

Beliebige Diät: Diese Kranken erhielten die Standarddiät der amerikanischen Militärhospitäler, ohne daß ihnen besondere Verpflichtungen auferlegt wurden, wie viel sie davon zu sich zu nehmen hatten.

Strenge Bettruhe bedeutete, daß die Kranken nur zur Erledigung von Stuhl usw. dreimal täglich, und zu einer Dusche zweimal in der Woche aufstehen durften.

Beliebige Bettruhe: Die Kranken durften, abgesehen von einer Stunde Bettruhe, nach jeder Mahlzeit nach Belieben aufstehen (genauere Angaben siehe Originalarbeit).

Die Berechnung zeigt die Tab. 30.

Nach Tabelle 30 war die *Krankheitsdauer* bei „strenger Diät" um 6 Tage bzw. 22% kürzer gegenüber einer „beliebigen Diät"; diese Verkürzung war statistisch signifikant und der 95% Konfidenzbereich für eine tatsächliche bessere Wirkung der strengen Diät um 22% lag zwischen 14% und 30%.

Demgegenüber drückt sich eine Unterlegenheit der „strengen Bettruhe" nur in einer Verlängerung der Krankheitsdauer um 3 Tage bzw. um 10% aus, und diese Verlängerung war statistisch nicht gesichert.

Die Vergleiche zwischen den vier anderen Möglichkeiten (siehe Tabelle 30) zeigen grundsätzlich nichts anderes.

Diese große Untersuchung hat aus mehreren Möglichkeiten, die außerhalb von militärischen Bedingungen nur schwer durchzusetzen gewesen wären, erheblichen Nutzen gezogen; der größte Vorteil war die *Homogenität des Krankengutes* in bezug auf Geschlecht, Alter, berufliche Verhältnisse usw. Man darf dabei nicht übersehen, daß gerade dadurch eine Begrenzung der Gültigkeit der Ergebnisse in Kauf genommen werden mußte, indem Resultate, die für ca. 20- bis 30jährige Männer als zutreffend erwiesen worden sind, noch nicht den Anspruch erheben können, daß sie auch für Frauen, für ältere Kranke usw. zutreffend sein müßten. Allein schon eine so hochcalorische Kost zwischen 3000 und 4300 Cal täglich hätte unter gewöhnlichen Krankenhausbedingungen kaum bei der Hälfte der Hepatitiskranken durchgesetzt werden können, wäre ihnen wahrscheinlich auch bei weitem nicht so zuträglich gewesen, wie es im Kyoto für bis dahin kriegsverwendungsfähige Soldaten überzeugend ermittelt worden ist.

b) Der individuelle therapeutische Vergleich bei subakuten und chronischen Hepatitiden

Geht eine Hepatitis in ein subchronisches oder chronisches Stadium über, dann fallen sowohl Letalität, wie Krankheitsdauer, wie auch die Zahl der Komplikationen für die therapeutische Beurteilung aus. Die Beurteilung vollzieht sich jetzt auf Grund der therapeutischen Methodik, wie sie für chronische Krankheiten zuständig ist. Das heißt, daß der therapeutische Vergleich nur noch innerhalb der *individuellen Krankheitsverläufe* durchgeführt werden kann.

Bei den ausgesprochen akuten Hepatitiden hat schon manches in die Richtung einer fortlaufenden therapeutischen Beobachtung der Krankheitsverläufe gedrängt. Bei den chronischen Hepatitiden kommt es erst recht auf eine fortlaufende Bestimmung und Registrierung der subjektiven und vor allem der objektiven Merkmale an. Bei den *subjektiven Merkmalen* werden es neben Appetitlosigkeit, Brechneigung,

Hautjucken, die Gefühle des allgemeinen Unwohlseins, der Niedergeschlagenheit, der Hinfälligkeit sein, auf die zu achten ist. Unter den *objektiven Merkmalen* nehmen die Größe der Leber und die Höhe des Bilirubinblutspiegels, der letztere schon seiner exakten zahlenmäßigen Bestimmbarkeit wegen, wieder den ersten Rang ein; es ist auch hier der Beachtung wert, wenn die Aussagen des Bilirubinblutspiegels (entsprechend dem oben Gesagten) korrigiert werden durch ein gleichzeitiges entgegengesetztes Verhalten der Leberfunktionsproben. Diese Werte sollten wöchentlich bestimmt werden.

Bei der Auswertung der Leberfunktionsproben ist zu berücksichtigen, daß sie bis auf einzelne Ausnahmen nicht leberspezifisch sind und deshalb keine eindeutigen Rückschlüsse auf das pathohistologische Zustandsbild und die Progredienz der subakuten Erkrankungen noch auf die Cirrhosegefährdung der chronischen Hepatitis erlauben. Hier trägt die *Leberbiopsie* wesentlich zur Klärung der Situation bei und ermöglicht in vielen Fällen auch die Durchführung einer konsequenten Therapie. *Der Leber-Blindpunktion,* die nur bei den diffusen Lebererkrankungen in einem hohen Prozentsatz repräsentativ für den Zustand der ganzen Leber sein kann, ist besonders bei chronischen Erkrankungen die *Laparoskopie* mit gezielter Punktion vorzuziehen, weil sie sowohl die gelegentlichen Versager der Leberblindpunktion vermeidet als auch die möglichen Komplikationen (Perforation, Blutung, gallige Peritonitis) auf ein Mindestmaß beschränkt. Die Komplikationen der Leberbiopsie zwingen uns angesichts ihrer im allgemeinen wenig unter 0,5% liegenden Mortalität[8] zu einer sehr strengen Indikationsstellung; die Durchführung von Serienkontrollbiopsien ist nur zu verantworten, wenn den wissenschaftlichen Zwecken äquivalente klinische, d. h. hier persönliche Vorteile für den Kranken in Aussicht gestellt werden können.

Wenn wir so versuchen, einen therapeutischen Vergleich innerhalb der individuellen Krankheitsverläufe zu ziehen, so stellen sich ihm vielfache Hindernisse in den Weg. Es erweist sich als schwer, miteinander *vergleichbare Perioden* innerhalb der gleichen Erkrankung zu bekommen; man wird sie überhaupt nicht oder nur sehr selten finden, man muß sie sich schon schaffen. Aber gerade daran scheitert unsere forschende Arbeit oft, daß sie bei dieser Krankheit mit immerhin noch subakutem Charakter uns leicht in Konflikt bringen würde mit dem Imperativ unserer ärztlichen Haltung (s. Kap. II.). Je mehr eine Hepatitis also noch als subakut angesprochen werden muß, desto mehr ist mit unvorhergesehenen Bewegungen im Krankheitsgeschehen zu rechnen. So werden bei subakuten bzw. subchronischen Kranken, die sich nicht recht in ein Kollektiv einordnen lassen, immer nur wenige Kranke sein, bei denen sich verschiedene untereinander vergleichbare Perioden ihrer individuellen Krankheitsverläufe bilden lassen.

Bei so großen Schwierigkeiten und Unvollkommenheiten der einzelnen Wege wird es bei den subakuten und subchronischen Hepatitiden ganz besonders unentbehrlich sein, sich nach dem Abschluß der mehr analysierenden statistischen Bemühungen einen komplexen, *synoptischen Überblick* über jeden einzelnen Kranken wie auch über die Gesamtheit der Kranken zu verschaffen.

---

[8] Einzelstatistiken über die Mortalität des Eingriffs sind praktisch immer mit Fehlern der zu kleinen Zahl behaftet, die Glaubwürdigkeit von Sammelstatistiken leidet unter der ungleichen Indikationsstellung, den Verschiedenheiten des Krankengutes und nicht zuletzt der Ärzte.

Je ausgeprägter und eindeutiger der *chronische Charakter* einer Hepatitis wird, d. h. je mehr sie den Charakter einer *Lebercirrhose* annimmt, umso leichter und unbedenklicher wird es für den therapeutischen Prüfer, voneinander zeitlich abgegrenzte und untereinander doch bedingungsgleiche Perioden zu schaffen. Die Merkmale der Beobachtung des Verlaufs bleiben dabei vorerst die gleichen, später werden sie vermehrt durch die der Lebercirrhose speziell eigentümlichen Symptome. Der individuelle therapeutische Vergleich mehrerer Perioden bietet jetzt aber keine Schwierigkeiten mehr und stellt in jedem Fall die Voraussetzung auch für die kritische Betrachtung ganzer Kollektive dar.

Das in den individuellen therapeutischen Vergleichen aus einem Kollektiv von chronischen Lebererkrankungen erzielte Gesamtresultat kann fürs erste durch eine gründliche *Synopse* ermittelt werden. Darauf wird man immer angewiesen bleiben, wenn die gesamten beobachteten Fälle nicht so zahlreich sind, daß sie wahrscheinlich nur mit Hilfe von größeren Arbeitsgemeinschaften erreicht werden können. Im letzteren Fall stellen sich verschiedene Vergleichsmöglichkeiten zur Wahl, je nach der Art der Partner des individuellen Vergleichs.

Wurden im individuellen Vergleich Perioden irgendeiner „spezifischen" Behandlung (z. B. von anabolen Pharmaka) mit Perioden unspezifischer Behandlung verglichen, dann kann für jeden einzelnen Fall eine Zensur über die Wirkung der geprüften spezifischen Therapie abgegeben werden, z. B.: gut, befriedigend, unbefriedigend, schädlich. Aus der Summe der Fälle und ihrer Zensuren wird sich eine Kurve ergeben, aus der das Gesamturteil abgelesen wird. Beim Vorliegen der Zensuren über 200 Kranke ist es z. B. denkbar, daß 50 Kranke auf Grund der individuellen Vergleiche einen guten, 120 Kranke einen befriedigenden, und daß 10 Kranke sich sogar im Verlauf der spezifischen Therapie ungünstiger als während einer nur unspezifischen Therapie verhalten hatten (s. Abb. 23). Es ist offenbar, daß auf Grund dieser Zensuren dem geprüften Mittel eine Überlegenheit gegenüber einer nur spezifischen Therapie eingeräumt werden dürfte.

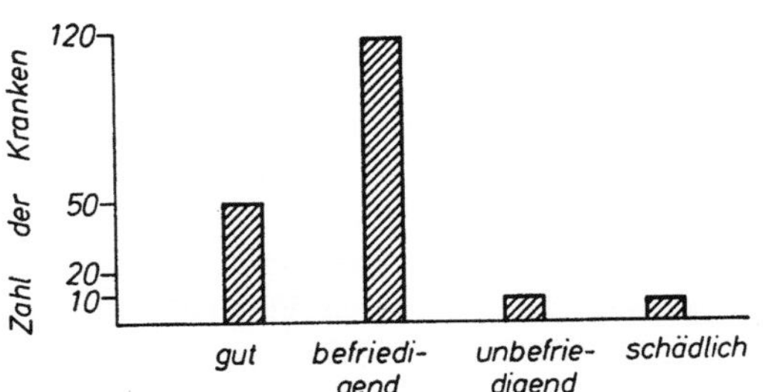

Abb. 23. Zusammenfassende Übersicht über die Vergleichsergebnisse bei der *individuellen Vergleichsanordnung* bei einer großen Gruppe chronischer Kranker

Würden demgegenüber zwei verschiedene „spezifische" Mittel miteinander konkurrierend geprüft, dann würde wiederum zuerst auf Grund der individuellen Vergleiche jeder einzelne in die Prüfung einbezogene Fall zensiert werden müssen und erst die Vielzahl der individuellen Vergleiche würden die Grundlage des *kollektiven Vergleichs* ergeben. Das eine Mittel sei A, das andere B. Die Zensuren würden jetzt als Komparative ausgedrückt werden:

1. A besser als B
2. A = B
3. A schlechter als B

und die Summen der Zensuren würden die Gesamtzensuren ergeben. Wenn z. B. von

200 beobachteten Kranken sich das Verhältnis ergeben würde:

A besser	als B	130mal
A	=	B	40mal
A schlechter	als B	30mal

so würde dies auch ohne Berechnung eine Überlegenheit des Mittels A über B nahelegen und die statistische Berechnung auf Grund einer *$n \times m$-Tafel* würde die Wahrscheinlichkeit der Überlegenheit bestätigen.

Selbstverständlich kann die letztere komparative Art der Zensierung auch bei der Prüfung einer spezifischen Lebertherapie gegenüber einer ganz unspezifischen (lediglich diätetischen usw. Therapie) verwendet werden.

6. Akute Pneumonien

Die akuten Pneumonien gehören zu den Krankheiten, die dem kollektiven therapeutischen Vergleich am meisten adäquat sind. Da wir bei den meisten von ihnen über Heilmittel verfügen, die eindeutig und rasch wirksam sind, so bleibt heute einerseits erst recht keine Möglichkeit für einen individuellen Vergleich einzelner Perioden im Verlauf der Erkrankungen, es ist andererseits auch schon längst nicht mehr erlaubt, bei der einen Vergleichsgruppe lediglich symptomatisch zu behandeln; so ist es jetzt nur mehr möglich, eine Krankengruppe, die mit einer Standardtherapie, bestehend aus einer symptomatischen, unspezifischen Therapie, zu der Bettruhe, reichliche Flüssigkeitszufuhr, Diät, oft Kreislaufmittel und gelegentlich Sauerstoffzufuhr gehören werden, und zusätzlich mit einem schon bewährten Chemotherapeuticum behandelt worden ist, als den Maßstab zu betrachten, an dem eine andere Therapieform gemessen wird. Diese zweite der Prüfung unterzogene Therapie wird sich heute wohl immer durch den Wechsel des Chemotherapeuticums von der „Standardtherapie" unterscheiden [9].

Die Prüfung eines Heilmittels hat hier bei den Pneumonien, so wie es bei allen kollektiven therapeutischen Vergleichen der Fall ist, zur besonderen Voraussetzung, daß die beiden zu vergleichenden Gruppen von Kranken die gleichen Aussichten auf Heilung hätten, sofern wir nicht durch eine bestimmte therapeutische Maßnahme die Lage verändert hätten. Damit wir uns der *Gleichmöglichkeit aller Fälle,* d. h. damit wir uns der *Homogenität* der zu vergleichenden Gruppen in sich und untereinander möglichst nähern, müssen unsere Diagnosen soweit differenziert werden, als es der jeweils fortgeschrittene Status der Wissenschaft gestattet. Je unvollkommener unsere Diagnostik ist, um so inhomogener werden unsere kollektiven Gruppen sein, und um so geringer werden die Aussichten sein, daß bei den zumeist beschränkten Krankenzahlen klinischer Verhältnisse signifikante Unterschiede erkannt werden können. Wenn so, wie es jetzt noch gelegentlich im Inland wie im Ausland geschieht, bei der therapeutischen Forschung alle „Pneumonien" zusammengeworfen werden, so kann das — auch wenn ein echter alternierender Vergleich vorgenommen wird — nichts irgendwie Zuverlässiges aussagen, weil fast immer damit zu rechnen sein wird, daß die Kollektive allzu inhomogen zusammengesetzt waren. Das gilt im übrigen auch dann, wenn das Prüfungsergebnis ein negatives war, weil dann allein schon die Inhomogenität daran schuld gewesen sein kann. (Je kleiner die

[9] Heymer, Ad.: Die Planung therapeutischer Untersuchungen bei den akuten Pneumonien. Methodik der Information in der Medizin 1, 86 (1962).

Homogenität ist, um so größer muß das Kollektiv sein!) Ist das Ergebnis positiv ausgefallen, dann ist es möglich, daß das geprüfte Heilmittel gegen alle verantwortlichen Erreger oder doch gegen ihre Mehrzahl wirksam war; das sagt aber offenbar auch aus, daß eine Anzahl von Pneumonien bzw. Pneumonie-Erregern übrig bleiben, für die das Gegenteil der Fall gewesen sein kann.

Die *morphologische Differenzierung der Pneumonien* bzw. ihre Einteilung in Untergruppen wie lobäre Pneumonien, Bronchopneumonien, interstitielle Pneumonien, Stauungspneumonien, alle diese Denominationen sind auch heute noch nicht ohne Bedeutung für therapeutische Prüfungen, aber sie sind doch nur zweitrangig gegenüber den Unterscheidungen nach Gruppen oder Untergruppen, die durch die *Verschiedenartigkeit der Erreger* gefordert werden. Die gesicherten Erfahrungen der letzten Jahrzehnte haben nicht den geringsten Zweifel gelassen, daß nichts für das Schicksal eines Pneumoniekranken so entscheidend wichtig ist, wie der Einsatz eines Chemotherapeuticums, und zwar desjenigen, gegen das der jeweilige Krankheitserreger besonders empfindlich ist. Zwar wird ein großer Teil der akuten lobären Pneumonien nach wie vor durch den *Pneumococcus (Diplococcus pneumoniae)* hervorgerufen sein; aber die *lobären Pneumonien* sind in den letzten Jahrzehnten an Zahl so sehr zurückgegangen, daß die Bildung ausreichender Vergleichsreihen auf große Schwierigkeiten stößt. Außerdem dominieren die Pneumokokken nicht so sehr, daß eine *Homogenität* ohne weiteres gesichert erscheinen dürfte. Einerseits variiert je nach den epidemischen Verhältnissen die Verteilung der an Virulenz sehr verschiedenen Pneumokokkentypen, andererseits haben wir in je nach Landschaft und wiederum nach der epidemiologischen Situation wechselnden Prozentsätzen auch mit anderen Bakterien, mit *Streptokokken, Staphylokokken, Friedländerbacillen,* mit *Pfeifferschen Influenzabacillen,* dem *Bacillus haemophilus influenza,* sogar mit *Colibacillen* als Erregern von lobären Pneumonien zu rechnen. In den letzten Jahrzehnten hat sich die Häufigkeit der verschiedenen Erreger ganz erheblich geändert, so daß Sylla vor einigen Jahren in seinem Krankengut nur mehr 3% Pneumokokken, aber 46% vergrünende Streptokokken, 32% Coli, 11% Staphylokokken und 8% Proteus fand. Heymer stellte eine Zunahme der Friedländerpneumonien fest, die wegen ihrer großen Sterberate besonders zu fürchten sind, außerdem eine Zunahme der Staphylokokkenpneumonien, bei denen sich die Staphylokokken schon großenteils als resistent erwiesen, und folgert aus dieser Zunahme der Krankheitsbilder, die auch heute noch eine große Sterblichkeit haben, mit Recht, daß auch heute sorgfältig geplante therapeutische Prüfungen im Bereich der Pneumonien keinesfalls unnötig sind.

Die durch *Rickettsien* (Queenslandfieber) und die durch *Virusarten* hervorgerufenen Pneumonien sind im allgemeinen nicht lobärer Natur; sie bestehen mehr in fleckigen, uncharakteristischen, nicht konfluierenden Infiltrationen. Auch ist ihre durchschnittliche (spontane) *Prognose* eine relativ günstige. Der Erregernachweis gelingt bei ihnen zwar nur selten, dafür gibt die Möglichkeit *des serologischen Nachweises oft* auch wichtige Hinweise auf epidemiologische Zusammenhänge. Von den Viruspneumonien sind die *Ornithosen* (Psittakosen) besonders bemerkenswert einerseits wegen ihrer Bösartigkeit, andererseits weil ihre Erreger als besonders große Viren eher einer antibiotischen Therapie zugänglich sein dürften.

Die einer Virusinfektion nachfolgenden Pneumonien sind zumeist keine Viruspneumonien, sie sind vielmehr durch bakterielle (Misch-)Infektionen erzeugt. Sie werfen das spezielle therapeutische Problem auf, ob das Auftreten *sekundärer bak-*

terieller Pneumonien nach Virusinfektionen durch die prophylaktische Gabe von Chemotherapeutica verhütet und ob deren Verlauf gemildert werden kann.

Die unter dem Namen der „(primär) *atypischen*" oder bakteriellen Pneumonien zusammengefaßten Formen stellen offenbar das Sammelbecken von Verlegenheitsdiagnosen dar; diese „Gruppe" ist vom Standpunkt des diagnostischen Wertes ganz unbefriedigend und als Krankheitseinheit für die therapeutische Forschung nur mit den größten Vorbehalten brauchbar.

Eine sehr vollkommene Übersicht über die Pneumonien incl. die akuten Pneumonien, geordnet nach ihrer Ätiologie, hat HEGGLIN gegeben (Tabelle 31).

Tabelle 31. *Einteilung der Pneumonien (nach* HEGGLIN)

A. Primäre akute Pneumonien
   1. Bakterielle Pneumonien durch:
      - Pneumokokken
      - Streptokokken
      - Staphylokokken
      - Enterokokken
      - Bact. pneumoniae Friedländer
      - Bact. influenzae Pfeiffer
      - Anthrax
      - Pasteurella pestis
      - Pasteurella tularensis
   2. Durch Virusarten bedingte Pneumonien:
      - Ornithose — Psittakose
      - Primäre atypische Pneumonie (Viruspneumonie im engeren Sinne)
      - Gripppe / Masern } häufig mit bakterieller Infektion
   3. Rickettsienpneumonie
      - Q-Fieber (Rickettsia burneti)
   4. Brucellosenpneumonien
      - Spirochaeta pallida
      - Spirochaeta bronchialis
   5. Plasmodienpneumonien:
      - Malaria
   6. Durch Pilze verursachte Pneumonien
   7. Allergische Pneumonien:
      - Löfflersches eosinophiles Infiltrat
      - Infiltrat bei Asthma
      - Tropische eosinophile Lunge

B. Primäre chronische Pneumonien

C. Sekundäre Pneumonien bei Zirkulationsstörungen, Bronchusveränderungen, toxischen Einflüssen und bakterieller Superinfektion bei verschiedenen Erkrankungen.

Für einen therapeutischen Vergleich sind Kollektive nur bei *gleichen klinischen und bakteriologischen Voraussetzungen* brauchbar, so daß also z. B. jeweils aus Pneumokokkenpneumonien (besonders falls ein Überblick über ihre Typenzusammensetzung möglich ist) oder aus Influenzabacillen-Pneumonien oder aus epidemiologisch gesicherten Grippepneumonien statistisch ausreichende Kollektive gebildet werden können. Daß viele der in der Tabelle 31 aufgeführten Pneumonien zu selten auftreten, als daß mehr als ausnahmsweise in Untergruppen vergleichbare Partner aus ihnen gebildet werden könnten, ändert nichts an der grundsätzlichen Unentbehrlichkeit einer möglichst weitgehenden ätiologischen Differenzierung. Wenn man therapeutische Rechenschaftsberichte betrachtet, wird die heutige Unsicherheit und werden ihre Ursachen offenbar: Die Pneumonien sind zum großen Teil unter sich nicht weiter differenziert. Ihre Untergruppen sind selbst wieder teilweise ungeklärte Komplexe (z. B. Pneumonien mit Kälteagglutination). Kollektive, wie die Virus- oder Rickettsien-Pneumonien sind außerhalb von Epidemien erfahrungsgemäß zu klein, als daß zuverlässige Schlüsse aus ihnen gezogen werden dürften; erst recht gilt dies für differenzierte homogene Teilgruppen aus ihnen. Andererseits sind die Aussichten für beweiskräftige Prüfungsergebnisse bei inhomogenen Reihen von vornherein so gering, daß es sich nicht lohnt, große aber inhomogene Reihen zu bilden, diese gegeneinander bakteriologisch bzw. virologisch „auszugleichen“ bzw. innerhalb dieser Reihen nach einer harmonischen Verteilung je nach den Erregern zu streben. Der spezielle ätiologische Charakter der Pneumonien ist viel zu bedeutungsvoll, als daß ihm mit einem solchen Ausgleich innerhalb der beiden Vergleichskollektive Genüge geleistet werden könnte. Deshalb sind aus grundsätzlichen Erwägungen kleine, aber *ätiologisch einheitliche Untergruppen* großen, aber *ätiologisch inhomogenen Gruppen* für den therapeutischen Vergleich vorzuziehen. Das heißt dennoch nicht, daß auf große Kollektive verzichtet werden könnte. Ja, wir werden im folgenden erfahren, daß bei der therapeutischen Forschung im Bereich der Pneumonien spezielle Faktoren auftauchen, die nur innerhalb besonders ausgedehnter Beobachtungen berücksichtigt werden und im allgemeinen nur mit Hilfe von Arbeitsgemeinschaften bewältigt werden können.

Die chemotherapeutischen Entdeckungen der letzten zwei Jahrzehnte haben die Heilmöglichkeiten im Gebiet der Pneumonien umwälzend gebessert, haben uns überhaupt erst wirksame Heilmittel gebracht und haben gleichzeitig eine solche *Differenzierung der chemotherapeutischen Maßnahmen* eingeleitet, daß wir je nach den verschiedenen Erregern sehr verschiedene Indikationen kennen: Wir wissen, daß wir mit Penicillin gute Erfolge bei den meisten Pneumokokken-Pneumonien erwarten können, schon etwas geringere bei Lungenentzündungen, bei denen Influenzabacillen, Strepto- oder Staphylokokken gefunden werden, und überhaupt keine Erfolge bei Pneumonien durch gramnegative Bakterien und bei Viruspneumonien, sofern es bei ihnen nicht sekundäre Infekte zu beherrschen gilt. Wir wissen aber weiterhin, daß Friedländerbacillen-(Klebsiellen), Streptokokken- und Staphylokokken-Pneumonien größtenteils besser auf Streptomycin als auf Penicillin ansprechen und schließlich, daß so gut wie alle Pneumonien, einschließlich vieler Viruspneumonien, durch Chloramphenicol und Tetracycline günstig beeinflußt werden.

Deshalb wird sofort vom Beginn der Erkrankung an mit allen Mitteln nach einer exakten bakteriologischen Diagnose gestrebt werden müssen. Einer zureichenden bakteriologischen Diagnose ist heutzutage aber mit der Feststellung der Erreger nicht mehr Genüge geleistet. Wir sind oft schon in der Praxis, erst recht aber bei therapeutisch-klinischen Prüfungen darauf angewiesen, zu erfahren, gegenüber welchen Chemotherapeutica sich die kulturell gezüchteten Erreger empfindlich und gegenüber welchen sie sich resistent erwiesen haben.

Aber ein Arzt kann bei einer Pneumonie niemals mit dem Einsatz eines Chemotherapeuticums warten, bis er durch die *Kultur* und durch das *Antibiogramm* erfahren hat, mit welchem Erreger er im vorliegenden Fall zu rechnen hat und gegen welche Chemotherapeutica dieser Erreger empfindlich ist. Er wird deshalb in der Kontroll-Vergleichsgruppe zusätzlich zur symptomatischen Therapie nach der jeweils größten Wahrscheinlichkeit seine spezifisch wirkenden Medikamente einsetzen; das wird heutzutage zumeist bedeuten, daß er angesichts der übergroßen Wahrscheinlichkeit, daß Pneumokokken und andere penicillinempfindliche Erreger die ätiologisch wichtigste Rolle spielen, mit Penicillin (gelegentlich auch mit einem der modernen Sulfonamide) beginnen, um dann, wenn das Fieber innerhalb von ca. 3 Tagen nicht abfällt, auf Antibiotica mit breiterem Spektrum überzugehen; dabei sind selbstverständlich auch Komplikationen, die an der Fortdauer des Fiebers schuld sein können, wie Pleuritiden, Pleuraempyeme, Abszedierungen usw., im Auge zu behalten.

In den allermeisten Situationen werden wir jedenfalls erst Tage nach dem Einsatz unserer Therapie mit Sicherheit erfahren, ob und welche Pneumokokken, ob Klebsiellen, ob Streptokokken usw. die Lungenerkrankungen verursacht haben, ob eine Mischinfektion mit Staphylokokken vorliegt, und noch länger wird es dauern, bis wir bei Viruspneumonien über den Erreger informiert sind. Wenn wir aber so auch weder in der Kontrollgruppe, noch auch in der zu prüfenden Gruppe *vor* dem Einsatz der Therapie volle ätiologische Klarheit über die Art der Pneumonie haben können, so sind die bakteriologischen bzw. virologischen Untersuchungen darum doch nicht weniger wertvoll für den therapeutischen Vergleich, den wir anstreben.

Auch bei glaubwürdigen medikamentösen Prüfungen im Bereich der Pneumonien sind die zu vergleichenden Untergruppen auf Grund einer zufälligen Zuteilung, als welche zumeist die Alternation ausreichen wird, auf die beiden kollektiven Partner zugeordnet worden. Es wäre aber alles andere als im Sinn einer sauberen Statistik gehandelt, wenn wir Kranke, die *vor* der bakteriologischen Diagnose aus einem begreiflichen Irrtum einer falschen Untergruppe zugeteilt worden wären, auch *nach* der Erkenntnis dieses Irrtums in dieser Untergruppe belassen würden, wenn wir also z. B. eine Erkrankung durch Klebsiella Pneumoniae nicht nachträglich aus der Pneumokokkengruppen herausholen und in die Friedländer-Pneumonie-Gruppe übertragen würden. Das ist eine eindeutige Korrektur, die aber immer unerläßlich ist bei einer Krankheit wie der Pneumonie, bei der wir aus ethischen Rücksichten nicht das Recht haben, diagnostischer Gründe wegen den Einsatz der Chemotherapie auch nur um einen einzigen Tag herauszuzögern. Solche unvermeidbaren und sehr objektiven Korrekturen gefährden die Statistik nur dann, wenn bei den ärztlichen Prüfern schon einseitige Tendenzen vorliegen (gegen diese ist aber überhaupt kein Kraut gewachsen). Sie sind letzten Endes ein Teil der statistischen Ausgleichung. Sie führen aber auch nicht selten zur Ausscheidung von Krankenfällen und so zur Verkleinerung der Gruppen bzw. Untergruppen und verstärken so auch ihrerseits die Tendenz zu Arbeitsgemeinschaften.

Für die anderen Variationsfaktoren (außerhalb der bakteriologischen und virologischen Differenzierungen) ist die *ausgleichende Zuordnung* ausreichend, aber auch unentbehrlich:

1. Nach dem Zeitpunkt des Einsatzes der zu prüfenden Therapie, gerechnet ab Krankheitsbeginn;
2. nach dem Ernährungs- und Kräftezustand, Fettleibigkeit?
3. nach der Ausdehnung und der Morphologie der pneumonischen Prozesse; so können z. B. mehrlappige Pneumonien die grundsätzliche Gleichartigkeit der

beiden Vergleichsgruppen gefährden. Wandert die Pneumonie unter der Behandlung auf andere Lungenbezirke über, so fällt dies der angewandten Therapie zur Last, sind aber schon beim Einsatz der Therapie mehrere Lappen ergriffen gewesen und bleibt dieses unbekannt und bei der Abwägung der beiden Vergleichskollektive unberücksichtigt, so gefährdet es wiederum die Homogenität der vergleichbaren Fälle und der beiden Vergleichsgruppen.

4. Nach dem Lebensalter;
5. nach dem Geschlecht;

Andere Besonderheiten sind zwar von vornherein bekannt; es kann ihnen aber dennoch nur durch *Ausschaltung* der betroffenen Fälle aus der Versuchsreihe Genüge getan werden. Dazu gehören chronische komplizierende Krankheiten der an Pneumonien Erkrankten, Krankheiten also, die schon vor der Pneumonie bestanden haben. Sie bedeuten eine Verschlechterung der Heilungsaussichten, die über das gewöhnliche und bei Kollektiven von Kranken unvermeidbare Streuungsmaß erfahrungsgemäß hinausgehen. Das ist der Grund, warum nicht nur Herzkranke (und damit selbstverständlich auch Stauungspneumonien), sondern auch Potatoren, schwere Diabetiker und andere besonders Gefährdete zweckmäßigerweise von vornherein von den alternierenden Reihen ausgeschlossen werden. Sie sind gesondert aufzuführen und gesondert zu besprechen und werden vorzüglich dann, wenn sie trotz ihrer größeren Gefährdung geheilt worden sind, immerhin von Interesse sein.

Die Pneumonie gehörte bis zur Entdeckung der Sulfonamide zu den akuten Krankheiten, die nicht wenige Todesopfer forderten. Das ist seitdem, und erst recht seit der Entdeckung der Antibiotica ganz anders geworden. War noch vor 25 Jahren die Häufigkeit der Rettung des Lebens das erste Maß für die Wirkung eines Heilmittels bei der Pneumonie, da ohne besondere Mittel die Letalität meist relativ hoch war, so liegt die durchschnittliche Gesamtletalität jetzt nur mehr bei ca. 4%. Da aber — wie wir zuvor schon bemerkt haben — die Letalitäten je nach der Art der Erreger sehr verschieden sein können, so wäre es falsch zu glauben, daß das Kriterium der Letalität und daß der Vergleich der *Letalität* von zwei verschieden behandelten (Unter-)Gruppen von Pneumonie überhaupt keine Bedeutung mehr habe. Als früher wichtigster Maßstab des klinischen Heilerfolges ist der Vergleich der Letalität zweier Kollektive jetzt allerdings sehr in den Hintergrund getreten, seit wir so wirkungsvolle chemotherapeutische Mittel haben, daß eine Behandlung ohne irgendwelche spezifische Mittel überhaupt nicht mehr in Betracht kommen darf. Die Letalität jedes Kollektivs von Pneumoniekranken, die mit irgendeinem der jetzigen chemotherapeutisch erprobten Mittel behandelt werden, ist so klein, daß allein auf der Grundlage der relativen Häufigkeit des tödlichen Ausgangs die Prüfung eines neuen Mittels bei Lungenentzündung kaum mehr statistisch exakt durchgeführt werden kann. Der wichtigere Maßstab des klinischen Heilerfolges ist jetzt die *durchschnittliche Krankheitsdauer* geworden. Kommt es unter der Verabreichung eines Heilmittels zu einer unbezweifelbaren, d. h. statistisch gesicherten Verkürzung der Krankheitsdauer gegenüber der bei einem anderen schon bewährten Mittel zu beobachtenden, dann wird die Überlegenheit des neuen Mittels erwiesen sein, immer unter der Voraussetzung, daß bei ihm die Letalität mindestens nicht höher ist als bei jenem. Wir werden also unsere Ergebnisse an der durchschnittlichen Krankheitsdauer zu messen haben, werden von ihr am meisten über die vergleichsweise Güte zweier chemotherapeutischer Mittel erfahren, werden aber selbstverständlich und vorsichtshalber nach wie vor auch der relativen Letalität der beiden Vergleichsgruppen unser Augenmerk schenken. Die mathematisch-statistischen Methoden der therapeutischen Prüfung auf Grund des Krankheitsausgangs sind in Kap. V. D. (Beispiele 11 bis 15) vorgezeichnet, die Methoden der Prüfung an Hand der Krankheitsdauer in Kap. V. C. 1. (Beispiele 1 bis 10).

Die Schwierigkeiten für die *Bestimmung der Dauer einer Pneumonie* erwachsen aus der klinischen Situation. Der Beginn einer lobären Pneumonie ist wohl oft durch Frösteln oder gar Schüttelfrost so eindeutig bestimmt wie bei kaum einer zweiten Krankheit, keineswegs aber ihr Ende. Für die anderen Arten von Pneumonien liegt oft genug sogar der Beginn nicht fest. Sollen wir das Ende einer Erkrankung mit der Entfieberung gleichsetzen oder mit dem Verschwinden des Bronchialatmens oder der feinblasigen Rasselgeräusche oder sonstiger auskultatorischer oder perkutorischer Phänomene, welch letztere oft genug gar nicht in Erscheinung treten? Oder erst mit der Auflösung eines Schattens im Röntgenbild? Keines dieser Merkmale kann offenbar für sich allein die wirkliche Krankheitsdauer souverän kennzeichnen. Am ehesten gelangen wir zu einer befriedigenden Aussage über das „Ende einer Pneumonie", wenn wir unter „Ende" nicht das Verschwinden der letzten Symptome verstehen, was immer zu einer sehr verwaschenen Aussage führen würde, sondern den Zeitpunkt der vollendeten Entfieberung als den Termin der Beendigung der gefahrvollen Periode einer Pneumonie, sofern diese Entfieberung mit einer entsprechenden klinischen Besserung ungefähr parallel geht. Der Begriff der Besserung wird sich dabei oft noch mehr auf das subjektive Befinden, den Zustand von Kreislauf und Atmung beziehen, als auf die physikalischen Lungenveränderungen.

Die Auffindung dieser so definierten Krankheitsdauer jedes einzelnen Falles mit Hilfe eines nicht immer gleichen Komplexes von Merkmalen stellt große Anforderungen an die ärztliche Erfahrung und Kritik. Alles kommt darauf an, daß die Maßstäbe, nach denen das für die Krankheitsdauer maßgebende „Ende" der Erkrankung angesetzt wird, bei allen Krankheitsfällen, die in den beiden zu vergleichenden Reihen aufgenommen werden, die gleichen bleiben. Diese Methode, mit Hilfe einer komplexen Krankheitsdauer der einzelnen Fälle zu einer durchschnittlichen Krankheitsdauer zu gelangen und auf ihr den therapeutischen Vergleich aufzubauen, ist besonders schwierig, sie ist aber auch klinisch am aussichtsreichsten.

Gelingt es nicht, zur Schätzung der komplexen Krankheitsdauer der Einzelfälle zu gelangen, dann bleibt nichts übrig, als die Merkmale und ihre Mittelwerte jeweils einzeln für sich zu bestimmen und für jedes Merkmal gesondert den statistisch-therapeutischen Vergleich auf Grund von Mittelwerten durchzuführen. Das ist eine langweilige und mechanische, aber sehr harmlose Arbeit, wenn die klinischen Unterlagen vorhanden sind. Für die Fieberdauer und die Pulsfrequenz werden sie immer zur Verfügung stehen, in manchen Krankenhäusern auch für die Atemfrequenz; die anderen Merkmale, wie Leukocytenzahlen, Differentialblutbilder, Blutkörperchensenkung und Titer von Komplementbindungsreaktionen, werden aber zumeist nicht so häufig und regelmäßig bestimmt, daß sie hinterher aus den Krankengeschichten einfach entnommen werden könnten. Dies ist aber eine unabdingbare Vorbedingung zuverlässiger therapeutischer Schlußfolgerungen. Die Klippen der therapeutischen klinischen Forschung liegen auch hier immer im Bereich der klinischen Arbeit! Dabei ist es nicht nötig, alle irgendwie verwertbaren Merkmale auszunutzen. Aber diejenigen, die nach Lage der Dinge und nach den zur Verfügung stehenden Möglichkeiten als Kriterien der therapeutischen Untersuchung in Aussicht genommen sind, müssen so regelmäßig und so häufig kontrolliert werden, daß schließlich ihre Bewegungen, bezogen auf die Zeit, in einem klaren Bild vor uns liegen.

Recht bedeutungsvoll kann gelegentlich auch der Vergleich der zwei Krankengruppen, die durch Alternierung zustande gekommen sind, auf Grund des Vergleichs ihres kollektiven Verlaufs werden. Die dabei möglichen modi procedendi sind einerseits der Vergleich von zwei Durchschnittskurven quantitativer Merkmale, andererseits der therapeutische Vergleich der beiden Verlaufsrichtungen mit Hilfe von Regressionskoeffizienten. Siehe die Ausführungen in Kap. V. C. 2. (Die Beurteilung therapeutischer Ergebnisse auf Grund des Verlaufs von Krankheiten, S. 122).

Der dritte beim Vergleich zweier Kollektive mögliche Maßstab, die *relative Häufigkeit von Komplikationen*, spielt bei der lobären Pneumonie eine untergeordnete Rolle, da die Gefahr hier weniger als sonst von komplizierenden Erkrankungen droht [10]. Als solche kommt praktisch nur das Pleuraempyem in Betracht.

Trotzdem oft nur relativ kleine Kollektive zusammenkommen, bleibt der alternierende Vergleich bei einer so akuten Krankheit wie der Pneumonie immer ein conditio sine qua non. Der einzelne Arzt wird, auch wenn er ein sehr großes Krankenhaus leitet, nur ausnahmsweise für sich allein ausreichend viele Kranke spezieller Pneumonieformen übersehen, am ehesten werden noch Krankenhäuser großer Industriestädte dazu in der Lage sein. Die Zusammenarbeit mehrerer Krankenhäuser ist zumeist ganz unentbehrlich. Das Postulat ist heutzutage besonders dringlich geworden, seit auch bei schlechten Wohnungsbedingungen dank der großen therapeutischen Fortschritte der letzten beiden Jahrzehnte weniger Pneumoniekranke in Krankenhausbehandlung kommen als früher.

7. Lungenabsceß

Lungenabscesse können *akut* einsetzen und in relativ kurzer Zeit mit dem Charakter einer akuten Erkrankung in Heilung oder Tod ausgehen. Sie können auch nach akutem Beginn allmählich in einen *chronischen* Verlauf übergehen. Sie können schließlich langsam schleichend beginnen und ebenso chronisch nach langer Krankheitsdauer enden. In sehr vielen Fällen ist es in den ersten Zeiten dieser Erkrankung unmöglich, zu sagen, ob sie einen mehr akuten oder einen chronischen Charakter annehmen werden. Daraus erhellt, warum es ungewöhnlich schwierig ist, bei der Therapie von Lungenabscessen so vorzugehen, daß nach Ablauf der Erkrankung ein Schluß auf die Wirkung oder Wirkungslosigkeit der von uns angewandten Heilmittel erlaubt ist.

a) Soweit es sich um *akute Abscesse* mit Neigung zu rascher Ausheilung handelt, werden die gleichen methodologischen Regeln, wie auch sonst bei der therapeutischen Forschung im Bereich akuter Krankheiten gelten. Es wird in diesen Fällen also *ein Vergleich zweier Kollektive* anzustreben sein. Er ist so zu gewinnen, daß die Kranken alternierend nach zwei verschiedenen Weisen behandelt werden. Die Behandlung hat dabei möglichst frühzeitig vom Krankheitsbeginn an gerechnet, einzusetzen. Wie auch sonst bei akuten Krankheiten, sind der Krankheitsausgang, die relativen Häufigkeiten des Todes, die durchschnittliche Dauer der Erkrankung und eventuell dazu die relative

---

[10] Zu diesem Resultat kam auch R. E. Mark bei seiner vergleichenden statistischen Sichtung eines Krankengutes von 900 Pneumonien im Kriege. (Wege vergleichender Therapie in der inneren Medizin. II. Lungenentzündung. München und Berlin 1950.)

Häufigkeit von Komplikationen die Merkmale, aus denen sich die Überlegenheit einer Heilmethode über die andere erkennen läßt.

Es ist aber offenbar, wie groß die Schwierigkeiten und Fehlerquellen bei einem solchen Vorgehen sein werden. Viele der gleich von Anbeginn an als akut angesehenen und so behandelten Abscesse werden sich in ihrem weiteren Verlauf als chronisch erweisen, bzw. sie werden sich zu chronischen Abscessen entwickeln. Die Zahl derer, die als „akute Erkrankungen" im therapeutisch-methodologischen Sinn angesprochen werden dürfen, wird dadurch schließlich nur mehr recht klein sein. Von der praktisch unentbehrlichen Homogenität des Krankengutes wird hier, bei der Vielfalt der Grunderkrankung und der ätiologischen Faktoren, erst recht keine Rede sein können. Kurz, es fehlen hier in mehrfacher Beziehung die Voraussetzungen, die zur Anwendung der alternierenden kollektiven Methodik, so wie sie den akuten Krankheiten angemessen ist, notwendig sind.

Die Situation hat methodologisch hier manche Verwandtschaft mit der im Kapitel VI. 8. a. (siehe „Die therapeutische Prüfung bei der Lungentuberkulose im kollektiven Vergleich") beschriebenen. Auch hier werden die *Voraussetzungen zu einem Kollektiv* genau festgelegt werden müssen, einerseits nach Alter, räumlicher Ausdehnung, Lage, Foudroyanz, evtl. auch nach dem bakteriologischen Befund der Abscesse (obwohl die Formen mit Mischflora überwiegen werden), andererseits nach dem Allgemeinzustand und Alter der Kranken, nach der Höhe des Fiebers, der Blutkörperchensenkung usw. Für die letzteren Merkmale der Kranken wird die *ausgleichende Alternierung* helfen müssen, die Gleichmöglichkeit der beiden Vergleichskollektive zu sichern. Die Merkmale der Krankheit selbst werden es gelegentlich notwendig machen, mehrere Untergruppen zu bilden, die dann an sich homogener sein werden als ein einziges die gesamten Fälle umfassendes Kollektiv. Da aber so die Größe der Untergruppen erst recht unter ein für die Statistik erträgliches Maß sinken kann, kann auch hier die Notwendigkeit eintreten, daß *mehrere Krankenhäuser* eine gemeinsame Planung vornehmen [s. Kapitel IV. D.]. Kurz, die Schwierigkeiten, die sich einem kollektiven Vergleich entgegenstellen, können sehr groß werden, und man muß sich immer wieder überlegen, ob die Voraussetzungen noch gegeben sind, die für die Anwendung der alternierenden kollektiven Methodik, so wie sie den akuten Krankheiten angemessen ist, unerläßlich sind. Daß sich heutzutage der kollektive therapeutische Vergleich auch beim akuten Lungenabsceß nicht mehr zwischen einem in einer Vorbeobachtung nur symptomatisch behandelten und einem von vornherein spezifisch bzw. chemotherapeutisch behandelten Kollektiv abspielen darf, sondern nur mehr zwischen zwei untereinander verschiedenen, aber beide Male spezifisch behandelten Kollektiven ist selbstverständlich.

b) Wir werden somit zumeist hingedrängt auf die den mehr *chronischen* Krankheiten adäquate, *therapeutische Untersuchung der individuellen Einzelfälle* mit Hilfe von Vorbeobachtung und Beobachtung des *Krankheitsverlaufs* unter der Einwirkung der zu prüfenden Heilmittel. Wie aber sollen wir eine Vorbeobachtungszeit mit unserem Gewissen vereinbaren bei einer Erkrankung, bei der die Rettung so sehr von dem noch rechtzeitigen Einsatz eines vielleicht wirksamen Heilmittels abhängig sein kann, auch wenn die Krankheit in mancher Beziehung einen chronischen Charakter trägt? Diese hemmende Voraussetzung traf bis vor kurzem in sehr vielen Fällen nicht zu. Die damaligen internen Heilmittel gegen Lungenabscesse erwiesen sich bei kritischer Prüfung als höchst problematisch, und die Letalität der operativen Methoden war nach der chirurgischen Literatur sehr groß.

Heute ist die Situation sowohl von der internen wie von der chirurgischen Seite wesentlich anders geworden. In den neuen Antibiotica sind uns wirksamere interne Mittel erwachsen und die Fortschritte der Thoraxchirurgie haben sowohl die Aussichten der Operation bei Lungenabscessen sehr gesteigert, wie auch die Operationsrisiken gesenkt. Zur Wahl steht deshalb heute entsprechend dem soeben für den Vergleich zweier Kollektive Ausgeführten nicht mehr ein Abwarten bei rein symptomatischer Behandlung, oder die Anwendung eines Chemotherapeuticums, sondern die Wahl unter verschiedenen Chemotherapeutica, der therapeutische Vergleich derselben unter sich und die Operation bei gleichzeitiger chemotherapeutischer Behandlung; so ist die Situation wesentlich komplizierter geworden.

Die *Vorbeobachtungsperiode* wird also heute immer schon unter einer spezifischen Chemotherapie zu stehen haben (falls nicht eine sofortige Operation indiziert ist). Wegen der Schwere des Krankheitszustandes werden wir hier in der Vorbeobachtungsperiode den allgemeinen Zustand unseres Kranken außerdem mit allen nur möglichen Heilmitteln, auch mit symptomatischen Mitteln zu erhalten und zu heben suchen. Die zeitliche Dauer dieser ersten Prüfungsperiode, die gleichzeitig eben die Vorbeobachtungsperiode darstellt, ist bei der unabsehbaren Entwicklung zum Guten oder Bösen, die ein Lungenabsceß nehmen kann, fast immer höchst individuell und problematisch. Wenn die Erkrankung unter der zuerst angewandten Chemotherapie und symptomatischen Therapie eine günstige Wendung nimmt, so kann diese Wendung ebensogut eine spontane Bewegung gewesen sein, wie sie durch das Chemotherapeuticum bedingt sein kann. Je rascher sie nach dessen Einsatz in Erscheinung tritt, und je länger die Erkrankungszeit gedauert hat, um so mehr steigt die Wahrscheinlichkeit, daß ein (ursächlicher) Zusammenhang zwischen Heilmittel und Besserung angenommen werden darf.

Daraus erhellt offenbar wieder die gewaltige Förderung unserer Erkenntnismöglichkeit, sofern doch eine Vorbeobachtungszeit im strengen Wortsinn durchführbar ist. Daß wir uns keine Vorbeobachtungszeit mit nur mehr symptomatischer Behandlung willkürlich beim Lungenabsceß schaffen dürfen, ist offenbar. Aber ganz selten bietet sich uns eine ungewollte Vorbeobachtungszeit an, dann wenn ein Kranker nach wochen- oder gar monatelangem Krankenlager, sei es zu Hause oder in einem Krankenhaus in unsere Behandlung kommt, ohne daß bis dahin die Krankheit schon erkannt oder chemotherapeutisch behandelt worden wäre.

Manche Arten von Lungenabscessen scheiden für unsere therapeutischen Untersuchungen aus. Dazu gehören die innerhalb von Geschwülsten, z. B. Bronchialcarcinomen entstandenen. Hier ist es zu offenbar, daß die Pharmaka, die uns zur Zeit zur Verfügung gestellt werden, keine Rettung bringen können. Das gleiche gilt von Röntgentiefenbestrahlungen, und auch die beste Lungenchirurgie wird einem schon abszedierenden Tumor kaum mehr gewachsen sein. Sind andere Erkrankungen, wie Lues oder Diabetes, mit im Spiele, dann werden uns diese Faktoren zu sehr den Überblick über das Krankheitsgeschehen rauben; wir verzichten auch hier von Anfang an darauf, zu therapeutischen Beweisen vorstoßen zu können.

Ein lehrreiches, aber nicht durchaus mustergültiges Beispiel der Untersuchung eines Heilmittels gegen Lungenabscesse stellt eine Veröffentlichung von Sp. Geneff über die Behandlung der Lungenabscesse mit intravenösen Alkoholinjektionen und gleichzeitiger Neosalvarsananwendung dar. Diese *gleichzeitige* Anwendung zweier „spezifischer" Mittel in *einer* therapeutischen Untersuchung ist an sich schon zu beanstanden. Sie mag immerhin hier hingenommen werden unter der Voraussetzung, daß das Neosalvarsan für sich allein nicht in der Lage ist, bei Lungenabscessen etwas Wesentliches zu helfen. Analysieren wir die einzelnen Krankengeschichten dieser Arbeit, so erweisen sie sich von ganz verschiedenem Wert. Den einen ist jeder beweisende Wert abzusprechen, einige wenige können ein Gewicht für sich beanspruchen. Bei der ersteren Gruppe, der weitaus größeren, hat *keine* Vorbeobachtung stattgefunden; oft hat fast gleichzeitig mit dem Beginn und mit der Erkennung der Krankheit die zu prüfende Therapie auch schon zugleich mit der Krankenhauseinlieferung eingesetzt, nachdem viele Wochen einer sehr unzweckmäßigen Lebensweise vorangegangen waren. In diesen Fällen sind mit Krankenhausbehandlung, mit Alkohol und mit Neosalvarsan zusammen sogar *mehrere therapeutische Faktoren auf einmal* und neu in die Behandlung eingeführt worden. Bei solchen Vorbedingungen ist keine Entscheidung mehr erlaubt, ob einem und welchem der drei Faktoren eine souveräne Bedeutung zukommt. Nur in der Minderzahl von Fällen liegt eine ausreichend erscheinende Vorbeobachtungszeit vor, und diese Fälle sind es auch, und nur sie allein, auf die sich der Autor für seine Schlußfolgerungen stützen kann. Sie sind aber zu gering an Zahl, um zu einem stichhaltigen Beweis auszureichen. Trotz des Beweiswertes, den wir auch dem Einzelfall beim Vorliegen einer Vorbeobachtung zuerkennen, ist, wie früher schon betont wurde, dieser Beweiswert fürs erste doch nur ein beschränkter. *Er hat vorerst nur individuelle Gültigkeit. Allgemeingültigkeit erhält er erst durch die gleichartige Bestätigung* [d. h. wiederum im individuellen Vergleich] *an mehreren Patienten;* dies gilt, obwohl die Vorbedingung der statistischen „großen Zahl" hier entfällt. Die einer Vorbeobachtung baren Fälle der Arbeit tragen höchstens dadurch zum Beweis etwas bei, als ihre Gesamtzahl tatsächlich eine für Lungenabscesse auffällig geringe Letalität aufweist. Die „spontane" Letalität der Lungenabscesse besitzt aber doch eine so große Streuung, daß bei einem Dutzend Fällen uns der Zufall ganz unberechenbare Streiche spielen kann. Dabei brauchen wir die Richtigkeit der Diagnosen „Lungenabsceß" noch nicht einmal anzuzweifeln, was bei den dürftigen klinischen Angaben, die einem großen Teil der Fälle beigegeben sind, nicht selbstverständlich ist.

Jeder einzelne Krankheitsfall von Lungenabsceß bedarf einer durchdringenden Überlegung, ob und wie er für eine therapeutische Prüfung nutzbar gemacht werden kann. Dort, wo schon eine einigermaßen brauchbare Vorbeobachtungszeit vorliegt, gleichviel, ob sie zu Hause oder in einem anderen Krankenhaus verbracht wurde, benutzen wir sie hier besonders gerne, weil wir bewußt bei dieser Krankheit eine Vorbeobachtungsperiode *ohne* spezifische Therapie nicht mehr zulassen bzw. nicht mehr verantworten können. Wenn der Kranke erst im Beginn seiner Krankheit steht, oder wenn wir die bisherige Krankheitszeit nicht als Vorbeobachtung anerkennen können — meist deshalb, weil allein schon mit der Krankenhausaufnahme zu viele neue therapeutische Faktoren (Bettruhe, bessere Pflege usw.) eingeschaltet wurden — dann sind wir heute verpflichtet, sogleich eines der therapeutischen Mittel zusammen mit der „bewährten" symptomatischen Therapie einzusetzen. Wenn wir das Glück haben, daß unter solcher Therapie der Absceß kleiner wird und gar zur Ausheilung kommt, dann entfällt sowieso jeder therapeutische Vergleich. Versagt das erste Mittel, wird auf diese erste therapeutische Periode eine zweite und notfalls auch eine dritte oder vierte therapeutische Periode folgen, die alle untereinander zu vergleichen sind — unter der selbstverständlichen Voraussetzung, daß erstens die übrigen Heilungsbedingungen wie Pflege usw. immer die gleichen (d. h. die gleich günstigen) bleiben, und daß zweitens der Krankheitszustand zu Beginn der einzelnen Therapieperioden gleichschwer (quantitativ!) ausgeprägt ist. Wie lange die einzelnen Vergleichsperioden zu dauern haben, hängt ganz von der Entwicklung im Einzelfall ab; aber mehrere Wochen wird jedes chemotherapeutische Mittel in Anspruch nehmen dürfen, ehe der Stab über es gebrochen wird, und zwar um so mehr, je länger eine Erkrankung schon gedauert und durch ihre lange Dauer ihre Hartnäckigkeit und schwere Angreifbarkeit bewiesen hat.

Die *Kriterien,* die zur Kennzeichnung des Krankheitsverlaufs und so unter der Voraussetzung einer Vorbeobachtung auch zur Beurteilung der Wirksamkeit unserer Heilmittel beim Lungenabsceß zur Verfügung stehen, beziehen sich teils auf den *lokalen* Krankheitsprozeß, teils auf den *Allgemeinzustand.* An erster Stelle steht wie immer bei entzündlichen Erkrankungen das *Fieber.* Die Verfolgung der übrigen nicht lokalen Kennzeichen, wie des *Allgemeinzustandes,* des Körpergewichts, von Schweißausbrüchen, der Verschiebungen des *weißen Blutbilds* und der *Blutkörperchensenkung,* ist notwendig, tritt an kennzeichnender Bedeutung aber zurück. Für die Verfolgung des Lungenprozesses sind die *röntgenologischen Untersuchungen* von ganz vorherrschender Wichtigkeit. Neben Durchleuchtung und Aufnahmen in verschiedenen Richtungen ist die Tomographie unentbehrlich, um die *Größe der Absceßhöhle* zu erkennen und ihre *Größenänderungen* zu verfolgen. Auf die pneumonischen Verdichtungen in der Umgebung der Höhle ist dabei nicht weniger als auf die Höhle selbst zu achten. Die physikalisch-diagnostischen Methoden der Perkussion und mehr noch der *Auskultation* sind nach wie vor wertvoll, sofern der Prozeß nicht zentral liegt. Schließlich wird die Auswurfmenge täglich gemessen und aufgezeichnet werden müssen, es sei denn, daß sie nur ganz spärlich ist. Die qualitative fortlaufende Untersuchung des Auswurfs schließt sowohl seine makroskopische und mikroskopische Betrachtung, wie seine *bakteriologische Untersuchung* ein, außerdem die Überwachung seines *Geruchs.*

Die genannten Merkmale sind offenbar von sehr verschiedenem Rang; aber auch die nebensächlich erscheinenden können noch etwas zur Illustration des Krankheitsverlaufs beitragen. Auch eine mit dem Einsatz der zu prüfenden Therapie genügend synchrone etwaige Wendung im Krankheitsverlauf wird mit ihrer Hilfe manchmal klarer herausgestellt.

Die uns beim Lungenabsceß zur Verfügung stehenden *Merkmale* sind nur zum Teil repräsentative Symptome (Ausdehnung der Absceßhöhle im Röntgenbild, evtl. auch die Fieberhöhe); zum größten Teil stellen sie nicht repräsentative Symptome dar. Die mathematisch-statistische Auswertung richtet sich jeweils danach, ob die Kriterien zahlenmäßig quantitativ erfaßt werden können (Verfahren der Merkmalstatistik S. 99) oder ob sie als Ereignisse nur durch die Häufigkeit ihres Auftretens beschrieben werden können; in dem letzten Fall sind die Verfahren der Ereignisstatistik am Platze (siehe allgem. Teil S. 140). Dennoch ist es mit ihrer Hilfe bei einer klaren Versuchsanordnung, d. h. unter der Voraussetzung einer genügend langen und einigermaßen kontinuierlich verlaufenden Vorbeobachtungszeit möglich, zu Beobachtungen zu gelangen, von denen jeder Einzelfall für sich schon einen erheblichen Beweiswert besitzt. Wie viele gut durchgearbeitete Einzelfälle zu einem Beweis nötig sind, hängt von dem Beweisgrad der Einzelfälle ab und kann statistisch im Grundsätzlichen wohl bestimmt werden. Ob diese Bestimmung der notwendigen Fallzahl aber praktisch immer durchführbar ist, kann im voraus nicht entschieden werden. Je länger die Vorbeobachtungszeiten gedauert haben, je kontinuierlicher sie verlaufen sind und je rascher mit dem Einsatz des geprüften Mittels der bis dahin ungünstige Krankheitsverlauf sich diskontinuierlich zum Günstigen wendet, um so weniger Fälle werden nötig sein, und umgekehrt.

Die therapeutische Untersuchungsmethode bei der *Lungengangrän* schlägt grundsätzlich die gleichen Wege ein.

8. Lungentuberkulose

Daß bei der Lungentuberkulose die Hindernisse, die sich der Beurteilung eines therapeutischen Beeinflussungsversuchs, sei es durch ein Heilmittel, sei es durch einen operativen Eingriff, entgegenstellen, sehr groß sind, ist allgemeine ärztliche Überzeugung. Diese Überzeugung hat leider bisher weniger zur Folge gehabt, daß die Anstrengungen zur Überwindung dieser Hindernisse verdoppelt wurden, als dazu, daß die Hindernisse in der Meinung, daß sie doch nicht übersteigbar seien, umgangen wurden. Dabei gibt es keine für die therapeutische Forschung im Bereich der Lungentuberkulose spezifischen Hindernisse, wenn diese auch gehäuft im Verhältnis zu den bisher behandelten Erkrankungen auftreten. Dafür bietet die Lungentuberkulose gegenüber den meisten anderen Krankheiten aber auch Vorteile für die therapeutische Forschung. Sie hebt sich unter den chronischen Krankheiten heraus durch ihre Häufigkeit. Die relative Seltenheit der meisten übrigen chronischen Krankheiten verhindert allein schon, daß bei ihnen genügend große Kollektive gleichartiger Fälle gebildet und miteinander verglichen werden können. Bei der Lungentuberkulose ist dieses Hindernis angesichts ihrer leider immer noch großen Häufigkeit geringer, und deshalb liegt der Versuch nahe, hier — so wie es bei den akuten Infektionskrankheiten üblich und richtig ist — ebenfalls Gruppen ähnlicher Fälle zusammenzustellen bzw. Gruppen verschieden behandelter Kranker einander gegenüberzustellen und die Gruppen im kollektiven Vergleich aneinander zu messen. Man kann wie sonst verschiedene Wege ins Auge fassen: einerseits den *Krankheitsausgang* und andererseits die durchschnittliche *Krankheitsdauer.*

Bei der chronischen Lungentuberkulose bleibt als dritter Weg zum therapeutischen Urteil die Untersuchung der Verlaufsrichtung. Der *Krankheitsverlauf* kann beim einzelnen Kranken an seinen differenzierten spezifischen und unspezifischen Merkmalen und auch als Ganzes aus der zusammenfassenden Betrachtung der Merkmale verfolgt und schließlich, im *individuellen therapeutischen Vergleich,* zur Prüfung eines Heilmittels verwendet werden.

a) Der kollektive therapeutische Vergleich bei der Lungentuberkulose

Der *Krankheitsausgang* spielte bei vielen anderen chronischen Krankheiten kaum eine Rolle. Weder die Zuckerkrankheit, noch eine Hochdruckerkrankung, noch eine Herzinsuffizienz, noch eine chronische Nierenentzündung können jemals ganz zur Ausheilung gebracht werden, und der Termin, mit dem sie zum Tode führen, ist glücklicherweise immerhin im allgemeinen so weit entfernt, daß auch er als Alternative nicht eingesetzt werden kann. Das ist beides bei der Lungentuberkulose anders; sowohl die Ausheilungen als auch die tödlichen Ausgänge erleben wir hier häufiger. Aber dennoch ist auch bei der Lungentuberkulose die bisherige Alternative nicht brauchbar und nicht zureichend. Bei den akuten Infektionskrankheiten bedeutet der Krankheitsausgang fast ausschließlich: wie viele überstanden ihre Krankheit, wie viele starben an ihr? Bei einer chronischen Infektionskrankheit wie bei der Tuberkulose sind die Fragen weitaus vielfältiger: Es heißt jetzt nicht mehr, wie viele starben und wie viele wurden in übersehbarer Zeit geheilt, sondern vor allem, wie viele wurden einerseits *gebessert* (evtl. sogar geheilt), wie viele wurden andererseits *nicht gebessert* (evtl. sogar verschlechtert)? So gibt es bei der Lungentuberkulose nicht mehr so wie bei den akuten Krankheiten die Polarität des Ausgangs: tot oder geheilt?, sondern die Alternative: *gebessert* (bzw. geheilt, dies letztere besonders bei Frühfällen) oder *nicht gebessert?* Bei der Fragestellung „gebessert" oder „nicht gebessert" handelt es sich um *Ereignisstatistik;* sie kann deshalb nur auf Grund des *Vergleichs von 2 Kollektiven* beantwortet werden.

Besonders groß sind die Hindernisse, die sich dem therapeutischen Vergleich auf Grund der *Krankheitsdauer* entgegensetzen. Schon deshalb, weil der Zeitpunkt des Beginns der Erkrankungen fast immer im dunkeln liegt, ist der Beginn der Dauer hier sinngemäß der Einsatz der zu prüfenden Therapie. Der Endpunkt der Dauer aber kann verschieden definiert werden, sowohl bis zum Inaktivwerden des Prozesses, oder bis zur praktischen Heilung oder bis zur Wiedererlangung der Arbeitsfähigkeit. Alle diese drei Zeitpunkte sind nicht exakt zu bestimmen; schon deshalb ist es empfehlenswert, alle drei als Merkmale zu benutzen, wenn man auch die Krankheitsdauer in den Kreis der drei Kriterien — Krankheitsausgang, Krankheitsdauer, Krankheitsverlauf — einbeziehen will.

Ganz abgesehen von den *individuellen* incl. den konstitutionellen *Faktoren,* die für das Schicksal eines Lungenkranken von besonders großer Bedeutung sind, kommt es im Verlauf der sich über Jahre erstreckenden Krankheits- und Heilungsdauer, mit der bei der Lungentuberkulose zu rechnen ist, zu so vielen *Mitursachen* und *Komplikationen,* teilweise auch durch die vielfach unvermeidbaren Variationen der chirurgischen Therapie, daß sich der kollektiven Verlaufsbeobachtung bei der Lungentuberkulose Hindernisse von größter praktischer Reichweite entgegenstellen. Die Lungentuberkulose gehört zu den Krankheiten, die sich über die Jahre hinweg nicht nur quantitativ ändern, indem sie schwerer werden. Vielmehr verändern sich bei ihr, wenn sie ihr akutes Stadium hinter sich gelassen hat, in individuell höchst verschiedener und ungenügend durchschaubarer Weise die morphologischen Verhältnisse durch die Bildung von Zerfallserscheinungen, durch primäre oder sekundäre Kavernen, durch cirrhotische Bindegewebsveränderungen mit Einschränkung der Durchblutung; dazu kommen funktionelle Veränderungen wie verringerte Sauerstoffversorgung, venöse Stauungen und verminderte Resorption von tuberkulostatischen und anderen Medikamenten in den befallenen Bereichen der Lunge und außerdem ebenso unübersichtliche Veränderungen der immunopathologischen Lage des Körpers. Unter diesen Bedingungen wird es bei den schon chronisch gewordenen, *inveterierten Lungentuberkulosen* wenig aussichtsreich, homogene Kollektive bilden zu können.

Selbstverständlich ist eine Annäherung an den notwendigen Zustand von Homogenität eines Kollektivs hier auch für einen Optimisten nur dann zu erhoffen, wenn innerhalb der Gesamtheit der Kranken, die zur therapeutischen Prüfung herangezogen werden sollen, nicht nur zwei durch Zufallszuteilung gebildete Vergleichsgruppen, sondern wenn zuvor *Untergruppen* (strata) von möglichster Ähnlichkeit in bezug auf die Ausdehnung des Prozesses und auf die morphologische funktionelle und immunologische usw. Situation gebildet und mit entsprechenden anders behandelten Untergruppen verglichen werden. Wir sind der Ansicht, daß ausreichend homogene Untergruppen nur bei relativ frischen Prozessen gebildet werden können; auf diese letzteren kommen wir später gesondert zurück; für die *kollektive therapeutische Prüfung* bei frischen wie bei älteren Erkrankungen — sofern diese letztere immerhin versucht werden sollte — müssen aber ganz besonders klare Vorschriften für die allgemeinen Voraussetzungen und speziell für die Bildung von Untergruppen gegeben worden sein:

1. Es dürfen nur Kranke in die therapeutische Prüfung einbezogen werden, bei denen durch mehrmalige Kontrolle gesichert ist, daß wirklich das *Mycobacterium tub.* der Krankheitserreger ist.

2. *Der Lungenbefund, organspezifische Merkmale:*
   a) Größe und Ausdehnung der Prozesse, ob einseitig oder doppelseitig. Sind Untergeschosse der Lungen mitbefallen?
   b) Pathologische Form: ob nur produktive, ob gemischte, oder ob exsudative Prozesse, und wie weit beide erlaubt sein sollen.
   c) Wie weit, in welcher Größenordnung sollen kavernöse Prozesse zugelassen sein?
   d) Weisen reichlich feuchte Nebengeräusche (R. G.) auf das Vorliegen besonders aktiver exsudativer Prozesse hin?

3. Nicht nur der Lungenbefund wird maßgebend sein dürfen für das Ordnungsprinzip, auf das das auszulesende Kollektiv sich aufbaut, sondern auch die *nichtorganspezifischen Merkmale:*
   a) der Allgemeinzustand;
   b) das Fehlen oder Vorliegen von fieberhaften Temperaturen;
   c) die Höhe der Reaktion auf Tuberkulin;
   d) die Höhe der BKS;
   e) die Linksverschiebung im weißen Blutbild und eventuelle anämische Veränderungen;
   f) Nachtschweiße;
   g) Appetit oder ausgeprägte Appetitlosigkeit.

4. Schließlich gesellen sich als bedeutungsvoll für die Sichtung eines Kollektivs von an Lungentuberkulose Leidenden Faktoren hinzu, die den Verlauf einer Erkrankung beeinflussen können, obwohl sie selbst nicht krankhafter Natur sind. Die wichtigsten derartigen Faktoren sind: Das *Alter* und das *Geschlecht* eines Kranken. Dazu kommt die *Familienanamnese;* sie erheischt Berücksichtigung, damit sich nicht zufällig und einseitig in den einen Vergleichsgruppen Mitglieder aus stark Tuberkulose-belasteten Familien gegenüber resistenten Familien häufen. Schließlich kann auch die verschiedene *wirtschaftliche Lage* nicht nur bei häuslicher, sondern gelegentlich auch bei stationärer Behandlung im Krankenhaus oder in der Heilstätte die Heilungsaussichten mitbestimmen; der eine Kranke bekommt von zu Hause überreichlich zusätzlich und ihm besonders mundende Lebensmittel beigesteuert, ein anderer erhält zusätzlich wenig oder nichts; beide erhalten dann im gleichen Krankenhaus, auf der gleichen Station (nur) scheinbar die gleiche Verpflegung, in Wirklichkeit aber kann dieser so wichtige Faktor (auch bei guter Krankenhausverpflegung!) bei ihnen verschieden sein. Und es kann schließlich auch nicht von vornherein damit gerechnet werden, daß zwei Kranke die gleichen Heilungsaussichten haben, von denen sich einer im *Kummer* um die häuslichen Verhältnisse verzehrt, während ein anderer, von seiner Lungenkrankheit abgesehen, sein Leben und das seiner Familie klar und ohne Schwierigkeiten vor sich liegen sieht. Bei den *psychisch Labilen* ist dieser Faktor von besonderer Wichtigkeit (s. WESTERMANN).

Wenn man alle diese Faktoren in die Rechnung einbezieht, bleiben sogar auch innerhalb der *Frühfälle* und der *spätprimären Prozesse* erhebliche Verschiedenheiten innerhalb der Gesamtgruppe und irgendwelchen Untergruppen. Es ist auch im günstigsten Fall ausgeschlossen, allen den verschiedenen Merkmalen bei der Bildung der Untergruppen Rechnung zu tragen. Deshalb werden die schwerwiegendsten Unterscheidungsmerkmale erstrangig berücksichtigt werden müssen, diese werden vor allem aus den *Röntgenbildern* abzulesen sein und deshalb werden die Röntgenbilder am maßgebendsten sein, wenn die Gesamtgruppe in *Untergruppen* geteilt (stratifiziert) wird, damit so eine größere Homogenität der zu vergleichenden (Unter-) Gruppen erreicht werde. Die anderen Merkmale, sowohl organspezifische wie z. B. Rasselgeräusche (S. 218), aber auch unspezifische Merkmale (S. 218) werden neben den Röntgenbefunden bei der Zuteilung zu den Untergruppen nach Möglichkeit mitberücksichtigt werden sollen. Die folgenden röntgenologisch bestimmten *Untergruppen* bieten sich vorzüglich an:

1. *Ganz frische Infiltrate.* Je nach der Größe der Infiltrate wird man gut tun, die Infiltrate bis zu Zehnpfennigstückgröße von den größeren zu trennen bzw. zwei Untergruppen je nach der Größe zu bilden.

2. In *produktiver Umwandlung begriffene Infiltrate.* Die im Röntgenbild härteren Infiltrate, Merkmale vorwiegender Produktivität, werden zu trennen sein von

3. den weichen begrenzten und dadurch *überwiegend exsudativ charakterisierten* Infiltraten, die aber nicht mehr gerne als ganz frisch bezeichnet werden.

4. *Infiltrate, die schon Kavernenbildung* zeigen.

Ein erfahrener Lungenarzt wird trotz gewisser geringer Abweichungen viele Fälle, ohne mit seinem Gewissen in Konflikt zu kommen, größeren Untergruppen zuordnen können. Manche theoretisch berechtigte, aber naturgemäß und notwendigerweise sehr kleine Untergruppe wird besser bei der Betrachtung von vornherein vernachlässigt werden, weil sie doch keine Aussicht hat, jemals zu genügender Größe zu gelangen. Ja, es wird sich im allgemeinen als zweckmäßig herausstellen, die Untersuchungen von vornherein auf zwei, höchstens drei gut definierbare Situationen zu beschränken. Rechnet man hinzu, daß *je 2 ausreichend große Vergleichsuntergruppen* gebildet werden müssen, so erhellt, daß es außerordentlich schwierig sein muß, in dem notwendigerweise begrenzten Zeitraum der therapeutischen Prüfung wirklich einigermaßen homogene und genügend große Kollektive zu sammeln. Auch in der größten Heilstätte wird dies schwerlich durchführbar sein, wenn sie nur auf ihre eigenen Kranken angewiesen ist. Deshalb wird dieser Weg der kollektiven Prüfung auf eine sehr gut durchorganisierte *Zusammenarbeit mehrerer größerer Sanatorien* angewiesen sein.

Aber wenn nun die Gesamtfälle, die den Bedingungen sowohl in bezug auf den Zustand der Lungen, wie auch auf das Allgemeinbefinden, in Untergruppen aufgeteilt wurden, und dann alternierend oder sonstwie nach dem Zufall je 2 Vergleichsgruppen zugeordnet worden sind, auch dann ist noch nicht die größte erreichbare Gleichheit der Versuchsbedingungen in beiden Kollektiven verbürgt. Bei der auch im günstigsten Fall immer noch sehr beschränkten Größenordnung der Vergleichs-Untergruppen ist noch damit zu rechnen, daß, auch wenn die beiden Kollektive in bezug auf ihre Lungenveränderungen gut ausgeglichen sind, noch so erhebliche Unterschiede in für die Heilung nicht gleichgültigen sonstigen Faktoren (S. 218, 3 und 4) vorliegen, daß die Chancen in den beiden Vergleichsgruppen nicht als voraussichtlich gleich bezeichnet werden können. Hier müssen die *Untergruppenbildung* und die einfache Zufallsverteilung durch eine *ausgleichende Alternierung* bzw. *ausgleichende Zufallsverteilung* (s. Kap. IV. A. 4.) ergänzt werden. Die ausgleichende Zufallszuteilung muß schon rechtzeitig, d. h. gleichzeitig mit den Gruppenbildungen einsetzen, indem die Kranken z. B. auch nach *Maßgabe* ihrer *sozialen Lage* einigermaßen gleichzeitig auf die jeweiligen Vergleichs-(Unter-)Gruppen verteilt werden (siehe dazu S. 177). Damit keine subjektiven Momente über diesen Weg der ausgleichenden Zufallsverteilung in die Versuchsanordnung hineingetragen werden, ist es notwendig, daß die Ärzte, die die *Zufallsverteilung* ausgeglichen haben, bei der Beurteilung der Ergebnisse nicht beteiligt werden.

Nach den bisherigen Ausführungen bleibt der *kollektive therapeutische Vergleich* schlechthin im Bereich der Lungentuberkulose lediglich aussichtsreich bei *Frühinfiltraten* und bei *spätprimären Prozessen.* Diese Prozesse tragen noch vieles vom *Charakter akuter Erkrankungen* an sich. Ihre Entwicklung und auch ihre Abheilung gehen nicht selten mit einer immerhin so erheblichen Beschleunigung vonstatten, daß es zu einer Konstanz des Zustandes bei ihnen oft nicht kommt, und daß auch keine Zeit bleibt, um abzuwarten, bis wir uns von der Kontinuität des Verlaufs überzeugt haben. Die *Kontinuität des Verlaufs* wäre aber die minimale Voraussetzung für die prognostische Beurteilung des wahrscheinlichen Krankheitsverlaufs, so wie sie die Voraussetzung eines individuellen, therapeutischen Vergleichs ist. Da bei *Frühfällen* weder *Konstanz* noch *Kontinuität* des *Verlaufs* abgewartet werden können, ein individueller therapeutischer Vergleich also von vornherein ausschaltet, sind wir hier schon deshalb auf die *vergleichende therapeutische Prüfung* auf Grund von *Kollektiven* angewiesen. Das Kriterium dieser kollektiven Prüfung ist ein Mittelding zwischen Krankheitsausgang und Krankheitsverlauf. Verglichen und aneinander gemessen werden dabei die Veränderungen der Vielzahl von teils organspezifischen, teils nicht organspezifischen *Merkmalen,* die sich in der Beobachtungszeit in den beiden verschieden behandelten Gruppen (Kollektiven) entwickelt haben und bei der fortlaufenden Beobachtung verzeichnet worden sind. Maßgebend sind dabei sowohl die *Richtung,* als besonders auch, soweit es erfaßbar ist, das *Ausmaß der Veränderungen.* [Wenn grundsätzlich hier der *Tod als Ausgang möglich ist,* so wird er praktisch dennoch bei Begrenzung der Kollektive auf nicht allzu fortgeschrittene Fälle als Kriterium ausgeschaltet sein. Falls er in einer Ereignisstatistik aber doch mitberücksichtigt werden soll oder muß, so wäre dies ohne weiteres mit Hilfe einer (3×3)-Tafel oder (3×2)-Tafel (s. Kap. V. D.) möglich.]

Die Schwierigkeiten, die sich jeder therapeutischen Prüfung im Bereich der Lungentuberkulose entgegenstellen, sind im letzten Jahrzehnt wesentlich größer geworden, als sie es früher waren. Seit die pharmakologische Forschung uns Mittel in die Hand gegeben hat, deren *tuberkulostatische* Wirksamkeit absolut gesichert ist, haben wir kein Recht mehr, einem einzelnen Kranken oder gar Kollektiven von Kranken der Erprobung neuerer Heilmittel wegen eines der schon bewährten Mittel für längere Zeit vorzuenthalten. Auf die kollektive Prüfung angewandt heißt das, daß heute ein neues Mittel nicht mehr daraufhin geprüft werden kann, ob ihm überhaupt eine tuberkulostatische Wirkung eigen ist, sondern nur und sogleich daraufhin, ob ihm eine *größere* oder *geringere therapeutische Wirkung* eigen ist, als einem der schon bekannten und bewährten Mittel; an diesem als *Test* wird es im kollektiven alternierenden Vergleich gemessen, zensiert. Dieser Modus procedendi ist offenbar um sehr vieles schwieriger, als die Entdeckung eines Unterschieds zwischen „nichts" und „etwas".

Auf wesensverwandten Grundsätzen, wie den hier ausgeführten, wurden in den letzten Jahren im Bereich der Lungentuberkulose eine Reihe von groß angelegten

Untersuchungen besonders in England, in den Vereinigten Staaten und in Schweden durchgeführt. Ich berichte über einige von ihnen, indem ich die gleichen Arbeiten teilweise als Vorbild, teilweise aber auch als *Beispiel* der mit dieser Methodik verbundenen Klippen anführe. Die Arbeiten beziehen sich auf vergleichende Prüfungen von Streptomycin, Paraaminosalicylsäure und Isonicotinsäurehydrazid und auf Prüfungen ihrer Kombinationen.

I. Berichte, die im wesentlichen unter der Planung des „Tuberculosis Chemotherapy Trials Committee of the Medical Research Council" zustande gekommen sind.

a) *„Treatment of Pulmonary Tuberculosis with Streptomycin and Paraaminosalicylacid"* (Brit. med. J. **1950 II**, 1073 [11]). Bei dieser Arbeit waren nicht weniger als 10 Hospitäler und Sanatorien in die Untersuchung eingeschaltet. Als Untersuchungstyp, aus dem ein brauchbares, d. h. einigermaßen homogenes Kollektiv gebildet werden sollte, war gefordert a) akute progressive Tuberkulose, b) Doppelseitigkeit, c) Berechtigung der Annahme, daß die Krankheit frischen Ursprungs sei, d) bakteriologische Sicherung, e) Lebensalter 15—30 Jahre. Eine weitere Bedingung zur Aufnahme in das Kollektiv war ethischer Natur und forderte, daß für den Kranken z. Z. keine Kollapstherapie indiziert war. Unter diesen Voraussetzungen kam ein Kollektiv von 166 Pat. [aus 10 Hospitälern und Sanatorien (!)] zustande, das in ungefähr 3 gleich große Gruppen geteilt wurde; von diesen wurde die erste mit Streptomycin allein behandelt, die zweite mit Paraaminosalicylsäure und die dritte kombiniert mit beiden. Die Behandlungen und die diagnostische Verfolgung der Krankheitsverläufe wurden von den Ärzten der verschiedenen Hospitäler bzw. Sanatorien durchgeführt; die klinischen, röntgenologischen, pathologischen und statistischen Ergebnisse wurden unter der Oberleitung von Sachverständigen beurteilt, die an der Behandlung nicht unmittelbar beteiligt gewesen waren. In bezug auf die Einzelheiten verweise ich auf das Original. Die Gesamtanlage der Arbeit kann als vorbildlich gelten. Als Schwäche muß angeführt werden, daß das *Alter der tuberkulösen Prozesse* nicht ausreichend gesichert erscheint; es ist damit zu rechnen, daß auch Fälle eingeschlossen wurden, die nicht „of fairly recent origin" waren; bei Kollektivversuchen in so fortgeschrittenen Krankheitsstadien werden derartige Beeinträchtigungen der Homogenität der Vergleichsgruppen kaum je ganz vermeidbar sein. Zwei nicht weniger wichtige Einwände resultieren daraus, daß die Versuchsansteller weder eine Teilung in *Untergruppen* noch auch eine *ausgleichende Zufallsverteilung* durchgeführt haben:

a) Sie führen selbst an, daß die Patienten in der Streptomycingruppe — in der die Heilerfolge sich dann als günstiger herausstellten! — nicht ganz so schwer krank waren, wie die in der Paraaminosalicylsäuregruppe. b) Die Verteilung auf die beiden *Geschlechter* war ebenfalls ungleichmäßig. Schließlich bestanden offenbar Unterschiede zwischen den einzelnen Hospitälern, erkenntlich daran, daß die Verträglichkeit für Paraaminosalicylsäure in weiten Grenzen zwischen den verschiedenen Häusern (Zentren der Beobachtung) variierte.

b) Wallace Fox and Jan Sutherland: Quart. J. Med. (New Ser.) **XXV**, 221 (1956). In diesem vergleichenden Bericht über die therapeutische Wirkung von Streptomycin, Paraaminosalicylsäure und der Kombination von Streptomycin plus Paraaminosalicylsäure wird über den Vergleich von drei Gruppen von ungefähr gleicher Patientenzahl (53, 58 und 52) berichtet. Die *Auswahl der Kranken* und ihre zufällige und unwissentliche Zuteilung zu je einer der drei Behandlungsgruppen war offenbar mit der größten Sorgfalt und Gewissenhaftigkeit durchgeführt. Trotzdem stellte sich dann heraus, daß von vornherein in der kombinierten Gruppe S.P. (Streptomycin+Paraaminosalicylsäure) durchschnittlich ziemlich (rather) weniger schwere Fälle enthalten waren, als in den anderen beiden Gruppen, von denen die eine nur Streptomycin (S-Gruppe) und die andere nur PAS (P-Gruppe) erhalten hatte. Nur jeweils 3 Monate konnten die drei getrennten Therapieformen konsequent durchgeführt werden; danach war dies offenbar nicht mehr möglich wegen der *prädominierenden ethischen Verpflichtung* zu einer individuellen Behandlung; vielmehr mußten jetzt zusätzlich noch andere Formen der Chemotherapie und mußte teilweise Kollapstherapie eingesetzt werden. Fast selbstverständlich ergab sich so nach einem Jahr der Beobachtung, daß sich die zusätzliche Therapie ungleichmäßig auf die drei Gruppen verteilte; die Patienten der Streptomycingruppe hatten durchschnittlich weniger zusätzliche Therapie erhalten (und benötigt) als die beiden

[11] Siehe dazu auch: Brit. med. J. **1948 II**, 769; **1949 II**, 1521; Lancet **1948 I**, 862, Vol. 225.

anderen Gruppen. Im zweiten Beobachtungsjahr hielt dieselbe Ungleichheit an. Schließlich nach fünf Jahren: „The three series therefore differed widely in the chemotherapy that they received in the 5-years period. There were also differences in the collapse measures undertaken ...“. Aus all diesen Gründen der Verschiedenheiten der Homogenität zwischen den drei Gruppen und ganz besonders der von Anfang an gegenüber den beiden anderen Gruppen bestehenden leichteren Erkrankungen in der kombinierten Streptomycin-Paraaminosalicylsäuregruppe kann der relativ größeren Überlebenszahl in dieser letzteren Gruppe keine überzeugende Beweiskraft zugebilligt werden.

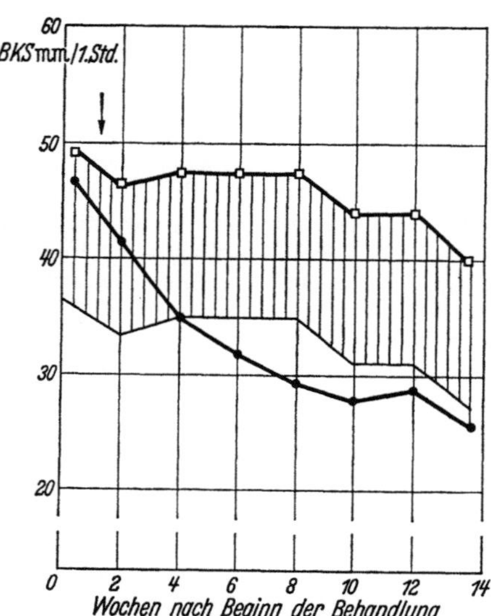

Abb. 24. Zum kollektiven therapeutischen Vergleich von 2 Krankengruppen auf Grund des (zahlenmäßig faßbaren) Merkmals Blutkörperchensenkung. Die Kranken der einen Gruppe wurden nur symptomatisch behandelt (Kontrollfälle □——□) = Standardtherapie, während die Kranken der anderen Gruppe außerdem mit PAS behandelt wurden (●——●) = Testtherapie. ●——● Mittelwertskurve der Blutkörperchensenkungen der PAS-behandelten Kranken. □——□ Mittelwertskurve der Blutkörperchensenkungen der Kontrollfälle. Vertikal schraffierte Fläche = dreifache mittlere Abweichung (3 s) der Kurve der Kontrollfälle; die mittlere Abweichung ist hier nur in ihrem negativ gerichteten, der Mittelwertskurve der PAS-behandelten Kranken zugewandten Werte sinnvoll. ↓ Beginn der PAS-Behandlung oder des Einsatzes eines Pseudomittels (Placebo). [Fig. 4 aus Amer. Rev. Tuberc. **61**, Nr. 5, 602 (1950)].

c) P. W. Hutton, Y. K. Lutalo, A. W. Williams, Isabell M. Tomkin, and Wallace Fox: Acute pulmonary tuberculosis in East Africans: A controlled trial of isoniazid in combination with streptomycin or PAS. Tubercle (Edinb.) **XXXVII,** 151 (1956). Die Gesamtzahl der Patienten war hier 65, sie waren zufällig aber ohne *Ausgleichung* auf zwei Gruppen verteilt; bei der Kleinheit der einzelnen Gruppen wäre hier die ausgleichende Alternierung ganz besonders angebracht gewesen. Die I. der beiden Gruppen erhielt eine Kombination von Streptomycin 1,0 + Isoniazid 0,2 g täglich, die II. PAS-sodium 20 g + Isoniazid 0,2 g täglich. Es war von vornherein nicht zu verhindern gewesen, daß schon zu Beginn des Versuchs in der 1. Gruppe sich mehr schwer Kranke mit mehr Bacillen[12] im Sputum befanden als in der II. Gruppe. Obwohl sich in der I. Gruppe (Streptomycin + Isoniazid) von Anfang an mehr Schwerkranke befanden als in der II. Gruppe (PAS + Isoniazid), obwohl sich nach 12 Wochen die I. Gruppe der II. überlegen und nach 24 Wochen wenigstens ebenbürtig erwies, schätzen die Autoren die therapeutischen Erfolge in beiden Gruppen ungefähr gleich hoch ein. Man erkennt daraus die großen Unsicherheiten schon in der Versuchsanordnung und dann auch in der Beurteilung, die bei dem *kollektiven* therapeutischen Vergleich einer so zu Chronizität neigenden Krankheit wie der Lungentuberkulose in Kauf genommen werden müssen. Patienten mit „acute rapidly progressive bilateral pulmonary tuberculosis“ gehören nicht mehr zu den Stadien von Tuberkulosekranken, von denen noch *Kollektive* zu einigermaßen *ausreichend homogenen vergleichbaren Gruppen* zusammengeschlossen werden dürfen.

II. Einen weiteren lehrreichen kollektiven therapeutischen Vergleich hat für die Paraaminosalicylsäure das *therapeutische Komitee der schwedischen Nationalvereinigung gegen die Tuberkulose* durchgeführt[13]. Die Untersucher setzten dabei a priori voraus, daß in ihren beiden

[12] So befand sich in Gruppe II nur ein Kranker, dessen Sputum als dreimal positiv bezeichnet werden mußte, in Gruppe I aber befanden sich 9 solcher Kranker!

[13] Amer. Rev. Tuberc. **61**, Nr. 5, 597 (1950).

Kollektiven eine „*Normalverteilung*" in bezug auf die Vorbedingungen und auf die Merkmale vorliegen — eine Voraussetzung, die keineswegs von vornherein als gesichert erscheint. Im übrigen könnte diese Versuchsanordnung als für die *Begrenzung auf ein Merkmal* mustergültig gelten. Als Beispiel für die Beurteilung des therapeutischen Resultates aus den Mittelwerten der Verlaufsbeobachtungen speziell auf Grund der Blutkörperchensenkung als Merkmal diene Abb. 24.

Dank einer ohne Zweifel besonders sorgsamen Auswahl der für die Kollektive brauchbaren Kranken ist es hier gelungen, einen signifikanten Unterschied des Verlaufs der *Blutkörperchensenkung* zwischen den beiden Kollektiven zu beweisen. Die Differenz der Merkmaldurchschnitte der beiden Kollektive ist statistisch gesichert. In ähnlichem Grade ließen sich auch für den Verlauf der *Körpertemperatur, des Gewichts, der Sputummenge, des Bacillenreichtums* des Sputums statistisch gesicherte Differenzen — immer zugunsten der *Paraaminosalicylsäure* — berechnen. Dieses Resultat zeigt immerhin, daß bei der Lungentuberkulose unter der Voraussetzung einer großen Auswahlmöglichkeit aus einem ungewöhnlich großen Krankengut die kollektive Versuchsanordnung bis zu einem statistischen Beweis führen kann. Es darf dabei aber nicht übersehen werden, daß dieser therapeutische Vergleich zwischen einer symptomatischen und einer spezifischen Therapie heutzutage nicht mehr vorkommt, bzw. daß er *ethisch* nicht mehr verantwortet werden kann, und er der therapeutischen Prüfung wesentlich geringere Schwierigkeiten entgegensetzt als der Vergleich der Prüfung von *zwei verschiedenen spezifischen Medikamenten* oder von *Kombinationen* von ihnen.

Es wäre eine irrige Auslegung des Beweiswertes „*signifikanter*" *statistischer Differenzen,* wenn man aus ihnen ohne weitere Berücksichtigung der Versuchsanordnung den Schluß ziehen wollte, daß kraft einer solchen Differenz die Güte einer statistischen Methode und die Überlegenheit eines der Prüfung unterzogenen Mittels über ein anderes bewiesen wären. Auch ein *statistisch signifikanter Unterschied* hat nur dann einen *realen Beweiswert,* wenn die Voraussetzungen der Berechnung in Ordnung waren; das ist aber nicht der Fall bei einer ungenügenden (qualitativen) Homogenität der beiden Vergleichsgruppen (s. Kapitel IV. A. 2. „Homogenität"). Entsprechend gilt dieser Einwand auch für die Beurteilung der oben besprochenen Arbeiten. Alle Gewissenhaftigkeit, Sorgfalt, Fleiß und Akribie der Ärzte, die die Versuche planen und durchführen, kann nicht darüber hinweghelfen, daß mit dem *zunehmenden Alter von Lungentuberkulösen* keine mit Wahrscheinlichkeit unter sich vergleichbaren Gruppen oder auch Untergruppen mehr gebildet werden können, und daß deshalb dann auch der *nicht besonders modifizierte kollektive therapeutische Vergleich* nicht mehr angewendet werden kann. Wie kann dieser Engpaß überwunden werden? Er muß überwunden werden, denn das ist unbestreitbar, daß bei der Lungentuberkulose nur aus *großen Zahlen* von Behandelten *therapeutische Schlüsse gezogen werden* dürfen.

b) Die individuelle Prüfung auf Grund des Krankheitsverlaufs bei der Lungentuberkulose

Die Chronizität und der dadurch betont individuelle Charakter jedes einzelnen Falles von chronischer Lungentuberkulose haben sich als Ursache dafür herausgestellt, daß beim kollektiven Vergleich von Heilmethoden im Bereich der Lungentuberkulose nur unter ganz besonderen und einengenden Voraussetzungen gesicherte Beweise erreicht werden können. Den Ansprüchen so individuell verlaufender Erkrankungen wird, von Ausnahmen abgesehen, nicht Genüge getan, wenn sie in ein *vereinheitlichendes, gleichmachendes Kollektiv* eingeordnet werden und in ihm untergehen; sie können im allgemeinen nur in sich selbst gemessen werden und innerhalb ihrer selbst, in ihrem eigenen Verlauf verglichen werden. Dem Vergleich verschieden gestalteter Perioden steht hier für die *klinisch-therapeutische Prüfung* grundsätzlich auch nichts entgegen. Grundlage des Vergleichs ist auch bei der Lungentuberkulose eine *Vorbeobachtungsperiode*, in der dem Kranken seine individuelle Prognose gestellt wird. Solange noch keine mit großer Sicherheit gegen die Tuberkulose wirksamen Heilmittel bekannt waren, wurde der Kranke in einer 1. Beobachtungsperiode nach allen Regeln der ärztlichen Kunst und Wissenschaft symptomatisch behandelt, der therapeutische Vergleich spielte sich zwischen dieser „*Vorbeobachtungsperiode*" und der anschließenden *Testperiode* ab, in der zusätzlich das zu prüfende Heilmittel angewendet wurde. Heute wird immer schon in der 1. Periode (auch Vorbeobachtungsperiode) neben der *symptomatischen Therapie* das eine von den *zwei Heilmitteln* gegeben, *die aneinander gemessen werden* sollen, und zwar im allgemeinen das Mittel, das sich schon bewährt hat, und in der 2. Periode bei gleichbleibender symptomatischer Behandlung das andere zweite (mit dem ersten zu vergleichende) Mittel.

Bei einer sich über so lange Zeiträume erstreckenden Krankheit, die so sehr durch scheinbar spontane Besserungen, die aber auch durch unvorhergesehene Schübe beeinflußt ist, müssen die *Längen der Vergleichsperioden* erheblich sein. Es steht hier zur Diskussion, ob nicht die lange Dauer der Verlaufsbeobachtung ähnliche Schwierigkeiten mit sich bringen könne, wie ich es oben bei der Besprechung der Krankheitsdauer (S. 217) auseinandergesetzt habe. Tatsächlich ist diese Gefahr aber hier viel kleiner als dort, da hier die Beobachtungszeiten so viel kürzer sind. Haben wir bei der *Krankheitsdauer der chronisch gewordenen Lungentuberkulose* fast immer mit mehreren Jahren zu rechnen, so genügen hier — sofern die übrigen Gesetze der therapeutischen Untersuchung gewahrt sind — meist schon einige Monate, um am einzelnen Fall eine Verlaufsänderung während und unter dem Einfluß eines Heilverfahrens zu erkennen.

Der Verlauf unter dem Einfluß einer spezifischen (einfachen oder auch kombinierten) Therapie soll also verglichen werden mit dem Verlauf der Erkrankung unter (symptomatischer Therapie oder unter) einer anderen spezifischen Therapie, welche im allgemeinen sich in früheren therapeutischen Prüfungen schon bewährt hat.

Eine *genaue Kenntnis des Verlaufs* in den *beiden* zu vergleichenden Perioden ist deshalb unerläßliche Voraussetzung. Sie kann von den oben genannten Bedingungen abgesehen, *nicht* gewonnen werden mit Hilfe der (gleichzeitigen) Beobachtung anderer Kranker, deren Krankheitszustand dem Zustand der mit dem zu prüfenden Präparat behandelten sehr ähnlich schien, sondern nur durch *den individuellen therapeutischen Vergleich* bei jedem einzelnen Kranken. Die genaue Kenntnis des Verlaufs ist für die beiden zu vergleichenden Perioden in gleichem Maße erforderlich, für die erste Periode nicht weniger als für die zweite. Gleichviel ob in der ersten Vergleichsperiode nur symptomatisch oder auch schon mit einem schon bewährten spezifischen Mittel behandelt wurde, wir nennen sie in jedem Falle wie früher die *Vorbeobachtungsperiode*. Die Anforderungen, die wir an die Vorbeobachtungsperiode in bezug auf ihre Dauer, ihre Kontinuität und ihre anderen Merkmale stellen, sind unabhängig davon, ob und wie in ihr behandelt worden ist. Die Aussicht auf Vergleichbarkeit der beiden Perioden, die die Vergleichspartner bilden, ist bei der Lungentuberkulose grundsätzlich gegeben; der Vergleich ist auch praktisch häufig genug durchführbar.

1. *Länge der Vorbeobachtung*. Voraussetzung ihrer Brauchbarkeit als Vergleichsbasis ist, daß die Vorbeobachtungsperiode schon so lange durchgeführt wurde, und daß sie lange genug einen so gleichmäßigen, kontinuierlichen Verlauf gezeigt hat, daß man

sich mit Wahrscheinlichkeit vor dem Auftreten spontaner Verlaufsänderungen gesichert fühlen kann. Immerhin bleibt damit zu rechnen, daß im Verlauf einiger Monate eine unvorhergesehene und unerklärliche Schwankung die Krankheitslage beeinflußt, und es dann schon spontan zu einer Diskontinuität des Krankheitsverlaufs im günstigeren Sinn kommt, die irrtümlich der spezifischen Therapie zugeschrieben werden könnte. Bei genügend langer und genügend gründlicher Vorbeobachtung wird diese *Fehlerquelle* aber doch nur selten eine wesentliche Rolle spielen, und bei einer großen Zahl von Beobachtungen werden keine schwerwiegenden Fehler das Endresultat fälschen.

Wie lange eine Vorbeobachtungsperiode bzw. wie lange überhaupt die erste Vergleichsperiode dauern muß, das ist eine Frage, die in absoluten Werten höchstens in ihren Minimalzahlen beantwortet werden kann: Auch im günstigsten Fall wird man kaum jemals vor zwei [bis drei?] Monaten behaupten können, daß mit einer Änderung des bisherigen (kontinuierlichen!) Verlaufs nicht mehr gerechnet werden müsse. Selbstverständlich gilt das ganz besonders dann, wenn der Krankheitsverlauf in der Vorbeobachtungszeit an sich schon eine Richtung im Sinne einer fortschreitenden Besserung aufweist. Eine schon bestehende Tendenz zur Besserung kann im weiteren Verlauf leicht eine spontane Beschleunigung erfahren; ganz allgemein wird es immer besonders problematisch sein, bei einer spontan einer Besserung zustrebenden Verlaufsrichtung feststellen zu wollen, daß eine Beschleunigung dieser Besserung (also eine gleichsinnige Änderung der Verlaufsrichtung) einer bestimmten *äußeren Einwirkung* zugeschrieben werden dürfe. So wird eine Besserung des Verlaufs viel eher nach einer bis dahin *konstanten, horizontalen,* einer Besserung nicht zustrebenden Richtung der ersten Periode dem in der zweiten Vergleichsperiode zu prüfenden Mittel als Verdienst angerechnet werden dürfen und schließlich erst recht dann, wenn es mit bzw. nach dem Einsatz des Heilmittels zur *Umkehrung* einer bis dahin einer weiteren Verschlimmerung zuneigenden *Verlaufsrichtung* kam.

Eine rein symptomatische Vorbeobachtung war bei der Lungentuberkulose nur so lange durchführbar und erlaubt, als es keine schon bewährten *chemotherapeutischen Mittel* gab. Nach den Belegen, die wir heute für eine ganze Reihe von Tuberculostatica besitzen, ist eine nur symptomatische Vorbeobachtung nicht mehr erlaubt. Wie soll es aber möglich sein, Lungenkranke erst zwei und drei Monate zu behandeln und vorzubeobachten, ehe man sie der *zu prüfenden* Behandlung unterzieht, und dann noch die notwendigen Monate für die Durchführung der Prüfung zur Verfügung zu haben? Bei manchen Kranken wird dann schon ein so großer Teil der zu ihrer stationären Behandlung verfügbaren Zeit dahingegangen sein, daß der übriggebliebene Rest nicht mehr ausreicht, um ein Urteil über die Wirkung oder die Unwirksamkeit des *Prüfmittels (des Probanden)* zu erlangen. Hier liegt tatsächlich eine schwere Klippe im Bereich der therapeutischen Prüfung bei der Tuberkulose. Aber die Lage wird nicht besser, wenn man die Klippe (nur scheinbar) umschifft, indem man die Versuchsbedingungen in ihrer Qualität herabsetzt.

2. *Zusätzliche Möglichkeiten der Vorbeobachtung.* Gelegentlich werden Kranke in Krankenhäuser oder Heilstätten zum Zwecke der Behandlung mit einem neuen antituberkulösen Therapeuticum eingewiesen, Kranke, die unmittelbar aus anderen Krankenhäusern oder Heilstätten kommen, deren sonstige Heilbedingungen ähnlich waren, nur daß das neue Mittel in ihnen nicht angewandt wurde. Man wird solche Situationen sehr genau analysieren müssen, wird aber dann in vielen Fällen ohne Bedenken

kleinere oder größere Perioden der bisherigen Behandlungszeit auf die eigene Vorbeobachtungszeit anrechnen dürfen. So kann diese des öfteren verkürzt, sehr selten ganz entbehrlich werden.

3. *Richtung, Kontinuität und Einheitlichkeit der Vorbeobachtungsperiode.* Gleichviel ob eine Vorbeobachtungsperiode durchaus in eigener Beobachtung gewonnen oder aus der unmittelbar vorhergegangenen, in anderen Häusern verbrachten Zeit übernommen wird, immer wird sie nur unter der Vorbedingung als geeignete Grundlage des therapeutischen Vergleichs anerkannt werden können, daß sie *gerichtet verlaufen* ist. Das heißt, es dürfen sich in ihrem Verlauf keine spontanen divergierenden *Diskontinuitäten* ereignet haben, sofern diese nicht ganz vorübergehender Natur waren. Es dürfen aber auch während der Vorbeobachtung nicht irgendwelche weitere ärztliche Eingriffe oder andere *Mitursachen* den Verlauf in mehr oder weniger unübersichtlicher Weise beeinflußt haben. Weitere ärztliche Eingriffe können teilweise unvermeidbar sein; niemals wird ein Arzt zugunsten der Prüfung einer in ihren Wirkungen noch nicht ganz gesicherten Therapie die Anwendung anderer bewährter und indizierter Heilmittel seiner therapeutischen Prüfung zuliebe verschieben oder unterlassen dürfen. Um so unnötiger und fehlerhafter ist es aber, wenn während der therapeutischen Prüfung eines neuen Heilmittels aus Ungeduld, aus unüberlegter Neugier oder auch aus Verlegenheit ein anderes zweites, ebenfalls noch unbewährtes Mittel eingeschaltet wird. So schafft man sich freiwillig eine unlösbare Gleichung mit zwei Unbekannten. Sei nun eine derartige Komplikation vermeidbar oder unvermeidbar gewesen, immer wird sie den Wert einer Vorbeobachtungszeit herabmindern, meist ganz illusorisch machen. Das gleiche gilt selbstverständlich in allem genau so für die *Periode der therapeutischen Beobachtung.* Die so auf irgendeine Weise unverwertbar gewordenen Fälle werden von vornherein und fortgesetzt in einer eigenen Gruppe zusammengefaßt; sie können z. B. für die Beurteilung von Nebenerscheinungen des geprüften Mittels noch von Wert sein, für das therapeutische Urteil scheiden sie ganz und gar aus.

4. *Entbehrlichkeit der Vorbeobachtung.* Nur in einem Fall kann auf eine Vorbeobachtungsperiode verzichtet werden. Bei manchen *besonders rasch fortschreitenden Formen der Lungentuberkulose* können wir fast mit derselben Sicherheit wie bei bösartigen Geschwülsten ohne den Einsatz spezifischer Mittel ein unabänderliches weiteres Fortschreiten bis zum tödlichen Ausgang vorhersagen. In diesen Fällen, gekennzeichnet durch rasch weiterschreitende exsudative Prozesse mit Verkäsung, foudroyanter Kavernisierung, hektischem Fieber usw., bedarf es oft keiner Vorbeobachtungszeit, um zu wissen, daß hier ohne ein besonderes Heilmittel keine Rettung mehr möglich ist. Hier ist die (infauste) Prognose auch ohne Vorbeobachtung offenbar. Aber sogar in scheinbar eindeutigen Fällen kann es gelegentlich einmal zu einer unerwarteten günstigen Wendung kommen; größte Zurückhaltung ist hier besonders dann geboten, wenn der Kranke bis zum Beginn der therapeutischen Beobachtung nicht stationär oder überhaupt unter nicht eindeutig gleich günstigen äußeren Bedingungen behandelt und verpflegt worden war.

5. *Unwissentliche Versuchsanordnung.* Je mehr das allgemeine, oft genug rein suggestive Vertrauen auf ein Heilmittel bei den Kranken wächst, um so schwieriger wird die Durchführung von genügend langen Vorbeobachtungsperioden werden, auch wenn ein solches Mittel für kritische Anforderungen noch nicht als bewiesen gelten kann. Zur Ausscheidung einer suggestiven therapeutischen Wirkung ist es in der therapeuti-

schen Forschung nicht selten notwendig, vor dem Einsatz des Mittels, das der Prüfung unterzogen werden soll, ein *Scheinmittel* (Placebo) zu verabreichen. Eine störende suggestive Wirkung ist bei chemotherapeutischen Mitteln gegen Lungentuberkulose allerdings kaum in dem Grad in Rechnung zu setzen, daß deshalb die Anwendung von Scheinmitteln immer unentbehrlich erschiene. Wohl aber kann auf diese manchmal nicht verzichtet werden, wenn die bisherige Vorbeobachtungszeit noch nicht ausreicht, der Patient aber mit Ungeduld den Einsatz der Therapie, auf die er sein Vertrauen gesetzt hat, erwartet und durch eine abschlägige Haltung des Arztes in eine, seinen Zustand vielleicht schädigende Depression oder in eine Vertrauenskrise hineingeraten würde — immer vorausgesetzt, daß die besondere individuelle Situation des Kranken oder Komplikationen seiner Erkrankung (wie Larynxtuberkulose oder Darmtuberkulose) nicht den sofortigen Einsatz des auf seine Wirksamkeit bei *Lungen*tuberkulose noch in der Prüfung befindlichen Heilmittels angezeigt erscheinen lassen.

Seitdem wir jetzt immer schon in der Vorbeobachtung mit einem schon bewährten spezifischen Mittel behandeln und also zwei verschiedene spezifische Mittel miteinander vergleichen, spielt die Frage der unwissentlichen Versuchsanordnung eine andere, aber deshalb nicht unbedingt eine geringere Rolle. Auch beim Vergleich der Wirkung zweier spezifischer Präparate kann es notwendig sein, die Verschiedenheit der beiden Mittel dem Kranken vorzuenthalten. Blindversuche erübrigen sich im allgemeinen bei einer Erkrankung, bei der so viele eindeutige, objektive Merkmale zur Verfügung stehen.

6. *Homogenität innerhalb der Untergruppen der Kranken.* Nicht nur die beiden zeitlichen Vergleichsperioden, einerseits der Vorbeobachtung, andererseits der therapeutischen Beobachtung, müssen in sich vergleichbar sein, auch die zu einer solchen Prüfung herangezogenen Fälle müssen in bezug auf ihre Gleichartigkeit untereinander geprüft und danach geordnet werden. Es ist nicht notwendig, daß ein Mittel gegen alle Formen und Stadien und Grade der Lungentuberkulose in gleicher Weise geeignet sei. Daß die an sich bösartigen, zu raschem Fortschritt neigenden Formen der Lungentuberkulose von vornherein jeder Therapie gegenüber resistenter sein werden, ist selbstverständlich. Darüber hinaus aber wird die Prüfung damit zu rechnen haben, daß auch verschiedene Reaktionsformen wie hämatogene Streuungen, zu Blutungen neigende, fieberhafte und fieberfreie, einseitige und doppelseitige Prozesse nicht die gleiche Ansprechbarkeit auf das zu prüfende Mittel zu haben brauchen, daß auch die Empfindlichkeit, je nachdem es sich mehr oder weniger um die Bildung von proliferativem oder cirrhotischem Gewebe handelt, eine verschiedene sein kann (s. dazu S. 240).

Die Voraussetzung des therapeutischen Urteils ist also die *zuverlässige individuelle Vorbeobachtungsperiode.* Über alle Faktoren, die die Prognose bestimmen, hinaus, ist sie und ihr *Vergleich mit der Periode der therapeutischen Beobachtung* ausschlaggebend für die Klarheit der Lage. Die angeborenen und erworbenen, die phänotypischen und genotypischen Eigenschaften sind hier zwar nicht weniger bedeutungsvoll für den einzelnen Kranken, das ist selbstverständlich; aber sie sind im Gegensatz zu unseren Ausführungen beim Vergleich zweier Kollektive nicht von Bedeutung für den therapeutischen Vergleich zwischen Vorbeobachtung und therapeutischer Beobachtung. Da hier die beiden Perioden des Vergleichs vom gleichen Kranken mit den gleichen genotypischen, phänotypischen usw. Merkmalen genommen werden, so heben sich die individuellen Merkwürdigkeiten gegenseitig auf und spielen so keine

Rolle. Deshalb braucht auch die Homogenität innerhalb der einzelnen Gruppen hier nicht mehr mit der gleichen Sorgfalt gewahrt werden, wie es sich beim therapeutischen Vergleich zweier Kollektive als notwendig erwiesen hat. Eine Homogenität innerhalb der Gruppen ist hier nicht eine grundsätzliche Vorbedingung des therapeutischen Vergleichs (mit dem Ziel der Erkenntnis, ob ein Mittel überhaupt wirkt oder nicht), sondern mehr die Voraussetzung unserer differenzierten Einsicht, bei welchen Formen und Reaktionsweisen der Tuberkulose die Aussichten unseres Mittels günstiger und wo sie weniger günstig liegen.

7. *Kriterien der Verlaufsbeobachtung.* Der Verlauf einer Erkrankung kann nur dann eindeutig verfolgt werden, wenn adäquate Merkmale und Untersuchungsmittel für die Beobachtung zur Verfügung stehen. Bei der Lungentuberkulose kommt es dabei einerseits auf die fortlaufende Verfolgung des *allgemeinen Zustandes* an, andererseits auf die Verfolgung des *örtlichen Lungenprozesses.* Von allen Merkmalen, Kriterien gilt, daß sie ihre Bedeutung für einen Verlauf (gleichviel in welcher Periode der Beobachtung) nur dann erlangen, wenn sie *nicht über einen Zustand, über einen Zeitpunkt im Verlauf* etwas aussagen, *sondern* über die *Entwicklung des Verlaufes* über die Zeit der beiden Perioden (der Vorbeobachtung und der therapeutischen Beobachtung) hinweg. Es ist offenbar, daß zwei verschiedene Verläufe (Perioden, Strecken) unmöglich durch nur zwei Zustände (Punkte) dargestellt werden können. So ist auch bei der Prüfung von Heilmitteln gegen Lungentuberkulose eine Beobachtung von Anfang an verfehlt, die sich zur Kennzeichnung eines gesamten Krankheitsverlaufs glaubt damit begnügen zu können, einen Zustand vor dem Einsatz der Therapie und einen zweiten während oder nach dem Einsatz der Therapie festzulegen. Die *Bewegung* der einzelnen Merkmale muß vielmehr in Reihen so vor uns ablaufen, daß dadurch die einzelnen Perioden in ihrem Verlauf charakterisiert werden. Das gilt für die sämtlichen möglichen Kriterien der Beobachtung des Krankheitsverlaufs:

a) Unter den Methoden, die uns über den örtlichen Lungenprozeß informieren, steht ganz im Vordergrund die *Röntgenuntersuchung.* Sie gibt uns nicht nur die besten Aufschlüsse über Ort und Ausdehnung, Einseitigkeit oder Doppelseitigkeit der Prozesse, sondern vermittelt uns auch eine Qualitätsdiagnose, ob und inwieweit die Prozesse mehr gutartiger oder mehr bösartiger, mehr produktiver, exsudativer oder cirrhotischer Natur sind, weiterhin welche Wege der Ausbreitung die Infektion in der Lunge genommen hat. Die *Größe von Kavernen* ist als direkt meßbar von besonders großer Bedeutung. Sie gewinnt ein Vielfaches an Sicherheit und deshalb sehr an Wert, wenn sie vervollkommnet wird durch das *Schichtaufnahmeverfahren,* das sowohl Fläche wie Raum der Kavernen eindeutig verfolgen läßt. (Gleichmäßige Technik und Atemphase vorausgesetzt.) Es kann nicht genug empfohlen werden, daß bei therapeutischen Forschungen, auch wenn keine ärztliche Notwendigkeit vorliegt, aus wissenschaftlicher Indikation *schon bei der Krankenhausaufnahme Schichtaufnahmen* angefertigt werden, also schon zu Beginn der Vorbeobachtung. Es soll nicht damit gewartet werden, bis auf Grund der Vorbeobachtung ein Kranker sich als für die therapeutische Prüfung als geeignet erwiesen hat, oder bis eine direkte ärztliche Indikation sich ergeben hat; dann ist es zu spät geworden für die Auswertung der Schichtaufnahmen für die therapeutische Prüfung. Denn die Schichtaufnahme kann dann nur mehr etwas aussagen über den Zustand am Ende der Vorbeobachtung, nichts aber über die Zeit zwischen deren Beginn und deren Ende, d. h. nichts über die Entwicklung während der Vorbeobachtung. Aber gerade hierauf kommt es an.

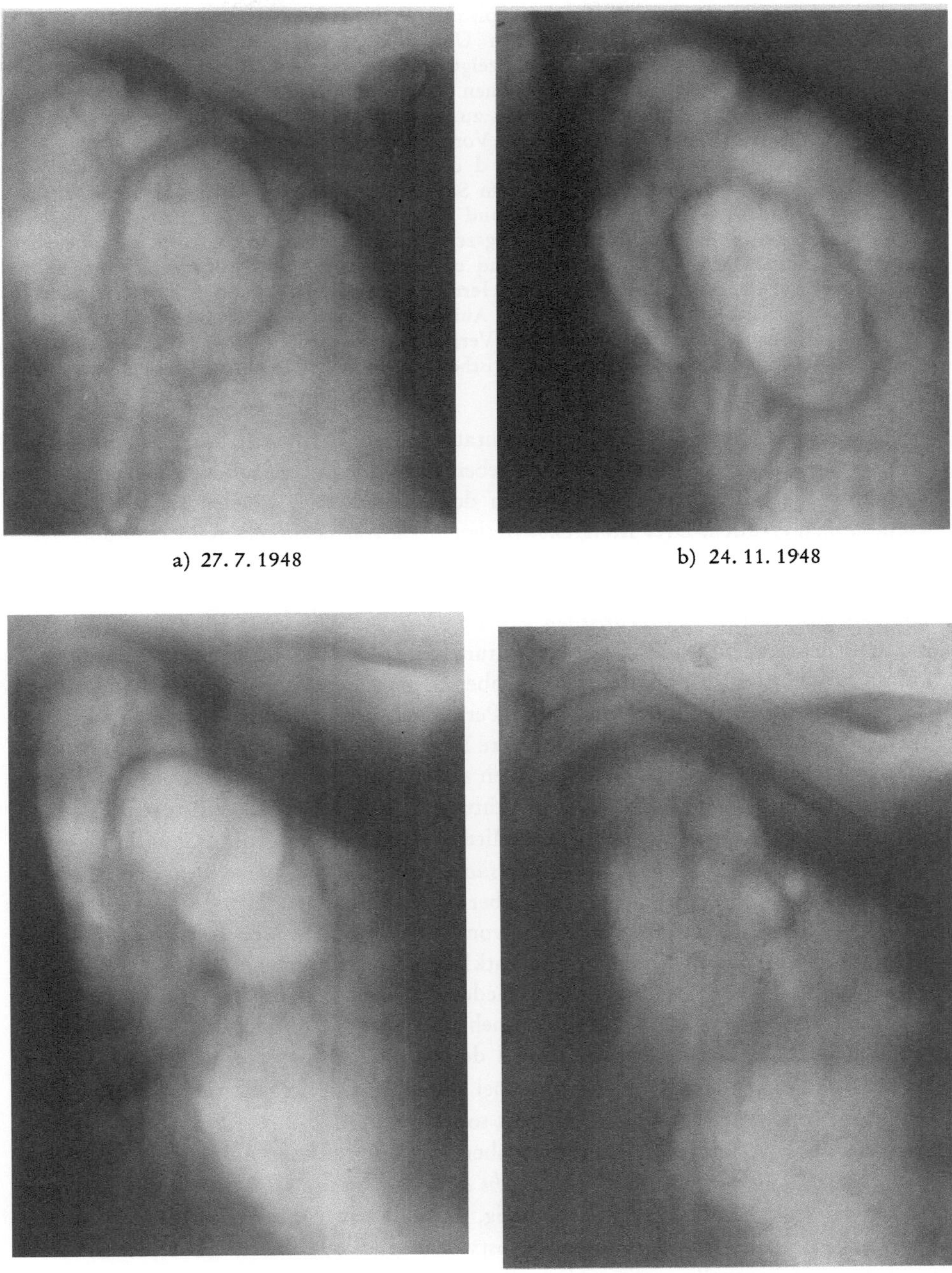

a) 27. 7. 1948

b) 24. 11. 1948

c) 24. 1. 1949

d) 24. 4. 1949

Abb. 25 (zu Beispiel 17). Pat. ap. Schichttiefe 9 cm, Vorbeobachtung vom 11. 8. 1948 bis 24. 1. 1949 ($5^1/_2$ Monate). Therapeutische Beobachtung vom 25. 1. 1949 bis 25. 4. 1949 (3 Monate). (Aus P. MARTINI, H. MOERS u. H. GANSEN: Beitr. Klin. Tuberk. **104**, 515, Abb. 6 a—d [1951])

Beispiel 17. Abb. 25 demonstriert in typischer Weise und unterstreicht die Forderungen, die die Durchführung der therapeutischen Untersuchung an den zeitlichen Ansatz von *Röntgenaufnahmen* stellt. Die Abbildung zeigt vier verschiedene Röntgenschichtaufnahmen a, b, c und d. Nicht weniger als drei von ihnen charakterisieren den Krankheitsverlauf in der Vorbeobachtungszeit: Die Aufnahme a ganz zu deren Beginn sogleich nach der Aufnahme in die Klinik, die Aufnahme b während der Vorbeobachtung und die Aufnahme c an deren Ende. Scheinbar gehört nur die Aufnahme d der therapeutischen Prüfungszeit an; tatsächlich aber stellt die Aufnahme c nicht nur den Schlußstand der Vorbeobachtungszeit dar, sondern darüber hinaus auch den Anfangszustand der therapeutischen Prüfungszeit. Demgemäß ist die Verlaufsrichtung der Vorbeobachtungszeit bestimmt durch die zu drei verschiedenen Zeiten aufgenommenen Aufnahmen a, b und c, die therapeutische Prüfungszeit aber durch die an zwei verschiedenen Zeitpunkten angefertigten Aufnahmen c und d. Die drei ersteren Aufnahmen zeigen eindeutig, wie zwischen Aufnahme a und c die Kaverne gleichgeblieben ist, sich eher vergrößert hat, während der Vergleich von Aufnahme c und d ebenso wenig einen Zweifel läßt, daß in der Zeit, die zwischen diesen beiden Aufnahmen liegt, eine ganz erhebliche Verkleinerung eingesetzt hat.

Selbstverständlich gilt das gleiche mutatis mutandis für alle Röntgenaufnahmen. Nur soweit sie einen klaren Überblick geben über das ganze in Bewegung befindliche Krankheitsgeschehen in beiden Perioden der Beobachtung, werden sie ihren Zweck vollkommen erfüllen. *Drei Röntgenaufnahmen zu drei verschiedenen Zeiten angesetzt werden also immer das Minimum darstellen; die erste Aufnahme zu Beginn der Vorbeobachtung, die zweite Aufnahme am Ende der Vorbeobachtung bzw. unmittelbar vor dem Beginn der therapeutischen Prüfungszeit und die dritte am Ende der letzteren.* Bei der langen Dauer der Beobachtungsperioden, wie sie bei der Lungentuberkulose sich von selbst ergeben, werden aber in den allermeisten Fällen noch weitere Aufnahmen im Verlauf der einzelnen Perioden schon aus rein klinischen Gründen notwendig werden und auch für die spätere Beurteilung von großem Wert sein. Auf den richtigen zeitlichen Ansatz der Aufnahmen an dem fraglichen Wendepunkt des Krankheitsgeschehens, also zwischen Vorbeobachtung und therapeutischer Beobachtung bzw. gerade eben vor Einsatz des prüfenden Mittels, ist immer das größte Gewicht zu legen.

b) Die *physikalisch-akustische Untersuchung* behauptet hier neben der Röntgenuntersuchung einen zwar beschränkten, aber unverzichtbaren Platz. Insbesondere trägt die Feststellung der Art und der Menge von Nebengeräuschen, ob trocken oder feucht, ob groß-, mittel- oder kleinblasig, ob nichtklingend oder klingend oft viel zur Charakterisierung bei, wenn die Phänomene wieder über die Zeit hinweg verfolgt werden; nur dann kann ein Bild über ihre Vermehrung oder Verminderung, über ihre Ausdehnung oder ihr Zurückgehen während des Krankheitsverlaufes gewonnen werden.

c) Die *tägliche Auswurfmenge* wird bei Kranken, die für eine therapeutische Prüfung noch geeignet erscheinen, meist nicht so groß sein, daß ihre Messung, wieder über die Zeit verfolgt, etwas Wesentliches über die Entwicklung aussagen könnte. Die *Menge der Bacillen im Auswurf wird nicht ohne Bedeutung sein;* aber dieses Merkmal ist von zu vielen Zufälligkeiten abhängig, als daß seinen Schwankungen ein großer Wert zugesprochen werden könnte. Selbstverständlich werden die Bacillen im Auswurf dauernd kontrolliert; denn das *völlige und dauernde Verschwinden der Bacillen aus dem Auswurf* ist bei fortgesetzter gründlicher Untersuchung in jedem Fall von größter und eindeutiger Wichtigkeit. Wieweit morphologische Veränderungen der Bacillen Rückschlüsse gestatten, werden weitere Beobachtungen zeigen.

d) Bei Beurteilung des *Allgemeinzustandes* stehen *Körpertemperatur* und *Gewicht* an erster Stelle. Das Körpergewicht wird vor allem relativ, in seiner Zu- oder Abnahme, für die Beurteilung des Krankheitsverlaufes ausgewertet werden; ein für die allgemeine Prognose höchst bedeutsames absolutes Untergewicht kann, soweit es sich lediglich um die Gewinnung eines Urteils aus dem Vergleich zweier benachbarter Beobachtungsperioden des gleichen Kranken handelt, nicht mehr unmittelbar interessieren.

e) Ebenso gilt von den *Blutbefunden*, daß es hier nicht auf die absolute Erniedrigung von Hämoglobin und roten Blutkörperchen, noch auf den Grad der Leukocyten, noch auf den absoluten Grad der Linksverschiebung im weißen Blutbild, noch auf die absolute Höhe der Blutkörperchensenkung ankommt, sondern auf relative Veränderungen, also wieder auf die *Bewegung*, auf das weitere Ansteigen oder Absinken von Hämoglobin oder Erythrocyten und auf die Zu- oder Abnahme der Linksverschiebung oder Blutkörperchensenkung während des Verlaufes unserer Beobachtung. Für den zeitlichen Ansatz dieser Merkmale gilt das gleiche, was oben gelegentlich der Röntgenaufnahme ausgeführt wurde. (*Immunitätsreaktionen* können für die Beurteilung einer Verlaufsform vorerst nicht ausgenutzt werden; es ist offensichtlich, daß ihr Ausbau zu einer quantitativen Methode von größtem Wert für unsere Ziele sein müßte.)

f) Schließlich darf das *subjektive Befinden* nicht vernachlässigt werden. Sein Wandel ist allerdings bei der Mehrzahl der Fälle nicht so kurzfristig, daß es sehr oft eindeutig verwertbar wäre. Meist entwickelt sich eine subjektive Besserung zu allmählich, als daß sie von einem bestimmten Zeitpunkt an datiert werden könnte. Aber es kommen doch Fälle vor, in denen die Besserung des Befindens geradezu schlagartig einsetzt und nicht nur die Stimmung im engeren Sinne, sondern auch Appetit und andere Lustgefühle eindeutig umfaßt. Wenn ein solcher Umschlag im engen zeitlichen Zusammenhang mit einem Wechsel der Therapie sich einstellt, so wird er sehr wohl für das therapeutische Urteil mit verwendet werden können. Besonders gilt dies, wenn er sich gleichzeitig mit anderen, objektiven Zeichen der Besserung entwickelt haben sollte.

8. Die *Prognose* schlechthin und ihre Bedeutung für das therapeutische Urteil. Aus dem Charakter der örtlichen und der allgemeinen, der objektiven und der subjektiven Kriterien und aus ihrem Verlauf entsteht die Prognose. Deshalb kann eine Prognose schlechthin, die aus dem spontanen Heilverlauf gestellt wurde, auch als Vergleichsmaßstab benutzt werden, um das künftige Schicksal des Kranken, bei Anwendung einer besonderen Therapie, die der Prüfung unterzogen wird, daran zu messen. Eine solche komplexe Prognosenstellung erscheint den natürlichen Verhältnissen unseres Problems im besonderen Maße gerecht zu werden. Voraussetzung dafür ist aber eben die *Richtigkeit der Prognose*. Diese Richtigkeit ist, abgesehen von der Erfahrung, dem Wissen und der Kritik des Arztes, der die Prognose stellt, von nichts so sehr abhängig als von der Länge der Vorbeobachtungsperiode, die dem Arzt zur Verfügung steht, bis er die Prognose zu stellen braucht. Hieraus erhellt die Unterlegenheit der einfachen Prognose im landläufigen Sinne gegenüber der speziellen Prognose, die sich erst auf Grund der Vorbeobachtung ergibt und möglich wird. Eine einfache Prognose kann deshalb niemals Basis des therapeutischen Urteils sein, sondern nur dessen Ergänzung. Grundlage wird immer die konsequente und rationale Vorbeobachtung und ihr Vergleich mit der therapeutischen Beobachtungszeit bleiben müssen.

Beispiel Abb. 26. Gl. E. Anstreicher, 28 J. In stationärer Behandlung der Med. Klinik Bonn vom 31. 1. 1962 bis 19. 7. 1962. Keine familiäre tuberkulöse Belastung; Tuberkulinanamnese negativ. April 1960 vom Vertrauensarzt durchleuchtet; Lunge damals angeblich ohne Befund.

Im letzten Vierteljahr 1961 15 kg Gewichtsabnahme, schlechtes Allgemeinbefinden. Anfang Januar 1962 „Grippe“ diagnostiziert; aber bei Röntgenaufnahme des Thorax Tuberkulose festgestellt (Abb. 27 a).

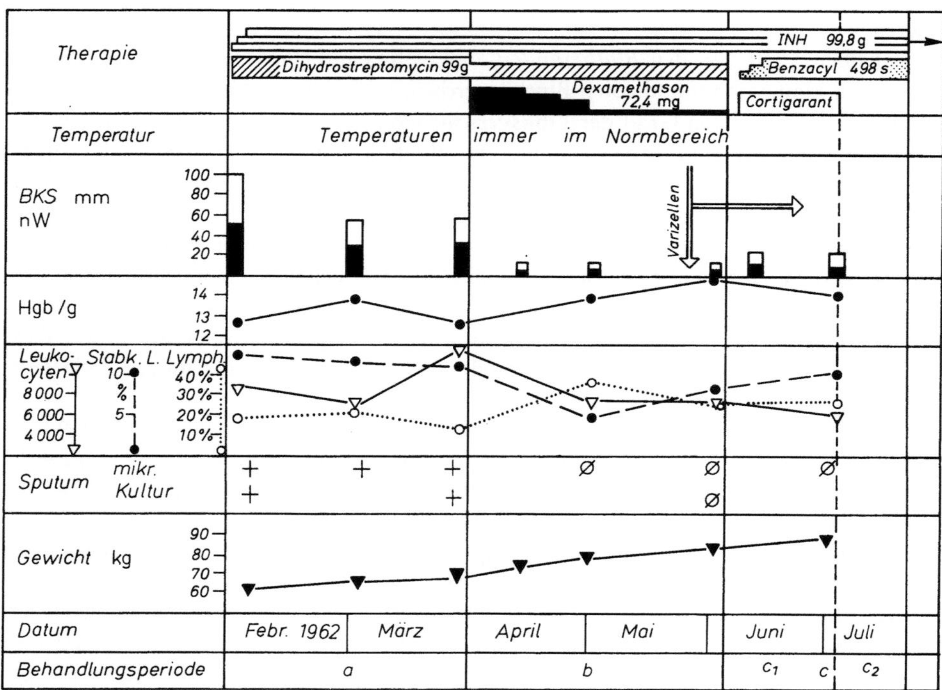

Abb. 26. Individuelle Vergleichsperioden bei Lungentuberkulose. Fieberkurve zur Verlaufs- und Behandlungsübersicht. (Benzacyl = PAS; Neoteben = INH)

Diagnose bei Klinikaufnahme: Exsudativ-produktive beiderseitige multikavernöse offene Lungentuberkulose.

a) Die erste Therapieperiode vom 2. 2. 1962 bis zum 29. 3. 1962 (auch als die Vorbeobachtungszeit zu bezeichnen) dauerte nicht ganz 2 Monate. Ab 2. 2. 1962 wurde sofort mit einer kombinierten Behandlung von tägl. 1 g Dihydrostreptomycin + tägl. 0,5 g Neoteben eingesetzt, so daß der Patient am Ende der ersten 58tägigen Periode 56,5 g Dihydrostreptomycin und 33,2 g Neoteben erhalten hatte. Röntgenologisch (19. 3. 1962) kam es in dieser Zeit zu keinerlei Besserung (s. Abb. 27 b). Das rote Blutbild blieb in dieser Periode in gleicher Weise mäßig herabgesetzt (Hb zu Beginn 12,8 g, am Ende 12,6 g), die Gesamtleukocytenzahl und die Zahl der stabkernigen Leukocyten stiegen bzw. blieben ungefähr gleich (zu Anfang 8400 Leukocyten mit 13,5% stabkernigen L.). Die Lymphocytenzahlen waren am Ende der Periode noch stärker verringert als am Anfang (anfangs 18,5%, zuletzt 29. 3. 1962 12,5%). Die intracutane Tuberkulinprobe mit 1:10 000 war anfangs 5:8 cm, am Ende der Periode noch ausgedehnter mit 12:12 cm. Auch am Ende dieser Periode wies das Sputum sowohl mikroskopisch wie kulturell Tuberkelbacillen auf.

Demgegenüber beschränkte sich die Besserung auf eine erhebliche Gewichtszunahme von 7,6 kg (Gewicht zu Anfang der Periode 61,7 kg, an ihrem Ende 69,3 kg) und auf eine Besserung der Blutkörperchensenkung von anfangs 54/98 auf 32/59. Da sich aber gerade diese beiden Kriterien erfahrungsgemäß bei günstigen äußeren Umständen auch ohne echte klinische Heilungstendenz einer Lungentuberkulose bessern können, hielten wir — auch in Anbetracht des ungebesserten subjektiven Allgemeinzustands — die Verlaufsrichtung für in ihrem Charak-

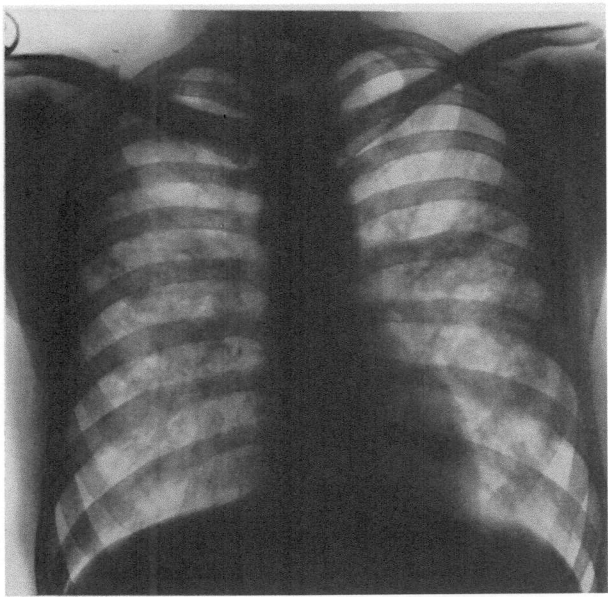

Abb. 27 a. Exsudativ-multikleinkavernöse, aktive, offene, beidseitige Lungentuberkulose mit Streuherden in beide Mittel- und Unterfelder. Vor Chemotherapie. (Aufn. v. 31. 1. 1962)

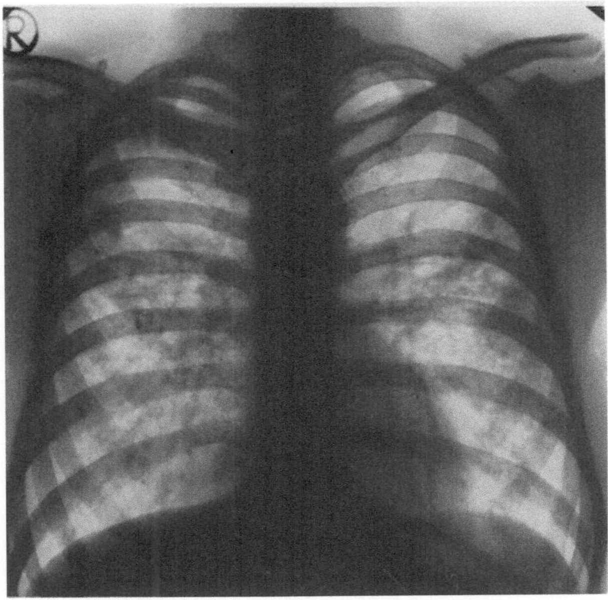

Abb. 27 b. Aufn. v. 19. 3. 1962: Nach INH und Streptomycin (Periode a) keine sichere Änderung der infiltrativen und kavernösen Veränderungen gegenüber dem Ausgangsbefund

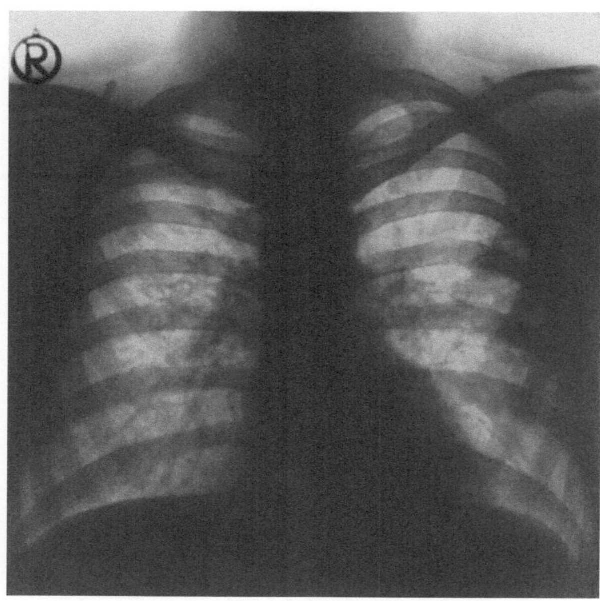

Abb. 27c. Aufn. v. 25. 5. 1962: Ende der Dexamethason- und INH- und Streptomycin-Periode (b). Rückbildung der bisher unbeeinflußten infiltrativen Streuherde und Kavernenschluß

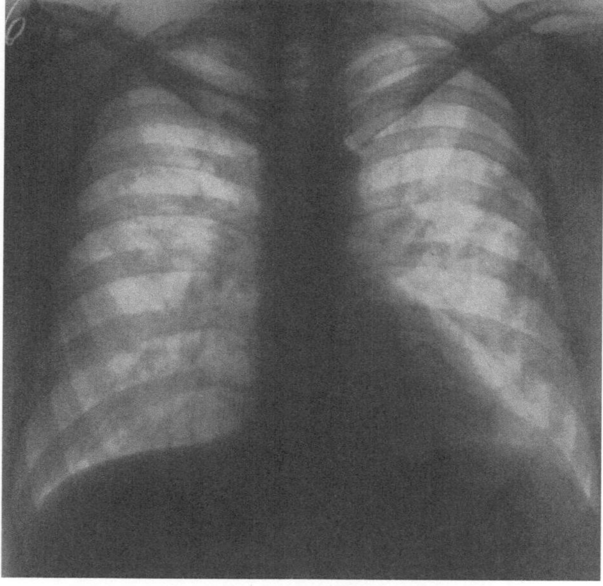

Abb. 27d. Aufn. v. 6. 7. 1962: Ende der Nachbeobachtungs-Periode (c_1/c_2). Weiter anhaltende Rückbildung der produktiven beidseitigen Restherde

ter so stationär, daß sie als (stationäre) Vergleichsperiode dienen konnte. Der bisherige Verlauf machte es wahrscheinlich, daß auf diese Weise keine ausreichende günstige Beeinflussung des Krankheitsgeschehens zu erzielen sein werde.

b) In der folgenden Periode (30. 3. bis 4. 6. 1962) Herabsetzung der täglichen Dosen an Dihydrostreptomycin auf 0,65 g, die Neoteben-Dosen blieben sich ungefähr gleich. So erhielt der Pat. in dieser zweiten Periode nochmals 42,5 g Dihydrostreptomycin (total 99,0 g) und 40,8 g Neoteben (total 74,0 g); zusätzlich und zum Unterschied von der 1. Periode erhielt er aber jetzt in der 2. Vergleichsperiode tägl. 1,2 mg Dexamethason = Fluormethylprednisolon (über die ganze 2. Periode hinweg 72,4 mg).

Unter zusätzlich Prednisolon erhebliche Rückbildung der Infiltrationen in beiden Lungen und wesentliche Verkleinerung der Kavernen; Röntgenbild vom 25. 5. 1962 (s. Abb. 27 c). Das Hämoglobin stieg auf hochnormale Werte (von 12,6 auf 16,0 g), Leukocytenzahl normal (7500); stabkernige Leukocyten noch erhöht (7,5%); Lymphocyten (von zuletzt 12,5%) auf 24,5 erhöht. Die Tuberkulinreaktion negativ. Weder mikroskopisch noch kulturell im Sputum Tuberkelbacillen auffindbar. Weitere Gewichtszunahme von 16,2 kg. Gewicht am Ende der 2. Vergleichsperiode 85,5 kg. Subjektives Befinden schon sehr gut.

Damit war der eigentliche therapeutische Vergleich in diesem Fall abgeschlossen. Die ca. zweimonatige 1. Beobachtungsperiode vom 22. 2. bis 29. 3. 1962 war sowohl lang genug als auch stationär genug gewesen, um die Prognose zu erhärten, daß ohne die zusätzliche Einführung eines weiteren Heilmittels (in diesem Fall Dexamethason, Prednisolon) eine Änderung des Krankheitsverlaufs (diskontinuierlich) zum Besseren nicht oder doch noch nicht zu erwarten war. Die in vielen Merkmalen zum Ausdruck kommende Wendung, die nach Einsatz des Prednisolons sich ausbildete, würde noch eindeutiger zu dessen Gunsten sprechen, wenn auch in den ersten Wochen dieser 2. Periode die Merkmale häufiger bestimmt worden wären. Aber auch diese Schwäche zugegeben war die Situation Ende März 1962 so trostlos geworden, daß einerseits die Voraussetzung der eindeutigen und zwar schlechten Prognose festzustehen schien, daß es andererseits nicht verantwortet werden konnte, aus methodologischen Gründen auf den Einsatz anderer Möglichkeiten zu verzichten.

Es sei aber ausdrücklich betont, daß diese Krankengeschichte zwar wie jeder einzelne individuelle therapeutische Vergleich, einen „gewissen" Beweiswert schon in sich trägt, daß sie aber vieler Wiederholungen bedürfte, um als gültiger Beweis für die (zusätzliche) Wirkung des Dexamethasons (Prednisolons) anerkannt werden zu können.

Die Behandlung des Patienten in der Klinik zog sich noch über weitere 3 Monate hin. In den ersten 4 Wochen dieser Zeit 5. 6. bis 3. 7. 1962 (3. Periode) wurde Streptomycin zur Vermeidung von Nebenerscheinungen gegen Paraaminosalicylsäure getauscht, und Prednisolon durch Cortigarant ersetzt. Danach waren BKS und die übrigen Blutwerte fast völlig normal. Es schloß sich eine zweimonatige Therapie mit Neoteben allein an. Die ausgezeichnete Rückbildung der Lungenerkrankung wird durch das Röntgenbild vom 6. 7. 1963 (s. Abb. 27 d) demonstriert. Die beiden letzteren Behandlungsphasen nach dem 4. 6. 1962 sind für einen therapeutischen Vergleich nicht mehr qualifiziert; die 3. Periode war schon durch ihre Beschränkung auf 4 Wochen ungeeignet. Zu Beginn der letzten 4. Periode (Behandlung mit PAS) war der Zustand schon so gebessert und verlief in einer so günstigen Richtung, daß die Fortsetzung dieser günstigen Richtung nicht der spezifischen Behandlung als Leistung gebucht werden darf.

9. Die *absolute Größe der Krankenzahl* bzw. die *Zahl der Fälle*, die zu dem abschließenden therapeutischen Urteil notwendig sind, hängt von drei Faktoren ab: a) ist die nach dem Einsatz des zu prüfenden Mittels offenbar werdende Besserung der Fälle so erheblich und so unerwartet (bezogen auf die in der Vorbeobachtungsperiode gestellten Prognose) gekommen, daß eine mäßige Anzahl von Fällen schon einen gro-

ßen Beweisgrad in sich trägt? b) Wie groß ist die Zahl dieser Fälle im Verhältnis zur Gesamtzahl? c) Wurden auch Fälle beobachtet, bei denen es während der Anwendung des zu prüfenden Heilmittels zu einem ungünstigeren Verlauf kam (relative Verschlechterung), als es auf Grund der in der Vorbeobachtungszeit gestellten Prognose hätte erwartet werden sollen?

ad a) Je rascher, je unerwarteter, *je günstiger die Abweichung* des Verlaufs nach dem Einsatz der zu prüfenden Therapie in einem Einzelfall zum Ausdruck kommt, um so beweiskräftiger ist dieser Einzelfall für sich allein. Das ist der grundsätzliche Unterschied zwischen dem therapeutischen Urteil aus dem Vergleich zweier Kollektive und dem aus dem Vergleich zweier verschiedener Beobachtungsperioden am gleichen Patienten (so wie hier) gewonnenen Ergebnis, daß beim letzteren *schon jeder einzelne Fall* einen Beweiswert in sich trägt, während dort nur dem Vergleich zweier Kollektive eine Beweismöglichkeit zukommt. Offenbar läßt diese erste Frage aber mehrere Grade der Beweiskraft zu, da die Diskontinuität zwischen dem Verlauf der zwei verschieden behandelten Beobachtungsperioden in sehr verschiedener Deutlichkeit manifest werden kann; es handelt sich hier also um quantitative Unterschiede. ad b) Die zweite Frage hängt deshalb teilweise von der Beantwortung der ersten ab. Je mehr ganz eindeutige und unerwartete individuelle Besserungen zu konstatieren sind, um so weniger Fälle werden notwendig sein zum Beweis, daß irgendein günstiger Faktor dem Mittel eigen ist, und umgekehrt um so mehr Fälle, je mehr es entsprechend ad c) auch zum Versagen oder gar zu Verschlechterungen gekommen ist.

Es werden sich zwei Hauptgruppen von Kranken herausschälen: I. Die (über die prognostische Erwartung hinaus) *Gebesserten.* Diese Gruppe I. wird aber nicht einheitlich sein: a) Ein Teil der in ihr enthaltenen Kranken kann schon im Einzelfall mit *großer Wahrscheinlichkeit* als durch das Mittel gebessert erscheinen. b) Ein weiterer Teil als nur mit *beschränkter Wahrscheinlichkeit* gebessert. c) Bei einem anderen Teil der behandelten Kranken mag eine *partielle klinische Besserung* aufzeigbar sein, der röntgenologische Nachweis aber vermißt werden. d) Schließlich werden vielleicht Besserungen beobachtet werden, die aber als nur *vorübergehend* eine noch geringere Wertung verdienen.

Die Gruppe II. stellt die Gruppe der Kranken dar, deren Krankheitsverlauf anscheinend unbeeinflußt von dem zu prüfenden Mittel (kontinuierlich) weiter verlief. Wenn wir dabei von *„nicht gebessert“* sprechen, so heißt das im idealen Fall des individuellen therapeutischen Vergleichs bei der Lungentuberkulose, d. h. dann, wenn der Verlauf in der 1. Beobachtungsperiode als stationär erschienen war, daß der Zustand absolut der gleiche geblieben war. Wenn der Verlauf in der „Vorbeobachtungsperiode“ schon eine gewisse, wenn auch geringe Tendenz zur Besserung gezeigt haben sollte, dann ist „nicht gebessert“ so aufzufassen, daß die Besserung keine größeren als die sowieso zu erwartenden weiteren Fortschritte gemacht hat; das ist der für den Kranken günstigere, für die methodologische Beweisführung aber offenbar wesentlich ungünstigere Fall. Die Gruppe der „Nichtgebesserten“ ist im allgemeinen identisch mit der Gruppe der „Nichtbeeinflußten“.

Eine dritte Gruppe, die entgegen der Erwartung *„Verschlechterten“*, ist mit der II. insofern eng verwandt, als es sich wahrscheinlich zumeist nicht um Verschlechterung des Verlaufs durch das geprüfte Mittel handeln wird, sondern um Verschlechterung trotz des Mittels, also wiederum um durch neue Mittel nicht beeinflußte Verlaufsformen. Sie wird deshalb logischerweise in der Gruppe II. eingeordnet.

Die Tabelle 32 demonstriert ein solches Ergebnis, wie es sich uns bei der Prüfung des *Contebens* herausstellte [14]. Für jeden einzelnen der in Tab. 32 aufgeführten Kranken waren Vorbeobachtungsperiode und Periode des Einsatzes des zu prüfenden Mittels individuell miteinander verglichen worden. Es handelte sich damals (1947 bis 1951) noch um Vorbeobachtungsperioden im Sinn einer lediglich symptomatischen Behandlung. Von 240 Kranken erwiesen sich dabei von vornherein infolge von Mitursachen, die nachträglich unvermeidlicherweise hinzugekommen waren, nicht weniger als 146 für einen therapeutischen Vergleich nicht geeignet und mußten ausgeschieden werden [15]. Die Dauer der Vorbeobachtungszeiten in Monaten ist für jeden einzelnen Kranken in steiler Schrift (bzw. steilen Zahlen) im Zähler, die der Zeiten der therapeutischen Beobachtung in Kursivschrift im Nenner verzeichnet. Der Abschluß der individuellen Untersuchungen über ein Mittel mündet also auch in 2 große Gruppenbildungen aus:

I. gegenüber der aus der Vorbeobachtungsperiode resultierenden Prognose *„gebessert"*	= 72 Kranke
II. gegenüber der aus der Vorbeobachtungsperiode resultierenden Prognose *„nicht gebessert"*	= 22 Kranke
Im ganzen	= 94 Kranke

Aber der eigentliche therapeutische Vergleich war hier schon in die einzelnen Krankheitsfälle bzw. in ihre beiden verschiedenen Perioden der Vorbeobachtung und der therapeutischen Beobachtung verlegt worden, und je länger jede Periode war (in Tagen!) und je größer die Unterschiede der Merkmale (s. S. 228, Kriterien der Verlaufsbeobachtung a) bis f)) zugunsten der Zeit der therapeutischen Beobachtung gefunden worden waren, als um so wirksamer hat sich das geprüfte Mittel schon erwiesen. Schon eine mäßige Zahl deutlich positiver individuell geprüfter Fälle überzeugte von der potentiellen Wirkung des Mittels (in ähnlich gelagerten Fällen). Die zahlenmäßige Überlegenheit der gebesserten über die ungebesserten Fälle in Tab. 32 war hier auch weniger notwendig für den Beweis, daß eine therapeutische Wirkung existiert, denn als Maß der Intensität dieser therapeutischen Wirkung einerseits im allgemeinen und andererseits bezogen auf die verschiedenen Stadien und Arten der Erkrankung.

Die Tabelle 32 macht es offenbar, wie unvergleichlich leichter der klinische Beweis für ein Heilmittel gegen Lungentuberkulose in der Zeit gewesen ist, in der noch keine anderen spezifischen Tuberkulostatica zur Verfügung standen. Die grundsätzlichen Bedingungen sind dadurch nicht geändert worden, wohl aber werden jetzt immer zahlenmäßig sehr viel größere Beobachtungen als damals nötig sein, d. h. ohne Arbeitsgemeinschaft mehrerer Kliniken, Krankenhäuser u. Heilstätten wird es viel schwieriger sein, eindeutige Ergebnisse zu erreichen. Nur bei vielleicht jedem 10. (oder gar nur 20.) tuberkulös Lungenkranken werden wir Krankheitsperioden finden, die wir als ausreichend stationär anerkennen können, um auf solcher Basis einen individuellen Vergleich anzustellen. Aber auch diese relativ seltenen Kranken

[14] Martini, P., J. Graulich und Hannemarie Wolff: Ärztl. Wschr. **6**, 985 und 1009 (1951).

[15] Martini, P., H. Moers und Hertha Gansen: Beitr. Klin. Tuberk. **104**, 515—578 (1951).

Tabelle 32. *Conteben-Behandlung bei Lungentuberkulose*

Insgesamt mit Conteben behandelt: 240 Kranke
für die Prüfung verwertbar: 94 Kranke
für die Prüfung nicht verwertbar: 146 Kranke

Form der Tbc	Zahl	Dauer in Monaten der Vorbeobachtung *der Behandlung*	Dosis täglich	 gesamt	 mg/kg Körpergew.
I. Gebessert:				im Durchschnitt	
a) Mit Wahrscheinlichkeit gebessert:					
Exsud.-kav.	11	2, 2, 3, 3½, 3½, 4, 4, 5½, 5½, 6½, 24 *6, 9, 11, 6½, 9, 3, 10½, 3, 10, 9, 11*	0,214 g	57,04 g	3,5 mg
Exsud.-prod.-kav.	7	2, 2, 2, 2½, 2½, 3, 5 *6, 8, 11, 3, 4, 7½, 21½*	±0,034 g (3 s)	±53,31 g (3 s)	±0,63 mg (3 s)
Prod.-kav.	9	½, 1, 3½, 3½, 3½, 8, 11, 15½, 30 *5, 3½, 3, 11, 13, 21½, 9½, 12, 3*			
Prod.-cirrh.-kav	2	4½, 7 *7½, 8*	0,1—0,3 g	5,4—90,0 g	1,8—5,3 mg
b) Mit beschränkter Wahrscheinlichkeit gebessert:					
Exsud.-kav.	6	½, 2, 4, 5½, 6, 6 *2, 11½, 18½, 9½, 3, 8*	0,186 g	25,37 g	3,0 mg
Exsud.-prod.-kav.	7	0, ½, ¾, 4, 4, 8½, 10½ *3½, 3½, 5½, 4, 6, 4, 6½*	±0,049 g	±8,93 g	±0,69 mg
Exsud.-prod.	1	11 *9½*	(3 s)	(3 s)	(3 s)
Prod.-kav.	4	1½, 4, 5½, 24 *3½, 6, 4, 7*	0,1—0,375 g	6,0—51,5 g	1,1—5,8 mg
Prod.-cirrh.	1	20 *4*			

c) Nur partiell klinisch gebessert:					
Exsudativ-prod.-cirrh.-kav. . . .	3	1, 2½, 7	0,233 g	28,3 g	4,2 mg
		4, 6, 4½	±0,099 g	±10,33 g	±2,6 mg
			(3 s)	(3 s)	(3 s)
d) Nur vorübergehend gebessert:					
Exsud.-kav	8	1¼, 2, 4, 4, 5, 7½, 12, 14			
		1½, 11, 4, 4½, 7, 2½, 13, 9	0,225 g	45,33 g	3,6 mg
Exsud.-prod.-kav.	8	¾, 1, 2, 4½, 8, 9½, 10½, 14½	±0,059 g	±13,59 g	±0,93 mg
		1½, 14, 9½, 15½, 14½, 13, 5, 6½	(3 s)	(3 s)	(3 s)
Prod.-kav.	5	1, 4½, 9, 18, 25			
		6, 14, 10, 11, 11	0,1—0,375 g	3,4—97,0 g	1,0—6,7 mg
Gebessert insgesamt	72				
II. Nicht gebessert:					
a) Nicht beeinflußt (weder günstig, noch ungünstig):					
Exsud.-kav.	10	0, 0, ¾, 1, 1, 1½, 1½, 2½, 3, 5			
		2½, 6½, 12, 2, 5½, 9, 12, 3½, 7, 10			
Exsud.-prod.-kav.	2	1, 3	0,198 g	32,4 g	3,5 mg
		3½, 10			
Exsud.-prod.-cirrh.-kav.	3	0, 4, 7	±0,019 g	±15,54 g	±2,49 mg
		5, 10, 10½	(3 s)	(3 s)	(3 s)
Prod.-kav.	2	2½, 6			
		11½, 7½			
Prod.-cirrh.-kav.	3	3½, 3½, 10½	0,1—0,375 g	4,5—81,7 g	1,8—6,3 mg
		3½, 3½, 18½			
Cirrh.-kav.	1	½			
		10			
b) Verschlechtert (entgegen der aus der Vorbeobachtung gestellten Prognose):					
Exsud.-prod.-kav.	1	4			
		4	0,1 g	11,2 g	1,3 mg
Nicht gebessert, insgesamt . . .	22				

werden absolut viele werden, wenn nur alle Möglichkeiten für den individuellen therapeutischen Vergleich ausgenutzt und gesammelt werden, und aus der *Sammlung der individuellen Vergleiche* wird ein *ausreichend großes Kollektiv erwachsen* können, aus dem teils durch eine *unparteiische Synopse*, teils durch statistische Berechnungen tragende therapeutische Schlußfolgerungen abgeleitet werden können.

Auch dieser an sich besonders zuverlässige Weg hat seine Begrenzung. Er ist beschränkt auf den Zeitraum, in dem verschieden behandelte zeitliche Perioden miteinander verglichen werden. Wir müssen aber — schon um des *Ausschlusses von Nebenwirkungen* wegen — auch in Erfahrung bringen können, wie sich ein Lungenkranker über lange Zeiträume hin weiter gegenüber einem Medikament verhält, und in dem *Langzeitversuch*, der hierfür unentbehrlich ist, sind wir allein auf den wenn auch weniger zuverlässigen Vergleich von *Kollektiven* angewiesen.

10. *Weitere Analyse der therapeutischen Reaktion.* Es ist damit zu rechnen, daß fürs erste die Ergebnisse uneinheitlich sind, und daß es unklar bleibt, warum das gleiche Mittel bei den einen Kranken heilungsfördernd zu wirken scheint, bei anderen aber ebenso offenbar versagt. Hier hat die weitere Analyse anzusetzen und zu fragen: Sind Gemeinsamkeiten innerhalb der Gruppen der mit Wahrscheinlichkeit eindeutig günstig beeinflußten Fälle, der mit nur beschränkter Wahrscheinlichkeit gebesserten, der nur vorübergehend gebesserten, der nicht beeinflußten oder gar der (gegenüber der Prognose) verschlechterten Fälle auffindbar?

a) Die Gruppen, die ja den *verschiedenen Reaktionen auf das Heilmittel* entsprechen, werden also auf pathologisch-anatomische und auf klinische Ordnungen projiziert werden, um zu erspüren, ob Relationen zwischen diesen und den verschiedenen Reaktionen auf das Mittel bestehen.

b) Es wird zu untersuchen sein, ob die Verschiedenheiten der Reaktion von anderen Faktoren abhängen, die mit der derzeitigen Lungenerkrankung nicht in unmittelbarem Zusammenhang stehen: Von angeborenen oder erworbenen *körperlichen oder seelisch-geistigen Eigenschaften,* einschließlich *komplizierender Erkrankungen,* einschließlich auch von eventuellen *toxischen oder allergischen Nebenerscheinungen* des geprüften Mittels.

c) In direktem Zusammenhang mit dem vorhergehenden Problemkreis steht die Frage, ob die *Kombination* mit anderen *chemotherapeutischen Heilmitteln* besonders günstige (oder auch ungünstige?) Reaktionen auslösen kann. Es ist offenbar, daß der gesamte Plan einer solchen klinisch-therapeutischen Forschung von vornherein auf eine solche Kombination ausgerichtet sein müßte. Wiederum hätte die Untersuchung sich auf dem Vergleich verschiedener Perioden aufzubauen, wobei die Periode mit kombinierter Behandlung der Periode der Behandlung mit nur einem Mittel nachzufolgen hätte.

d) Besteht ein Verhältnis zwischen der verabreichten (bzw. tolerierten!) Dosis und der klinischen Reaktion? Es ist von vornherein im allgemeinen damit zu rechnen, daß eine gewisse *tägliche Minimaldosis* (auch berechnet auf das kg Körpergewicht) und eine bestimmte Verabreichungsdauer die Voraussetzung einer günstigen Wirkung sind. Beide werden individuell variabel sein. Wenn die *Dosis optima* oder die *Dosis efficax minima* wegen Unverträglichkeit nicht erreicht werden, werden schon deshalb Versager selbstverständlich sein. Es wäre auch nicht verwunderlich, wenn verschiedene Formen und Grade der Lungentuberkulose verschiedene Dosierungen verlangen würden.

11. Die *Nebenwirkungen,* d. h. die therapeutisch nicht erwünschten Reaktionen, bedürfen einer besonderen Untersuchung sowohl an sich wie in bezug auf ihre Vermeidbarkeit.

Anhang: Extrapulmonale Formen der Tuberkulose

I. Je größer die spontane Heilungsneigung bei irgendeiner tuberkulösen (oder auch anderen) Erkrankung ist oder sein kann, ein um so größeres Gewicht wird nach den vorhergehenden Ausführungen auf eine konsequente Vorbeobachtung gelegt werden müssen, um so länger wird diese im allgemeinen auch dauern müssen. Dagegen wird dort, wo erfahrungsgemäß keine oder kaum eine spontane Heilungstendenz besteht, auf eine Vorbeobachtung aus den gleichen Gründen verzichtet werden können, aus denen sie sich bei ganz foudroyant verlaufenden Lungentuberkulosen als unnötig erwiesen hat: *die Prognose,* eine ganz schlechte Prognose steht hier auch ohne Vorbeobachtung fest.

Bei *Haut- und Lymphdrüsentuberkulosen* wird demgemäß eine *Vorbeobachtung* unentbehrlich sein. Aber in nicht wenigen Fällen wird sie hier auch schon vorliegen, ohne daß sie ad hoc erst erworben werden muß, immer dann nämlich, wenn der Kranke schon längere Zeit unter ähnlichen Lebensbedingungen gelebt hat, wie die, unter denen er der neuen Heilmethode ausgesetzt wird. Nicht selten werden das seine *gewöhnlichen Lebensbedingungen* sein können. Diese werden oft sogar eine besonders günstige Grundlage für einen therapeutischen Vergleich sein unter der selbstverständlichen Voraussetzung, daß sie konstant verlaufen und daß *Mitursachen* ausgeschaltet bleiben.

Von den spezifischen *Kehlkopferkrankungen* Offentuberkulöser wissen wir, daß ihre Heilungstendenz im allgemeinen eine recht schlechte ist, solange der Lungenprozeß nicht zur Ruhe gekommen ist. Wenn wir im Gegensatz zu dieser Erfahrung erleben, daß eine tuberkulöse Kehlkopferkrankung sich unter einem antituberkulösen Heilmittel in relativ kurzer Zeit, womöglich schon in wenigen Wochen bessert, ehe wir noch an der Lunge ähnliche deutliche Zeichen der Besserung wahrnehmen können, dann haben wir Grund zur Annahme, daß das Mittel eine unmittelbare Wirkung auf den Kehlkopfprozeß ausgeübt hat.

Ähnlich liegen in mancher Beziehung die Verhältnisse bei der *Darmtuberkulose.* Hier sind aber überhaupt die spontanen Heilungstendenzen so gering, daß der Rückgang eines röntgenologisch eindeutigen Tuberkulose-Darmprozesses, der, wenn nicht in unmittelbarem, so doch baldigem Anschluß dem Einsatz eines spezifischen Heilmittels (unter sonst konstant bleibenden Bedingungen) folgt, mit Wahrscheinlichkeit diesem Mittel zugeschrieben werden darf.

Keiner Vorbeobachtung bedürfen wir bei der *Urogenitaltuberkulose.* Ihre spontane Heilungstendenz ist minimal. Ohne spezifische Heilmaßnahmen können wir hier nicht mit einem Stillstand, erst recht nicht mit einer Heilung rechnen. Die Prognose ist infaust. Jede Besserung ist hier deshalb der jeweilig angewandten Therapie gutzuschreiben — selbstverständlich wiederum vorausgesetzt, daß die anderen Vorbedingungen der therapeutischen Untersuchung gewahrt sind, insbesondere daß keine *Mitursachen* vorliegen, vorzüglich keine gleichzeitigen anderen spezifischen Maßnahmen.

II. Auch unter den extrapulmonalen tuberkulösen Erkrankungen gibt es Formen, die sich wie die primären Prozesse und Frühinfiltrate der Lungen dem Charakter akuter Erkrankungen nähern. Dies gilt für die *tuberkulöse Meningitis* und für alle akut verlaufenden generalisierenden Prozesse und schließlich für die *tuberkulöse Pleuritis,* soweit sie als eigene Manifestation der Tuberkulose auftritt, d. h. soweit sie zur primären Tuberkulose gehört. Sie nähern sich dem Charakter akuter Erkrankungen, aber sie zeigen wegen ihrer langen Dauer (und um so mehr, je länger sie dauern) doch Merkmale chronischer Erkrankungen. Das führt zu großen methodischen Schwierigkeiten. Haben wir auf der einen Seite das Bestreben alternierende Vergleichsgruppen zu bilden, so zeigt sich nicht nur, daß die relativ geringe Häufigkeit der Erkrankungen sich der Bildung ausreichender Kollektive entgegensetzt, sondern auch, daß das Merkmal des *Krankheitsausgangs* hier großenteils wegfällt und daß der Krankheitsbeginn und damit die *Krankheitsdauer* in den gleichen Fällen nur ungenau bestimmbar sind (Pleuritis!). Auf der anderen Seite laufen die Erkrankungen oft nicht kontinuierlich und nicht gerichtet genug ab, um verschiedene und genügend lange Perioden innerhalb ihres Verlaufes miteinander vergleichen zu können. Der *individuelle Vergleich* von Perioden wird deshalb ebenso angestrebt werden müssen, wie die Bildung und der Vergleich *alternierender Kollektive.* Für die Einreihung in ein alternierendes Kollektiv ist ein Kranker überhaupt nur dann geeignet, wenn er sehr bald nach Krankheitsbeginn in unsere Behandlung kommt; andernfalls kommt er im allgemeinen nur für eine therapeutische Prüfung auf Grund von Perioden innerhalb des Krankheitsverlaufes in Betracht. Selbstverständlich wird so die Lage verwickelter, von Fall zu Fall und von Situation zu Situation verschieden und wechselnd.

Aber das wird sich für jeden, der im klinischen Bereich therapeutische Forschung treibt und dabei der Tiefe klinischer und ärztlicher Gesichtspunkte Rechnung tragen will, herausstellen, daß er wohl die Grundsätze und Methoden der Forschung kennen und beachten muß, daß aber jede Untersuchungsreihe ihm ihre eigenen und neuen methodischen Probleme aufgibt, und daß nichts irriger wäre als die Annahme, daß die Befolgung eines Schemas für eine therapeutisch-klinische Forschung ausreichen würde.

9. Asthma bronchiale *

Unter Asthma bronchiale verstehen wir einen Krankheitszustand, der charakterisiert ist durch anfallsweise schwere Atemnot mit keuchender Atmung. Im Anfall besteht vorwiegend eine Erschwerung der Ausatmung, bei fortschreitender Verschlimmerung auch der Einatmung. Es tritt eine ödematöse Schwellung der Bronchialschleimhaut auf (Enurticaria), eine Umwandlung der Basalmembran und eine Dyskrinie der Drüsen, eine schleimige Umwandlung der Becherzellen, nach gewisser Zeit eine Hyperplasie der Bronchialmuskulatur; die Bronchialdrüsen sind vollgepfropft mit zähem klebrigem Schleim, der sich auf dem Höhepunkt des Anfalls in die Bronchien entleert, von dort aber nur schwer expektoriert werden kann und zu regelrechten Bronchial*verstopfungen* führen kann. Nicht selten treten dabei Atelektasen in Segmenten oder Subsegmenten auf. Dabei kommt es zu einem schweren Sauerstoffmangel im Gewebe. Todesfälle im akuten Bronchialasthmaanfall sind keineswegs selten. Wir müssen annehmen, daß die Voraussetzung für die Sensibilisierbarkeit eine

* In Anlehnung an AD. HEYMER und P. MARTINI: Über die Planung therapeutischer Prüfungen beim Asthma bronchiale. Geleitwort HUGO KÄMMERER. Münch. med. Wschr. 105, 2379 (1963).

bestimmte Konstitution, die *allergische Diathese* ist. Dabei handelt es sich nur um die *Konstitution zu allergischen Erkrankungen* überhaupt, nicht zu allergischen Erkrankungen eines bestimmten Organs, wie z. B. der Lunge und des Bronchialsystems. Wenn auch HANHART Belege dafür beigebracht hat, daß es sich beim Asthma bronchiale um eine hereditäre Erkrankung handelt, so ist jedenfalls *nicht vererbbar* die Empfindlichkeit gegenüber der *Art des Antigens.* Außerdem ist aus zahlreichen Untersuchungen über die Berufsallergien in den letzten Jahren bekannt geworden, daß auch *ohne* eine entsprechende Konstitution eine allergische Erkrankung, auch ein Asthma bronchiale entstehen kann, wenn der Kranke *genügend lange Zeit entsprechend hohen Mengen von Allergenen* ausgesetzt war (Bäckerasthma, Asthma von Druckereiarbeitern, bei Kontakt mit Kunstharzen oder in Fabriken mit Platinsalzen usw.).

Für die therapeutische Prüfung ist nicht weniger als für die Therapie selbst eine möglichst exakte Diagnostik ausschlaggebend. Sie ist leicht, wenn durch eine ganz eindeutige Anamnese oder durch Testung (Hauttestung, Inhalationstest, bei Nahrungsmitteln Karenztest) das schuldige Allergen bekannt wird. Das Aufsuchen bis dahin unbekannter Allergene durch Tests ist oft recht mühsam, weil eine große Anzahl von Stoffen in Frage kommen kann, und die schuldigen Stoffe trotz eingehender Befragung häufig nicht ermittelt werden können. Man ist gezwungen, Gruppenallergentestungen durchzuführen, und es bleibt dennoch eine große Zahl von Krankheitsfällen übrig, bei denen die spezifische Diagnostik nicht zum Ziele führt, obwohl an der allergischen Natur der Erkrankungen keine Zweifel bestehen. Darüber hinaus glaubt eine Reihe von Autoren, daß nicht nur ein spezifisches Allergen zum echten Bronchialasthma führen kann, sondern daß weitere Faktoren als Ursache in Frage kommen. So unterscheidet KÄMMERER die folgenden Varianten des Asthmas:

1. *Allergisches Asthma,* ausgelöst durch alle möglichen Allergene; die Giftwirkung entsteht indirekt, ähnlich oder identisch mit der Anaphylaxie. Teilweise liegt schon eine angeborene Disposition vor, teilweise ist die Disposition erwerbbar.

2. *Toxisches Asthma,* d. h. die Giftwirkung ist eine direkte, z. B. als Folge von im Körper entstandenen histaminartigen Substanzen *(Schockgifte, urämisches Gift* usw.).

3. *Unspezifisches Reflexasthma.* Besonders hochgradige dispositionelle Bereitschaft des bronchomuskulären Apparates, sei der Angriffspunkt zentral oder peripher gelegen. Der Reaktion können ganz verschiedene Ursachen zugrunde liegen. Diese können ischämischer, thermischer, mechanischer, sensorischer Natur sein, oder sie können auch in Infektionen der Bronchien ihre Ursache haben; die dispositionelle Bereitschaft kann auch hier angeboren oder erworben sein.

4. *Konstitutionell-psychopathisches* bzw. *psychosomatisch ausgelöstes Asthma.*

5. *Mischformen.*

Während HANSEN den Begriff *„Bronchialasthma“* nur dem *Asthma allergicum* vorbehalten wissen wollte, billigte also KÄMMERER dem Begriff wesentliche Erweiterungen zu. Wir halten es für begründet, daß ein Asthma, das auf Grund der uns heute zur Verfügung stehenden Erkennungsmöglichkeiten wahrscheinlich Folge einer Autoimmunisierung ist, als allergisch angesehen werden sollte. Das gleiche gilt für ein Bronchialasthma, das im Zusammenhang mit Bronchialinfektionen steht und das dadurch zur *Bakterienallergie* geführt hat. Grundsätzlich trifft der Begriff „Allergie“ alle Krankheitszustände, die mit Antigen-Antikörperreaktionen in Verbindung stehen. Leider stößt aber auch heute noch die exaktere Diagnose auf große Schwierigkeiten, und es bleibt ein großer Teil von Krankheitsfällen, die nach den klinischen Symptomen als Bronchialasthma bezeichnet werden müssen, ohne daß der Nachweis eines Antigens bzw. *Allergens* als Krankheitsursache zu erbringen wäre. Diese Fälle können nur symptomatisch behandelt werden, und sie stellen einen hohen Prozentsatz der uns begegnenden Kranken dar. So wird es also notwendig sein, auch diejenigen Mittel auf ihre Wirksamkeit zu prüfen, die nur einen unspezifischen Effekt haben, vielleicht sogar nur vorübergehend wirken, zumindest nicht als ätiologisch wirksame Heilmittel angesprochen werden können. Zu ihnen sind auch die *Corticosteroide* zu rechnen.

Einer besonderen Besprechung bedarf die Rolle, die *Infektionen* in der therapeutischen Prüfung beim Asthma spielen können. Die Erfassung von *Virusinfektionen* ist auch heute noch schwierig. Sie sind bei dem Allergiker nicht selten von Asthmaanfällen begleitet, der Charakter einer solchen Virusinfektion ist gewöhnlich erst nach längeren Tagen zu ermitteln, d. h. wenn die serologischen Untersuchungen erfolgt sind; dazu sind sie therapeutisch im allgemeinen nicht beeinflußbar. Bei den *bakteriellen Infektionen* der Bronchien ergibt sich jedesmal die Frage, ob durch die Infektion eine Herabsetzung der Widerstandsfähigkeit gegenüber den Allergenen eingetreten ist, oder ob eine echte bakterielle Allergie gegenüber den Erregern der Bronchitis vorliegt.

Für die Entstehung der Anfälle bei Bronchialasthma sind eine große Zahl *pathogenetischer Theorien* entwickelt worden. Neben den schon zuvor genannten Veränderungen im Bereich der Bronchien mit *Bronchospasmus, Enurticaria, Dyskrinie der Drüsen* usw. ist von einer Reihe französischer Autoren die Veränderung der Lungendurchblutung und sind von anderen Autoren psychische Faktoren angeschuldigt worden, die nach JORES sogar die maßgebendsten wären. Wahrscheinlich wird es so sein, daß bei den einen Kranken der Faktor des vegetativen Nervensystems überwiegt, oder daß bei anderen die Auswirkung auf das Lungengefäßsystem im Vordergrund steht oder aber auch, was allerdings seltener der Fall sein dürfte, als viele Psychotherapeuten glauben, daß nur der psychische Faktor auslösend wirkt. Dadurch ist es auch verständlich, daß so *zahlreiche Medikamente als wirksam* erscheinen, *jedoch nicht jedes* für jeden, sondern daß der *einzelne Asthmatiker* die *bei ihm wirksamen* kennt; versucht man danach nun die Krankheitsbilder zu trennen, so wird ersichtlich, daß es einmal Medikamente sind, bei denen die Auswirkung auf das *Nervensystem,* beim anderen die Einwirkung auf das *Gefäßsystem* oder aber die *Dämpfung der allergischen Entzündung* im Vordergrund steht. Ein erfahrener Arzt wird nicht von vornherein einem neu zu behandelnden Asthmatiker, der schon über längere Jahre eigener Erfahrung verfügt, ein neues Mittel aufoktroyieren, sondern ihn zunächst fragen, was ihm bisher Hilfe brachte.

Welche Konsequenzen entstehen daraus für die *Planung klinisch-therapeutischer Untersuchungen* von Asthmamitteln? Bei der Verschwommenheit des Begriffs „Asthma bronchiale" muß zunächst eine möglichst exakte *Diagnose* angestrebt werden, weil nur dann über die Wirksamkeit oder Nichtwirksamkeit eines Mittels präzise Aussagen gemacht werden können. Handelt es sich erwiesenermaßen um ein *„Asthma bronchiale allergicum"*, bei dem auch das Allergen bekannt ist, so ist selbstverständlich in jedem Falle eine Distanzierung des Kranken vom Antigen durchzusetzen. Wichtig sind *anamnestische Angaben* mit einer genauen Festlegung des Zeitpunktes, zu dem die Anfälle auftreten (nachts?) und auch der Schwere der Anfälle. Wichtig sind Angaben über das *Stadium des Intervalls,* wieweit es völlig beschwerde- und symptomfrei verläuft, wie weit aber auch in diesem Zeitraum zwischen den Anfällen Beschwerden fortbestehen *(Bronchitis chronica?).* Bei jahrelang bestehendem Bronchialasthma kommt es gewöhnlich zu *Sekundärerscheinungen* im Sinne des *Emphysems,* der *chronischen Bronchitis* oder auch der *Bronchiektasie* oder sogar zu *Auswirkungen* auf das *Herz* bis zum Auftreten eines *Cor pulmonale.* HANSEN hat das Krankheitsbild als *„invertiertes Asthma"* bezeichnet. In diesen Fällen ist von der Distanzierung vom Allergen allein keine endgültige Heilung zu erwarten. Wie weit der echte Allergenkontakt jeweils Anfälle auslöst, ist durch den *Inhalationsversuch mit spezifischen Allergenen* genau zu ermitteln. Aus dem Lebensmilieu gewonnene Allergene können als *Aerosol* inhaliert werden, führen dann eventuell zu einem Anfall, der auch seiner Schwere nach mit Hilfe der *Lungenfunktionsprüfungen* sorgfältig analysiert werden kann. Notwendig ist zur Erfassung der spezifischen Krankheitsursachen fast immer die *Testung mit Allergenen.* Wichtig ist, daß diese Versuchsanwendung sowohl im *Tierversuch* (Histaminmeerschweinchenasthma) wie auch im *Inhalationsversuch beim Menschen* angewandt werden kann zur Prüfung von „Asthmamitteln". Wir halten mit K. HANSEN und AD. HEYMER die regelmäßige spezifische Erfassung einer allergischen Krankheitsursache für notwendig. Voraussetzung dafür ist allerdings die sehr sorgfältige Anwendung *selbst hergestellter Allergenaufschwemmungen* oder aber die Verwendung solcher Antigene, die von der *pharmazeutischen Industrie* mit Spezialerfahrungen laufend mit der notwendigen Zuverlässigkeit hergestellt werden (wie z. B. die der *Firma Bencard* in London). Unter dieser Voraussetzung ist zumeist eine genügend sichere Feststellung möglich, ob im Einzelfall eine spezifische Allergie vorliegt oder ob sie ausgeschlossen werden kann. Auch bei sorgfältiger Fahndung nach Allergenen gelingt es dennoch gelegentlich nicht, die nach der ganzen klinischen Analyse sicher zu vermutende allergische Ursache zu finden.

Beim Asthma spielen speziell ihm eigentümliche *Schwankungen* der *Krankheitsverläufe* eine Rolle. Sie sind in ihren Ursachen für uns großenteils undurchsichtig; teilweise kennen wir sie aber auch und wissen, daß ein Bronchialasthma während der *Pubertätszeit* manchmal die Tendenz hat sich zu bessern oder ganz zu verschwinden, und daß das gleiche in der *Schwangerschaft* und während des *Klimakteriums* beobachtet werden kann. Ferner verträgt der Organismus im Gleichgewicht der Abwehrkräfte verhältnismäßig große Mengen von Allergenen, während nach *Herabsetzung der Abwehrkräfte* durch *psychische* oder *somatische* Traumen oder Infektionskrankheiten häufiger schon kurzfristige Expositionen gegenüber geringeren Mengen von Allergenen zum Asthmaanfall führen.

In ähnlicher Weise ist auch die Behandlung mit irgendwelchen *Medikamenten,* die selbst zu *Überempfindlichkeitsreaktionen* führen können *(Sulfonamide, Antibiotica, Schlafmittel usw.)* geeignet, eine ganze mühevolle Versuchsreihe zu entwerten, indem sie zu Ursachen neuer Allergien werden und so auch zu *Mitursachen* im Krankheitsverlauf. Unter *Mitursachen* verstehen wir in der therapeutischen Prüfung des Asthma bronchiale Faktoren, die sich gleichzeitig mit der zu beurteilenden Behandlung gleichsinnig oder gegensinnig auswirken und die aus sich heraus das Krankheitsgeschehen beeinflussen können. Die Mitursachen können auch beim Asthma bronchiale schon als *andere zusätzliche Erkrankungen* vorgegeben sein; die betreffenden Kranken müssen dann aus dem therapeutischen Vergleich überhaupt ausgeschaltet werden.

Weitere Schwierigkeiten tauchen auf, wenn wir nach den *Kriterien* fragen, an denen die Besserung oder der Stillstand oder die Verschlechterung einer asthmatischen Erkrankung erkannt und womöglich gemessen werden können. Diese Kriterien sind auch schon von ausschlaggebender Bedeutung, wenn es sich darum handelt, ein Urteil über die *Homogenität* oder *Inhomogenität* von Kranken abzugeben, die letztlich alle unter dem einen Namen Asthma laufen. Die *Homogenität* muß sich sowohl auf die *Ätiologie*, auf die *Pathogenese*, auf die *Prognose*, das *Alter*, das *Geschlecht* und auf *Stadium* und *Schwere der Erkrankung* beziehen. Es ist eine sorgfältige *Anamnese* einschließlich *Familienanamnese* nötig, ob eine allergische Diathese vorliegt; ferner müssen der Zeitpunkt des Beginns der ersten allergischen Symptome und der ersten Anfälle, und es müssen Häufigkeit und Tageszeit der Anfälle, schließlich *Komplikationen des Kreislaufs* und *der Lunge* festgestellt werden. Neben dem klinischen Befund von Herz und Lunge *(Emphysem, Bronchitis, Bronchiektasen)* muß nach allgemeinen Entzündungszeichen gefahndet und muß speziell der *Auswurf* auf seine morphologischen Zellbestandteile (eosinophile Zellen, Charcot-Leydensche Kristalle) sowie auf seine Bakterienflora *untersucht werden*, und diese muß auf ihre *Resistenz* gegenüber *Chemotherapeutica* geprüft werden. Sowohl für die Diagnose wie für die Beobachtung des Verlaufs ist die *Funktionsanalyse der Atmung* besonders wichtig. Zunächst gehören dazu die einfachen Werte der *Pulszählung* und die Zählung der *Atemfrequenz*, dann die Bestimmung der willkürlichen *Atempausen-Zeit* und der *Vitalkapazität*, weiterhin der *Atemstoßwert* (gemessen mit Pneumometer), die Abstimmung des *Bronchialwiderstandes* (aus Alveolardruck und *Atemströmungsgeschwindigkeit* zu errechnen), *Pneumotachographie*, insbesondere mit der modernen Möglichkeit einer elektrischen Integration des Pneumotachogramms; mit dieser können alle für die Lungenfunktion wichtigen Größen erfaßt werden (Atemvolumina, Atemminutenvolumen, Sauerstoffverbrauch, Kohlensäureproduktion, Kohlensäurespannung in der Exspirationsluft, arterielle Sauerstoffsättigung, Pulsfrequenz usw.). Die modernen Lungenfunktionsprüfungen *(Spirometrie und Blutgasanalyse)* geben uns heute einen guten Einblick in den Verlauf und in das jeweilige Stadium eines asthmatischen Zustands und so auch in die Wirksamkeit eines Asthmamittels.

Daß bei der großen Komplexität der möglichen Ursachen der Begriff „Asthma" keine Krankheitseinheit darstellt, die dank ihrer einheitlichen Pathogenese und Entwicklung als Grundlage eines einigermaßen *homogenen* Kollektivs dienen könnte, bedarf nach dem Gesagten keiner Begründung mehr. Und dennoch muß mit der äußersten Energie dahin gestrebt werden, daß auch der kollektive Vergleich, der ganz besonders die Homogenität voraussetzt, zu einer guten Anwendung gebracht werden kann. Der Grund ist der, daß die meisten Asthmaleiden sich zwar über viele Jahre hinziehen; die Krankheit äußert sich aber in akuten Exacerbationen in Form der *Asthmaanfälle;* sowohl die Anfälle als auch der Gesamtverlauf müssen auf ihre therapeutische Beeinflußbarkeit hin geprüft werden. Die akuten Anfälle können sich über viele Wochen hinziehen, und dann ist es oft möglich, zeitliche Perioden verschiedener Behandlung zu bilden und diese untereinander zu vergleichen: *individueller therapeutischer Vergleich.* In diesem Fall fällt wie auch sonst die Klippe der *Inhomogenität* (mit der Ausnahme für die schließliche Synopse, siehe dort) weitgehend weg.

Dort aber, wo die zeitliche Ausdehnung des einzelnen Anfalls relativ kurz ist, sich nur über Tage hinzieht, entfällt die Möglichkeit der Bildung von Perioden und ihres Vergleichs untereinander, und es bleibt nur der *Vergleich von Kollektiven von Asthmakranken* übrig.

Das gleiche gilt, wenn die Untersuchung sich nicht nur darauf richtet, ob, wie weitgehend und wie rasch ein Kranker zur Zeit von seinen Beschwerden erlöst worden ist, sondern auch darauf, ob und wie sich im Lauf der Jahre eine Behandlung bewährt habe. Daß im letzteren Fall aus praktischen Gründen die Bildung und der Vergleich von zeitlichen Perioden untereinander unmöglich ist, leuchtet ein; schon der heute oft unvermeidbare Wechsel der behandelnden Ärzte verhindert das fast immer. Eher noch gelingt es, zwei bestimmte, unter sich verschiedene Behandlungsarten, die bei zwei verschiedenen Gruppen von Kranken über lange Zeit hin durchgeführt worden sind, im *kollektiven Vergleich* einander gegenüberzustellen. Wenn dabei therapeutische Mitursachen auf beiden Seiten mit in Kauf genommen werden müssen, so kann das bei einer Verfolgung des Schicksals der Kranken über Jahre hinweg dann als erträglich erscheinen, wenn diesen *Mitursachen* wie Medikamenten nur relativ akute, rasch wieder abklingende Wirkungen zugebilligt zu werden brauchen.

Gleichviel wie hoch im Grundsätzlichen einerseits die allergischen, andererseits die psychischen Faktoren im Asthmageschehen eingeschätzt werden, darüber herrscht Übereinstimmung, daß das Asthma bronchiale zu den Krankheiten gehört, bei denen *psychische Einflüsse bewußter* oder *unbewußter Art* sehr hoch gewertet werden müssen. Unter solchen Umständen ist eine *unwissentliche Versuchsanordnung* zum Zweck der Ausschaltung jeder Art von psychogenen Mitursachen unentbehrlich, und da die Merkmale des Asthmas zum erheblichen Teil subjektiver Natur sind (Atemnot!), so bringt der *doppelte Blindversuch* an sich die größte Sicherung. Daß auf ihn aber nicht selten verzichtet werden muß und auch verzichtet werden kann, darin stimmen wir N. ZÖLLNER, G. PARRISIUS und G. LINZENMEIER bei.

a) Der individuelle therapeutische Vergleich

Wie schon gesagt, hat der individuelle Vergleich den großen Vorteil, daß er innerhalb der Krankheit des einen und gleichen, eben individuellen Kranken abläuft. Es kann bei ihm deshalb von vornherein damit gerechnet werden, daß die Grunderkrankung in den beiden miteinander zu vergleichenden zeitlichen Perioden grundsätzlich die gleiche ist. Es bleibt das Problem, ob auch die Stärke und therapeutische Beeinflußbarkeit der asthmatischen Zustände in den verschiedenen Perioden einigermaßen identisch sind. Bei einer Erkrankung, die so wie das Asthma in Wellenbewegungen mit Tiefen und Höhen, eben mit Anfallszeiten und anfallsfreien Zeiten ablaufen kann, wird deshalb der Vergleich von nur *2 zeitlichen Perioden miteinander* zumeist nicht genügen, sondern es werden möglichst mehrmals *(reproduktiv!)* an sich gleiche, aber *(„willkürlich!“)* unter sich verschieden behandelte Perioden miteinander verglichen werden müssen. Dabei wird sich der therapeutische Vergleich zwischen einer unspezifisch behandelten und einer „spezifisch“ behandelten oder zwischen zwei verschieden „spezifisch“ behandelten Perioden abspielen können.

Ein individueller therapeutischer Vergleich ist beim schweren Asthma bronchiale nur bei einer sehr genauen und zuverlässigen Überwachung des Kranken über die 24 Stunden des Tages hinweg tauglich. Seine Ergebnisse werden sehr zweckmäßig fortlaufend in einer sogenannten *Asthma-Uhr* festgelegt.

Beispiel 18[16] mit Abb. 28. K. H. 50 Jahre, Pfarrer. Seit 7 Jahren Asthma bronchiale. Ständig zunehmende Beschwerden. Seit 4 Wochen in auswärtigem Krankenhaus behandelt. Im Städt. Krankenhaus Reichenhall Vorbeobachtungszeit vom 1. bis 18. Tag nach der Aufnahme. Die Anfälle sind über den ganzen Tag verteilt mit besonders schweren Anfällen gegen 3 Uhr morgens. Im Krankenhaus zuerst weitere Verschlechterung innerhalb der ersten 24 Std nach Aufnahme (Status asthmaticus). Unter Terpentinabsceß mäßige Besserung innerhalb 24 Std. In den folgenden Tagen bleiben auch Taumasthmankapseln (T.K.), Euphyllincalciuminjektionen

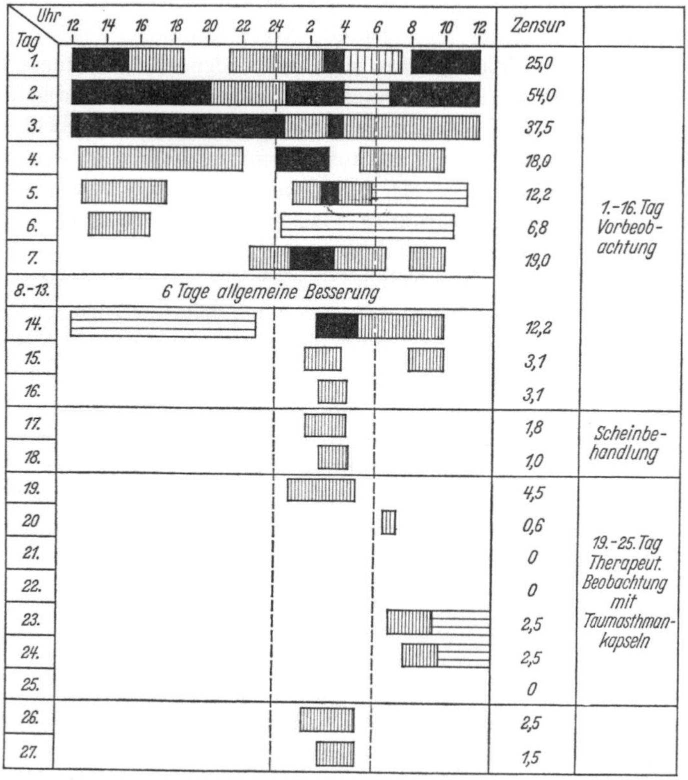

Tag \ Uhr (12 14 16 18 20 22 24 2 4 6 8 10 12)	Zensur	
1.	25,0	1.–16. Tag Vorbeob-achtung
2.	54,0	
3.	37,5	
4.	18,0	
5.	12,2	
6.	6,8	
7.	19,0	
8.–13. 6 Tage allgemeine Besserung		
14.	12,2	
15.	3,1	
16.	3,1	
17.	1,8	Scheinbe-handlung
18.	1,0	
19.	4,5	19.–25. Tag Therapeut. Beobachtung mit Taumasthman-kapseln
20	0,6	
21.	0	
22.	0	
23.	2,5	
24.	2,5	
25.	0	
26.	2,5	
27.	1,5	

Abb. 28. Asthma-Uhr zur kontinuierlichen Befundbeschreibung von Asthmapatienten [16]

■ Schwere Asthmaanfälle, durch Inhalation oder Einnahme von Asthmolyticis nicht beeinflußbar.

▥ Mittelschwere bis leichte Anfälle, durch Inhalation oder Einnahme von Asthmolycitis beeinflußbar.

▤ Leichtes Ziehen, Medikation nicht erforderlich.

(E.C.), Asthmolysininjektionen (A.) und auch Stellatuminfiltrationen ohne wesentlichen, jedenfalls ohne dauernden Einfluß. Es bleiben weiterhin sehr häufige, wenn auch weniger schwere Anfälle, die sich unter dieser symptomatischen und teilweise „umstimmenden" Therapie im Laufe der ersten Woche immerhin langsam bessern. Vom 8. bis zum 13. Tag hält diese allgemeine Besserung an, vom 14. bis zum 16. sind die Anfälle aber wieder besonders nachts sehr störend. In den letzten 2 Tagen der Vorbeobachtung (17. und 18. Tag) wurden Kapseln gegeben, die den Taumasthmankapseln, denen die therapeutische Prüfung an sich galt, nach Form und Farbe durchaus glichen, und zwar Quadronoxkapseln; dadurch sollten einerseits eine mögliche suggestive Wirkung der Verabreichung, andererseits die auch in den Taumasthmankapseln enthaltene Schlafmittelkomponente als antiasthmatische Faktoren ausgeschaltet werden.

[16] Aus Kühne, O., und H. Martini: Med. Mschr. 4, 439 (1950).

Auch die Quadronoxkapseln waren ohne Effekt auf das Asthma. In der letzten Zeit der Vorbeobachtung kam es fast nur mehr in den Stunden um 3 morgens zu Anfällen.

Therapeutische Prüfungszeit: An deren erstem Tag, (dem 19. Tag der gesamten Beobachtung) schienen auch die Taumasthmankapseln nicht zu wirken. Vom 20. Tag ab aber blieben nach der Erhöhung der Dosis auf 2 Kapseln die nächtlichen Anfälle sofort aus, um beim Absetzen der T.K.-Behandlung prompt schon in der ersten (bzw. 26.) Nacht zu der vorher beobachteten nächtlichen Zeit wieder aufzutreten.

Epikrise: Sowohl die Intensität in der Vorbeobachtungszeit, wie die Dauer dieser Periode, wie auch die Wirkungslosigkeit eines Scheinmittels (Quadronox) wie schließlich auch das sofortige Wiederauftreten der nächtlichen Anfälle nach dem Absetzen des zu prüfenden Mittels (wenn auch diese zweitägige Periode als eigentliche Nachbeobachtungszeit zu kurz ist) lassen die günstige Wirkung der Taumasthmankapseln in diesem Fall als für wahrscheinlich erscheinen.

Daß einem Asthmamittel ein um so größerer Wert und therapeutischer Effekt zugesprochen werden darf, je größer der Prozentsatz der Kranken ist, die günstig auf das Mittel reagieren, ist selbstverständlich. Man kann diesem Problem rechnerisch besonders gut Ausdruck verleihen, wenn man den Krankheitsverlauf der einzelnen Tage (auf Grund ihrer Beschreibung und bildlichen Darstellung mittels der Asthma-Uhr) zahlenmäßig zensiert. Die *Dauer und die Schwere der Anfälle* können gemeinsam *in einer Zensur zum Ausdruck* kommen, indem die asthmatischen Stunden eines jeden Tages zusammengezählt, die mittelschweren (durch senkrechte Striche bezeichneten) Anfallszeiten einfach, die besonders schweren (in der Abb. 28 völlig schwarz) doppelt und schließlich die als nur durch „Ziehen belästigt" gekennzeichneten Zeiten (die horizontalen Striche in der Abbildung) als $1/6$ berechnet werden. Bei solcher Auszählung ergeben sich für die verschiedenen in der Abb. 28 einzeln verzeichneten Tage die in der letzten Spalte der Tabelle eingetragenen Zensuren. Dabei wird die schon in der bildlichen Darstellung der Abbildung deutlich zum Ausdruck kommende Verschiedenheit der einzelnen Tage und die günstige Wendung der asthmatischen Beschwerden mit dem Einsatz der Taumasthmankapsel-Behandlung auch zahlenmäßig eindeutig. Demgegenüber wird aber bei der zahlenmäßigen Darstellung die wichtige Anordnung der Beschwerden über die 24 Std eines Tages hinweg und damit die Darstellung der besonders günstigen Wirkung des Mittels auf die nächtlichen Anfälle verwischt. Daraus erhellt der große Wert, der hier gerade der bildlichen Darstellung der einzelnen Tage zukommt. In vielen Fällen wird darüber hinaus die *zahlenmäßige Zensierung* dennoch eine wertvolle zusätzliche Hilfe sein. Ihre Auswertung im Sinn der Wahrscheinlichkeitsrechnung ist erlaubt.

Die ausgeprägte *Individualität* jedes einzelnen *Asthmakranken* betont erst recht die Tatsache, daß die bei einem Kranken gesammelten Erfahrungen vorerst nur für ihn allein Geltung haben können. Es wird damit zu rechnen sein, daß sich bei der Prüfung eines Mittels die Ergebnisse voneinander unterscheiden, indem vielleicht die einen Kranken gut reagieren, die anderen weniger und eine 3. Gruppe schließlich überhaupt nicht. Das wird Anlaß sein müssen, die Kranken daraufhin zu kontrollieren, ob sich nicht bei der Konfrontierung der einzelnen Fälle doch Unterschiede zwischen diesen ergeben, die es trotz der Grundlage der individuellen Vergleiche als nötig erscheinen lassen, daß aus der Gesamtgruppe *homogenere Untergruppen* herausgelesen werden.

Wenn eine größere Reihe solcher indivduell vergleichender Untersuchungen von Kranken gleicher Pathogenese gesammelt worden ist, dann wird bei der Zusammenstellung der Ergebnisse — gleichviel ob diese *statistisch* oder in einer mehr persönlichen *Synopse* durchgeführt wird — wiederum nicht die symptomatische Diagnose „Asthma" als Krankheitseinheit gelten dürfen, der alle einzelnen beobachteten Resultate der individuellen Vergleiche subsummiert werden. Vielmehr werden nur solche Erkrankungen einer gemeinsamen Betrachtung unterzogen werden dürfen, denen eine echte Einheitlichkeit zugrunde liegt; deshalb können auch bei *gleicher Pathogenese Komplikationen* der Erkrankungen, wie z. B. andere entzündliche oder nicht entzündliche Lungenerkrankungen, die *Homogenität* so stören, daß solche Kranken aus den Unterlagen des Gesamtergebnisses ausgeschaltet werden müssen, sofern es nicht möglich ist, aus ihnen Untergruppen zu bilden.

Eindeutig *allergisch charakterisierte Asthmaformen* werden die Aussicht auf besonders homogene und in sich vergleichbare Untergruppen eröffnen; wenn sogar hier schon *die Verschiedenheit der Allergene* die Homogenität problematisch machen kann, so kann dies in Kauf genommen werden. Je stärker *psychisch induziert* ein Asthma bronchiale ist, um so weniger darf es, auch wenn wie gewöhnlich *allergische Faktoren* bei ihm eine Rolle spielen, in der Gruppe der allergischen Asthmaformen mitverwendet werden.

Reine Krankheitsbilder des *„Asthma bronchiale"* kommen vorwiegend bei jüngeren Menschen vor. Sie würden sich am besten für die klinische Prüfung von Asthmamitteln eignen. Es wird aber immer schwierig sein, von diesen Kranken so große Gruppen zusammenzustellen, wie sie für die klinisch-therapeutische Prüfung notwendig wären. Die älteren Kranken sind dagegen schon kompliziert durch Folgeerkrankungen im Sinne der Bronchiektasie, der chronischen Bronchitis, des Emphysems und der Auswirkungen auf Herz und Kreislauf. Für die Planung von therapeutischen Untersuchungen muß dann die *Zahl* der Kranken *sehr groß* sein, weil andernfalls die homogenen Untergruppen zu klein werden. In einer einzelnen Klinik oder in *einer* Krankenhausabteilung werden sich kaum je so zahlreiche Asthmakranke sammeln, wie sie für die Durchführung von therapeutischen Untersuchungen erforderlich sind. Die Untersuchung in einer Klinik würde sich daher notwendigerweise über viele Jahre hinziehen. Daher wird es fast immer der *Zusammenarbeit mehrerer Kliniken oder Krankenhausabteilungen* bedürfen, deren Leiter bereit sind, sich für eine solche Gemeinschaftsarbeit einzusetzen; dies erfordert allerdings gewisse Opfer. Aber ohne Arbeitsgemeinschaften werden beim Asthma schon nicht genügend große (kontrollierte) Erfahrungen im individuellen therapeutischen Vergleich geübt werden können, und erst recht keine genügend ausgedehnten kollektiven therapeutischen Prüfungen. Auf diese aber kann neben den individuellen Vergleichen nicht verzichtet werden.

b) Der kollektive therapeutische Vergleich beim Asthma bronchiale

Aus unseren bisherigen Ausführungen über die möglichen Methoden der Heilmittelprüfung beim Asthma bronchiale ist offenbar geworden, daß sich hier dem *kollektiven therapeutischen Vergleich* einerseits besonders große Schwierigkeiten entgegenstellen, und daß dieser Vergleich andererseits angesichts der Eigenheiten des Asthma bronchiale unentbehrlich ist.

Die Schwierigkeiten haben ihren Grund in der Vielfältigkeit der Entstehung und des Wesens der Krankheit. Diese haben sich als vielfältig erwiesen in Abhängigkeit von den *ätiologischen und pathogenetischen (allergischen, bronchitischen, psychogenen usw.)* Faktoren und von der Gewichtsverteilung bei deren Zusammenwirken, ferner in Abhängigkeit von der *körperlichen* oder der *seelisch-geistigen Situation* und

Resistenz der Kranken, von der *bisherigen Krankheitsdauer* und von dem *Vorliegen komplizierender* Erkrankungen.

Das hat zur Folge, daß niemals die Gesamtheit von Asthmatikern im kollektiven therapeutischen Vergleich nach irgendeinem Prinzip des Zufalls in zwei Vergleichsgruppen geteilt, daß diese Vergleichsgruppen dann verschieden behandelt und hinterher in bezug auf den größeren Erfolg oder Mißerfolg, der mit der jeweiligen Behandlungsart einherging, miteinander verglichen werden dürfen. Vielmehr müssen erst *Untergruppen* (strata) von Kranken gebildet werden, die sich wenigstens in bezug auf die *Pathogenese,* die sich ferner so weit wie möglich aber auch in bezug auf die bisherige *Dauer der Krankheit* und auf das *Lebensalter der Kranken* usw. möglichst ähneln. Die *pathogenetischen Verschiedenheiten* zwischen *allergischen und psychogenen* Asthmatikern sind dabei besonders grundsätzlicher Art. Die häufigen Mischformen können höchstens bei ausgesprochener Präponderanz der einen Pathogenese einer der Untergruppen zugeschlagen werden; eventuell kann eine eigene Untergruppe aus ihnen gebildet werden; dieser würden zumeist aber erst recht alle Nachteile der *geringen Homogenität* anhaften.

Die weiteren nicht prinzipiellen, aber für die therapeutische Beeinflußbarkeit eines Kranken jedenfalls wichtigen Faktoren des *Alters,* des *Geschlechts* und der *bisherigen Dauer einer Erkrankung* werden nach den Regeln der *ausgleichenden Alternierung* möglichst gleichmäßig auf die beiden zu vergleichenden Gruppen bzw. Untergruppen verteilt werden müssen, die aneinander gemessen werden sollen.

Die *Kriterien,* die hier zur Verfügung stehen, sind die gleichen wie sonst beim kollektiven Vergleich. Doch kommt der (durchschnittliche) tödliche *Ausgang* hier glücklicherweise zu selten in Betracht, um ein zweckmäßiges Merkmal sein zu können. Von größerem Wert ist die durchschnittliche *Dauer* einer Erkrankung, gemessen vom Beginn einer Behandlung an, ferner die (wiederum durchschnittliche) *Häufigkeit der Anfälle* selbst und die der *Komplikationen* bzw. die Häufigkeit der Folgeerscheinungen des Asthmas, wie solche an der rechten Herzkammer mit entsprechenden *elektrokardiographischen* Veränderungen, *ferner Cyanose, Polycythämie* und ganz besonders die Beeinträchtigung der *Lungenfunktionen* (siehe oben!). Je besser meßbar diese Merkmale sind und je genauer in der Zeit ihr Eintritt festzulegen ist, um so leichter können sie für die Zwecke der vergleichenden Prüfung zweier verschiedener Behandlungsarten verwertet werden.

10. Hochdruckerkrankungen

Wenn ein Arzt heute von Hochdruck spricht, denkt er in erster Linie an die weitaus häufigste und deshalb praktisch wichtigste Form des erhöhten Blutdrucks, damit gleichzeitig an die Form, über deren Ursprung nach wie vor tiefes Dunkel liegt; deshalb nennen wir diesen Hochdruck essentiell oder auch genuin. Wir nennen ihn auch primär und deuten damit an, daß es neben ihm noch andere sekundäre Formen des Hochdrucks gibt, von denen wir wissen, daß eine andere (wiederum primäre) Erkrankung hinter ihnen steht, sie verursacht (s. Eiff, A. W. v. u. a., Fußnote [17] S. 254).

Wenn diese sekundären Formen an Häufigkeit auch sehr zurücktreten gegenüber dem primären Hochdruck, so sind sie doch entsprechend der Verschiedenheit ihrer Ätiologie und Pathogenese in ihren therapeutischen Reaktionen und Bedürfnissen so verschiedenen vom genuinen Hochdruck, daß sie keinesfalls mit diesem gemeinsam therapeutisch-statistisch behandelt werden dürfen. Unser Bedürfnis nach Homogenität der Kranken fordert, daß diese „sekundären" Formen aus den Vergleichsreihen des genuinen Hochdrucks ausgeschieden und getrennt vom genuinen Hochdruck beobachtet werden.

Der Einfachheit halber verweisen wir auf Tabelle 33, in der wir die verschiedenen Formen von Hochdruck (in Anlehnung an IRV. H. PAGE) tabellarisch aufgezeichnet haben.

Tabelle 33. *Hochdruckformen*

I. Essentieller (genuiner) Hochdruck

II. Hochdruck ausgelöst von Störungen des Zentralnervensystems:
   a) durch Hirnstammerkrankungen (Poliomyelitis, Trauma, CO-Vergiftung)
   b) Entzügelungshochdruck (Neuritis der Carotis-Sinusfasern oder N. depressor cordis. Arteriosklerose oder Lues im Bereich des Bulbus caroticus und des Aortenbogens).
   c) Chronische Porphyrinurie
   d) Tabes dorsalis.

III. Endokriner Hochdruck:
   a) Basophiles Adenom des Hypophysenvorderlappens.
   b) Nebennierenerkrankungen: Phäochromocytom, N.N.-Hyperplasie, N.N.-Rindencarcinom.
   c) Thymuscarcinom mit Cushing-Syndrom, Placentarstoffe, Schwangerschafts-eklampsie.

IV. Renaler Hochdruck:
   a) Glomerulonephritis chronica
   b) Pyelonephritis
   c) Bleischrumpfniere
   d) Verschluß der Nierenarterien
   e) Harnabflußstörungen (Ureterenverschluß, Prostataerkrankungen).

V. Kardiovasculärer Hochdruck:
   a) Aortenisthmusstenose
   b) Stauungshochdruck bei Herzinsuffizienz.

Die meisten dieser „sekundären" Formen (II. bis V.) sind so selten, daß keine Aussicht besteht, daß außer bei den Hochdruckerkrankungen aus *Glomerulonephritis* (Schrumpfnieren), *Pyelonephritis,* vielleicht noch bei *hypophysären Erkrankungen* und unter besonders günstigen Bedingungen auch bei *Aortenisthmusstenosen* für eine Statistik brauchbare Kollektive gebildet werden könnten. Das ist aber hier von nur geringer Bedeutung für die therapeutisch-klinische Bearbeitung, weil schon beim *genuinen Hochdruck* und ebenso bei den Formen des Hochdrucks mit *spezieller Ätiologie* der therapeutische Vergleich in seinen grundlegenden Phasen sich sowieso nicht zwischen Kollektiven, sondern als *individueller Vergleich* zwischen verschiedenen Perioden am gleichen Kranken abspielen wird.

Wenn nämlich für den hypotensiven Effekt einer Heilmaßnahme schon von vornherein im individuellen Vergleich, als einem *Kurzzeitversuch,* keine Beweise erbracht werden konnten, dann erübrigt es sich, einen *Langzeitversuch* in der Form eines kollektiven therapeutischen Vergleichs überhaupt noch einzusetzen. (Über diesen siehe Kap. IV. A. 8.

Die für das Urteil über Erfolg oder Mißerfolg im Bereich der Hochdruckkrankheiten zur Verfügung stehenden *Kriterien* sind verschieden, je nach der Ursache des Hochdrucks. Nicht in allen Fällen von *Bluthochdruckkrankheit* ist das Verhalten des Blutdrucks alleiniges Kriterium der Behandlung. Ebenso ist die *Senkung des erhöhten Blutdrucks* nicht immer ausreichendes Ziel der Behandlung, ja es kann sogar vorkommen, daß eine Blutdrucksenkung gar nicht unbedingt wünschenswert ist; unsere Erörterung umfaßt also von vornherein nur die Fälle, in denen die klinische Indikation für eine Blutdruckherabsetzung gegeben ist. Der Beweis, daß eine spezielle Heilmaßnahme imstande ist, den erhöhten Blutdruck zu senken, bleibt dennoch immer das adäquate und deshalb wichtigste Kriterium auf die Frage, die sich stellt, wenn das Problem der Hochdruckkrankheit zur Debatte steht. Auf das Merkmal *„Blutdruckhöhe"* kommt es bei einer Krankheit, die ihren Namen nach diesem *einen* Merkmal erhalten hat, offenbar ganz vordringlich an. Die *anderen Merkmale,* wie *Herzvergrößerung* und *Herzinsuffizienz, Nierenbeteiligung, Augenhintergrundveränderungen, Coronarsklerose* sind bei der genuinen Hypertonie großenteils erst direkte oder indirekte Folgen der Blutdruckerhöhung. Von sehr beachtenswerter, aber doch ebenfalls zweitrangiger Bedeutung sind *subjektive Symptome,* die vielgestaltigen, aber nicht obligaten Beschwerden der Hypertoniker, besonders *Kopfhitze* und *Kopfschmerzen, Schwindel, Ohrensausen* usw.

Die kontinuierliche über längere Zeit sich erstreckende Änderung des Blutdrucks ist selbstverständlich das wesentliche Ziel, das wir bei der Blutdrucksenkung anstreben. Immerhin ist die Wirkung eines Mittels *im akuten Versuch* über Minuten und Stunden hinweg nicht gleichgültig; aber sie ist es weniger zur Beurteilung ihres therapeutischen Effekts als wegen ihrer Verursachung einer unter Umständen recht gefährlichen *„Nebenwirkung"* in Form von *Gefäßkollapsen* (Schwindel und Schwarzwerden vor den Augen). Auf sie wird bei den blutdrucksenkenden Maßnahmen um so mehr geachtet werden müssen, je plötzlicher (je nach der Besonderheit des Mittels) die hypotensive Wirkung eintreten kann. Schon in der Zeit, als die chirurgischen Eingriffe am Grenzstrang und am N. splanchnicus noch aktuell waren, traten Kollapse als *Nebenwirkungen* auf. Moderne teilweise besonders stark hypotensiv wirkende Pharmaka bringen wiederum die Gefahr von *Kollapsen* in den Prüfungsperioden mit sich. Diese Gefahr droht vor allem im Stehen bzw. bei Messungen im Stehen. Zur Prüfung einer blutdrucksenkenden Maßnahme sollten deshalb zur Klärung aller Möglichkeiten, die von einem Mittel zu erwarten bzw. zu befürchten sein können, und selbstverständlich unter Anwendung aller Kautelen für den Kranken Beobachtungen sowohl im *Liegen* wie im *Stehen* vorgenommen werden. Muß aber mit Eintreten von Kollapsen gerechnet werden, dann raten wir, alle klinischen *Prüfungen des Blutdrucks im Liegen* durchzuführen, und zwar auch die Prüfungen ambulanter Patienten, weil nur so eine größtmögliche Einheitlichkeit erzielt werden kann. Ein sehr zu beachtender Faktor, der rasch zu einer die Homogenität störenden Mitursache werden kann, ist also immer die *Körperhaltung.*

Auch wenn diese Voraussetzung eingehalten wird, darf die Höhe des Blutdrucks nicht als konstant vorausgesetzt werden. Sie unterliegt schon in der Norm geringen *Schwankungen* über den Tag hinweg, erst recht ist mit Schwankungen bei Hochdruckkranken zu rechnen. Sie sind abhängig sowohl von der seelischen wie von der vegetativen Labilität, von zufälligen Spannungs- oder Entspannungszuständen, von Verschiedenheiten der Tageszeiten und der *atmosphärischen Lage.* Über die Größe dieser Tendenz und über die Größe der Schwankungen selbst sollte für jeden Hochdruckkranken, der in eine therapeutische Prüfung einbezogen wird, ein Einblick gewonnen werden.

Einige dieser Faktoren können mit erheblicher Sicherheit ausgeschaltet werden, wenn die Blutdruckmessungen bei allen Patienten möglichst in den Morgenstunden vorgenommen werden, was bei den stationären Kranken ohne weiteres durchführbar ist. Ein weiterer Sicherheitsfaktor wird dabei eingeschaltet werden, wenn der ärztliche Untersucher möglichst immer der gleiche ist, wenn er durch die Versuchsanordnung angewiesen ist, nach einer Ruhepause von ca. 5 min im Liegen den Blutdruck in Abständen von ca. 2 min dreimal hintereinander zu messen, und wenn er schließlich dabei versteht, es zu verhüten, daß im Patienten Emotionen durch eine angsterzeugende Erwartung ausgelöst werden.

Trotzdem bleibt die Möglichkeit, daß der *Blutdruck emotional* erheblich gesteigert wird. Es ist daher zu Recht die Forderung gestellt worden, zwecks Vergleich der Blutdruckwerte durch simultane Messung anderer vegetativer Reaktionen den Erregungszustand festzustellen, wobei folgende Werte anzeigen, daß kein Ruhezustand herrscht: *Myointegral* über 10 (als Maß der elektrischen Muskelaktivität), oder *Pulsfrequenz* über 80/min oder Atemfrequenz über 20/min oder *Grundumsatz* über +15%[17]. Patienten, bei denen kein Ruhezustand herrscht, sind aus den Prüfungen auszuschließen[18].

Über die verschiedenrangigen Kriterien hinaus, an denen wir den Einfluß einer Heilmaßnahme auf eine Hochdruckkrankheit messen, interessieren den therapeutischen Forscher bei seinen Prüfungen die Ursachen, die zum klinischen Effekt geführt haben. Beim Hochdruck sind es die hämodynamischen Faktoren der hypotensiven Wirkung; dazu gehören die Möglichkeiten und der Grad einer Verminderung des peripheren Gesamt-Widerstands im arteriellen Gefäßsystem, eventuelle Änderungen des Schlag- bzw. Minutenvolumens, der Blutmenge, der Blutviscosität usw.

a) Der individuelle therapeutische Vergleich

Der Gleichheit der übrigen Lebensbedingungen in den Kontrollperioden einerseits, der Periode der spezifischen Therapie andererseits ist hier ein besonderes Augenmerk zuzuwenden. Die Voraussetzungen dafür sind auch bei der unkomplizierten, *primären oder genuinen Hypertonie,* auf die sich die weiteren Ausführungen im wesentlichen beziehen werden, nicht immer leicht zu erfüllen. Das Gewicht liegt hier auf der Gleichmäßigkeit der seelischen Lage, auf der Fernhaltung von Erregungen usw. Das ist schon im Krankenhaus schwer zu garantieren und zu Hause erst recht problematisch.

Eine Heilmaßnahme kann auf ihre blutdrucksenkende Wirkung in zwei Richtungen geprüft werden: ob ihr eine blutdrucksenkende Wirkung überhaupt zukommt, und in welchem Grade sie eine solche Wirkung besitzt. Das letztere kann erst dann zur Diskussion stehen, wenn das erstere schon bewiesen ist. Dieses ist für die *streng kochsalzfreie Kost,* bedingt für einige chirurgische Eingriffe (am Grenzstrang und

[17] v. EIFF, G. KLOSKA und H. QUINT: Essentielle Hypertonie. Klinik, Psychophysiologie u. Psychopathologie. Stuttgart: Thieme 1967.

[18] v. EIFF, A. W., H. J. JESDINSKY, H. JÖRGENS und F. K. MAETZEL: Verh. dtsch. Ges. Kreisl.-Forsch. **28**, 286 (1962).

N. splanchnicus), und seit einigen Jahren für eine größere Reihe von Medikamenten mit verschiedenem Angriffspunkt sichergestellt (Saluretica).

Um zu erkennen, ob gerade die Heilmaßnahmen, deren Effekt wir prüfen sollen, die wesentliche Ursache einer Blutdrucksenkung war, ist es notwendig festzustellen, wie sich der Blutdruck ohne sie verhalten hätte. Bei einer so chronischen Krankheit, wie es die Hochdruckkrankheit ist, ist das zuvörderst durch den *Vergleich verschiedener Perioden innerhalb der gleichen individuellen Erkrankung* möglich. Bis vor zwei bis drei Jahrzehnten wußten wir über blutdrucksenkende Möglichkeiten wenig mehr, als daß der Blutdruck bei Erregung steigt und bei Beruhigung die Neigung hat zu sinken. Wenn man damals die blutdrucksenkende Wirkung eines Mittels auf Grund einer *Vorbeobachtungsperiode* prüfen wollte, dann brauchte man nur abzuwarten, bis sich bei gleichbleibender Kost (wie zuhause) die zumeist an sich schon sedativen und damit „blutdrucksenkenden" Wirkungen des Krankenhausaufenthaltes, teilweise auch mit Hilfe von Sedativa, ausgewirkt hatten; das war ein sehr klarer und einfacher Modus procedendi in der *Vorbeobachtungsperiode.* Anschließend konnte zur therapeutischen Testperiode übergegangen werden.

Heute, wo wir im sicheren Besitz mehrerer rasch anwendbarer blutdrucksenkender Möglichkeiten sind — *salzfreie Kost* und eine *Vielzahl von Medikamenten* —, ist die Durchführung einer ausreichenden *Vorbeobachtungsperiode* bei der Prüfung von Hochdruckmitteln schwieriger und verantwortungsreicher geworden. Die Durchführung von Vorbeobachtungsperioden in der obigen Weise, d. h. unter Verzicht auf jede Form diätetischer oder medikamentöser Behandlung, ist nur erlaubt, falls den Kranken dadurch sicher kein gesundheitlicher Nachteil erwachsen kann; das ist heute nur mehr bei Kranken mit höchstens mittelschweren Graden des Hochdrucks der Fall.

a) Das methodische Vorgehen, falls eine *ausreichende Vorbeobachtungsperiode* durchführbar ist[19] zeigt Abb. 29. Der *zeitliche Ablauf* des therapeutischen Vergleichs gliedert sich hier so, daß die Patienten von Anfang an die notwendige allgemeine interne Therapie erhalten, daß aber mit der Gabe eines blutdrucksenkenden Heilmittels so lange, als es verantwortbar ist, gewartet wird. Die *allgemeine interne Therapie* (ganze oder teilweise Bettruhe, ggf. Behandlung einer *kardialen Dekompensation, symptomatisch notwendige Therapie)* kann verschiedener Art sein; aber sie muß im Verlauf der Prüfung am einzelnen Kranken in sich gleich bleiben, soweit keine Änderung ärztlich indiziert ist; sie sollte außerdem so weit wie möglich innerhalb der verschiedenen Testpersonen, die dem individuellen therapeutischen Vergleich unterzogen werden, aufeinander abgestimmt sein. Diese *Grundtherapie* braucht *bei Hochdruckkranken mäßigen Grades* noch nicht unbedingt und intensiv auf die Senkung des Blutdrucks hin ausgerichtet zu sein, so daß in solchen Fällen auch noch auf die Verordnung *einer salzarmen Diät verzichtet* werden kann. Das kann den Vorteil haben, daß es dem Prüfmittel nicht durch eine schon in der (salzarmen) Diät bedingten Blutdrucksenkung allzu schwer gemacht wird, seine eigene hypotensive Wirkung zu zeigen. *Bei schwereren* Graden von *Hochdruck* wird demgegenüber aus ärztlichen Gründen mit dem Einsatz einer *kochsalzarmen Kost* nicht gewartet werden dürfen, und hier werden trotz deren Wirkung dem zu testenden Mittel noch genug Chancen bleiben, seine Wirkung zu zeigen.

---

[19] Heymer, A., P. Niesel und G. Oberhoffer: Zur Hypertonie-Behandlung mit Bretylium und Guanethidin. Med. Welt **32**, 1611—1621 (1960).

In dieser 1. Periode (vgl. Abb. 29, Periode FU) gewinnen wir einen Einblick wieweit sich der Blutdruck allein durch die üblichen klinischen konservativen Maßnahmen senkte. Es wird sich dabei zumeist die alte Beobachtung bestätigen, daß der *Blutdruck allein schon durch das geänderte klinische Milieu* auch ohne Gabe

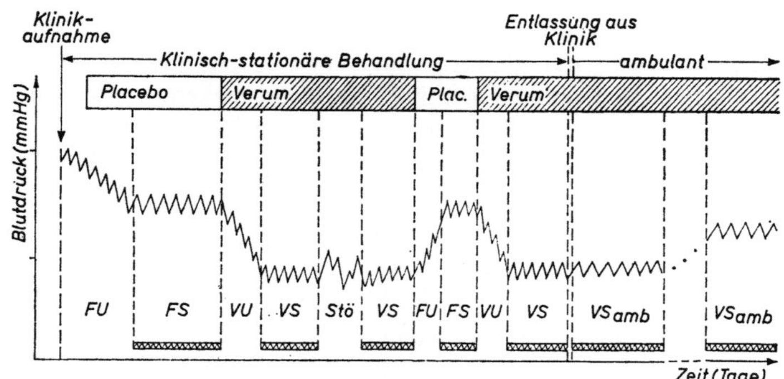

Zeichenerklärung:

U = *Umstellungsperiode,* in welcher sich der Blutdruck auf ein neues Niveau einstellt.

S = *Konstant stationäre* (s. Anm. 20) *Periode,* während welcher der Blutdruck auf einem bestimmten Niveau bleibt.

Stö = *Störungsperiode,* während der irgendwelche, nicht medikamentös bedingte zusätzliche Einwirkungen (Infekt, eingreifende diagnostische Maßnahme, äußere Aufregung) den RR beeinflussen.

▬ = zum Vergleich herangezogene „stationäre Perioden"

FS = stationäre Falsum-Periode

VS = stationäre Verum-Periode

VS_{amb} = stationäre Verumperiode aus der Zeit der ambulanten Weiterbehandlung

Abb. 29. Übersicht über die methodisch verschiedenen Arten der Zeitperioden des individuellen Krankheitsverlaufes eines Hypertoniekranken, bei Betrachtung des Blutdruckes

spezifisch blutdrucksenkender Medikamente absinkt. Diese Blutdruck*umstellungsperiode* (Periode FU), während der auch schon *Placebo* gegeben wird, wird im allgemeinen im therapeutischen Vergleich noch nicht mitberücksichtigt werden können.

Die anschließende Zeitperiode, bei der sich ein bestimmtes Blutdruckniveau eingestellt hat und im wesentlichen unverändert bleibt, und während der Placebo weitergegeben wurde, verwenden wir als *„stationäre Falsum-Periode"* FS (s. Abb. 29) und als eigentliche Vergleichsbasis für die Bewertung der erreichten Blutdruckwerte in den folgenden *„stationären Verum-Perioden"* VS, in welchen das zu beurteilende blutdrucksenkende Medikament gegeben wird [20]. Die stationäre Falsum-Periode F. S. wird meist 1 bis 2 Wochen in Anspruch nehmen.

Wenn das Krankheitsbild der Patienten zu schwer ist und wenn deshalb keine Vorbeobachtungszeit eingeschaltet werden darf, wird sofort ohne FS-Periode mit den Verum-Perioden (VU = Verum-Umstellungsperiode und VS = stationäre Verumperiode) begonnen (s. Abb. 29). Soweit als möglich, soll im weiteren Behandlungsverlauf nochmals eine kurze Falsum-Periode eingeschoben werden, insbesondere auch

[20] Der Terminus „stationär" ist hier selbstverständlich nicht in seiner dem Arzt geläufigen Bedeutung als stationärer klinischer Krankenhaus-Aufenthalt (Gegensatz ambulante Behandlung) verwendet, sondern in dem Sinn von sich im wesentlichen nicht mehr ändernden, sich auf dem gleichen Niveau haltenden Blutdruckhöhen verwendet.

dann, wenn wegen der anfänglichen Schwere der Erkrankung anfangs keine F-Periode durchgeführt werden konnte. Nach Entlassung aus klinisch-stationärer Behandlung sollen die Patienten auch ambulant weiterbeobachtet werden. Diese ambulanten Weiterbeobachtungen sind sehr wichtig, weil ein blutdrucksenkendes Medikament dann besonders wertvoll ist, wenn es auch unter den — medizinisch gesehen — ungünstigeren Verhältnissen der nichtklinisch-stationären Behandlung mit ihren wieder stärker auf den Patienten einwirkenden Belastungen seine Wirkung behält.

Als *Bewertungskriterien* werden registriert: a) der *Blutdruck* sowohl im *Liegen* als auch besonders im *Stehen.* Gerade die im Stehen gewonnenen RR-Werte sind zur Beurteilung der Wirkung und zur Einstellung der notwendigen Tagesdosis und Verhütung von Komplikationen unbedingt erforderlich. Während des Klinikaufenthaltes wird der Blutdruck mehrmals täglich (3- bis 4mal pro die) im Liegen und nach einer Minute im Stehen gemessen.

Bei den ambulanten Weiterbeobachtungen sind so häufige Messungen leider nur in Ausnahmefällen möglich. Da aber bei stark hypotensiv wirkenden Mitteln immer besonders auf Vermeidung orthostatischer Kollapse geachtet werden muß, kann man bei kritischen und nicht hypochondrischen Patienten zu einer *Blutdruckmessung durch die Patienten selbst* Zuflucht nehmen, deren Richtigkeit man anfangs und bei den wöchentlichen ärztlichen Nachuntersuchungen kontrollieren muß. Wir haben selbst schon zu dieser Notlösung gegriffen und haben gelegentlich sehr gute Erfahrungen dabei gemacht.

b) *Subjektive Bewertungskriterien* sind die Angaben der Patienten. Es soll immer nach *Kopfschmerzen* und *Hitze, Schwindel, Schwarzwerden-vor-den-Augen* gefragt werden, und zwar einerseits nach dem *Verschwinden von Beschwerden,* die *vor* der Prüftherapie bestanden haben, andererseits nach dem *Neuauftreten von Beschwerden während* der therapeutischen Prüfung; diese letzteren sind verdächtig, daß sie *Nebenwirkungen* des Heilmittels darstellen.

In regelmäßigen Abständen sollen weiterhin untersucht werden: c) der *Augenhintergrund.* Dabei ist die *Fundusphotographie* für eine objektive Verlaufsbeurteilung von größtem Wert. Betrachtung und Beschreibung reichen zum späteren Vergleich von Änderungen (in der Zeit) nicht aus. Aussagen, welche sich auf feinste graduelle Veränderungen beziehen, lassen sich nur an Hand einwandfreier photographischer Fundusbilder machen. Außerdem lassen sich Veränderungen wie *Blutungen* oder *Exsudate* mittels der Fundusphotographie genau in ihrer zeitlichen Entwicklung und Rückbildung verfolgen und beurteilen.

Eine objektive Messung der absoluten Gefäßweite mit Hilfe der Fundusphotographie ist aus optischen Gründen nicht möglich, da der Abbildungsmaßstab bei den *verschiedenen* Patienten verschieden ist. Wohl kann dagegen in einer Verlaufsbeobachtung am *gleichen* Patienten eine mit der Zeit auftretende Veränderung sehr sorgfältig erkannt werden, da der Abbildungsmaßstab beim einzelnen Patienten konstant bleibt.

d) Als weitere Bewertungskriterien sollen das Extremitäten- und Brustwand-*elektrokardiogramm* und e) die *Herzform* in der *Herzfernaufnahme* (Röntgen) beigezogen werden, obwohl aus diesen beiden Kriterien (b und c) im allgemeinen keine wesentlichen Aufschlüsse über klinische Änderungen während der Untersuchungsperioden zu erwarten sind.

Andere, das therapeutische Urteil verfälschende blutdruckwirksame *Mitursachen* werden, soweit erfaßbar, ausgeschaltet, und in den Fällen, in denen sie nicht auszuschalten sind, auf die zu vergleichenden Zeitperioden möglichst *gleichartig verteilt*, damit jede eventuell noch mögliche, nicht medikamentenbedingte Blutdruckbeeinflussung sich in beiden verglichenen Zeitabschnitten gleichartig auswirken und beim quantitativen Vergleich sich weitgehend selbst aufheben kann. Dies gilt besonders für die unter Umständen notwendige, *gleichzeitig streng kochsalzarme Diät*, welche bei bestimmten Krankheitsformen (kardialer Insuffizienz, Nierenbeteiligung oder Ödembildung) nicht entbehrt werden kann. Daß die kochsalzarme Diät, falls sie unentbehrlich erscheint, gleichmäßig in den zu vergleichenden Perioden durchgeführt werden muß, wurde oben schon und sei nochmals betont.

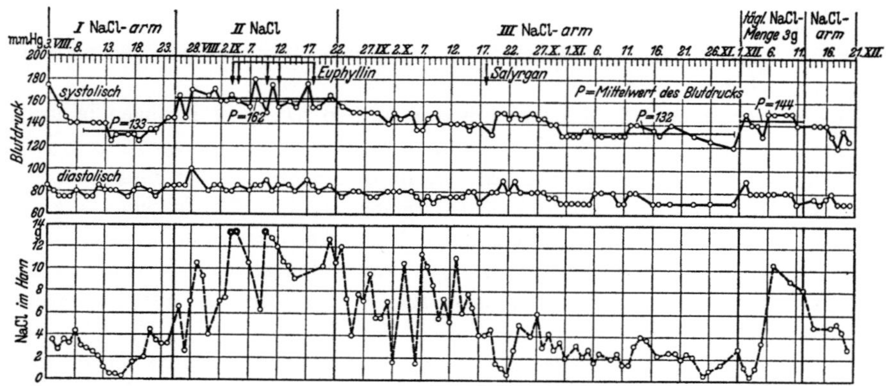

Abb. 30. (zu Beispiel 19) Zeitperioden im individuellen Vergleich bei der Prüfung der Hochdruckbehandlung mit kochsalzarmer Diät

Als *klinisches Beispiel* für diesen modus procedendi kann Abb. 30 gelten [Martini, P.: Dtsch. Arch. klin. Med. **183**, 131 (1938); Beispiel Patientin H., Abb. 4]. In der I. Periode stellte sich unter Kochsalzentzug nach einigen Tagen eine horizontal-stationäre Konstanz des Blutdrucks ein. Entsprechendes zeigte sich in den folgenden Perioden II. mit Salzzulage, III. salzarm und IV. wieder mit Salzzulage. Für alle Perioden konnten die Blutdruck-Mittelwerte der einzelnen Perioden errechnet werden. Der Vergleich der Mittelwerte untereinander und die statistische Prüfung der Mittelwerte und ihrer Differenzen führte zu signifikanten Ergebnissen.

NB! Die tägliche Kontrolle daraufhin, ob die Therapie tatsächlich durchgehalten wurde, ist bei für den Kranken unangenehmen Diätformen besonders wichtig. Deshalb wurden am vorliegenden Beispiel 19 die Kochsalzausscheidungen im Urin täglich bestimmt. Die Unentbehrlichkeit einer solchen Kontrolle zeigt sich sowohl im letzten Teil der Periode I. (Abb. 30) (NaCl-arm), wie besonders im Beginn der ebenfalls NaCl-armen Periode III. In dieser letzteren Periode fielen sowohl der systolische wie der diastolische Blutdruck in den ersten 2 bis 3 Wochen merkwürdig langsam ab; erst die *Urinkontrolle auf NaCl* brachte an den Tag, daß von dem Patienten grobe *Diätfehler* gemacht worden waren; nachdem diese abgestellt wurden, kam der tatsächliche Effekt der zu prüfenden Therapie zum Vorschein und jetzt erst stellte sich in Periode III. ein stationärer Mittelwert ein.

Im vorliegenden Beispiel Patientin H. handelte es sich nicht um eine primäre, sondern um eine sekundäre Form des Hochdrucks. Die methodische Führung der Versuchsanordnung und des statistischen Beweises werden dadurch nicht tangiert.

Heute würde die Bestimmung von Natrium der Bestimmung des Chlors vorgezogen werden. In Krankenhäusern, die aber noch nicht über ein Flammenphotometer verfügen, ist es immerhin viel richtiger auf die alte einfache Chlorbestimmung im Urin zurückzugreifen, als auf jede Kontrolle der Kochsalzausscheidung im Urin zu verzichten. Daß zwischen dem Grad der blutdrucksteigernden Wirkung von Na einerseits und Cl andererseits keine so große Differenz besteht, als weitgehend angenommen wird, demonstriert Abb. 31 aus H. J. HOLTMEIER: Dtsch. Arch. klin. Med. **204**, 198 (1957), Tab. 2. (Siehe dazu auch MARTINI, P., K. KAISER und H. J. HOLTMEIER: IV. Congr. Internat. Med. Int. Madrid 1959. Summary 90.)

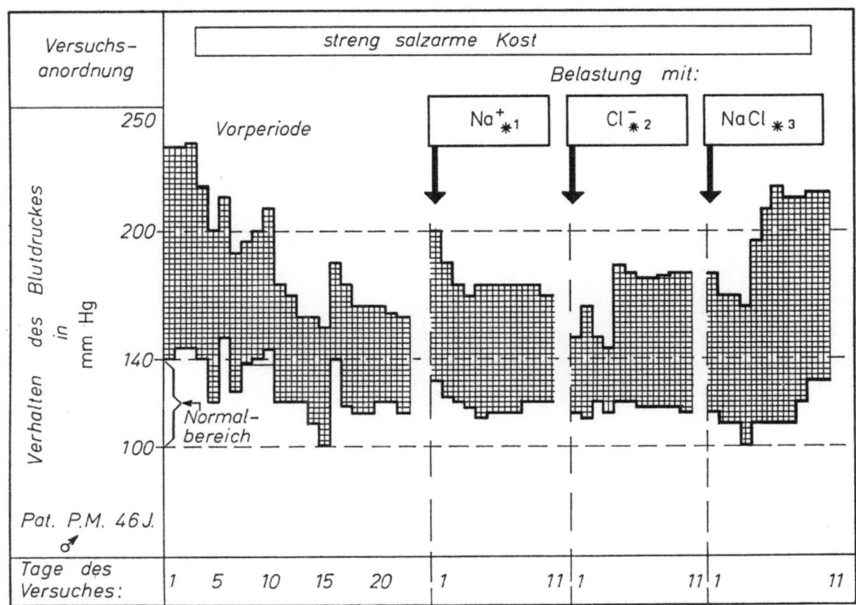

Abb. 31. *Häufiges Verhalten des Blutdruckes bei „essentieller" Hypertonie unter verschiedenen Belastungsproben.* Die Belastung mit Na+ oder Cl− allein bewirkt keinen Blutdruckanstieg; dieser wird nur mit Kochsalzgabe erreicht (Gabe von Na+ und Cl− zugleich). „Na+-Belastung" mittels $NaHCO_3$ und „Cl−-Belastung" mittels NH_4Cl in äquivalenten Mengen (von 45 bis 130 mäq Na+ und Cl−)

Die Durchführung einer ausreichend langen *Vorbeobachtungsperiode* bzw. Falsumperiode I konnte auch früher schon auf erhebliche Schwierigkeiten stoßen. Sie kostet die Kranken und ihre Versicherungsträger oder beide wertvolle Zeit. Dies ist vielen nicht zumutbar und anderen nur ausnahmsweise dann, wenn auf andere Weise keine Klärung eines wichtigen, für viele Kranke evtl. lebenswichtigen therapeutischen Problems zu erzielen ist. Es ist weniger zeitraubend, deshalb leichter durchführbar und oft ausreichend, bei einem Kranken nach seiner Aufnahme in das Krankenhaus nur so lange mit dem Einsatz der zu prüfenden Therapie zu warten, bis die in den geruhsameren Bedingungen des Krankenhauses gegebenen Tendenzen zu einer *Blutdrucksenkung* zum *Stillstand* gekommen sind und die *Blutdruckkurve stationär* geworden ist. In diesem Fall kann die zu testende Heilmethode sehr bald eingesetzt werden: *Testperiode = Verumperiode.* Wenn sich im Verlauf ihrer Wirksamkeit die Blutdruckwerte senken, wird die Behandlung so lange weiter durchgeführt, bis sich keine zusätzliche Senkung erzielen läßt, bis also die gerichtete abfallende oder steigende

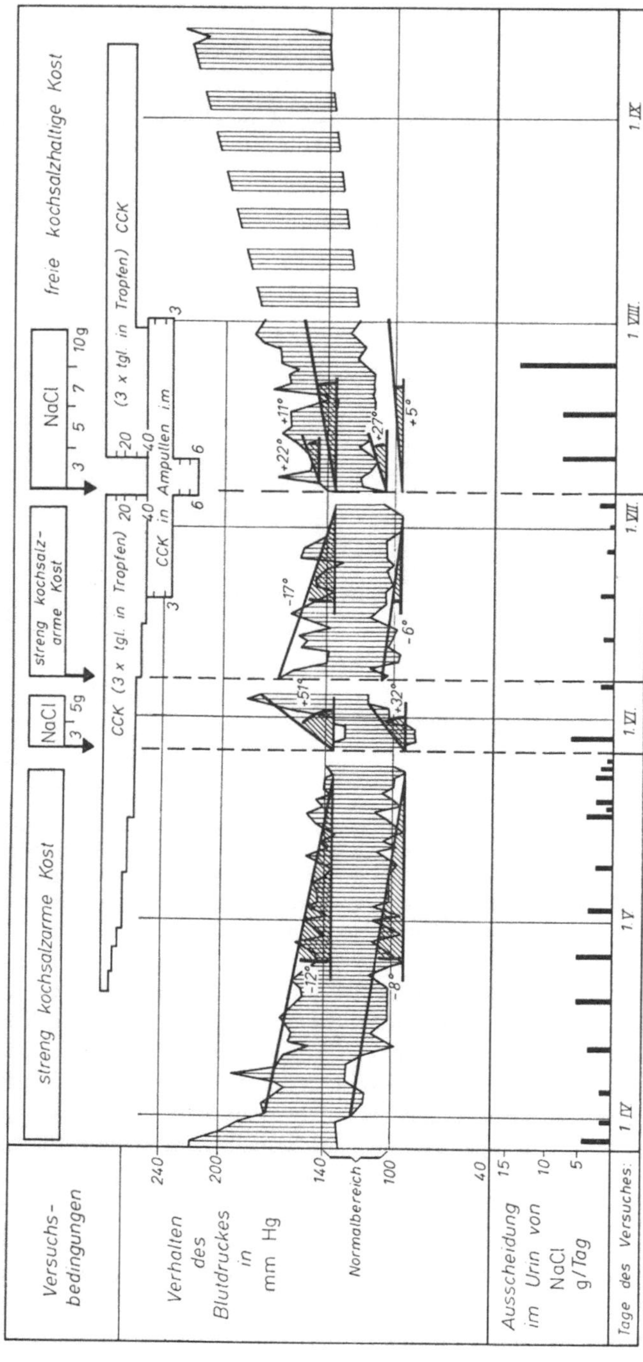

Abb. 32. Die Gesetzmäßigkeit ist auch rechnerisch einwandfrei beweisbar; die Richtungskoeffizienten zeigen reine Abhängigkeit vom Kochsalz und sind ohne Anzeichen irgendeiner Abhängigkeit von anderen therapeutischen Faktoren

Bewegung zum Stillstand gekommen ist, *oder* bis sich womöglich ein stationäres (wiederum tieferes oder höheres) neues Blutdruckniveau herausgebildet hat. *Nachbeobachtungsperiode* bzw. *Falsumperiode* II: danach wird das Prüfmittel wieder abgesetzt, und es wird beobachtet, wie der Blutdruck sich anschließend verhält. Sollte er wieder ansteigen, so wird damit offenkundig, daß die therapeutische Einwirkung des Prüfmittels positiv und reversibel ist. Wenn diese Beobachtung am gleichen Kranken nicht nur vereinzelt gemacht wird, sondern *wiederholt* demonstriert werden kann, dann ist es wahrscheinlich, daß das Mittel die reale und wesentliche Ursache des Blutdruckabfalls gewesen ist.

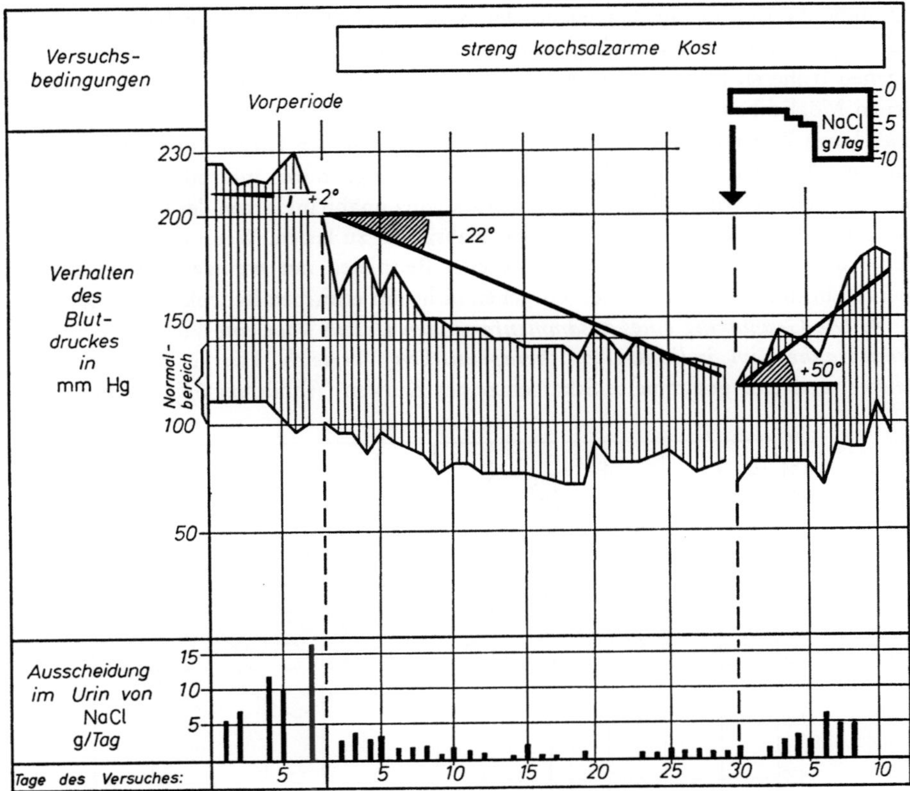

Abb. 33. Individueller Vergleich bei Hypertonie. In der Nachbeobachtungsperiode kurzfristige NaCl-Belastung unter ärztlicher Kontrolle zum Beweis der Wirkung NaCl-armer Diät

Hat man also nicht genug Zeit, um auf die Erreichung *einer (stationären) Konstanz* der Blutdruckkurven zu warten, nehmen die Kurven aber eine kontinuierliche Richtung an, so kann die Ursächlichkeit des Richtungsverlaufs und seiner Änderungen mit Hilfe der *Richtungskoeffizienten* und ihrer Differenzen geprüft werden (s. Kap. V. C. 2.).

2. Nachdem uns heute eine Anzahl als blutdrucksenkend bewährter Mittel zur Verfügung steht, kommt es vor allem auf die Wertung der Potenz des Testmittels im Verhältnis zur Potenz eines schon bewährten Mittels an. Deshalb müssen jetzt —

wiederum im *individuellen Vergleich* — konkurrierende Mittel in 2 benachbarten Behandlungsperioden gegeben und miteinander verglichen werden. Je nach der Situation wird der Vergleich zwischen Mittelwerten oder zwischen *Regressionskoeffizienten* gewählt und durchgeführt werden.

3. Des öfteren kann wegen der Schwere einer Hochdruckerkrankung während der Prüfung eines Pharmakons auf eine *gleichzeitige kochsalzarme Diät* nicht verzichtet werden. In diesem Fall stößt es auf Schwierigkeiten, die schon gesicherte Wirkung dieser Diät und die noch problematische Wirkung des neuen Prüfmittels zu unterscheiden; dann kann die blutdrucksenkende Wirkung des zu testenden Mittels auch dadurch auf die Probe gestellt werden, daß Kochsalz in einer späteren Periode des Krankheitsverlaufes vorübergehend der Kost zugelegt und daß beobachtet wird, ob das zu prüfende Mittel allein imstande ist, die Blutdruckerniedrigung zu halten. In eigenen früheren Untersuchungen am Beispiel der Abb. 32 und 33 sind diese verschiedenen Möglichkeiten demonstriert[21]. Die Kurve Abb. 32 zeigt, wie es während einer über lange Zeit mit steigenden und schließlich sehr hohen Dosen durchgeführten Prüfung des Medikaments geradezu gesetzmäßig gelingt, durch intermittierende Zulagen und Entziehung von Kochsalz den Blutdruck ganz unabhängig von der medikamentösen Behandlung wieder ansteigen und wieder absinken zu lassen. Wenn die intermittierenden Kochsalzzulagen jeweils wie in diesen Beispielen nur wenige Tage gegeben zu werden brauchen, ist ein solches Vorgehen nicht mit ethischen Bedenken belastet.

4. *Die Gewinnung eines zusammenfassenden Urteils über eine Vielzahl von Hochdruckkranken im individuellen therapeutischen Vergleich.* Hierzu bringen wir als Beispiel erst eine gesammelte Schar einzelner Kurven (Abbildung 34), die bei unserer

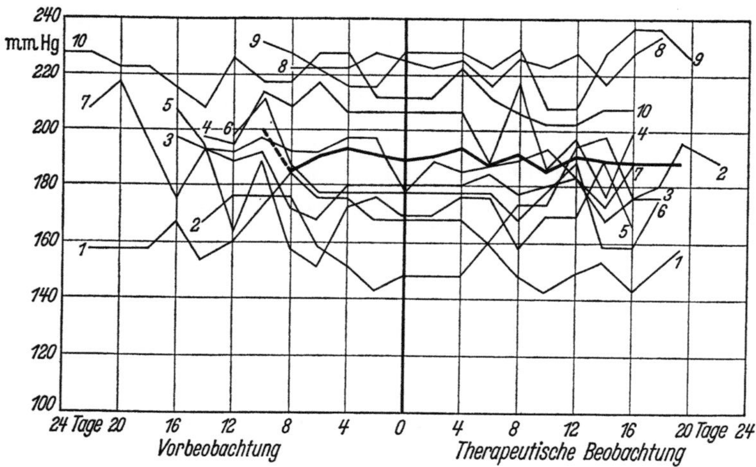

Abb. 34. Zusammenfassendes Urteil über eine Vielzahl von Hochdruckkranken im individuellen Vergleich

Prüfung eines Medikaments gewonnen worden war, dem seit vielen Jahren fast allgemein der Ruf eines realiter blutdrucksenkenden Mittels zugebilligt worden war. Es ist so gleichzeitig ein warnendes Beispiel für die Unzulänglichkeit der bis dahin angewendeten Methoden der Prüfung, denn bei einer folgerichtigen Methodik

[21] Kaiser und Martini: Dtsch. med. Wschr. **75**, 1516 (1960).

versagte es offensichtlich durchaus. Als einzige zeigen die Kurven der Kranken 1, 4 und 10 eine unwesentliche Senkung gegenüber der Vorbeobachtungsperiode. Demgegenüber kann es bei mehreren Kranken nach dem Einsatz des Mittels zu einem Wiederanstieg des schon abgesunkenen Blutdrucks kommen. Wenn man den Durchschnittswert aus allen 10 Kurven errechnet, so erhält man dementsprechend eine fast horizontal verlaufende Linie — die fett gezeichnete Kurve in Abb. 34.

5. *Die ambulante Untersuchung im individuellen therapeutischen Vergleich bei Hochdruckkranken.* Wir haben oben schon darauf aufmerksam gemacht, daß ambulante Weiterbeobachtungen hier sehr wichtig sind. Ein blutdrucksenkendes Mittel wird um so wertvoller, wenn es unter den Verhältnissen der häuslichen Behandlung sich ebenfalls bewährt. Die häuslichen Verhältnisse können sich aus mehreren Gründen ungünstig auswirken: die Reize der Umwelt, evtl. einschließlich der wiederaufgenommenen Berufsarbeit, tendieren zu einem Wiederansteigen des Blutdrucks gegenüber der Ruhe, die den meisten Kranken der Krankenhausaufenthalt schenkte; ferner ist es zu Hause nicht mehr im gleichen Maße verbürgt, daß die ärztlichen Verordnungen einschließlich der Einnahme von Medikamenten so regelmäßig und geordnet eingehalten werden, wie es in einem guten Krankenhaus der Fall war; es ist schließlich auch damit zu rechnen, daß ein Medikament sich den vermehrten Anforderungen des häuslichen Lebens und des Berufslebens als nicht gewachsen erweist, obwohl es sich während eines Krankenhausaufenthaltes (in dessen Grenzen) bewährt hatte.

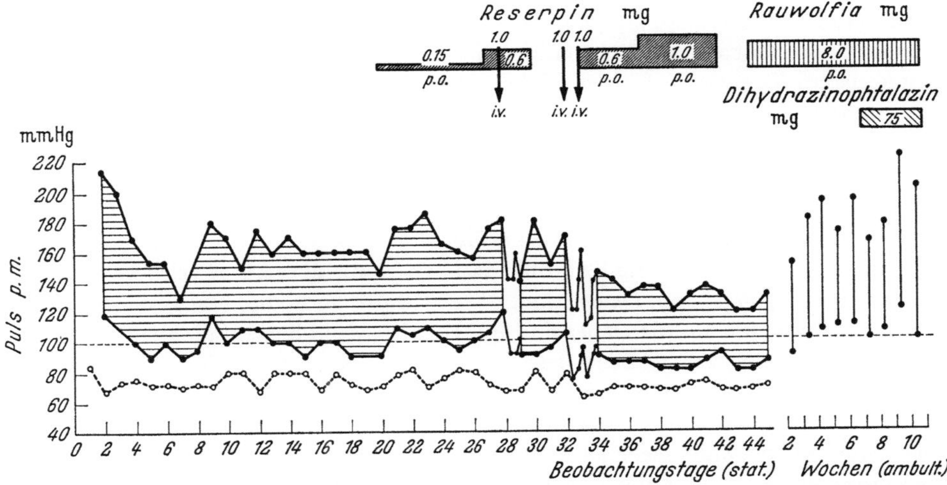

Abb. 35. Sch., Wilhelm (1168/54), 56 J. Primäre, benigne Hypertonie; die Dosisabhängigkeit der Reserpinwirkung bei oraler Medikation. Wiederanstieg des Blutdrucks nach der Entlassung, trotz Fortsetzung der Medikation

Die Abbildung[22] 35 demonstriert dieses häufige Phänomen deutlich. Je größer die Hindernisse sind, die sich nach der Krankenhausentlassung einer konsequenten Weiterführung einer Therapieform entgegensetzen, um so mehr ist mit ihnen zu rechnen, und da die konsequente Weiterführung einer Diät, wie die kochsalzarmer

[22] ARNOLD, O. H., und N. ÖRTEL: Weitere Untersuchungen zur Therapie der arteriellen Hypertonie mit der Rauwolfia. Z. Kreisl.-Forsch. 44, 310—321 (1955), Abb. 2.

Kost, unvergleichlich größere Ansprüche an die Energie und Selbstüberwindung fast aller Patienten stellt als die regelmäßige Einnahme von Medikamenten, so waren gerade bei ihr besonders methodische Vorsichtsmaßnahmen der weiteren Prüfung notwendig; angezeigt sind sie aber bei allen Heilmaßnahmen, auch bei den Medikamenten, die auf lange Sicht hin gegeben werden müssen.

Auf der anderen Seite existieren auch Beispiele dafür, daß bei Patienten, die nach stationärer klinischer Einstellung *ambulant* weiterbehandelt worden sind, auch Beweise der Dauerwirkung einer durch *mehrere Jahre* (in einem Fall bis zu 51 Monaten) hindurch fortgeführten ambulanten Beobachtung erbracht werden können. Z. B. berichten P. Lichtlen und F. Schaub über eine Gesamtzahl von 23 Hypertonikern, bei 12 von ihnen war die Erkrankung als maligne anzusprechen. Die Kurven der individuellen therapeutischen Vergleiche lassen kaum einen Zweifel an der Realität der therapeutischen Wirkungen, wenn auch nur statistische Berechnungen vorgelegt werden; die vorgelegten Berechnungen beziehen sich lediglich auf die Kollektive der Anfangsbefunde mit den Endbefunden. Zwar haben die Autoren auch die gerade für die Hypertonie grundlegenden individuellen Vergleiche durchgeführt, sie haben diese jedoch nur nach dem Augenschein ihrer Diagramme, nicht aber statistisch ausgewertet.

b) Der kollektive therapeutische Vergleich bei Hochdruckerkrankungen

Daß ein kollektiver Vergleich nur bei häufiger vorkommenden, unter sich homogenen Hochdruckerkrankungen durchgeführt werden kann, und daß er nur dann in Betracht kommen kann, wenn schon im individuellen, in relativ kurzer Zeit (= Kurzzeitversuch s. Kap. IV. A. 8.) abzuschließenden therapeutischen Vergleich Beweise dafür erbracht worden sind, daß überhaupt eine blutdrucksenkende Wirkung von dem Heilmittel zu erwarten ist, das ist teilweise selbstverständlich, teils wurde es von uns oben schon ausgeführt. Unter diesen beiden Voraussetzungen besitzt der kollektive therapeutische Vergleich aber auch hier eine erhebliche Wichtigkeit, um als Langzeitversuch insbesondere zwei Aufgaben zu erfüllen.

Seine *erste Aufgabe* ist die Kontrolle darüber, *ob* die über kurze zeitliche Strecken beobachteten *Erfolge von Dauer* sind. Dazu gehört auch die Frage, ob stationär erzielte Erfolge auch auf die Dauer durchgehalten werden können; allerdings erscheint hier auch das umgekehrte Bedenken, ob solche Erfolge in der immer dubiöseren ambulanten Behandlung nicht deshalb verloren gegangen sind, weil die Behandlung, die der Prüfung unterzogen werden sollte, vom Kranken nach der Entlassung aus dem Krankenhaus nicht mehr gewissenhaft durchgeführt wurde (siehe Abb. 35). Die Bedeutung dieser ersten Aufgabe ergab sich schon bei der Anwendung der *salzarmen Diät* (Abbildung 30), als die in der stationären Behandlung oft erreichte Normalisierung des Blutdrucks einige Wochen nach der Entlassung aus der Klinik nicht gerade wieder verschwunden, aber doch weitgehend verloren gegangen war. Hier machten die Analysen des Urins auf Natrium oder auf Chlor es rasch offenkundig, daß die vorgeschriebene *Diät* nicht eingehalten worden war. Wenn der Blutdruck, der unter einer *medikamentösen Behandlung* in einem Krankenhaus abgefallen war, bald nach der Entlassung wieder ansteigt, dann ist die Ursache dafür wesentlich schwieriger zu eruieren, sofern der Patient nicht selbst seine Nachlässigkeit konzediert.

In beiden Fällen aber bleibt die Frage ungelöst, wie weit die Verschiedenheit der sonstigen Lebensbedingungen während der stationären Behandlung einerseits, während der ambulanten Behandlung andererseits mitschuldig an der Wiederverschlechterung des Blutdrucks waren. Zur Klärung dieser Frage genügen wenige Wochen nicht, und zwar deshalb nicht, weil es weder bei einer diätetischen, noch bei einer pharmakologischen Einwirkung ausgeschlossen ist, daß sie sich in kürzerer oder längerer Zeit abnützen, d. h. daß eine *Gewöhnung* (bzw. eine Gegenregulation) eintreten kann. Schon aus diesem Grund muß eine Heilmethode zusätzlich auch über längere Zeiträume hin geprüft werden, als es in einigen untereinander zu vergleichenden Perioden möglich ist. Das heißt aber nichts anderes, als daß nach der grundsätzlichen Entscheidung darüber, daß ein Mittel in einer vorgegebenen Situation den Blutdruck senkt, nachträglich noch über längere Zeit hin weiter geprüft werden muß. Da aber auch diese Prüfung nicht ohne Vergleich durchgeführt werden kann, muß schon deshalb ein kollektiver therapeutischer Vergleich dem individuellen folgen.

Dazu kommt eine *zweite Aufgabe*, die teilweise nur in einem kollektiven Vergleich bewältigt werden kann; das ist die Notwendigkeit, nach unerfreulichen *Nebenwirkungen* zu fahnden, besonders nach solchen, mit deren Auftreten oft erst nach längerer Einnahme des zu prüfenden Mittels gerechnet zu werden braucht. Die Nebenwirkungen werden sehr verschiedener Art sein können und wir werden so wie auch sonst bei pharmakotherapeutischen Prüfungen mit sehr vielen Möglichkeiten rechnen müssen. Wenn sie bald nach dem Einsatz eines Medikaments auftreten, werden sie schon im individuellen therapeutischen Vergleich manifest werden, so wie es sich z. B. in den orthostatischen Kollapsen (bes. bei den Ganglienblockern) sehr rasch herausgestellt hat; entsprechendes würde z. B. für die Zustände von *Hypokaliämie bei Saliuretica* gelten. Im Gegensatz dazu können sich Abschwächungen der sexuellen Potenz während eines stationären Krankenhausaufenthaltes nur schwerlich und fernerhin so spät bemerkbar machen, daß zu ihrer Erklärung eine weitere ambulante Beobachtung notwendig ist. Ähnliches gilt von der Herabsetzung der Leistungsfähigkeit, von Müdigkeit usw. Man sieht, daß das Schwergewicht der letzteren Nebenerscheinungen, die sich teilweise erst nach einer etwas längeren Beobachtung und deshalb oft erst nach der Entlassung in ambulante Behandlung zeigen, *in subjektiven Merkmalen,* Symptomen besteht.

In den Kapiteln V. C. und V. D. ist das rechnerische Vorgehen geschildert, das Antwort auf die Frage gibt, welche von zwei im kollektiven Vergleich einander gegenübergestellten Heilmaßnahmen (Medikamenten, operativen Eingriffen usw.) sich besser bewährt hat. Zwei Fragenkreise sind es, deren Beantwortung schon etwas Wesentliches beiträgt zur Charakterisierung der Güte eines Heilmittels:

1. Bei wievielen Kranken hat der blutdrucksenkende Erfolg z. B. a) 3 Monate, b) 6 Monate, c) 9 Monate, d) 12 Monate angehalten?
2. a) Bei wievielen Kranken haben sich keine Nebenerscheinungen eingestellt?
   b) Bei wievielen haben sich Nebenwirkungen leichteren Grades eingestellt?
   c) Bei wievielen Kranken haben sich Nebenwirkungen schwereren Grades eingestellt?

Die beiden Fragenkomplexe gehören zwei verschiedenen Kreisen an, für deren Beantwortung ein individueller Vergleich im Kurzzeitversuch nicht ausreicht. Ein *Langzeitversuch* und damit ein ***kollektiver Vergleich*** ist unentbehrlich. Die Häufigkeit der Dauer des blutdrucksenkenden Erfolgs auf der einen Seite und die Häufigkeit des Auftretens von *Nebenwirkungen* auf der anderen Seite sind so wesensverschieden, daß es nicht folgerichtig wäre, sie in einer einzigen Häufigkeitstabelle zu behandeln. Es ist unseres Erachtens richtig, sie in zwei verschiedenen Häufigkeitstabellen zu erfassen, so daß in der einen nur die Häufigkeit der beiden verschiedenen Heilungsdauern und in der anderen die Häufigkeit des Befalls oder Nichtbefalls durch Nebenwirkungen zu prüfen wäre. Tab. 34 gibt das Schema für die Häufigkeiten von Nebenwirkungen. Diese 2mal n-Tafel wird durch den χ^2-Test statistisch geprüft (s. Kap. V. D. 6.).

Tabelle 34

	Bei wie vielen Kranken sind keine Nebenwirkungen aufgetreten	Bei wie vielen Kranken sind Nebenwirkungen leichteren Grades aufgetreten	Bei wie vielen Kranken sind schwere Nebenwirkungen aufgetreten
Therapie A			
Therapie B			

Es ist aber offenbar, daß auch ein solches Verfahren nicht ganz befriedigen kann. Es unterscheidet nach Zahl und Grad der Nebenwirkungen, aber ohne daß es den so wichtigen *Charakter der Nebenwirkungen* berücksichtigt. Es kann deshalb neben solchen rechnerischen Verfahren nicht darauf verzichtet werden, auch die einzelnen individuellen Nebenwirkungen nach ihrem spezifischen Charakter, mit dem sie sich bei den einzelnen Kranken ausgewirkt haben, zusätzlich in eine umfassende und rigorose Betrachtung einzubeziehen. So wird die *Synopse* des gesamten vorliegenden Materials letzten Endes beim Vergleich der beiden Vergleichskollektive mindestens so ausschlaggebend für die Bewertung eines Heilmittels sein wie die rechnerischen Verfahren.

Wir haben oben darauf hingewiesen, von wie großer Bedeutung die subjektiven Symptome beim therapeutischen Vergleich von 2 verschieden behandelten Gruppen von Kranken werden. Das allein schon macht es selbstverständlich, daß eine *unwissentliche* Versuchsanordnung hier unverzichtbar ist. Wenn sie als doppelter Blindversuch durchgeführt wird, bedeutet das eine verstärkte Sicherung; wenn der Leiter einer therapeutischen Prüfung aber der Zuverlässigkeit seiner Mitarbeiter gewiß ist, dann halte ich den doppelten Blindversuch hier bei der therapeutischen Forschung im Bereich der Hochdruckkrankheiten für entbehrlich, zumal hier die objektiven Merkmale wesentlich gewichtiger sind als die subjektiven.

Bei kollektiven Vergleichen muß hier wie auch sonst ein ganz besonders großer Wert auf die *Homogenität* der in den Vergleichsgruppen zusammengefaßten Kranken gelegt werden. Die Homogenität brauchte sich im individuellen therapeutischen Vergleich vorerst lediglich auf die Sonderart der Hochdruckerkrankung zu beziehen; dort wo 2 oder mehrere Perioden der individuell gleichen Erkrankung verglichen wurden, spielten Alter des Kranken, bisherige Dauer der Erkrankung, Schwere der Erkrankung und ihre Symptome usw. für den einzelnen Vergleich keine Rolle. Im Gegensatz dazu müssen neben der speziellen Art der Hochdruckerkrankung (s. Tabelle 33) die zu *vergleichenden Kollektive* nach einer großen Zahl von Differenzierungen geordnet werden. Die Differenzierungen betreffen 1. Das Geschlecht, 2. Das Alter [a) unter 40 J., b) zwischen 40 bis 50 J., c) 60 J. und darüber], 3. Das Körpergewicht [a) bis 70 kg, b) bis 80 kg, c) bis 90 kg, d) 90 bis 100 kg, e) über 100 kg]. 4. Erbliche Belastung mit Hypertension oder nicht. 5. Höhe des Blutdrucks; es sollen nur Kranke in die Vergleiche einbezogen werden, deren diastolischer Blutdruck durchschnittlich nach zwölftägiger stationärer Krankenhausbehandlung 90 mm Hg nicht *unterschreitet*. 6. Keine oder leichte oder schwere Veränderungen des Augenhintergrundes. 7. Keine oder leichte oder schwere Beeinträchtigungen der Nierenfunktion. 8. Keine oder leichte oder schwere Veränderungen am Herzen.

Zu diesen aus der Persönlichkeit und der primären vorgegebenen Situation der Kranken sich ergebenden Differenzierung gesellen sich Merkmale, die sekundär aus der bisher angewandten Therapie resultieren oder doch resultieren können z. B. die Frage, ob der Patient früher schon einer operativen oder einer chemotherapeutischen oder einer diätetischen d. h. salzarmen Behandlung unterzogen wurde.

Solche Differenzierungen bringen die Tendenz zur Verkleinerung der Gruppen und zur Bildung von *Untergruppen* mit sich. Deshalb wird es einer einzelnen Krankenanstalt, auch einer mit einem sehr großen Krankengut an Patienten mit Bluthochdruck, kaum je möglich sein, genügend große Kollektive für eine therapeutische Prüfung von hypotensiven Mitteln allein im eigenen Bereich zu sammeln. Nur bei einer *Zusammenarbeit von mehreren Krankenhäusern* wird man sich den Voraussetzungen dafür wenigstens nähern können. Auch dann wird es nur selten möglich sein, gleichzeitig allen Differenzierungen gerecht werden zu können. Daß man sich aber mit einer konsequenten, ausreichenden Zuteilung (Untergruppenbildung, stratification) immerhin den therapeutischen Anforderungen weitgehend nähern und ein sehr befriedigendes praktisches Ergebnis erzielen kann, das demonstriert eine Arbeit von M. L. Armstrong; J. L. Bakke; L. L. Conrad; E. D. Freis (Chairman) u. a.

Diese Gemeinschaftsarbeit kann in vielen Punkten als vorbildlich für einen kollektiven therapeutischen Vergleich zur *auch gegenseitigen* Prüfung antihypertensiver Mittel bezeichnet werden.

Es muß damit gerechnet werden, daß auch solche *Nebenwirkungen,* die sich immerhin innerhalb eines Jahres voraussichtlich in ihrer großen Mehrzahl zeigen werden, doch so selten auftreten, daß Untersuchungen sehr breit angelegt sein müssen; andernfalls besteht keine ausreichende Wahrscheinlichkeit, daß die Untersucher innerhalb einer erträglichen Zeitspanne wenigstens der folgenschwersten Nebenwirkungen auch wirklich habhaft werden können. Deshalb werden nicht nur zur Durchführung der therapeutischen Prüfungen selbst, sondern auch zur Entdeckung der Nebenwirkungen im kollektiven therapeutischen Vergleich bei der Hochdruckkrankheit immer *Arbeitsgemeinschaften* gebildet werden müssen. (Siehe IV. C.)

Gegenüber der in unseren Ausführungen definierten Indikation des kollektiven therapeutischen Vergleichs wäre es ein Mißverständnis zu meinen, daß auch die Verfolgung sekundärer, selbst auf der primären Erniedrigung des Hochdrucks basierender *klinischer Besserungen* wie z. B. einer günstigeren Entwicklung der Blutgefäße, oder auch des Rückgangs einer Herzdilatation oder wie der Besserung einer schon geschädigten Nierenfunktion ebenfalls einem kollektiven Vergleich anvertraut werden dürften. Alle diese Änderungen sind so delikat und differenziert, daß nur der individuelle therapeutische Vergleich der Feinheit ihres Wesens adäquat ist. Für sie wäre auch der beste kollektive Vergleich zu grob.

Während der Prüfung eines Mittels, von dem vermutet wird, daß es eine blutdrucksenkende Wirkung besitze, wird das Interesse auch auf physiologische Umstellungen hingelenkt, die am Herz, am Kreislauf oder an den Nieren beobachtet werden. Die Einflüsse, die die Umstellungen bewirken, können direkt pharmakologische sein; die Umstellungen können kausal an der Blutdrucksenkung beteiligt sein, sie können auch erst als Folgen der Blutdrucksenkung ausgelöst worden sein. Zu den ersteren gehört z. B. die Verstärkung der Nierendurchblutung durch Dihydrazinophtalazinesulfat (Nepresol); zu den letzteren aber rechnet sich z. B. die Gefahr von Kollapsen oder thrombotischen Veränderungen. Im gleichen Zug tauchen Probleme auf, die aus der Herabsetzung eines „Erfordernis"-Hochdrucks für die Nierendurchblutung entstehen. Das sind alles Probleme, die größte Konsequenzen für das Schicksal der Patienten mit sich bringen können. Sie müssen zusammen mit der direkten und mehr praktischen therapeutischen Frage, ob ein Mittel den Blutdruck herabsetzt, bearbeitet werden und können nur vom Kliniker, nicht vom Pharmakologen befriedigend beantwortet werden.

11. Coronarkrankheiten

a) Angina pectoris vera (ohne klinischen Infarkt)

Man hat es sich heute teilweise abgewöhnt, die dem subjektiven Zustandsbild der durch Coronarinsuffizienz ausgelösten Angina pectoris ähnelnden, aber nicht mit gleicher Sicherheit auf organische oder funktionelle Änderungen der Coronargefäße zurückzuführenden Schmerzen über der Brust als Pseudoangina pectoris von der Angina pectoris vera abzutrennen. Bei derlei Schmerzen, die durch Spondylosis der Hals- und der oberen Brustwirbel und durch Erkrankungen der Bauchorgane (z. B. auch den Römheldschen Symptomenkomplex) hervorgerufen werden können, ist es wohl oft nicht mit Sicherheit auszuschließen, daß gleichzeitig auch eine Coronarinsuffizienz besteht. Nachdem hier aber von der therapeutischen Prüfung bei Coronarerkrankungen gehandelt werden soll, gehören nur die Angina pectoris-Zustände hierher, bei denen eine gleichzeitige Coronarinsuffizienz wahrscheinlich gemacht oder gesichert ist. Daneben bleibt die Möglichkeit Untergruppen aus dem Kreis solcher Pseudo-Angina-Pectoriskranken zu bilden und mit ihnen gesonderte therapeutische Prüfungen zu veranstalten.

Konsequenterweise müssen alle Kranke, die keine organischen Veränderungen der Coronargefäße oder der übrigen Herzbestandteile haben, aus der Gruppe der Angina pectoris vera ausscheiden.

Damit fängt aber für den therapeutischen Prüfer die Aufgabe an, sich darüber klar zu werden, wie und mit welchem Wahrscheinlichkeitsgrad die Erkrankungen der Coronargefäße gesichert werden können, und wann eine anderweitige Erkrankung für das Symptomenbild Angina pectoris verantwortlich gemacht werden darf.

An *diagnostischen Mitteln* stehen uns zu solcher Klärung eine ganze Reihe zur Verfügung, von denen aber das eine, das die größte Sicherheit gibt, das am schwierigsten, und überhaupt nicht immer anzuwendende ist (d. h. die Coronarographie). 1. Nach wie vor ist das *subjektive Symptom* der Angina pectoris, so wie es HEBERDEN vor bald 200 Jahren beschrieben hat, mit seiner Mischung von Schmerz und Beklemmung über der Brust und seiner häufigen Ausstrahlung in die linke Achselhöhle und Schulter bis hinab in die Finger des linken Arms das beherrschende Kriterium. Die fast obligate Abhängigkeit des Symptoms von körperlicher Anstrengung ist der Angina pectoris durch Coronarinsuffizienz so unvergleichlich stärker und öfter zugeordnet als den Formen der Pseudoangina, daß dies von größter differentialdiagnostischer Bedeutung ist; ähnliches, wenn auch der Reihenfolge nach in vermindertem Grad, gilt für die Abhängigkeit von Gemütsbewegungen und von der Kälte, vor allem dem Gehen bei kaltem Wind.

2. Hat sich uns — im Gegensatz zu neueren Mitteilungen — in unzähligen Fällen die alte Regel bewahrheitet, daß Angina pectoris-Beschwerden, die auf Nitroglycerin günstig reagieren, organische Herzveränderungen zu Grunde lagen.

3. Veränderungen des Elektrokardiogramms im Sinn einer Senkung der ST-Linie (eventuell zusammen mit isoelektrischem oder negativem T) beweisen beim Vorliegen „anginöser" Beschwerden nicht mit Sicherheit das Vorliegen von Verengungen der Coronararterien; immerhin ist die Wahrscheinlichkeit nicht gering. Erst dann wenn eine pathologische Q-Welle erscheint, kann nach den Erfahrungen der Coronarographie mit großer Wahrscheinlichkeit damit gerechnet werden, daß Verengungen der Coronararterien vorliegen [23]. Über die Möglichkeit durch Anwendung eines Sauerstoffmangelgemisches die coronare Wirksamkeit von Pharmaka zu prüfen, kommen wir bei der Besprechung des individuellen therapeutischen Vergleichs bei der Angina pectoris zurück.

4. Finden sich bei einem Kranken zusammen mit Schmerzen vom Charakter der Angina pectoris im *Röntgenbild* die Zeichen einer Sklerose und Erweiterung der Aorta oder auch periphere Gefäßsklerosen evtl. zusammen mit Kalkeinlagerungen, dann bedeuten solche Erscheinungen weitere Indizienbeweise im Sinne einer Angina pectoris vera. Nachdem es möglich geworden ist, auf eine wenig angreifende Weise einengende Prozesse in den Coronararterien im röntgenologischen Coronarogramm zu lokalisieren [24–27], ist so die sicherste diagnostische Möglichkeit der organischen Coronarerkrankungen gegeben; die rein diagnostische Rolle der Coronarographie wird noch übertroffen durch die Bedeutung, die ihr für die Differentialdiagnose innerhalb der Coronarerkrankungen zukommt.

Wenn eine genügende Sicherheit gewonnen ist, daß ein Kranker zur Gruppe Angina pectoris vera gehört, ist noch keineswegs eine Garantie gegeben, daß wir eine homogene Gruppe von Kranken vor uns haben. Die Vorgeschichte, der Schmerzgrad, die Ätiologie, die Pathogenese, die Morphologie der Erkrankungen der Coronargefäße machen das Gesamtbild außerordentlich verschiedenfaltig und verschiedenartig und verlangen eine gründliche *Differentialdiagnose*. So ist es z. B. keineswegs ausgemacht, daß die anginösen Beschwerden eines Kranken, der in seiner *Vorgeschichte* schon einen oder mehrere Herzinfarkte durchgemacht hat, auf eine Heilmaßnahme in der gleichen Weise reagieren werden wie die Beschwerden von Kranken, bei denen das noch nicht der Fall war. Erst recht wird kein Vernünftiger bei einer therapeutischen Prüfung die Schmerzen während eines Infarkts in eine Reihe mit den ganz

[23] FORSBERG, A. S., S. PAULIN u. a. [24] DÜX. [25] SCHAEDE. [26] PAULIN. [27] FORSBERG.

außerhalb eines solchen auftretenden anginösen Beschwerden stellen wollen [28]. Aus ähnlichen Überlegungen wird die Berücksichtigung des *Schweregrads* (auch der Art) der Schmerzen wichtig und wird die Trennung der Angina pectoris simplex, von der Angina pectoris gravis und von dem Status anginosus [29], welch letzterem in sehr vielen, wenn nicht in den meisten Fällen wenigstens schon Mikroinfarkte [30] zugrunde liegen dürften, zu fordern sein. Vom Standpunkt der *Ätiologie* ist der Nikotinabusus insofern von unterschiedlicher Bedeutung, als die durch ihn ausgelösten Zustände wohl schon auf organischen Gefäßveränderungen beruhen, aber auch reflektorisch ausgelöst und dann ganz passager sein können; sie gehören im letzteren Fall überhaupt noch nicht in den Bereich der Angina pectoris vera, so wie wir ihn oben definiert haben. *Pathogenetisch* ist eine Angina pectoris, die sich bei einer generellen Arteriosklerose entwickelt hat, so verschieden von den Voraussetzungen, unter denen sich bei einer chronischen Hypertension die subjektiv gleichen Beschwerden eingestellt haben, daß es nicht von vornherein selbstverständlich ist, daß die beiden in einer therapeutischen Prüfung gemeinsam behandelt werden dürfen. Das gleiche gilt, wenn eine Arteriitis obliterans das Gesicht der Krankheit prägt, oder wenn eine Lues vorliegt, oder wenn eine Stoffwechselkrankheit [31] wie Diabetes, Hypercholesterinämie oder Gicht mit Wahrscheinlichkeit einen großen Teil der Schuld am Befall der Coronararterien treffen.

Dazu kommen schließlich die großen differentialdiagnostischen Fortschritte, wie sie die semiselektive röntgenologische d. h. *morphologische Darstellung* der Coronararterien mit Hilfe des Ringkatheters nach PAULIN [32, 33] gebracht haben. Wenn auch die *Coronarographie* vorerst nur begrenzt anwendbar ist, und wenn sie auch nur begrenzt Auskunft geben kann, da nur das Gefäßlumen dargestellt wird, so gibt sie doch dort, wo sie anwendbar ist, wichtigste Einblicke in die Blutversorgung des Herzmuskels [34]. Nur durch sie kann festgestellt werden, ob sich die Veränderungen auf isolierte sklerotische Beete beschränken, oder ob schon eine diffuse sklerotische oder eine diffuse nodöse, oder eine diffuse stenosierende oder schon obturierende Coronarsklerose vorliegt, ob vorwiegend die Coronarostien befallen sind eventuell bis zu einer absoluten Ostiumstenose, die unabhängig vom Ausmaß der eigentlichen Coronarerkrankung zu einer Durchblutungsstörung des Myokard und so ebenfalls zu einer Coronarinsuffizienz [35] führen kann. Wenn wir noch dazufügen, daß nur die Coronarographie es erlaubt, ein Urteil über den Grad des Verlustes der Wandelastizität über den Grad der Zerstörung der Gefäßmuskulatur und oft über die Ausbildung eines Kollateralkreislaufs abzugeben, dann wird offenbar wie sehr diese Methode jetzt schon geeignet erscheint, Verschiedenheiten zwischen verschiedenen Formen der Coronarsklerose an das Tageslicht zu bringen, die notwendigerweise auch die Aussichten der gleichen therapeutischen Maßnahmen in sehr verschiedenem Licht erscheinen lassen müssen [36].

---

[28] HAUSS 1954. [29] HOLZMANN 1962. [30] BÜCHNER 1962. [31] KANNEL, W. B., T. R. DAROBA 1943.

[32] PAULIN 1962. [33] SCHAEDE 1963. [34] DÜX. [35] SCHOENMACKERS 1963.

[36] Die übergroße Wichtigkeit der coronaren Angiographie für die Differentialdiagnose und zur Vorbereitung chirurgischer Eingriffe am Coronarsystem, ist schon jetzt ganz offenbar geworden. Die therapeutische Prüfung im chirurgischen Bereich ist in ihrer Methodik im übrigen grundsätzlich gleich mit der hier beschriebenen. Sie unterscheidet sich wie immer von ihr dadurch, daß es sich beim chirurgischen Handeln im allgemeinen um einmalige Eingriffe handelt, bei denen es viel häufiger als beim internistischen Vorgehen um das Gelingen oder Mißlingen — also um eine alternative Fragestellung handelt, oder aber um die Überlebensdauer.

Die Mehrzahl dieser anamnestischen, ätiologischen, pathogenetischen und morphologischen Faktoren stört die Homogenität des Komplexes der Angina pectoris vera und verlangt deshalb streng genommen die *Bildung von* ebenso vielen *Untergruppen*. Offenbar ist hier wie auch sonst der diagnostische und differentialdiagnostische Fortschritt Anlaß zur Bildung immer weiterer Untergruppen geworden, und brachte so die Notwendigkeit mit sich, die Untersuchungen auf immer größere Gesamtzahlen von Kranken auszudehnen. Dahin tendiert jede Stratifizierung.

Auch bei einer Gemeinschaftsarbeit mehrerer Krankenanstalten wird es nicht möglich sein, allen „Sonderformen" von Angina pectoris, die durch die hier angeführten anamnestischen, ätiologischen, pathogenetischen, morphologischen Faktoren geprägt werden können, als eigene Untergruppen in der therapeutischen Prüfung zu behandeln; zum Beispiel dürfte es schwerlich gelingen eine genügend große Untergruppe von Kranken mit Arteriitis obliterans zu bilden. Aber die Trennung der Kranken, die schon einen Herzinfarkt überstanden haben, von denen, die dadurch noch nicht befallen waren, ferner die Unterscheidung nach den oben genannten 3 Schweregraden und nach der eventuell luischen Ätiologie sollte immer durchgeführt werden; weniger bedeutsam scheint es mir danach zu trennen, ob eine Hypertension, eine allgemeine Atherosklerose, ein Diabetes oder eine Hypercholesterinämie in der Pathogenese eine Rolle spielen.

Wenn die röntgenologische *Darstellung der Coronargefäße* einmal in ihrer Risikolosigkeit definitiv gesichert und dann auch allgemeiner eingeführt sein wird, dann wird sie möglicherweise ein in doppelter Hinsicht wichtiges Merkmal werden können, und zwar a) zur Einteilung in Untergruppen, und b) zur Verfolgung der therapeutischen Wirksamkeit.

ad a): Daß die Reaktion eines Coronargefäßes, das ein isoliertes sklerotisches Beet aufweist (s. oben), auf ein Heilmittel eine andere sein kann, als die einer in ihrer Längenausdehnung diffus stenosierten Arterie ist offenbar. Es müssen dabei sowohl die mehr symptomatischen und momentanen Reaktionen auf gefäßerweiternde Mittel, als auch die anspruchsvolleren und wahrhaftig noch in den Kinderschuhen steckenden therapeutischen Versuche mit dem Ziel, die Weite und Dehnbarkeit sklerotischer Gefäße zu restituieren, im Auge behalten werden.

ad b): Gerade wenn es sich einmal darum handeln sollte, die morphologische Wiederherstellung eines sklerotischen und stenosierten Gefäßes unter einer Behandlung kontinuierlich zu verfolgen, dann würde die Coronarographie zu einem schwerlich zu übertreffenden Beobachtungsinstrument werden können.

Das Syndrom Angina pectoris besteht einerseits aus schmerzhaften Sensationen, die entweder (scheinbar) spontan, oder auch durch bestimmte körperliche oder seelische Belastungen ausgelöst in Anfällen auftreten; seltener beängstigen sie als Dauerschmerz den Kranken und erwecken damit den Verdacht auf Herzinfarkt. Zumeist handelt es sich also um *akut* auftretende Exacerbationen auf der Grundlage eines in langsamen Bewegungen befindlichen *chronischen* Zustands. Auf der Grundlage dieses gemischten akut-chronischen Charakters ist es möglich, daß eine therapeutische Prüfung bei der Angina pectoris sowohl im individuellen als auch im kollektiven therapeutischen Vergleich durchgeführt wird. Beiden Möglichkeiten ist gemeinsam, daß das erste und wichtigste *Merkmal* zur Beurteilung der therapeutischen Wirkung bei der Angina pectoris die *„pektanginösen Beschwerden"* sind, also ein subjektives Merkmal, von dem wir außerdem wissen, daß es sehr oft abhängig von psychischen Einflüssen ist. Schon deswegen ist hier nichts notwendiger als eine radikale Ausschaltung aller solcher Einflüsse und insbesondere jede Suggestion. Die *Unwissentlichkeit der Prüfungen* muß deshalb bei der Angina pectoris schon allein der Präponderanz des subjektiven Hauptmerkmals wegen geradezu pedantisch durchgehalten werden. Je mehr ein Medikament auch außerhalb des Herzens angreifende, auch dort wahrnehmbare und rasch einsetzende subjektive Wirkungen ausübt, so wie es z. B. bei Präparaten der Fall ist, die Glycerintrinitrat oder Glycerintetranitrat enthalten, um so ungeeigneter an sich ist es deshalb für einen unwissentlichen therapeutischen Vergleich; wie es dennoch möglich ist, auch solche Präparate als methodische Hilfsmittel bei der Arzneimittelprüfung im Bereich der Angina pectoris zu benutzen, darauf werden wir bei der Besprechung des individuellen therapeutischen Vergleichs zurückkommen. Im übrigen müssen Falsumpräparate, Placebos usw. immer in Form, Farbe, Geschmack und evtl. auch Geruch, den zu prüfenden Medikamenten durchaus gleichen, und auch die Art der Einverleibung (per os oder rectal oder parenteral) muß selbstverständlich die gleiche sein. Die Unwissentlichkeit der Prüfungen ist hier, wo so sehr ein subjektives Kriterium die Szene beherrscht, am zuverlässigsten mit Hilfe des *doppelten Blindversuchs* gewahrt. Die im allgemeinen Teil gegen ihn vorgebrachten Argumente können ihn aber auch hier unmöglich machen, oder sie können zwingen ihn zu variieren; das letztere heißt allerdings immer ihn eines Teils der Sicherungen, die er gibt, zu entkleiden [siehe dazu dieses Kapitel *β*) Der kollektive therapeutische Vergleich bei der Angina pectoris].

Als zweites *Beurteilungsmerkmal* stehen zur Verfügung *Veränderungen der elektrokardiographischen Kurven* im Verlauf einer Behandlung; dies trifft allerdings nur dann zu, wenn elektrokardiographische Veränderungen eindeutigen Grades überhaupt vorliegen und mit dem übrigen klinischen Bild übereinstimmen [37].

α) Der individuelle therapeutische Vergleich bei Angina pectoris

Angesichts der auch bei ausreichender Untergruppenbildung individuell sehr differierenden therapeutischen Reaktion dieser Kranken, besitzt der individuelle Vergleich, der die Identität der Vergleichsbasis am ehesten wahren kann, große Vorzüge. Als Kriterien stehen bei ihm zur Verfügung:

1. Die tägliche Zensur und *zahlenmäßige graphische Darstellung der pectanginösen Beschwerden;* sie muß allerdings und unbedingt ergänzt werden durch einen genauen Kommentar in den Krankengeschichten. Eine graphische Registrierung hat sicher auch hier etwas Gewaltsames, ja Schematisches an sich, aber sie gewährt eine Zuverlässigkeit, die viel größer ist, als wenn nach Wochen oder gar Monaten aus schriftlichen Notizen allein eine Rekonstruktion des Krankheitsverlaufs angestrebt würde.

2. Die *Registrierung* kann sich auch auf der *Zahl der täglichen Anfälle* aufbauen, sofern die Krankheitsfälle mehr durch akute Anfälle, als durch mehr diskontinuierliche Beschwerden charakterisiert sind. Dann stellen bei der Auswertung die durch-

[37] Bambor, H. J.: Med. Klinik **55**, 1155 (1960).

schnittlichen Summen der Anfallszahlen über die einzelnen Perioden hinweg berechnet die Grundlagen der therapeutischen Vergleiche dar, so wie unter 1. die durchschnittlichen Summen der täglichen Beschwerden.

3. Bei Kranken, die bei Bettruhe beschwerdefrei bleiben, außerhalb des Bettes und bei geringer Anstrengung aber wieder von Beschwerden belästigt werden, ist es zweckmäßig die Anstrengungen zu vereinheitlichen, indem ein bestimmter *Belastungstest* z. B. der Mastertest angewandt wird [38, 39, 40].

4. Es ist zwar keine obligate Voraussetzung der günstigen Wirkung eines Heilmittels gegen Angina pectoris, daß *elektrokardiographische Veränderungen*, die schon bei Beginn der Prüfung vorliegen, gebessert werden; wenn aber eine solche Besserung während einer Vorbeobachtung — gleichviel unter welcher Behandlung — ausgeblieben ist, und sich erst in der Testperiode einstellt und in dieser anhält, dann kann auch sie dem zu prüfenden Mittel als Positivum angerechnet werden, zumal dann, wenn eine solche Beobachtung wiederholt gemacht wird. H. J. BAMBOR hat instruktive Beispiele dafür vorgelegt.

Wie bei der Alternation eines coronarwirksamen Medikaments und einem Placebo, d. h. daß bei einer unwissentlichen Versuchsanordnung sogar die Wirkung eines peroral verabreichten Coronardilatators signifikant bewiesen werden kann, haben G. NEUHAUS, D. LERCHE und I. SEKI gezeigt; durch Atmung eines individuell dosierten Sauerstoffmangelgemischs wurde bei Patienten, die zuvor mit der gleichen Methode (BÜCHNER, 1957) festgestellte Coronarinsuffizienz ausgelöst bzw. verstärkt, bis die charakteristischen Veränderungen des gleichzeitig registrierten Elektrokardiogramms ein bestimmtes Ausmaß erreichten. Die arteriellen Sauerstoffsättigungen, bei denen die geforderten funktionellen Elektrokardiogramm-Veränderungen manifest werden, dienen dabei als Maße für die Schwere der Coronarinsuffizienz vor der Anwendung der zu beurteilenden coronarwirksamen Substanz. Nach Verabfolgung des zu prüfenden Pharmakons wird dann bei der gleichen (herabgesetzten) Sauerstoffsättigung wie im Vorversuch geprüft, ob die EKG-Veränderungen unter dieser Belastung das gleiche Ausmaß annehmen wie vor bzw. wie ohne die Anwendung des Pharmakons; trifft dies zu, so kann der Prüfsubstanz keine coronardilatierende günstige Wirkung zugebilligt werden. Treten dagegen unter der Einwirkung der Prüfsubstanz trotz gleicher oder sogar stärkerer Herabsetzung der Sauerstoffsättigung keine EKG-Veränderungen mehr auf, dann kann dies cet. par. eine günstige Wirkung der Prüfsubstanz beweisen. Wir empfehlen zu solchen Prüfungen nur Patienten zuzulassen, deren bisherige Lebensweise es wahrscheinlich macht, daß sie zu stärkerem Sauerstoffmangel führt, als es ihnen im Versuch zugemutet wird, und wir müssen erst recht Patienten aus den Versuchsreihen ausschalten, die schon Herzinfarkte überstanden haben. Zur technischen und statistischen Durchführung verweisen wir im übrigen auf die Originalarbeit.

5. Die *Änderung der Coronardurchblutung* kann als weiteres Kriterium sehr wertvoll werden, wenn aus anderen, diagnostischen Gründen eine Herzkatheteruntersuchung notwendig ist: HILGER und Mitarbeiter haben gezeigt, wie durch den im Coronarsinus liegenden Herzkatheter die Wirkung coronardurchblutungsfördernder Substanzen quantitativ an der *relativen Änderung der Coronardurchblutung* im Kurzzeitversuch gemessen werden kann.

[38] BAMBOR, H. J. [39] MASTER, A. M., und E. T. OPPENHEIMER. [40] MASTER, A. M.

6. Je mehr die *Coronarographie* in ihrer Risiko-Armut oder gar -Freiheit gesichert und je mehr sie in ihrer Aussagesicherheit geklärt und bestätigt werden wird, um so größer wird selbstverständlich ihre Bedeutung als Kriterium des therapeutischen Effekts von Heilmitteln bei der Angina pectoris werden.

Der weitere modus procedendi der therapeutischen Prüfung ist bei der Angina pectoris verschieden, je nach der Schwere der Erkrankung. In *ganz leichten Fällen* wird erst versucht werden sollen, die 1. Vergleichsperiode (der Vorbeobachtung) medikamentenfrei, aber unter Zugabe eines Placebos durchzuhalten. Verschwinden die Schmerzen unter den meist beruhigenden Lebensbedingungen des Krankenhauses „spontan“ bzw. ohne spezifisches Medikament, dann ist ein solcher Patient von vornherein ungeeignet zur Prüfung eines Heilmittels gegen Angina pectoris; entweder ist seine Krankheit so leicht, daß sie keine Ausschläge ihres Hauptmerkmals zeigt, die ergiebig genug wären, um geschätzt werden zu können, oder es handelt sich um einen Kranken, der so ungemein suggestibel ist, daß er dadurch die Zuverlässigkeit jeder Arzneimittelprüfung gefährden muß (Placebo-Reaktor) (Wolf).

Verschwinden die Schmerzen aber nicht, dann wird man nach einigen Tagen *Vorbeobachtung* mit dem zu prüfenden Mittel einsetzen. (Es sei aber von vornherein vermerkt, daß die Zeitdauer dieser Vorbeobachtung aus ärztlich-ethischen Rücksichten oft zu kurz sein wird, als daß sie für sich allein schon eine zuverlässige [kontrollierte] Erfahrung vermitteln könnte.) Anschließend wird man zur *Testperiode* übergehen, sofern die Beschwerden nicht so erheblich sind, daß es nicht angängig erscheint, dem Kranken noch weiterhin ein schon bewährtes Mittel vorzuenthalten. Liegt diese Komplikation aber nicht vor, so wird man das zu testende Mittel bei solchen, im allgemeinen als *mittelschwer* (Angina pectoris simplex) zu bezeichnenden Fällen entweder in einer vom Pharmakologen für den Menschen als erlaubt empfohlenen oder in einer schon bei anderen klinischen Autoren bewährten Dosis verabreichen; eventuell wird man das zu prüfende Mittel von kleinen Mengen zu größeren aufsteigend geben und täglich die *Schmerzkurve* unter den oben beschriebenen Kautelen weiterführen. Der Testperiode sollte regelmäßig und um so mehr, je kürzer die 1. Periode der Vorbeobachtung (s. oben) gehalten werden mußte, eine 3. Periode (der Nachbeobachtung) ohne Testpräparat aber unter einem Tarnpräparat folgen, um sich durch dies Experimentum crucis gegen Fehlschlüsse zu sichern. Mußte schon sogleich die 1. Periode (der Vorbeobachtung) unter einem Medikament gehalten werden, dann wird selbstverständlich auch die 3. Periode unter diesem gleichen Medikament zu halten sein.

Zu den Kranken mit diesem mittleren Schweregrad der Angina pectoris gehören auch solche, die nur bei Bettruhe beschwerdefrei sind, außerhalb des Bettes bei geringer Bewegung im Zimmer oder auch im Freien aber wieder von ihren Beschwerden belästigt werden. Auch bei ihnen können mehrere Perioden verschiedenartiger Behandlung miteinander verglichen werden. Wenn in schweren *Krankheitsstadien* aus ärztlichen und menschlichen Gründen sofort ein krampfwidriges Medikament gereicht werden muß, darf dieses erste Hilfsmittel natürlich nur ein in seiner Wirkung schon bewährtes Mittel sein, d. h. Nitroglycerin, eventuell auch Deriphyllin, ein Antispasticum oder ausnahmsweise sogar ein noch stärkeres Anaestheticum; andernfalls würden wir ein unbewährtes Mittel in einer noch nicht genügend geklärten Situation geben. Ist man sich über den Verlauf der Erkrankung bzw. der Anfälle unter Nitroglycerin dann erst klar geworden, so wird man je nach der Schwere des

Zustands versuchen, das Testpräparat schrittweise durch das zu prüfende Mittel zu ersetzen, und so seine Wirkung zu schätzen.

Oder man gesteht — und das gilt besonders für *sehr schwere* Fälle — dem Kranken so viel Nitroglycerin zu, als er braucht, um seine Beklemmungen auf einer erträglichen Höhe zu halten, gibt nach einiger Zeit das fragliche Heilmittel dazu und beobachtet, ob unter seiner Einwirkung der tägliche Nitroglycerinbedarf zurückgeht. Daß in diesen Fällen, wenn gar ein Coronar-Infarkt drohen kann, Belastungen zu Prüfungszwecken nicht in Frage kommen, das ist selbstverständlich. (Vgl. Beispiel 20.)

Beispiel 20. Wir geben in Abb. 36 ein Beispiel eines vor Jahren zur Prüfung eines sogenannten Herzhormons beobachteten und, so weit wie damals möglich, exakt verfolgten Falles. Die Beschwerden wurden täglich zahlenmäßig geschätzt und in einer von 0 bis 5 reichenden Tabelle als Kolumnen verzeichnet.

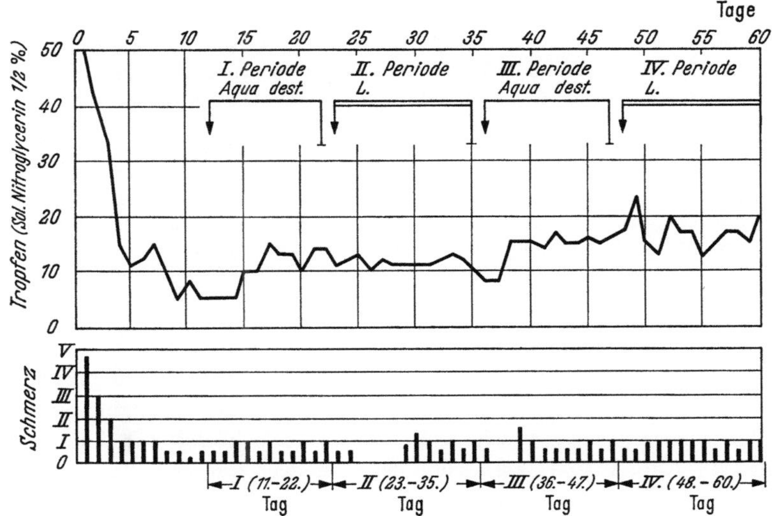

Abb. 36. Sogenannte *Schmerzkurve* zur Registrierung subjektiver Kriterien (zu Beispiel 20)

Erklärung zu Abb. 36

Die Patientin kam im Zustand schwerster Herzangst zur Aufnahme. Sie soll während der ganzen Beobachtungszeit täglich (nach Belieben) so viel Nitroglycerin erhalten, daß ihre Schmerzen wenigstens erträglich bleiben. Unter dem Einfluß großer Nitroglycerindosen (1/2%) werden die Schmerzen in den nächsten Tagen erheblich erträglicher, verschwinden nicht ganz, halten sich aber vom 7. Tage ab auf weniger schwankender Höhe, auch nachdem vom 12. Tage ab zusätzlich ein Placebo mit einem Geschmackskorrigens zur Gewährleistung der Unwissentlichkeit gegeben wurde. Die vorausgenommene Kontrolle dauert vom 12. bis 22. Tag.

I. Periode: Durchschnittlicher Schmerzgrad = 0,73, durchschnittliche Nitroglycerinmenge = 10 Tropfen täglich.

II. Periode: Vom 23. bis 35. Tag ab wird das mit dem gleichen Geschmackskorrigens versetzte „Kreislaufhormon“ L in der konstanten Menge von täglich dreimal 20 Tropfen verabreicht, während die tägliche Nitroglycerinmenge weiter dem Bedarf des Kranken angepaßt wird. Letztere schwankte nur wenig während der ganzen Periode. Die Schmerzen setzen vom

25. bis zum 28. Tag ganz aus, schwellen dann aber wieder an. Durchschnittlicher Schmerzgrad in der II. Periode = 0,65 täglich, durchschnittliche Nitroglycerinmenge = 11 Tropfen täglich.

III. Periode: Vom 36. bis 47. Tag dient wieder als Kontrollversuch mit dem Placebo. Durchschnittlicher Schmerzgrad = 0,63 täglich, durchschnittliche Nitroglycerinmenge 14 Tropfen täglich. Die Schmerzen haben sich also im Durchschnitt ungefähr auf gleicher Höhe gehalten, die benötigte Nitroglycerinmenge ist aber deutlich gestiegen.

Am 48. Tag beginnt eine 13tägige Periode IV, in der zum zweitenmal täglich dreimal 20 Tropfen des Präparats L gegeben werden. Trotz Erfüllung des steigenden Nitroglycerinbedarfs sind auch die Schmerzen noch weiter gestiegen. Durchschnittlicher Schmerzgrad = 0,83; durchschnittliche Nitroglycerinmenge = 17 Tropfen.

Aus Abb. 36 können die *Mittelwerte der* in jeder Periode verbrauchten *Nitroglycerinmengen* berechnet, für die Mittelwerte können die mittleren Fehler errechnet, es könnten auch die signifikanten Differenzen der Mittelwerte und deren mittlere Fehler bestimmt werden, so wie es in Kapitel V. C. 1., und in mehrfachen Beispielen demonstriert worden ist. Eine solche mathematische Behandlung wäre hier jedoch sinnlos. Es erhellt schon aus der Verfolgung der Nitroglycerinkurve mit dem Auge und aus dem rein visuellen Vergleich der Kurve in den einzelnen Perioden und geht zum Überfluß noch aus den einfachen Nitroglycerinmittelwerten der einzelnen Perioden so eindeutig hervor, daß die benötigten Nitroglycerinmengen während der klinischen Beobachtung ansteigen und jedenfalls durch Zugabe eines zweiten noch problematischen Mittels in keiner Weise herabgedrückt werden. Um ein offensichtliches Negativum sicherzustellen, bedarf es keiner mathematischen Behandlung.

Betrachtet man die Kolumnen der Abb. 36, die den *Schmerz* in *Zensuren* von I bis V darstellen [41], so erscheint die Lage fast genau ebenso, so daß sich schon aus den gleichen Gründen eine mathematische Behandlung erübrigt. Sowohl die benötigten Nitroglycerinmengen wie auch der Grad der Schmerzen sind in den Perioden, die außer dem Nitroglycerin noch das „Herzhormon" erhalten haben, mindestens ebenso erheblich wie in den Zeiten, in denen nur Nitroglycerin verabreicht wurde. Vom Beweis einer günstigen Wirkung des Herzhormons kann unter diesen Umständen keine Rede sein.

Unsere Bedürfnisse nach einer mathematischen Kontrolle wären hier wesentlich größer, wenn Anzeichen dafür sprechen würden, daß unter dem zu prüfenden Präparat L die benötigten Nitroglycerinmengen oder der Grad der anginösen Schmerzen oder beider kleiner geworden wären. In diesem Falle hätten wir Anlaß nach den Gl. (1) bis (16), Kap. V. C. 1., auf Grund der Mittelwerte, ihrer Differenzen und ihrer mittleren Fehler zu untersuchen, ob die gemutmaßte günstige Wirkung sich auch dann als echt erweisen würde, wenn die Dauer der Beobachtungen und die Streuungen der Nitroglycerinmengen und der Schmerzgrade mit in Rechnung gestellt würden; denn diese bestimmen ja maßgeblich die Größe der mittleren Fehler.

Gegenüber einer solchen mathematischen Behandlung quantitativer Merkmale, die auf subjektiven Bedürfnissen (Nitroglycerinmenge) bzw. auf subjektiven Empfindungen (Schmerzkurve) gründen, können Bedenken erhoben werden. Daß allen subjektiven Schätzungen und Zensuren, und daß deshalb auch den aus ihnen abgeleiteten Dosierungen (hier des Testes Nitroglycerin), und daß den zahlenmäßigen Schmerzgraden Unsicherheiten anhaften, ist unleugbar. Aber letzten Endes muß auch bei objektiven Messungen und Merkmalen mit Unsicherheiten gerechnet werden, so daß die Unterschiede der Unsicherheit zwischen subjektiven und objektiven Merkmalen graduell sind und wir die Anwendung der Wahrscheinlichkeitsrechnung für die ersteren nicht grundsätzlich auszuschließen brauchen.

[41] Die „Asthma-Uhr" (s. S. 248) kann ebenso gut als „Angina-pectoris-Uhr" oder auch für andere Krankheiten dienen, deren Verlauf vorzüglich aus subjektiven Merkmalen beurteilt wird. Auch in Beispiel 20 wäre von dieser Methode eine noch bessere Klärung zu erhoffen gewesen.

β) *Der kollektive therapeutische Vergleich bei der Angina pectoris*

Er spielt sich — wie immer der kollektive Vergleich — zwischen zwei oder mehreren verschieden behandelten Krankengruppen oder zwischen einer unbehandelten und einer oder auch zwei behandelten Gruppen ab.

Noch mehr als für die Prüfung im individuellen therapeutischen Vergleich tritt hier im kollektiven Vergleich das Postulat der pathogenetischen *Homogenität* und treten damit die Notwendigkeiten der Bildung von Untergruppen (s. Kap. IV. A. 2—4) und der *ausgleichenden Zuteilung* in den Vordergrund; die letztere kann zusätzlich zur Untergruppenbildung dazutreten und ist besonders geeignet, Gleichgewichtsstörungen zwischen den beiden Vergleichsgruppen, die aus den Faktoren des Alters, des Geschlechts, auch der Fettleibigkeit und eventuell sogar des Nicotinabusus erwachsen, zu kompensieren.

Als *Kriterium* bietet sich hier im kollektiven Vergleich vorerst noch ausschließlicher als im individuellen Vergleich der *Schmerzgrad* und sein Ansprechen auf das zu testende Heilmittel an. Die Antworten darauf können nur vom Kranken gegeben werden; die Alternativantworten „keine Wirkung" oder „positive Wirkung" brauchen aber nicht für alle Kranken und alle Möglichkeiten zu genügen. Es ist mit vier Antworten zu rechnen: schlechter (= negative Wirkung = —); unverändert (= O); zweifelhaft (= ∼); besser (= positive Wirkung = +). Beim Vergleich von 2 Gruppen wird dieser Situation eine Acht-Felder-Tafel gerecht, beim Vergleich von 3 Gruppen eine Zwölf-Felder-Tafel.

Die Person, der der Patient seine Antwort über sein Befinden bzw. über seine Reaktion oder Nicht-Reaktion erteilt, muß ebenso im Unklaren darüber gehalten werden, was der Patient jeweils verabreicht bekommen hat, wie der Patient selbst. Jedenfalls wird dies solange der Fall sein, als die große Mehrzahl der Ärzte noch nicht soweit von wissenschaftlichem Denken durchdrungen ist, daß einerseits von ihnen aus auch keine unbewußten Beeinflussungen auf die im therapeutischen Versuch befindlichen Kranken ausgehen, und daß sie andererseits den Ergebnissen ihrer eigenen therapeutischen Prüfungen souverän gegenüberstehen. Beides ist an sich schon schwer erreichbar, wenn ein Arzt am Geschick seines Kranken lebhaft Anteil nimmt, und es ist beides ganz unerreichbar, solange die Ärzte lediglich naturwissenschaftlich erzogen und gebildet sind und solange als ein übergroßer Teil von ihnen Wissenschaft mit Naturwissenschaft identifiziert. Es ist schon vorgeschlagen worden, daß nicht ein Arzt, sondern eine sehr erfahrene Schwester im doppelten Blindversuch die Antworten der Kranken entgegennimmt; es ist das kein grundsätzliches Problem, es kommt dabei, gleichviel ob Arzt oder Schwester, rein auf die Person und ihre Qualitäten an.

Um Benachteiligungen der Kranken im doppelten Blindversuch auszuschließen, dürfen keine Kranken in ihn aufgenommen werden, bei denen aus den Versuchsbedingungen heraus (Unwissentlichkeit, Placebo!) irgendwelche Gefahren für einen Kranken erwachsen können. Wenn die am Versuch teilnehmenden Patienten darüber aufgeklärt werden, daß sie „in einem Versuch selbst feststellen sollen, welches von verschiedenen Medikamenten das für sie wirksamere sei" [42], so können dagegen keine Bedenken erhoben werden, da es einem einigermaßen intelligenten Patienten schon

[42] OVERKAMP.

durch die tägliche Befragung in den meisten Anstalten kaum entgehen kann, daß er an einer Arzneimittelprüfung teilnimmt.

Im Verlauf einer solchen Prüfung kann es vorkommen, daß auch für die Kranken und für ihren ebenfalls in Unwissentlichkeit gehaltenen Befrager die Überlegenheit eines der (ihnen an sich unbekannten) Präparate evident wird oder evident geworden zu sein scheint. Das liegt besonders nahe, wenn mehrere Kranke im gleichen Zimmer in die gleiche Versuchsreihe eingeschaltet sind, was deshalb möglichst vermieden werden sollte. Gegen diese Gefährdung der Versuchsanordnung hat OVERKAMP vorgeschlagen, notfalls mitten im Versuch die Namen (bzw. den Aufdruck) der verabreichten Substanzen bei völlig gleichbleibendem Inhalt zu ändern. Trotz der unvermeidbaren psychologischen Reaktion, die durch diesen Modus procedendi bei manchen Patienten ausgelöst werden wird, halten auch wir diesen Weg für gangbar.

Es ist offenbar, daß die Variierbarkeit des individuellen therapeutischen Vergleichs größer ist als die des kollektiven Vergleichs, und daß jener, weil er „unpersönlicher" ist, auch den besonderen Eigenheiten einer so sehr mit dem subjektiven Erleben verknüpften Krankheit weniger gerecht wird. Eine der beiden Vergleichsmethoden ist aber in jedem Fall ganz unentbehrlich. Im Gegensatz dazu fehlt der therapeutische Vergleich auch heute noch einem übergroßen Teil der Prüfungen bei Angina pectoris. Auch breiten nach wie vor nur wenig Autoren ein genügend großes Material vor uns aus, von der Bildung von Untergruppen ist keine Rede und unwissentliche Versuchsanordnungen werden zwar häufiger als früher, aber keineswegs mit der Zuverlässigkeit durchgeführt, die unerläßlich ist.

b) Herzinfarkt

Bei der Angina pectoris hatten wir es mit einer Krankheit zu tun, die durch das mehr oder weniger häufige Auftreten von Schmerzen als Merkmalen gekennzeichnet ist, deren Wesen aber nicht in den Schmerzanfällen, sondern in der zumeist chronischen Erkrankung der Coronargefäße begründet ist. Die Schmerzanfälle boten sich in ihrer Häufigkeit und ihrem Grad aber als Merkmale an, deren Reaktion auf ein zu prüfendes Heilmittel für dessen Beurteilung um so unentbehrlicher erschien, als andere Funktionen der zugrunde liegenden Herzerkrankung, wie z. B. die Schwankungen der elektrokardiographisch aufgezeichneten Potentialdifferenzen der elektrischen Erregungen der Herzmuskulatur keineswegs mit den Sensationen der Angina pectoris proportional oder synchron verlaufen müssen, und als die coronarographische Kontrolle der Herzarterien einerseits (noch) nicht allgemein als diagnostische und prognostische Methode eingesetzt werden kann, und andererseits in ihrem Aussagewert noch nicht ganz geklärt ist.

Demgegenüber ist der Herzinfarkt eine typische *Anfallskrankheit* im Sinn der akuten Krankheiten. Während des ihm folgenden Verlaufs ergeben sich nirgends Zeitspannen, die als miteinander vergleichbar angesehen werden könnten, auch dann nicht, wenn die Folgen der Erkrankung sich über lange Zeiten hinziehen. Die für den Herzinfarkt kennzeichnenden Merkmale können nach dem Ablauf der ursprünglichen schweren Schmerzattacke anginöse Schmerzen verschiedenen Charakters sein. Die Schmerzen sind aber keine Merkmale, die für das Schicksal und den Zustand des Herzens nach dem Infarkt vorzüglich kennzeichnend wären. Diese werden vielmehr charakterisiert durch den Allgemeinzustand, insbesondere durch den des Kreislaufs, durch den Grad des eventuellen Kollapses, durch die Hypotonie des Bluthochdrucks und durch andere fakultative Merkmale, wie eine Cyanose, durch wechselnde Veränderungen des EKG, Arrhythmien, Veränderungen der BKS und des weißen Blutbilds, evtl. durch Symptome von Herzinsuffizienz im großen und kleinen Kreislauf. Für den Herzinfarkt ist nun typisch, daß in der dem Infarkt adäquaten Methodik der therapeutisch-klinischen Prüfung, das heißt, daß im kollektiven therapeutischen Vergleich keines dieser Merkmale mit seiner Intensität, mit seinem Grad brauchbar ist; sie sind es deshalb nicht, weil sich für die quantitativen Merkmale im kollektiven Vergleich kein Vergleichspartner findet.

Wohl aber kann die Häufigkeit von Merkmalen im Sinn der *Häufigkeit* von *Komplikationen* (s. Kap. IV. A. 5.) zur Beurteilung einer Behandlungsmethode als Test benutzt werden; als solche zählbare Komplikationen kommen hier in Betracht Rezidive des Infarkts, gekennzeichnet durch neue „Schübe" im EKG mit und ohne neue vermehrte Beschwerden, oder auch neue Schmerzattacken allein, das mehrfache Auftreten von Embolien usw. Nachdem solche Komplikationen nach Herzinfarkten aber glücklicherweise doch nicht das gewöhnliche sind, kann die Häufigkeit von Komplikationen nur ein untergeordnetes Kriterium beim Herzinfarkt sein. Schon das Merkmal der Häufigkeit von Komplikationen setzt die Bildung von 2 *verschieden behandelten Vergleichsgruppen* (Kollektiven) voraus.

Die gleiche Voraussetzung gilt wie immer, wenn der durchschnittliche *Ausgang* — oder wenn die durchschnittliche Krankheitsdauer als Kriterium gewählt werden. Der *Krankheitsausgang* kann ein Ausgang zur *Heilung* oder zum *Siechtum* oder zum *Tod* sein. Von einer *Heilung* dürfen wir sprechen, wenn sich nicht nur die Herzfigur, die elektrokardiographischen Alterationen, der Blutdruck und die Veränderungen im Blut und im Serum, sondern wenn sich auch die Leistungsfähigkeit des gesamten Kreislaufs soweit wiederhergestellt haben, daß keine oder nur unwesentliche nachteilige Unterschiede gegenüber früher zurückgeblieben sind. Die Coronarographie kann an sich die sicherste Auskunft geben, wie weit es zur Restitution eines thrombosierten Gefäßes gekommen ist; und wenn auch der Gefäßzustand vor dem Infarkt nur in den seltensten Fällen im Coronarogramm wird festgelegt worden sein, so kann eine zeitlich fortlaufende Reihe von Coronarogrammen dennoch von größtem Wert für die Beurteilung sein — immer vorausgesetzt, daß eine wiederholte Anwendung der Methode einmal erlaubt sein wird. Ist keine Restitutio ad integrum erfolgt, d. h. sind die abträglichen Unterschiede gegenüber dem Zustand vor dem Infarkt immerhin so erheblich, daß deutliche Beeinträchtigungen zurückgeblieben sind, dann gehört ein solcher Kranker in die Gruppe derer, die einem *Siechtum* verfallen sind. Diese Gruppe erstreckt sich im Gegensatz zu den beiden anderen über recht verschiedene Zustände, und deshalb wird es angebracht sein, sie selbst nochmals in 2 Grade aufzuteilen; zum einen dürfen dann z. B. die Kranken gerechnet werden, bei denen die zurückgebliebenen Schäden sich auf deutliche Veränderungen im EKG beschränken, zum anderen dagegen würden alle diejenigen gehören, bei denen die für die Herzleistung unmittelbar wichtigen Funktionen auf die Dauer beeinträchtigt bleiben; zu den letzteren würden selbstverständlich auch Herzdilatationen oder gar Herzaneurysmen, dauernde Blutdrucksenkungen usw. zu rechnen sein und erst recht Insuffizienzerscheinungen.

Das Kriterium der *Krankheitsdauer* stellt wie auch sonst ungewöhnlich große Anforderungen sowohl an die Gründlichkeit, die Einheitlichkeit und Konsequenz der Untersuchungen wie auch an das logische und kritische Denken der Ärzte. Keines der für den Zustand eines Kranken, der einen Herzinfarkt überstanden hat, kennzeichnenden Merkmale ist für sich allein maßgebend. Einem (noch) erheblich alterierten EKG kann eine völlig normale Herzfigur entsprechen. Für die Korrelation von Merkmalen, die in ihrem Wesen so verschieden sind — sonst würden sie nicht so auseinanderfallen — wie die Alterationen am EKG, Veränderungen der Herzfigur und Insuffizienzerscheinungen im großen oder im kleinen Kreislauf gibt es keine mathematische, keine mechanische Lösung. Hier sind nur die klinische, synoptische Leistung der ganz auf sich gestellten menschlichen Intelligenz und der ärztlichen Erfahrung einer optimalen Erledigung der Aufgabe fähig.

Dabei wird es selbstverständlich nicht angehen, an alle Kranken bzw. Genesenden die absolut gleichen Anforderungen zu stellen; vielmehr sind einerseits die Zustände jedes einzelnen vor seiner Erkrankung, und andererseits ist der Grad, in welchem er sich nach dem Infarkt diesem Ausgangsmaßstab wieder genähert hat, maßgebend. Eine konventionelle, dann aber möglichst stabilisierte Übereinkunft, einschließlich sechs Wochen Bettruhe als Minimum, ist dabei unumgänglich; selbstverständlich muß diese während des ganzen Forschungsvorhabens von allen Teilnehmern sehr gewissenhaft durchgehalten werden.

Obwohl die Beurteilung eines Zustands nach dem Herzinfarkt oft in höherem Maß von objektiven als von subjektiven Merkmalen abhängt, ist hier eine *unwissentliche Versuchsanordnung* in zweierlei Formen angebracht. Sie ist schon der richtigen Schätzungen und evtl. auch der graphisch zu registrierenden (s. Abb. 36) subjektiven Sensationen, besonders der evtl. andauernden Herzschmerzen wegen unentbehrlich. Ob hier, wo meist gleichzeitig so viele objektive Zeichen vorliegen und wo psychische Überlagerungen durch die Schwere der Erkrankung eher vermindert als verstärkt werden, der doppelte Blindversuch unentbehrlich ist, das erscheint uns sehr fraglich.

Eine andere Notwendigkeit der unwissentlichen Versuchsanordnung ergibt sich für das *ärztliche Konsortium*, das für die Schätzung der Krankheitsdauer jedes einzelnen Falles verantwortlich ist. Jedes Mitglied muß erst unabhängig und unbeeinflußt von den anderen Mitgliedern — darin besteht hier die Unwissentlichkeit — sein Urteil über die so schwierig festzustellende Krankheitsdauer abgeben und schriftlich begründen, ehe in gemeinsamer Beratung die für den einzelnen Fall wahrscheinlichste Krankheitsdauer eruiert wird. Auf diese Weise besteht die immerhin größte erreichbare Sicherung. Diese Weise ist mühsam und zeitraubend, aber sie ist durch nichts anderes zu ersetzen, wenn man die übergroßen Schwierigkeiten, die sich hier auftun, überwinden und wenn man (endlich!) zu wirklich realen Erkenntnissen über die optimale Behandlung von Herzinfarkt-Krankheiten gelangen will.

Es könnte daran gedacht werden, das Kriterium der Dauer hier theoretisch auch als *Überlebensdauer* zu benutzen, so wie es bei anderen Krankheiten (siehe Kap. VI. 18.) mit großem Vorteil möglich ist. Aber praktisch entfällt dieser Weg. Vor allem ist glücklicherweise die Überlebensdauer nach einem überstandenen Infarkt sehr oft so groß, daß geradezu unvermeidlicherweise in dieser langen Zeit zu verschiedenartige andere Einflüsse auf den Patienten einwirken, so daß eine sehr unübersichtliche Lage entsteht; jene Einflüsse wirken außerdem nicht nur auf das Herz, sondern auf den ganzen Menschen und viele Organe ein, sie sind nicht nur medikamentöser Art, und zu ihnen gehören schließlich nicht nur Heilmittel, sondern auch alle möglichen willkürlichen und unwillkürlichen Belastungen.

„Herzinfarkt“ ist eine recht eindeutige pathologisch-anatomische Diagnose. Aber die pathogenetischen usw. Grundlagen eines Herzinfarkts sind ebenso mannigfaltig, wie wir es für die Angina pectoris (Kap. VI. 11. a) auseinandergesetzt haben. Deshalb gilt das für die Untergruppenbildung dort Gesagte großenteils auch hier. Es kommen hier als für die Prognose bedeutungsvoll hinzu, ob das Herz, sei es durch die Coronarsklerose, sei es durch eine andere *Herz-* oder *Gefäßerkrankung* in seiner Widerstandsfähigkeit schon vor dem Infarkt herabgesetzt gewesen ist, und dazu gehört auch, ob schon ein oder gar mehrere Infarkte vorausgegangen waren. Auch die Faktoren des *Alters,* des (Über-)*Gewichts,* des *Geschlechts* und von Zweiterkrankungen können für die Prognose eines Herzinfarkts bedeutungsvoll werden.

Wie auch sonst immer werden mit den Stratifizierungen die Untergruppen kleiner; deshalb sind auch bei den therapeutischen klinischen Prüfungen der Heilmöglichkeiten beim Herzinfarkt die Aussichten für ein Ergebnis, dem ein großer Wahrscheinlichkeitsgehalt zuerkannt werden darf, unvergleichlich besser, wenn *Arbeitsgemeinschaften* mehrerer Krankenhäuser das Forschungsvorhaben übernehmen (Siehe dazu Allg. Teil IV. C. und „Die Hochdruckkrankheiten“, s. Kap. VI. 10 b). Bei aller Unvermeidbarkeit der Teilung in Untergruppen bleibt selbstverständlich auch hier das *Prinzip der zufälligen Zuteilung* der *verschiedenen Therapiearten* zu den einzelnen Patienten *innerhalb* jeder einzelnen (Unter-)Gruppe vorrangig. Nur so kann die Homogenität als notwendige Voraussetzung jedes Vergleichs einigermaßen gewährleistet werden. Der statistische Teil der bei Herzinfarkt anfallenden Aufgabe würde nach dem System der $2 \times n$-Häufigkeits-Feldertafel (Kap. V. D. 6) zu bewältigen sein.

Der rechtzeitigen Entdeckung von *Nebenwirkungen,* mit denen nicht nur bei der Anwendung von gerinnungshemmenden Substanzen, sondern ganz allgemein beim Einsatz von Medikamenten auch hier zu rechnen ist, ist schon während der Prüfung im Krankenhaus das Augenmerk zuzuwenden; teilweise wird es auf Grund der chemischen Konstitution und Zusammensetzung und der pharmakologischen Voruntersuchung schon in bestimmte Richtungen gelenkt sein (Kap. Nebenwirkungen, IV. D.). Nebenwirkungen, die in einer Prüfung auftreten und erkannt werden, stellen sich immer als negative Faktoren den günstigen, positiven Phänomenen gegenüber, die sich bei einer Prüfung herausstellen; sie werden ähnlich wie diese, aber mit umgekehrtem Vorzeichen, also negativ in das Gesamturteil eingehen.

12. Herzinsuffizienz

Als Kriterium stehen zur Verfügung: Herzfrequenz, Pulszahl und ihr Verhältnis zueinander, Herzrhythmus, Atemfrequenz, Dyspnoe und Cyanose, Stauungsorgane im kleinen und großen Kreislauf, Lebervergrößerung, Meteorismus, Ergüsse in den Körperhöhlen, Ödeme, Gewicht, Flüssigkeitsbilanz und eventuell auch anginöse Beschwerden; andere subjektive Kriterien spielen nur eine untergeordnete Rolle. Bei Herzinsuffizienz ist die Anteilnahme des gesamten Körpers an der Erkrankung eine besonders ausgeprägte. Infolgedessen muß auch die *Gleichartigkeit der Lebensbedingungen* während Vorbeobachtung und therapeutischer Beobachtung hier eine besonders komplexe, vielfältige sein:

a) Äußere Arbeit: Bettruhe, völlig oder teilweise, Dauer und Art des Aufseins und der eventuellen Bewegung (Zeit, Länge der Strecke, Art der Steigung — Treppe — usw.).

b) Innere Arbeit: Flüssigkeitszufuhr; Kost, Achtung auf Stauungsergüsse, Meteorismus und Obstipation. Seelische Erregung, geistige Anstrengung, Schlaf. Konstanz der Medikamente, soweit sie auch in der Vorbeobachtung unentbehrlich sind bzw. waren (Sedativa, Narkotica, Analeptica usw.).

a) Die Kriterien der Herzinsuffizienz bei qualitativer und bei quantitativer Prüfung von Herz-Medikamenten

Herzfrequenz, Pulsfrequenz und Atemfrequenz, Flüssigkeitsbilanz und Körpergewicht sind die in der Klinik regelmäßig *meßbaren* Kriterien der Herzinsuffizienz.

Die *Herzfrequenz* beobachten wir in bezug auf ihr gerichtetes Ansteigen oder Absinken und auf ihre Einstellung auf ein bestimmtes (konstantes) Niveau. Die *Pulsfrequenz* ist mit ihr identisch, sofern es nicht infolge Arrhythmie zu frustranen Herzschlägen kommt — das so entstehende *Pulsdefizit* ist dann charakteristisch für die Häufigkeit der frustranen Systolen. Die *Flüssigkeitsbilanz,* das gute Verhältnis oder Mißverhältnis zwischen Flüssigkeitsaufnahme und Harnausscheidung, verbessert und verschlechtert ihre Richtung umgekehrt wie die Herzfrequenz; mit dem Rückgang der Harnausscheidung steigt im allgemeinen die Herzfrequenz, um mit dem Steigen der Harnflut wieder zu fallen. Nur bei sehr genauer Messung von Flüssigkeitsaufnahme, einschließlich Obst, Gemüse, Suppen und Saucen einerseits und Harnausscheidung andererseits, hat ihre Aufzeichnung und die Aufstellung einer Flüssigkeitsbilanz Sinn und Berechtigung. Auch bei zuverlässigen Messungen sind Unsicherheiten durch die Perspiratio sensibilis und insensibilis, manchmal auch durch Wasserverluste mit dem Stuhlgang unvermeidlich und schwer erkennbar. Die regelmäßige, wenn es der Zustand des Kranken erlaubt, wöchentliche Bestimmung des Körpergewichts (morgens nüchtern) ist deshalb oft ein zuverlässigeres Maß der Flüssigkeitsbilanz als ihre unmittelbaren Messungen [43]. Nachdem auch beim Körpergewicht sowohl Anstieg, gleichbleibendes Niveau als auch Absinken festgestellt werden können, können sowohl kontinuierlich gerichtete Kurven wie auch konstante, stationäre Zustände zum therapeutischen Vergleich zweier Perioden benutzt werden.

Das sonst so bedeutungsvolle *Elektrokardiogramm* tritt bei der Prüfung eines Herzmittels hinter die bisher aufgeführten Merkmale sehr zurück. Es ist im allgemeinen in seinen Veränderungen nicht so abhängig von dem Zustand der jeweiligen Dekompensation oder Kompensation, daß seine Änderungen über diese etwas Zuverlässiges aussagen würden. Dazu kann es von vornherein in nicht übersehbarer Weise von Tagesschwankungen abhängen. In Ausnahmefällen ist es anders, das EKG ändert seine Form in einer verfolgbaren Proportion zum Zustand des Herzens und zum Grad der Dekompensation; wenn das bekannt und sichergestellt ist, wird man selbstverständlich auch das EKG als Kriterium der Herzinsuffizienz mit heranziehen.

---

[43] Allerdings sind auch hier Täuschungen nicht ausgeschlossen. So kann es bei einem Rekonvaleszenten mit wachsendem Appetit schwierig sein, zu entscheiden, ob ein Ansteigen des Körpergewichts auf eine Wasserretention oder auf Zunahme an wirklicher Körpersubstanz zurückzuführen ist.

Die Herzinsuffizienz erkennen wir an einer ganzen Reihe von Merkmalen, die nur teilweise in Zahlen meßbar sind. Wir werden zwar jedes Merkmal für sich allein und, wenn möglich, auch zahlenmäßig in seinem Verlauf verfolgen, aber Merkmale wie *Ödeme, Lebervergrößerung, Dyspnoe* und *Cyanose* sind (praktisch) nicht unmittelbar meßbar, und dennoch für die Diagnose der Herzinsuffizienz so besonders kennzeichnend, daß sie auch als Kriterien unentbehrlich sind. Wir werden deshalb wohl die einzelnen meßbaren Merkmale jedes für sich allein in seinem Verlauf über die einzelnen Beobachtungsperioden hinweg verfolgen, aber die Feststellung der Beseitigung der Herzinsuffizienz wird dennoch letzten Endes in einem komplexen Urteil, das alle Kriterien mit einschließt, gipfeln. Da wir für den Übergang von der Dekompensation zur Kompensation kein Maß besitzen, so wird die quantitative Prüfung von Herzmitteln nur eine relative sein können.

1. Handelt es sich lediglich um die *qualitative Untersuchung,* ob ein Mittel überhaupt als Herzmittel im Sinne der Regulierung eines insuffizienten Kreislaufs wirkt, dann genügen schon *kontinuierlich gerichtete Kurven.* Die Erfolgsbeurteilung erfolgt dann auf Grund der Diskontinuität von Verlaufsrichtungen der einzelnen Merkmale nach den Methoden, wie sie in Kap. V. C. 2 entwickelt worden sind. Bei einigermaßen wirksamen und brauchbaren Herzmitteln werden die durch das Mittel erzeugten *Änderungen der Verlaufsrichtung der Kriterien* so erheblich und eindeutig sein, daß man es sich gerade auf diesem Gebiet nicht selten ersparen kann, die Verlaufsrichtung (mit Hilfe der Richtungskoeffizienten) auch rechnerisch noch zu sichern. Die Bewegungsmöglichkeiten der Kriterien sind in *den* dekompensierten Stadien, in denen die Prüfung auf eine qualitative Wirkung die günstigsten Voraussetzungen findet, so groß, daß die Ausschläge meist recht augenscheinlich werden, falls es überhaupt zu solchen kommt. In allen zweifelhaften Fällen aber wird die Errechnung der Richtungen und ihre Kontrolle mittels der Wahrscheinlichkeitsrechnung genau so wenig entbehrt werden können wie sonst.

Die *Vorbeobachtungsperiode* dauert hier also solange, bis ein kontinuierlicher Verlauf der Merkmale erreicht ist. Damit wird häufig schon Kompensation eingetreten sein. Solche Fälle, die auch ohne jedes kausale (spezifische) Medikament suffizient werden, sind vorerst ungeeignet geworden zur Prüfung eines Heilmittels. Sie können wieder geeignet werden durch Vermehrung der am leichtesten regulier- und meßbaren Belastungen des Kreislaufs: Vermehrung der äußeren Arbeit durch vermehrtes Aufsein oder Gehen oder durch vorsichtige Vermehrung der Flüssigkeitszufuhr. Am günstigsten für eine therapeutische Prüfung ist hier *also eine kontinuierliche Kurve der Kriterien, ohne daß noch völlige Kompensation = Konstanz erreicht wird.* Die Verlaufskurve muß noch in einer Bewegung sein, damit dem Mittel überhaupt Gelegenheit gegeben werden kann, seine Wirkungsmöglichkeit zu beweisen, und diese Bewegung muß eine kontinuierliche sein, damit eine gewollte (therapeutische) oder ungewollte Änderung der Bedingungen sich in einer Diskontinuität bemerkbar machen kann. Wie es einerseits unlogisch wäre, einen Patienten einem Mittel auszusetzen, ohne zu wissen, ob er nicht ohne das Mittel sich ebenso verhalten hätte, so ist es andererseits zwecklos, ein Mittel auf seine Wirkung dort prüfen zu wollen, wo kein meßbares Kriterium mehr zur Verfügung steht. Die kontinuierliche Verlaufskurve wird also bei Anwendung der genügenden Dosis eines Mittels eine *diskontinuierliche Wendung* (einen Knick) in der Richtung zur Norm nehmen, falls dem Mittel eine dynamische Herzwirkung zukommt; z. B. die Frequenz sinkt rascher ab, frustrane Systolen werden seltener (ein Pulsdefizit schwindet), die Atemfrequenz sinkt, die Flüssigkeitsbilanz bessert sich, das Gewicht sinkt bzw. sinkt rascher ab, Ödeme verschwinden usw.

Wann im Einzelfall — vor vollendeter Kompensation — mit dem zu prüfenden Medikament, also mit der *Periode der therapeutischen Beobachtung*, eingesetzt werden soll, ist individuell verschieden. Am sichersten, klarsten und bequemsten ist die Beurteilung, solange noch zahlenmäßig zu verfolgende Kriterien zur Verfügung stehen. Sind diese schon ganz verschwunden, bleiben also nur noch mäßige Stauungsorgane und subjektive Symptome, so wird die Beurteilung viel schwieriger. Fehlen gar die Symptome überhaupt, so ist der Kranke untauglich geworden zur therapeutischen Prüfung. Es ist im Interesse der Prüfung und des Kranken wichtig, möglichst rasch an das Ziel der kontinuierlichen, noch nicht konstanten Kurve heranzukommen, ohne das Ziel zu überschreiten, d. h. nicht erst zu kompensieren, um dann wieder einen Rückfall in die Dekompensation zuzulassen — was die Grenze des ethisch Zulässigen nur dann nicht überschreiten würde, wenn keinerlei Gefahr mehr zu befürchten ist. Es muß vielmehr, sobald die Tendenz zur Kompensation manifest wird, durch Zulage an dosierbarer Arbeit oder an Flüssigkeit ein labiler Zustand aufrechterhalten werden; die Erreichung der völligen Kompensation soll dem zu prüfenden Mittel überlassen bleiben, es soll sich an ihr versuchen.

Ist ein Mittel in seiner qualitativen Wirkung auf das Herz noch problematisch, so ist bei der Prüfung schon die Anfangsdosis möglichst hoch anzusetzen; bei allen differenten Mitteln bedeutet möglichst hoch = so hoch, als die Erfahrungen am Tierexperiment und vorsichtiges Ausprobieren am Gesunden es gestatten. Strebt ein Untersucher nicht danach, von Anfang an mit hohen Dosen zu arbeiten, so wird er entweder sehr viel Zeit verlieren, oder er wird, ehe er zur wirksamen Dosis gekommen ist, schon die Geduld und die Zuversicht verloren haben und wird ein Mittel vielleicht deshalb als wirkungslos bezeichnen, weil er seine wirksame Dosis überhaupt nie angewandt hat.

2. *Die quantitative Prüfung* kann sich darauf beschränken, zwei dynamische Herzmittel daraufhin miteinander zu vergleichen, ob eines von ihnen dem anderen überlegen ist; dabei ist es Voraussetzung, daß beide sich als Herzmittel qualitativ bewährt haben, und es ist zweckmäßig, wenn von einem der Mittel die durchschnittliche Dosis efficax minima schon bekannt ist, mit der es eine Kompensation aufrechterhalten kann (Erhaltungsdosis). Man kann sich aber eventuell auch damit begnügen müssen, zu untersuchen, ob eines der beiden zu vergleichenden Mittel imstande ist, ein insuffizientes Herz zu kompensieren, oder eine schon gewonnene Kompensation aufrechtzuerhalten, sofern das andere Mittel bei der gleichen Aufgabe und selbstverständlich unter den gleichen sonstigen Bedingungen schon versagt hat.

Wir erreichen eine höhere Einsicht in den quantitativen Wirkungsgrad eines Herzmittels, wenn wir die absoluten (im weiteren Sinn) Wirkungsgrade der einzelnen gegeneinander abzuwägenden Substanzen quantitativ jede für sich erst untersuchen. Dabei ist die Suche nach der Dosis efficax minima die grundlegende Aufgabe, von der der weitere therapeutische Vergleich ausgeht. Dabei muß schon die Basis des Versuchs, wenn irgend möglich, eine *konstante* sein. Eine kontinuierliche, aber noch in Bewegung befindliche (noch nicht konstante, noch nicht horizontale, sondern eine Senkung oder Steigung enthaltende) Kurve wird hier meist nicht so gleichmäßig sein können, wie wir es nötig haben, um die jeweilige Situation klar genug zu erkennen.

Es ist hier also nicht mehr erwünscht, daß noch ein Stadium der Bewegung vorhanden sei. Es soll ein Ruhezustand (Gleichgewicht) eingetreten sein. Aber die *Konstanz* muß eine noch *labile* sein. Sie muß so dicht an der Grenze der Dekompensation liegen, daß ein geringes Unterschreiten der zur Erhaltung der Kompensation eben ausreichenden Dosis schon einen Ausschlag nach der Seite der Dekompensation hervorrufen würde. Die Dosis der hier zu vergleichenden Mittel muß also die kleinste, zur Erhaltung der Kompensation eben ausreichende sein. Dabei ist nicht zu vermeiden, daß zur Auffindung dieser eben noch wirksamen und genügenden Dosis, der *Dosis efficax minima,* die Kompensationsgrenze vorübergehend unterschritten wird [44]. Sobald dieses Unterschreiten aus Herzfrequenzsteigerung, Respirationsbeschleunigung, Verschlechterung der Flüssigkeitsbilanz erkannt worden ist, ist die Dosis sofort wieder so weit zu steigern, daß die Kompensation gerade wieder hergestellt ist. Es ist Sache der ärztlichen Erfahrung und Gewissenhaftigkeit, daß bei diesem tastenden Suchen nach der Dosis efficax minima keinesfalls ein Schaden für den Patienten eintritt, daß überhaupt nur solche Patienten dazu herangezogen werden, bei denen kein Schaden riskiert wird. Es ist weder notwendig noch wünschenswert noch erlaubt, zu den (qualitativen oder quantitativen) Prüfungen schwer Herzdekompensierte heranzuziehen; es müssen Patienten sein, bei denen jederzeit durch eine größere Dosis eines schon bewährten Präparates die völlige Kompensation mit Sicherheit wieder erreicht werden kann. Solchen Patienten wird kein Schaden zugefügt werden können, und auf sie bzw. auf die hier entwickelte Einstellung der Dosis efficax minima zu verzichten, wäre gleichbedeutend damit, daß auf die quantitative klinische Prüfung eines Herzmittels überhaupt verzichtet werden müßte.

Es ist selbstverständlich, daß die Gleichartigkeit der Lebensbedingungen während der ganzen quantitativen Prüfungszeit eher noch strenger durchzuführen ist als bei der qualitativen Prüfung eines Mittels; die größere Empfindlichkeit der Einstellung, die Wichtigkeit des kontinuierlichen *und* horizontalen Verlaufs machen diese Gleichartigkeit hier erst recht zu einer absoluten Notwendigkeit.

Der Weg zur *Dosis efficax minima* geht gesondert für jedes Medikament und für jede Periode durch je eine oder mehrere Etappen, die sich untereinander lediglich durch die Dosierung unterscheiden. Diesen ersten Teil der quantitativen Untersuchungen veranschaulicht

Beispiel 21. Die Situation des Kranken wird gekennzeichnet durch die Abb. 37 und durch die im folgenden erläuterten Perioden des Krankheitsverlaufs und durch deren Unterabteilungen, die Etappen:

Erklärung zu Abb. 37

Periode I:

Der schwer dekompensiert zur Aufnahme kommende Kranke erhält, da Gefahr im Verzug ist, sofort und täglich Strophanthin; nach 4 Tagen ist die Gefahr beseitigt (Tag 1 bis 4).

Periode II:

Bei fortdauernder Bettruhe wird von jeder spezifischen Therapie Abstand genommen. Es kommt dabei zu einem kontinuierlichen, fast konstanten Verlauf der Kriterien, aber nicht zur Kompensation (Tag 5 bis 15).

Periode III:

1. Unter spezifischer Therapie A 0,3 tritt Kompensation ein; die Bradykardie kündigt die Überdosierung an (Tag 16 bis 28).

[44] Die Suche nach der Dosis efficax minima kann eingeleitet werden mit dem bekannten Mittel oder mit dem zu prüfenden Mittel. Die Vergleichsdosis muß von neuem gesucht werden, gleichviel welches Mittel zuerst geprüft wird.

2. Die Dosis A 0,1 ist ungenügend, das Körpergewicht fällt zwar noch, aber die Herzfrequenz klettert in die Höhe (Tag 29 bis 32), und auch in

3. genügt die Dosis A 0,15 noch nicht; die Unterdosierung macht sich jetzt auch in Gewichtszunahme und Verminderung der Harnmenge geltend (Tag 33 bis 37).

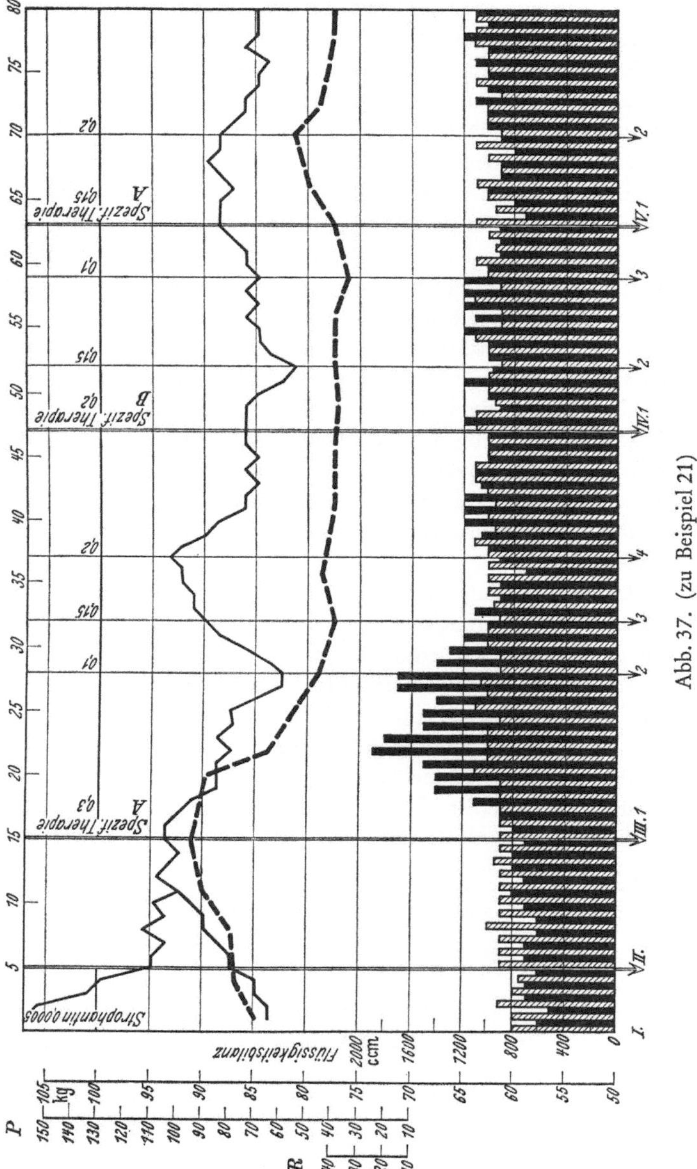

Abb. 37. (zu Beispiel 21)

4. Erst die Dosis A 0,2 bringt wieder den Umschwung: Die Herzfrequenz sinkt erst und wird dann bei normalen Werten konstant, die Flüssigkeitsbilanz wird schwach positiv und die Gewichtskurve horizontal (Tag 38 bis 46).

Summa: 0,2 ist die kleinste zur Erreichung und Erhaltung der Kompensation eben ausreichbare Menge des Präparates A, ist dessen Dosis efficax minima für den vorliegenden Fall.

Periode IV:

1. Die Dosis 0,2 des spezifischen Präparates B genügt offenbar zur Erhaltung der Kompensation, das Gewicht bleibt gleich, die Flüssigkeitsbilanz ist in Ordnung; aber die sich entwickelnde Bradykardie läßt erkennen, daß die Dosis unnötig groß ist (Tag 46 bis 52). In

2. stellen sich bei B 0,15 alle Kriterien auf konstante Werte ein (Tag 53 bis 59).

3. Es ist aber fraglich, ob nicht eine noch kleinere Dosis 0,1 auch noch ausreichen würde. Dies trifft nicht zu; Herzfrequenz und Körpergewicht steigen an, die Flüssigkeitsbilanz wird negativ (Tag 60 bis 63).

Summa: B 0,2 ist überdosiert, B 0,1 ist unterdosiert, B 0,15 ist die Dosis efficax minima von B für den vorliegenden Fall.

Periode V:

Die Periode V ist Kontrollversuch für das Präparat A. In Etappe

1. wird erst versucht, ob nicht doch mit A 0,15 (statt 0,2) die Kompensation zu erreichen und zu erhalten ist. A 0,15 genügt nicht (s. Kurve). Erst bei

2. A 0,2 stellt sich Kompensation ein und bleibt bestehen.

Es wurde die Dosis efficax minima demnach dreimal festgestellt, und zwar zweimal für A als 0,2, einmal für B als 0,15.

Der Vergleich der einzelnen Etappen — vgl. in Abb. 37 Periode III, deren Etappen III.1, III.2, III.3 und III.4 und in Periode IV ihre Etappen 1, 2 und 3 — läßt die Dosis efficax minima erkennen. Die kleinsten eben noch wirksamen Dosen der verschiedenen zu vergleichenden Mittel sind die in letzter Linie maßgebenden Größen. Ihr gegenseitiger Vergleich erst ermöglicht ein Werturteil über die verglichenen Präparate (vgl. Erklärung zu Abb. 37).

Bei dem Suchen nach der Dosis efficax minima würde der Vergleich der einzelnen Etappen auf Grund der Richtung von Kurven ein sehr willkürliches Vorgehen darstellen. Dagegen ist es meist möglich, einzelne Etappen auf Grund der durchschnittlichen Mittelwerte ihrer einzelnen Kriterien miteinander zu vergleichen. Dabei dürfen meist nicht die gesamten unter jeweils einheitlicher Behandlung stehenden Etappen miteinander verglichen werden, sondern nur deren konstant verlaufende Teile, weil sich nur aus diesen Durchschnittswerte berechnen lassen. Das konstante Stadium stellt sich innerhalb der einzelnen Etappe erst nach einer Bewegung der Kurve ein: so werden z. B. in Etappe III.4 die ersten drei Tage ausgeschaltet werden müssen, in IV.2 ein Tag, in V.2 zwei Tage.

Die Berechnung durchschnittlicher (arithmetischer) Mittelwerte der einzelnen Merkmale und ihrer mittleren Fehler erfolgt wieder nach den Gl. 1 bis 6 in Kap. V. C. 1 a.

Aus den Darlegungen geht hervor, wie langwierig der quantitative Vergleich zweier Herzmittel sein muß, und besonders, wie selten die Krankheitsfälle sein werden, in denen man überhaupt das Recht haben wird, eine solche Prüfung durchzuführen. Im allgemeinen wird es nicht so sein, noch sein dürfen, daß man die Kranken willkürlich und aktiv so für die therapeutische Prüfung vorbereitet, man wird vielmehr die Kranken, bei denen sich die oben beschriebenen geeigneten Situationen spontan herausbilden, zur Prüfung benützen. Das wird gar nicht so selten eintreten, aber es wird dann *nur für den Arzt ausnutzbar sein, der bis dahin schon alle seine Kranken so konsequent beobachtet und behandelt hat, daß er in dem Augenblick, wo die Situation sich spontan ihm bietet, schon im Besitz der Vorbedingungen ist, die die Durchführung der Prüfung erfordert.*

In diesen Schwierigkeiten liegt begründet, warum bis heute die Anwendung der wichtigsten Medikamente der Herzinsuffizienz noch strittig ist, warum man z. B. in Frankreich und in den Vereinigten Staaten mit Digitoxin und in Schweden mit Abkömmlingen der Digitalis lanata auch in schweren Fällen von Herzinsuffizienz ebensoweit zu kommen glaubt, wie mit Strophanthin, während diesem in Deutschland fast unbestritten der Vorrang eingeräumt wird. Als ob es glaubhaft sein könnte, daß Heilmittel mit dem Land oder gar Staat, in dem sie gebraucht werden, ihre Eigenschaften ändern würden. Diese Dissonanzen sehen vielmehr nach Gewohnheit, Mode und unzulänglichen Untersuchungen aus.

Die Feststellung einer Dosis efficax im Einzelfall einer Herzinsuffizienz kann selbstverständlich auch ganz abgesehen von ihrer eigenen Streuung nicht allgemeingültig sein. Wenn wir die Standarddosis für ein Heilmittel angeben wollen, so kann das nur der Mittelwert einer Reihe von Einzelwerten der Doses efficaces minimae, der Erhaltungsdosen sein. Es wird dann vorerst für jedes der in den individuellen Versuchen beobachteten Präparate gesondert der Mittelwert samt seiner Streuung gebildet werden müssen [entsprechend den Gl. (1) bis (13), Kap. V. C. 1.].

Beispiel 22. BATTERMAN und DE GRAFF studierten die Wirkung von Cedilanid, Digoxin und Digitoxin bei einer Gruppe von 74 ambulanten Kranken mit mittelschwerer Herzmuskelschwäche ohne coronare und ohne sonstige Komplikationen, die sämtlich nur unter Digitalispräparaten zu kompensieren waren. Indem die Autoren die tägliche Dosis über längere Zeit — möglichst 8 Wochen — auf verschiedenen Stufen gehalten hatten (entsprechend unseren „Etappen“!), bestimmten sie für jeden einzelnen Kranken die kleinste Erhaltungsdosis. Das Absetzen der Digitalispräparate führte sofort wieder zu Insuffizienzerscheinungen, medikamentöse Mitursachen wie Diuretica waren ausgeschaltet. Ihre Versuchsbedingungen genügen dabei nicht ganz unseren methodischen Ansprüchen; das war schon angesichts der Schwierigkeiten unmöglich, die darin begründet waren, daß nur ambulante Kranke zu Untersuchungen beigezogen werden konnten; aber die grundsätzliche Einstellung von BATTERMAN und DE GRAFF war die gleiche wie unsere.

Als *Erhaltungsdosen* (dosis efficax minima, maintenance dose) ergaben sich:

1. für Cedilanid aus 34 Kranken: 0,5 mg bei 12 Kranken; 1,0 mg bei 9 Kranken; 1,5 mg bei 6 Kranken; 2,0 mg bei 5 Kranken; 2,5 mg und 3 mg bei je 1 Kranken.
2. für Digoxin aus 30 Kranken: 0,25 mg bei 9 Kranken; 0,5 mg bei 7 Kranken; 0,75 mg bei 5 Kranken; 1,0 mg bei 6 Kranken; 1,25 mg bei 2 Kranken; 1,5 mg bei 1 Kranken.
3. für Digitoxin aus 26 Kranken: 0,05 mg bei 6 Kranken; 0,1 mg bei 7 Kranken; 0,2 mg bei 11 Kranken; 0,3 mg bei 2 Kranken.

Analog zu Tab. 5, S. 104 und nach den Gl. (2) bis (13) ergeben sich die folgenden Mittelwerte: für *Cedilanid* $\bar{x} = 1{,}1$ mg, für *Digoxin* $\bar{x} = 0{,}6$ mg und für *Digitoxin* $\bar{x} = 0{,}14$ mg.

Damit sind die Standarddosen für die drei Präparate, die zum Vergleich gestanden hatten, und ist auch die Reihenfolge ihres Wirkungsgrades bekannt. Noch nicht bekannt aber ist ihre *Güte*. Diese ergibt sich erst aus dem Vergleich der jeweiligen Dosis efficax minima mit der Dosis toxica minima, der kleinsten Dauergabe, die eben toxische Symptome auslöst. Aus der Versuchsanordnung und den Ergebnissen von BATTERMAN und DE GRAFF lassen sich auch die minimalen toxischen Dosen auf die gleiche Art und Weise berechnen wie oben die Erhaltungsdosen. Es ergibt sich so:

Tabelle 35

	Minimale therapeutische Dosis		Minimale toxische Dosis	
	Mittelwerte	Standardabweichung	Mittelwerte	Standardabweichung
Cedilanid	1,1 mg	± 0,7 mg	1,8 mg	± 0,6 mg
Digoxin	0,6 mg	± 0,4 mg	1,1 mg	± 0,4 mg
Digitoxin	0,14 mg	± 0,1 mg	0,3 mg	± 0,1 mg

Die Güte eines Präparates kann definiert werden als der *therapeutische Güte-Quotient* = $\frac{\text{Dosis tox. min.}}{\text{Dosis efficax min.}}$ oder als *therapeutische Güte-Differenz* = Dosis tox. minima — Dosis efficax minima (therapeutische Spanne). Aus den Zahlen der Tab. 35 würde sich dann ergeben:

Tabelle 36

	Therapeutischer Gütequotient	Therapeutische Gütedifferenz
Cedilanid	$\frac{1{,}8}{1{,}1}=1{,}63$	1,8—1,1 =0,7
Digoxin	$\frac{1{,}1}{0{,}6}=1{,}83$	1,1—0,6 =0,5
Digitoxin	$\frac{0{,}3}{0{,}14}=2{,}14$	0,3—0,14=0,16

Die therapeutischen *Güte-Quotienten* liegen so nahe beieinander, daß von den hier betrachteten Gesichtspunkten aus keine wesentliche Überlegenheit oder Unterlegenheit des einen über die anderen gefolgert werden kann. Für den generellen Vergleich mehrerer Präparate untereinander sind fürs erste nur die Güte-Quotienten brauchbar, da sie von der absoluten Größe der therapeutischen (Erhaltung-) und der toxischen Dosen unabhängig sind [45].

Tabelle 37 [a]

Dosis Cedilanid tägl. mg	Anzahl der Fälle mit Erhaltung			Dosengrenze bis tägl. mg
	Häufigkeit je Dosis Fälle	Summenhäufigkeit bis zur Dosengrenze Fälle	%	
1	2	3	4	5
0,0	0	0	0	0,25
0,5	12	12	35	0,75
1,0	9	12+9=21	60	1,25
1,5	6	21+6=27	80	1,75
2,0	5	27+5=32	94	2,25
2,5	1	32+1=33	97	2,75
3,0	1	33+1=34	=100%	3,25

[a] Bei Augsberger: loc. cit. Tab. 1.

Augsberger hat eine Verfahrensweise vorgeschlagen, die noch weitergehende Schlüsse gestattet. Er ordnet die Reihe von Batterman und de Graff in Tabelle 37.

[45] A. Augsberger hat gezeigt [Med. Welt 20, 1471 (1951)], wie auch die Güte-Differenz (die therapeutische Spanne) für den Vergleich mehrerer Mittel untereinander brauchbar gemacht werden kann.

In der dritten und vierten Spalte der Tab. 37 summiert AUGSBERGER von oben nach unten auf, wieviele Fälle (Spalte 3) bzw. wieviel Prozent aller Fälle (Spalte 4) von der Dosis 0.0— zur jeweiligen Dosisgrenze angesprochen haben.

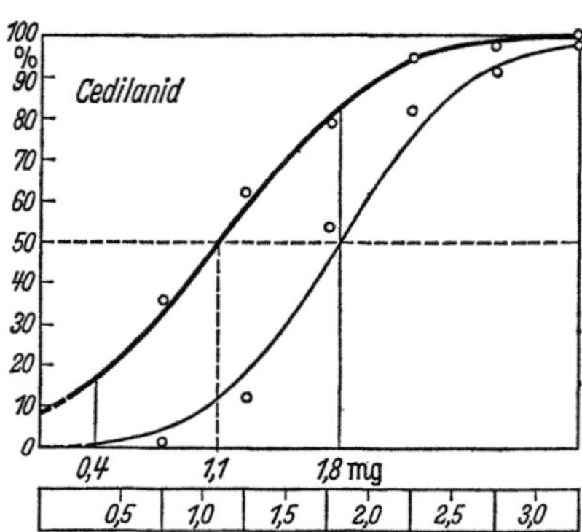

Abb. 38. Dosis-Wirkungskurve eines Herzglykosids bei mittelschwer dekompensierten Herzkranken. (AUGSBERGER loc. cit. Abb. 1.)
→ x mg Cedilanid (Abszisse) erzielen Kompensation (Maintenance, Erhaltung) —, bzw. sie führen zu toxischen Symptomen — bei insgesamt y% (Ordinate) der Fälle

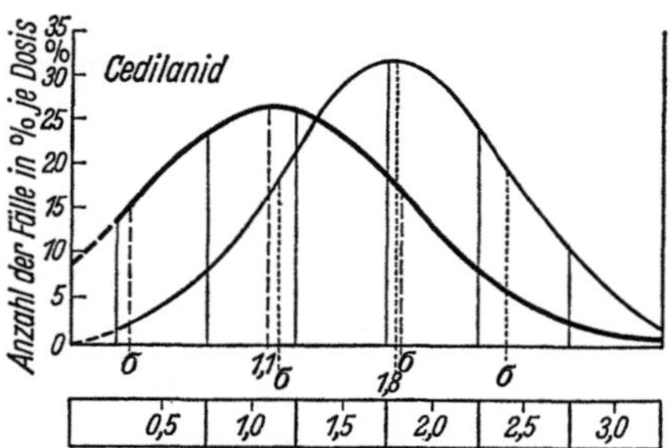

Abb. 39. Verteilung der Glykosidempfindlichkeit (Bedarf — und Toleranz —) bei mittelschwer dekompensierten Herzkranken. (AUGSBERGER loc. cit. Abb. 3.)
→ x mg Cedilanid täglich sind die orale Erhaltungsdosis —, bzw. die eben toxische Dosis — für y% der Fälle

Die *Summen-Prozentwerte* der Spalte 4, Tab. 37, stellen sich in Abb. 38 als S-förmige Summenkurve dar[46]; diese läßt schon vermuten, daß die Erhaltungsdosen um einen Mittelwert „normal" verteilt sind. Aus Abb. 38 ist abzulesen, daß der Mittelwert von 1,1 mg *Cedilanid* bei 50% die Summenkurve schneidet, d. h. die Menge von 1,1 mg Cedilanid genügt für 50% aller Herzinsuffizienten, um sie in Kompensation zu halten, soweit nicht weitere Komplikationen vorliegen. Die für die einzelnen Kranken errechneten Cedilanidwerte streuen um den Mittelwert mit $s = \pm 0{,}7$ mg, sie streuen also zwischen 0,04 mg und 1,8 mg[46]. Würde man in Abb. 38 auf der Abszisse auch bei diesen beiden extremen Streuwerten (0,4 mg und 1,8 mg) Senkrechte errichten, so würden diese bei 16% bzw. bei 84% die Summenkurve der Erhaltungsdosis treffen. Nachdem Mittelwert und Standardabweichung bekannt sind, kann die GAUSSsche Normalverteilung der Abb. 39 gezeichnet werden.

Aus der Normalverteilung läßt sich entnehmen, wie oft jede therapeutische Dosis bzw. Dosis efficax minima und wie oft jede toxische Dosis, deren Berechnung ja analog erfolgt, unter 100 Fällen erwartet werden kann. Die für *Cedilanid* typische Verteilung veranschaulicht Abb. 39. Für rund 4% der Kranken sind 2,5 mg Cedilanid täglich die richtige Erhaltungsdosis, für rund 12% sind es 2,0 mg usw.; die am häufigsten, nämlich bei 26% der Kranken, benötigte Erhaltungsdosis ist aber rund 1 mg Cedilanid täglich.

Auf dem gleichen Wege stellt sich heraus, daß 0,15 mg *Digitoxin* die besten Aussichten bieten, einen großen Prozentsatz der Herzkranken kompensiert zu halten. AUGSBERGER macht mit Recht darauf aufmerksam, daß es ein Schlaglicht auf die Möglichkeiten der Häufigkeitsanalyse wirft, wenn sie aus einem so kleinen Kranken-

[46] In den anschließenden Auseinandersetzungen folge ich im wesentlichen den Ausführungen AUGSBERGERs und entnehme mit seiner Erlaubnis auch die Abbildungen und Kurven seiner Darstellung.

gut die gleichen Standarddosen als optimal ableiten kann, wie diese sich aus der Gesamterfahrung vieler Kliniken in langsamer, sehr mühsamer und dennoch unsicherer Arbeit herausentwickelt bzw. als mittlere Dosierungen bewährt haben.

Wenn die Dosiswirkungskurven, so wie sie für Cedilanid in Abb. 38 vorliegen, für mehrere qualitativ gleichgerichtete Heilmittel bekannt sind, dann ist es möglich, die Kurven zentriert auf ihre mittleren therapeutischen (Erhaltungs-)Dosen zueinander zu ordnen. So resultiert die Übereinanderlagerung äquivalenter Dosen für Cedilanid, Digoxin und Digitoxin in Abb. 40 [47].

Sowohl für die therapeutischen, wie für die toxischen Standarddosen gilt, daß sie als Mittelwerte nur für Kollektive von Kranken Geltung beanspruchen können. Sie besitzen so ihren Hauptwert einerseits als Maße, um verschiedene Mittel gegen- und aneinander zu messen, andererseits als allgemeine Ausgangspunkte, von denen aus die individuell zuständigen Dosierungen am Krankenbett und in der Klinik gesucht werden sollen. Wie sehr die schematischen Standarddosen am Krankenbett nur dazu da sind, Ausgangsdosen zu sein, geht nicht nur aus der selbstverständlichen Tatsache hervor, daß sie ja nur Mittelwerte sind, sondern läßt sich in seiner Bedeutung auch aus den Beziehungen zwischen Standarddosen und dem Auftreten toxischer Symptome demonstrieren. So zeigt die Dosiswirkungskurve für Cedilanid, Abb. 38, daß die Standarddosis von 1,1 mg Cedilanid in rund 12% aller Fälle toxische Symptome auslösen würde, wenn sie insgesamt 50% aller Kranken kompensiert. Würde aber gefordert werden, daß eine Standarddosis 75% aller Fälle kompensiert, dann wäre schon in über 30% mit Intoxikationserscheinungen zu rechnen (Abb. 38)! Für die beiden anderen geprüften Präparate ließe sich ganz Analoges aufzeigen. „Bei schematischer Dosierung erzielen mittlere Glykosidgaben selbst bei nur mittelschweren Herzinsuffizienzen nur in der Hälfte der Fälle Kompensationen, aber bereits in 10% der Fälle Überdosierungszeichen. Bei großen schematischen Standarddosen steigen die toxischen Symptome steil auf 30% und mehr an. Notwendigkeit und Vorzüge einer individuellen Dosierung sind damit offenkundig." Diese richtige Schlußfolgerung AUGSBERGERS ist ebenso wichtig in ihren klinischen Konsequenzen, wie als Beispiel einer statistischen Beweisführung. (Siehe auch GREEF u. a., 1968.)

Cedilanid mg tgl. oral	0,5	1,0	1,5	2,0	2,5	
Digoxin " " "	0,25	0,5	0,75	1,0	1,25	
Digitoxin " " "	0,05	0,1	0,15	0,2	0,25	0,3

−σ Mittlere Erhaltungsdosis +σ

Abb. 40. Äquivalente Erhaltungsdosen verschiedener Herzglykoside. Senkrecht übereinanderstehende Dosen von Cedilanid, Digoxin und Digitoxin erzielen gleich oft Kompensation

b) Die Kriterien bei der Prüfung von Diuretica in der Herzinsuffizienz

Die diuretische Wirkung im engeren Sinn bedarf keiner anderen Merkmale (Wasserbilanz und Körpergewicht) als sie bei der Prüfung von Herzpharmaka schon abgehandelt worden sind. Aber mit der zunehmenden Anwendung von stark wirkenden Diuretika wurde das Augenmerk mehr und mehr auf die Mineralstoffwechselstörungen hingelenkt, die bei der Behandlung von Herzinsuffizienzen auftraten, während normalerweise zusammen mit dem Harnwasser auch die harnpflichtigen Mineralien in den Glomeruli filtriert, in den Tubuli aber großenteils rückresorbiert

[47] AUGSBERGER: loc. cit. Abb. 4, untere Hälfte.

werden, wird unter dem Einfluß von Saliuretica ihre Rückresorption in den (distalen mehr als in den proximalen) Tubuli gehindert. So kommt es zu vermehrten Ausscheidungen von Natrium, Kalium und Chlor und so evtl. zur Hyponatriämie, zur Hypokaliämie und gelegentlich zur hypochlorämischen Alkalose.

Von ihnen ist uns die *Hypokaliämie* am unheimlichsten, aber nicht deshalb weil sie an sich gefährlicher wäre als eine Hyponatriämie, sondern weil der Spiegel des Kaliums im Blutserum (4,2 mÄq/l) keinen zuverlässigen Index darstellt für die tatsächliche Verarmung des Gesamtblutes und des Körpers überhaupt an Kalium [48]. Da das Blutserum sehr viel *Natrium* enthält (140 mÄq/l), die Erythrocyten dagegen sehr wenig (16,4 mÄq/l), es sich beim Kalium aber gerade umgekehrt verhält, speichert die rote Blutzelle ca. 22mal mehr Kalium als das Blutserum (Erythrocyten 95 mÄq/l, Serum 4,2 mÄq/l). Zwar können wir den Erythrocyt nicht als unbedingtes Maß aller übrigen Körperzellen in bezug auf ihre Mineralbestände anerkennen, aber grundsätzlich verschieden dürften die Proportionen in diesen nicht sein. Das heißt wiederum nichts anderes, als daß die Hauptnatriumdepots im Gewebswasser sitzen, wo sie mit Hilfe eines Flammenphotometers quantitativ nachweisbar sind, die wichtigsten Kaliumdepots aber sind in den Zellen, wo sie mit den Routinemethoden nicht faßbar sind.

Um so wichtiger ist, daß überhaupt, besonders aber auch bei therapeutischen Prüfungen auf andere mögliche klinische Frühzeichen der Verarmung an Kalium im Körper geachtet wird, wie auf schläfrige Müdigkeit, auf Appetitlosigkeit und Schwäche, und daß nicht gewartet wird, bis es im schlimmsten Fall schon zu Lähmungserscheinungen gekommen ist. Gerade in der klinisch-therapeutischen Prüfung, die die Lehren für die praktische ärztliche Arbeit vermitteln soll, muß der prüfende Arzt auf diese recht uncharakteristischen Frühzeichen nicht nur achten, er muß auf sie lauern, als ob sie schon im Anzug seien, obwohl das klinische Bild der Hypokaliämie dem Bild der Hyponatriämie besonders in den Anfangsstadien zum verwechseln ähnlich sehen kann.

Glücklicherweise besitzt der ärztliche Prüfer in dieser Situation neben den quantitativen Bestimmungen der Elektrolyte noch einen anderen Index zur Erkennung der Kaliumverarmung des Körpers; (auch viele Ärzte der Praxis besitzen ihn jetzt). Das sind die Veränderungen, die die Hypokaliämie im Elektrokardiogramm hervorruft; sie sind nicht obligat, aber immerhin oft erkennbar an und gekennzeichnet durch Senkungen der ST-Strecke mit Abflachung der T-Welle und mit einer Verstärkung der U-Welle; da die gesamte Q—T-Dauer gleichzeitig verlängert wird, geht die T-Welle oft in die U-Welle über und es kommt zur TU-Verschmelzungswelle [49]. Diese Abweichungen sind keineswegs immer charakteristisch, noch sind sie obligat, noch müssen sie in einer quantitativen Relation zur Schwere der Hypokaliämie stehen. Dennoch sind sie in vielen Fällen von großem Wert (s. Friedberg, Puech und Wolff).

So gesellen sich bei den klinischen Prüfungen der Diuretica die Merkmale der *Mineralstoffwechselstörungen* hinzu. Sie sind negative Merkmale und können so auch schon zu den (pathologischen) Nebenerscheinungen gerechnet werden; sie sind aber auch so eng mit der Wirkung der Saliuretica verbunden, daß sie ebenso zu deren Bewertung gehören, wie z. B. die Dosis efficax minima erst zusammen mit der Dosis

[48] Martini, P.: Die Therapie der Herzinsuffizienz mit besonderer Berücksichtigung der Elektrolyte. Münch. med. Wschr. **103**, 54—59 (1961).

[49] Schröder, J.: Münch. med. Wschr. **98**, 508 (1956).

toxica minima (s. oben) zur Klärung der tatsächlichen Güte eines Herzpharmakons führen kann.

Die Sorgen, die dem Arzt die bei der modernen Therapie der Herzinsuffizienz auftretenden Störungen des Mineralhaushaltes machen, sind also nicht einfach ein Teil des großen Kapitels der Nebenwirkungen, die sich bei dem Fortschritt der naturwissenschaftlich fundierten Therapie als unvermeidbar erwiesen haben. Sie sind (JAHRMÄRKER, 1960) vielmehr unerwünschte Auswirkungen der normalen pharmakologischen Wirkungen der Diuretica, die für deren diuretischen Effekt notwendig sind. Gleichviel wie man diese Phänomene aber auch kennzeichnet, ob der durch sie erzielte naturwissenschaftliche Fortschritt den Kranken zu größeren Vorteilen als Nachteilen gereiche, das wird außer von der Einsicht und Umsicht der einzelnen Ärzte vor allem abhängen von der Zuverlässigkeit der generellen wissenschaftlichen Erkenntnisse, die die weitere klinische Erforschung der Elektrolytgleichgewichte beim kranken Menschen uns bringen wird.

Die methodologische Prüfung von Diuretica hat im übrigen sehr viel gemein mit der Prüfung von Medikamenten, die primär auf das Herz und erst sekundär auf die Diurese wirken. Daß bei Prüfungen von Diuretica manche Merkmale wie z. B. Herz- und Atemfrequenz wegfallen oder jedenfalls sehr viel mehr in den Hintergrund treten, ist selbstverständlich.

c) Die Prüfung diätetischer Maßnahmen bei Herzinsuffizienz

Zusammen mit medikamentösen Herzmitteln werden bei klinisch-therapeutischen Prüfungen im Bereich von irgendwie schweren Herzinsuffizienzen so gut wie immer auch nichtmedikamentöse Maßnahmen, und zwar neben Bettruhe insbesondere solche diätetischer Art eingesetzt. Wegen der Unmöglichkeit aus einem einzigen therapeutischen Vergleich zwei verschiedene therapeutische Möglichkeiten gleichzeitig zu beurteilen, bzw. weil es unmöglich ist, eine Gleichung mit zwei Unbekannten zu lösen, werden selbstverständlich bei der Prüfung eines Medikaments gegen Herzinsuffizienz alle anderen therapeutischen Maßnahmen in den verschiedenen miteinander zu vergleichenden Perioden einander völlig gleich gehalten werden müssen. Umgekehrt wird bei der Prüfung der Wirksamkeit nicht medikamentöser Heilmaßnahmen bei Herzinsuffizienz zumeist auf Medikamente nicht verzichtet werden dürfen. Um so begehrenswerter für diese therapeutische Prüfung sind hier Kranke, bei denen Medikamente aus irgendwelchen Gründen nicht eingesetzt werden können; daß es genug solche Herzkranke gibt, hat schon vor Jahrzehnten L. KREHL gezeigt, als er feststellte, daß man einen dekompensierten Herzkranken oft nur ins Bett zu legen braucht, damit er seine Ödeme ausschwemmt, und daß in vielen Fällen der Einsatz von Digitalis gar nicht nötig ist.

Auch das Problem der Ausschaltung des Natriums aus der Kost einerseits, der Chlorausschaltung andererseits ist unseres Erachtens noch nicht so entschieden, als ob dem Chlor definitiv, so wie es heute fast allgemein vorausgesetzt wird, überhaupt kaum eine Bedeutung zukommen würde. Diese These ist noch nicht genügend untermauert.

Die Kriterien bei der Prüfung diätetischer Maßnahmen im therapeutisch-klinischen Vergleich sind grundsätzlich die gleichen wie bei der Prüfung medikamentöser

Mittel. Da diese Maßnahmen für sich allein nur bei nicht ganz schweren Graden der Herzinsuffizienz geprüft werden können, fallen bei ihnen auch ein Teil von ihnen wie z. B. Tachykardie, Dyspnoe und Cyanose im allgemeinen weg.

d) Die Unterscheidungen der verschiedenen Arten von Herzinsuffizienz in der therapeutisch-klinischen Prüfung

Wenn wir vor einigen Jahrzehnten bei einem Kranken mit Herzinsuffizienz ein Medikament, seine Indikation und seine Dosierung zu prüfen hatten, dann unterschieden wir, die noch einseitigen Insuffizienzen des linken Ventrikels, die in ihren schwersten Schäden zu Lungenödem tendierten, von der primären oder sekundären Schwäche des rechten Ventrikels, die zu Leberschwellungen und Stauungen auch in den anderen Organen des großen Kreislaufs, zu Ödemen und zu Ergüssen in den großen Körperhöhlen neigen. Bei Kombination der Schwäche der beiden Ventrikel mußten sich die Dekompensationssymptome im allgemeinen summieren, und mit wachsender Insuffizienz des linken Ventrikel mußte infolge der auf die Dauer unvermeidlichen Dekompensation des rechten Ventrikels das gleiche resultieren.

Diese Einteilung in Rechts- und Links-Insuffizienz ist teilweise sehr gut erklärt durch ihre mechanischen Ursachen, teils durch die Verschiedenheit der Klappenfehler. Aber es bieten die verschiedenen Herzklappenfehler nicht nur durch verschieden lokalisierte Hypertrophien und Dilatationen unter sich sehr verschiedene Herzformen dar, und es resultieren bei Überbelastung durch vermehrte Widerstände, sei es im großen, sei es im kleinen Kreislauf, sehr verschiedene Herzformen, sondern die mechanischen Bedingungen für die Herzarbeit müssen ohne oder mit pharmakologischer Beeinflussung oft als so verschieden untereinander vorausgesetzt werden, daß bei der Synopse der Wirkung eines Medikaments nicht *die* „Herzinsuffizienzen“ in cumulo et in toto betrachtet werden können; vielmehr müssen Gruppen bzw. Untergruppen je nach der mechanischen Ursache der Herzinsuffizienz gebildet und in sich betrachtet werden. Erst recht gilt dies bei primär muskelgeschädigtem Herzen; es sollte offenbar sein, daß z. B. von einem durch Diphtherie geschädigten Herz nicht von vornherein vorausgesetzt werden darf, daß es grundsätzlich auf Medikamente reagiert, die am Herzen angreifen.

Aber auch für die verschiedenen Grade von chronischer Herzinsuffizienz, bei denen es immer auch zu Herzmuskelveränderungen gekommen ist, gilt das gleiche.

Der therapeutische Vergleich sollte bei der Prüfung der Heilmaßnahmen des Herzens wegen der großen individuellen Verschiedenheiten (nicht nur der verschiedenen soeben aufgezählten Gruppen, zu denen sich noch manche andere gesellen) kein kollektiver, sondern *ein individueller Vergleich* sein. Erst die Vielzahl der individuellen Vergleiche erlaubt dann die Synopse in den einzelnen Gruppen bzw. Untergruppen.

Andere Unterscheidungen kommen dazu. Es reicht heute nur mehr teilweise aus, wenn wir die Herzinsuffizienz in die oben genannten Gruppen unterteilen. E. Wollheim hat schon vor 30 Jahren darauf hingewiesen, daß sich die Herzinsuffizienz in zwei Kategorien einteilen lasse. Er hat die beiden als *Plusdekompensation* und als *Minusdekompensation* unterschieden; die erstere geht mit einer vermehrten, die letztere mit einer verminderten zirkulierenden Blutmenge einher. Die *„Minusdekompensation“* ist auch durch Stauungserscheinungen im großen Kreislauf gekennzeichnet; trotz des mit ihr verbundenen verminderten Minutenvolumens des Herzens kommt es bei ihr infolge Verringerung der zirkulierenden Blutmenge nie zu einer vermehrten Füllung der Halsvenen; sie ist die weitaus seltenere Form; Insuffizienzerscheinungen nach Herzinfarkt und nach schweren Infektionskrankheiten gehören oft hierher. Die *Plusdekompensation* ist außer der vermehrten zirkulierenden Blutmenge gekennzeichnet durch Drucksteigerung in den Venen und in den Herzkammern, durch vermindertes Minutenvolumen des Herzens und schließlich durch Stauungszeichen besonders im großen Kreislauf, ferner durch Ödeme und eventuell auch durch Transsudationen in die großen Körperhöhlen.

Als eine weitere Form, die bei therapeutischen Prüfungen Berücksichtigung finden sollte, sind schließlich von R. HEGGLIN Herzinsuffizienzen beschrieben worden, die auftreten, auch ohne daß es im venösen Abschnitt zu Drucksteigerung gekommen wäre. Es sind Störungen, bei denen die Kontraktionskraft der Herzkammern vermindert ist. Diesen Insuffizienzen sind immer schwere allgemeine Stoffwechsel- und besonders Elektrolytstörungen zu eigen.

Nach diesen verschiedenen Variationen geordnet sollten die verschiedenen im individuellen Vergleich behandelten Krankheitsfälle synoptisch betrachtet und sollten die in ihnen geprüften Heilmittel beurteilt werden.

13. Nierenkrankheiten

Die Lektüre der Veröffentlichungen, die sich in den letzten hundert Jahren mit der Behandlung der Nierenerkrankungen befaßt haben, bringt eine ebenso merkwürdige wie unerfreuliche Erkenntnis: die größten Widersprüche sind überall zu finden. Gleichzeitig oder doch innerhalb weniger Jahrzehnte wurden völlig entgegengesetzte „Erfahrungen" verkündet [50]. Das gilt ebenso von der diätetischen wie von der medikamentösen Behandlung. Wenn sich in dem letzten Vierteljahrhundert gewisse Regeln der Behandlung weitgehend Anerkennung verschafft haben, so sind es mehr pathologisch-physiologische Untersuchungen als sichere klinische Beobachtungen gewesen, die das erreicht haben. Denn überall dort, wo nur die ärztliche Praxis allein die entscheidende Prüfung vornehmen und das Tierexperiment keine Antwort geben konnte, tappen wir nach wie vor im Dunkeln. Einige große Richtlinien sind bekannt geworden und bilden sicher einen bedeutenden Fortschritt; dazu gehört, daß Wasser, in großen Mengen genossen, bei allen diffusen Nierenerkrankungen schädlich sein kann, daß Kochsalz schon in kleinen Mengen sich sehr ungünstig auswirken kann, und daß vom Eiweiß, besonders dem tierischen und dem kernhaltigen, in geringerem Grade Ähnliches gilt. Diese Einsichten sind auf physiologischen und pathophysiologischen Erkenntnissen aufgebaut, sie sind aber heute noch teilweise klinisch nicht so lückenlos unterbaut, wie es fast allgemeiner Glaube ist. Wir wissen z. B. heute ja noch nicht einmal sicher, was von den „schädlichen" Wirkungen des Kochsalzes auf dessen beide Ionen, besonders auf das Na-Ion, und was auf das komplexe Molekül zurückzuführen ist. Dabei wäre dies hier, wenn auch unter großen Schwierigkeiten, erreichbar gewesen. Bei sehr vielen Arbeiten — ich spreche hier nur von denen, die sich bemühen, den Tatsachen auf den Grund zu gehen —, die letzten Endes einem therapeutischen Ziel zustreben, ist doch das eigentliche ärztliche Heilproblem vernachlässigt worden gegenüber den ebenfalls überaus wichtigen Fragen der Reaktion auf irgendwelche, großenteils unphysiologische Belastungen, ganz abgesehen von der

---

[50] MARTINI, P. (1931).

ja nicht nur auf dieses Gebiet beschränkten allgemeinen Bevorzugung der viel leichter zugänglichen diagnostischen Bearbeitung vor der therapeutischen. Kann ein Problem noch an einem oder mehreren (zahlenmäßig erfaßbaren) Kriterien entschieden werden, wie z. B. das Verhalten eines Ödems, des Blutspiegels und der Ausscheidung von Mineralien usw. oder auch des Blutdrucks, dann ist es von vielen umworben. Hat aber ein diätetisches oder medikamentöses Problem keine Beziehung mehr zu *einem* bestimmten Kriterium, muß es vielmehr entschieden werden auf Grund der fortlaufenden klinischen komplexen Beobachtung des Kranken, wenn auch mit Hilfe vielfältiger analytischer Methoden, so findet es nur wenige Liebhaber. So weiß man heute zwar einiges darüber, was bei dem oder jenem Nierenleiden zur Entstehung oder zur Verringerung der Ödeme führt, was den Harnstoff, die Harnsäure und die Alkalien im Blut verringern kann usw., man weiß aber viel weniger, wie weit man in seinen Einschränkungen gehen muß, um das Optimum an Vorsorge zu erreichen und doch nicht bei einer an sich schon eintönigen Diät auf mehr (z. B. an Gewürzen, Eiweiß) zu verzichten, als wirklich unbedingt nötig ist. Daß unsere Therapie der akuten Nierenerkrankungen (von wenigen Ausnahmen abgesehen) eine ganz defensive, inaktive ist, das hängt nicht nur mit der wohlbegründeten Sorge vor einer Verschlimmerung durch offensives Vorgehen zusammen, sondern auch mit der üblichen Insuffizienz gegenüber einer komplexen klinischen und dennoch exakten therapeutischen Forschung.

a) Die Frage der Homogenität bei Nierenkrankheiten

Wohl wurden die verschiedenen Nierenerkrankungen bis vor 50 Jahren alle unter dem Sammelnamen Bright'sche Krankheit geführt, so daß der Gewinnung realer therapeutischer Einsichten schon durch den schweren Mangel an Homogenität des Krankengutes unübersteigliche Hindernisse in den Weg gelegt wurden — aber diesen Schwierigkeiten kann nicht allein die Schuld zugemessen werden; die Systemlosigkeit der therapeutischen Prüfungen kam dazu; auch heute sind die Differenzierungen im Bereich der Nierenerkrankungen noch nicht abgeschlossen. Aber seit Fr. Müllers Kreierung des Begriffs der Nephrose und Fr. Volhards und Th. Fahrs klassischen Untersuchungen hat die intensive Arbeit mehrerer Generationen von Pathologen, Internisten und Urologen doch so viel Aufklärung gebracht, daß die Aussichten für die Gewinnung ausreichend *homogener Vergleichsgruppen* als Voraussetzung therapeutischer Forschungen unvergleichlich besser geworden sind, als sie es vor wenigen Jahrzehnten noch waren. Eine moderne Übersicht über die verschiedenen Nierenerkrankungen hat noch genug des Problematischen an sich, würde in der folgenden Form aber immerhin eine zeitgemäß brauchbare Vorlage für therapeutische Prüfungen abgeben (Tab. 38).

Gegen dieses Schema sind Einwendungen möglich. Es erhebt auch keinen Anspruch auf Vollständigkeit. Im Einzelfall wird besonders im Hinblick auf die Ätiologie noch eine weitere Differenzierung erforderlich sein. So wird man bei der Glomerulonephritis etwa die durch bestimmte Streptokokkenantigene hervorgerufenen Erkrankungen gegen die epidemischen abzugrenzen haben, bei der Pyelonephritis etwa die hämatogenen von den lymphogenen und den ascendierenden Formen.

Doch kann die Einteilung immerhin dazu beitragen, einen praktischen Weg zur Bildung von homogenen Gruppen zu weisen. Bei solcher Bemühung wird sich allerdings zeigen, daß nur bei wenigen Arten von Nierenerkrankungen einige Aussicht auf die Bildung von ausreichend großen Kollektiven besteht: bei den akuten und bei den chronischen Glomerulonephritiden, bei den akuten und chronischen Pyelonephritiden, bei Nierentuberkulosen und vielleicht in einigen Gegenden bei Lipoidnephrosen. Außerdem wird beim Überdenken der Situation auch hier offenbar, daß sich nur bei einem kleinen Teil dieser Krankheiten, nämlich nur bei den akuten Formen unter ihnen, die Bildung von Kollektiven für den alternierenden therapeutischen Vergleich lohnt, da bei den chronischen Formen nur der individuelle therapeutische Vergleich zum Ziel, d. h. zu einer echten Antwort auf eine therapeutische Fragestellung führen kann. Aber nicht einmal bei der Glomerulonephritis wird es, von Sonderfällen abgesehen, gelingen, ohne die Bildung von *Arbeitsgemeinschaften* genügend große Kollektive zu erreichen.

Die Liste hat noch eine weitere wichtige Aufgabe. Sie soll bei der Bildung irgendwelcher Kollektive darauf aufmerksam machen, daß nur dann eine homogene Reihe

Tab. 38. *Krankheitseinheiten bei den Nierenerkrankungen*

I. vorwiegend *glomeruläre Nierenkrankheiten:*
- a) vorwiegend entzündliche Krankheiten:
  - 1. akute Glomerulonephritis
  - 2. chronische Glomerulonephritis
    - aa) vasculär-hypertone Verlaufsform
    - bb) Nephritis mit nephrotischem Einschlag
- b) vorwiegend degenerative Krankheiten:
  - 1. genuine Lipoidnephrose
  - 2. Amyloidnephrose
  - 3. Schwangerschaftsnephrose

II. vorwiegend *interstitiell-tubuläre Nierenkrankheiten:*
- a) vorwiegend entzündliche Krankheiten:
  - 1. akute interstitielle Nephritis
    - aa) Pyelonephritis
    - bb) interstitielle Scharlachnephritis
    - cc) Sonderform: Löhleinsche Herdnephritis
  - 2. chronische interstitielle Nephritis
    - aa) Pyelonephritis
    - bb) Nierentuberkulose
- b) vorwiegend degenerative Nierenkrankheiten:
  - 1. akute Verlaufsformen: akutes Nierenversagen bei Schock, Hämolyse, Vergiftungen usw.
  - 2. chronische Intoxikationen

  Phosphatdiabetes usw.
- c) angeborene tubuläre Krankheiten: Fanconi-Syndrom, renaler Diabetes,

III. vorwiegende *Gefäßkrankheiten der Nieren:*
- a) vorwiegend entzündliche oder allergische Krankheiten: Periarteriitis nodosa, Endangiitis obl., Erythematodesniere
- b) vorwiegend degenerative Krankheiten: Nephrosklerose und diabetische Glomerulosklerose (Kimmelstiel-Wilson).

zustande kommen kann, wenn ähnliche, aber doch differente Krankheiten rechtzeitig aus ihr ausgeschieden werden, und sie soll die Richtungen zeigen, auf die bei solcher Säuberungsarbeit zu achten ist.

Homogenität bedeutet für die Praxis der therapeutischen Prüfung Verschiedenes:

1. Die zu bildenden Gruppen müssen *pathogenetisch-einheitlich* sein. Diesem Postulat werden die Unterteilungen der obigen Aufzählung weitgehend gerecht.

2. Die Gruppen dürfen *ätiologisch nicht zu different* sein. So wäre es selbstverständlich nicht erlaubt, Nierenerkrankungen, die bei Endokarditis aufgetreten sind, mit Nierenbeteiligungen bei Dysenterie oder Weilscher Krankheit usw. in einen Topf zu werfen. Das gleiche dürfte für die Nierenerkrankungen gelten, die durch Gifte hervorgerufen worden sind, und ähnliches müßte bei den allergischen Nierenstörungen berücksichtigt werden. Welche Rolle die Verschiedenheit der Ätiologie bei der Therapie und therapeutischen Prüfung beim akuten Nierenversagen spielt, ist zum mindesten so problematisch, daß sie bei therapeutischen Prüfungen keinesfalls außer acht gelassen werden darf.

3. Weiterhin muß der *Schweregrad* der Erkrankungen berücksichtigt werden. Das gilt für akute wie für chronische Krankheiten. Gerade in letzter Zeit ist für die Glomerulonephritis durch den Vergleich von klinischen Bildern mit bioptisch gewonnenen histologischen Nierenschnitten gezeigt worden, daß weitgehende Parallelitäten zwischen ihnen bestehen[51]. Bei den anderen Formen von Nierenkrankheiten muß ähnliches noch bewiesen werden. Immerhin besteht danach die Aussicht, daß eine *Untergruppierung* auch nach dem Maßstab des Schweregrads klinischer bzw. funktioneller Symptome gleichzeitig den Weg weist, auf dem auch die Schwere der morphologischen Veränderungen richtig eingeschätzt werden kann. Andererseits ist es von vornherein offenbar, daß eine sehr gutartig verlaufende Nierenerkrankung auch bei gleicher Ätiologie und Pathogenese andere, prognostisch günstigere therapeutische Aussichten bieten wird, als eine Erkrankung mit schweren Symptomen.

4. Aus der soeben zitierten Arbeit geht aber des weiteren auch hervor, wie schwierig und problematisch es ist, einerseits aus den klinischen Merkmalen, andererseits aus den bioptischen histologischen Bildern zuverlässige Schlüsse auf die *bisherige Dauer* einer Nierenerkrankung zu ziehen. Um so wichtiger wird es sein, alle Möglichkeiten der Anamnese auszuschöpfen, um zu einem möglichst zuverlässigen Urteil über die bisherige Dauer einer Erkrankung zu kommen. Wie wichtig eine solche Kenntnis ist, bedarf ebenso wenig eines eigenen Beweises, wie die Voraussetzung, daß eine akute Nierenkrankheit nicht mit der gleichen Krankheit in ihrem chronischen Stadium therapeutisch identifiziert werden darf. Bei schon chronischen Erkrankungen spielt die Frage der bisherigen Krankheitsdauer eine weniger wichtige Rolle, aber sie sollte auch hier nicht völlig vernachlässigt werden.

5. Über diese Unterscheidungsmerkmale der Pathogenese, Ätiologie, Schwere und Dauer von Nierenkrankheiten hinaus, sind bei ihnen wie auch sonst weiterhin die *allgemeineren* Merkmale zu berücksichtigen, also Lebensalter, Allgemeinzustand, komplizierende Krankheiten und evtl. auch das Geschlecht. Ihren Ansprüchen kann teilweise durch eine *ausgeglichene Zufallsverteilung* („Ausgleichende Alternierung", s. Kap. IV. A. 4) genüge getan werden.

---

[51] Brun, Cl., H. Gormsen, T. Hilden, P. Iversen u. Fl. Raaschou: Kidney biopsy in acute glomerulonephritis. Acta med. scand. 160, 155—163 (1958).

Eine solche Fülle von Differenzierungsmöglichkeiten stellt die Bildung von größeren Kollektiven in Frage; das wird sich auf die Art des therapeutischen Vergleichs auswirken müssen; hierauf kommen wir zurück.

b) Die Kriterien bei der therapeutischen Prüfung von Nierenkrankheiten

Kriterien stehen uns bei den Nierenerkrankungen in Fülle zur Verfügung, und zwar Kriterien, die uns gestatten, den Zustand und Verlauf eines Leidens nach recht verschiedenen Richtungen hin zu verfolgen, die außerdem die klinische Entwicklung zumeist treffend widerspiegeln, wenn nur nicht das einzelne Merkmal einseitig herangezogen wird, sondern mehrere, so daß die Betrachtung eine vielseitige wird. Dabei können wir zwischen unmittelbaren und mittelbaren Kriterien unterscheiden.

α) Die unmittelbaren Kriterien

Unmittelbare Kriterien bei Nierenerkrankungen sagen teilweise nur etwas über Läsionen primitiver Art aus, teilweise aber auch schon etwas über funktionelle Störungen.

1. Die ersteren beziehen sich auf die *Beimengungen, die unter krankhaften Bedingungen (in vermehrter Menge) zusammen mit den harnfähigen Stoffen ausgeschieden werden:* Eiweiß, rote und weiße Blutkörperchen und Harnzylinder (weniger Salze). Auch *die* Kriterien können noch als unmittelbare bezeichnet werden, die direkte Folgen der Nierenerkrankungen und der dadurch bewirkten Ausscheidungsstörungen sind, gleichviel ob die Ausscheidungsstörungen direkt gemessen oder erst in ihren Folgen erkannt werden.

2. Die unmittelbarsten Messungen der Nierenfunktionen erfolgen mit *Clearancemethoden* (einschließlich der Phenolrotprobe bei tubulären Ausfällen); wenn auch über ihre Ausdeutung noch keine Übereinstimmung erzielt worden ist, so kann doch kein Zweifel bestehen, daß sowohl die Methoden, die mit körpereigenen Substanzen (z. B. Harnstoff und Kreatinin), wie die, welche mit körperfremden Substanzen (z. B. Inulin, Paraminohippursäure und röntgenkontrastgebenden Jodpräparaten) ausgeführt werden, uns wichtige kennzeichnende Schlüsse auf Glomerulusfiltration, Nierendurchblutung und Rückresorption von Filtratstoffen in den Tubuli und auf Sekretionen in den letzteren erlauben. Voraussetzung für richtige Ergebnisse ist allerdings ein genügender Urinfluß[52] (Achtung bei oligurischen Zuständen mit weniger als etwa 500 cm^3/die).

3. Die Folgen von Filtrations-, Rückresorptions- und Sekretionsstörungen zeigen sich *im Urin und im Blut:* Verringerung der Urinmenge bis zur Anurie, aber auch Polyurie, so Zwangspolyurie bei Schrumpfniere oder Polyurie in der 2. Phase des akuten Nierenversagens. Mangelhafte Kochsalzausscheidung im Urin im Verhältnis zur Kochsalzaufnahme. Untersuchung auf höchste Konzentrationsfähigkeit und höchste Verdünnungsmöglichkeit des Harns (Volhardscher Versuch). Wassergehalt, Hydrämie oder Austrocknung des Blutes. Auf der anderen Seite Zurückhaltung bzw. Aufspeicherung von *Nichtmetallen* (Halogenen wie Chlor), *Alkalimetallen* (Natrium,

---

[52] Siehe Ergebnisse von BALINT: Nervale Regulation der Nierenfunktion. Symposium Berlin März, 1958.

Kalium) und Erdalkalien (Calcium) im Blut oder auch ihre Verminderung (z. B. bei akutem Nierenversagen).

Mangelhafte Ausscheidung *der Endprodukte des Stickstoff- und Purinkörperstoffwechsels.* Anstieg, Konstanz oder Abstieg der entsprechenden harnfähigen Stoffe im Blut: Harnstoff, Harnsäure, Kreatinin, Reststickstoff und der aromatischen Körper (Xanthoproteinprobe).

Abnahme (oder Zunahme) des *Bluteiweißes* und Veränderungen in seiner Zusammensetzung, besonders beim Verlust größerer Eiweißmengen und bei Paraproteinosen.

Entstehung von *Ödemen,* ihre Zu- oder Abnahme. Ihre Konzentration, ihre Eiweißarmut oder ihr Eiweißreichtum.

Aldosteronspiegel (primärer oder sekundärer Aldosteronismus).

Serologische Aktivitätsdiagnostik (Verschwinden des C-reaktiven Proteins und der Nierenautoantikörper.

β) Die mittelbaren Kriterien

Die mittelbaren Kriterien der Nierenerkrankungen stehen den bisher genannten unmittelbaren Kriterien größtenteils an zahlenmäßiger Erfaßbarkeit nach, nicht aber an klinischer Bedeutung.

Meßbar ist von ihnen der *Blutdruck,* und das ist nicht der letzte Grund, warum er (mit Recht) eine so große Rolle bei therapeutischen Untersuchungen spielt. Seine „Popularität“ hat aber auch dazu geführt, daß seine Messungen oft dadurch in die Irre führen, daß sie ohne Rücksicht darauf erfolgen, daß sie zu den verschiedenen Tageszeiten und abhängig von Beanspruchungen, Stimmungslage, Essenszeiten usw. der Kranken großen Schwankungen unterliegen.

Soweit die mittelbaren Kriterien nicht meßbar sind, kommen sie leicht in die Gefahr, bei einer klinisch-therapeutischen Prüfung zu sehr in den Hintergrund geschoben zu werden. Wenn man sich nur die Mühe nimmt, sie zu registrieren, können sie von großem Wert für eine Beurteilung werden. Zu ihnen gehören die gesamten bei Nierenerkrankung auftretenden *subjektiven Symptome,* angefangen vom Schmerz in der Nierengegend über Arbeitsunlust und Ermüdbarkeit, Kopfschmerz, Unruhe, Schlaflosigkeit, Pruritus, Übelkeit und Brechreiz bis zur zunehmenden Benommenheit und zum *urämischen Koma* mit seinen verschiedenen Formen, mit mehr oder weniger Komplikationen an Magen, Darm, serösen Häuten usw.

Den *Veränderungen des Augenhintergrundes* wird allgemein eine große Bedeutung für die Prognose beigemessen. Sie werden von vielen schon in früheren Krankheitsepochen für irreversibler gehalten, als es notwendigerweise der Fall und richtig ist. Auch ihre Entwicklung, ihre Besserung oder ihre Verschlechterung können gelegentlich Wichtiges beitragen zur Prüfung von Heilmitteln [53].

Für die therapeutischen Untersuchungen sind *die* Kriterien am tauglichsten, die nicht nur den klinischen *Zustand* aufs beste widerspiegeln, sondern sich auch mit den *Bewegungen und Veränderungen* dieses Zustandes am besten mitbewegen. Die Eigenschaft der Mitbewegung mit der Krankheit ist das ausschlaggebende und wichtigste Merkmal *eines guten Kriteriums* bzw. Merkmals. Unsere Kriterien, die ja mit Krank-

---

[53] Siehe dazu M. L. Rosenheim: The treatment of severe Hypertension. Brit. med. J. **1954, II, 1181—1193.**

heitssymptomen letztlich identisch sein müssen, geben verschiedene Antworten je nach der Art der Nierenleiden; sonst wären wir nicht imstande, diese differentialdiagnostisch voneinander zu trennen. Sowie aber die Verschiedenheit der Symptome mehr eine quantitative als eine qualitative ist — weil eine verschiedenartige Genese wohl auch zu verschiedenem Befall der Organteile und Organfunktionen, aber doch nur selten zu ganz streng partialen Störungen führt, so bleibt uns nichts übrig, als alle genannten Symptome in jedem einzelnen Fall darauf zu betrachten, ob sie mehr oder weniger deutlich vorhanden sind. Deshalb werden wir alle diejenigen als Kriterien benutzen, von denen wir eine Unterstützung bei unserer beobachtenden Arbeit erwarten können.

c) Der therapeutische Vergleich bei Nierenkrankheiten

Für die therapeutische Prüfung stehen hier von vornherein der *Ausgang*, die *Dauer* und der *Verlauf* von Erkrankungen zur Verfügung. *Ausgang und Dauer* können wie immer nur mittels des Vergleichs von 2 Kollektiven ausgewertet werden. Die Verfolgung des *Verlaufs* ist hier oft die Grundlage der Entscheidung über die Art des Ausgangs und über die Dauer einer Nierenerkrankung. Darüber hinaus bietet sie die Voraussetzung der individuellen therapeutischen Prüfung auf Grund des Vergleichs verschiedener Perioden der gleichen Erkrankung.

α) Der kollektive Vergleich von Gruppen von Kranken

Der Vergleich von 2 Kollektiven auf Grund des *Ausgangs* und der *Dauer* von Erkrankungen kommt naturgemäß nur für die Beurteilung *akuter Nierenkrankheiten* in Betracht.

1. Die *Beurteilung nach dem Ausgang*. Es ist immerhin so selten, daß eine diffuse Nierenkrankheit schon in ihrem akuten Stadium zum Tode führt, daß ein ganz unerhört großes Krankengut dazu gehören müßte, um aus dem *Krankheitsausgang zur Heilung oder zum Tode* Schlüsse auf die Wirksamkeit einer besonderen Behandlungsart ziehen zu können. Praktisch wird das kaum je vorkommen, am ehesten noch beim epidemischen Auftreten von Nierenentzündungen, wie wir es von der Kriegsnephritis kennen. Es gelten dann die gleichen Regeln wie auch für andere Epidemien, deren Behandlungsart ebenfalls in erster Linie aus der jeweiligen Letalität beurteilt werden muß.

Ein Teil der Nierenkrankheiten macht ein ausgesprochen akutes Stadium durch, ein anderer Teil trägt von Anfang an den Charakter der Chronizität. Der Hauptteil der akuten Nierenkrankheiten fällt auf die Glomerulonephritiden (siehe Tab. 38), ferner auf infektöse, toxische und allergische Erkrankungen. Die Mehrzahl dieser Erkrankungen heilt nach kürzerer oder längerer Zeit aus und die Letalität im akuten Stadium ist, wie soeben gesagt, außerhalb der sehr seltenen Epidemien klein; deshalb werden wir auf die Beurteilung nach dem Ausgang zum Tode (Letalität) im allgemeinen nicht zurückgreifen können. Dennoch bleibt bei den akuten Nierenerkrankungen (neben der Krankheitsdauer) noch ein anderes Kriterium als das des Krankheitsausgangs (zum Tode) zur Verfügung, ein Kriterium, welches auch schon bei eingeschränkten Erfahrungsmöglichkeiten angewendet werden kann. Die

Frage nach dem Ausgang lautet jetzt nicht mehr: geheilt oder tot, sondern *geheilt oder nicht geheilt bzw. chronisch krank geworden?* Deshalb, weil der *Ausgang in chronische Krankheit* häufiger ist, als der Ausgang zum Tode, ist dieses Kriterium als Beurteilungsgrundlage auch dann schon brauchbar, wenn akute Nierenerkrankungen in einigermaßen erheblicher Zahl nach bestimmten Gesichtspunkten behandelt worden sind. Genau wie auch sonst bei den Prüfungen nach dem Ausgang ist auch jetzt eine zufällige Teilung der Kranken in zwei Gruppen bzw. eine alternierende Behandlung zur Gewinnung zweier Kollektive Voraussetzung der Beurteilung. Man wird dazu z. B. aus Reihen von Kranken mit akuten Nephritiden die Patienten ausschalten, bei denen unaufschiebbare andere Behandlungsarten schon indiziert sind, z. B. die Entfernung von Infektionsherden; ebenso wäre man bei Metallvergiftungen gehalten, vor dem Einsatz jeder noch problematischen, erst zu prüfenden Behandlung zuerst daraufhin zu arbeiten, das Metall aus dem Körper zu entfernen usw.; selbstverständlich wird überhaupt bei bekannter Ätiologie eine kausale (z. B. antiluetische) Behandlung vor jedem anderen Behandlungsversuch den Vorrang haben. Im übrigen aber wird man beide Kollektive diätetisch völlig gleich einstellen, der einen der beiden Vergleichsgruppen darüber hinaus aber auch noch das zur Prüfung anstehende Mittel zulegen.

Die beiden Gruppen werden schließlich ungefähr gleich groß sein sollen und würden es selbstverständlich auch ohne weiteres werden, wenn schematisch jeder ungerade Kranke nach der einen und jeder gerade nach der anderen Methode behandelt würde. Ein solches Vorgehen würde aber nicht unseren klinischen Versuchsbedingungen gerecht werden. Der Grund dafür liegt darin, daß unsere Krankenzahlen hier auch im günstigsten Fall nicht so groß werden, daß die beiden Vergleichsgruppen von Kranken, die auf solche Weise gebildet würden, einander nicht nur quantitativ (= gleich viele), sondern auch qualitativ (= gleichartig, gleich möglich) entsprechen müßten. Dem therapeutisch forschenden Arzt ist es hier wiederum Pflicht, die beiden Gruppen seines Krankenguts von Anfang an so *„auszugleichen"*, daß sie die beste Aussicht haben, homogen zu werden. Er wird also zusehen müssen, daß nicht zufällig auf der einen Seite vorwiegend die alten und auf der anderen Seite die jungen Kranken stehen, oder auf der einen Seite die von vornherein schwächlichen und auf der anderen die kräftigen und widerstandsfähigen, auf der einen die Männer und auf der anderen die Frauen; ja, er wird auch neben der Art der Erkrankungen auch deren Schwere mitbestimmend sein lassen müssen, geordnet nach der Schwere der einzelnen Symptome und nach dem Gesamtbild (s. Kap. IV. A. 4.).

Beispiel 23. Ein Arzt habe 100 akute Nierenentzündungen beobachtet und habe auf die eben beschriebene Weise für eine Homogenität seines Krankenguts auf beiden Seiten gesorgt, soweit das überhaupt möglich war. Von den 100 Kranken wurden 48 (Gruppe I) mit einer *kochsalz-* und fleisch*armen,* alkohol- und gewürzfreien Kost ernährt und bei dauernder Bettruhe gehalten. Die übrigen 52 (Gruppe II) erhielten die gleiche Kost mit Ausnahme des Kochsalzes; sie wurden nicht nur salzarm, sondern *salzfrei* ernährt, so daß sie praktisch nicht mehr als insgesamt 1 g NaCl pro Tag erhielten und auch (auch sofern sie kein Kochsalz zurückhielten) nicht mehr im Harn ausschieden. Von den 48 Kranken der Gruppe I seien 36 im akuten Stadium zur Ausheilung gekommen und 12 chronisch (bzw. vorerst subchronisch) krank geworden, von den 52 Kranken der Gruppe II dagegen seien nur 4 *nicht* im akuten Stadium ausgeheilt.

Die rechnerische Behandlung entspricht den Regeln, welche ganz allgemein für die Beurteilung nach dem Krankheitsausgang gelten (Methoden der Ereignisstatistik, siehe Kap. V. D.). Betrachtet wird die Häufigkeit, mit welcher das Ereignis „im akuten Stadium ausgeheilt“ in den beiden Patientengruppen auftrat. Die beobachteten Häufigkeiten werden in die Vierfelder-Tafel folgendermaßen eingetragen:

Patienten-Gruppe	Anzahl der Patienten, welche im akuten Stadium ausheilten	Anzahl der Patienten, die *nicht* im akuten Stadium ausheilten	Gesamtzahl der Patienten
Gruppe I	a=36	b=12	a+b=48
Gruppe II	c=48	d= 4	c+d=52
Summe	a+c=84	b+d=16	N=100 =a+b+c+d

Ob der beobachtete Häufigkeitsunterschied von 36 unter 48 gegenüber 48 im akuten Stadium Ausgeheilten von 52 Patienten wesentlich oder rein zufällig ist, kann mit Hilfe des korrigierten χ^2-Verfahrens von Yates entspr. Gl. (53), S. 146, erfolgen. Setzt man in die Formel mit den allgemeinen Bezeichnungen

$$\chi^2 = \frac{(|a \cdot d - b \cdot c| - \frac{1}{2} N)^2 \cdot N}{(a+b) \cdot (c+d) \cdot (a+c) \cdot (b+d)}$$

die beobachteten Zahlen ein, so erhält man

$$\chi^2 = \frac{(|36 \cdot 4 - 48 \cdot 12| - \frac{1}{2}\, 100)^2 \cdot 100}{48 \cdot 52 \cdot 84 \cdot 16} = \frac{(382)^2 \cdot 100}{3\,354\,624} = 4{,}35$$

Diesen errechneten χ^2-Wert beurteilt man mit Hilfe der Werte der χ^2-Verteilung *bestimmter* Sicherheitsschranken. Diese findet man im Anhang auf Tafel A2, in welche man mit dem Freiheitsgrad $n=1$ eingehen muß: Der errechnete χ^2-Wert von 4,35 liegt zwischen den χ^2-Werten 3,841 und 6,635 der Tafel, welche den Sicherheitsschranken von $P=0{,}05$ und $P=0{,}01$ entsprechen. Man kann also sagen, daß der in den beiden Patientengruppen beobachtete Unterschied der Ausheilungshäufigkeiten rein zufällig nur in weniger als 5%, wohl aber in mehr als 1% aller möglichen Wiederholungen der selben Vergleichsanordnung zu erwarten ist. In Symbolen würde man das folgendermaßen ausdrücken:

$$\chi^2 = 4{,}35 \text{ entspricht } \begin{matrix} P < 0{,}05 \\ P > 0{,}01 \end{matrix}$$

Der beobachtete Häufigkeitsunterschied ist zwar auffällig, aber noch nicht mit der üblicherweise verlangten Sicherheitsschranke von $P=0{,}01$ statistisch gesichert.

In der klinischen Lage, so wie sie oben vorausgesetzt wurde, wäre also die bei Gruppe II angewandte völlig salzfreie Diät der nur salzarmen, sonst aber gleichen der Gruppe I scheinbar überlegen. Damit wird man sich hier wohl oder übel zufrieden geben müssen. Wäre unsere Untersuchungsreihe etwas Tatsächliches, so wäre durch sie die Schädlichkeit des Kochsalzes und entsprechend auch die Nützlichkeit seines radikalen Verbotes bei akuten Nierenerkrankungen immerhin mit einer Wahrscheinlichkeit von 95% belegt und es wäre nicht ausgeschlossen, daß sich bei Fortsetzung der Untersuchungen ein signifikanter Unterschied zwischen den beiden Reihen noch herausstellen würde.

Eine neue Aufgabe kann sich dadurch ergeben, daß die Kranken beider Gruppen nicht nur die Wahl hatten zwischen *Ausheilung im akuten und Übergang in das chronische Stadium, sondern außerdem noch den Ausgang zum Tode.* Es würde sich dann eine *Aufteilung zwischen drei Kriterien und zwei Gruppen* in Form einer 2×n-Tafel ergeben, die durch den BRANDT-SNEDECOR-Test geprüft werden kann (s. Kap. V. D. 6).

Beispiel 24. Es seien 100 Kranke alternierend behandelt worden, und 48 in einer Gruppe I, und 52 in einer Gruppe II.

Von Gruppe I starben 6 Kranke, 12 wurden chronisch krank und 30 Kranke heilten im akuten Stadium.

Von Gruppe II starb 1 Kranker, 4 wurden chronisch krank und 47 Kranke heilten im akuten Stadium aus.

Die (2×3)-Felder-Tafel, die dieser Situation entspricht, ist in Tab. 39 dargestellt.

Tabelle 39

	gestorben	chronisch krank geworden	im akuten Stadium ausgeheilt	Summe
Gruppe I	$a_{11}=6$	$a_{12}=12$	$a_{13}=30$	$a_1=48$
Gruppe II	$a_{21}=1$	$a_{22}=4$	$a_{23}=47$	$a_2=52$
	$A_1=7$	$A_2=16$	$A_3=77$	$N=100$

Das Ergebnis des BRANDT-SNEDECOR-Tests, das durch das FORTRAN-Rechenprogramm erhalten wurde, zeigt die Abbildung der Computerliste C 18 im Anhang.

Die Merkmalsstufen der „Verstorbenen" und der „chronisch krank gewordenen" wurden durch das Programm zusammengefaßt, weil die Erwartungswahrscheinlichkeit im Feld der Verstorbenen der Behandlungsgruppe II mit 3,6 zu gering war. Danach ergab sich ein χ^2-Wert von 10,9.

Die entsprechenden Vergleichs-χ^2-Werte der Sicherheitsschranken P = 0,05, P = 0,01 und P = 0,001 sind bei n = 1 Freiheitsgrade (siehe Tafel A2 der χ^2-Verteilung im Anhang)

$$\chi^2_{0,05} = 3,841, \quad \chi^2_{0,01} = 6,635, \quad \chi^2_{0,001} = 10,827.$$

Der errechnete χ^2-Wert von 10,9 besagt, daß die an den beiden Patientengruppen beobachteten Häufigkeitsunterschiede mit Einbeziehung auch der Letalitätsunterschiede rein zufällig nur mehr in weniger als 0,1% zu erwarten sind. Oder kurz ausgedrückt:

Die betrachteten Häufigkeitsunterschiede sind statistisch gesichert mit einer Sicherheitsschranke von $P < 0,001$. Demnach wäre eine ausreichende Wahrscheinlichkeit gegeben gewesen, daß die streng kochsalzfreie Diät in Gruppe II der Behandlung in Gruppe I überlegen gewesen wäre.

β) Die kollektive Beurteilung nach der Dauer von Nierenkrankheiten

Eine Heilmethode kann weiterhin im Hinblick auf die (durchschnittliche) *Krankheitsdauer* so geprüft werden, daß wiederum zwei Gruppen von Kranken untereinander verglichen werden. Offenbar kann eine solche Aufgabe dadurch sehr kompliziert werden, daß weder von Kranken, die in der akuten Krankheit gestorben sind, noch von solchen, die chronisch krank geworden sind, überhaupt von einer Heilungsdauer gesprochen werden kann. Sie müßten also irgendwie ausgeschaltet werden, das ist vom statistischen Standpunkt aus bedenklich, aber unvermeidbar. Liegt keine derartige Komplikation der Untersuchungsreihe vor [53a], so wird die Beurteilung nach der Krankheitsdauer grundsätzlich keine Schwierigkeiten bieten; das ist auch dann der Fall, wenn in beiden Reihen gleich viele Kranke gestorben oder chronisch erkrankt sind. Die Überlegenheit der einen Behandlungsmethode über die andere entspricht hier der Differenz der arithmetischen Mittelwerte der Krankheitsdauer der beiden alternierenden Vergleichsgruppen gemäß den Ausführungen Kap. V. C. 1. c mit den Gl. (1) bis (16).

Die Bestimmung der Krankheitsdauer kann im Einzelfall dadurch praktisch vereitelt werden, daß der *Krankheitsbeginn* nicht offenkundig ist. Die frühen subjektiven Symptome wie die objektiven beim Kranken und seiner Umgebung auffallenden Krankheitszeichen (Ödeme, blutiger Urin) sind teilweise uncharakteristischer, teilweise noch weniger obligat als dies für den Beginn der akuten Hepatitiden besprochen wurde. Jedenfalls darf man damit rechnen, daß die Bestimmung des Krankheitsbeginns aus der Anamnese bei den akuten Nierenerkrankungen besonders problematisch ist, und daß es wiederum immer noch besser ist, Kranke aus den Untersuchungsreihen auszuscheiden, als „Krankheitsdauern" zu verwenden, die nicht vertrauenswürdig sind, da ihr Beginn zu unsicher ist. Da die Zeichen der Funktionsstörungen (der Wasser-, Kochsalz- und Stickstoffausscheidung) im akuten Stadium früher verschwinden als die krankhaften Beimengungen im Urin, so werden im allgemeinen die letzteren, vor allem das Verschwinden der Ausscheidung von Eiweiß, von Cylindern und von roten und weißen Blutkörperchen, den Termin der praktisch *vollendeten Heilung* bestimmen. Das entspricht der Tatsache, daß die pathologischen Beimengungen auch die frühesten und harmlosesten Zeichen einer Nierenstörung sind, die sich schon in den leichteren Krankheitsformen und in Stadien bemerkbar machen, in denen Funktionsstörungen überhaupt noch nicht nachweisbar zu sein brauchen (z. B. bei Herdnephritis, bei fieberhafter Albuminurie usw.).

γ) Die individuelle therapeutische Prüfung bei Nierenkrankheiten

Aus dem Krankheitsausgang und aus der Krankheitsdauer kann ein Heilmittel gegen Nierenerkrankungen also nur während der akuten Stadien beurteilt werden; dazu kommt *in subakuten Stadien* noch die Beurteilung aus dem Krankheitsverlauf. In *chronischen Stadien der Nierenleiden* ist die Beobachtung des *Krankheitsverlaufs* überhaupt der einzige Weg, um zu einem Urteil zu gelangen. Eine Antwort kann hier wie auch sonst nur dann gefunden werden, wenn ein Vergleich mit einer unter Standardbedingungen behandelten Krankheitsperiode (= Vorbeobachtungsperiode) möglich ist. Die Vorbeobachtung gibt uns darüber Auskunft, wie sich der Krankheitsverlauf *ohne* Anwendung der neuen, zu prüfenden Behandlungsweise voraussichtlich gestaltet hätte. Wie diese Standardbehandlung während der Vorbeobachtungsperiode im Einzelnen beschaffen sein muß, hängt davon ab, ob für die betreffende Krankheitsform schon eine anerkannt nachgewiesen wirksame Behandlungsweise besteht oder

[53a] Dann, wenn nur gelinde und ganz vereinzelt Übergänge in das chronische Stadium vorgekommen sind, entsteht kein sinnstörender Fehler, wenn wenige derartige Fälle mit einer Heilungsdauer eingesetzt werden, die länger ist als die längste im übrigen in den Reihen beobachtete. Eine unerfreuliche Vergewaltigung des wirklichen Geschehens bleibt dabei aber immer noch, und so wird man auf einen solchen Ausweg verzichten, wenn sich irgendwelche andere Wege noch gehen lassen (Beurteilung nach dem Ausgang oder nach dem Verlauf).

nicht. Im letzteren (verneinenden) Falle wird sich die Behandlung in der Vorbeobachtungsperiode lediglich auf unspezifische Maßnahmen zu beschränken haben. Es wäre durchaus irrig, einen solchen Standpunkt als unethisch zu bezeichnen. Ein Heilmittel das erst geprüft werden muß, ist offenbar ein Mittel, dessen therapeutische Wirksamkeit noch nicht bewiesen ist; es bedarf keiner Begründung, daß keine Verpflichtung bestehen kann, ein solches „Heilmittel", das diesen Namen sich noch gar nicht verdient hat, zu verordnen.

Existieren aber schon nachgewiesen wirksame Behandlungsverfahren, dann müssen diese in der Vorbeobachtungszeit angewandt werden, und es muß überlegt werden, ob sie in der Therapietest-Periode durch das zu prüfende Medikament abgelöst werden dürfen. Diese Vergleichsanordnung beruht auf einer *Substitution* des bekannten, wirksamen Mittels durch das zu prüfende Medikament während der Therapietestperiode. Eine solche Vergleichsanordnung wird der therapeutische Forscher nur dann verantworten können, wenn einmal die vermutliche therapeutische Wirksamkeit der neuen Behandlungsweise auf Grund berechtigter Argumente als ebenso groß wie die Wirksamkeit der Standardtherapie angesehen werden kann (Tierversuche usw.). Zweitens wird er das Risiko abwägen müssen, welches er durch das Fortlassen eines nachgewiesen wirksamen Medikaments zu Ende der Vorbeobachtungsperiode (oder besser gesagt „Vorbehandlungsperiode") eingeht und welches nur durch eine *berechtigte* Aussicht auf eine *gleichwertige* Wirkung des neuen Medikamentes aufgewogen werden kann. Dieses Risiko hängt wesentlich von der Schwere des Krankheitszustandes ab. So wird kein verantwortungsbewußter Arzt z. B. bei einer luetischen Nephrose, die Einleitung einer antiluetischen Therapie aufschieben, um eine Vorbeobachtungszeit zur Prüfung eines anderen Mittels zu gewinnen.

Kann wegen der Schwere des Krankheitszustandes und dem Vorhandensein bekannter wirksamer Medikamente keine substituierende Vergleichsanordnung von Behandlungsperioden verantwortet werden, so bleibt nur die Anwendung einer *additiven Vergleichsanordnung* übrig: Nach Abschluß der Vorbehandlungsperiode, während der das anerkannt wirksame Medikament gegeben wurde, wird dieses in der folgenden Therapietestperiode weitergegeben bei gleichzeitiger *zusätzlicher* Anwendung des neuen Medikaments. Die Therapieauswertung wird durch diese gleichzeitige Anwendung mehrerer fakultativ wirksamer Faktoren schwieriger und in ihrem praktischen Aussagewert gemindert, aber die Situation des Arztes erlaubt des öfteren kein anderes Verhalten. So würde kein Arzt es wagen, zugunsten der Prüfung eines „antinephritischen Mittels", heute auf die salzfreie Kost zu verzichten.

Hat sich dann in der Therapietestperiode unter der Anwendung beider Medikamente eine eindeutige, wesentliche Besserung gegenüber der Vorbehandlungsperiode eingestellt, so wird man sich eher entschließen können, auf das bisher anerkannte Standardmedikament zu verzichten und eine zweite Therapietestperiode *nur* unter Einwirkung des neuen Medikaments anzuschließen. (Siehe Abb. 41.)

Gleichviel welche dieser Versuchsanordnungen — Prüfung eines Heilmittels am spontanen Verlauf oder an einem anderen schon in seiner Wirkung anerkannten Mittel — vorliegt, die Anforderungen, die an die Vorbeobachtungszeit gestellt werden, sind die gleichen wie sonst: sie muß so lang sein, daß nicht Zufälligkeiten wie Tagesschwankungen usw. zu Fehlschlüssen verleiten können, und lang genug, daß eine Konstanz in der Größe der Kriterien (entsprechend Abb. 29 und 30) eingetreten ist oder wenigstens eine deutliche Kontinuität der Verlaufsrichtung.

Die Prüfung einer Heilmethode auf Grund des Krankheitsverlaufs wird um so sicherer sein, auf je mehr Kriterien sie sich stützen kann. Bei den Nierenkranken haben wir objektive Kriterien in ungewöhnlicher Anzahl zur Verfügung, allerdings in sehr verschiedener Güte. Wir werden alle berücksichtigen, aber die besseren bevorzugt verwerten. Die *Kennzeichen der Güte eines Kriteriums* (Merkmals) sind auch hier: es muß seinem Wesen nach bedeutsam (repräsentativ) sein für den jeweiligen Zustand der Erkrankung, es muß möglichst eindeutig sein, beweglich d. h. nicht oder noch nicht fixiert, zahlenmäßig erfaßbar, von geringer Fehlerbreite und möglichst oft bestimmbar.

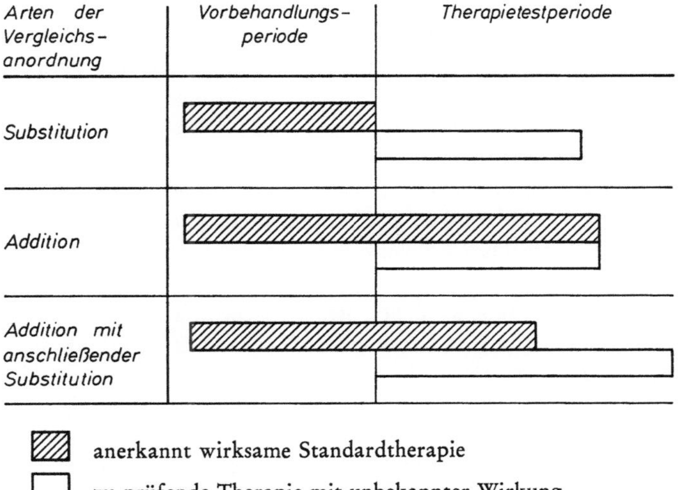

Arten der Vergleichs-anordnung | *Vorbehandlungs-periode* | *Therapietestperiode*

Substitution

Addition

Addition mit anschließender Substitution

anerkannt wirksame Standardtherapie

zu prüfende Therapie mit unbekannter Wirkung

Abb. 41. Verschiedene Arten der individuellen therapeutischen Vergleichsanordnung bei schon bekannter wirksamer Therapie

Bei Beobachtungen an *akuten Glomerulonephritiden* inclusive der schweren Formen, bei *chronischen Nephritiden* und bei Schrumpfnieren würden so von den oben beschriebenen Kriterien im Vordergrund stehen: die Ausscheidung von Eiweiß, Erythrocyten und Cylindern, die Ausscheidung und die Bilanz von Wasser und Kochsalz bzw. die Ödeme, die Bestimmung der Clearances, Blutveränderungen in der Form der Veränderungen der Elektrolyte, des Absinkens von Hämoglobin, Erythrocyten und Eiweiß, und des Anstiegs der Endprodukte des Eiweiß- usw. Stoffwechsels und der aromatischen Substanzen, die Blutdruckwerte, der Befund des Augenhintergrundes und die subjektiven Empfindungen.

Bei den primären Nephrosen („Lipoidnephrosen") und bei den verschiedenen Formen des *nephrotischen Syndroms* dagegen würden der Verlauf einer Erkrankung durch den Grad der Albuminurie, Eiweißveränderungen und der Lipoidose des Blutes, der Clearancewerte und der Ödeme bzw. der Retention von Wasser und Kochsalz charakterisiert werden. Handelt es sich um *„Nephritiden mit nephrotischem Einschlag"* dann werden ziemlich alle Merkmale zuständig werden, die bei der Glomerulonephritis aufgeführt worden sind.

Die Verfolgung des Verlaufs bei interstitiellen, infektiösen („Herdnephritis"), toxischen und allergischen Nierenentzündungen dürfte sich grundsätzlich nicht wesentlich von dem unterscheiden, was für die Glomerulonephritis oben als zuständig aufgeführt worden ist.

Für die Erkenntnis aller Formen von Nierenerkrankungen würden selbstverständlich aus *percutanen Nierenbiopsien* morphologisch ganz besonders wertvolle Einblicke zu erwarten sein. Nicht nur die Pathologie und die Pathogenese der verschiedenen Formen und die Diagnose der Einzelfälle würden daraus Vorteile ziehen, sondern auch unser Anliegen, die Verfolgung und die Beurteilung von Heilmaßnahmen. Gerade für dieses unser Anliegen wäre es aber nicht mit einer Biopsie getan, sondern es wären, da es uns auf die Beobachtung über die Zeit hinweg ankommt, fortlaufende, jedenfalls mehrere Biopsien erforderlich. Dies wäre eine Zumutung an den einzelnen Patienten im Interesse der generellen Forschung, bei der die Erheblichkeit der Eingriffe den Vorteil, der dem einzelnen Kranken daraus erwachsen könnte, bei weitem übertreffen würde.

Demgegenüber kann *die einzelne Biopsie* in vielen Fällen eine so erhebliche zusätzliche Aufklärung des Leidens bringen — z. B. welches Stadium der Glomerulonephritis vorliegt, welche Art von nephrotischen Veränderungen beobachtet werden, ob die glomerulären Veränderungen das Vorliegen eines renalen Lupus erythematodes sichern usw. —, daß ihre Durchführung im vorwiegenden persönlichen Interesse des Kranken selbst gelegen sein kann [54].

Die Prüfung des Verlaufs wird bei den Nierenkrankheiten im wesentlichen auf die qualitative Fragestellung hinauslaufen: Ist in dem Verlauf überhaupt eine (günstige) Wendung eingetreten, die dem Mittel zugeschrieben werden kann? Die genaue Analyse des Einzelfalls ist hier Voraussetzung einer richtigen Antwort. Sie muß sich auf einen guten Überblick über die quantitativen Einzelmerkmale stützen, und dieser wird nur gewonnen auf Grund ihrer besonders gewissenhaften, konsequenten und genügend häufigen Bestimmung während der Erkrankung. Bei Kriterien, die nur selten, jedenfalls nicht täglich, bestimmt werden können, ist auf ihren richtigen Ansatz zu den kritischen Zeitpunkten besonderer Wert zu legen (s. Kap. IV. A. 6. f.). Der beste Überblick wird erhalten, wenn die verschiedenen Kriterien in Kurvenform aufgezeichnet wurden. Das ist natürlich nur bei denen möglich, die zahlenmäßig erfaßbar sind und fortlaufend verfolgt werden können. Es werden oft nicht jedesmal alle in Betracht kommenden Merkmale verfolgt werden können. Es ist dies meist auch nicht nötig; man wird sich unter ihnen diejenigen heraussuchen, die den besten Einblick in die krankhaften Störungen versprechen und die wirklich zuverlässig erscheinen.

Ein Teil der Kriterien läßt uns erfahrungsgemäß bald mehr oder weniger im Stich. So sind die Eiweißmengen nur bei erheblichen Eiweißausscheidungen exakt genug meßbar. Auch die Zahl der Zylinder und der anderen körperlichen Elemente des Harns gibt uns nur bei

---

[54] Auch bei dieser Beschränkung scheint uns eine größere Zurückhaltung am Platz zu sein, als es der Praxis besonders einiger außereuropäischer Länder entspricht. Auch wenn die Hauptkontraindikationen berücksichtigt werden (große Cysten, Nierentumoren, Aneurysma einer Nierenarterie, fortgeschrittene Arteriosklerose, hämorrhagische Diathese, Fehlen einer Niere, perinephritischer Absceß, Hydro- und Pyelonephrose, schwere andere Zustände, besonders, wenn sie mit einer erheblichen Erhöhung des Reststickstoffs einhergeht), bleiben an möglichen Komplikationen noch genug: Hämaturien, Koliken, Schmerzen sowohl während der Biopsie als auch später, und einige seltenere Komplikationen. [Siehe dazu: R. M. Kark, C. R. Muehrcke, V. E. Pollak, C. L. Pirani u. J. H. Kiefer: Arch. int. Med. **101**, 439 (1958).]

einer ausgesprochenen Abnahme oder Zunahme genügend Gewähr dafür, daß ihre Bewegung etwas Zuverlässiges für die Richtung aussagt, in der sich der Verlauf der Krankheit bewegt. So muß bei jedem Kranken eine kritische Überlegung einsetzen, welches der Merkmale überhaupt brauchbar ist.

Nur dann, wenn sich bald nach dem Einsatz des zu prüfenden Mittels eine *diskontinuierliche Wendung des bisherigen Verlaufs* in der Richtung der Heilung zeigt, ist ein therapeutischer Erfolg der Erörterung wert. Eine fortschreitende kontinuierliche Besserung, die sich ebenso oder ähnlich schon in der Vorbeobachtung gezeigt hatte, sagt dagegen gar nichts aus. Kennt man den Verlauf vor dem Einsatz der spezifischen Therapie überhaupt nicht, so ist dementsprechend *niemals und in keinem Fall* ein therapeutisches Urteil über den Verlauf erlaubt.

Ob eine günstige Wendung im (vorerst zeitlichen) Zusammenhang mit der zu prüfenden Heilmethode eingetreten ist, ergibt sich in bezug auf die einzelnen Kriterien, wie pathologische Harnbestandteile, Blutdruck usw. entweder aus dem Vergleich der *Mittelwerte* der Perioden (s. Kap. V. C. 1. c.) oder häufiger aus dem Vergleich der *Verlaufsrichtung* in den beiden Vergleichsperioden. Die Verlaufsrichtungen werden auch hier am sichersten mit Hilfe der Richtungskoeffizienten festgestellt werden können (Kap. V. C. 2.), und bei dem Merkmal Blutdruck wird dies ähnlich, wie in dem Kapitel „Die Hochdruckkrankheit“ gezeigt, durchführbar sein. Bei den Kriterien, die im allgemeinen nur seltener bestimmt werden können, so bei allen blutchemischen Werten, wird man sich dagegen meist mit den primitiveren Methoden des theurapeutischen Vergleichs (Kap. IV. A. 6. d.) zufrieden geben müssen.

Bei *Merkmalen, die zahlenmäßig nicht faßbar* und kurvenmäßig nicht darstellbar sind, ist die Beurteilung schwierig. Nur eine sehr genaue Verfolgung, Beschreibung und Registrierung solcher Symptome kann hier trotzdem zu verwertbaren Resultaten verhelfen. Kopfschmerzen und Erbrechen gehören hierher. Manche Merkmale werden durch andere zahlenmäßig bestimmbare weitgehend miterfaßt, so die Ödeme durch die Wasserbilanz und die Gewichtskurve. Vergleiche dazu Kap. VI. 12 „Die Herzinsuffizienz“.

Sind im Einzelfall die Verläufe der einzelnen Kriterien und deren signifikante Änderungen gleichsinnig, so kommt man leicht zu einem Gesamturteil. Bestehen aber Widersprüche, so werden die Schwierigkeiten sehr groß; sind es nur untergeordnete, nebensächliche, weniger wichtige Kriterien, die sich von den anderen untereinander gleichgerichteten unterscheiden, so können sie vernachlässigt werden. Bei Widersprüchen unter gleichwertigen Kriterien ist eine Entscheidung unmöglich. Dann muß unter Umständen die ganze Krankheitsbeobachtung als wertlos beiseite gelegt werden.

Um zum *Beweis eines ursächlichen und regelhaften Zusammenhangs zwischen Heilmittel und Heilung* zu kommen, genügt auch wieder nicht der einzelne Fall, so sehr er auch durch eine gute Vorbeobachtung und überhaupt durch den individuellen therapeutischen Vergleich den Rang eines wissenschaftlichen Versuchsergebnisses erlangt haben mag. Eine *Vielzahl von Fällen* und von gleichgerichteten Ergebnissen ist notwendig, ehe die Heilwirkung als eine regelhafte bezeichnet werden darf. Die Zahl der dazu erforderlichen Fälle ist nicht mehr Sache einer statistischen Berechnung, sondern der klinischen Überlegung. Je größer die Differenzen zwischen den Ergebnissen der Vorbeobachtungs- und der Prüfungsperiode sind, je eindeutiger, gleichmäßiger und übereinstimmender in den einzelnen Fällen also die Besserung unter dem Einfluß des zu prüfenden Mittels zum Ausdruck kommt, und schließlich je mehr sich die einzelnen Fälle ihrer Krankheitsform nach untereinander gleichen, d. h. wieder nichts anderes als: je homogener das Krankengut ist, mit um so weniger Beobachtungen können wir uns zufrieden geben. Diese Beachtung der Homogenität oder auch Inhomogenität der Einzelfälle verlangt hier, wo es sich um individuelle Untersuchungen und um kleine Zahlen handelt, besondere Aufmerksamkeit und Sorgfalt.

δ) Der Sonderfall des akuten Nierenversagens in der individuellen therapeutischen Prüfung

Ungewöhnlich große Anforderungen an Folgerichtigkeit, Beobachtungsgabe, gleichzeitiger Berücksichtigung jedweder Rücksicht auf den schwerst gefährdeten Kranken stellen innerhalb der therapeutischen Prüfungen bei Nierenkrankheiten die Zustände des akuten Nierenversagens. Weder der kollektive noch der individuelle Vergleich können gut angewandt werden: für einen *kollektiven Vergleich* dürften so gut wie immer nicht nur die ausreichenden „großen" Zahlen der Kranken fehlen; als ein noch größeres Hemmnis stemmen sich einem solchen Vergleich die individuellen Verschiedenheiten in bezug auf Aetiologie, Pathogenese und Schwere der einzelnen Fälle entgegen. Aber auch der übliche *individuelle Vergleich* mit seiner strengen Einteilung in die verschiedenen unter einander zu vergleichenden Perioden erweist sich als undurchführbar, da es bei dem raschen Ablauf des akuten Nierenversagens nur gelegentlich möglich ist, Perioden zu bilden. Alles verläuft zu dramatisch, die Erfordernisse der Stunde, ja, oft des Augenblicks, beherrschen die Situation. Sie brauchen deshalb nicht jede Planung über den Haufen zu werfen, obwohl auch das gelegentlich unvermeidbar ist, aber sie modifizieren und komplizieren die ursprüngliche Konzeption so, daß von einem systematischen Aufbau von Perioden nicht mehr viel übrig bleibt.

Wenn dennoch ein einigermaßen *brauchbarer Überblick* nach dem Abschluß einer solchen Krankheit erhalten werden soll, dann wird das am ehesten möglich sein, falls das ganze Arsenal von Untersuchungsmöglichkeiten ausgenützt wurde, und wenn diese außerdem so häufig angewandt wurden, als die Rücksicht auf den Kranken es erlaubt; nur auf diese Weise besteht Aussicht, daß trotz der raschen Bewegungen, die sich hier innerhalb weniger Tage, ja gelegentlich innerhalb weniger Stunden vollziehen, *zeitliche Beziehungen* aufweisen lassen zwischen den therapeutischen Maßnahmen und dem Ablauf der Symptome. Eine solche zeitliche Beziehung hat vorerst noch keinerlei kausalen Rang und auch bei ihrer Wiederholung wird ihr noch keine statistische Wahrscheinlichkeit zuerkannt werden können. Aber bei der an sich überaus schlechten spontanen Prognose des akuten Nierenversagens werden an sich schlecht beweisbare (zeitliche) Zusammenhänge zwischen Therapie und Symptomen bei sich häufenden Erfahrungen doch besonders dann nicht nur eindrucksvoll, sondern auch wertvoll sein, wenn die jeweilige Krankheit schließlich einen günstigen Ausgang nimmt bzw. genommen hat.

Kaum auf eines der oben genannten Kriterien wird hier verzichtet werden können mit Ausnahme der Clearancemethoden, denn diese werden bei starker Oligurie oder gar bei Anurie undurchführbar werden, weil das Beobachtungssubstrat, der ausgeschiedene Urin in diesen Krankheitszuständen nicht mehr zur Verfügung steht. Ob die nicht sehr eingreifenden Manipulationen der Clearanceuntersuchungen selbst einem Kranken mit akutem Nierenversagen noch zugemutet werden könnten, das wird von den Bedingungen des Einzelfalls abhängig sein. Daß wegen der raschen Entwicklung und der großen Beweglichkeit dieser dramatischen Zustände im Bereich der Nierenkrankheiten die Kontrolle der Merkmale einer besonders häufigen Wiederholung bedarf, sei wegen seiner Wichtigkeit hier wiederholt. Unter den Merkmalen kommt der genauen Messung der Urinmenge (evtl. mit Hilfe der Katheterisierung), der ständigen Verfolgung der pathologischen Bestandteile, sowohl des Urins, wie des Blutes eine besondere Bedeutung zu und bei den letzteren jetzt nicht weniger den Alkalien (Na, K) und Halogenen (Chlor) als Harnstoff, Harnsäure, Kreatinin, Reststickstoff und der Xanthoproteinprobe. Auch die Leberfunktionen können hier in Mitleidenschaft gezogen werden, so daß auch sie unter Kontrolle gehalten werden müssen, und nicht zuletzt das Herz und seine Funktionen (EKG).

Als Beispiel für die Verfolgung des Krankheitsverlaufs beim akuten Nierenversagen, aber auch für die besonders großen dabei entstehenden Schwierigkeiten führe ich Beispiel 25 (Patientin R.) mit der Abb. 42 und der folgenden Legende an.

Die Abbildung berichtet über den Krankheitsverlauf einer 40jähr. Patientin, bei der es unmittelbar post partum nach erheblichem Blutverlust durch eine unvollständig gelöste Placenta und nach manuellem Nachtasten in Evipan-Narkose zu einem akuten Nierenversagen mit fast kompletter Anurie gekommen war. Am 4. Tag post partum (19. 12.) kam die Patientin in unsere Behandlung. Da von Bansi, fußend auf Untersuchungen von Blackburn, Hensley, Grant und Wright, gute Erfolge mit Parathormongaben beim akuten Nierenversagen beschrieben worden waren, sollte seine Wirkung erprobt werden, ohne daß über seinen Wirkungsmechanismus hinreichende Vorstellungen bestehen. (Möglicherweise könnten neben dem diuretischen Effekt seine von M. Sorrentino behauptete Wirkung auf den Nucleoprotein-Stoffwechsel und auf die Resorptionshemmung toxischer Darmprodukte hierbei eine Rolle spielen.)

Trotz der vorgesehenen Therapieprüfung konnte aber aus ärztlichen Gründen bei dem bedrohlichen Krankheitsbild auf zusätzliche, bereits bewährte Maßnahmen nicht verzichtet werden. So wurde gleichzeitig eine eiweiß-, kochsalz- und kaliumfreie, möglichst kalorienreiche Diät bei genau kontrollierter erheblicher Flüssigkeitseinschränkung und dazu Kombetin zur Stützung des Kreislaufs in vorsichtigen Dosen verordnet. Die Abb. zeigt den weiteren Verlauf. Der Übersichtlichkeit halber wurden neben der Wasserbilanz von den Laborwerten nur Hämoglobin, Rest-Stickstoff, Kalium im Serum und Alkalireserve wiedergegeben. (In der Therapie fehlen die Antibiotica, Vitamine, späterhin Persedon, Scophedal und Megaphen, die bei Unruhe, Krampfneigung und Erbrechen erforderlich wurden.) Am 20. 12. mußten wegen eines Temperaturanstiegs Antibiotica eingesetzt werden. Das weitere Absinken des Hämoglobins auf 4 g-% (ohne Hinweise auf eine Hydrämie) veranlaßte eine Transfusion gewaschener Erythrocyten. Insbesondere aber schienen wegen eines deutlichen Kaliumanstiegs Calciumlactat und dazu am 21. 12. eine Traubenzucker-Infusion mit Insulin indiziert. Da die Anämie weiterhin keine Neigung zur Besserung zeigte, wurde am 23. 12. trotz der Gefahr der zusätzlichen Eiweiß- und insbesondere Kaliumzufuhr nochmals eine Transfusion gewaschener Erythrocyten vorgenommen, die aber wiederum keinen erkennbaren Erfolg zeigte. Die Diurese war mittlerweile in Gang gekommen, ohne daß aber gesagt werden kann, ob dies Folge einer therapieunabhängigen Regeneration der Tubuluszellen war oder ob die vorgenommene Behandlung, insbesondere die Parathormongabe, einen günstigen Einfluß ausgeübt hatte. Dies kann um so weniger entschieden werden, als es zum Einsetzen der Diurese etwa eine Woche nach dem auslösenden Ereignis, d. h. nach dem Blutverlust kam, zu einem Zeitpunkt also, an dem sich meist die spontan beginnende Erholung der Niere in der zunehmenden Produktion eines zunächst noch unkonzentrierten Urins zeigt. Zur Besserung der bis dahin noch unbeeinflußten Anämie wurde am 26. 12. 1957 mit einer Prednisolonmedikation begonnen, die allerdings bald wieder wegen zunehmender Temperaturen aufgrund einer leichten Bronchopneumonie abgebaut wurde; in den folgenden Tagen kam es tatsächlich zu einem deutlichen Anstieg des Hämoglobins. Für diesen Erfolg könnten aber allein die Ausschwemmung der im Urämikerblut nachgewiesenen hämolytischen Faktoren durch die Polyurie und die Erholung des Knochenmarks durch den raschen Kaliumabfall, bzw. durch die allgemein

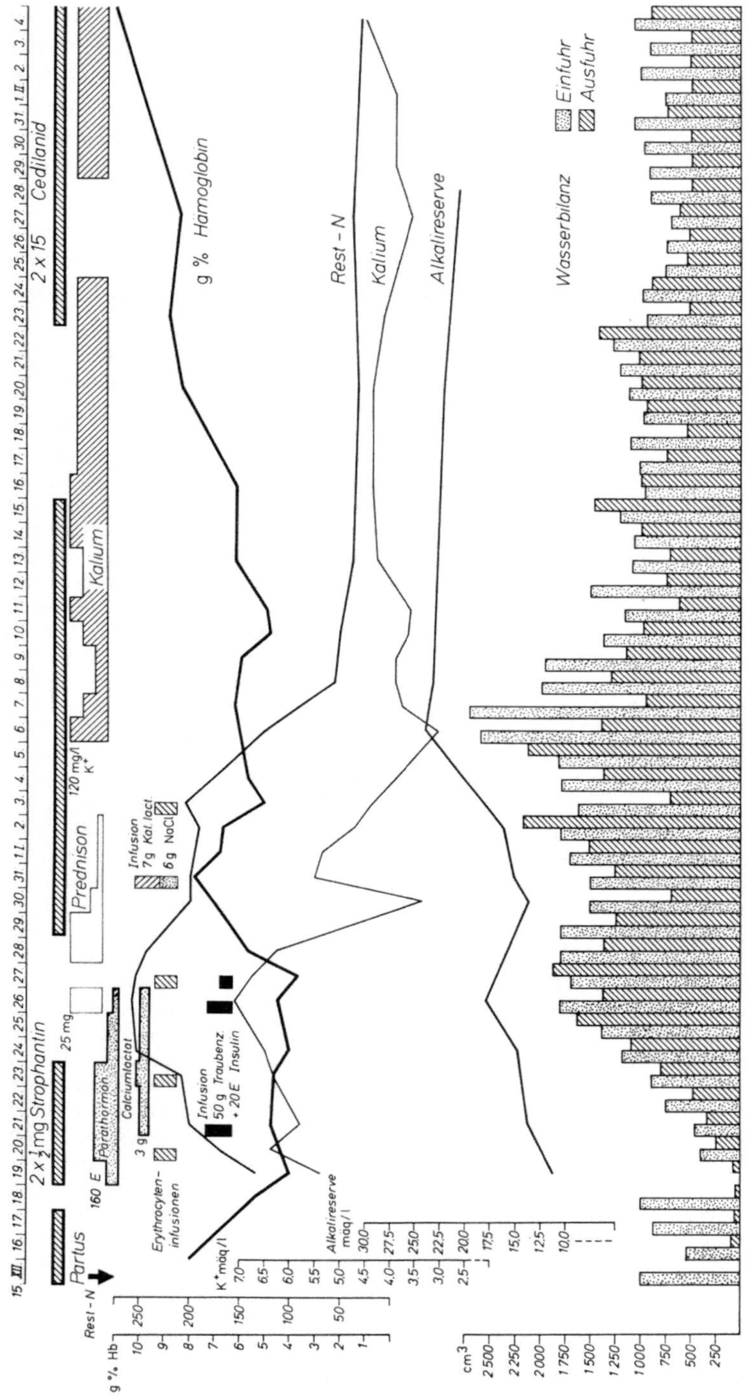

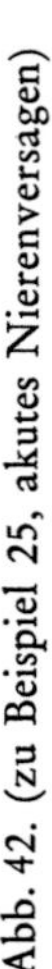

Abb. 42. (zu Beispiel 25, akutes Nierenversagen)

beginnende Stoffwechselnormalisierung verantwortlich gewesen sein. Andererseits könnte der rasche Kaliumabfall, der nach Reduktion des Prednisons einen deutlich langsameren Verlauf nahm, und könnte auch der vorübergehende Rückgang der Diurese aufgrund der zeitlichen Beziehungen als eine direkte Wirkung des Hormonpräparats gedeutet werden; als bewiesen kann es aber nicht angesehen werden, abgesehen davon, daß hier sicher viel komplexere Beziehungen vorliegen dürften.

Das klinische Beispiel zeigt die Schwierigkeiten der Beurteilung des Therapieerfolges im akut bedrohlichen Krankheitsfall. Selbst eine ganze Reihe mit Parathormon behandelter Fälle von akutem Nierenversagen würde nur im Vergleich mit einer Kontrollgruppe die Wirksamkeit der Therapie beurteilen lassen. Die Hauptschwierigkeit wird dabei aber darin liegen, daß sich bei der Seltenheit des Krankheitsbildes, seinem verschiedenem Verlauf je nach Schwere der Schädigung und der ätiologischen Vielfältigkeit kaum ausreichend homogene Gruppen bilden lassen werden.

Daß die klinischen Hauptkrankheitsbilder (s. oben Kap. VI. 13. a) nur getrennt behandelt werden dürfen, bedarf keiner Betonung. Daß darüber hinaus aber auch alle anderen für den Ausgang, die Dauer und den Verlauf wichtigen Eigenschaften der Erkrankungen berücksichtigt werden müssen, darauf sei unter Berufung auf das zu den Bedingungen der Homogenität Gesagten hier nochmals ausdrücklich hingewiesen.

Anhang: Bemerkungen zur therapeutischen Untersuchung bei Cystitiden

Hierzu ist in einer jüngeren Arbeit die Ansicht vertreten worden, es sei ganz irrtümlich, in Berichten über die Wirksamkeit eines neuen Medikaments bei Cystitis oder Pyelitis Statistiken anzuführen; die Fälle seien hier so verschieden gelagert, daß Zahlen gar nichts bedeuten. Tatsächlich sind hier, ganz ähnlich wie bei den Nierenerkrankungen, je nach der Lage bald kollektive, bald individuelle therapeutische Vergleiche am Platze. Wenn es sich um ganz *akute Erkrankungen* handelt, wird ein statistisches Vorgehen angezeigt sein, d. h. es werden zwei *Kollektive* von Kranken gebildet werden, die in bezug auf ihre durchschnittliche Krankheitsdauer, auf ihre Schwere, auf die bakteriologischen Befunde usw. miteinander zu vergleichen sind, kurz die ausreichend homogen sind.

Bei subakuten und *chronischen Erkrankungen* dagegen werden die Verhältnisse für die Bildung von Kollektiven individuell zu differenziert gelagert sein, und zwar zumeist sowohl bakteriologisch wie besonders pathologisch-anatomisch und immunologisch. Das therapeutische Urteil wird dann, wie ja auch sonst bei chronischen Krankheiten, nur aus der Beobachtung des einzelnen Falles auf Grund des Vergleichs von verschiedenen Perioden der gleichen Erkrankung gewonnen werden können. Der Autor der oben angezogenen Arbeit deutet diesen hier allein gangbaren Weg selbst an, indem er die „nicht gebesserten Fälle aus einer früheren medikamentösen Periode“ als ein „ausgezeichnetes Testobjekt für die Wirksamkeit des neuen gerade in Erprobung stehenden Präparates“ bezeichnet.

Daß auch bei der auf die individuelle Beurteilung chronischer Fälle folgenden synoptischen Betrachtung das Gesamtmaterial eventuell erst in homogene Untergruppen geteilt werden muß, ist nur eine selbstverständliche Konsequenz aller bisherigen Erörterungen.

Die sogenannten Pyelitiden (bzw. Pyelocystitiden) sind so gut wie immer auch Pyelonephritiden eventuell mit gleichzeitiger Cystitis. Bei ihnen werden gleichzeitig die methodischen Bedingungen sowohl der Nephritiden, wie der Cystitiden berücksichtigt werden müssen.

14. Magengeschwüre und Gastritis

Es sind drei Krankheitsgruppen, die sich am Magen als die weitaus wichtigsten für die therapeutische Forschung und für die Prüfung von Heilmitteln herausheben: die Gastritis, das Ulcus ventriculi seu duodeni und schließlich das Magencarcinom. Die Merkmale von Gastritis und Magengeschwür sind dabei in vielen Fällen einander so ähnlich, daß es lediglich mit Hilfe von Röntgenuntersuchung und Gastroskopie gelingt, die beiden differentialdiagnostisch zu unterscheiden bzw. die Existenz eines Geschwürs auszuschließen. Dementsprechend werden auch die Richtlinien der therapeutischen Prüfung von Ulcus und Gastritis viel Gemeinsames haben. Ihnen gegenüber sind die Kriterien der Beurteilung eines Behandlungserfolges bei allen bösartigen Geschwülsten und so auch beim Magencarcinom sehr verschiedenartig; sie werden an anderer Stelle dargestellt werden (Kap. 18, S. 366).

Beim Magengeschwür wie bei der Gastritis ist die Pathogenese zumeist vieldeutig, so viel Gemeinsames sie in ihrer Entstehung und in ihren Merkmalen auch haben. Deshalb werden auch die Mittel, die sich zur Anwendung und Erprobung empfehlen, in Abhängigkeit von der jeweiligen wahrscheinlichsten Pathogenese verschiedenartig sein. Was für den einen Magengeschwürskranken indiziert ist, braucht es weder für einen Gastritiskranken zu sein, noch auch für einen anderen Magengeschwürskranken; es wird dennoch sehr unwahrscheinlich sein, daß das, was sich bei einer größeren Reihe von Magengeschwüren als vorteilhaft erwiesen hat, bei anderen gar nichts nützen oder gar schaden sollte. Diese Schlußfolgerung hat immerhin ihre Grenzen, zum mindesten für die Gastritis, die sich so oft mit dem Ulcus vergesellschaftet. In vielen Fällen können wir nicht einmal unterscheiden, ob das Geschwür die Folge einer Gastritis ist oder umgekehrt; wenn wir z. B. auch nichts Abschließendes und Eindeutiges wissen über die kausalen Zusammenhänge zwischen Geschwürsentstehung und Acidität bzw. Superacidität des Magensaftes, so ist es doch offenbar, daß wir wohl bei Geschwüren und Gastritiden, die mit Superacidität einhergehen, zweckmäßigerweise Antacida geben, nicht aber bei solchen mit Norm- oder gar Subacidität. Damit öffnet sich ein neues Untersuchungsfeld, bei dem es nicht mehr auf die Verfolgung eines unmittelbaren Merkmals von Geschwür oder Gastritis ankommt, sondern auf die Beobachtung der Beeinflussungsmöglichkeit einer Funktion des Magens. So nimmt die *Magensekretion* einen sehr wichtigen Rang unter den Funktionen des Magens ein, ist aber kein direktes qualitatives oder gar quantitatives Merkmal der Schwere einer Erkrankung (s. S. 325).

a) Die Geschwüre des Magens und des Zwölffingerdarms

Trotz der vielfachen Beziehungen zwischen den verschiedenen Lokalisationen der Geschwüre des Magens und des Zwölffingerdarms dürfen die beiden nicht gemeinsam bei therapeutischen Prüfungen abgehandelt werden. Darüber hinaus können auch die Geschwüre innerhalb des Magens selbst nicht unbedingt als unter sich homogen erachtet werden. Das gilt einerseits von ihrer Lokalisation im Magen, aber auch von ihrem Auftreten unter besonderen äußeren Verhältnissen. Dazu kommt, daß wir zwar im Einzelfall kaum je die Ursache des Magengeschwürs bestimmen können, aber daß wir in nicht wenigen Fällen doch z. B. den Nicotinabusus als wahrscheinlichen und wichtigen pathogenetischen Faktor mit Recht anschuldigen können. Entsprechend solchen Überlegungen werden bei der therapeutischen Prüfung im Bereich der Magengeschwüre *Gruppen* und evtl. auch *Untergruppen* gebildet werden müssen.

Die *Geschichte der Behandlung der Magengeschwüre* in den letzten 30 Jahren macht es ganz besonders offenbar, daß auf eine strenge Beweisführung in der therapeutischen Forschung nicht verzichtet werden kann. Jahrelang waren die medizinischen Zeitschriften überschwemmt von zustimmenden Arbeiten über *Novoprotein.* Ich konnte mich damals von seiner „schmerzstillenden" Wirkung ebenso wie andere „überzeugen" — aber auch davon, daß physiologische Kochsalzlösung bei gleicher suggestiver Verabreichung ihm nicht nachstand. Heute gibt es nur ganz wenige unverbesserliche Optimisten, die von einer solchen fragwürdigen „Umstimmung" sich beim Magengeschwür etwas Wesentliches versprechen. Als dann das *Larostidin,* auf einem scheinbar zuverlässigen physiologischen Fundament gegründet, aufkam, erschienen wiederum erst lauter zustimmende Arbeiten; mein Mitarbeiter R. SCHWENK hat eindeutige exakte Beweise für die Wirkungslosigkeit dieses Mittels erbracht. Nicht geringer war der Enthusiasmus fast aller Autoren, als die *Sexualhormone* gegen das Magengeschwür empfohlen und nun zum „Mittel der Wahl" wurden. Nicht weniger als „das Ende der crux medicorum", d. h. das Ende des Magengeschwürs wurde prophezeit. Nur ganz wenige ablehnende Stimmen, so GÉRONNE und GUTZEIT, erhoben sich dagegen, und ich selbst habe damals dargetan, daß keine Belege für die Mitwirkung dieser Hormone bei der Heilung des Magengeschwürs vorliegen. Die Resultate, die in der medizinischen Klinik Bonn H. BROICHER erst bei der Nachprüfung des Desoxycorticosterons, dann des Robadins und schließlich des Succus Liquiritiae erhalten hat, waren nicht wesentlich erfreulicher. Die Empfehlungen aller dieser Mittel und anderer und der Applaus, den sie erst gefunden, waren in allen Fällen nur möglich dank der unzureichenden Methodologie der Untersucher. Sie verschwinden alle nach einer Blüte von einigen Jahren in der Versenkung und führen dann höchstens noch hier und da ein obskurses Dasein.

Daß die Magengeschwüre fast immer durch ihre Chronizität gekennzeichnet sind, wird schon durch die Charakterisierung als „Magengeschwürskrankheit" offenbar. Ausschlaggebend sind beim Magengeschwür immer die Möglichkeit der Verfolgung des klinischen Verlaufs und die Beweisführung der eingetretenen Besserung mit Hilfe *individueller Vergleiche.*

Das Resultat jedes einzelnen (individuellen) Vergleichs wird lauten *„gebessert"* oder *„nicht gebessert"* (gelegentlich auch „verschlechtert"). Daß dabei die Behandlungsweise in den beiden zu vergleichenden Krankheitsperioden sich nur in der einen Hinsicht des zur Testung anstehenden Heilmittels unterscheiden darf, gilt wie auch sonst. Die übliche symptomatische Therapie ist zur Zeit die Grundlage des Vergleichs zwischen den zwei Vergleichsperioden. Würde einmal die heilende Wirkung eines spezifischen Heilmittels bewiesen sein, dann würde sich der therapeutische Vergleich zwischen zwei Vergleichsperioden abzuspielen haben, die beide auf die gleiche Weise symptomatisch (mit gleich ausgedehnter Bettruhe, gleicher Diät usw.) behandelt werden würden; die eine Vergleichsperiode aber müßte zusätzlich das in einer klinischen Prüfung schon bewährte „spezifische" Mittel, die andere dagegen ein pharmakologisch schon als aussichtsreich zensiertes Mittel erhalten, das aber der klinischen Prüfung erst noch unterzogen werden müßte.

Das einzelne Resultat eines jeden der individuellen Vergleiche besitzt auch beim Magengeschwür einen, wenn auch begrenzten, Beweiswert, und die *Synopse* über eine Vielzahl von Vergleichen kann entscheiden, ob sich die Waage zugunsten des Mittels, das der Prüfung unterzogen wurde, senkte oder nicht.

Es ist darüber hinaus auch möglich, zu einem *kollektiven* therapeutischen *Vergleich* vorzustoßen, *aber immer nur auf dem Wege und auf der Grundlage einer Vielzahl von individuellen Vergleichen.* Dazu müssen zwei getrennte Reihen individueller Vergleiche angelegt werden. In beiden Reihen werden dabei die Vergleichsperioden einander gleichgehalten werden und im allgemeinen werden sie in einer schon bewährten, wenn auch nur symptomatischen Therapie bestehen; die anderen bzw. zweiten Perioden (was nicht der zeitlichen Reihenfolge zu entsprechen braucht), werden unter sich verschieden sein. Wenn dann für jede der beiden Reihen festgestellt worden ist, *wie oft* sich unter jedem der beiden zweiten, der Prüfung noch unterliegenden Heilmittel gegenüber der Vergleichsbasis (hier z. B. den Perioden der bewährten symptomatischen Behandlung) eine Besserung, *wie oft* sich keine Besserung oder gar eine Verschlechterung bzw. Unterlegenheit eines der beiden zu prüfenden

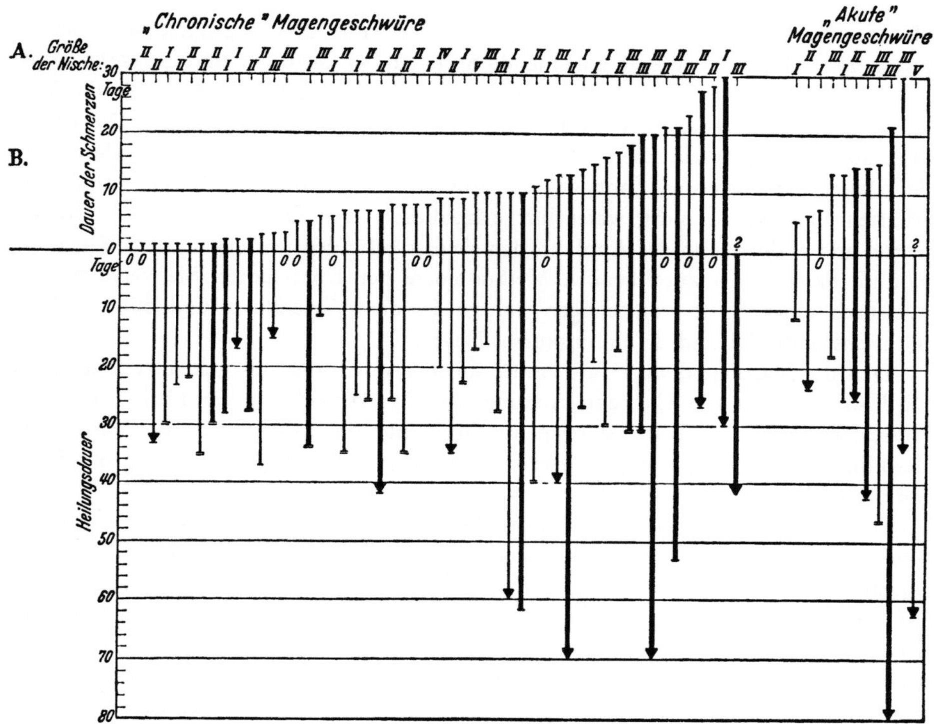

Abb. 43. Nischengröße, Schmerzdauer und Heilungsdauer von 63 Magengeschwüren, geordnet nach der Schmerzdauer. Die fetten Linien beziehen sich auf die mit Follikelhormon behandelten Kranken. Ad A. Die Größe der Ulcusnischen ist gekennzeichnet durch römische Ziffern I—V. I bedeutet Nische von Linsen- bis Erbsengröße; II Nische ungefähr von Kleinfingernagelgröße; III Nische von der Größe einer Daumenkuppe; IV Nische von Taubeneigröße; V Nische von Hühnereigröße. Ad B. Die Säulen bedeuten die Schmerzdauer in Tagen. Ad C. Die nach unten gerichteten Säulen stellen die objektiv (mit Hilfe der Röntgenuntersuchung und größtenteils Gastroskopie) festgestellte Heilungsdauer in Tagen dar. Die Fälle, bei denen eine objektive Verfolgung der Heilungsdauer unmöglich war, sind mit 0 bezeichnet. Sonst bedeutet: ⊥ Heilung abgeschlossen, ⊥ Heilung fast abgeschlossen. ▼ in Heilung begriffen, Heilungsdauer aber noch nicht abzusehen, ▼ schlechte Heilungstendenz

Heilverfahren über das andere (oder auch die Wirkungslosigkeit oder Ebenbürtigkeit der beiden) errechnen ließen, dann wird sich ein therapeutisches Urteil aus dem sich auf einer Vielzahl von individuellen Vergleichen aufbauenden kollektiven Vergleich ergeben können. Die individuellen Vergleiche sind bei den therapeutischen Prüfungen am Magengeschwür aber immer die ganz unverzichtbare Voraussetzung und deshalb das Wichtigere, weil sie auch schon allein mittels ihrer Synopse zu einer Entscheidung führen können.

Ein zuverlässiger *individueller Vergleich* ist nur auf Grund einer genaueren Verfolgung aller *Merkmale* zu erreichen, mit deren Hilfe der Verlauf beurteilt werden kann. Die am leichtesten verfolgbaren Symptome wären Schmerzen, überhaupt alle Mißgefühle, ferner die Magenblutung, auch die belegte Zunge und schließlich das Verhalten des Körpergewichts und des Allgemeinbefindens. Aber das Körpergewicht kann auch ohne Geschwürsheilung erheblich zunehmen und ein Magengeschwür braucht weder manifest noch okkult zu bluten und ist dennoch nicht ausgeheilt. Erst recht kommen die Acidität des Magensaftes und ihre eventuellen Wandlungen als Gradmesser einer Geschwürsheilung nicht in Betracht.

Aber auch der *Schmerz* ist ein unbrauchbares Kriterium der Geschwürsheilung. Mit der Verfeinerung der Röntgentechnik und der Einführung der Gastroskopie ist dies eine unzweifelbare Tatsache geworden. Röntgenbild und Betrachtung des Mageninnern sind offenbar viel direktere und darum sichtbarere Kriterien des Zustands der Magenwand, und sie haben uns gelehrt, daß Dauer und Hartnäckigkeit des Schmerzes einerseits und objektive Geschwürsheilung andererseits in keiner Proportion zueinander stehen. In fast allen Fällen ist der Schmerz schon lange abgeklungen, wenn von objektiver Heilung noch keine Rede sein kann.

Die Abb. 43 stellt die von uns in zwei Jahren beobachteten Magengeschwüre dar, soweit sie so lange in der Klinik blieben, daß bei ihnen eine Aussage über die Schmerzdauer gemacht werden konnte. Die Trennung der Geschwüre in akute und chronische ist eine schematische; chronische Geschwüre nenne ich hier die, bei denen die ersten Zeichen einer Magenerkrankung schon über ein halbes Jahr zurückreichen. Dabei zeigt es sich, daß nicht einmal das unbedingt richtig ist, daß bei alten Geschwürsleiden der Schmerz besonders hartnäckig sei. Ein Geschwürsleiden kann alt, und das gerade bestehende Geschwür kann dennoch jung sein, flüchtig in bezug auf den Schmerz und zu rascher Heilung neigend. Anders steht es wohl mit alten callösen Geschwüren. Bei hartnäckigen Schmerzen findet sich oft eine ebenso hartnäckige Begleitgastritis, aber es wäre falsch, diese für eine unbedingte Voraussetzung der Schmerzen zu halten. Im allgemeinen verloren die zweiundfünfzig in Abb. 43 verzeichneten chronischen Geschwüre ihren Schmerz jedenfalls nicht langsamer als die elf frischen Geschwüre, wobei allerdings einzuräumen ist, daß von einem eigentlichen Durchschnitt wegen der großen Streuung der Werte weder bei den zweiundfünfzig chronischen Geschwüren und erst recht nicht bei den wenigen akuten gesprochen werden darf [55]. Bei so großen

[55] Die *Schmerzdauer* betrug bei den chronischen Magengeschwüren im Durchschnitt 10 Tage, bei einem einfachen (!) mittleren Fehler von ± 7, und bei den akuten sogar 14 Tage; die längere Schmerzdauer bei den letzteren ist wahrscheinlich nur zufällig bzw. durch die kleine Zahl der Beobachtungsfälle bedingt. Alle diese Zahlen über Schmerzdauer sind Maximalzahlen, d. h. auch wenn der Schmerz schon verschwunden war, und dann wieder, wenn auch nur für kurze Zeit, wieder erschien, wurde das Ende der Schmerzen erst mit deren völligem Verschwinden angesetzt. Der Grad der Schmerzen war in den Krankengeschichten täglich zahlenmäßig zensiert und notiert worden.

Differenzen, wie zwischen einer kürzesten Schmerzdauer von einem Tag, also dem fast sofortigen Versiegen des Schmerzes mit der Krankenhausaufnahme, und einer längsten Schmerzdauer von 30 Tagen, sagen aber auch bei größeren Krankenzahlen Durchschnittswerte für klinische Überlegungen wenig aus. Jedenfalls sollte es endlich einmal verpönt sein, den Schmerz als wesentliches Kriterium der Geschwürheilung zu verwenden. Unter diesen Umständen ist es unverständlich, daß auch in neuen Arbeiten — diesmal aus USA — die Besserung der Beschwerden zusammen mit der Reduktion der freien Salzsäure zu Unrecht als ausreichende Beweise für die günstige Wirkung einer Heilmethode, und zwar des Magen-Einfrierens nach O. H. WANGENSTEEN, anerkannt werden.

Es bleiben die objektiven Beobachtungsmöglichkeiten des Magens übrig: *Röntgenuntersuchung und Gastroskopie.* Auch bei ihnen gibt es selbstverständlich noch Täuschungsmöglichkeiten; aber ich muß denen widersprechen, die meinen, wir könnten nicht mit Bestimmtheit sagen, ob ein Geschwür wirklich ausgeheilt sei. Daß wir aus einer morphologischen Feststellung nicht schließen dürfen, daß die „Geschwürskrankheit", die individuelle genotypische oder phänotypische Voraussetzung der Geschwürsbildung, geschwunden sei, ist selbstverständlich; aber das ist etwas ganz anderes. In der großen Mehrzahl der Fälle erlaubt uns die Kombination von Röntgenuntersuchung und Magenspiegelung eine genügend sichere Aussage über den Zustand der Geschwürsnische und über den Grad ihrer Abheilung, und nicht ganz selten genügt auch eine der beiden Methoden [56]. Beide Methoden haben den Nachteil, daß sie nicht beliebig oft angewandt werden können. Um so haushälterischer muß man mit ihnen umgehen, wenn man die Krankenbehandlung zu einer therapeutischen Untersuchung auswerten will, d. h. man muß die Untersuchungsmethoden jedesmal zur richtigen Zeit an den „Wendepunkten" der Behandlung ansetzen, sonst können sie nichts darüber aussagen, unter welchen besonderen Einflüssen die Behandlungseffekte zustandegekommen sind. (Siehe Kap. IV. A. 6. f.)

Die Hauptvoraussetzungen der therapeutischen Prüfung bei den chronischen Krankheiten überhaupt, also auch beim Magengeschwür, sind *Vorbeobachtung* und *Ausschaltung* von Mitursachen, und bei der letzteren Voraussetzung ist hier von besonderer Wichtigkeit die *Unwissentlichkeit der Versuchsanordnung* zur Ausschaltung suggestiver oder sonstiger psychogener Mitursachen. Die letztere wird hier wie immer dann besonders wichtig, wenn die subjektiven Empfindungen eine große Rolle unter den als Kriterien dienenden Symptomen spielen. Hier beim Magengeschwür haben wir zwar dem Schmerz und den sonstigen Mißempfindungen keine ausschlaggebende Bedeutung für die Beurteilung des tatsächlichen Krankheitszustandes zuerkennen können. Da wir aber damit zu rechnen haben, daß eine Suggestion (gleichgültig ob willkürlich oder unwillkürlich) nicht nur die Schmerzempfindungen, sondern auch den organisch-objektiven Heilungs-(oder Nichtheilungs-)Verlauf beeinflussen kann, tut man gut, schon während der Vorbeobachtungsperiode und während der Periode der therapeutischen Beobachtung die gleichen suggestiven Einflüsse zu setzen, indem man

[56] Manche im Röntgenbild sichtbare Nische kann im Gastroskop nicht eingestellt werden, aber auch das Umgekehrte kommt vor, und wenn eine Nische erst einmal deutlich erkennbar war, dann ist im allgemeinen anzunehmen, daß sie bei gleicher Technik auch später wiederum zur Darstellung kommt. Ein Urteil über ihre Vergrößerung oder Verkleinerung darf allerdings nur bei erheblichen Größendifferenzen und auf Grund mehrerer womöglich gezielter Aufnahmen ohne Vorbehalt abgegeben werden.

auch schon in der Vorbeobachtungsperiode ein „Heilmittel“ verabreicht, das aber in Wirklichkeit ein Scheinmittel ist, hier identisch mit „Placebo“; der Kranke muß dabei im Glauben gelassen werden, daß er sowohl in der Vorbeobachtungsperiode wie in der Periode der therapeutischen Prüfung das gleiche Mittel erhält, bzw. er soll überhaupt nichts von verschiedenen Perioden ahnen; dazu ist es, wie immer in solchen Lagen, unerläßlich, daß das Scheinmittel und das echte Mittel für den Kranken nicht unterscheidbar sind, daß sie sich in Verabreichungsart, Form, Farbe und Geschmack durchaus gleichen.

Erst recht ist die Forderung selbstverständlich, daß die gesamte *Lebensweise,* daß die Bettruhe bzw. die Fristen des Außerbettseins, daß die eventuell erlaubte berufliche geistige Beschäftigung, daß die Sorge für die Nachtruhe und die Fernhaltung vermeidbarer Aufregungen über die beiden Perioden hinweg gleich groß sind. Die *Diät* darf während der beiden Perioden nur aus dringenden Gründen geändert werden; falls das unvermeidbar geworden ist, können zumeist keine Schlüsse über Art und Grad der Wirkung des geprüften Mittels mehr gezogen werden, und die Fortsetzung des laufenden individuellen Versuchs ist meist zwecklos geworden. Noch eindeutiger ist die für jeden späteren Schluß katastrophale Bedeutung einer *Mitursache,* wenn außer dem Einsatz des zur aktuellen Prüfung stehenden Mittels noch *andere „Magenmittel“* während der Vorbeobachtung oder während der therapeutischen Periode gegeneinander ausgewechselt oder neu eingesetzt worden sind.

Eine *Vorbeobachtung* von mindestens zwei Wochen ist die conditio sine qua non jeder Vergleichsmöglichkeit und ihre Nichteinhaltung entwertet jedes therapeutische Urteil. Setzt man die ersten Kontrollen zu früh an, so kann man wohl schon in manchen Fällen eine Verkleinerung des Ulcus erkennen. Ist aber noch keine Veränderung zu sehen, so beweist das noch nicht, daß eine günstige Heiltendenz wirklich fehlt. Man muß dann nach 8 bis 10 Tagen ein zweites Mal kontrollieren, und das bedeutet eine unnötige Belästigung und Strahlenbelastung. Wenn ich vorhin sagte, man müßte mit den Kriterien der Magenspiegelung und der Röntgenuntersuchung haushälterisch umgehen, so meinte ich damit auch, daß man sie zeitlich nicht beliebig ansetzen darf, sondern an den Beginn und an das Ende der Gesamtuntersuchung und an bzw. vor die kritischen Punkte, *die Wendepunkte der Behandlung.* Man wird die erste Röntgenuntersuchung des Magens und die erste Gastroskopie also zu Beginn der Vorbeobachtungsperiode anzusetzen haben und die zweiten Untersuchungen an deren Ende. Wird danach sofort mit der Verabreichung des zu prüfenden Heilmittels begonnen, dann liegen diese zweiten Untersuchungen gleichzeitig am Beginn der therapeutischen Prüfungszeit. Die Reihe der Untersuchungen wird beendet durch eine dritte Röntgenuntersuchung und eine dritte Gastroskopie am Schluß der therapeutischen Prüfungszeit. Das sollte an sich selbstverständlich sein. Im Drange der klinischen Arbeit wird aber gar leicht dagegen verstoßen.

Beispiel 26 (mit Abb. 44, 1 bis 4). 39jähriger Arbeiter. Seit mehreren Jahren magenleidend; mehrere Rezidive von Magengeschwür. Asthenischer Habitus. Magensaft subazid. Nichtraucher. Erste Röntgenuntersuchung am 25. 6.: penetrierendes Geschwür mit gestielter Nische von über Kirschkerngröße (Abb. 44, 1). Bei der zweiten Röntgenuntersuchung am 21. 8. nach achtwöchentlicher rein symptomatischer Behandlung hatte sich die Geschwürsnische bis auf Linsengröße verkleinert (Abb. 44, 2); bei der Gastroskopie ließen sich nur mehr die zu dem Geschwür zugehenden Faltenstränge einstellen. Es folgte eine dreieinhalbwöchentliche Sexualhormonbehandlung bei sonst gleichbleibender symptomatischer Therapie und danach die dritte Röntgenuntersuchung am 15. 9. (Abb. 44, 3): die Geschwürnische war unverändert groß geblieben. Auch eine vierte Röntgenkontrolle am 24. 9. ergab keinen besseren Befund (Abb. 44, 4). Die Magenschleimhaut erwies sich im Gegenteil bei der Gastroskopie am 17. 9. vermehrt gerötet und gequollen und dazu zeigten sich zwei neue größere flächenhafte Erosionen an der kleinen Kurvatur.

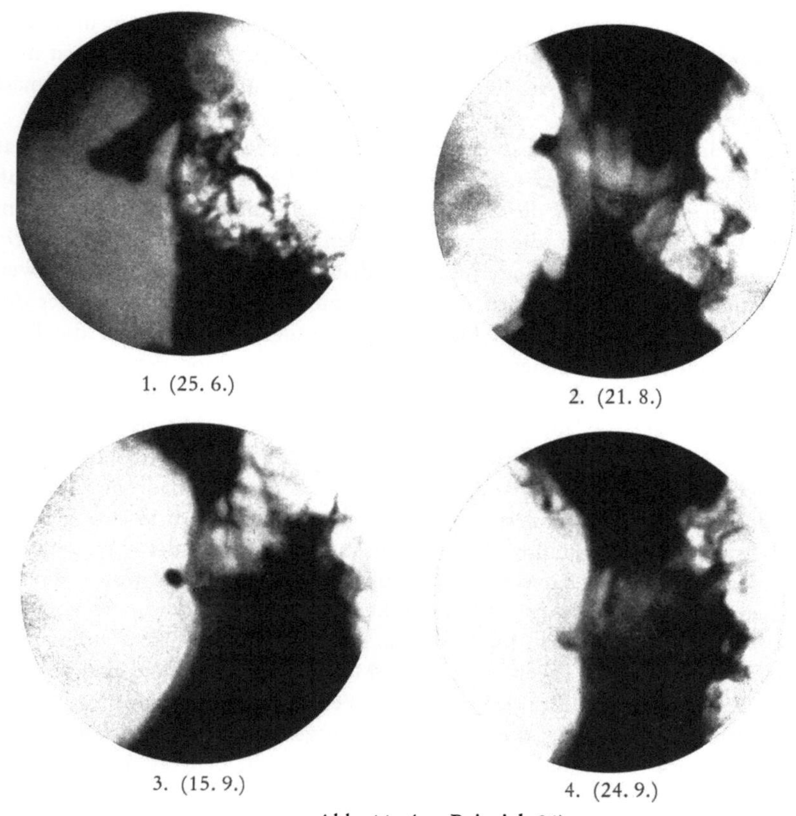

Abb. 44. (zu Beispiel 26)

Hätte die Hormonbehandlung ohne gründliche Vorbeobachtungszeit eingesetzt, so wäre die anfängliche rasche Verkleinerung der Geschwürsnische sicher optimistisch, aber irrig dem Hormoneinfluß als Verdienst angerechnet worden. Die Vorbeobachtungszeit läßt demgegenüber keinen Zweifel, daß es sich bei dem Rückgang des Geschwürs zwischen dem 25. Juni und dem 21. August allein um den Erfolg der Ruhe und zweckmäßigeren Ernährung in der Klinik handeln konnte. Nach dem Einsetzen der Hormonbehandlung kam es in den folgenden Wochen auch nicht mehr zur kleinsten weiteren Besserung, und zwar weder im Röntgenbild, noch bei der gastroskopischen Betrachtung; im Gegenteil, nach der letzteren hatten die Magenschleimhäute nach dem Einsatz der Hormonbehandlung einen neuen recht erheblichen entzündlichen Schub erlitten.

Je drei Kontrollen, und zwar *mindestens* drei Röntgenuntersuchungen und wenn möglich auch drei Gastroskopien sind also grundsätzliches Erfordernis. Läßt sich unter besonders günstigen Bedingungen noch eine weitere Röntgenmagenpassage oder Gastroskopie einschalten, so ist dies besonders bei lang ausgedehnten Perioden eine weitere Sicherung einer richtigen Beurteilung der Vorgänge. Nicht selten wird eine Beobachtungsperiode auch nach der Kontrolle, die sie planmäßig beschließen sollte, noch weiter fortgesetzt werden müssen, immer dann, wenn Röntgenuntersuchung oder Gastroskopie noch zuviel Unklarheiten über die bisherige Entwicklung gelassen haben. Dies kann sich in beiden Perioden, in der Vorbeobachtung wie in der therapeutischen Prüfungszeit, als notwendig herausstellen.

Die Prognose des einzelnen Geschwürs ist fürs erste immer ganz unsicher. Es ist nicht ausgeschlossen, daß die Art und Dauer der Schmerzen, die Säure- und überhaupt die Sekretionsverhältnisse, der Sitz und die Form der Geschwüre, ihre Beziehungen zur umgebenden Schleimhaut und andere Merkmale uns später einmal erlauben werden, irgendwelche Voraussagen zu machen; aber vorerst sind uns solche Zusammenhänge unbekannt, mit Ausnahme des callösen Geschwürs. Nur die klinische Beobachtung (Vorbeobachtung) des Verlaufs des einzelnen Falles kann uns die Unterlagen für eine brauchbare Voraussage über den weiteren Verlauf geben. Wenn man dazu schon weiß, daß ein Großteil der Magengeschwüre unter der gewöhnlichen klinischen Behandlung in drei bis vier Wochen ausheilt, was hat es da für einen Zweck, ohne die besondere Vorkehrung der Vorbeobachtung, die uns erst einen Einblick in die individuellen Heilaussichten des Einzelfalles bietet, etwas über ein Mittel aussagen zu wollen, das auch keine besseren Ergebnisse zeitigt als diejenigen, die uns auch aus den Erfahrungen mit rein symptomatischer Behandlung schon geläufig sind? Deshalb werden als Beweis dann gerne *Riesenulcera* demonstriert, die in wenigen Wochen unter der Wirkung des gerade zur Debatte stehenden Mittels abgeheilt seien. Wohl ist es selbstverständlich, daß im allgemeinen ein großes Magengeschwür längere Zeit bis zu seiner Ausheilung braucht als ein kleines. Allein nicht einmal darüber läßt sich im Einzelfall eine Voraussage machen, welche Mindestzeit eine Riesennische braucht, bis sie ganz verschwunden ist. Allein schon unter Ruhe, Schonkost usw. kommen oft genug erstaunlich rasche Heilungen vor. Es geht aus der Abb. 43 unter anderem hervor, daß ein Geschwür von Daumenkuppengröße in 12 Tagen, eines von Taubeneigröße in 20 Tagen und eines von Hühnereigröße in 18 Tagen zum Verschwinden kamen.

Ich habe oben ausgeführt, daß die *Chronizität eines Geschwürs* keine Aussage erlaubt, ob ein Geschwürschmerz rasch oder langsam abklingen wird, sie sagt ebensowenig Sicheres aus über die voraussichtliche Heilungsdauer. Wohl haben manche alte Geschwüre eine sehr schlechte Heiltendenz, so daß man über Jahr und Tag eine (callöse) Geschwürsnische immer an derselben Stelle nachweisen kann. Aber wir treffen auch Geschwüre, die bei zehn Jahre alten und noch älteren Leiden überraschend schnell ausheilen. Es genügt also nicht, wenn man lediglich chronische Geschwüre zur Prüfung eines Heilmittels heranzieht, bei diesen von vornherein eine schlechte Heiltendenz voraussetzt und nun glaubt, so einer eigentlichen individuellen Vorbeobachtung enthoben zu sein.

Auf eine im Einzelfall willkürlich angelegte Vorbeobachtung könnten wir nur verzichten, wenn wir die Kranken unter genau den gleichen Bedingungen ließen, unter denen sie bisher gelebt haben, und lediglich das Mittel hinzufügten, das der Prüfung unterzogen werden sollte. Ich würde mich nur in Lagen, die ich von vornherein für ganz harmlos hielte, für berechtigt halten, längere Zeit auf alle bewährten Mittel zu verzichten, um ein noch ganz problematisches Mittel zu probieren. Dadurch würde aber von vornherein eine Auswahl getroffen, die das Prüfungsergebnis in einer einseitigen Weise beeinflussen müßte. Man wird auch recht selten bei einer solchen ambulanten Untersuchung genügend im Bilde sein, sowohl über das wirkliche „Vorleben" des Patienten als auch über seine Lebensführung während der Periode der neuen Therapie. Das ist jedenfalls immer zu beachten und wird doch immer wieder übersehen, daß der Augenblick, in dem ein Kranker sich in neue ärztliche Hände begibt, am allerwenigsten eine durchschaubare Lage verspricht; völlige Hingabe an die neuen Verordnungen und skeptisches Widerstreben sind hier, je nach Temperament und Charakter, in buntem Wechsel anzutreffen. Immerhin ist eine solche Versuchsanordnung theoretisch möglich; aber noch nie habe ich eine Veröffentlichung gelesen, die auf diese Weise den Wert oder Unwert eines Heilmittels glaubwürdig bewiesen hätte.

Die Forderung der *Vorbeobachtung* ist tatsächlich eine schwere Auflage der therapeutischen Untersuchung überhaupt, und so auch beim Magengeschwür. Sie erfordert vom Arzt Geduld, viel Aufmerksamkeit und kritische Überlegung, vom Kranken dagegen verlangt sie durchaus nichts Unbilliges; er hat kein Interesse daran, daß er mit jedem neuen, noch unbewiesenen Mittel sofort behandelt wird, und verlangt es auch gar nicht, wenn es ihm nicht irgendwie suggeriert worden ist. Die für den untersuchenden Arzt (aber *nicht* für den Kranken) peinlichste Folge der Durchführung der Vorbeobachtung ist, daß dadurch alle die Kranken aus der weiteren Prüfung ausgeschaltet werden, die schon unter der gewohnten, meist konservativen Therapie eine deutliche Heilungstendenz zeigen, die aber eben dadurch als für die therapeutische Prüfung untauglich gekennzeichnet werden. Nach unseren Erfahrungen bleiben danach kaum jemals mehr als ein Drittel aller Fälle für die weitere therapeutische Prüfung übrig.

Die positive Beweiskraft der einzelnen Fälle ist offenbar um so geringer, je größer die Heiltendenz schon in der Vorbeobachtungszeit gewesen ist. Die ausgesprochen günstigen Fälle müssen wir ja gerade aus diesem Grunde nach der Vorbeobachtungszeit von der weiteren therapeutischen Prüfung ausschließen. Fälle mit mäßiger und deshalb zweifelhafter Heiltendenz sind dagegen brauchbar, und erst recht solche, die eine Heiltendenz ganz oder fast ganz vermissen lassen. Diese, nach Aussage der Vorbeobachtung prognostisch ungünstigen Fälle bringen die stärksten Beweise für eine Heilmethode, wenn es nach ihrem Einsatz dennoch zu einer Besserung kommt. Wenn unser Krankengut so durch unsere Versuchsanordnung zusammenschmilzt, so bedeutet dies nichts anderes, als daß es von allen für die therapeutische Prüfung unbrauchbaren Schlacken gereinigt wird. Was zurückbleibt, ist um so wertvolleres Beweismaterial.

Angesichts der erheblichen Schwierigkeiten, die eine Vorbeobachtung notwendigerweise mit sich bringt, erörtere ich speziell für das Magengeschwür nochmals kurz die Frage, ob nicht doch gerade bei ihm ein *therapeutischer Vergleich auf Grund der objektiv* mit Röntgenbild und Gastroskopie *bestimmten Heilungsdauer* zu einem genügend gesicherten therapeutischen Urteil führen kann. Die Abb. 43 macht es offenkundig, warum beim Magengeschwür — und sie ist ein Beispiel für die Lage bei den meisten chronischen Krankheiten — dieses Verfahren aussichtslos ist. Die Heilungsdauer unterliegt so großen Schwankungen, daß ihre mittleren Fehler viel zu groß würden, als daß brauchbare Durchschnittswerte noch errechnet werden könnten. Dazu zeigt aber Abb. 43 weiterhin, daß es bei einem großen Teil der Kranken bei der Entlassung aus dem Krankenhaus noch nicht zu einer völligen Heilung gekommen ist, oder daß überhaupt noch keine Heilungstendenz zu erkennen ist. So ist es aus doppeltem Grund unmöglich, die objektive Heilungsdauer als Grundlage eines therapeutischen Vergleichs zu verwenden, da man sich nicht mit einem unbrauchbaren Durchschnitt, noch auch mit einem Material begnügen darf, aus dem die nichtheilenwollenden, mißliebigen Fälle ausgeschaltet wurden, das also willkürlich ausgelesen,

d. h. gefälscht wäre. Als Beispiel der praktischen Durchführung von therapeutischen Prüfungen beim Magengeschwür verweisen wir auf die eigenen Untersuchungen über die Wirkungen der Sexualhormone [57] und auf die oben auch schon angezogenen Untersuchungen von H. Broicher [58].

Die Geschwüre des Magens und Zwölffingerdarmes dürften sich in ihrer Pathogenese recht nahe stehen und auch in ihrem Erscheinungsbild sind sie sich oft so ähnlich, daß wir es uns immer mehr abgewöhnt haben sollten, aus der Anamnese heraus die Differentialdiagnose zu wagen. Die Prüfung einer Heilmethode beim *Zwölffingerdarmgeschwür* ist wesentlich schwieriger als bei den meisten Magengeschwüren. Die Gastroskopie fällt hier ganz aus. Die Verfolgung der Ulcusnischen ist bei ihm unvergleichlich schwieriger und problematischer als am Magen selbst. Diese beiden Methoden haben sich aber als die tragenden Pfeiler der therapeutischen Prüfung in unseren bisherigen Betrachtungen über die Ulcuskrankheiten erwiesen. Beim Zwölffingerdarmgeschwür stehen uns keine anderen diagnostischen Methoden zur Verfügung als bisher. Dabei bleibt es vorerst. Es gehört wesentlich mehr röntgenologische Erfahrung, Geschicklichkeit, ich bin versucht, Kunst zu sagen, dazu, beim Zwölffingerdarmgeschwür eine Aussage über seinen Heilungs- oder Nichtheilungsverlauf zu machen, als beim Magengeschwür. Auch dem besten Röntgenologen kann oft nicht zugemutet werden, ausreichend sichere Auskünfte über die Veränderungen zu machen, die sich an einer Nische des Zwölffingerdarmgeschwürs vollziehen. Erst recht gilt das bei alten chronischen Prozessen, wenn Nischen in alten unübersichtlichen Verwachsungen eingebettet liegen. Tatsächlich wird die Entscheidung über die Wirkung eines Mittels bei der Ulcuskrankheit immer in erster Linie aus der exakten Verfolgung von Magengeschwüren gefällt werden. Mit anderen Worten, die Verfolgung des ulcus duodeni mittels seiner viel weniger eindeutigen Kriterien tritt nur sekundär und unterstützend zu der des Ulcus ventriculi hinzu. Die Berechtigung dazu glauben wir aus unserer Erfahrung herleiten zu dürfen, daß die Pathogenese und die Form beider Krankheiten eng miteinander verwandt sind. Wenn dennoch die Heilmethoden, die sich uns bei beiden Erkrankungen bewährt haben, in einigen Punkten differieren, so sind gerade hier unsere Argumente keineswegs alle aus objektiven Kriterien genommen, sondern teilweise aus subjektiven Merkmalen, d. h. aus dem Schmerzverlauf, dessen mangelhafte Relation zum objektiven Heilverlauf ich oben demonstriert habe; zum anderen Teil stammen sie aus Überlegungen, die uns anatomische oder physiologische Bedingungen nahe legen. Wenn wir so z. B. bei hartnäckigen Ulcera pylori die Henningschen Jejunalsonden verwenden, dann tun wir das aus diesen beiden Begründungen. Um so mehr sollten bei der Kontrolle gerade solcher Heilmethoden alle übrigen Voraussetzungen der therapeutischen Prüfung beachtet werden, unter denen hier angesichts der Präponderanz des subjektiven Kriteriums Schmerz die Unwissentlichkeit der Versuchsanordnung selbstverständlich besonders wichtig ist.

b) Die Gastritiden

Bei der Verfolgung des Verlaufs einer *Gastritis* stoßen wir auf ähnlich große Schwierigkeiten wie beim Zwölffingerdarmgeschwür. Magenschmerzen ohne nachweisbare Magengeschwüre sind verdächtig auf Gastritis, aber ebenso sicher wissen wir,

[57] Martini, P.: Dtsch. Archiv klin. Med. **192** (1944).

[58] Broicher, H.: Med. Klinik **49**, 258 (1954); Münch. med. Wschr. **94**, 837 (1952).

daß man recht erhebliche Schmerzen in der Magengegend empfinden und gleichzeitig (gastroskopisch und histologisch) eine normale Schleimhaut haben kann. Auch wenn dabei Nachbarorgane des Magens zu einem erheblichen Teil die Schuld tragen können, bleiben noch genug Kranke, bei denen wir die Schmerzen wirklich nur auf den Magen zurückführen können und — nach Ausschluß von Magengeschwüren — vor allem auf Entzündungen der Magenschleimhaut. Graduell oder quantitativ vermehrte Salzsäuresekretion wird bei einem Teil der Befallenen am Schmerz beteiligt sein und bei nicht wenigen der Kranken bringen antazide Mittel auch Erleichterung. (Siehe Seite 325.) Einerseits finden wir nicht bei allen derartigen Magenkranken *Superaziditäten* und andererseits besteht keine Berechtigung zu der Annahme, daß wir mit der Bekämpfung der Superazidität auch die Erkrankung beseitigt hätten. Im Gegenteil, die als Gastritis gedeuteten Beschwerden können unter Diät, Ruhe, Sedativa, Antispastica usw. verschwinden, die Neigung zu Superazidität kann aber geblieben sein. Schon deshalb sind unter den Merkmalen, an denen wir den Verlauf einer Gastritis verfolgen können, die Säureverhältnisse des Magens von recht untergeordneter Bedeutung.

Wir können nicht zugeben, daß die *Röntgenuntersuchung* für die Diagnose einer Gastritis nichts leiste. Selbstverständlich gehört auch ein in der Gastroskopie geschulter Röntgenologe dazu! Das aber ist unbestreitbar, daß die röntgenologisch erkennbaren Veränderungen der Magenschleimhaut entweder zu wenig eindeutig sind, als daß sich ihre allmählich einsetzende Normalisierung im Verlauf der Heilung einigermaßen eindeutig verfolgen lassen würde; oder sie sind so tiefgreifend, daß mit ihrer morphologisch im Röntgenbild erkennbaren Wiederherstellung kaum zu rechnen ist. So kann die Beobachtung des Magen-Röntgenbildes über die Zeit der Behandlung hinweg bei der Gastritis zumeist nichts Wesentliches zur Prüfung einer Heilmethode beitragen.

Weitaus am meisten von den objektiven Untersuchungsmöglichkeiten leistet für die Verfolgung des Verlaufs einer Gastritis die *Gastroskopie*. Daran ändert nichts, daß das gastroskopische Bild, auch das des normalen Magens, eine große Weite hat, und daß nur ein Arzt mit großen gastroskopischen Erfahrungen imstande ist, eine Gastritis sicher zu diagnostizieren. Des weiteren ist zuzugeben, daß wir nicht erwarten können, daß das Bild einer Magenschleimhaut bei einer mehrmals wiederholten Gastroskopie jedesmal gleich sein müsse; wir wissen schon lange von der Teilnahme der Magenschleimhaut an seelischen Erregungszuständen, daß sie je nach diesen erröten oder erblassen kann [59]. Dennoch bleiben genug andere Merkmale der gastritisch veränderten Schleimhaut, die dem in der Gastroskopie wirklich Erfahrenen eine Aussage darüber gestatten, ob eine Schleimhaut sich wesentlich gebessert hat oder nicht; dazu gehören der Grad einer besonders düsteren Rötung, die Ungleichmäßigkeit von streifigen oder fleckigen Verfärbungen usw. Im Gegensatz hierzu hat sich die *Saugbiopsie* (unter röntgenologischer Kontrolle oder blind) für die Beurteilung der Verlaufsform der chronischen Gastritis als unerläßlich erwiesen. Ihre Durchführung, zumindest am Beginn der Vorbeobachtungsperiode, an deren Ende und am Ende der therapeutischen Prüfperiode, ist absolut zumutbar.

Ich habe oben dem *Schmerz* keinen großen Wert zur Beurteilung des (Heilungs-) Verlaufs eines Magen- oder auch Duodenalgeschwürs zugestanden. Sollte ihm jetzt ein höherer Wert bei der Gastritis zuerkannt werden dürfen? Wenn das Verschwinden

[59] WOLFF, ST., u. R. H. PINSKY (1954); WOLF, ST., und HAROLD G. WOLFF: Human gastric function. New York 1947.

des Schmerzes beim Ulcus wenig für seine Heilung aussagen kann, dann trägt seine häufige Vergesellschaftung mit einer schmerzhaften Gastritis die Hauptschuld daran. Ist aber nun ein Ulcus ausgeschlossen worden, dann bleibt als Ursache des Schmerzes im allgemeinen nur die Gastritis übrig, und deshalb ist der Schmerz bei einer isoliert für sich aufgetretenen Gastritis ein brauchbareres Merkmal bei einer therapeutischen Prüfung, als er es bei einem Magengeschwür sein konnte. Für die Registrierung und Bewertung der Schmerzen gilt das S. 41 („Die subjektiven Kriterien") Gesagte.

Wenn sich schon der Diagnose einer Gastritis besonders große Schwierigkeiten entgegenstellen, so kann auch mit Hilfe der Gastroskopie keine klinisch brauchbare Gruppeneinteilung der Gastritiden erreicht werden. Seltene morphologische Extreme wie das atrophische Bild eines Säufermagens oder des Magens nach einer alten Säureverätzung helfen dem therapeutischen Forscher nicht weiter. Bei der großen Mehrzahl der Patienten mit Gastritis werden wir wenig über die Ursachen eruieren und bei der therapeutischen Prüfung werden wir uns hier im allgemeinen damit begnügen müssen, gerade die Fälle auszuschalten, deren Genese bekannt ist, weil sie aus dem Gros der Patienten mit Gastritis herausfallen und so am ehesten deren Homogenität zu stören drohen.

Anhang: Zur Prüfung der Wirksamkeit von antaziden Mitteln bei Magenerkrankungen

Die Bedeutung des Säuregrades des Magensaftes für die Entstehung der Gastritis, der Magengeschwüre usw. ist umstritten. Immerhin besitzen wir viele Belege für Zusammenhänge zwischen Hyperazidität und Entstehung bzw. verzögerter Heilung einer Gastritis. Deswegen ist die Bestimmung der Azidität auch für die therapeutische Prüfung wichtig. Als solche Antacida kommen z. Z. säurebindende Alkalien, Ionenaustauschharze und schließlich vorwiegend vagolytisch wirkende quaternäre Ammoniumbasen in Betracht.

Bei diesen Untersuchungen wird offenbar nicht auf eine Besserung eines krankhaften klinischen Zustands hin geprüft, sondern lediglich auf die Beeinflußbarkeit eines Symptoms. Insofern besteht auch ein Rangunterschied gegenüber anderen therapeutischen Prüfungen, z. B. solchen der blutdrucksenkenden oder der blutzuckersenkenden Mittel, bei denen der pathogenetische Zusammenhang obligat und allgemeingültig ist.

Für solche klinisch-wissenschaftliche Prüfungen genügen Angaben über die Pufferkapazität oder über das Säurebindungsvermögen nicht; ferner ist die elektrometrische intragastrale pH-Messung, die fortlaufende Aussagen über die aktuelle Azidität des Magensaftes erlaubt, der fraktionierten Titration des Magensaftes weit überlegen (s. Broicher u. a.; Kinzelmeier u. a.; Kreitner u. a.; Pantlitschko).

Die Untersuchungen selbst werden nach H. Broicher so durchgeführt, daß nach Einführung der elektrometrischen Sonde zunächst der Nüchternwert gemessen und eventuell die Leersekretion über etliche Minuten weiterverfolgt wird. Werden dabei nicht an sich sehr hohe Säurewerte gemessen, so wird entweder Histamin als Säurereiz subcutan gespritzt, oder es werden 300 cm³ einer 0,2%igen Coffeinlösung in den Magen eingegossen. Wenn die Kurve anschließend einen relativ kontinuierlichen Verlauf nimmt, wird nach 6—8 weiteren Messungen, die im Abstand von ungefähr 10 min vorgenommen werden, das zu prüfende antazide Pharmakon entweder peroral durch die Sonde gegeben oder parenteral injiziert. Es schließen sich weiterhin in Abständen von je 10 min weitere Messungen über durchschnittlich 2 Std an.

Als Beispiel der Prüfung eines Ionenaustauschharzes führe ich Abb. 45 an.

Das Ionenaustauschharz wurde bei 20 Pat. geprüft. Zur Anwendung kam ein Polymerisationsprodukt der Acrylsäure, das als Talimon im Handel ist. In der Abb. 45 sind 4 aus den insgesamt 20 Versuchen angeführt. Dabei zeigte sich, daß mindestens 5—6 g der

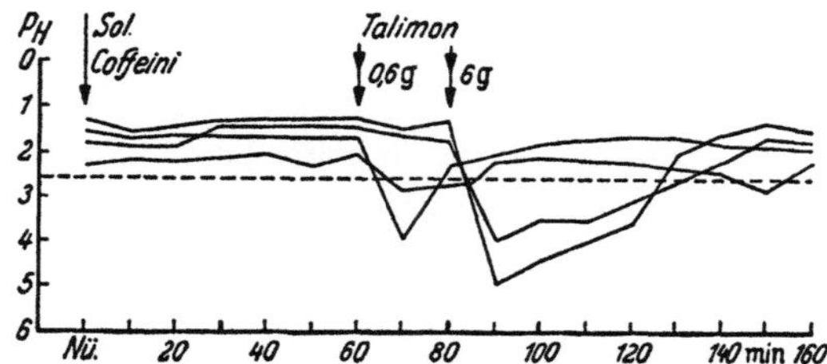

Abb. 45. Zeitlicher Verlauf intragastraler pH-Konzentration bei der Prüfung von antaziden Mitteln. [Aus Broicher, H., und G. Gierlich: Ärztl. Wschr. 9, 471 (1954).]

Substanz gegeben werden mußten, um einen deutlich säuresenkenden Effekt zu erzielen, der dann ca. 40—60 min anhielt. Bei kleinen Dosen (0,6 g) ist die Wirkung nur flüchtig, bei höherer Dosierung entspricht sie der Wirkung, wie sie auch bei Aluminium-Silikatverbindungen gefunden wurden.

15. Hyperthyreosen

Ehe wir dazu übergehen, die speziellen Voraussetzungen und Ansprüche der therapeutischen Prüfung in dem Bereich zu untersuchen, der vor noch nicht allzu vielen Jahren komplex mit Basedowscher Krankheit (bzw. Graves' Disease) bezeichnet wurde, müssen wir klären, was wir unter den Termini Hyperthyreose, toxisches Adenom, endokriner Exophthalmus usw. verstehen wollen. Seit sich herausgestellt hat, daß die ursprüngliche Merseburger Trias mit Struma, Tachykardie und Exophthalmus keine obligate Krankheitseinheit ist, daß vielmehr nicht nur Struma und Hyperthyreose ohne Augensymptome vorkommen, sondern auch Exophthalmus ohne Hypermetabolismus (und ohne Struma), dürfen wir auch in der therapeutischen Forschung nicht mehr so vorgehen, als ob wir es mit einer einzigen in sich geschlossenen Krankheit zu tun hätten. Darüber hinaus kennen wir aber noch weitere Formen, die ebenfalls in den Rahmen der Schilddrüsenerkrankungen mit Neigung zu Überproduktion der Schilddrüsenhormone gehören, die aber teils in den morphologischen Veränderungen der Schilddrüse, teils in der Pathogenese der Erkrankung so sehr etwas Besonderes aufweisen, daß wir nicht unbedingt damit rechnen können, daß sie auf die gleichen Heilmittel auf gleiche Weise reagieren. Morphologisch fallen aus dem Bild der *Basedowschen Krankheit mit diffuser hyperthyreotischer Struma* Krankheitsbilder heraus, in denen das Drüsengewebe der Struma nicht gleichmäßig hyperplasiert ist, sondern in denen in einem weithin normal erscheinenden Drüsengewebe *„toxische“* [60] Adenome, die im Übermaß Schilddrüsenhormone [Thyroxin und Trijodthyronin] produzieren, eingelagert sind; die Knoten können in Einzahl und in Vielzahl auftreten, und die letzteren stellen das Problem zur Diskussion, wie weit sie sich von den diffusen („toxischen“) Schilddrüsenerkrankungen noch unterscheiden.

[60] „toxisch“ bedeutet im Bereich dieser Besprechung nicht, daß über Tetrajodthyronin (Thyroxin), Trijodthyronin hinaus im engeren Sinn toxischere Hormone der Schilddrüse bekannt wären; toxisch (und entsprechend auch Thyreotoxikose) soll sich lediglich auf die krankmachenden klinischen Effekte der im Übermaß produzierten bzw. von den peripheren Geweben aufgenommenen Hormone beziehen.

Die in pathogenetischen Ursachen begründeten Differenzierungen sind einerseits der *Jod-Basedow,* d. h. die Hyperthyreose, die durch eine wissentliche, eventuell sogar ärztlich verordnete, oder durch eine unwissentliche vermehrte Jodaufnahme verursachte Hyperthyreose (Struma basedowificata). Andererseits ergibt sich bei einer durch ein schweres seelisches Trauma akut provozierten Basedowschen Krankheit in hohem Maß das Problem, ob eine solche psychogen provozierte Hyperthyreose nicht auch für ihre Behandlung die Einschaltung spezieller Faktoren erforderlich macht. Danach würden die folgenden *qualitativen Untergruppierungen* sich ergeben:

1. *M. Basedow* (synonym mit Grave's Disease): mit diffuser parenchym-hyperplastischer Struma, hormonaler Hyperthyreose, gesteigerter Jodaktivität, gesteigertem Grundumsatz und Exophthalmus.
2. *Endokriner Exophthalmus ohne Hypermetabolismus.*
3. Hyperthyreose im Zusammenhang mit (uni- oder multi-) nodulären *„toxischen Adenomen"*.
4. *Jod-Basedow* (Struma basedowificata).
5. *Psychogen ausgelöste Hyperthyreosen.*

Gemeinsames Merkmal dieser Krankheitsbilder ist ein abnormaler (positiver) Suppressionstest der Schilddrüse[61]. Beim *Gesunden* wird die Sekretion des Hypophysenhormons Thyreotropin (TSH) durch die mehrtägige Zufuhr thyreoidaler Hormone (z. B. durch 100 µg Trijodthyronin = Thybon) unterdrückt. Diese bewirken beim Normalen eine Verminderung der Jodavidität der Schilddrüse, die mittels eines zweiten Radiojodtests gemessen werden kann. (N. B.: Die in 100 µg Trijodthyronin zugeführte Jodmenge ist außerordentlich klein.)

Beim unbehandelten *Basedowkranken* lassen sich anhand des Suppressionstests drei Stadien unterscheiden: 1. Ein inaktives Stadium ohne Thyreotoxikose, ohne Augenerscheinungen und mit normalem Suppressionstest. 2. Ein latentes Stadium mit positivem (abnormalem) Suppressionstest, jedoch noch ohne Thyreotoxikose und Augenerscheinungen. 3. Ein aktives Stadium, bei dem ein abnormaler Suppressionstest einhergeht mit Thyreotoxikose oder progressiven Augenveränderungen oder beiden zusammen.

Wenn auch die letzte Ursache der „Hyperthyreosen" unbekannt ist, so sind bei den hier differenzierten Formen jedenfalls so verschiedene morphologische, pathogenetische und ätiologische Faktoren mit Wahrscheinlichkeit im Spiel, daß sie bei der therapeutischen Forschung Berücksichtigung erheischen, gleichviel ob ihre letzten Ursachen mehr in der Schilddrüse oder mehr in der Beteiligung der Hypophyse oder in noch höheren Zentren liegen. Die Berücksichtigung erfolgt durch die Stratifizierung der Gesamtheit der Kranken und Untergruppen.

Auch *quantitative Intensitäten* der Erkrankungen können so verschiedene Situationen schaffen, daß die therapeutischen Indikationen z. B. einer thyreotoxischen Krise nur mehr teilweise identisch zu sein brauchen mit denen einer leichten Form von Hyperthyreose. Die beiden können schon deshalb schwerlich in einer Gruppe vereint als Unterlage der therapeutischen Prüfung dienen, da den letzteren oft gerade der Teil der Merkmale fehlt, der für die Beurteilung der fortgeschrittenen Krankheiten besonders wertvoll ist.

Kennzeichnend sind in den Frühstadien des M. Basedow der oft noch recht uncharakteristische Symptomenkomplex der sogenannten *vegetativen Störungen, Ruhelosigkeit* und *Übererregbarkeit, Tremor, vermehrtes Schwitzen,* in schon fortgeschritteneren Fällen auch *Gewichtsverlust.* Der Exophthalmus kann als Gradmesser der Schilddrüsenüberfunktion nur bedingt herangezogen werden, weil er auch bei nor-

[61] Ingbar, Sidney H.: Arch. int. Med. 107, 932 (1961).

malen Stoffwechselverhältnissen [d. h. auch bei normalem Grundumsatz] auftreten kann. In *schwereren Fällen* ist der *Gewichtsverlust* so gut wie obligat; er ist besonders charakteristisch, wenn er bei gutem oder gar bei übergroßem Appetit eingetreten ist. In solchen Fällen ist kaum mehr ein Zweifel möglich, daß der Stoffwechsel schon in Ruhe vermehrt ist, wir haben dann in der Messung des Ruhe-Nüchtern-Umsatzes einen zahlenmäßigen Maßstab. Bei den schwereren Formen von Basedow bleiben die soeben beschriebenen Symptome bestehen. Sie sind nur stärker ausgeprägt, und neue kommen dazu. So reiht sich jetzt unter die Symptome eine merkwürdige *Muskelschwäche* ein: sie ist besonders an den Mm. quadricipes auffällig und steigert sich oft so, daß der Kranke sich nicht mehr aus einer tiefen Kniebeuge mit eigener Kraft wieder erheben kann. Die *Tachykardie* ist noch ausgeprägter geworden; sie ist ein besonders wichtiges Merkmal und muß zahlenmäßig konsequent verfolgt werden. Selbstverständlich wird man auch die vergrößerte Schilddrüse mittels laufender Messungen des Halsumfangs regelmäßig kontrollieren, ohne zu verkennen, daß die Struma nicht immer kennzeichnend für die Schwere einer Hyperthyreose ist, ja daß sie gelegentlich fehlen kann. Sehr charakteristisch für die Intensität eines M. Basedow sind schwerere *Diarrhoen;* sie verschwinden aber glücklicherweise unter jeder einigermaßen zweckmäßigen Behandlung im allgemeinen so rasch, daß sie nur über eine zu kurze Strecke hinweg etwas Kennzeichnendes über den Krankheitsverlauf aussagen können. Zu den Merkmalen gehören der *Radiojodtest* und der *Ruhe-nüchtern-Umsatz* als besonders spezifische und zahlenmäßig meßbare und deshalb besonders wichtige Zeichen. Im Hinblick auf die therapeutische Prüfmethodik sind sowohl die leichteren wie die schwereren Hyperthyreosen charakterisiert als fast immer chronisch verlaufende und individuell sehr wechselnde Erkrankungen.

a) Die Frage des alternierenden kollektiven therapeutischen Vergleichs

Der alternierende Kollektivvergleich bei dieser Erkrankung ist nur schwer möglich. Spezifische Gründe hierfür sind die große Inhomogenität nach Pathogenese und Schwere des Krankheitsbildes und die daraus notwendig werdenden Untergruppierungen. Dadurch würden die Einzelkollektive zu klein. Außerdem kommt das bei kollektiven Vergleichen nützliche Kriterium des tödlichen Krankheitsausgangs glücklicherweise in der Regel kaum in Frage.

Wenn wir den *Krankheitsverlauf* konsequent verfolgen, so fällt es bei einer Erkrankung, die so viele deutliche Merkmale führt, nicht schwer festzustellen, ob nach dem Einsatz der zu prüfenden Therapie eine Wendung zum Besseren eingetreten ist. Allerdings muß es eine Wende sein, die nicht flüchtig ist. Sie muß beständig sein und selbst einigermaßen kontinuierlich der Heilung zustreben, wenigstens solange diese Therapie unverändert fortgeführt wird. Die „Besserung des Verlaufs" darf außerdem nicht nur an einem einzigen Kriterium abzulesen sein, sie muß der klinischen Gesamtentwicklung entsprechen, sie darf keine nur einzelsymptomatische Besserung sein. Diese Feststellung der Besserung eines Krankheitsverlaufs kann zur Grundlage einer *kollektiven Beurteilung der Hyperthyreose* gemacht werden, indem man die alternativen Antworten „gebessert" oder „nicht gebessert" verwendet. Die weitere statistische Behandlung würde sich durchaus entsprechend dem abspielen, was im allgemeinen Teil über „Ereignisstatistik" ausgeführt worden ist (s. Kap. V. D.). Um das Recht zu haben, ein Urteil darüber abzugeben, ob ein einzelner Basedow-Kranker sich gebessert hat oder nicht, genügt nicht nur die Aussage, daß sein Zustand sich im Lauf unserer Behandlung gebessert hat. Dieses Recht erhalten wir erst dadurch, daß wir auf Grund einer *Vorbeobachtungsperiode* durchschauen, ob die Besserung schon spontan oder unter einem anderen Heilmittel eingetreten war, oder ob sie einem ganz bestimmten Teil unserer Behandlung zu verdanken ist, eben dem zu prüfenden Mittel. Das bedeutet aber nichts anderes, als daß auch das kollektive Urteil über den Verlauf der Erkrankungen und über seine kausale Beziehung zu dem geprüften Heilmittel den *individuellen therapeutischen Vergleich* auf Grund von zwei oder mehreren verschieden behandelten Perioden voraussetzt.

Wenn so für die Kranken zweier verschieden behandelter Kollektive festgestellt worden ist, wie viele Kranke sich in jedem der beiden Kollektive „gebessert“ oder „nicht gebessert“ haben, dann wird der auf der *Grundlage vieler individueller Vergleiche* (verschiedener zeitlicher Perioden!) *ermöglichte kollektive Vergleich* eine sehr zuverlässige Grundlage des therapeutischen Urteils bilden bzw. ein zuverlässiges therapeutisches Urteil zwischen zwei verschiedenen Behandlungsmethoden in Aussicht stellen. Die Voraussetzung dafür ist, daß die individuellen Vergleiche unter all den im folgenden Abschnitt b besprochenen Kautelen durchgeführt worden sind, und daß dies bei einer für einen kollektiven Vergleich genügend großen Anzahl von Kranken möglich war; diese letztere Bedingung wird am schwersten zu erfüllen sein.

b) Die individuelle therapeutische Prüfung

So wie die Dinge liegen, wird es bei der Hyperthyreose primär immer darauf hinauslaufen, daß zwei Perioden innerhalb des Krankheitsverlaufs einzelner Patienten — einerseits eine Vorbeobachtungsperiode, andererseits eine Therapieprüfperiode, die Periode der spezifischen therapeutischen Beobachtung — miteinander verglichen werden; das heißt auf die *individuelle therapeutische Prüfung.*

Die *Kriterien,* die uns zur Beurteilung des Ergehens bzw. der Genesung von Basedowkranken zur Verfügung stehen, sind oben aufgeführt. Der Wert des einzelnen Kriteriums hängt davon ab, ob es nur ein fakultatives Merkmal ist, oder ob es eine starke *innere Verbindung mit dem Wesen der Erkrankung* selbst hat. Im letzteren Fall wird der Grad des Merkmals parallel zum Verlauf der Erkrankung verlaufen müssen, im ersteren nicht. Ein Kriterium wird ferner auch um so wertvoller sein, eine je *größere Beweglichkeit* es besitzt (Struma und besonders Exophthalmus können sich sehr unbeweglich verhalten). Andere Merkmale werden nur gelegentlich verwertbar sein, da sie nicht regelmäßig auftreten; deshalb sind Verdauungsstörungen, *Durchfälle* und die *Muskelschwäche des M. quadriceps* femoris für unsere Zwecke seltener von Bedeutung. Sie werden aber hier, wo das therapeutische Urteil in erster Linie nicht aus Kollektiven, sondern aus dem therapeutischen Vergleich innerhalb der einzelnen individuellen Krankengeschichten gewonnen wird, nicht deshalb wertlos sein, weil sie anderen Kranken nicht zu eigen sind. Vor allem sind die Kriterien auch brauchbarer, wenn sie zahlenmäßig zuverlässig bestimmt werden können, und besonders dann, wenn die zahlenmäßige Untersuchung ihrer Natur nach des öfteren ausgeführt werden kann.

Die Reihenfolge der Güte der Merkmale bei der *Basedow*schen Krankheit ist nicht starr, sondern wechselt von Fall zu Fall. Eines bleibt bei ihr fast immer gleich: die führende Stellung von fünf Merkmalen, und zwar der *Herzfrequenz,* des *Körper-*

gewichts, des *Grundumsatzes*, des *Radiojodtests* und des proteingebundenen *Serumjod* (PBJ). Von ihnen sind *Herzfrequenz* und *Körpergewicht* am leichtesten zu messen, aber nicht spezifisch für die vermehrte Tätigkeit der Schilddrüse; und das letztere ist überdies nicht nur abhängig von der Höhe des Stoffwechsels, sondern auch von der Größe der nicht immer mit Sicherheit zu bestimmenden Nahrungsaufnahme.

Der *Grundumsatz* ist nicht nur relativ leicht zu bestimmen, sondern er ist auch ein sehr zuverlässiges Kriterium für den Erfolg einer Therapie, sofern er mit den heute möglichen Kautelen angestellt wird; dies gilt auch im Vergleich zum Radiojodtest [62]. Die Reputation des Grundumsatzes hatte dadurch Abbruch erlitten, daß seine Messungen vielfach nicht mit der genügenden Sorgfalt gehandhabt worden sind, z. B., daß die Patienten vor den Messungen nicht lange genug geruht hatten, oder daß keine Garantie dafür vorhanden war, daß sie wirklich nüchtern gewesen waren; oder es waren auch Kurven ausgewertet worden, die bei unruhiger und vertiefter Atmung gewonnen worden waren. Aber auch wenn alle Sicherungen eingehalten worden waren, kam es nicht selten zu Überraschungen, besonders zu Werten, die zu hoch erschienen im Verhältnis zum übrigen Befund.

Solche Widersprüche fallen weg, wenn man die wichtigste Ursache ausschaltet, die neben dem von der Schilddrüse regulierten eigentlichen Stoffwechsel den (gemessenen) Stoffwechsel in die Höhe treibt, das ist der erhöhte *reflektorische Muskeltonus.* v. Eiff (1954—1959) hat dazu mit Hilfe der Registrierung der Muskelaktionsströme während der Grundumsatzbestimmung eindeutige Beweise vorgelegt und er hat auch den Weg gewiesen, wie man bei Störungen der zentralnervösen Erregbarkeit den Muskeltonus ausschalten und so zu dem *„Ruhe-Nüchtern-Umsatz im engeren Sinn“* kommen kann. Bei *leichten Graden* der Übererregbarkeit genügt es, am Abend vor der Untersuchung dem Kranken 40 mg/kg Körpergewicht Meprobamat zu geben [63]. Wenn man diese einfache Vorsichtsmaßnahme anwendet, kommt man ein Stück weiter in der Abgrenzung der echten Hyperthyreosen gegen die Kranken, bei denen die Hyperthyreose — und damit auch die Höhe des hyperthyreotisch bedingten Ruhe-Nüchtern-Umsatzes — überlagert ist durch eine nichthyperthyreotische vegetative Übererregbarkeit.

Bei stärkeren Steigerungen des Muskeltonus oder der Atmung versagt aber dieses einfache Vorgehen; bei *hochgradiger Übererregbarkeit* wird deshalb die direkte Kontrolle der Muskelaktionsströme zur Berechnung des „Grundumsatzes im engeren Sinn“ mit Hilfe einer im Handel befindlichen Zählapparatur [64] unvermeidlich sein. Wie groß der Anteil des energetischen Muskeltonus am gemessenen Grundumsatz bei den verschiedenen klinischen Erscheinungsbildern sein kann, zeigt Abb. 46. Früher stimmten unsere üblichen, nicht korrigierten Grundumsatzuntersuchungen nur in 71% mit den Radiojodtesten überein. Dagegen haben wir, seit wir so, wie ich es soeben beschrieben habe, den „Grundumsatz im engeren Sinn“ bestimmen, eine Übereinstimmung in 95% der Fälle erreicht (Eiff u. Fitting).

Ausnahmsweise fallen Grundumsatz und Radiojodtest auch bei ganz einwandfreier Technik noch auseinander. Das sind dann Krankheitsfälle, die Rätsel in sich schließen; sie bedürfen weiterer Aufklärung und sollten vorerst gesondert für sich behandelt werden.

---

[62] Fitting, W., und A. W. v. Eiff: Klin. Wschr. **34**, 486 (1956).
[63] v. Eiff, A. W.: Med. Klinik **55**, 1315 (1960).
[64] Elektromyointegrator, Hersteller Elektrophysik Dr. Stephan, Bad Godesberg.

Der *Radiojodtest* beruht einerseits darauf, daß die Schilddrüse zwar auch schon in der Norm einen sehr großen Prozentsatz einer dem Körper zugeführten Jodmenge an sich zieht; andererseits rafft die Schilddrüse bei der Hyperthyreose noch viel rascher und noch mehr Jod an sich, und zwar um so gieriger, auf je höheren Touren die Funktion ihres drüsigen Epithels läuft.

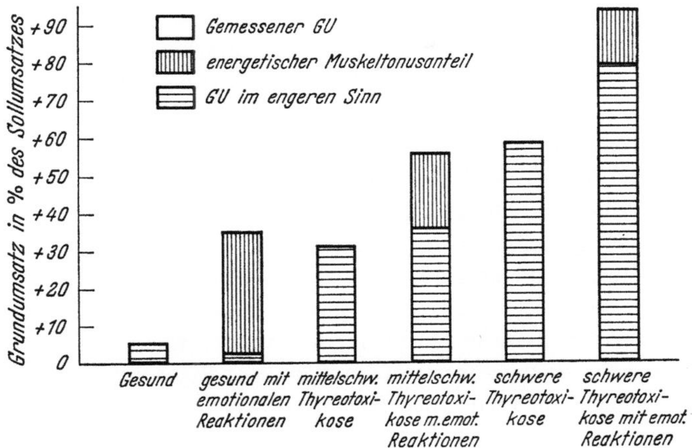

Abb. 46. Der energetische Muskeltonusanteil des gemessenen Grundumsatzes und der Grundumsatz im engeren Sinn. [Aus MARTINI, P.: Dtsch. med. Wschr. 80, 1625 (1955).]

Ein weiteres Hilfsmittel zur Funktionsdiagnostik der Schilddrüse besitzen wir in der *mikrochemischen Bestimmung des Blutjodgehaltes* (= PBJ). Der Vorteil der mikrochemischen Blutjodbestimmung besteht darin, daß mittels einer einzigen Blutentnahme in den meisten Fällen der Funktionszustand der Schilddrüse diagnostiziert werden kann und häufige Kontrollen möglich sind. Dem stehen als Nachteile gegenüber, daß die Durchführung der Analyse technisch nicht ganz einfach ist und daß durch voraufgegangene Jodzufuhr die Ergebnisse verfälscht werden können.

Die beste noch so gewissenhaft und fortlaufend durchgeführte Verfolgung der Kriterien (Merkmale, Symptome usw.) eines Krankheitsverlaufs trägt nichts zur Bewertung und Prüfung eines Heilmittels bei, wenn wir kein Urteil darüber haben, wie die Krankheit ohne dies zu prüfende Heilmittel verlaufen wäre. Um zu solchem Urteil zu kommen, müssen wir einerseits uns alle uns zugänglichen und zuverlässigen Einsichten in den bisherigen Krankheitsverlauf zu verschaffen suchen; andererseits müssen wir, wenn es nur irgend möglich ist, eine Vorbeobachtungsperiode der Periode der therapeutischen Prüfung (= der Testperiode) vorangehen lassen. In jedem Fall muß die *Art der Vorbeobachtung* ausreichen, damit wir uns eine Prognose darüber erlauben können, wie der Krankheitsverlauf ohne das Dazutreten des zu prüfenden Heilmittels sich weitergestaltet hätte. Das gleiche gilt grundsätzlich auch immer für die Bemessung der *Dauer der Vorbeobachtung.*

Kommt ein Basedowkranker zum ersten Male in unsere Behandlung, nachdem er vielleicht schon lange Monate krank war, ohne daß eine mehr als symptomatische Behandlung durchgeführt worden wäre, so können wir vermuten, daß er sich voraussichtlich auch in den kommenden Wochen bei gleicher Lebensweise nicht wesentlich in seinem Befinden ändern würde. Es ist hier schon eine Art von Vorbeobachtung durchgeführt, besonders wenn der Kranke weiß, wieviel Körpergewicht er in dieser Zeit verloren hat, daß er auch in der letzten Zeit (oft trotz guter Nahrungsaufnahme) noch magerer geworden ist, daß sein Puls schon längere Zeit beschleunigt ist usw. Wenn wir einen solchen Kranken während einer therapeutischen Prüfung *ambulant* weiterbehandeln wollen, und zwar so, daß wir seine bisherige Lebensweise unverändert lassen und ihm lediglich dazu eine spezifische Behandlung verordnen (z. B. eine medikamentöse Behandlung oder eine Radiojodbehandlung), dann machen wir voraussichtlich keinen großen Fehler, wenn wir annehmen, daß die Erkrankung bisher noch keine Neigung zur Heilung zeigte, daß also auch ihre Kriterien, wie Ruhe-Nüchternumsatz, Gewicht und Herzfrequenz, ohne unser Eingreifen auch weiterhin ähnlich verlaufen wären, jedenfalls noch keine Neigung zur Heilung gezeigt hätten. Ein befriedigender Vergleich mit dem Verlauf, so wie er sich anschließend unter dem Einfluß des zu prüfenden Heilmittels entwickelt, ist auch hier nur dann möglich, wenn von den Hauptkriterien im jedesmaligen Abstand von mehreren Tagen wenigstens zwei Bestimmungen gewonnen worden sind, ehe mit der therapeutischen Prüfungsperiode begonnen wurde. Auch im günstigsten Fall haften einer solchen ambulanten Untersuchung mehr Unsicherheiten an, als wenn die gesamte Beobachtung im Krankenhaus durchgeführt worden wäre, so daß sie immer nur ein kürmmerlicher Ersatz für jene bleiben wird, abgesehen davon, daß solche ambulanten therapeutischen Prüfungen nur bei leichten Formen von Hyperthyreosen in Betracht kommen.

Die ausschlaggebenden therapeutischen Prüfungen bei Hyperthyreosen werden alle in *stationärer Beobachtung* gewonnen.

Wenn ein Basedowkranker nach mehr oder weniger langer Behandlung in der eigenen Häuslichkeit in die *stationäre* Behandlung genommen wird, dann ändert sich auch ohne spezifische Therapie sein Krankheitszustand. Eine so veränderte Lage hat zur Folge, daß die meisten Kranken in den ersten Wochen des Krankenhausaufenthaltes auch ohne weitere ärztliche Verordnungen ein Absinken ihrer erhöhten Ruhe-Nüchternwerte und ihrer Tachykardie und ein Ansteigen ihres Körpergewichtes zeigen, als Beweis der günstigen Einflüsse des Krankenhausaufenthaltes schlechthin.

Erst wenn die allgemeinen Heilfaktoren, die mit dem Milieuwechsel vom eigenen Haushalt in das Krankenhaus gegeben sind, sich ausgewirkt haben, und wenn im klinischen Bild offenkundig geworden ist, daß wieder eine gleichmäßig ausgeglichene Richtung, eine *Kontinuität* des Krankheitsablaufs eingetreten ist, erst dann hat es einen heuristischen Sinn, einen weiteren, wenn auch noch problematischen Faktor, nämlich das zu prüfende Heilmittel, einzusetzen. Eine konstante Kurve z. B. des erhöhten Grundumsatzes, des Radiojod-Tests und der Tachykardie, oder gar ein Kurvenanstieg könnte sich bei sehr schweren Fällen beim Ausbleiben jeder Besserung ergeben; diese Kranken kommen aber ihrer Gefährdung wegen für die Durchführung von Vorbeobachtungsperioden sowieso nicht in Betracht. Aber auch in den Fällen, wo die Merkmale einer wenn auch langsamen Besserung zustreben, kann das Konstantwerden des Verlaufs nicht abgewartet werden. Dies wäre nicht nur ebenfalls unverantwortlich, sondern bei der Tendenz zur allmählichen Besserung bei Bettruhe, Diät und Beruhigungsmitteln — und diese dürfen wir in der Vorbeobachtungsperiode unseren Kranken selbstverständlich nicht vorenthalten —, die der Mehrheit der Basedowkranken eigen ist, würde man sehr häufig zu lange warten; die Krankheitssymptome wären während dieser Warte-Vorbeobachtungszeit oft schon so weit abgeklungen, daß die Kriterien auch bei positiver Mitwirkung eines Mittels keinen Ausschlag mehr anzeigen könnten. Damit wäre natürlich jeder therapeutischen Beobachtung der Boden entzogen. Tatsächlich *genügt die Kontinuität des Verlaufs als Vergleichsbasis.* Allerdings müssen die Kriterien so häufig kontrolliert werden, daß die unvermeidlichen Fehlerquellen und Ungenauigkeiten einigermaßen ausgeglichen werden.

Nur bei häufigen Kontrollen, bei sehr gewissenhafter Zählung der Herzfrequenz, technisch einwandfreieren Grundumsatzbestimmungen, die womöglich noch durch Kontrollen des Radiojodtests oder häufigere Bestimmungen des PBJ bekräftigt werden, besteht Aussicht, zu zuverlässigen Einsichten in den Verlauf und die Verlaufsänderung der Hauptmerkmale zu gelangen. Wie immer bei der Beurteilung auf Grund von Verlaufsrichtungen, ist nicht die Besserung des Zustands an sich entscheidend für die Bewertung des zu prüfenden Heilmittels, sondern nur jene, die in einen ursächlichen Zusammenhang mit der Änderung der Therapie gebracht werden kann. Setzt die zu prüfende Therapie also während einer Periode fortschreitender Besserung ein, so kann nicht die Besserung als solche der Therapie zugute geschrieben werden, sondern nur die *Beschleunigung der Besserung* nach dem Einsatz der neuen Therapie gegenüber der Entwicklung zuvor. Es sind die Diskontinuitäten des Verlaufs, die kennzeichnend sind für die therapeutische Wirkung des der Prüfung unterzogenen Heilmittels. Auch hier können die Verlaufsrichtungen in den Vergleichsperioden mit Hilfe ihrer Richtungskoeffizienten wieder errechnet werden, und die Richtungsänderung nach dem Einsatz der spezifischen Therapie drückt sich aus in der Differenz der Richtungskoeffizienten (s. dazu die Methoden in Kap. V. C. 2). Je seltener die einzelnen Merkmale bestimmt werden, um so größer werden die mittleren Fehler, und da es schon aus psychologischen Gründen ausgeschlossen ist, auf die Dauer häufiger als höchstens alle 5 Tage den Grundumsatz zu bestimmen, ohne dessen Resultate durch die Rückwirkung auf den Kranken erst recht zu entwerten, so wird eine befriedigende statistische Sicherheit schon für das wichtige Merkmal Grundumsatz schwer zu erreichen sein. Wiederholungen des Radiojodtests sind bei der Benutzung von ^{132}Jod, das eine viel kürzere Halbwertszeit hat als ^{131}Jod (2,26 Std gegenüber 8 Tagen), an sich in noch kürzeren Abständen möglich — bis herunter zu 3 Tagen; immerhin verbieten auch hier psychische Rückwirkungen auf den Kranken so häufige Untersuchungen selbst mit dem kurzlebigen ^{132}Jod. Dagegen sind häufige Kontrollen möglich bei der Bestimmung des PBJ; freilich ist hier zu bedenken, daß die Fehlerbreite der Untersuchung ± 5 bis 10% beträgt, so daß kleine Schwankungen der Ergebnisse statistisch nicht eindeutig verwertbar sind.

Zu Beginn einer therapeutischen Untersuchung und Prüfung bei Morbus Basedow im Krankenhaus ist also die Einschaltung einer Vorbeobachtungszeit im Krankenhaus aus doppeltem Grunde nötig: zum ersten zur Erlangung einer Grundlage, eines Maßstabs für die therapeutische Beurteilung überhaupt, zum zweiten zur Ausschaltung von Heilwirkungen, die aus dem Krankenhausaufenthalt als solchem stammen, die sich mit den Wirkungen des zu prüfenden Heilmittels sonst so überdecken können, daß wir beide nicht mehr zu entwirren vermögen.

Dieses Postulat kann beim größten Teil unserer Kranken weder vollkommen noch befriedigend erfüllt werden — es kann nicht *mehr* erfüllt werden, und zwar deshalb nicht, weil wir es gegenüber früher nicht mehr verantworten können, einen Kranken mit ausgeprägten Merkmalen des Morbus Basedow solange ohne eines der uns heute zur Verfügung stehenden spezifischen und sehr wirkungsvollen Heilmittel gegen die Krankheit zu lassen. Beispiel 27 zeigt, wie unvergleichlich einfacher vor noch nicht 20 Jahren die Situation für eine therapeutische Prüfung war, als von wirksamen spezifischen Mitteln gegen M. Basedow noch keine Rede sein konnte. Bei sehr vielen Kranken können wir heute aus Rücksicht auf die Kranken nicht einmal ein Surrogat einer Vorbeobachtungszeit durchführen, die auf jede Art spezifischer Therapie verzichten würde. Bei anderen sind wir darauf angewiesen, an sich zu kurze stationäre Vorbeobachtungsperioden zu ergänzen durch um so genauere Erhebungen über die Zeit vor ihrer Krankenhausaufnahme. Die Kranken, die auf diese Weise die notwendigen Voraussetzungen (eben der Vorbeobachtung) noch besitzen, sind um so wichtiger für die therapeutische Forschung. Es bedarf aber heute sehr viel mehr Mühe und Konsequenz, solche Kranke zu finden und zu sammeln.

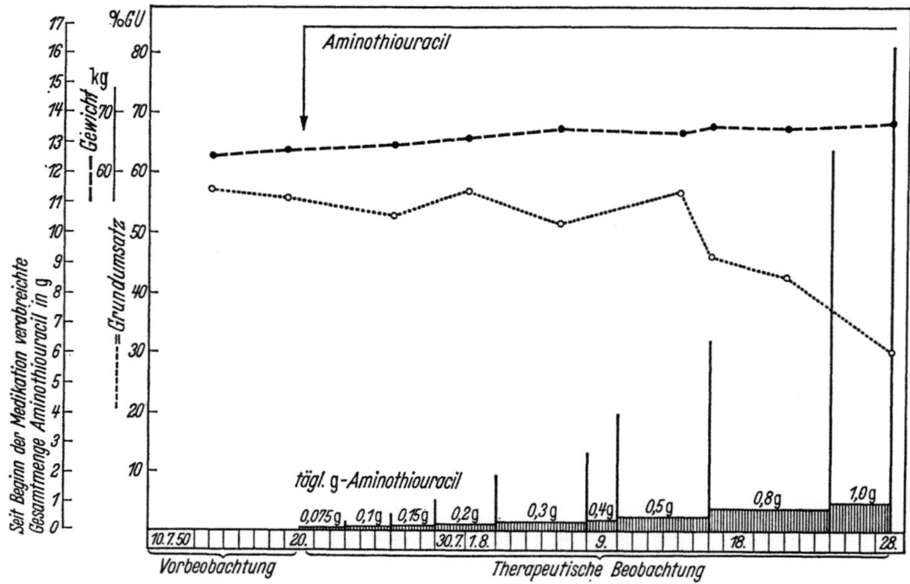

Abb. 47. (zu Beispiel 27)

Beispiel 27 (Abb. 47). Johann Vr., 46 Jahre. Ein Bruder Epileptiker, Vater sei sehr leicht erregbar gewesen. Selbst nach 1930 nervös und nervös magenleidend. Seit einem halben Jahr im Zusammenhang mit beruflichen Schwierigkeiten und Aufregungen zunehmende Schlaflosigkeit, nächtliche Schweißausbrüche und Muskelkrämpfe besonders in den Beinen, Zittern, erheblicher Gewichtsverlust. Hat deshalb schon seit einigen Wochen auf Kaffee verzichtet, seit 4 Wochen nicht mehr arbeitsfähig und zumeist in Bettruhe.

Der linke Schilddrüsenlappen vergrößert, weich. Exophthalmus nur angedeutet, Stellwag positiv, leises Systolicum über der Spitze [65].

Grundumsatz etwa 3 Wochen vor Einweisung in die Klinik (21. 6. 1950 außerhalb der Klinik ambulant festgestellt) +83%.

Vorbeobachtung in Klinik 10. 7. 1950 bis 20. 7. 1950 bei nur symptomatischer Behandlung einschließlich 6 Luminaletten täglich. Der Grundumsatz beträgt bei der Aufnahme +57% und am Ende der Vorbeobachtung +56%, ist also während der stationären Vorbeobachtung gleichgeblieben. Im weiteren Sinn kann zur Vorbeobachtung aber auch die Zeit des Kranken-

[65] Ambulant gemessene Grundumsatzwerte sind nur dann zulässig, wenn sie im Zustand der wirklichen körperlichen und seelischen Ruhe bestimmt wurden. Dieser geforderte Ruhezustand muß mindestens 12 Stunden vor der Untersuchung bestanden haben.

aufenthaltes zu Hause gerechnet werden, in dieser Zeit fiel der Grundumsatz zwischen dem 21. 6. und dem 13. 7. 1950 von +83% auf +57% ab. Es wäre wünschenswert gewesen, für diese Zeit noch mehrere Grundumsatzbestimmungen zu besitzen. Für die Beurteilung des voraussichtlichen Verlaufs des Grundumsatzes nach der Vorbeobachtungszeit, also in der Zeit nach dem Einsatz der therapeutischen Beobachtung, wäre aber doch die letzte Strecke der Vorbeobachtungszeit am weitaus wichtigsten. Der rasche Absturz des Grundumsatzes vor der Klinikeinweisung war offenbar auf die günstige Wirkung des Aussetzens der Arbeit und der damit eintretenden größeren äußeren und inneren Ruhe zurückzuführen. Aber diese Bewegung war bei der Klinikaufnahme schon im wesentlichen erledigt, wie nicht nur das Verhalten des Grundumsatzes während der klinischen Beobachtung, sondern auch während der ersten Zeit der therapeutischen Beobachtung zeigt.

Die *therapeutische Prüfungsperiode* reicht vom 20. 7. bis 31. 8. 1950. Der Patient erhielt nun zusätzlich Aminothiouracil in langsam von 0,075 g bis 1,0 g steigenden Dosen. Nach Aussage der Abb. 47 blieb daher der *Grundumsatz* über 3 Wochen lang bis zum 14. 8. (+57%) so gut wie stabil. Erst bei den größeren Aminothiouracildosen von 0,5—0,8 g tägl. setzte eine deutliche und auf die Dauer auch eindeutig gerichtete Senkung ein, so daß am 28. 8. ein Grundumsatzabfall bis auf 30% erreicht war.

Die *Pulsfrequenz* war sehr labil; sie betrug in den ersten Tagen der Vorbeobachtung noch etwa 88 pro Minute, am Ende der Vorbeobachtungszeit aber durchschnittlich nur mehr etwa 80 und bei der Entlassung 78. Auch das *Gewicht* zeigte keine kennzeichnende Entwicklung; es stieg kontinuierlich und langsam über die ganze Beobachtungszeit hinweg von 64 kg auf 68 kg an. Die *subjektiven Beschwerden* besserten sich während des Klinikaufenthaltes sehr deutlich, aber diese Entwicklung setzte schon bald nach der Klinikaufnahme ein.

So bleibt für die Beurteilung der Wirkung des Aminothiouracils letzten Endes nur der *Grundumsatz* übrig. Wenn für diese Beurteilung der gesamte Verlauf einerseits während der häuslichen und der stationären *Vor*beobachtung, andererseits während der ganzen stationären Therapietestperiode beigezogen würde, dann würde das Bild fehlerhafterweise verwischt. Als für den therapeutischen Vergleich des Grundumsatzverlaufs typische *Vorbeobachtungszeit* kann nur die Zeit vom 12. 7. (+57%) bis 20. 7. (+56%) gelten und eventuell noch weiter bis zur Grundumsatzbestimmung vom 26. 7. (+53%), da von vornherein nicht damit zu rechnen ist, daß das Aminothiouracil schon in den ersten 6 Tagen seiner Verabreichung eine Wirkung auf den Grundumsatz zeigen würde.

Aber auch die Zeit der Therapietestperiode muß aufgegliedert werden. Es kann aus dieser Verlaufskurve des Grundumsatzes nicht schlechthin eine Antwort gegeben werden, für die (wenn auch individuelle) Wirkung des Aminothiouracils. Erst nach 24tägiger Behandlung mit diesem Mittel kommt es am 14. 8. zum Wendepunkt der Verlaufskurve. Nach den sonstigen Erfahrungen darüber und dem raschen Umschlag ab 14. 8. mit dem gleichzeitigen Übergang zu höheren Dosen ist es viel wahrscheinlicher, daß die ersten Aminothiouracildosen unterschwellig waren und daß erst nach der Steigerung auf 0,5 und 0,8 g, erst recht nach 1 g, ein deutlicher thyreostatischer Effekt erreicht wurde. Der therapeutische Vergleich würde hier also sinngemäßer zwischen der Zeit von Vorbeobachtung im engeren Sinn und der Behandlungsperiode mit unterschwelligen Dosen (also vom 10. 7. bis ungefähr zum 6. 8. 1950) einerseits und der Zeit vom Einsatz der größeren Dosen bis zum Ende der therapeutischen Beobachtung andererseits (also vom 14. 8. bis 28. 8. 1950) laufen.

Der Verlauf des Grundumsatzes liefert hier auch einen Beitrag zur quantitativen Wirkung des Heilmittels. Es gehen aus der Darstellung auch die Fehlerquellen hervor, mit denen die Analyse eines Einzelfalles zu rechnen hat, und es wird damit deutlich, wie unverzichtbar die konsequente Verfolgung mehrerer oder — je nach der Klarheit oder der Unklarheit der Einzelfälle — vieler Krankheitsverläufe sein muß, ehe man es wagen darf, ein therapeutisches Urteil zu fällen.

Genau wie die Einflüsse der Krankenhausaufnahme und -behandlung müssen auch alle anderen Faktoren ausgeschaltet werden, die als Komplikationen einer Heilmittelprüfung sich auswirken können. So verlangt die tiefgreifende Abhängigkeit der Basedowkranken von Affekten eine *unwissentliche Versuchsanordnung*. Deren radikale

Durchführung wird oft sehr schwierig sein, wie z. B. bei einer Radiojod- oder einer hydrotherapeutischen Behandlung. Dann muß wenigstens alles vermieden werden, was die Aufmerksamkeit des Kranken auf die therapeutischen Probleme hinlenken könnte, die zur Debatte stehen. Es ist zumeist unmöglich, auf die gleichzeitige Gabe von Beruhigungsmitteln während einer Basedowbehandlung zu verzichten. Genau wie die Einflüsse des Krankenhauses müssen sich auch die der Sedativa oder sonstiger Mittel schon ausgewirkt bzw. in der vollen Wirkung, die sie erreichen können, gezeigt haben, ehe man darangehen kann, nun ein anderes Mittel auf seine Wirkung zu prüfen. Dies gilt selbstverständlich für die ambulante Heilmittelprüfung nicht weniger als für die stationäre im Krankenhaus; daß bei jener eine unwissentliche Versuchsanordnung fast immer ausgeschlossen ist, ist eine weitere Schwäche, die ihr anhaftet.

c) Das synoptische Endurteil

Das therapeutische Urteil über ein Heilmittel hat zur Voraussetzung die *gründlichste Untersuchung und Beobachtung der einzelnen Kranken* im Hinblick auf die einzelnen Kriterien. Auch beim Morbus Basedow darf keines der Einzelkriterien als vollgültiger Exponent des komplexen Krankheitsverlaufs bei einem Kranken angesehen werden. Auch der Ruhe-Nüchternumsatz und der Radiojodtest stellen den klinischen Krankheitsablauf nicht so erschöpfend dar, daß sie allein diesen genügend charakterisieren könnten. Erst recht gilt dies vom Körpergewicht, von der Herzfrequenz, von den Temperaturerhöhungen und von den anderen Symptomen. Deshalb dürfen auch, wenn man darangeht, das Resultat aus rein klinischen Untersuchungen und Beobachtungen zu ziehen, nicht nur Kurven (von Grundumsatz, Radiojodtest, Gewicht usw.) miteinander verglichen werden, sondern die kranken Menschen selbst. Es muß also in jedem Einzelfall, d. h. für jeden einzelnen Kranken aus der *Zusammenschau* seines Ergehens, seines Schicksals und des Verlaufs seiner Merkmale bzw. seiner Symptome, ein Urteil gewonnen werden, ob er in einem Zusammenhang mit der zu prüfenden Behandlung sich in seinem Verlauf besserte, oder ob er sich gleich blieb oder sich sogar verschlechterte. Wenn es bei einer Gesamtbetrachtung von nicht nierenkranken Hochdruckkranken zur Not noch erlaubt sein konnte (so wie es in Abb. 34, S. 262 geschehen), die Blutdruckkurven der einzelnen Kranken zu summieren, so wäre dies bei den Grundumsatzkurven bei M. Basedow nicht mehr statthaft; *Kurvenscharen sind überhaupt wohl zur Gewinnung eines Überblicks wertvoll, therapeutische Beweise aber dürfen aus ihnen allein nicht abgeleitet werden.*

Da Behandlungsweisen uns ärztlich überhaupt nur insofern interessieren, als sie eine positive Heilwirkung besitzen, so werden beim *Endurteil* sowohl die Fälle, bei denen sich überhaupt keine klinische Veränderung zeigt, als auch diejenigen, bei denen der Verlauf sich verschlechterte, gemeinsam als negative Fälle, als Versager, den günstigen positiven Ausgängen gegenüberzustellen sein. Darüber hinaus werden ausgesprochene *Verschlimmerungen* auch die Frage aufwerfen, ob unsere Behandlung nicht nur nichts genützt hat, sondern sogar an der ungünstigen Entwicklung schuld, wenigstens mitschuld gewesen sein könne. Wahrscheinlich wird sie dies allerdings nur dann werden können, wenn die Verschlechterung in Anbetracht des Verlaufs der Vorbeobachtung als ganz unerwartet, ja überraschend bezeichnet werden muß. Auch wird ein solcher ungewöhnlicher Fall, obwohl ihm ein gewisser Beweisgrad bei ausreichender Vorbeobachtung genau so wie sonst zugesprochen werden muß, für sich allein ebenso wenig einen Beweis darstellen, wie wir auch umgekehrt bei positiven Ergebnissen einen einzigen Fall niemals schon als beweisend gelten lassen würden. Immerhin werden solche Ausnahmen das Problem aufwerfen, wie ihr Zustandekommen zu erklären ist, und ob es sich bei ihnen nicht von vornherein um pathogenetisch andere Situationen handelt, als bei der Mehrzahl der Basedowkranken. Die Verschiedenheit der therapeutischen Beeinflußbarkeit kann so unter Umständen zur Hypothese einer pathogenetischen Sonderstellung führen, die ihrerseits dann besondere Untersuchungen fordern würde.

Ähnliches, wenn auch in deutlich abgeschwächtem Maß, gilt im übrigen auch schon von den *Versagern*, um so mehr, je mehr dem Grad und der Zahl nach eindeutig gebesserte Fälle ihnen gegenüberstehen.

16. Diabetes mellitus

a) Die Krankheit und ihre Varianten

Schon vor dem Beginn einer therapeutischen Prüfung sollte soweit wie möglich geklärt worden sein, ob es sich bei dem jeweiligen Kranken um einen (so gut wie) reinen Pankreasdiabetes handelt, oder ob mit erheblichen anderen hormonalen oder neuralen oder allergischen diabetogenen Faktoren zu rechnen ist, oder ob gar eine der seltenen Formen von „Gegenregulationsdiabetes" vorliegt. Es ist durch viele Erfahrungen bewiesen, daß solche Verschiedenheiten von großem Einfluß sind auf den Wirkungseffekt unserer Heilmittel bei Diabetes. Die Heterogenität der Ätiologie und der Pathogenese der einzelnen Formen macht es unmöglich, eine Vielzahl von Diabetikern in der therapeutischen Prüfung als ein homogenes Kollektiv zu behandeln. Auch wenn man erst an den einzelnen Kranken im *individuellen Vergleich* (intrapatient comparison) ein Mittel prüfen, und erst danach in einer Synopse oder in einer statistischen Zusammenfassung einen Überblick über das Gesamtergebnis gewinnen will, und erst recht, wenn man von vornherein den *kollektiven Vergleich* anwenden will, ist es unerläßlich, die Kranken nach den oben angezeigten Untergruppen zu stratifizieren. Am vollkommensten wird dies bei dem möglichst unkomplizierten Pankreas- bzw. bei dem Inselzellendiabetes zu erreichen sein; viel problematischer werden Gruppenbildungen bei den anderen Formen bleiben. Diese Schwierigkeit wird sich aber beim Diabetes als nicht allzu folgenschwer für die Methodik und für die Ziele der therapeutischen Prüfung erweisen, weil das Hauptgewicht unserer Bemühungen auf dem individuellen Vergleich liegen muß.

b) Die Kriterien der Prüfung beim Diabetes und ihre Methodik

Eine jede Diabetesbehandlung bezweckt eine Besserung der Stoffwechselbilanz. Weiterhin aber zielt sie auf eine Besserung der körpereigenen Stoffwechselfunktionen des kranken Organismus. Das erste Ziel wird gemessen an *Harn- und Blutzuckerwerten* und gelegentlich auch an der Höhe und Hartnäckigkeit der Acidose. Das zweite Ziel ist identisch mit der *Besserung der körpereigenen Toleranz gegenüber Nahrungsmitteln*, besonders gegenüber Kohlenhydraten, und ist begleitet von einer *Besserung des allgemeinen objektiven und subjektiven Befindens*. Das Auftreten von

Nebenwirkungen ist als weiteres Merkmal für die Beurteilung eines antidiabetischen Medikaments bedeutsam. Schließlich hängt die endgültige Bewertung einer antidiabetischen Behandlungsmethode von ihrer *Bewährung auf die Dauer* ab. Entsprechend muß die therapeutische Untersuchung von antidiabetischen Mitteln auf verschiedene Gesichtspunkte Rücksicht nehmen.

1. Für jedes Mittel, das den Namen eines Antidiabeticums verdienen soll, muß man verlangen, daß es eine günstige Wirkung auf die spezifischen *Krankheitserscheinungen im Blut und im Harn ausübt.* Wir haben zu gute Anhaltspunkte dafür, daß ohne solche Wirkungen jede andere subjektive oder objektive „Besserung“ nur Augenblicks- und deshalb Scheinerfolg ist.

2. Wenn ein Mittel sich an jenen ersten Merkmalen des Blut- und Harnzuckers bewährt hat, dann werden sich oft Anzeichen dafür ergeben haben, daß es auch die *Stoffwechseltoleranz* verbessert hat; die Bestätigung dafür wird erst dann vorliegen, wenn nach der Senkung der Dosis eines Antidiabeticums (in einer Nachbeobachtungsperiode) größere Mengen von Lebensmitteln vertragen werden.

3. Das Urteil über eine Verbesserung der allgemeinen körperlichen und geistigen *Leistungsfähigkeit* ist immer so sehr von subjektiven Merkmalen abhängig, daß ihm viel Unsicherheit anhaftet. Es kann auf die subjektiven Allgemeineindrücke beim Diabetes schon deshalb meist verzichtet werden, weil die objektiven Merkmale sehr eindeutige Urteile erlauben, und weil die Erfahrung gezeigt hat, daß die allgemeine Leistungsfähigkeit ihnen im allgemeinen parallel geht. In den Komplex der unspezifischen Merkmale gehört auch die *Gewichtszunahme* und die *Widerstandsfähigkeit* gegen komplizierende Erkrankungen, besonders gegen Infektionen. Diese wird gemessen an der Häufigkeit der Komplikationen.

4. Als (negatives) Kriterium ist das Auftreten von *Nebenwirkungen* der Heilmittel bei den antidiabetischen Mitteln nicht nur zu berücksichtigen, sondern im voraus in Betracht zu ziehen; wenn man sie auch während der Prüfungszeit nicht zu erwarten braucht, so muß der Prüfer zumindest auf sie achten, um sie nicht zu übersehen.

5. Es muß damit gerechnet werden, daß ein Mittel im ersten Prüfungsabschnitt nicht alle seine Wirkungen manifest werden läßt, noch daß seine früheren positiven Wirkungen auf die Dauer, d. h. über Jahre, anhalten. Deshalb müssen nach Kurzzeit-Untersuchungen Kontrollen der Stoffwechselbilanzen und Untersuchungen auf Nebenwirkungen folgen. In anschließenden *Langzeit-Untersuchungen* sollen die Spätwirkungen und ein Nachlassen der Wirkung (Spätversager) beobachtet werden.

c) Der individuelle therapeutische Vergleich

Bei Gruppen von Diabetikern, die mit Recht als sehr homogen betrachtet werden können, könnte zur Not auch ein kollektiver therapeutischer Vergleich durchgeführt werden. Die Kriterien des Vergleichs würden dabei aber auf so viele überaus wichtige Merkmale verzichten, daß es nirgends mehr als beim Diabetes geradezu unsinnig wäre, nicht den individuellen Vergleich anzuwenden. Denn die Ausgangslage, in der beim Diabetes behandelt wird, bleibt im allgemeinen über so lange Zeitspannen konstant, daß mit großer Wahrscheinlichkeit damit gerechnet werden kann, daß benachbarte Beobachtungsperioden, die miteinander verglichen werden sollen, während der Zeit des therapeutischen Vergleichs tatsächlich miteinander vergleichbar bleiben. Diese Beurteilung hat wie immer zur Voraussetzung den Vergleich zwischen dem Verlauf während der tatsächlichen Anwendung der zu prüfenden Heilmethode, also während der *Periode der therapeutischen Prüfungszeit* einerseits und den *Perioden der Vorbeobachtungszeit und der Nachbeobachtungszeit* andererseits. Alle drei Perioden müssen jeweils so lange durchgeführt werden, bis ein Zustand erreicht ist, der die Kurven von Blut- und Harnzucker *stationär bzw. konstant* oder, falls es dazu nicht kommt, *kontinuierlich gerichtet* erscheinen läßt.

Die Anfügung einer *Nachbeobachtungsperiode* ist schon deshalb sehr wichtig, weil sie die therapeutische Beeinflussung als einen willkürlich von uns beeinflußbaren, reversiblen Vorgang charakterisieren kann. Darüber hinaus müssen wir bei noch unerprobten Heilmethoden immer damit rechnen, daß ein Mittel nicht nur keine Besserung, sondern sogar eine Verschlechterung bewirken kann. Es kann sich das unter Umständen erst nach dem Absetzen des „Heilmittels" herausstellen. Stellt sich bei einem Diabetiker in einer solchen Nachperiode eine Wiederverschlechterung der Zuckerbilanz oder ein Anstieg des Blutzuckerniveaus ein, so wird das fürs erste dafür sprechen, daß das Mittel wohl eine günstige Wirkung gehabt hat, daß diese aber mit seinem Absetzen sofort wieder abgeklungen ist. Stellt sich in der Nachbeobachtung aber eine Zuckerbilanz ein, die schlechter ist, als sie es vor der Prüfung des Mittels gewesen, oder steigt das Blutzuckerniveau bei unveränderter KH.-Zufuhr über den früheren Stand der Vorbeobachtung, so bedeutet das eine *Toleranzverschlechterung* gegenüber der Vorbeobachtungsperiode und erweckt den Verdacht, daß das geprüfte Mittel daran schuld ist.

Für diese beiden Situationen gelten die allgemeinen Regeln, die eingehalten werden müssen, wenn es überhaupt möglich sein soll, zu einem brauchbaren therapeutischen Vergleich zu gelangen.

Mit dem Auftreten von *Nebenwirkungen* ist schon während der Testperiode des Heilmittels, aber auch in der ganzen Folgezeit zu rechnen, also sowohl in der Nachbeobachtungsperiode, als auch über eine längere Zeit der zumeist ambulant durchgeführten weiteren Beobachtung. Die Problematik der Nebenwirkungen auf den Gesamtorganismus oder auf eines seiner Organe hängt eng zusammen mit der Fähigkeit des Antidiabeticums, Gegenkräfte gegen sich selbst im Körper zu erzeugen.

Für alle Vergleichsperioden gelten die allgemeinen Regeln: *Vermeidung von Mitursachen*, genügende *Dauer der Vergleichsperioden* und Beobachtung einer *genügend großen Anzahl von Fällen.*

Mitursachen können sein: Wechsel der Diät, also besonders der KH.- und Eiweißzufuhr und der Gesamtkalorienverabreichung während der Untersuchung, natürlich auch fortgesetzte Diätfehler, ferner gleichzeitige Anwendung verschiedener differenter antidiabetischer Medikamente und schließlich andere eingreifende Veränderungen der Lage des Kranken, große Aufregungen usw. Ist die Änderung der KH.-Zufuhr nur eine einmalige, sind die Einzelperioden groß und liegen die Verhältnisse im übrigen klar, so kann sie vernachlässigt werden. Fast hoffnungslos aber ist das Bemühen, ein neues, noch unbewährtes antidiabetisches Präparat zu prüfen, während gleichzeitig ein anderes, erprobtes — das wird immer Insulin sein — gegeben wird; man wird zu einer solchen Versuchsanordnung nur dann greifen, wenn man glaubt, auf Insulin nicht verzichten zu dürfen, weil eine zu schwere Erkrankung vorliegt. Das bedeutet nichts anderes, als daß das neue Präparat, das der Prüfung unterzogen werden soll, wenn überhaupt, dann doch aller Wahrscheinlichkeit nach schwächer wirksam ist als das Insulin. Die Insulinwirkung wird dann die Lage meist schon so beherrschen, daß die Wirkung des schwächeren Präparats darunter kaum mehr zu erkennen ist. Die Wirkungsmöglichkeiten eines neuen Präparats werden jedenfalls zuerst bei Kranken geprüft werden müssen, bei denen angesichts des ungefährlichen Grades ihres Diabetes zum mindesten vorübergehend ohne Risiko für den Kranken auf Insulin verzichtet, bei denen der Versuch gemacht werden kann, Insulin durch ein neues Mittel zu ersetzen und gleichzeitig dieses an dem schon gemessenen Insulinbedarf zu testen. Erst in zweiter Linie kann es gestattet sein, bei schwereren Diabetikern während einer Insulinbehandlung allmählich einen mehr oder minder großen Teil des Insulins durch ein anderes Mittel, das der Prüfung unterzogen werden soll, zu ersetzen, und aus der Insulinmenge, die auf solche Weise ohne Verschlechterung der Stoffwechsellage gespart werden kann, einen Rückschluß auf die Wirkung jenes Mittels zu ziehen.

Bei Diabetikern, deren Krankheit so leicht ist, daß wenigstens vorübergehend ein Antidiabeticum nicht unbedingt indiziert erscheint, können auch Perioden der Erkrankung, in denen lediglich ein diätetisches Diabetes-Regime eingehalten wird, als Grundlage des Vergleichs mit Perioden, in denen zusätzlich ein noch nicht geprüftes Antidiabeticum gegeben wird, verwendet werden. (Die Beispiele 28 und 29 sind für diesen Fall zuständig.)

Zu kurze Vergleichsperioden und besonders eine zu kurze Vorbeobachtung bedeuten so schwere und grundsätzliche Fehler, daß sie durch nichts wieder gutgemacht werden können. Teilweise kann eine zu kurze Vorbeobachtung durch eine Wiederholung der unspezifischen Behandlungsperiode in einer Nachbeobachtung ausgeglichen werden. Am sichersten geht der Untersucher, der der Zeit seiner spezifisch-therapeutischen Beobachtung immer eine Vorbeobachtungsperiode vorausgehen und eine Nachbeobachtungsperiode folgen läßt.

Harn- und Blutzuckerwerte, die beiden ausschlaggebenden Merkmale des Diabetes mellitus, sind beide zahlenmäßig erfaßbar und kurvenmäßig darstellbar. Je nachdem es nur zu einem kontinuierlich gerichteten oder einem stationären Verlauf der Harn- und Blutzuckerwerte kommt, erfolgt die Erfolgsbeurteilung aus der *Diskontinuität der Verlaufsrichtungen* oder aus der *Differenz der Mittelwerte* verschiedener Perioden.

α) Beurteilung eines antidiabetischen Mittels aus dem gerichteten Verlauf der Harnzuckertagesmengen und der Blutzuckerwerte

Bei gleichmäßiger KH.-Eiweiß- und Kalorienzufuhr wird sich am ehesten ein *kontinuierlich gerichteter Verlauf* ergeben. Seine Richtung und deren Änderungen werden am sichersten erfaßt mit Hilfe der Berechnung der Regressionskoeffizienten und ihrer Differenzen.

Beispiel 28. Der harnzuckerkranke Patient Bie. wurde während mehrerer Zeitperioden stationär beobachtet und unterschiedlich behandelt. Wir erwähnen hier nur die Blutzuckerwerte und ihren Verlauf, ohne auf die Harnzuckerausscheidung einzugehen, die als Beurteilungskriterium ebenfalls beachtet werden muß und methodisch wie die Blutzuckerwerte zu bearbeiten ist.

Die *Verlaufsrichtung* der Blutzuckerwerte in den einzelnen Beobachtungszeitperioden kann durch die *Regressionskoeffizienten* gekennzeichnet werden. Ihre Berechnung aus den Blutzuckermeßwerten wurde in Kapitel V. C. 2 geschildert.

I. In der *Vorbeobachtungsperiode* wurde jeden zweiten Tag der Blutzucker bestimmt. Die Werte zeigten stark zunehmende Tendenz und sind in Tab. 13, Seite 130, wiedergegeben. Die Verlaufsrichtung wurde durch einen Regressionskoeffizienten von $b_Y = +6{,}7$ gekennzeichnet.

II. Die *Periode der* spezifischen Behandlung bzw. der *therapeutischen Prüfung* (unter dem Mittel Anticoman) zeigte fallende Blutzuckerwerte mit einem zugehörigen Regressionskoeffizienten von $b_T = -4{,}0$. Tabelle 14, Seite 131, enthält die Beobachtungswerte. Man wird bei therapeutischen Prüfungen diese Therapietestperiode länger gestalten als hier in dem Beispiel. Für die Schilderung des methodischen Vorgehens reichen aber auch diese kleinen Stichproben aus.

Die Differenz der beiden Richtungskoeffizienten $|b_V - b_T|$ ist: 10,69 mit einem zugehörigen t-Wert von 2,81 bei $n=8$ Freiheitsgraden. Aus der Tabelle der t-Verteilung ergeben sich bei $n=8$ Freiheitsgraden für $P=0{,}05$ ein t-Wert von 2,306 und für $P=0{,}01$ ein t-Wert von 3,355. Der empirische t-Wert liegt zwischen diesen Schranken, ist also signifikant mit $p < 0{,}05$, aber $p > 0{,}01$.

Die Differenz der Richtungskoeffizienten erweist sich als echt. Aber es ist offenbar, daß sie dies nur der diametralen Richtungsänderung zu verdanken hat, die die Blutzuckerkurve beim Übergang von der Vorbeobachtungsperiode zur Periode der spezifischen Behandlung vollzieht.

III. In einer *Nachbeobachtungsperiode* im Anschluß an die Therapietestperiode, deren Blutzuckerwerte hier nicht wiedergegeben werden, zeigte sich dann aber, daß auch nach Fortlassen des zu prüfenden Medikaments die Blutzuckerwerte in der gleichen Richtung, die die Testperiode (II.) hatte, weiter abfielen.

Im vorliegenden Beispiel wäre es unter Anticoman, also nach dem Vergleich der Vorbeobachtungszeit mit der therapeutischen Prüfungszeit, zu einer gesicherten Beeinflussung des Blutzuckers gekommen, nicht aber auf Grund des Vergleichs des letzteren mit der Nachbeobachtungszeit. Es liegt hier ein beunruhigender Widerspruch zwischen zwei Ergebnissen vor, die sinngemäß übereinstimmen sollten. Der Gegensatz kann damit erklärt werden, daß die Blutzuckerkurve in der Nachbeobachtungszeit noch weiter unter der Nachwirkung des zuvor verabreichten Mittels stand. Es könnte aber auch eingewandt werden, daß das günstige Resultat, das sich beim Vergleich der Vorbeobachtungsperiode mit der therapeutischen Prüfungsperiode ergab, trotz seiner Bestätigung durch die Wahrscheinlichkeitsrechnung nicht „echt" sei, daß es vielmehr auf einem Zufall beruhe, der bei einer sehr kleinen Zahl von Blutzuckerbestimmungen nicht ausgeschlossen werden könne. Tatsächlich ist damit zu rechnen, daß wir bei nur fünf Merkmalsbestimmungen, von denen jede selbst eine Fehlerbreite besitzt, noch nicht unter allen Umständen berechtigt sind, dem errechneten Regressionskoeffizienten und seinem mittleren Fehler zu vertrauen.

β) Die Beurteilung eines antidiabetischen Mittels aus der Differenz der Mittelwerte der Harnzuckertagesmengen und des Blutzuckers

Seltener wird es in der für eine klinische Beobachtung zur Verfügung stehenden Zeit zu einem *konstanten stationären Verlauf der Harnzuckerausscheidung und des Blutzuckers* kommen. Ein solcher stationärer Verlauf ist die Voraussetzung eines brauchbaren Mittelwerts und eines therapeutischen Urteils aus der *Differenz zweier Mittelwerte* (s. Kap. V. C. 1.). Wenn die Zuckerkurven wirklich konstant horizontal und ohne wesentliche Schwankungen verlaufen und die Differenz der Mittelwerte zweier Vergleichsperioden groß ist, bedarf diese an sich keiner weiteren Bestätigung. Das ist aber eine große Ausnahme, und zumeist wird dabei eine erhebliche Unsicherheit bleiben. Deshalb ist grundsätzlich auch hier die Kontrolle mit Hilfe der Wahrscheinlichkeitsrechnung zu fordern.

Die Wirkung eines antidiabetischen Medikaments wird auch bei stark wirkenden Mitteln kaum jemals so sein, daß Harn- und Blutzucker sich sofort am ersten Tage auf eine neue Gleichgewichtslage einstellen, um auf dieser einen neuen horizontalkonstanten Verlauf zu nehmen. Der Abstieg wird sich treppenförmig im Verlauf von mehreren Tagen vollziehen. Solange die neue Gleichgewichtslage noch nicht erreicht ist, kann auch von einer Konstanz der Kurve noch keine Rede sein. Wenn wir die zwei Perioden (Vor- bzw. Nachbeobachtung gegenüber der therapeutischen Beobachtungsperiode) *auf Grund ihrer Mittelwerte* von Harn- und Blutzucker miteinander vergleichen wollen, so dürfen wir nur die Periodenteile vergleichen, die wirklich im Gleichgewicht sind und deshalb konstant (stationär) verlaufen [66]. Das gilt sowohl für Vorbeobachtung, Prüfungsperiode und Nachbeobachtung. Eine gewichtige Rolle wird es aber vorzüglich in den beiden letzten Perioden spielen: Am Beginn der Behandlungs- bzw. Prüfungsperiode hat das Mittel entweder überhaupt noch nicht oder doch noch nicht so weit gewirkt, daß ein neues Gleichgewicht eingetreten ist, und zu Beginn der Nachbeobachtung haben wir einerseits damit zu rechnen, daß das Mittel noch nachwirkt, und andererseits, daß die nun zuständige Gleichgewichtslage wiederum noch nicht erreicht ist. Es werden deshalb zu Beginn dieser Perioden regelmäßig ein bis mehrere Tage zu streichen bzw. zu vernachlässigen sein, eben so viele Tage, als der Verlauf noch nicht konstant, sondern noch in Bewegung ist.

Nach dem Versagen der blutzucker- und harnzuckersenkenden Wirkung in der statistischen Prüfung kann einem Medikament kein Wert mehr zugebilligt werden. Eine bloße Senkung des Harnzuckers ohne gleichzeitige Blutzuckersenkung kann keine Besserung des Zuckerstoffwechsels bedeuten, da die Menge des Harnzuckers grundsätzlich eine Funktion der Höhe des Blutzuckers bedeutet, d. h. im allgemeinen, daß die Harnzuckermenge sich der Blutzuckerhöhe einigermaßen proportional verhält. Sinkt unter der Therapie der Harnzucker bei gleichbleibendem hohem Blutzucker, dann wird in den meisten Fällen eine medikamentös bedingte Alteration der Niere die Schuld tragen.

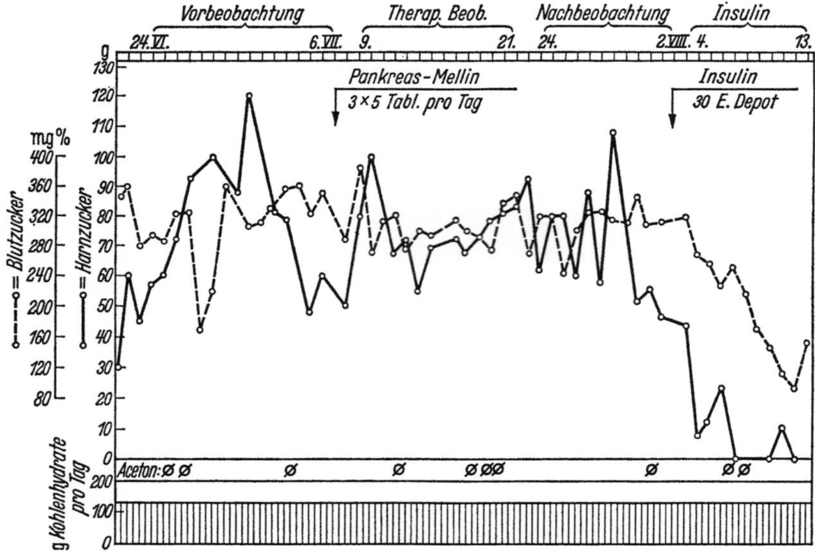

Abb. 48 [zu Beispiel 29. Aus Thurn, P.: Dtsch. med. Wschr. **75**, 1691—1693 (1950)]

[66] Siehe auch die Ausführungen Seite 256 und Abb. 29.

Beispiel 29. Als weiteres Beispiel der Prüfungen eines antidiabetischen Mittels führe ich die Untersuchung einer 68jährigen Patientin an. Sie war noch nie mit Insulin behandelt worden, und es wurde vorerst der Versuch gemacht, sie mit Hilfe von *Pankreas-Mellin* einzustellen. Die Kurve Abb. 48 zeigt den Verlauf. In ihm können unterschieden werden:

1. die rein diätetische *Vorbeobachtungsperiode* vom 24. Juni bis zum 7. Juli,
2. die Periode der *therapeutischen Beobachtung* vom 9. Juli bis 21. Juli unter dem Einfluß von 3mal 5 Tabletten Pankreas-Mellin täglich,
3. die *Nachbeobachtungsperiode* vom 24. Juli bis zum 21. August,
4. schließlich die Periode der *therapeutischen Beobachtung* unter täglich 30 E *Depot-Insulin* vom 3. bis 13. August.

Verglichen wurden also:

I. die Vorbeobachtungsperiode mit der therapeutischen Pankreas-Mellin-Periode,
II. die Nachbeobachtungsperiode mit der vorhergehenden therapeutischen Pankreas-Mellin-Periode,
III. die Nachbeobachtungsperiode mit der therapeutischen Insulin-Periode.

Die Vergleiche können sich bei allen drei Möglichkeiten einerseits auf die Harnzuckertageswerte, andererseits auf die Blutzuckerwerte beziehen.

Schon bei einer grob optischen Schätzung der Kurve Abb. 48 und ihrer verschiedenen Perioden wird deutlich, daß die therapeutische Pankreas-Mellin-Periode sowohl in bezug auf den Verlauf der Harnzuckertageswerte als auch auf den Verlauf der Blutzuckerwerte *nicht* günstiger gestaltet ist. als die Vorbeobachtungszeit oder die Nachbeobachtungszeit. Ganz im Gegenteil dazu fallen sowohl Harnzucker- wie Blutzuckerkurve mit Einsatz der Insulinverabreichung sofort steil ab! Das Verhalten sowohl des Blutzuckers wie auch der Harnzuckerausscheidung in der Vorbeobachtungsperiode, der Therapietestperiode und der Nachbeobachtungsperiode verläuft im wesentlichen kontinuierlich horizontal und kann deswegen durch Mittelwerte und zugehörige Standardabweichungen zahlenmäßig gekennzeichnet werden [Berechnung nach den Gleichungen (1) bis (13) in Kap. V. C. 1. a und b]. Die statistische Prüfung, ob die Unterschiede zwischen den Mittelwerten *verschiedener* Beobachtungsperioden signifikant sind, erfolgt durch den t-Test (s. Kap. V. C. 1 c).

Schwierigkeiten bei der therapeutischen Prüfung auf Grund von Mittelwerten können verschiedene Ursachen haben:

1. Eine Sicherheit über die Wirksamkeit einer Behandlung kann also nur dann erhalten werden, wenn das *Kriterium*, an dem die Wirksamkeit geprüft werden soll — das ist hier der Harnzucker (für den Blutzucker gilt das gleiche) —, *nicht zu klein* ist, um ausgiebige Veränderungen überhaupt zu gestatten. Man wird deshalb ganz allgemein keine Aussicht haben, aus einem Kriterium heraus etwas Eindeutiges erkennen zu können, wenn die unvermeidbaren Schwankungen (Streuungen) des Kriteriums schon der gleichen Größenordnung angehören wie die Ausgangswerte des Kriteriums.

2. Unsere bisherigen Ausführungen zum Diabetes bezogen sich im wesentlichen auf dessen medikamentöse Beeinflussung. Auch nach der Entdeckung des Insulins ist die gleichzeitige diätetische Einstellung des Zuckerkranken nicht weniger wichtig geworden. Handelt es sich um ein *diätetisches Problem* oder stehen gleichzeitig diätetische und medikamentöse Komplexe zur Debatte, so ist die grundsätzliche Methodik der Behandlung nicht anders. Bei diätetischen Fragestellungen wird es sich aber oft um relativ feine Nuancen handeln. Wenn dies der Fall ist, werden selbstverständlich die Differenzen des therapeutischen Wirkungsgrades ebenfalls relativ klein sein und jedenfalls bei großen Merkmalsschwankungen, die der Zuckerkrankheit oft eigen sind, nicht ohne weiteres sicher erkannt werden können. Daß, je geringer die Wirkungsdifferen-

zen und je größer die Streuungen sind, *um so länger die Beobachtungsperioden werden müssen,* dies allgemeingültige Gesetz tritt beim Diabetes besonders deutlich in Erscheinung.

Der häufigste Fehler, der bei individuellen therapeutischen Vergleichen auf Grund der Verlaufsbeobachtung gemacht wird, stammt aus der Ungeduld des Untersuchers; es ist die ungenügende *Länge der Vorbeobachtungszeit.* Das ist beim Diabetes noch schlimmer als bei anderen chronischen Erkrankungen, die ebenfalls auf Grund ihrer Verlaufsbeobachtung geprüft werden. Bei anderen Erkrankungen kann uns eine gute Anamnese manches ersetzen, beim Diabetes aber sagen uns die Angaben des Kranken allein für sich zu wenig aus, wir können auf die exakten eignen quantitativen Untersuchungen nie verzichten; subjektive Empfindungen und der Verlauf von Komplikationen sind Ergänzungen. Ist eine Vorbeobachtung aus klinischen Rücksichten nicht möglich gewesen, so muß um so größerer Wert auf eine Nachbeobachtungsperiode gelegt werden.

Eine feste Größenordnung kann für Vor- und Nachbeobachtung, überhaupt für die Dauer der einzelnen Untersuchungsperioden nicht angegeben werden. Die notwendige Dauer hängt ab von der Größe der Streuungen in den einzelnen Perioden und von der Größe der Differenz zwischen den Mittelwerten von je zwei zu vergleichenden Perioden. Je kleiner die Streuungen innerhalb der Perioden sind, um so kleiner werden auch die mittleren Fehler (im Verhältnis zu dem Mittelwert) dieser Periode werden. Je größer die Differenz der beiden Mittelwerte zweier Vergleichsperioden wird, und zwar im Verhältnis zu ihrem mittleren Fehler, um so gesicherter wird das Ergebnis.

3. Die Beurteilung einer antidiabetischen Maßnahme, sei sie nun medikamentöser oder diätetischer Natur, wird *niemals eine reine Bilanzangelegenheit* sein dürfen. Das Allgemeinbefinden und die Arbeitsfähigkeit des Kranken, das Verhalten von Komplikationen, die praktische und wirtschaftliche Durchführbarkeit des Regimes stehen jedesmal mit zur Diskussion. Aber die Güte der Bilanz, die Toleranz, die Toleranzbesserung, das Verhalten des Blutzuckers und das Auftreten von Ketosäuren werden immer Gegenstand der grundlegenden Untersuchungen sein, bei deren negativem oder unbefriedigendem Ausfall sich jede weitere Mühe erübrigt.

Kriegsbedingte Veröffentlichungen auf dem Gebiet der Diabetestherapie haben besonders eindringlich gezeigt, daß eine unkritische Methodik und daß das Herausgreifen einiger Paradefälle, die der Hypothese, die bewiesen werden soll, günstig sind, zu folgenschweren Irrtümern führen, die sich für viele Zuckerkranke unheilvoll auswirken können [67].

d) Der kollektive therapeutische Vergleich [Langzeitprüfungen]

Bei den Erprobungen des Insulins war schon früh aufgefallen, daß einzelne Kranke auf Insulin überhaupt nicht oder kaum reagierten. Diese Kranken besitzen schon primär Antagonisten („natürliche Inhibition“), die das im Blute kreisende Insulin unwirksam machen, ehe es noch in den Stoffwechsel eingreifen kann. Diese Kranken bilden eine eigene Untergruppe der Diabetiker und werfen ein Sonderproblem der therapeutischen Forschung im Rahmen des Diabetes auf. (Siehe Unter-

[67] Dazu die kritischen Ausführungen von E. Grafe: Deutsches Ärzteblatt 1944, Nr. 1.

gruppenbildung, stratification Kap. IV. A. 3.) Beim Insulin ist weiterhin aufgefallen, daß es nach anfänglicher guter Wirkung später versagen konnte. Solche Spätversager des Insulins sind noch seltener als die soeben erwähnten primären Versager und sind zurückzuführen auf sekundär gebildete Antagonisten, Antikörper, die durch das artfremde tierische Insulin erzeugt werden.

Bei der medikamentösen Therapie mit *Sulfanylharnstoffen* stellte sich dieses Problem der *Spät- bzw. Sekundärversager* jetzt wiederum [68]. Es ist immer wahrscheinlicher geworden, daß ein Teil der kürzer oder länger mit diesen Präparaten behandelten Diabetiker nicht mehr auf sie reagieren, darüber hinaus dann aber auch mehr Insulin benötigen als vor dem chemotherapeutischen Einsatz. Hier interessiert den therapeutischen Forscher zweierlei: es stellt sich einerseits die Frage, ob der spätere Mehrbedarf an Insulin aus der spontanen Entwicklung, d. h. aus einer natürlicherweise mit den Jahren fortschreitenden weiteren Schädigung der Inselzellen und damit aus einer natürlichen Verminderung der Toleranz zureichend zu erklären ist, vielleicht einschließlich der Mitwirkung von Diätfehlern usw. Zum anderen ist aber auch in Erwägung zu ziehen, ob das an sich schon durch die Grunderkrankung in seiner Funktion beeinträchtigte Inselzellengewebe durch das bei der Prüfung verwandte Pharmacon, hier durch einen Sulfanylharnstoff, noch zusätzlich und vorzeitig geschädigt worden sein kann.

Das ist eine wichtige Frage, die auch später bei der Anwendung heute noch nicht entdeckter antidiabetischer Mittel wieder aktuell werden kann, von der aber jetzt schon offenbar ist, daß sie nicht vom individuellen Kranken aus entschieden werden kann; denn innerhalb der einzelnen Krankengeschichte können, wenn der Kranke schon einmal ein Medikament erhalten hat, das einem solchen Verdacht ausgesetzt ist, unmöglich mehr integre Vergleichsperioden gebildet werden; dabei sehen wir davon ab, daß schon die oft lange Dauer der Ausbildung des Versagerphänomens den individuellen Vergleich, der seiner Natur nach eine Kurzzeituntersuchung ist (short time trial), ausschließt.

Es kommt so aus verschiedenen Gründen nur ein *kollektiver therapeutischer Vergleich* als *Langzeitversuch* in Frage. Die Bildung von Untergruppen (stratification) wird dabei ganz besonders unentbehrlich. Es werden also zwei Kollektive von Kranken gebildet werden müssen, deren Glieder sich in bezug auf die Art und den Schweregrad ihres Diabetes, auch in bezug auf ihre diätetische Einstellung möglichst gleichen, die sich aber darin unterscheiden, daß die eine Gruppe bisher nur mit Insulin behandelt worden ist, die andere aber vorzüglich oder zusätzlich mit einem Sulfanylharnstoff. Durch den Vergleich der *durchschnittlichen Toleranz* und des *durchschnittlichen Insulinbedarfs* als Merkmal zwischen den beiden Gruppen wird sich erweisen, ob in der einen Gruppe mit den Jahren und in den gleichen Zeiträumen eine stärkere Toleranzverschlechterung bzw. ein durchschnittlich größerer zusätzlicher Insulinbedarf eingetreten ist als in der anderen. Dieses Problem ist nicht nur klinisch höchst wichtig, sondern es kann auch mit keinem noch so peniblen Versuch an Tieren, es kann nur mit Hilfe des klinisch therapeutischen Vergleichs geklärt werden, und zwar des kollektiven Vergleichs, nach der rigorosen Bildung von Untergruppen. Das ist selbstverständlich nur in der *Zusammenarbeit von vielen Krankenhäusern* möglich.

---

[68] Vgl. dazu K. SCHÖFFLING, E. K. PFEIFFER, H. DITSCHUNEIT, K. FEDERLIN u. H. WILDBERGER: Med. Welt **1961**, 827. (Berichte über 1691 Zuckerkranke.)

e) Coma diabeticum

Bei der Prüfung der Behandlungsmöglichkeiten des *Coma diabeticum* ist eine wesentlich anders geartete Aufgabe gestellt als bei der Prüfung antidiabetischer Mittel schlechthin. Es handelt sich jetzt um die Behandlung einer *akuten Komplikation* einer exquisit chronischen Krankheit. Deshalb werden hier andere Kriterien als dort benutzt werden müssen. Es sind die bei der Besprechung der therapeutischen Prüfungen bei den akuten Krankheiten, Anfallskrankheiten usw. genannten Kriterien des *Ausgangs* zum Leben oder zum Tode, der *Dauer* eines Komas und auch einzelner ihrer Merkmale, schließlich auch die Zahl von Komplikationen, soweit solche während des Komas oder in seinem Gefolge auftreten. Zu einer ganz befriedigenden therapeutischen Schlußfolgerung werden diese Kriterien dennoch schwerlich ausreichen: die Eigenart eines jeden Komas ist so groß, daß eine statistisch zureichende Gleichförmigkeit und Gleichmöglichkeit aller Fälle noch weniger als sonst existiert. Jedenfalls werden so viele genau beobachtete Fälle nötig sein, daß im allgemeinen nur die ganz besonders genau disponierte und besonders folgerichtig ausgeführte Zusammenarbeit vieler Krankenhäuser einen Erfolg versprechen kann. Dabei wird im übrigen genau wie sonst beim kollektiven therapeutischen Vergleich die Bildung von 2 Gruppen von Komakranken das primäre Ziel sein. Um das zu erreichen, müssen über die besondere Kennzeichnung des einzelnen Komas bzw. des einzelnen Komakranken eindeutige Vereinbarungen unter den „versuchsanstellenden" Ärzten (der verschiedenen Krankenhäuser) getroffen worden sein: Alter, Geschlecht und Ernährungszustand, bisherige Dauer, Art und Schwere der Zuckerkrankheit im Einzelfall, Vorliegen von Komplikationen schon bei Eintritt des Komas usw. gehören zu den wichtigsten Merkmalen, die für die Unterteilungen und für die daraus resultierende Ausgleichung (s. Kap. IV. A. 3) bedeutsam sind.

Obwohl sich das Koma zumeist in wenigen und so dramatischen Stunden abspielt, daß — wie oben ausgeführt — eine Verlaufsbeobachtung im gewöhnlichen Sinn samt Vorbeobachtung usw. ausgeschlossen ist, können wir aus der Verfolgung des Verlaufs des öfteren Schlüsse ziehen, und zwar deshalb, weil im diabetischen Koma in den kritischen Stunden eine sehr kontinuierliche Verfolgung der maßgebenden Kriterien stattfinden kann. Vorbedingung dafür ist, daß die Merkmale so häufig bestimmt werden, daß ihre Verläufe und besonders ihre Verlaufsänderungen klar zutage treten und so zu den ärztlichen Maßnahmen in zeitliche und bei wiederholtem Erleben auch in gewisse ursächliche Beziehungen gesetzt werden können. Die Bestimmungen des Blutdrucks, der Herz- und Atemfrequenz und des EKG müssen dazu fortlaufend registriert, die des Blutzuckers bis zur Überwindung der Krise alle Stunden, die der Alkalireserve in Abständen von wenigen Stunden vorgenommen werden, und über das Allgemeinbefinden (einschließlich des Turgors der Haut) und über den Grad der Benommenheit muß fortlaufend Buch geführt werden.

Eine Kombination der Maßstäbe, die einerseits der kollektive, die andererseits der individuelle therapeutische Vergleich uns beim diabetischen Koma liefern — beide hier nur unvollkommen anwendbar —, wird das beim diabetischen Koma erreichbare Optimum der therapeutischen Forschung sein. Daß z. B. trotz vieler Bemühungen die relativ einfach erscheinende Frage, ob, in welcher Menge und besonders zu welchem Zeitpunkt Glucosezufuhr indiziert ist, noch immer strittig sein kann, illustriert die ungewöhnlichen Schwierigkeiten der therapeutischen Probleme, die es hier zu bewältigen gibt, aber auch die Insuffizienz der von den Untersuchern angewandten Methodik. Es scheint, daß es nur eine einzige Arbeit gibt, die einen wirklich belegten Beitrag zu dem Thema gebracht hat; diese Arbeit spricht gegen die Anwendung großer Traubenzucker-Zufuhr in den frühen Stadien des Komas; angesichts der Lebenswichtigkeit des Problems hätte sie aber schon längst der Nachprüfung bzw. Bestätigung bedurft.

Nicht viel weniger gehen die Ansichten für das Koma auseinander über die optimale Dosierung des Insulins, über die Nützlichkeit von Natriumcarbonat in der Acidose, über die Zweckmäßigkeit der Gaben von Kalium und Nebennierenrindenhormonen; nicht einmal darüber besteht Einigkeit, wieweit unmittelbar und mittelbare Kreislaufmittel im Koma indiziert sind (Strophanthin, Kalium und Analeptica)!

17. Rheumatische Krankheiten

Es handelt sich bei dem Oberbegriff der rheumatischen Krankheiten um eine Gruppe ätiologisch, pathogenetisch und symptomatisch sehr verschiedener Erkrankungen. Darüber hinaus besitzen die einzelnen Krankheiten teilweise sowohl akute wie chronische Stadien; so wird die Methodik therapeutischer Prüfungen hier sowohl wegen ihrer grundsätzlichen als wegen ihrer von Stadien abhängigen Verschiedenheiten in vielfacher Beziehung variieren. Die Trennung in akute und chronische Formen beschränkt sich im wesentlichen auf den akuten und den sekundär-chronischen Gelenkrheumatismus, auf Rheumatoide und auf im engeren Sinn infektiöse Gelenkerkrankungen. Die Krankheitseinheiten, die jede für sich getrennt therapeutischen Prüfungen unterzogen werden, stellen sich in der folgenden Übersicht vor:

I. Der akute Gelenkrheumatismus, Polyarthritis acuta, rheumatisches Fieber.

II. Die Rheumatoide:
nach Scharlach, Pneumonie, Masern, Ruhr, Meningitis, bei Tuberkulose und bei Lues, allergische Rheumatoide.

III. Der chronische Rheumatismus, chronische Arthritiden:
- a) sekundär chronische Arthritis, sekundär chronischer Rheumatismus;
- b) primär chronische Arthritis;
- c) Spondylarthritis ancylopoetica chronica (M. Bechterew);
- d) das Stillsche und das Feltysche Syndrom;
- e) die Periarthritis (-arthrosis) humeroscapularis.

IV. Die degenerativen Gelenkerkrankungen, die Arthrosen.
Arthrosis deformans einschließlich die Spondylarthrosen und das Malum coxae senile.

V. Die Neuralgien, insbesondere Ischias.

Diese Differenzierung nach Krankheits-„Einheiten" würde allein für sich noch keine Grundlage einer ausreichenden *Homogenität* verbürgen; jedenfalls nicht in allen Fällen. Die *individuelle Schwere* der „Fälle" kann so verschieden sein, daß sie, wenn sie im *kollektiven therapeutischen* Vergleich verwendet werden sollen, erst (nach ihrer Schwere) in Untergruppen eingeteilt (stratifiziert s. Kap. IV. A. 3) werden müssen; erst zwischen den Untergruppen kann sich dann der therapeutische Vergleich abspielen.

Zur *Kennzeichnung des Schweregrades* der Erkrankung im ganzen bietet sich die Klassifikation von STEINBROCKER u. a. (1949) an, die in Tab. 40 wiedergegeben ist.

Tabelle 40. *Klassifikation der klinischen Schweregrade der rheumatischen Arthritiden.* (Nach STEINBROCKER u. a. 1949)

Stadium	Röntgenol. Symptome	Muskel-atrophie	Extraartikul. Läsionen (Knötchen, Tendo-vaginitis)	Gelenk-deformierung	Ankylosen
I	zuweilen Osteoporose, keine destruktiven Veränderungen	0	0	0	0
II	Osteoporose, leichte chondrale oder subchondrale Destruktionen können vorhanden sein	angedeutet	können vorhanden sein	0	0
III	Osteoporose, chondrale und knöcherne Destruktionen vorhanden	aus-geprägt	können vorhanden sein	Subluxation, Ulnardeviation und/oder Hyperextension	0
IV	wie bei III, aber mit knöcherner Ankylose	aus-geprägt	können vorhanden sein	wie bei III	fibröse oder knöcherne Ankylose

Feinere Unterschiede in der Schwere der Krankheitsprägung müssen durch Beschreibung der einzelnen klinisch typischen Symptome ausgedrückt werden (s. unten). Zur *Klassifikation der Funktionseinschränkung* haben DUTHRIE u. Mitarb. 1964 die in Tab. 41 wiedergegebene Unterteilung angegeben, die ganz für die praktische Notwendigkeit einer Untergliederung ausgerichtet ist.

Tabelle 41. *Klassifikation der Funktionseinschränkung bei rheumatischer Arthritis*

Grad der Funktionseinschränkung	Definition	Bemerkungen
I	tauglich für alle normalen Tätigkeiten	Volle Beschäftigung in gewöhnlichen Arbeiten, volle Hausarbeitsarbeiten
II	mäßige Einschränkung	Übliche Arbeiten mit Modifikationen möglich, leichte oder zeitweise Arbeit, alle Hausarbeiten außer den schwersten, keine Angewiesenheit auf Hilfspersonen
III	deutliche Einschränkung	nur mehr sehr leichte Arbeiten oder leichte Hausarbeiten, geringe Hilfsbedürftigkeit bei einzelnen Arbeiten
IV	an Bett oder Rollstuhl gefesselt	für keine Arbeiten fähig, völlig angewiesen auf Hilfe anderer

Als *Klassifikation der Aktivität* der rheumatischen Erkrankung haben die gleichen Autoren die in Tab. 42 aufgezeigte Unterteilung vorgeschlagen.

Tabelle 42. *Klassifikation der Aktivitätsgrade bei rheumatischer Arthritis* (nach DUTHRIE u. a., gering modifiziert durch OBERHOFFER)

Aktivitätsgrad	Aktivitätsstufe	BKS n. W. (mm nach 1 Std)	Hgb %	Gelenkbeteiligung	Allgemeinbeeinträchtigung
1	inaktiv	unter 20	über 85	keine entzündlichen Gelenksymptome	keine
2	mäßig aktiv	20—60	65—85	Aktivitätszeichen an mehreren Gelenken	geringe, Gewichtskonstanz
3	sehr aktiv	über 60	unter 65	akute entzündliche Symptome an vielen Gelenken	sehr deutlich, Gewichtsverlust

Die hier aufgeführten Klassifikationen sind besonders für eine Therapiebeurteilung bei *kollektiver Vergleichsanordnung* geeignet (siehe BADRAKHAN, 1968).

Die Originaltabelle von DUTHRIE haben wir gering in der Weise modifiziert, daß wir der Eindeutigkeit der Einordnung der Patienten wegen die von DUTHRIE u. Mitarb. für den Aktivitätsgrad 2 angegebenen Grenzwerte — wie z. B. 20 und 60 mm BKS/1. Std — in den Definitionen der Aktivitätsgrade 1 und 3 *nicht zugelassen* haben.

Werden demgegenüber zwei Perioden des gleichen Krankheitsfalles miteinander verglichen, dann spielt sich dieser *individuelle therapeutische Vergleich* fürs erste sowieso in einem relativ homogenen Milieu ab; bei solchem Vorgehen können inhomogene Fälle aus der Gesamtheit, die später in einer Synopse zu betrachten sein wird, auch hinterher noch ohne Schwierigkeit ausgeschieden werden. Deshalb wird hier, wenn der therapeutische Vergleich primär individuell durchgeführt wird, und wenn die Einzelfälle zuerst individuell zensiert und erst sekundär zu Kollektiven zusammengefaßt und synoptisch betrachtet werden, eine endgültige Homogenität immer noch erreichbar sein. Demgegenüber bedeutet die Zusammenfassung inhomogener Fälle in einer Gruppe beim primär durchgeführten kollektiven Vergleich einen nunmehr schwer reparablen Fehler.

a) Die therapeutische Prüfung auf Grund von Kollektiven bei akuten und subakuten rheumatischen Krankheiten

α) *Der akute Gelenkrheumatismus.* (Das rheumatische Fieber)

Es ist immer wahrscheinlicher geworden, daß das rheumatische Fieber eine spezifische Erkrankung ist und enge Beziehungen zum Streptococcus haemolyticus (Gruppe A Lancefield) aufweist. Am akuten Gelenkrheumatismus selbst sterben nur wenige; der tödliche Ausgang ist fast immer eine mittelbare Folge des Gelenkrheumatismus, oft die Folge einer ihm koordinierten und ihn komplizierenden Endo-Myokarditis.

Von vornherein ist es bei Prüfungen im Bereich des akuten Gelenkrheumatismus heute selbstverständlich, daß in jedem Fall nur eine Prüfung in Betracht kommt, bei der zwei Mittel miteinander verglichen bzw. in ihrer Güte aneinander gemessen werden; die Prüfung eines noch unerprobten Mittels im Vergleich zu einer Behandlung, die frei von Medikamenten wäre, ist indiskutabel, seit wir immerhin mehrere Mittel mit offenbar günstigen Wirkungen besitzen, auch dann, wenn sie lediglich symptomatische und keine grundsätzlich heilende Wirkung haben sollten.

Angesichts des akuten Charakters des rheumatischen Fiebers schaltet die Vergleichung von Perioden innerhalb des Krankheitsverlaufs aus; zur Verfügung steht der kollektive Vergleich auf Grund der Beobachtung des Krankheitsausgangs, der Krankheitsdauer und die Häufigkeit und Schwere von Komplikationen.

α α) Die *Beurteilung auf Grund des Krankheitsausgangs*: Wenn man schon die Güte zweier Behandlungsformen der Polyarthritis auf Grund des Krankheitsausgangs aneinander messen will, dann wird nicht der Ausgang zum Tod, sondern der in ein subakutes oder gar chronisches Stadium der Maßstab sein. Der Beginn des chronischen Stadiums aber ist seinerseits wiederum so vieldeutig je nach der Besonderheit der chronischen Arthritis, die sich aus der akuten Erkrankung heraus entwickelt hat, daß auch dieser Maßstab nicht ohne weiteres klare und zuverlässige Entscheidungen verspricht. Dem Problem würde hier nicht mit der Frage Genüge getan: Wie groß ist die relative Häufigkeit des *Ausgangs in ein chronisches Stadium* einerseits mit dem einen, andererseits mit dem anderen der Prüfung unterzogenen Heilmittel? Es wäre darüber hinaus zu untersuchen, ob nicht die Schwere der jeweils resultierenden subakuten oder chronischen Erkrankungen auf beiden Seiten zu verschieden sei, um bei einem Vergleich unberücksichtigt zu bleiben. So wird der Ausgang in ein chronisches Krankheitsstadium im allgemeinen kein so eindeutiger Prüfstein sein, daß die einfache statistische Beurteilung der Lage, die auf ihm aufgebaut werden, kann, für sich allein schon zu Resultaten führen würde, die unseren Ansprüchen an einen Beweis genügen könnten — erst recht nicht, wenn nur eine begrenzte Zahl von Krankheitsfällen erreichbar ist, und wenn man die hier besonders unvollkommene Homogenität in Betracht zieht.

α β) Auch der *Beurteilung eines Heilerfolgs aus der durchschnittlichen Krankheitsdauer* stellen sich diese beiden letztgenannten Schwierigkeiten in den Weg.

Zur Bestimmung der Dauer einer akuten Polyarthritis stehen allgemeine und lokale, unspezifische und spezifische Merkmale zur Verfügung: an allgemeinen vor allem das *Fieber*, auch wie lange noch Neigung zum Schwitzen besteht. An weiteren allgemeinen Symptomen kommen dazu die Beschleunigung der *Blutkörperchensenkung*, eventuell auch eine *Leukocytose*. Dazu kommt der *örtliche Befund der befallenen Gelenke* mit ihren Schmerzen, Schwellungen, Rötungen usw. Wenn diese Phänomene fortlaufend zensiert werden, wird man weniger riskieren, den richtigen Zeitpunkt zu versäumen, von dem an man von dem Beginn eines (kontinuierlichen) Verschwindens der Erscheinungen sprechen kann.

α γ) Angesichts der soeben besprochenen Problematik der Merkmale des Krankheitsausgangs und der Krankheitsdauer ist die unerfreuliche Neigung der akuten Polyarthritis, daß sie oft zu *Komplikationen* von großer zusätzlicher Bedeutung für den therapeutischen kollektiven Vergleich führt, besonders wichtig. Der Heilerfolg wird hierbei vor allem aus der Häufigkeit der Komplikationen beurteilt werden, soweit sie erst während der Therapie, die der Prüfung unterzogen wird, auftreten, aber auch aus deren Schwere. Das erstere Kriterium der Häufigkeit von Komplikationen erschöpft sich in der einfachen Ereignisstatistik (s. Kap. V. D.). Wesentlich schwieriger ist es, die Schwere von Komplikationen ebenfalls in die Waagschale zu werfen; aber es ist unerläßlich. Berechnungen sind hier schwierig, da unmittelbare Zahlen nicht zur Verfügung stehen; der Versuch, die Schwere der Komplikationen in Zahlen zu übersetzen, wäre auch zu gewaltsam, um befriedigend sein zu können.

Als Komplikationen kommen selbstverständlich in 1. Linie die *Beteiligung des Herzens* bzw. seiner verschiedenen Bestandteile in Betracht, Endo-, Myo- und Perikarditis (einschließlich Polyserositis); schon das *Erythema nodosum* und erst recht das *Erythema exsudativum multiforme* und die Iritiden sind für das Kriterium der Häufigkeit von Komplikationen eben wegen ihrer größeren Seltenheit von geringerer Bedeutung.

Gleichviel ob der *Ausgang*, die *Dauer* oder die *Häufigkeit von Komplikationen* als Kriterium ins Auge gefaßt wird, bei allen drei Methoden bereitet die Tatsache große Schwierigkeiten, daß das für den Vergleich zweier Kollektive notwendige Krankengut auch an sehr großen Krankenanstalten erst im Verlauf von vielen Jahren gesammelt werden kann, und daß nur eine ungewöhnliche Konsequenz der ärztlichen Führung auf die Dauer nach einheitlichen Gesichtspunkten geordnete alternierende Reihen garantieren würde. Tatsächlich wird eine einzige Anstalt das Problem der Beurteilung eines antirheumatischen Mittels im kollektiven therapeutischen Vergleich in einer erträglichen Zeitspanne nicht bewältigen können. Die *Zusammenarbeit mehrerer Krankenhäuser* ist die notwendige Konsequenz. Wie immer bei solchen Gemeinschaftsarbeiten drohen dabei Fehlerquellen durch Divergenzen bei der Zulassung von Patienten zum Vergleich, durch unterschiedliche Auffassungen über die Definition und das Erscheinungsbild der verschiedenen Krankheitsformen und auch durch Verschiedenheiten der Behandlung, Dosierung usw. Es werden deshalb vor Eintritt in die therapeutische Gemeinschaftsarbeit alle Einzelheiten der *Versuchsanordnung* auf das genaueste festgelegt werden müssen. Das betrifft zuerst die Übereinstimmung aller Beteiligten betreffs der Erscheinungsformen und der Nomenklatur der einzelnen Krankheitsformen und weiterhin die *ausgleichende Zuordnung* in die zwei Vergleichsgruppen je nach Geschlecht, verschiedenem Alter, und je nach der Fieberhöhe und nach den Komplikationen durch Beteiligung anderer Organe, speziell des Herzens, *soweit solche schon zu Beginn der Behandlung bestehen* (siehe Kapitel IV. D.).

Es werden weiterhin die Dosierungen der beiden zu vergleichenden Medikamente vereinbart sein müssen. Dabei wird es oft vorkommen, daß infolge von Nebenerscheinungen eines oder der beiden Medikamente oder aus anderen Gründen die abgesprochenen Dosierungen nicht durchgehalten werden können. Wenn dann die Dosen des einen Präparats (z. B. infolge von Magenstörungen) so niedrig gehalten werden müssen, daß von ihnen kaum ein Effekt mehr erwartet werden kann, dann hat sich so ein Beleg für die Schattenseiten (= Nebenwirkungen) dieses Mittels herausgestellt; es wäre darüber hinaus sinnlos, ein solches unterdosiertes Mittel überhaupt noch mit einem anderen verträglicheren Mittel höherer und wirkungsvollerer Dosierung vergleichen zu wollen.

Beim raschen eindeutigen Versagen des einen oder anderen Heilmittels werden wir aus ärztlich-ethischen Gründen selbstverständlich zu einem anderen greifen, ein anderes versuchen.

β) Die Rheumatoide

Das für sich allein auftretende und durch seinen Zusammenhang mit Anginen, durch die rasche Ausbildung des akuten fieberhaften Krankheitsbildes, durch schmerzhafte Gelenkschwellungen, durch hohe Blutkörperchensenkung und durch die häufige Mitbeteiligung des Herzens gekennzeichnete rheumatische Fieber weist nahe symptomatische und auch pathogenetische Beziehungen auf zu den nach vielen akuten und bei chronischen Infektionskrankheiten, aber auch nach irgendwelchen nicht bakteriellen Antigenen (Seruminjektionen) auftretenden sogenannten Rheumatoiden. Abgesehen von der spezifischen Ätiologie der Polyarthritis rheumatica sind die Rheumatoide auch dadurch allzumeist von den Polyarthritiden im engeren Sinn deutlich unterschieden, daß sie flüchtiger und weniger eingreifend den Kranken befallen.

Da sie auch untereinander ätiologisch sehr verschieden sein können, kann nicht von vornherein damit gerechnet werden, daß sie auf die gleichen Mittel gleich reagieren. Bei therapeutischen Prüfungen im Bereich der Rheumatoide bleibt demgemäß nichts übrig, als in ätiologisch-homogenen *Untergruppen* zu prüfen. Dem steht entgegen, daß diese Erkrankungen nicht besonders häufig sind, so daß die Bildung homogener Kollektive für den einzelnen Versuchsansteller fast hoffnungslos wird. Auf die enge Zusammenarbeit mehrerer oder gar vieler Kliniker wird deshalb hier erst recht nicht verzichtet werden können; denn daß bei so kurzdauernden, flüchtigen Krankheiten sich ein therapeutischer Vergleich nur zwischen zwei Kollektiven (und nicht zwischen zwei zeitlich ausgedehnten Perioden des gleichen Kranken) vollziehen kann, das bedarf keiner weiteren Begründung. Im Gegensatz zum bösartigen rheumatischen Fieber (sensu strictiore) tritt hier der *Krankheitsausgang* als Kriterium ganz zurück: Der Ausgang ist bei den Rheumatoiden fast immer ein Ausgang in Heilung und scheidet deshalb als Kriterium aus. Wir sind also auf den Vergleich der durchschnittlichen *Dauer* und der durchschnittlichen Schwere der Erkrankungen, meßbar an der Häufigkeit eventueller (hier viel seltenerer) Komplikationen von alternierend gewonnenen Kollektiven vom Rheumatoiden angewiesen.

γ) Die Anfangsstadien der chronischen Arthritiden

Je jüngeren Datums eine ihrer Tendenz nach chronische Krankheit ist, um so weniger sind im allgemeinen die individuellen Besonderheiten noch ausgebildet, die es später unmöglich machen, homogene Kollektive von Kranken zu bilden. Das gilt auch von den Frühstadien der primär- und der sekundär-chronischen Arthritiden. Diese beiden Krankheiten sind wesentlich voneinander verschieden; therapeutische Prüfungen dürfen deshalb nur getrennt bei ihnen vorgenommen werden; die Methodik der Prüfungen ist in beiden Fällen bzw. Krankheiten dennoch weitgehend identisch. Immerhin muß besonders bei den primär chronischen Arthritiden noch mehr als bei den ihrer Natur nach primär akuten Krankheiten berücksichtigt werden, daß zusätzliche individuelle Faktoren mehr als bei jenen eine Rolle auch für die Wirksamkeit eines Heilmittels spielen und so die *Homogenität* stören können; dazu gehören wiederum: das Geschlecht, das Alter, der Allgemeinzustand, die Schwere und die bisherige Dauer einer Erkrankung, die bisherige Behandlung usw. bis zum Eintritt in die therapeutische Prüfung. Die Bildung von *Untergruppen* (stratification) einerseits und eine *ausgleichende* Zuordnung andererseits sind bei den chronischen Arthritiden eher noch unentbehrlicher als bei der akuten Polyarthritis.

Bei manchen dieser Kranken sind zu dem Zeitpunkt, zu dem sie in unsere Behandlung traten, schon so viele Symptome der chronischen Arthritis ausgeprägt, daß die Diagnose endgültig feststeht. In einem anderen Teil der Kranken ist die Diagnose nur wahrscheinlich, in einem dritten Teil zweifelhaft. Daß zweifelhafte Fälle für eine therapeutische Prüfung nicht taugen, sollte selbstverständlich sein; Kranke, für die die Diagnose „Arthritis rheumatica chronica“ nur mit Wahrscheinlichkeit gestellt werden kann, würde man ebenfalls am liebsten aus einer therapeutischen Prüfung ausgeschaltet wissen, aber gerade bei Frühfällen würde das oft dazu führen, daß auf wichtige Fälle verzichtet werden müßte. Wir stimmen deshalb grundsätzlich dem Vorschlag zu [69], die an rheumatischer Arthritis Leidenden in *Klassen (Untergruppen)* einzuteilen, eben in Kranke, bei denen die Diagnose a) endgültig (definitiv) feststeht, b) solche, bei denen die Diagnose wahrscheinlich ist, c) solche, bei denen sie nur möglich (also zweifelhaft), ist. ROPES und Mitarbeiter haben dazu eine Liste der Krankheitssymptome (Merkmale) aufgestellt: 1. morgendliche Steifheit, 2. Schmerz bei Bewegung oder Überempfindlichkeit in wenigstens einem Gelenk, 3. Schwellung in wenigstens einem Gelenk, 4. Schwellung von wenigstens einem weiteren Gelenk, 5. symmetrische Schwellungen, wobei Veränderungen der Gelenke der Endphalangen diesem Kriterium nicht Genüge tun, 6. subcutane Knötchen, 7. röntgenologische Veränderungen, die typisch sind für rheumatische Arthritis, 8. positive Agglutinationsreaktion sensibilisierter Hammelblutkörperchen (= Waaler-Rose-Test), 9. schwache Mucinpraecipitation der Synovialflüssigkeit, 10. charakteristische histologische Veränderungen in der Synovialmembran, 11. charakteristische histologische Veränderungen in den subcutanen Knötchen.

Zum Zwecke einer internationalen Verständigung haben ROPES u. Mitarb. vorgeschlagen, bei therapeutischen Arbeiten beim Vorliegen von 5 der oben genannten Kriterien und einer Mindestdauer der Gelenksymptome von 6 Wochen [70] von einer *endgültigen* (definitiven) *Erkrankung* und beim Vorliegen von nur 3 Symptomen bei einer Mindestdauer der Gelenksymptome von 4 Wochen [70] von einer *nur wahrscheinlichen Erkrankung* zu sprechen [71]. Eine solche Klassifizierung kann leicht schematisch mißbraucht werden, immerhin kann sie bei großzügiger Benutzung als Verständigungsgrundlage brauchbar sein. Es ist offenbar, daß dieser Vorschlag von besonderer Bedeutung dort ist, wo es erlaubt ist, Kollektive zu bilden und diese miteinander zu vergleichen. [Bei der therapeutischen Prüfung bei alten, schon ausgesprochen chronisch gewordenen Erkrankungen kann nur der individuelle therapeutische Vergleich in Anwendung kommen (siehe dazu unten); aber auch bei ihm kann es wertvoll werden, bei der abschließenden Übersicht über die einzelnen (individuell) beobachteten Kranken mit Hilfe des kollektiven Vergleichs zu unterscheiden, ob es sich um endgültig gesicherte oder um nur wahrscheinliche Therapieeffekte gehandelt hat.]

Bei den verwaschenen Grenzen, die gerade bei den rheumatischen Krankheiten die einzelnen Krankheitseinheiten trennen, ist es weiterhin nicht unnötig, darauf hinzuweisen, daß in Kollektive nur „reine Fälle“ aufgenommen werden dürfen. Der Verdacht auf Komplikationen mit Erythematodes, Dermatomyositis, Sklerodermie oder gar Gicht, Tuberkulose usw. schließt solche Kranke selbstverständlich aus dem Kollektiv aus.

Die Verschiedenheit der *Geschlechter* wird ohne Schwierigkeiten *alternierend ausgeglichen* werden können, ebenso der Allgemeinzustand. Beim *Alter* ist zu berück-

[69] ROPES, M. W. u. a. (1957).

[70] Außerdem dürfen *keine* Krankheitserscheinungen einer 19 Punkte langen Symptom/Syndromenliste vorliegen. In dieser *Negativliste* sind u. a. enthalten: Lupus erythematodes, Periarteriitis nodosa, Dermatomyositis, Scleroderma, akutes rheumatisches Fieber mit Endokarditis, Gicht, tuberkulöse Arthritis, Erythema nodosum.

[71] Die weitere Unterscheidung in „nur mögliche“ chronische Arthritiden scheint mir für die therapeutisch-klinische Forschung wenig wertvoll. Auf den mit solchen Kranken gewonnenen Erfahrungen kann man keine therapeutischen Schlüsse aufbauen.

sichtigen, daß rheumatische Reaktionen bei Kindern einerseits, bei Erwachsenen andererseits so verschieden verlaufen können, daß sich hier bei einer genügend großen Gesamtzahl von Kranken die Bildung von Untergruppen, die nach dem Alter geordnet sind, empfiehlt: z. B. bis zu 15 Jahren Kinder, 15 bis 25 Jahre Jugendliche, über 25 Jahre Erwachsene. Die *(bisherige) Dauer* in den Anfangsstadien einer dennoch schon als chronisch zu charakterisierenden Arthritis festzustellen, ist nicht immer leicht, aber ebenfalls Voraussetzung einer richtigen Alternierung. Die Aufnahme von Kranken in das zu prüfende Kollektiv ist davon abhängig, daß es ja nur relativ „frische Fälle" einschließen soll. Man hat vorgeschlagen, als Frühfälle alle Kranken anzuerkennen, die noch nicht kürzer als 3 Monate und noch nicht länger als 9 Monate an ihrer Krankheit leiden [72]. Wir halten diesen Rahmen in seiner unteren Grenze für richtig, da man erst nach 2 bis 3 Monaten mit einiger Bestimmtheit sagen kann, daß es sich wirklich um eine chronische Form handelt; die obere Grenze von 9 Monaten erscheint uns aber wesentlich zu hoch, denn nach einem Dreivierteljahr können sich bei aggressiven Formen schon so erhebliche Veränderungen an den Gelenken, an den Knochen und Sehnen und auch in der Immunitätslage ausgebildet haben, daß ihre Einordnung in ein Kollektiv dessen Homogenität zu sehr beeinträchtigt. Wir erachten 3 Monate als untere und 7 Monate als obere Grenze für den richtigen Rahmen. Als Frühfälle können auch nicht mehr solche Kranke anerkannt und in Kollektive eingereiht werden, die schon früher unter eindeutigen rheumatischen Attacken gelitten haben, es sei denn, es seien seither mehrere völlig symptomlose Jahre verstrichen.

Die *Unwissentlichkeit der Versuchsanordnung* wird um so wichtiger, je länger Krankheiten dauern und je mehr subjektive Merkmale bei der Beurteilung eines Krankheitsverlaufs eine Rolle spielen. Hier ist die wahrscheinliche Dauer der notwendigen Beobachtung lang, und subjektive Merkmale spielen eine wichtige Rolle bei der Beurteilung. Deshalb müssen solche Untersuchungen unbedingt unwissentlich durchgeführt werden.

Nach welchen *Kriterien* soll die Beurteilung erfolgen? Bisher erfolgten alle Beurteilungen, die mit Hilfe des Vergleichs von Kollektiven gewonnen wurden, nach dem Krankheitsausgang oder nach der Krankheitsdauer. Als *Krankheitsausgang könnte* hier — so wie oben bei der Besprechung des rheumatischen Fiebers — der Übergang in ein endgültig chronisches Stadium benutzt werden; das würde aber hier, wo es sich sowieso schon um die Anfangszustände eine ihrer Natur nach chronischen Krankheit handelt, kaum zu signifikanten Unterschieden führen. Außerdem wäre der Endpunkt dieser „noch nicht chronischen" Krankheits*dauer* schwerlich genau zu definieren bzw. zu erkennen. Erst recht wäre mit der *Dauer* solcher Erkrankungen bis zu ihrer Heilung wenig anzufangen, wir haben mindestens vorerst zu wenig Hoffnung, daß sie wirklich ganz ausheilen, wenigstens nicht ohne Defektheilung und das höchstens nach vielen Jahren.

In diesem Sinn haben wir soeben, obwohl *zwei Kollektive* verglichen werden sollen, was bisher immer auf Krankheitsausgang und Krankheitsdauer begründet war, von der *Beurteilung des Krankheitsverlaufs* gesprochen. Wir haben hier einen der Fälle, wo wir zwar einerseits unsere Beurteilung nur auf die Beobachtung von Krankheitsverläufen aufbauen können, wo wir aber dennoch wegen der relativen Unkompliziertheit der frischen Fälle noch zu dem *kollektiven Vergleich* unsere Zuflucht neh-

[72] Joint Committee of the Medical Research Council (1954).

men können unter der Voraussetzung, daß wir genügend große Kollektive (dank der Zusammenarbeit mehrerer Krankenhäuser usw.) erreichen. Der therapeutische Vergleich spielt sich jetzt zwischen zwei Kollektiven ab, die nach den gleichen Prinzipien ausgewählt sind und so als ausreichend homogen erachtet werden können. Die Kranken werden zufallsgemäß und gleichzeitig ausgleichend (entsprechend den Faktoren) einem der beiden Kollektive zugeteilt und je nachdem mit einem von den zwei Medikamenten behandelt, die aneinander gemessen werden sollen. Andere „spezifische" Medikamente dürfen daneben grundsätzlich nicht gegeben werden; aber dieser Grundsatz wird sehr oft nicht strikt durchgehalten werden können, da aus dringenden ärztlichen Indikationen, z. B. zur Schmerzstillung, gelegentlich immer wieder besondere, auch medikamentöse Maßnahmen getroffen werden müssen; sobald einer solchen Maßnahme aber (über vorübergehende Erleichterungen hinaus) auch spezifische Wirkungen zugeschrieben werden müssen, muß der betroffene Kranke aus dem Kollektiv ausscheiden, weil eine wichtige *Mitursache* eingeführt worden ist (siehe Kap. IV. B.). Das gilt auch für hydrotherapeutische und andere physikalische Maßnahmen, sofern sie nicht in beiden Kollektiven in gleicher Häufigkeit, Art und Intensität verordnet werden konnten.

Die *Merkmale* der Beurteilung und des therapeutischen Vergleichs der beiden so gewonnenen Kollektive beziehen sich einerseits auf unmittelbare, andererseits auf mittelbare Formen und Symptome der Krankheiten. *Die unmittelbaren Merkmale* betreffen vorzüglich die Gelenke und das Bindegewebe: zu ihnen gehören: 1. die Empfindlichkeit bzw. Schmerzhaftigkeit der befallenen Gelenke, 2. die Verfolgung der Bewegungsbreite der Gelenke, 3. die Stärke des Händedrucks, 4. Geschicklichkeitstests der Hände, 5. Gelenkschwellungen (einseitig oder doppelseitig), d. h. die Feststellung ihres Umfangs, 6. das Auftreten Heberdenscher Knötchen, 7. röntgenologische Veränderungen der Gelenke und Knochen.

ad 1. Die *Schmerzhaftigkeit bzw. Empfindlichkeit der befallenen Gelenke* kann wie auch sonst bei subjektiven Symptomen (siehe S. 275) täglich zensiert und als *Beschwerdekurve* fortlaufend aufgezeichnet werden; bei dem trägen Verlauf einer solchen Kurve bei chronischen rheumatischen Krankheiten werden meist keine Regressions(Richtungs-)koeffizienten errechnet werden können, vielmehr wird es hier angebracht sein, die mittleren, d. h. die Durchschnittswerte aufeinanderfolgender längerer Perioden zu bilden und diese unter Berücksichtigung der mittleren Fehler sowohl der Durchschnittswerte wie auch ihrer Differenzen (zwischen den beiden Vergleichsperioden) miteinander zu vergleichen, z. B. mittels *t*-Test, s. Kap. V. C. 1. c. So werden sich, auch wenn die Beobachtungen sich über Jahre erstrecken, verschiedene Mittelwerte miteinander vergleichen lassen. Einer solchen Beobachtung entstammt Tabelle 43, die einem Bericht des *Joint Committee of the Medical Research Council and Nuffield Foundation* über die therapeutischen Erfolge (im Besonderen) einerseits bei Cortison, andererseits bei Aspirin aus den Jahren 1953 bis 1956 entstammt. Die Tabelle 43 ist sinngemäß kombiniert aus den Tabellen verschiedener aufeinanderfolgender Veröffentlichungen des Committees [73].

ad 2. Die *Bewegungsfähigkeit der Gelenke* täglich zu kontrollieren (so wie eventuell die Schmerzhaftigkeit), wäre zwecklos. Zur Vermeidung von Fehlern durch die

[73] A comparison of cortison and aspirin in the treatment of early cases of rheumatoid arthritis. Brit. med. J. **1954, I,** 1223—1227; **1955, II,** 695—700; und **1957, I,** 847—850.

Tabelle 43. *Änderung der durchschnittlichen Gelenkempfindlichkeit bei Cortison- und Aspirinbehandlung*

Beobachtete Gelenke	Behandlungsgruppen	Anzahl d. Pat. bei Beginn der Behandlung	Durchschnittliche Gelenkempfindlichkeit bzw. -schmerzhaftigkeit (s. Anmerkg.)						Anzahl der Pat. nach 2 Jahren
			bei Beginn der Behandlung	nach 1 Woche Behandlung	nach 8 Wochen Behandlung	nach 1 Jahr Behandlung	nach 2 Jahren Behandlung	entspricht einer prozentualen Besserung seit Behandlungsbeginn	
a) alle wichtigen Gelenke	Cortison	30	1,91	1,11′	0,82′	0,74″	0,72	62%	30
	Aspirin	31	1,89	1,17′	0,96	0,76″	0,58	69%	28
b) Handgelenk	Cortison	30	1,80	0,97′	0,87	1,00″	0,93	48%	30
	Aspirin	31	1,93	1,14′	0,93	0,96″	0,73	62%	28
c) kleine Gelenke der Hand	Cortison	30	2,25	1,32′	0,82′	0,57″	0,63	72%	30
	Aspirin	31	2,05	1,23′	1,09	0,53″	0,31	85%	28

Anmerkung: Die Schmerzempfindlichkeit der erkrankten Gelenke wurde in Tabelle 43 in Graden zensiert:

0 = keine Schmerzen
1 = geringe Schmerzen
2 = Zusammenzucken bei Betastung
3 = Zusammenzucken und Zurückziehen bei Betastung.

Zunächst wurde für jeden Patienten seine durchschnittliche Gelenkempfindlichkeit bestimmt. Aus diesen individuellen Durchschnitten wurden die durchschnittlichen Gelenkempfindlichkeiten der gesamten Behandlungsgruppe, wie sie in der oben angeführten Tabelle wiedergegeben sind, durch Zusammenfassung ermittelt.

Zeichenerklärung:

′ bedeutet, daß die *Änderung* der durchschnittlichen Gelenkempfindlichkeit, welche in dem unmittelbar abgelaufenen, *letzten Beobachtungszeitraum* eingetreten ist, sich bei statistischer Prüfung als signifikant mit einer Sicherheitsschranke von $P<0{,}05$ erwiesen hat.

″ bedeutet, daß die *Änderung* der durchschnittlichen Gelenkempfindlichkeit, welche seit *Beginn* der Behandlung eingetreten ist, statistisch mit $P<0{,}05$ gesichert ist.

bei solchen Messungen auftretenden Streuungen, sollten die Messungen aber doch nicht seltener als wöchentlich vorgenommen werden. Je nach dem befallenen Gelenk, werden die Methoden verschieden sein. Steht z. B. eine Hand in Beugestellung kontrahiert, so werden mit Hilfe verschieden dimensionierter Holzzylinder Veränderungen, insbesondere Besserungen der Kontraktionsstellung festgestellt werden können.

ad 3. Die *Stärke des Händedrucks* wird mit Hilfe von Apparaten gemessen, die zu Messungen bei Handkranken auf besonders schwache Grade von Dyn eingestellt sein müssen.

ad 4. Die Aussagen des Merkmals *Geschicklichkeit* erweisen sich besonders bei rheumatischen Erkrankungen der Hand als sehr zweckmäßig. Die Geschwindigkeit im Knüpfen von Knoten scheint sich für diese Prüfung zu empfehlen [74].

Für alle eben genannten als unmittelbar bezeichneten Merkmale gilt, daß teilweise die *Prüfungen* selbst, so z. B. die Messungen der Bewegungsfähigkeit, des maximalen Händedrucks, und die Prüfungen auf Geschicklichkeit Übungen bedeuten. Sie werden zwar gelegentlich kontraindiziert sein, und werden sich dann sogar schädlich auswirken können. Häufiger werden sie in unserem Bereich gleichzeitig eine echte positive Übungstherapie bedeuten. Das bringt aber mit sich, daß die Prüfungen selbst zu therapeutischen *Mitursachen* werden können, die die Auswertung eines Medikaments oder einer anderen Behandlungsmethode ihrer Eindeutigkeit berauben. Solche Folgen werden teilweise dadurch verhütet, daß sie in den beiden zu vergleichenden Kollektiven gleich oft (und mit gleicher Intensität) eingesetzt werden.

Dieses Problem ist von einem ihm verwandten zu unterscheiden: nicht nur zu Prüfungszwecken (also mittelbar), sondern unmittelbar aus therapeutischer Indikation allein wird auf Übungen verschiedenster Art, besonders der Beweglichkeit und der Geschicklichkeit, oft nicht verzichtet werden dürfen. Solche Übungen werden in jedem Fall die Rolle von *Mitursachen* spielen und es wird wiederum zu den wichtigsten und schwierigsten Aufgaben eines therapeutischen Versuchsanstellers gehören, die Mitursachen, die sich notwendigerweise so ergeben, durch Ausgleichungen auf beiden Seiten des Gesamtkollektivs wett zu machen.

ad 5. Der *Umfang von Gelenkschwellungen* ist solchen Fehlerquellen nicht unterworfen. Dafür muß er um so öfter gemessen werden, da seine Messung mit vielen nur schwerlich ganz vermeidbaren Streuungsfehlern behaftet ist. Immerhin kann z. B. ein Satz verschieden großer Ringe, wie ihn die Goldschmiede verwenden um die Fingerdicke zu messen, als Maßstab für die Grade einiger Gelenkschwellungen und ihrer Änderungen verwendet werden.

ad 6. Auf Knötchenbildung wird untersucht und sie werden möglichst exakt beschrieben werden müssen; Messungen sind bei ihnen schwerlich durchführbar.

ad 7. Serienweise in gleichzeitigen Abständen angesetzte Röntgenbilder der Gelenke sind als besonders objektive Merkmale von besonderer Bedeutung; diese Bedeutung ist aber dadurch begrenzt, daß nicht bei allen Kranken mit primär chroni-

---

[74] Siehe zu den Prüfungen der Merkmale bei rheumatischen Erkrankungen a) Brit. med. J. **1954 I**, 1223 u. **1955 II**, 695. Siehe oben. b) Brit. med. J. **1955 I**, 555 (Treatment of rheum. fever in children. A co-operative trial of ACTH, cortisone and aspirin). c) Ropes, M. W., G. A. Bennet, S. Cobb, R. Jacox and R. A. Jessar: Amer. Rheum. Dis. **16**, 118 (1957) (Proposed diagnostic criteria for rheumatoid arthritis). d) Brewerton, D. A.: Hand deformities in rheumatoid disease. Ann. Rheum. Dis. **16**, 183—197 (1957).

scher Arthritis, und daß vor allem nicht bei allen Frühfällen röntgenologische Veränderungen nachzuweisen sind [75].

Als *mittelbare Symptome* der primär chronischen Arthritis bzw. Polyarthritis kommen auch bei Frühfällen schon und stehen dann zur Verfügung: 8. die *Körpertemperatur*, 9. die *Blutkörperchensenkung*, 10. die *Immunitätsreaktionen*, 11. Beeinträchtigungen des roten oder des weißen *Blutbilds.*

ad 9. Die Ansicht ist falsch, daß die *Blutkörperchensenkung* eine obligate Begleiterscheinung der primär chronischen Arthritis sei; aber sie ist ihr immerhin so häufig zu eigen, daß sie ein sehr wertvolles Merkmal ist, zumal sie sich dann dem Krankheitsverlauf weitgehend proportional verhält und häufig kontrolliert werden kann (siehe Vergleichsbeobachtungen von B. SCHLEGEL, T. BEHREND und M. EGGSTEIN, 1956).

ad 10. *Die Immunitätsreaktionen:* a) auf Streptokokkenantikörper, besonders auf Anti-O-Streptolysine, b) auf gegen Gewebe gerichtete immunologische Vorgänge, wie die passive Hämagglutination von mit Gewebsextrakten beladenen menschlichen Erythrocyten, d) die Agglutination sensibilisierter Hammelblutkörperchen nach K. MEYER, ROSE und anderen, d) das Auftreten einer relativ thermostabilen Substanz im Serum, des sogenannten C-reaktiven Proteins. Die Rangordnung und die Zuordnungen dieser Reaktionen zu den verschiedenen rheumatischen bzw. rheumatoiden Erkrankungen wird demonstriert durch Tabelle 44 [76].

ad 11. a) Verschiebungen im *weißen Differentialblutbild* können bei subchronischen bzw. bei Frühfällen von chronischer Arthritis kennzeichnend für die Tendenz der Erkrankung werden, wenn sie über längere Zeit fortlaufend verfolgt werden. Bei der an sich schon erheblichen Streuung innerhalb des weißen Blutbilds wird dem Symptom aber nur selten eine signifikante Bedeutung zugebilligt werden können; das verhindert oft seine Ausnutzung gerade beim Vergleich von zwei Kollektiven. Eine größere Bedeutung kommt ihm zu, wenn beim gleichen Kranken zwei oder mehrere Perioden miteinander verglichen werden sollen, wie es bei schon ausgesprochen chronischen Erkrankungen das Adäquate ist und deshalb auch das Übliche sein sollte.

b) Erst recht sind Beeinträchtigungen und Wieder-Erholung des *roten Blutes*, sei es des Hämoglobins oder der roten Blutkörperchen, nur bei besonders aggressiven Formen verwertbar. Bei den großen Schwierigkeiten, die sich der therapeutischen Beurteilung subchronischer und chronischer Arthritiden entgegenstellen, wird aber auf kein Merkmal verzichtet werden dürfen, auch dann, wenn es nur gelegentlich zur Urteilsbildung beitragen kann. Unter dieser Voraussetzung hat die Verfolgung eines solchen Merkmals aber um so größere Bedeutung dann, wenn wie bei schon ausgesprochen chronischen Formen der therapeutische Vergleich sich auch zwischen zwei Krankheitsperioden der gleichen Person abspielen kann. (Siehe zu 11. a) und b) den nächsten Abschnitt.)

Die Beobachtung des Verlaufs ist auch beim Vergleich zweier Kollektive von rheumatischen Erkrankungen die tragende Basis bei der Beurteilung. Sicherung der kontinuierlichen Verfolgung der Kriterien ist ebenso wichtig wie beim individuellen Vergleich therapeutisch verschiedener Perioden und nicht weniger entbehrlich als bei diesem ist auch beim Vergleich zweier Kollektive auf Grund von Verlaufsbeobachtun-

---

[75] KELLGREN, J. H., und Mitarb. (1956, 1957).

[76] Aus K. O. VORLAENDER in MIESCHER, P., und K. O. VORLAENDER: Immunopathologie in Klinik und Forschung, 2. Aufl. Stuttgart 1961, Seite 469—474, 478, 484—485; Tabelle 97+105+108+109+110.

Tabelle 44. *Immunologische Befunde bei Krankheiten des rheumatischen Formenkreises*

Klinische Diagnose	Serologischer Befund				
	Anti-O-Streptolysine	Anti-Streptokinase	Anti-Hyaluronidase	C-reaktives Protein	Agglutinationsreaktionen sensibilisierter Hammelblutkörperchen
Akutes rheumatisches Fieber	stark erhöht	erhöht	erhöht	stark positiv	negativ
Zustand nach Endocarditis rheumatica mit und	erhöht	erhöht	erhöht	positiv	negativ
ohne klinische Aktivitätszeichen (Vitium cordis)	normal	normal	normal	negativ	negativ
Sekundär chronische Polyarthritis mit und	normal bis erhöht	normal bis erhöht	normal bis erhöht	positiv	negativ
ohne klinische Aktivitätszeichen	normal	normal	normal	negativ	negativ
Primär chronische Polyarthritis mit und	*normal*, nur nach frischen Streptokokkeninfekten vorübergehend erhöht			stark positiv	stark positiv
ohne klinische Aktivitätszeichen	normal	normal	normal	negativ	positive Ergebnisse möglich
Felty-Syndrom	*normal*, nur nach intercurrenten Streptokokkeninfekten erhöht			bei klinischer Aktivität positiv	positiv
Morbus Bechterew	*normal*, nur nach intercurrenten Streptokokkeninfekten erhöht			bei klinischer Aktivität positiv	negativ

gen, daß der genaue Status vor dem Einsatz der Therapie festgelegt worden ist. Die Tabelle 42 (s. oben) und der dortige Vergleich der Gelenkempfindlichkeit zu Beginn der Behandlung und nach zwei Jahren führt das deutlich vor Augen. Der dort für die Gelenkempfindlichkeit demonstrierte Modus procedendi, kann mutatis mutandis selbstverständlich auch für die anderen Merkmale ausgewertet werden, so weit diese (quantitativ) meßbar sind.

Mit der Verfolgung von Merkmalen des Verlaufs, so wie wir sie hier für die (subchronischen) Anfangsstadien chronischer Arthritiden empfehlen, ist wohl verbunden, daß jeder einzelne (individuelle) Kranke über die Zeit hinweg fortlaufend verfolgt werden muß. Wir machen darauf aufmerksam, daß der therapeutische Vergleich hier dennoch durchaus den Charakter des kollektiven Vergleichs beibehalten hat.

b) Die individuelle therapeutische Prüfung auf Grund des Vergleichs von Krankheitsperioden innerhalb des gleichen Kranken

α) Die (sekundär- und primär-) chronischen Arthritiden

Ein sehr großer Teil dieser Kranken kommt uns nicht als erstbehandelnden Ärzten zu Gesicht, sondern erst dann, wenn schon einer oder mehrere Ärzte sich um die Heilung bemüht haben, wenn schon verschiedene Heilmittel und Heilweisen versucht und als zu schwach befunden wurden und vielleicht Jahre seit dem Beginn der Erkrankung schon vergangen sind. Um den jeweiligen Krankheitszustand und seine voraussichtlichen Heilungsaussichten beurteilen zu können, genügt hier noch weniger als sonst nur eine Vorbeobachtungsperiode, die sich im allgemeinen kaum über mehr als einige Wochen erstrecken kann, wir bedürfen vielmehr jetzt zusätzlich besonders dringend der Einsicht in die bisherige *Vorgeschichte*. Schon der Beginn der Erkrankung ist hier wichtig für ihr Wesen. Die Kenntnis des anamnestischen Krankheitsverlaufs, seiner Vehemenz oder Trägheit, seiner Neigung zu kontinuierlichem Fortschreiten oder zu undulierender Bewegung mit Remissionen und Rezidiven, seiner etwaigen Beziehungen zu den Jahreszeiten und Wetterlagen ist unentbehrliche Voraussetzung dafür, daß wir die Bewegungen der von uns beobachteten Perioden des Krankheitsverlaufs möglichst richtig bewerten. Die bisherige Ausdehnung und Schwere der Erkrankung in bezug auf das Gelenksystem als solches und auf die einzelnen Gelenke, aber auch auf die periarthritischen Gewebe, auf die Sehnen und die Muskulatur und auf die Blutgefäße und — bei den sekundär chronischen Formen — auf das Herz, muß ebenfalls dem bekannt geworden sein, der bei der Beurteilung der weiteren Entwicklung wenigstens den vermeidbaren Fehlern entgehen will. Ebenso muß man sich eine möglichste Kenntnis der bisherigen Behandlungsversuche, ihrer Mißerfolge und ihrer wirklichen oder scheinbaren Erfolge und deren Dauerhaftigkeit oder Flüchtigkeit verschafft haben, wenn man den weiteren Krankheitsverlauf nicht nur exakt beobachten, sondern auch richtig würdigen will.

Die Vorgeschichte zeigt uns die großen Linien des Krankheitsablaufs und Krankheitscharakters. Ihre Kenntnis ist die eine Vorbedingung eines späteren gut fundierten Urteils darüber, ob die nach einem neu angewandten Heilmittel eingetretene Besserung schon spontan zu erwarten war oder ob sie mit einiger Wahrscheinlichkeit dem Mittel zugeschrieben werden darf. Die zweite Vorbedingung dafür ist die Durchführung der *Vorbeobachtungsperiode*, die uns die speziell zur Zeit unserer therapeutischen Untersuchung vorliegenden Heiltendenzen kennenlehren soll. Nur wenn sie dieser Forderung gerecht wird, erfüllt sie ihren Zweck. Die Kenntnis der Vorgeschichte und der Vorbeobachtungsperiode sind gleich notwendig. Die selbstverständliche Unmöglichkeit, während der Vorbeobachtung überhaupt nicht zu behandeln, macht die Durchführung einer Vorbeobachtungsperiode nicht illusorisch, wenn in der folgenden therapeutischen Prüfungsperiode das Gerüst der symptomatischen Behandlung einschließlich der schmerzstillenden Mittel unverändert bleibt und nur ein besonderes, ebenfalls zu prüfendes Heilmittel neu hinzugefügt wird. Ebenso wie bei dem akuten Gelenkrheumatismus, wird der therapeutische Vergleich zweier Perioden außerdem auch hier darauf hinauslaufen, daß die Überlegenheit eines in der einen Periode angewandten Heilmittels über ein in der anderen Periode verordnetes zur Debatte steht.

Für das Befinden vieler Patienten mit chronischer Arthritis sind von großer Bedeutung die Faktoren der Außentemperatur und der Witterung. Beim Eintritt in den geordneten Betrieb und in die Pflege eines Krankenhauses oder einer Kuranstalt werden solche Einflüsse, soweit sie schädlich sein können, im allgemeinen konsequenter vermieden werden, als es während des vorhergehenden Aufenthaltes zu Hause und gar während einer Berufsausübung der Fall war. Der Kranke kommt in gleichmäßig temperierte Räume, wäscht sich mit warmem Wasser, hält nötigenfalls Bettruhe ein und wird von unzweckmäßigen Bewegungen und Anstrengungen abgehalten. Auch etwaige schädliche Lebensgewohnheiten wie Alkohol und Ernährungsfehler kommen in Wegfall. Der Wechsel des Milieus ist also beim Übergang zu einer stationären Behandlung des Gelenkkranken schon für sich allein ein therapeutisch schwerwiegender Faktor. Nach dem Prinzip, daß in einer Periode immer nur *ein* therapeutischer Faktor der Prüfung unterzogen werden kann, muß erst die Wirkung des Milieuwechsels abgewartet werden, ehe ein weiterer spezifischer Faktor zur Prüfung eingeschaltet werden darf. Diese Vorbeobachtungsperiode wird je nach der Chronizität der Erkrankung mehrere Wochen in Anspruch nehmen [77]. Sie wird um so kürzer sein können, je unbedeutender die therapeutischen Fortschritte sind, die durch die Pflege des Krankenhauses allein erzielt werden; je rascher die *ohne* spezifische Behandlung zu erzielenden Fortschritte sind, um so länger wird die Vorbeobachtungsperiode dauern, sie wird überhaupt nicht beendet werden dürfen, solange ein deutlicher Fortschritt bemerkbar ist, und die auf die Krankenhauspflege allein (zum Unterschied von der ärztlichen Behandlung im Krankenhaus) schon sehr günstig reagierenden Patienten werden überhaupt kein taugliches Objekt der therapeutischen Prüfung sein können.

Auch bei genügend langer Vorbeobachtungsperiode ist es bei so chronischen Erkrankungen oft außerordentlich schwer, ein befriedigendes Urteil über die Wirkung einer Behandlungsmethode zu erlangen. Erscheint der *Verlauf der Erkrankung*, auf den sich das Urteil hier gründet, in der Vorbeobachtungsperiode völlig unbeweglich und in der Behandlungsperiode immerhin in der Richtung der Heilung bewegt, so liegt der für die Urteilsbildung günstigste Fall vor. Hat sich aber schon während der Vorbeobachtungsperiode eine Besserung des Befundes bemerkbar gemacht, so wird bei

---

[77] Einwände gegen die Dauer einer solchen Vorbeobachtung aus äußeren Gründen (finanzielle Gründe, Verlängerung des Krankenaufenthaltes usw.) können Anlaß sein, einen Patienten als zur Prüfung ungeeignet zu übergehen, können aber niemals den Verzicht auf die ganz unentbehrliche Vorbeobachtungsperiode rechtfertigen. In Ausnahmefällen, in denen die Gleichartigkeit der häuslichen Pflege mit der Krankenhauspflege feststeht, darf — aber nur mit größter Skepsis — eine Kürzung der Vorbeobachtungszeit stattfinden.

einer fortschreitenden Besserung während der Behandlungsperiode dem Untersucher die Frage nach der Geschwindigkeit der Besserung in beiden Perioden bzw. nach deren Beschleunigung in der spezifischen Behandlungsperiode vorgelegt, und diese Frage ist um so viel schwerer zu beantworten, als hier wie auch sonst die Unterscheidung von „etwas" und „etwas mehr" schwieriger ist als die von „nichts" und „etwas". Die Langsamkeit der Heilung einer chronischen Gelenkerkrankung findet ihren Ausdruck in einer höchst langsamen Veränderung der zur Verfügung stehenden Kriterien; es ist selbstverständlich, daß die Schwierigkeiten der Beurteilung immer um so größer sein werden, je träger die Veränderungen der Kriterien vor sich gehen.

Werden Kriterien in einem Koordinatensystem fortlaufend registriert, so ist es aus diesem Grunde zweckmäßig, den Maßstab der die Zeit darstellenden Abszisse um so kleiner und den Maßstab der das Kriterium darstellenden Ordinate um so größer zu wählen, je langsamer die zu beobachtenden Entwicklungen vor sich gehen, damit Richtungsänderungen der Kurve überhaupt zum Ausdruck kommen.

Für die Beurteilung des Krankheitsverlaufs stehen hier grundsätzlich die gleichen Merkmale zur Verfügung, wie ich es oben für die mehr subakuten bzw. Frühfälle der chronischen Arthritiden beschrieben habe (S. 355). Da wir jetzt aber der inzwischen eingetretenen noch größeren „Individualisierung" der Erkrankungen wegen von der Bildung von Kollektiven absehen müssen und durchaus auf den Vergleich verschiedener Perioden innerhalb der gleichen Erkrankung angewiesen sind, ist die exakte Verfolgung des Verlaufs über jede einzelne Periode hinweg womöglich noch wichtiger, noch entscheidender für die Zuverlässigkeit der Ergebnisse geworden. Erst recht unentbehrlich ist deshalb die *fortlaufende Registrierung von Beschwerden,* gleichviel ob es sich um spontane oder um bei der Prüfung (durch passive oder aktive Bewegung) ausgelöste Schmerzen handelt. Diese Registrierung ist hier einerseits besonders dringend und andererseits besonders schwierig. Je länger eine Erkrankung dauert, um so schwieriger wird auch aus mnemotechnischen Gründen die gleichmäßige Beibehaltung des ursprünglichen Maßstabs für die Beschwerdenbeschreibung. *Noch um ein Vielfaches problematischer aber ist der Versuch, aus einer rein beschreibenden Darstellung eines Krankheitsverlaufs sich nachträglich ein Urteil über den Grad einer Heilungstendenz vor und während einer spezifischen Behandlungsmethode zu bilden. Infolgedessen ist eine graphische Darstellung als das kleinere Übel hier unentbehrlich.*

Die „Fiebertabelle" eines Rheumakranken sollte deshalb so wie die jedes sonstigen Patienten, für dessen Beurteilung subjektive Kriterien von großer Wichtigkeit sind, neben der *Temperaturkurve* die zahlen- oder kurvenmäßige *Aufzeichnung der Beschwerdegrade* enthalten. Im gleichen zeitlichen Maßstab sollten die atmosphärischen Schwankungen, d. h. die Kurven des Barometerstandes, der relativen Luftfeuchtigkeit in %, des mittleren Dampfdrucks, der Abkühlungsgröße (nach ROBITSCH) in mg cal/cm² sec, der Bewölkung, der täglichen Niederschlagsmenge in mm, der Windstärke und Vermerke über Wetterfronten verzeichnet sein [78]. Diese Faktoren können so wichtige Mitursachen im Krankheitsverlauf sein (sie *müssen* es nicht sein!), daß der fortlaufende Überblick über ihre Beziehungen zum Krankheitsgeschehen gesichert sein muß. Dabei müssen ihre Werte bei der Zensur des täglichen Ergehens unbekannt sein; es würde sonst dadurch ein Vorurteil, also eine Mitursache in die Zensur hineingetragen. Deshalb sollen auch die barometrischen, thermometrischen und hygrometri-

[78] Die notwendigen Daten können teilweise durch eigene Beobachtung erworben werden, soweit es möglich ist, werden sie von der nächsten Wetterwarte bezogen werden.

schen Kurven nicht in die Fieberkurven eingezeichnet werden; es genügt durchaus, wenn sie in einer eigenen Tabelle gesammelt vorliegen. Wenn diese Tabelle, so wie oben gefordert, den gleichen Maßstab besitzt wie die Fiebertabelle, kann sie ohne Schwierigkeiten hinterher an die Fiebertabellen angelegt und mit deren Kurven, besonders den Schmerzkurven, verglichen werden.

Die *therapeutische Prüfungszeit* verlangt bei den chronisch rheumatischen Erkrankungen als Grundlage, wie oben dargelegt, also nicht nur die Erfahrungen, die nur eine *Vorbeobachtungsperiode* vermitteln kann, sondern darüber hinaus die Kenntnis der *Krankenvorgeschichte,* der Anamnese. Eine *Nachbeobachtungsperiode* unter den stationären Bedingungen eines Krankenhauses oder sonst einer Krankenanstalt wird nur in seltenen Fällen durchgeführt werden können; die Behandlungsmethoden, deren Erfolge der Prüfung unterliegen sollen, haben dazu fast immer schon zuviel Zeit in Anspruch genommen. Die Nachbeobachtungsperiode selbst wird sich hier in allen Fällen auch über einen so langen Zeitraum erstrecken müssen, daß sie schon deshalb auf die Zeit der ambulanten Beobachtung ausgedehnt werden muß.

Die *Nachgeschichte,* die Katamnese, über viele Monate, meist über Jahre hin verfolgt, ist hier so unentbehrlich für die Erfolgsbeurteilung wie Vorgeschichte und Vorbeobachtungszeit. Der behandelnde Arzt wird nun oft genug, ja fast immer ein anderer sein als der, der während der Zeit der speziellen Therapie, der Kur, der therapeutischen Prüfungszeit die Beobachtungen durchgeführt hat und das Hauptinteresse an der Aufklärung der tatsächlichen therapeutischen Wirkung haben wird. Es wird für den Arzt bzw. für das Ärztegremium, dessen Händen die eigentliche klinische Prüfung anvertraut war, immer eine sehr mühselige Arbeit sein, von den weiterbehandelnden Ärzten und den Patienten fortlaufende ausreichende kritische und zuverlässige Auskünfte über den weiteren Krankheitsverlauf zu erhalten. Man kann mit Sicherheit voraussagen, daß dies überhaupt nur in einem Teil der Fälle zu erreichen ist. Aber gerade auf diesen Teil kommt es bei der klinisch-therapeutischen Forschung im Gebiet des chronischen Rheumas an.

Die therapeutische Prüfung einerseits bei *sekundär-*, andererseits bei *primär-chronischer Arthritis* ist, was die gelenkrheumatischen Veränderungen angeht, grundsätzlich identisch. Dennoch wäre es selbstverständlich ausgeschlossen, Erkrankungen beider Gruppen zum Zweck einer therapeutischen Prüfung zusammenzufassen (gar zu gemeinsamen Kollektiven). Dem steht nicht nur die Komplizierung der sekundär-chronischen Formen durch deren Symptom der häufigen Herzbeteiligung entgegen; diese ist in diesem Zusammenhang lediglich ein weiteres Zeichen der Verschiedenheit von Ätiologie und Pathogenese; die letzteren Verschiedenheiten sind ausschlaggebend und trennend.

Die Methode der therapeutischen Prüfung bei der *Spondylarthritis ancylopoetica,* beim *Feltyschen und Stillschen Syndrom* ist grundsätzlich gleichartig wie bei den anderen Formen chronischer Arthritiden. Diese Erkrankungen selbst stellen wiederum in so weitgehendem Maß Krankheitseinheiten dar, daß sie lediglich innerhalb dieser Einheiten methodisch beobachtet werden können, und zwar wegen ihrer Seltenheit und wegen der in ihrer Chronizität begründeten individuellen Ausprägung der einzelnen Fälle nur im individuellen therapeutischen Vergleich (von Krankheitsperioden).

Nur bei frischen Fällen der sogenannten *Periarthritis humeroscapularis* wäre es sinnvoll alternierende Kollektive zu bilden und diese miteinander zu vergleichen. In ihren späteren Stadien hat die Erkrankung ebenfalls den Charakter einer chronischen

Krankheit angenommen und es tritt dann auch die für diese zuständige Methodik, d. h. der individuelle therapeutische Vergleich in seine Rechte.

β) Die (mehr) degenerativen Gelenkerkrankungen

Arthrosen. Innerhalb dieser Gruppe ist es nicht immer möglich klar zu sagen, inwieweit lediglich degenerative Erscheinungen vorliegen, oder wie weit diese kompliziert sind entweder durch reaktive entzündliche Vorgänge oder gar durch echte arthritische Komplikationen. Dennoch werden intensive Bemühungen dahin zielen und erreichen müssen, daß entsprechend diesen genannten Varianten Untergruppen (stratification) gebildet werden. Je länger die einzelne Erkrankung schon gedauert hat, um so stärker wird sie individuell differenziert sein und schwerlich mehr in eine Gruppe hineinpassen, die dem Erfordernis der Homogenität genügen könnte.

Wenn aber solche alten Fälle ausgeschaltet werden, wird es bei *einer Untergruppe* doch nicht ausgeschlossen sein, den *kollektiven therapeutischen Vergleich* anzuwenden. Das ist die (Unter-)Gruppe der Arthrosen (Arthropathien), von denen mit großer Wahrscheinlichkeit angenommen werden kann, daß bei ihnen entzündliche Ursachen und Prozesse eine sehr geringe Rolle spielen, wie z. B. beim *Malum coxae senile.* Die kollektive Versuchsanordnung wird wie sonst auch hier dadurch erleichtert, daß es sich um eine recht häufige Krankheit handelt, so daß unter günstigen Bedingungen, z. B. in orthopädischen Anstalten, große Reihen gebildet werden können.

Auf den *individuellen therapeutischen Vergleich* wird dennoch nicht verzichtet werden dürfen. Nicht nur der Umstand, daß nur er bei veralteten Krankheitsfällen noch anwendbar ist, und daß auch für diese therapeutische Prüfungen benötigt werden, verlangt dies; darüber hinaus gilt hier wie immer, daß der individuelle therapeutische Vergleich grundsätzlich den individuellen und personellen Bedingungen des kranken Menschen besser gerecht wird und daß er deshalb immer angewandt werden sollte, wo die Voraussetzungen dafür praktisch gegeben sind, d. h. wo miteinander vergleichbare Perioden gebildet werden können.

γ) Die Neuralgien

Zur vielfältigen Ätiologie dieser Krankheitsgruppe gesellen sich oft besonders große Schwierigkeiten, die ätiologischen Faktoren im Einzelfall zu klären. Deshalb kann hier die Bildung von ausreichend homogenen Untergruppen erhebliche Schwierigkeiten bereiten.

Der *individuelle therapeutische* Vergleich ist dagegen grundsätzlich immer anwendbar, außer wenn es sich um noch subakut verlaufende Erkrankungen handelt, bei denen keine Perioden innerhalb des Verlaufs der einzelnen Erkrankung gebildet werden können. Die *Vorbeobachtungsperiode* muß bei chronischen Neuralgien im allgemeinen kürzer sein, als es bei chronischen Arthritiden der Fall war, und sie kann auch kürzer sein, da der Krankheitsverlauf zumeist weniger träg ist als dort. Das gleiche gilt für die *Testperiode.* Dafür muß die Beobachtung in den verschiedenen Perioden hier eine ganz besonders eingehende sein; die Beobachtung einer Krankheit muß um so gründlicher sein, je spärlicher die objektiven Kriterien des Krankheitsverlaufs sind, und ferner, je unwahrscheinlicher es ist, daß die therapeutische Beobachtung am gleichen Kranken wiederholt werden kann. Bei Neuralgien treten nun die *objektiven Symptome* durchaus zurück hinter den subjektiven; die einzigen objektiven Merkmale überhaupt sind die Abschwächung und das Erlöschen bzw. das Wiedererscheinen der Sehnenreflexe und die messende Verfolgung von Muskelatrophien. Die letzteren sind aber auf besonders schwere Fälle beschränkt und so selten, daß sie schon deshalb zur Verfolgung eines Krankheitsverlaufs in den meisten Fällen nichts beitragen können. Ganz abgesehen davon verlaufen ihre Ausbildung und etwaige Rückbildung zu langsam, als daß sie als Kriterien öfters als in Ausnahmefällen nützen könnten. Die Abschwächungen der Reflexe (besonders die einseitigen) werden früher manifest als die Atrophien; die Reflexe können sich auch rascher wiederherstellen. Aber ein großer Teil der Erkrankungen geht auch ohne Reflexstörungen einher, die deutlich genug wären, um mit ihnen den Krankheitsverlauf mit einiger Sicherheit registrieren zu können.

So bleiben häufig nur die *subjektiven Kriterien*, die spontanen Schmerzen und bei Ischias das Lasèguesche und das Bragardsche Phänomen; zum mindesten sind die subjektiven Symptome immer unentbehrlich. Wir sind bei ihnen also auf die subjektiven Empfindungen der Kranken angewiesen und auf deren guten Willen, der z. B. bei einer so „volkstümlichen" und zur Ausnutzung sozialer Einrichtungen verlockenden Erkrankung wie der Ischias schärfer geprüft werden muß als z. B. bei der Angina pectoris. Will man demnach eine ohne objektive Symptome verlaufende Neuralgie zur Prüfung einer therapeutischen Maßnahme benutzen, so wird man sich der charakterlichen Zuverlässigkeit des einzelnen Kranken ganz besonders sorgfältig versichert haben müssen und wird dennoch erst alle Mittel der Klarstellung anwenden müssen, angefangen von der Beobachtung des sich unbeobachtet fühlenden Kranken; nur ganz unverdächtige Fälle dürfen in die Untersuchungsreihe aufgenommen werden.

Ganz unentbehrlich ist bei den Neuralgien die *Unwissentlichkeit der Versuchsanordnung* während der ganzen Dauer der Beobachtung. Die „Überlagerung" mancher neuralgisch Kranker läßt hier eine unwissentliche Versuchsanordnung im Sinn des *doppelten Blindversuchs* zumeist als angebracht erscheinen; dieser ist hier um so mehr am Platz, als es bei der therapeutischen Prüfung im Bereich von Neuralgien kaum je zu Risiken infolge eines doppelten Blindversuchs kommen kann. Da hier jeder einzelne Krankheitsfall vorerst nur individuell betrachtet wird, bleibt es bei der Schlußabrechnung ohne großen Belang, wenn bei einem Teil der Fälle der doppelte Blindversuch durchgeführt wurde, bei einem anderen (kleineren) Teil aber nur der einfache Blindversuch angestellt werden konnte.

Nur wenn eine große Wahrscheinlichkeit besteht, daß ein Kollektiv bzw. eine Untergruppe in der Gesamtheit der beobachteten Neuralgien vorliegt, die nicht nur durch die Gleichheit der betroffenen Nerven (Occipitalneuralgie, Ischias usw.), sondern auch durch ihre Ätiologie und Pathogenese als homogen angesehen werden kann, ist es sinngemäß und erlaubt, Partner im Sinn der kollektiven therapeutischen Prüfung zu bilden und sie miteinander zu vergleichen. Es muß hier aber immer im Auge behalten werden, daß hier eine Inhomogenität eine unvergleichlich ausschlaggebendere, den ganzen Versuch bedrohende Rolle spielt, als es bei den individuellen therapeutischen Prüfungen der Fall ist.

Für die graphische Aufzeichnung der Schmerzgrade gilt die gleiche Begründung und Rechtfertigung wie bei den Gelenkerkrankungen, und es gelten ferner die früher niedergelegten (S. 41 und S. 274) Grundsätze und Methoden.

18. Bösartige Geschwülste

Wir rechnen nach wie vor alle Krebse zu den „unheilbaren" Krankheiten. Folgende Grundsätze gelten auch hier:

a) Die Auswahl der *Kriterien* für den therapeutischen Vergleich.

b) Die Gewinnung von *Vergleichskollektiven* von Krebskranken.

c) Die Sorge für die *Homogenität,* und zwar entweder von Perioden innerhalb eines einzelnen Kranken (individueller Vergleich) oder innerhalb von Patientenkollektiven (kollektiver Vergleich).

d) Die Beobachtung des *Verlaufs* von Krebskrankheiten (individueller Vergleich).

e) Die Festsetzung der speziellen *Vergleichstherapie* besonders mit Rücksicht darauf, ob sich für eine Krankheit Heilmittel schon bewährt haben, und

f) Kennzeichnung und die *statistische Auswertung* der klinischen Resultate.

a) Die Auswahl der Kriterien

Es stehen uns bei der therapeutisch-klinischen Forschung im Bereich der bösartigen Geschwülste sehr verschiedenartige *Kriterien* zur Verfügung:

α) Der Krankheitsausgang

αα) Der *Krankheitsausgang in Heilung;* dieses Kriterium ist bei der therapeutischen Prüfung hier nur sehr selten anwendbar. Wir wissen, daß es Krebse gibt, die der Chirurg aus der Lunge, aus dem Dickdarm und dem Mastdarm, aus dem Magen, aus der Niere bzw. mit der Niere, oder die der Frauenarzt oder der Hautarzt teils nur operativ, teils in Zusammenarbeit mit dem Röntgenologen, so entfernt haben, daß eine definitive Heilung erreicht worden ist. Beim Prostatacarcinom tritt für die Zeit der Behandlung mit weiblichen Hormonen oft ein Stillstand ein, der wie eine (wenigstens provisorische) Heilung imponieren kann. Die bösartigen Geschwülste haben gegenüber allen anderen Erkrankungen bei der Beurteilung ihrer Therapie gemeinsam, daß jede Ausheilung ohne weiteres auch einen Heilerfolg bedeutet, weil sie an sich spontan zum Tode führen würden; die Ausnahmen von dieser Regel sind so selten, daß sie zwar nicht bei der Betrachtung jedes Einzelfalles, aber doch bei der Übersicht über ein Kollektiv von Kranken vernachlässigt werden dürfen.

αβ) Beurteilung nach dem *Ausgang in Besserung oder in (provisorischer) Heilung.* Der Krebs ist spontan obligat unheilbar und deshalb hätte er auch keine „unbehandelte" Vergleichsgruppe zum Zweck des therapeutischen Vergleichs nötig. Selbstverständlich machen einige wenige „maligne" Tumoren eine Ausnahme, die infolge ihrer relativen „Gutartigkeit" und ihrer Lokalisation den Gesamtorganismus wenig in Mitleidenschaft ziehen, wie z. B. manche Hautkrebse. Das Kriterium der Beurteilung nach dem „Ausgang" wird aber erst dann in einigem Umfang anwendbar sein, wenn wesentlich durchschlagendere Mittel als heute uns zur Verfügung stehen. Vorerst müssen wir uns deshalb damit zufrieden geben, wenn durch die von uns angewandte anticanceröse Therapie eine Besserung erreicht wird. Ihr kann gelegentlich sogar der Rang einer „provisorischen Heilung" eingeräumt werden, wenn es gelungen ist, die Manifestationen des Krebses für lange Zeit zu beseitigen. An die Stelle des „Ausgangs in Heilung" tritt deshalb hier der „Ausgang in Besserung" (bzw. in „provisorische Heilung"). Dieses Kriterium ist so unbestimmt, daß es den in den beiden nächsten Kapiteln zu besprechenden Kriterien unterlegen ist.

β) *Die Beurteilung nach der Dauer einer Erkrankung*

Das Merkmal der *Dauer* ist in sehr verschiedenen Abwandlungen vertreten: souveräne Merkmale sind βα) die *Krankheitsdauer* und ββ) die *Überlebensdauer.* Von relativem Wert können sein:

βγ) Die *Dauer* vom Beginn einer Behandlung bis zum *Einsetzen* irgendeiner klinischen Besserung.

βδ) Die *Dauer* einer durch die zu prüfende Behandlung erreichten *Remission* bzw. die Dauer vom Beginn einer Behandlung bis zum Auftreten eines *Rezidivs* oder auch von *Metastasen.*

ad βα): *Die Krankheitsdauer.* Wenn wir beim Krebs von „Krankheitsdauer" sprechen, dann setzen wir voraus, daß das Ende der Krankheit durch den Tod an dem Krebsleiden bestimmt ist, und daß also die durch das zu prüfende Heilmittel herbeigeführte Besserung der Situation sich um so günstiger entwickelt, je länger der Patient nach dem Einsatz unserer Behandlung noch gelebt hat.

Die *Gesamtdauer einer Erkrankung* von ihrem zumeist problematischen Beginn bis zum Tode setzt sich zusammen aus der Summe der Zeitspanne von der Diagnose bis zum Beginn der ärztlichen Behandlung = *Anamnesendauer* und der Zeitspanne vom Beginn der Behandlung bis zum Tode = *Überlebensdauer.* G. Oberhoffer, H. G. Schmitz-Draeger und P. Thurn (1959) haben für die chronische Leukämie ausgeführt, daß die Anamnesendauer nichts zur Beurteilung des Therapieerfolges beitragen kann und deshalb gewissermaßen einen toten Zahlenballast darstellt. Dies gilt in entsprechender Weise auch für die anderen bösartigen „Tumoren". Dort (loc. cit.) ist dargelegt, daß der Zeitpunkt des Krankheitsbeginns, also der Beginn der Anamnesenzeit nicht in allen Fällen exakt ermittelt wird, daß es vielmehr einen Unterschied bedeutet, ob der Anamnesenbeginn bei einem Patienten des Krankheitsstadiums I. [siehe Tabelle 45] oder bei einem Patienten, der schon

Tabelle 45. *Anamnesendauer, Überlebenszeit und Krankheitsdauer unbestrahlter und röntgensiebbestrahlter Bronchialcarcinompatienten mit Aufgliederung nach Krankheitsstadien*

Therapie	Krankheits-stadium	Anzahl der Pat.	Anamnesedauer (in Mon.)		Überlebenszeit (in Mon.)		Krankheitsdauer (in Mon.)	
			g. M.	a. M.	g. M.	a. M.	g. M.	a. M.
Unbestrahlte	I	6	1,6	6,3	11,6	13,2	18,1	19,5
	II	15	5,7	7,9	10,3	12,1	18,9	20,0
	III	15	3,3	5,9	6,6	10,8	12,5	16,7
	IV	26	4,2	7,5	2,2	4,1	7,3	11,5
	V	94						
Röntgensieb-bestrahlte	I	3	1,8	2,0	9,2	11,1	11,8	13,1
	II	13	3,1	4,5	13,9	18,5	19,5	23,0
	III	40	4,8	8,0	9,9	12,4	16,7	20,4
	IV	36	4,9	7,7	5,9	7,3	12,3	15,0
	V							

g. M. = geometrischer Mittelwert
a. M. = arithmetischer Mittelwert

das Krankheitsstadium V. erreicht hat, nachträglich festgestellt wird. Bei Patienten in fortgeschrittenen Stadien (IV. oder V.) wird die zurückliegende Anamnesendauer durchschnittlich kürzer von den Kranken angegeben, als bei Patienten in früheren

Krankheitsstadium (I.). Aus der Tabelle 45 ist zu erkennen, daß bei den unbestrahlten Patienten mit Bronchialcarcinom die ermittelte Krankheitsdauer im Krankheitsstadium IV. (bzw. IV—a) 7,3 Monate betrug, im Stadium III. 12.5 Monate, und bei Patienten, deren Krankheit im Stadium II. diagnostiziert wurde, sogar 18,9 Monate. Diese sonderbare Tatsache läßt sich nur so erklären, daß der Krankheitsbeginn um so genauer noch erinnerlich ist, je kürzer er zeitlich zurückliegt. Diese ungleichmäßige und vom jeweils eingetretenen Krankheitsstadium abhängige Bestimmung des Krankheitsbeginns ist nur durch eine ungenaue Angabe der Anamnesendauer erklärbar; sie macht eine generelle Verwendung der Gesamt-Krankheitsdauer bei den meisten malignen Tumoren unmöglich.

ad $\beta\beta$): *Die Überlebensdauer.* Die Überlebenszeit hat gegenüber der (Gesamt-) Krankheitsdauer den großen Vorteil, daß sie durch 2 Zeitpunkte bestimmt ist, die nicht durch die unterschiedliche Erinnerungsfähigkeit des Patienten beeinflußt und dadurch unsicher werden. Sie ist eindeutig und objektiv bestimmt einerseits durch den Beginn der ärztlichen Behandlung, die der Prüfung unterworfen werden soll (zusammen mit der Bestimmung des schon eingetretenen Stadiums der Krankheit) und andererseits durch das Lebensende. Wenn man die Überlebenszeit einem zusammenfassenden Vergleich großer Patientengruppen zugrunde legt, vermeidet man die Fehler, welche durch die Ungenauigkeit der subjektiven Zeitangabe über den Beginn der Anamnese bedingt werden. Da es gerade bei einer statistischen Bearbeitung darauf ankommt, daß möglichst alle subjektiven Fehler und daß alle innerhalb eines Kollektivs bei den einzelnen Patienten ungleich stark vorkommenden Fehler vermieden werden, ist die Überlebensdauer als Kriterium der (Gesamt-) Krankheitsdauer vorzuziehen. Bei der Beurteilung operativer Maßnahmen ist diese Überlebenszeit oft in Form der *Fünfjahresüberlebensrate* gebräuchlich. Grundsätzlich werden aber für manche Krebsformen *andere* Zeitintervalle als gerade die Fünfjahresüberlebenszeit auskunftsreicher sein. Besser ist die Charakterisierung des Verhaltens eines Patientenkollektivs durch eine *„Überlebens- bzw. Absterbekurve“* oder durch eine *mittlere Überlebenszeit.* Die Abb. 49 und 50 bringen hierfür Beispiele.

Auf Grund der Abb. 50 lassen sich Überlegungen zur Auswahl *sinngerechter Mittelwerte* und über die Berechtigung der *Transformation* der Beobachtungswerte anstellen (s. S. 92, 122 und 127 und bei Martin 1962). Aus Abb. 50 kann man folgendes ersehen: Errechnet man aus den nicht transformierten Werten den Mittelwert (arithmetischer Mittelwert, in dem oberen Teil der Abbildung schwarz gezeichnet), dann fällt dieser arithmetische Mittelwert nicht unbedingt mit dem Bereich der häufigsten Werte (zwischen 20 und 40 Monate) zusammen. Bestimmt man nach dem üblichen Verfahren zu diesem arithmetischen Mittelwert den (arithmetischen) Streubereich, so wird die Sinnlosigkeit des arithmetischen Mittelwertes für diese in der Abbildung dargestellte Verteilungsform der Beobachtungswerte besonders kraß ersichtlich: Die untere Grenze des arithmetischen Streubereichs liegt im *negativen* Zeitbereich, was sachlich unmöglich ist. Die Voraussetzung der *Normalverteilung* in Form einer symmetrischen Glockenkurve ist für diese Werte nicht gegeben. Erst wenn man diese Werte in den logarithmischen Zahlenbereich transformiert, so erhält man die Verhältnisse, die im unteren Teil der Abbildung dargestellt sind: Die Logarithmen der Einzelwerte gruppieren sich in fast symmetrischer Weise um einen *mittleren Logarithmus* (= geometrischen Mittelwert). Errechnet man zu diesem Mittelwert im logarithmischen Bereich den zugehörigen Streuungsbereich und transformiert man die Streuungsgrenzen dann in den ursprünglichen (nicht logarithmischen) Zahlenbereich zurück, so erhält man vernünftige, das Gesamtkollektiv gut charakterisierende Zahlenwerte. Diese sind ebenfalls im oberen Teil der Abb. 50 mit eingetragen.

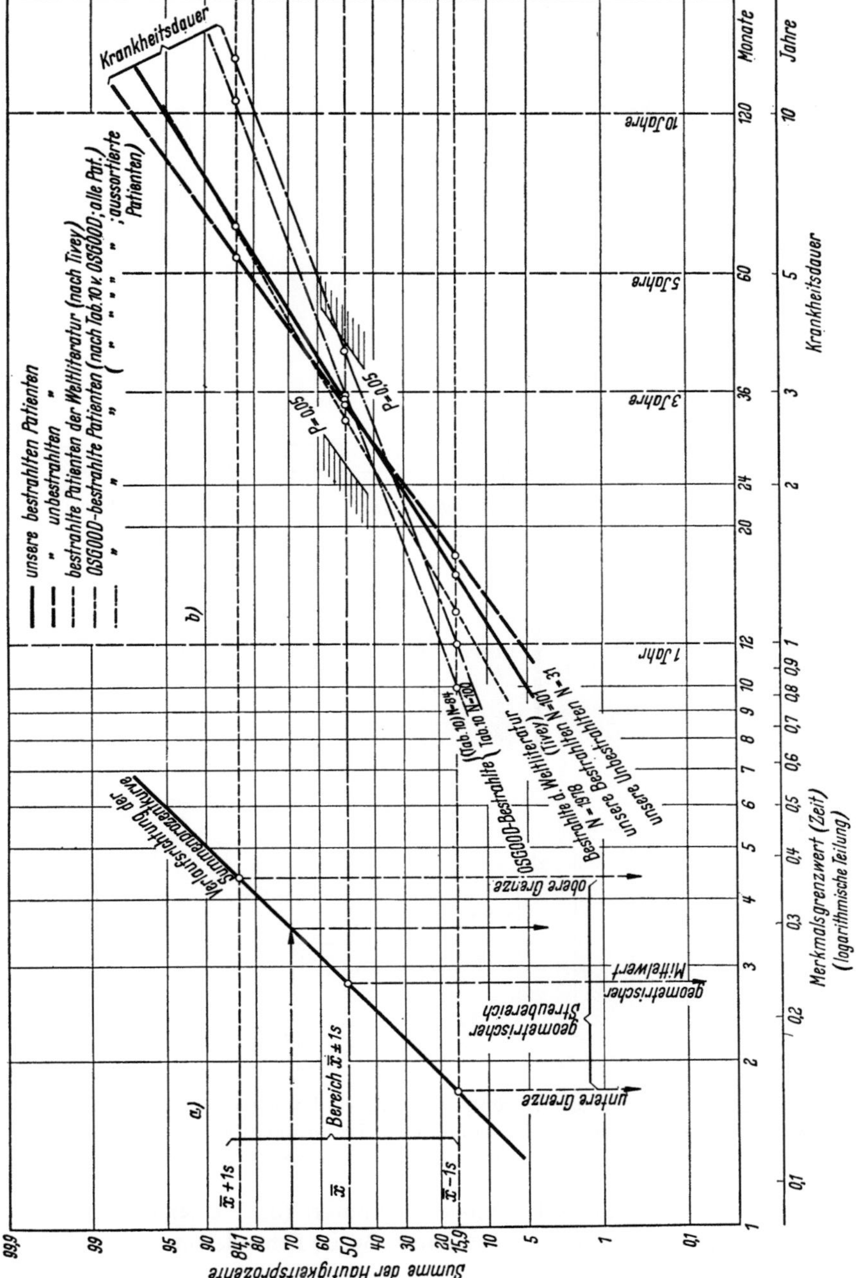

Abb. 49. Darstellung des Verhaltens der Krankheitsdauer verschiedener Patientengruppen als Summenprozentgerade im Wahrscheinlichkeitsnetz mit logarithmischer Teilung der Zeitskala. (Aus OBERHOFFER, SCHMITZ-DRAEGER u. THURN, 1959)

ad $\beta\gamma$): *Die Zeitdauer vom Beginn einer Behandlung bis zu irgendeiner klinischen Besserung kann* (ebenfalls) als Maß einer Etappe innerhalb einer Erkrankung zum

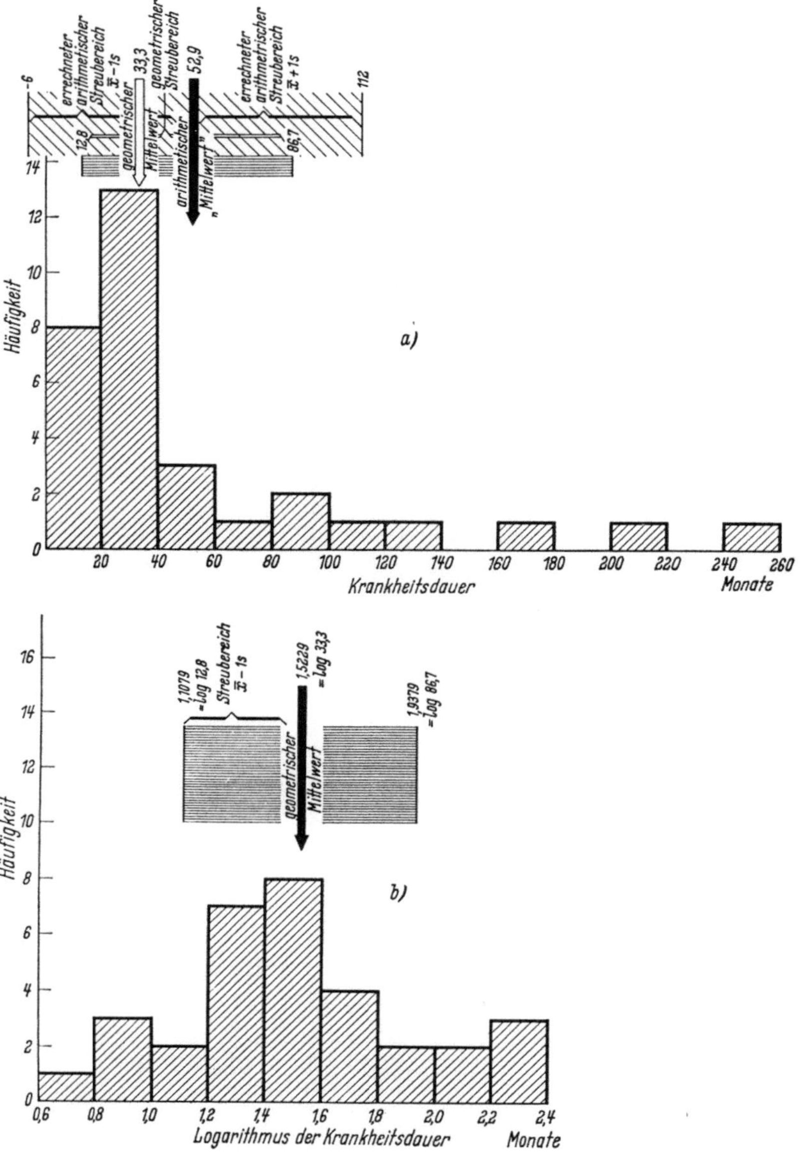

Abb. 50. Mittlere Krankheitsdauer bei röntgenbestrahlten Patienten mit chronisch-lymphatischer Leukämie. Notwendigkeit der logarithmischen Transformation zur Gewinnung sinngerechter Mittelwerte. (Aus OBERHOFFER, SCHMITZ-DRAEGER u. THURN, 1959)

Urteil über das definitive Schicksal behandelter Kranker (bzw. einer Gruppe behandelter Kranker) gegenüber Nicht- oder auf andere Weise Behandelten etwas beitragen. Die Ungenauigkeit der Angaben braucht nicht unüberwindlich groß zu sein; außerdem stehen bei Einsetzen der klinischen Besserung oft objektive Merkmale (Besserung des Blutbilds, röntgenologische Kennzeichen, z. B. Wiedererweiterung der Luftwege bei Tumoren der Schilddrüse oder der Bronchien usw.) zur Verfügung.

ad $\beta\delta$): Die *Zeitdauer* bis zu einer therapiebedingten *Remission* ist wiederum ähnlich wie die Zeitdauer vom Beginn einer Behandlung bis zum Einsetzen einer klinischen Besserung ohne Bedeutung für das letzte Schicksal der Kranken und damit ebenfalls von nur relativem Gewicht für die Beurteilung eines Heilmittels.

Eng verwandt damit und in ihrer Bedeutung ebenso begrenzt ist die therapeutische Beurteilung nach der *Zeitdauer* vom Beginn einer Behandlung *bis zum Auftreten eines Rezidivs oder von Metastasen.*

Alles was bei den Ausführungen zu dem Kriterium der „Überlebensdauer", zu deren statistischer Auswertung und der dabei angebrachten Transformationen ausgeführt worden ist, gilt ebenso für die anderen genannten Abwandlungen der *Etappen* innerhalb bösartiger Krankheiten, die sich auf die Messung einer *zeitlichen Dauer* gründen. Sie stellen sich also auch bei großen Patientengruppen nicht in der Form symmetrischer Häufigkeitsverteilungen, sogenannter „Normalverteilungen" dar, sondern in der Form „schiefer Häufigkeitsverteilungen". Das durchschnittliche Verhalten bei schiefen Verteilungen wird nicht mehr durch den üblichen Mittelwert, den arithmetischen Mittelwert, sondern durch den geometrischen Mittelwert wiedergegeben. Bei der numerischen Bearbeitung der beobachteten Werte bedeutet das eine Transformation einer log-normalen Verteilung in eine Normalverteilung. Die rechnerisch umständliche Arbeit bei der Notwendigkeit, Beobachtungswerte in einen logarithmischen Zahlenbereich zu transformieren und in diesem zu bearbeiten, kann manchmal dadurch umgangen werden, daß man die statistische Prüfung mit Hilfe von *verteilungsunabhängigen Tests* durchführt (s. Kap. V. E.).

γ) *Kriterium der Güte*

Das *Kriterium der Güte* eines durch eine Behandlung wiedergewonnenen Zustands (Plusmerkmal) *oder* des nach bzw. trotz der Behandlung verbliebenen *Defekts* (Minusmerkmal) wird oft nicht mehr objektiv und zahlenmäßig bestimmbar sein, sondern nur mehr subjektiv abgeschätzt werden können. Es wird sich hier z. B. darum handeln, welche Funktionstüchtigkeiten der Magen-Darm-Kanal auch nach der Resektion eines seiner Teile noch behalten hat bzw. welchen Defekt der Kranke dabei mit in Kauf nehmen mußte. Ähnliche Überlegungen werden des öfteren nach der Resektion einer carcinomatösen Struma oder auch nach der eines Lungenlappens oder gar einer ganzen Lunge sich aufdrängen. Viele andere Möglichkeiten von Defektheilungen nach der *Operation* von Tumoren (z. B. solchen des Zentralnervensystems!) können nicht im einzelnen ausgeführt werden. Unter dem Einfluß von starken *Bestrahlungen* kann es zu mehr ästhetischen Veränderungen der Haut, aber auch zu inneren Verwachsungen kommen, die den sonstigen klinischen Erfolg dieser Behandlung beeinträchtigen; dies wird erst recht der Fall sein, wenn der Erfolg mit schweren, gelegentlich langdauernden oder gar irreparablen Blutschädigungen bezahlt werden mußte. Die gleichen Schädigungen sind als Nebenerscheinungen bekanntlich auch von den *cytostatischen Mitteln* zu befürchten.

Manche Defekte oder Reste einer durch die antitumoröse Behandlung beeinträchtigten Funktion können quantitativ und zahlenmäßig erfaßt werden gegenüber dem

Normalzustand oder gegenüber dem Zustand, der vor der spezifischen Behandlung bestanden hat. Das gilt z. B. für die Beeinträchtigung der Funktion der Lungen nach Lobektomie, der Nieren nach Nephrektomie. Die Einschränkung cerebraler Leistungen nach Entfernung von Hirntumoren wird aber nur mehr beschrieben und geschätzt werden können. Die Schädigungen der Haut, die bei Bestrahlungen gelegentlich unvermeidbar sind, werden ebenfalls in ihrer Bedeutung nur geschätzt werden können. Während die Störungen der Hämatopoese wiederum zahlenmäßig erfaßbar sind. Sehr oft wird das Urteil über die Güte des Zustands, der nach der Behandlung wiedergewonnen wurde, oder der sich unter der Behandlung — zum Guten oder zum Schlechten — neu eingestellt hat, ein komplexes und nur mittels einer Synopse über den Gesamtzustand Erreichbares sein.

Je folgenschwerer solche Neben- und Folgeerscheinungen irgendeiner anticarcinomatösen Behandlung sind, um so mehr müssen sie auch in die Waagschale geworfen werden, wenn man daran geht, zwei oder mehrere verschiedene Behandlungsmethoden gegen Krebs miteinander zu vergleichen und gegeneinander abzuwägen. Diese Folgezustände bedeuten Merkmale, die, gleichgültig ob sie selbst vorübergehend oder endgültig sind, oft erst gegen das Ende oder gar nach Abschluß der Behandlung manifest werden. Sie sind außerdem weniger charakteristisch für den einzelnen Kranken, als kennzeichnend für die Nachteile der angewandten Methode. So fällt hier der Vergleich zwischen Perioden innerhalb des gleichen Krankheitsverlaufs weg und es können nur zwei oder mehrere Gruppen von verschieden behandelten Kranken miteinander verglichen werden.

Man könnte gegen solche Überlegungen einwenden, daß unsere bisherigen Erfolge gegen den Krebs — besonders die medikamentösen — noch viel zu klein seien und daß unsere Erwägungen deshalb z. Z. Zukunftsmusik bedeuten würden. Es scheint uns aber wichtig, auf möglichst alle methodischen Möglichkeiten hinzuweisen, die bei der therapeutisch-klinischen Forschung im Bereich der bösartigen Geschwulstleiden potentiell möglich sind.

b) Die Gewinnung von *Vergleichskollektiven* von Krebskranken bei der Beurteilung der Therapie nach dem Ausgang oder der Dauer

Gleichviel ob für die Prüfung einer Heilmethode ihr Ausgang oder ob, wie es hier bei Krebskranken offenbar viel häufiger der Fall ist, als Kriterium die Dauer verwendet werden, es werden hier immer zwei Kollektive benötigt, zwischen denen der therapeutische Vergleich stattfindet; ebenso verhält es sich bei dem Kriterium der Güte. Früher konnten dabei einer alternierenden oder sonstigen Zufallsverteilung entsprechend zwei Gruppen gebildet und die unbehandelte Gruppe von Kranken konnte mit der irgendwie „spezifisch“ behandelten verglichen werden. Diese Anordnung ist jetzt um so seltener anwendbar geworden, je mehr wenn nicht wirksame, so doch ein wenig hoffnungsvolle Möglichkeiten der Krebstherapie zur Verfügung stehen; denn um so seltener kommt es jetzt vor, daß ein Arzt auf jede direkt gegen den Krebs gerichtete Therapie verzichten darf. Deshalb werden wir immer mehr dahin gedrängt, alternierende Gruppen von Kranken zu bilden, die beide spezifisch antitumorös, aber auf verschiedene Weise behandelt werden, und diese Gruppen miteinander zu vergleichen. Die zu kleine Zahl homogener Kranker im gleichen Krankenhaus bleibt dabei wie bei jedem Vergleich von Kollektiven erst recht als Hindernis bestehen.

Gelegentlich werden in einem erreichbaren anderen Krankenhaus aus irgendwelchen Gründen spezifische Heilmethoden bei einem Teil der Kranken nicht angewendet worden sein; dann können aus diesen zum Vergleich unbehandelte Gruppen von Kranken gegenübergestellt werden, sofern sie einer Prüfung auf eine echte Homogenität (s. Kap. IV. A. 2) in sich und mit der eigenen Vergleichsgruppe standhalten. Auch wenn in einer anderen Anstalt konsequent und nach den gleichen statistischen methodologischen Richtlinien andere antitumoröse Mittel angewendet worden sind, werden solche Gruppen unbedenklicher zum Vergleich „geborgt" werden können, als es bei den Infektionskrankheiten der Fall wäre. Der Grund dafür, daß es hier beim therapeutischen Vergleich im Bereich der Tumortherapie viel mehr als dort möglich ist, auf die Garantie der rein zufälligen Zuteilung zu verzichten, liegt darin, daß der Charakter und die Vehemenz der Erkrankung so sehr das Übergewicht über äußere Einflüsse, z. B. über die Pflege, haben, daß Variationen in der übrigen Behandlung von wesentlich geringerer Bedeutung für die Kriterien des Behandlungserfolgs (Krankheitsausgang, Krankheitsdauer usw.) sind, als dies bei den Infektionskrankheiten der Fall ist. Außerdem können und müssen hier die einzelnen Krankheitsfälle sowieso nach ihrem Stadium, nach ihrem histologischen Befund usw. in bestimmte Klassen geordnet werden, und durch die lange Dauer der Erkrankung wird es darüber hinaus möglich sein, die einzelnen „Fälle" eines Kollektivs zu „zensieren".

Auch Patienten, die sich selbst der Behandlung lange entzogen haben, eventuell so lange, daß es bei ihnen sinnlos erscheint, überhaupt noch eine anticarcinomatöse Therapie einzusetzen, können zur Bildung von Vergleichsgruppen dienen. In diesem Fall entstehen Vergleichsgruppen, die nicht mehr an Hand der „Überlebensdauer", sondern nur der „*Gesamtkrankheitsdauer*" beurteilt werden.

Schließlich können sich unter den eigenen Krebskranken solche finden, bei denen sich aus irgendwelchen Gründen die an sich geplante, z. B. cytostatische Behandlung als undurchführbar erwiesen hat und die danach und deshalb in eine „unbehandelte" Vergleichsgruppe eingeordnet werden können.

Daß die Homogenität des Krankengutes immer soweit wie irgend nur möglich gewahrt werden muß, sei nochmals betont. Je länger sich aber die Erkrankung hinzieht, um so mehr wächst die Gefahr, daß eine Gruppe von Kranken in sich inhomogen wird. Dieser Nachteil kann durch kein Mittel ganz und gar ausgeglichen werden. Die zwingende Schlußfolgerung ist eine *Zusammenarbeit mehrerer Krankenhäuser* und eine sorgfältige Unterteilung des Krankengutes in homogene Untergruppen (s. Kap. IV. C.).

c) Die Sorge für die Homogenität

Innerhalb der einzelnen Krebsarten stößt es auf große Schwierigkeiten, eine *Ordnung* zu erreichen, die eine gleichmäßige therapeutische Beeinflussung der Kranken in homogenen Patientengruppen als einigermaßen wahrscheinlich gegeben erscheinen läßt. Diese Schwierigkeiten sind in der verschiedenen Malignität der bösartigen Geschwülste, in ihrer Größe und in dem Grad ihrer Ausdehnung über den Körper begründet. Die letzte Differenzierung entsprechend dem Grad ihrer Ausdehnung über den Körper wird ganz besonders wichtig bei der Strahlentherapie.

1. Bei Krebskranken ist damit zu rechnen, daß sie sich auch bei gleichem lokalem Ausgang der Geschwulst — sei es z. B. von den Bronchien, sei es von einem Genital-

organ, sei es vom Magen — in ihrer entweder aus Probeexzisionen oder aus Probepunktionen, oder aus dem Resektionspräparat, oder erst nach der Obduktion histologisch *erkennbaren Malignität* unterscheiden. Es genügt deshalb nicht, einfach nur Kranke mit solchen Krebsen, die von dem gleichen Organ ausgehen, in ein und demselben Kollektiv zu vereinigen; vielmehr wird darüber hinaus von einem soweit wie möglich homogenen Kollektiv verlangt werden müssen, daß die in ihm zusammengeschlossenen Kranken, soweit dies irgend erreichbar ist, histologisch (evtl. auch elektronenmikroskopisch) darauf geprüft worden sind, ob sie als wirklich homogen erachtet werden dürfen.

2. Die prognostischen Differenzierungen, die für den therapeutischen Vergleich und seine Beweiskraft entscheidend sind, sind in besonderem Maße abhängig von dem Schweregrad der Erkrankung, ausgedrückt durch den Zustand und die *Größe des Primärtumors* (T = Tumor), den Grad und die *Ausdehnung des Befalls von Lymphknoten* (N = Noduli lymphatici) und die *Existenz von Metastasen* (M). Diese Einteilung ist konsequent durchgeführt in der *Stadieneinteilung* der UICC [79]. Auf Grund der Symbolbezeichnung Primär-Tumor = T, Noduli lymphatici = N und Fern-Metastasen = M ist dieses Beschreibungs-System *TNM-System* genannt worden. Je nach der *Größe des Primärtumors* erhält T die Indices T_1 bis T_4:

T_1 = Kleiner Primärtumor streng auf das Ursprungsorgan begrenzt.

T_2 = Relativ großer Primärtumor, der seinen Entstehungsort, aber noch nicht die Organgrenzen überschritten hat.

T_3 = Primärtumor hat die Organgrenzen überschritten, ist mit der Umgebung verwachsen.

T_4 = Primärtumor greift weit auf die Nachbarschaft über.

T_0 = Kein Primärtumor (mehr) vorhanden, z. B. nach chirurg. Totalentfernung. Das „Carcinoma in situ" der Gynäkologen wurde häufig auch nach T_0 einklassifiziert. Der Eindeutigkeit der Systematik des *TNM*-Systems wegen sollte es heute nicht mehr mit T_0, sondern z. B. mit *TIS* (= Primärtumor in situ) gekennzeichnet werden.

Das *Verhalten der regionären Lymphknoten* wird im *TNM*-System durch 3 Stadien von N gekennzeichnet:

N_0 = *keine* Lymphknoten palpabel

N_1 = bewegliche Lymphknoten palpabel

N_2 = fixierte Lymphknoten palpabel.

Wenn außer den regionären Lymphknoten auch *Metastasen* außerhalb der unmittelbaren Umgebung des Primärtumors auffindbar sind, oder wenn *hämatogene Metastasen* vorhanden sind, so werden diese beiden mit dem Symbol M_1 in die Tumorformel des Systems eingeführt. Diese allgemeine Einteilung des *TNM*-Systems ist grundsätzlich für jede Art von Tumoren geeignet. Sie verlangt aber je nach der Art und nach dem Sitz des Tumors jeweils eine diesem Tumor adäquate Ausarbeitung, wie sie durch internationale Sachverständigen-Kommissionen der UICC nach und nach aufgestellt und veröffentlicht wurden. Zur Kennzeichnung der *Sicherheit der beschreibenden Aussagen* im *TNM*-System hat der Deutsche *TNM*-Ausschuß der UICC 1968 vorgeschlagen, im Einzelfall die Beschreibungen zu T, N und M durch einen

[79] U.I.C.C. = Union Internationale Contre le Cancer, P. O. Box 400, 1211 Genf 2 (Schweiz).

zweiten Index S zu ergänzen, der folgende Grade annehmen kann:

Symbol S = Sicherung („security"),
S 0 = Aussage ohne jede Sicherung (nur Verdacht),
S 1 = Aussage ohne Anwendung spezieller klinischer Hilfsmittel (zum Beispiel nur Anamnese und ärztliche Untersuchung),
S 2 = Aussage gestützt auf spezielle klinische Hilfsmittel (zum Beispiel Röntgendiagnostik, Endoskopie),
S 3 = Aussage gestützt auf Operation, aber ohne histologische Untersuchung,
S 4 = Aussage wie 2, aber mit histologischem und/oder cytologischem Befund aus Exkreten oder Punktionsmaterial,
S 5 = Aussage gestützt auf einen Probeeingriff mit histologischer Untersuchung des Gewebes (Probeexcision),
S 6 = Aussage gestützt auf Operationsbefund mit pathologisch-anatomischer und histologischer Beurteilung des Operationspräparates,
S 7 = Aussage gestützt auf Sektionsbefund,
S 9 = keine Angaben.

Neben der morphologischen, mehr pathologisch-anatomisch orientierten TNM-Klassifikation existiert die *klinische Stadieneinteilung*. In ihr wird der Schweregrad der Tumorerkrankung durch die Stadien I, II, III, IV (und manchmal V) beschrieben. Sie ist nach praktisch-klinischen Gesichtspunkten (z. B. der klinischen Unterscheidbarkeit verschiedener Stadien) aufgebaut und hat den großen Vorteil, daß sie nicht so viele Untergruppen unterscheidet, wie das TNM-System. Geringe Anzahl von Untergruppen bedeutet aber stärkere Besetzung der einzelnen Gruppen mit beobachteten Fällen.

Ganz allgemein lassen sich die Stadien I. bis V. der klinischen Stadieneinteilung folgendermaßen definieren:

Stadium I. Geschwulst ist noch sicher auf das Organ beschränkt, indem sie ihren ursprünglichen Sitz hatte.
Stadium II. Geschwulst hat auf nähere Umgebung ohne Befall von Lymphknoten übergegriffen.
Stadium III. Die regionären Lymphdrüsen sind befallen, eventuell zusätzlich auch die nächste Nachbarschaft des ursprünglichen Tumors.
Stadium IV. Es sind zusätzlich auch weitere benachbarte Gewebe in Mitleidenschaft gezogen; „Nahmetastasierung", Es bestehen aber keine Fernmetastasen.
Stadium V. Fernmetastasen existieren entweder in entferntem Organgewebe oder in entfernten Lymphknoten; hierher gehören alle noch weiter fortgeschrittenen Zustände.

Die ursprüngliche klinische Stadieneinteilung subsummierte unter dem Stadium IV alle metastasierten Fälle. Daß diese Unterteilung aber bei bestimmten Problemen der klinischen Therapiebeurteilung unzureichend ist, zeigte das Beispiel der Beurteilung der Röntgenstrahlentherapie beim Bronchialcarcinom (s. unten):

Es müssen die metastasierten Fälle, die der *therapeutischen Einwirkung* noch *voll ausgesetzt* sind (beim Bronchialcarcinom die Fälle mit Nahmetastasen innerhalb des Bestrahlungsbereichs) von den Fällen durch eine andere Stadienzugehörigkeit unterschieden werden, deren Metastasen *außerhalb* der therapeutischen Einwirkung liegen (Fernmetastasen bei der Röntgenbestrahlung des Bronchialcarcinoms).

Deswegen schlagen wir vor, bei therapeutischen Beurteilungen unter dem Stadium V alle die metastasierten Fälle zusammenzufassen, bei denen Fernmetastasen bestehen, die der therapeutischen Einwirkung überhaupt nicht ausgesetzt sind (auch wenn der Primärtumor oder Nahmetastasen oder nur ein Teil der Fernmetastasen der Behandlung unterliegen).

Diese verstärkte Aufteilung ist bei der Prüfung von Strahlenbehandlungen unentbehrlich, bei der Prüfung von auf den Gesamtkörper einwirkenden, z. B. cytostatischen Medikamenten, gleichviel ob diese peroral oder parenteral einverleibt werden, nicht unbedingt nötig, aber ebenfalls zweckmäßig.

Bei der Prüfung von Heilmethoden gegen die verschiedenen Malignome (z. B. Tumoren des Magens oder der Urogenitalorgane oder des Gehirns) werden die *Definitionen der Stadien* variieren. Mit Hilfe des *TNM*-Systems lassen sich aber die verschiedenen speziellen klinischen Stadieneinteilungen und der Erfassungsbereich ihrer verschiedenen Stadiendefinitionen genau beschreiben und dadurch untereinander vergleichbar machen (s. Tab. 45 unten).

3. *Weitere Abhängigkeiten,* deren Möglichkeiten bei den therapeutischen Problemen im Bereich der Krebse diskutiert werden müssen und durch eine entsprechende Untergruppierung u. U. berücksichtigt werden müssen, sind a) das *Alter,* b) das *Geschlecht,* c) die *soziale Lage,* d) Modalitäten der *Ernährung* in Abhängigkeit von landschaftlichen und anderen Eßgewohnheiten, e) *psychische Suggestionen.* Ob dieser letzte Faktor irgendeinen realen Einfluß auf die Entwicklung eines Tumors selbst ausüben kann, ist mehr als zweifelhaft. Daß aber schwere psychische Traumen auf dem Wege der Beeinträchtigung des Allgemeinbefindens sich indirekt störend auch beim Krebskranken auswirken können, kann jedenfalls nicht von vornherein als ausgeschlossen gelten. Umgekehrt können ebenso optimistische Suggestionen zum mindesten das subjektive Befinden des Krebskranken und so auch dessen subjektive Angaben über sein Befinden zum Besseren hin ändern. Besonders bei der Beurteilung des *Verlaufs* einer bösartigen Krankheit sind wir aber gelegentlich auch auf die subjektiven Angaben angewiesen und können dann — wie immer bei subjektiven Merkmalen — auf die *unwissentliche Versuchsanordnung* nicht verzichten. Denn so sehr uns eine günstige Autosuggestion bei der Behandlung gerade der Krebskranken willkommen ist, in einer z. B. cytostatischen therapeutischen Prüfung kann sie keinen Platz haben — lieber wird man auf die Prüfung bei einem Kranken verzichten, wenn man glaubt, stark suggestive bzw. psychotherapeutische Beeinflussungen nicht entbehren zu können.

Um sich von der Wichtigkeit der Forderung einer *unwissentlichen* Versuchsanordnung zu überzeugen, braucht man sich nur zwei äußerlich gleiche Packungen eines sogenannten Krebsmittels, das eine Mal des wahren Mittels, das andere Mal physiologischer Kochsalzlösung herstellen lassen, und dann periodenweise erst das wahre, dann das falsche Präparat zu geben. Man wird dann erleben, daß der Kranke mit seinem Lob oder seinem Tadel keinerlei Unterschied macht, ob man das echte oder das fingierte Mittel verabreicht, sofern nicht das echte Mittel Nebenwirkungen hervorruft, die vom Kranken nicht übersehen werden können. Wir gaben schon vor ca. 30 Jahren — als es noch keine wirksamen Cytostatika gab — neben der üblichen symptomatischen Standardtherapie Kranken das „Fichera'sche Krebsmittel", hielten aber gleichzeitig auch in den gleichen Ampullen ein Präparat Fichera f. (falsum = physiologische Kochsalzlösung) zur Verfügung. Die meisten Kranken (z. B. mit Lebercarcinom, Magenkrebsen usw.) fühlten sich — besonders wenn sie von dem Mittel schon etwas gehört hatten — schon in den ersten Tagen der Behandlung wohler, kräftiger usw., und wenn die Behandlung dann einmal 2 Wochen abgesetzt wurde, dann ging es meistens ein wenig schlechter; dabei war es aber ganz gleichgültig, ob wir unser Präparat Fichera v. (= verum) oder Fichera f. (= falsum) spritzten! Der ungefähre Grad der Beschwerden wurde zu diesem Zweck täglich als Zahl notiert, die Beschwerden wurden also täglich zensiert und wurden so als Kolumnen aufgezeichnet. Man sah deutlich, wie sie in Abhängigkeit von den Injektionen abnahmen, aber auch dann, wenn statt des wirklichen Präparats die physiologische Kochsalzlösung (bezeichnet Fichera f.) gegeben wurde, selbstverständlich ohne Wissen des Patienten.

Für jede von den Möglichkeiten 3 a) bis d) haben wir einige Anhaltspunkte, daß sie für die *Entstehung* und damit für die Häufigkeit des Auftretens von Krebs bedeutungsvoll werden können. Für keine von ihnen aber haben wir einigermaßen zuverlässige Belege, daß sie die *Prognose* eines bestehenden Krebses in eindeutiger Weise zu beeinflussen vermöchten. Es ist gut, auch die letzten drei Einflußmöglichkeiten [3 b) bis d)] in einer Statistik eindeutig zu offenbaren, es ist aber im allgemeinen nicht nötig, ihnen einen besonderen Einfluß bei der Anlage der therapeutischen Versuchsanordnung einzuräumen. Der Nachteil der Verkleinerung der Kollektive würde voraussichtlich nicht wettgemacht durch die hier problematische Verbesserung ihrer Homogenität.

Neben den verschiedenen Formen und Schweregraden der Tumorkrankheiten muß bei der Bildung homogener Kollektive von Kranken die angewandte Therapieart mit ihren nicht immer unvermeidlichen Variationen und Überschneidungen (= *Mitursache*) berücksichtigt werden. Aus einer großen Erfahrung heraus sind wir berechtigt zu betonen, daß eine konsequente und für spätere Schlußfolgerungen unentbehrliche Durchführung der therapeutischen Maßnahmen ohne Polypragmasie oft ohne wirkliche Not unterbleibt. Der Grund ist meist der, daß man in dem Zusatz einer weiteren und neuen therapeutischen Variation ein Ablenkungs- und Tröstungsmittel für den Kranken sieht; es wird dabei nicht genügend bedacht, daß das neue Mittel ja selbst seiner Bestätigung noch bedarf, und daß irgendein symptomatisches Mittel (ja sogar ein Placebo) den gleichen psychischen Erfolg erzielen könnte, ohne die spätere Aussagekraft der Vergleichsanordnung zu beeinträchtigen. Wenn die klinische Medizin mit den experimentellen Erfahrungen auf dem Gebiet Krebsbekämpfung Schritt halten will, dann wird sie die höchsten Anforderungen an ihre Kritik und Konsequenz stellen müssen; das wird um so notwendiger sein angesichts der ganz besonders großen Schwierigkeiten, die sich der therapeutischen Erkenntnis und methodischen Forschung hier sowieso schon entgegenstellen.

d) Die Beobachtung des Verlaufs von Krebserkrankungen und der Vergleich verschieden behandelter Perioden derselben im individuellen Vergleich

Aus den erwähnten Gefahren (Inhomogenität) folgt, daß wir bei der Prüfung einer Krebstherapie nicht auf den Versuch verzichten sollen, den therapeutischen Vergleich auch innerhalb der individuellen Krankheitsverläufe anzuwenden. Das wird um so weniger möglich sein, je akuter eine krebsbedingte Erkrankung abläuft. Umgekehrt werden die Aussichten für einen individuellen therapeutischen Vergleich um so besser sein, je länger sich eine Erkrankung hinzieht, je kontinuierlicher sie — abgesehen von den willkürlichen therapeutischen Beeinflussungen — abläuft, je häufiger ihre Merkmale bestimmt werden, je meßbarer und nicht zuletzt je repräsentativer sie sind. Ihr wahrscheinlicher Verlauf muß wie auch sonst bei jedem individuellen Vergleich durch eine *Vor- oder Nachbeobachtungsperiode* unter Standardtherapie — soweit existierend — erkannt werden; nur dann können aus dem Vergleich mit der therapeutischen Testperiode Schlüsse gezogen werden.

1. Erste Aufgabe wird dabei die Feststellung sein, ob es überhaupt zu einer Besserung (oder ob es gar zu einer provisorischen Heilung) unter der zu prüfenden Therapie kommt. Je weniger diskontinuierlich sich dabei eine Krankheit hinzieht, um so besser werden fortlaufend erkennbare und irgendwie meßbare Merkmale es erlauben, eine günstige oder ungünstige therapeutische Wirkung zu erkennen.

2. Die Allgemein-Merkmale (z. B. Gewicht u. a.) sind nur teilweise repräsentativ und meßbar. Je mehr dies der Fall ist, um so eher ergeben sich Möglichkeiten, etwas über den Grad einer therapeutischen Wirkung auszusagen und damit auch zwei Heilmittel in ihrer Güte miteinander zu vergleichen. Dies kann sehr präzise bei Hauttumoren durchgeführt werden, nur mehr im Groben mit Hilfe der Endoskopie (z. B. Larynx- oder Blasentumoren) und der Röntgenologie möglich sein. Eine exakte (graphische) Verfolgung eines Tumormerkmals im individuellen Vergleich hat auch die möglichst häufige und kontinuierliche und zahlenmäßige Bestimmung repräsentativer Merkmale zur Voraussetzung. Da diese bei nicht oberflächlich gelegenen Tumoren nirgends in dem Maße wie bei Hämoblastosen, insbesondere bei den Leukämien gegeben ist, so sind diese unter den Tumoren die Domäne für den individuellen therapeutischen Vergleich (vgl. das folgende Kap. 19).

3. Weiterhin kann das Merkmal der *Dauer einer Besserung* wertvoll sein. Das heißt hier, daß wir innerhalb des einzelnen Krankheitsverlaufs zeitliche Perioden bilden, deren jede nur für eine spezifische Behandlungsart reserviert bleibt. Je länger eine Periode gedauert hat, während der ein wachsender Tumor zum Stillstand gekommen war, sich verkleinert hatte, verschwunden war oder nicht zu neuen Metastasierungen geführt hatte, um so günstiger wird die Wirkung des getesteten Medikaments einzuschätzen und als überlegen über die Maßnahmen anzusehen sein, die in anderen Vergleichsperioden mit weniger günstigen Wirkungen angewandt worden waren (s. auch Abb. 51, Seite 381).

Ob und wie dann die vielfachen, aus der Beobachtung einzelner Patienten gewonnenen Resultate zu einem generellen Urteil zusammengefaßt werden können, das ist verschieden je nach den besonderen Bedingungen des jeweiligen therapeutischen Problems.

Bei der Konkurrenz verschiedenartiger (großenteils selbst noch problematischer) therapeutischer Maßnahmen — einerseits jonisierte Strahlen, andererseits Cytostatica — liegt die Gefahr der Überschneidung verschiedener Mittel nahe. Es wird dann beim Überblick über den *Krankheitsverlauf eines* einzelnen Kranken nicht mehr möglich sein, *die einzelnen therapeutischen* Perioden so voneinander getrennt zu betrachten, daß sie miteinander verglichen werden können. Dennoch bleibt der Krankheitsverlauf oft als der einzige Weg übrig, der überhaupt zur Erkennung des therapeutischen Wertes und Unwertes eines problematischen Mittels führen kann; der unabdingbaren Größe dieses Zieles wegen ist jeder, der sich an solchen Prüfungen beteiligen will, verpflichtet, sich zu bemühen, daß die einzelnen Perioden seiner verschiedenen therapeutischen Bemühungen so voneinander abgetrennt werden, daß sie hinterher miteinander verglichen werden können.

Daß dabei auch auf die anderen Voraussetzungen eines individuellen therapeutischen Vergleichs zu achten ist, ist selbstverständlich. Dazu gehört z. B., daß nicht das eine Mittel in einer an sich günstigen Periode des Krankheitsverlaufs geprüft sein darf, das andere aber in einer Periode, die durch interkurrente oder mit der Grundkrankheit selbst zusammenhängende Komplikationen besonders benachteiligt ist. Dazu gehört weiterhin erst recht, daß das Versagen eines Mittels in den vorgeschrittenen Stadien einer bösartigen Krankheit nicht verglichen werden kann mit den Reaktionen auf andere Mittel in früheren Stadien.

Die hier besprochenen Möglichkeiten der therapeutischen Beurteilung eines Heilmittels bei Krebs werden kaum jemals alle in einem Forschungsvorhaben ihren Platz haben. Es wird für jedes neue Problem aufs neue geprüft werden müssen, welche Methode gerade zu seiner Lösung besondere Aussichten verspricht. Es ist aber nicht damit zu rechnen, daß eine solche Lösung sich schon im Beginn des Forschungsvorhabens bietet, oft wird sie sich erst im Verlauf der Untersuchungen klar herausstellen. Unter diesen Umständen ist es unabweislich, daß die Krankengeschichten von vornherein so geführt werden, daß sie später allen sich stellenden statistischen Lösungsmöglichkeiten gerecht werden können. Die statistischen Methoden, die auf dem Weg der therapeutischen Forschung im Bereich der Krebse uns den Zielen näher bringen können, sind unter sich sehr verschieden. Es ist unmöglich, zu einer Summe der Resultate zu kommen, indem man auf deren Komplex einfach statistisch weiter aufbaut. Der letzte Weg wird sich zumeist nicht mehr nur mathematischer Mittel bedienen können, er wird auf Synopsis und Synthese, überhaupt auf gedankliche Zusammenordnungen angewiesen sein.

Die besprochenen Kriterien werden je nach der Lage in verschiedener Weise zur Anwendung kommen können, und allzumeist werden mehrere von ihnen schon deshalb beim gleichen Kranken und beim gleichen therapeutischen Problem benutzt werden sollen, weil jede neue Betrachtungsweise etwas zur Klärung des individuellen Heilerfolgs oder Mißerfolgs beitragen kann.

c) Wahl der speziellen Vergleichstherapie

Bei den bösartigen Tumoren ist insbesondere das Problem der ärztlich erlaubten Auswahl der zu vergleichenden Therapiearten von Bedeutung: Bei den Krebsarten und den Krankheitsstadien, bei denen eine *wirksame* Therapie bisher nicht bekannt ist, entstehen keine großen Probleme: In diesen Fällen wird man die aussichtsreichste, neue, zu prüfende Therapie alternativ im kollektiven Vergleich gegenüber der bisherigen symptomatischen Therapie erproben.

Handelt es sich aber um Krebsarten oder Krankheitsstadien, bei denen eine anerkannte Therapie zur Besserung oder Lebensverlängerung existiert (Operation bei den Frühstadien, Röntgenbestrahlung bei den nicht fernmetastasierten Formen), dann ist bei der therapeutischen Vergleichsanordnung nur mehr ein Vergleich dieser wirksamen Standardtherapie gegenüber neuen Therapieformen erlaubt, wenn diese *neuen* Therapieformen *festbegründete Aussichten* auf eine *bessere* Wirkung als die bisherige Standardtherapie bieten. Kein Arzt kann es vertreten, z. B. wenig aussichtsreiche Cytostatika als *einzige* Therapie bei solchen Krankheitsformen anzuwenden, bei denen Operation oder Röntgenbestrahlung *sicher* wirken. Diese Einschränkung der völligen Freiheit der Vergleichsanordnung muß der Arzt in Kauf nehmen, auch wenn die empirische Beurteilung dadurch erschwert wird. Er hat immer nur die Möglichkeit, in Richtung einer *Verbesserung* der Therapie seine Vergleiche anzusetzen.

Auf der anderen Seite wird hieraus ersichtlich, wie wichtig es ist, zum *jetzigen* Zeitpunkt auch die Krankheitsformen genau zu beobachten und in ihrem Krankheitsverlauf zu beschreiben, die zur Zeit noch nicht therapeutisch beeinflußbar sind. Denn wenn eines Tages erst einmal wirksame Mittel auch für diese Krankheitsstadien vorliegen, dann haben die Ärzte nicht mehr die Möglichkeit, zum Zwecke des Vergleiches Patientengruppen unbehandelt zu lassen. Dann wird man gezwungen sein, auf die Beobachtungen unserer Zeit zurückzugreifen. In diesem Sinne ist auch die Beobachtung desolater Spätstadien der verschiedenen Krebsformen für später von großem Wert.

f) Die Kennzeichnung der klinischen Resultate und ihre statistische Auswertung

Je nachdem, ob es sich um *Häufigkeiten* (z. B. Häufigkeit des Übergangs in provisorische Heilung für eine bestimmte Frist) oder um kontinuierlich-veränderliche Beobachtungsgrößen (z. B. Überlebenszeiten in Monaten oder Jahren) handelt, werden die in den Kapiteln V. D. oder Kap. V. C. geschilderten statistischen Methoden anzuwenden sein. Man wird immer nur dann einen unter der Behandlung eingetretenen Unterschied als wesentlich und auf den therapeutischen Wert des Medikamentes hindeutendes Kriterium auffassen, wenn dieser eingetretene Unterschied sich in einer statistischen Prüfung lege artis als wesentlich größer als die zufälligen Schwankungen erwiesen hat. Solche Unterschiede dürfen als „signifikant" bezeichnet werden. Hierbei bedeutet aber bei den meisten klassischen statistischen Methoden das Urteil „nicht signifikant" noch nicht, daß eine Gleichheit bewiesen sei, sondern nur: „An Hand dieser Anzahl von Beobachtungen noch nicht zu beweisender Unterschied". Die Möglichkeit, daß bei *Vergrößerung* des Beobachtungsgutes doch noch ein signifikanter Unterschied nachweisbar ist, besteht fast immer.

Diese Möglichkeit der klaren Abgrenzung wirklicher Unterschiede von nur zufallsbedingten Unterschieden belohnt die ganze Mühe, die mit der Durchführung diffiziler Vergleichsverfahren verbunden ist, und die *einen* Schritt auf dem Wege zur Entwicklung einer rationellen Krebstherapie darstellt.

Anhang: Die Strahlentherapie des Bronchialcarcinoms [80]

Der Durchführung der Prinzipien der therapeutisch-klinischen Prüfung stellen sich in der Strahlentherapie des Bronchialcarcinoms große Schwierigkeiten in den Weg. Die Ursachen dieser Schwierigkeiten liegen einerseits darin, daß der Krankheitsablauf bei verschiedenen Patienten schon spontan sehr verschieden beschleunigt ist, und daß die bisher durch die Strahlentherapie erreichbare Verbesserung des Krankheitsverlaufs relativ klein ist im Vergleich zu diesen pathobiologischen Spontanschwankungen. Andererseits muß beim Bronchialcarcinom mit einer Reihe von Untergruppen gerechnet werden, die — auch ohne wirksame Therapie — unterschiedliche Verlaufsformen zeigen (periphere gegenüber zentralen Carcinomen, histologisch verschiedene Tumorarten und anderes) und somit einen Behandlungserfolg vortäuschen könnten.

Ehe die Einzelheiten einer praktikablen, empfindlichen Beurteilungsmethodik besprochen werden, soll auf ein Beurteilungsverfahren hingewiesen werden, das mit nur geringen Irrtumsmöglichkeiten behaftet ist, dafür aber — leider — geringere therapiebedingte Verbesserungen des Krankheitsverlaufes nicht zu erkennen vermag. Dieses Verfahren besteht darin, daß man die *Überlebenszeit* als Beurteilungskriterium wählt, und daß man diese Überlebenszeit nur dann als Hinweis für eine therapeutische Wirksamkeit des angewandten Behandlungsverfahrens ansieht, wenn sie die *maximale Krankheitsdauer* des Bronchialcarcinoms überschreitet. Häufig wird als eindeutige Überschreitungsfrist der maximalen Krankheitsdauer ein Zeitraum von 5 Jahren angesehen. Die längste Krankheitsdauer, die wir bei einem unbestrahlten und nur rein symptomatisch behandelten Bronchialcarcinom bisher feststellen konnten, betrug 53 Monate (Ge. Fall-Nr. 75, histologisch nicht gesichert). Diese grobe Beurteilungsmethode an Hand der 5-Jahres-Überlebensrate enthebt den Untersucher aber nicht einer zuverlässigen Diagnosesicherung (siehe unten).

Empfindlichere klinische Beurteilungsmethoden sind nur dann zuverlässig, wenn die Vielzahl der vorhandenen Irrtumsmöglichkeiten ausgeschlossen wird. Diese Prüf-

---

[80] Dieses Beispiel ist übernommen aus G. Oberhoffer und P. Thurn: Radiologe **3**, 175 (1963).

verfahren lassen sich einteilen in: a) Verfahren zur Erfassung des Früheffektes der Therapie, und b) Verfahren zur Erfassung des Dauereffektes der Therapie.

ad a) Die Möglichkeiten der *Erkennung des therapeutischen Früheffektes* benutzen als Kriterien den Befund der Röntgenuntersuchung (Thorax-Übersichtsaufnahme in zwei Ebenen, Röntgenschichtbild in der Ebene des Bronchusverschlusses oder der

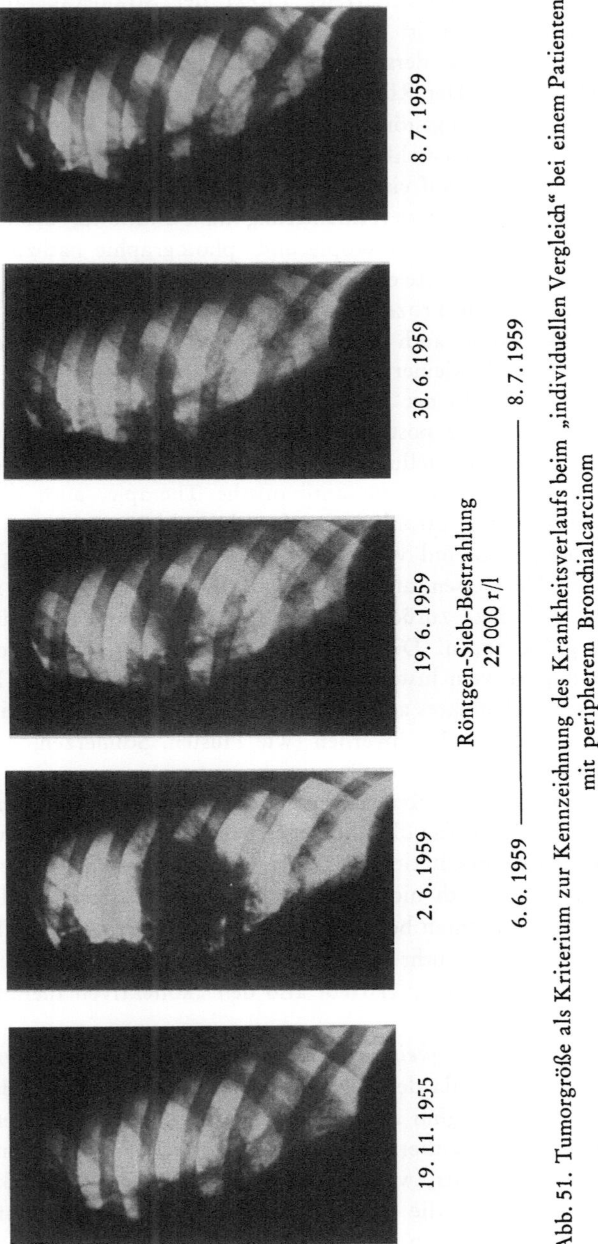

Abb. 51. Tumorgröße als Kriterium zur Kennzeichnung des Krankheitsverlaufs beim „individuellen Vergleich“ bei einem Patienten mit peripherem Bronchialcarcinom

Hiluslymphknoten). Als Vergleichsbasis kann der Befund des gleichen Patienten *vor* Beginn der Strahlenbehandlung herangezogen werden, so daß eine *„individuelle Vergleichsanordnung“* vorliegt. Hierbei muß zwischen zentralen und peripheren Bronchialcarcinomen unterschieden werden, da die Situation beim peripheren Tumor eindeutiger als beim zentralen zu übersehen ist. So ist die Verkleinerung oder das vollständige Verschwinden eines histologisch gesicherten peripheren Bronchialcarcinoms nach Röntgentherapie ein einwandfreier Effekt der Strahlentherapie (s. Abb. 51, Pat. De. Nr. 1043). Dagegen ist die Beurteilung des Primäreffektes beim zentralen Bronchialcarcinom nicht mit derselben Zuverlässigkeit durchführbar. Das gilt vor allem für die Atelektasen. Der Rückgang einer Atelektase — vor allem einer inkompletten — bzw. Durchlüftungsstörung eines Lungenlappens, kann zwar allein Folge der intrabronchialen Tumorverkleinerung durch die Strahlentherapie sein. Diese Aussage darf sich nicht nur auf eine Röntgenaufnahme in einer Ebene stützen. Es ist vielmehr erforderlich, die Tumorverkleinerung im Schichtbild, Bronchogramm oder zuverlässiger noch bei der Bronchoskopie und -photographie nachzuweisen. Die Erfahrung lehrt nämlich, daß Atelektasen mitunter als Teilursache durch begleitende entzündliche intrabronchiale Prozesse oder Sekretpfröpfe unterhalten werden können und nach deren Regression auch ohne Tumorbeeinflussung temporär verschwinden können. Selbst bei der Verkleinerung von Hiluslymphknoten ist eine Einschränkung erforderlich, da in 10—20% der Fälle Vergrößerungen der Hiluslymphknoten beim Bronchialcarcinom Folge der poststenotischen Pneumonitis und damit entzündlicher Natur sind. Für unsere Fragestellung heißt dies, daß nach Rückgang der begleitenden Pneumonie, z. B. durch zusätzliche antibiotische Therapie, auch die Hiluslymphknotenvergrößerungen ohne Strahlentherapie sich verkleinern können. Besteht dagegen keine Pneumonitis, so sind vergrößerte Hiluslymphknoten mit größerer Sicherheit als regionäre Metastasen anzusehen, und ihre Verkleinerung nach Röntgenbestrahlung wäre auf diese zurückzuführen. Das gilt insbesondere für mediastinale Lymphknotenvergrößerungen. Dieses Problem dürfte in Zukunft durch die Mediastinoskopie mit positivem histologischen Ergebnis zu klären sein. Die Bewertung des therapeutischen Früheffektes auf Grund *subjektiver* Beurteilungskriterien erscheint sehr unzuverlässig, da diese Beschwerden (wie Husten, Schmerzen, Appetitlosigkeit) den Krankheitsprozeß zu wenig repräsentieren.

ad b) Die Verfahren zur Kennzeichnung und *Erfassung* des *Dauereffektes der angewandten Therapie* sind für die klinische Therapiebeurteilung die wichtigsten. Sie verwenden als Beurteilungskriterien die *Überlebenszeit oder die Krankheitsdauer*. Als Vergleichsbasis kann man sich nicht mehr auf irgendeine Eigenheit des Krankheitsverlaufes des gleichen Patienten beziehen, sondern nur noch auf die Überlebenszeiten oder Krankheitszeiten eines nicht strahlenbehandelten vergleichbaren Patienten-*Kollektivs*. Die Vergleichsanordnung erstrebt also den „kollektiven therapeutischen Vergleich“.

In bezug auf die *Genauigkeit* ihrer Bestimmbarkeit ist die *Überlebenszeit* der Krankheitsdauer überlegen, da der Beginn der Krankheitsdauer mit der großen *Unsicherheit*, den Krankheitsbeginn zeitlich festlegen zu können, behaftet ist. In bezug auf die *Repräsentanz* für die therapeutische Wirkung ist die Überlebenszeit ebenfalls besser als die Krankheitsdauer, weil in die zeitliche Länge der Krankheitsdauer die Anamnesendauer miteingeht, die ihrerseits absolut keinen Repräsentanzwert für die Wirksamkeit der (später) angewandten Behandlung besitzt. Wenn also die *Über-*

lebenszeit sich als repräsentativer erweist, so muß sofort auf eine zusätzliche Voraussetzung hingewiesen werden, ohne deren Erfüllung auch die Überlebenszeit als Beurteilungskriterium keine richtigen Beurteilungen ermöglicht: es ist die notwendige *Stadienhomogenität* zum Zeitpunkt des Therapiebeginns (bzw. des Beobachtungsbeginns bei rein symptomatisch behandelten Fällen) und die *topographische Homogenität* der verglichenen Patientenkollektive. Die Überlebenszeit muß von sich aus schon sehr stark davon abhängig sein, ob sie von einem frühen oder späteren Stadium des Krankheitsverlaufes ab gezählt wird (ob nämlich die Strahlenbehandlung zu einem frühen oder späten Zeitpunkt der Erkrankung durchgeführt wurde).

Die *Faktoren, welche die Homogenität der Vergleichskollektive gefährden,* lassen sich in drei Gruppen einteilen, die ein unterschiedliches methodisches Vorgehen zu ihrer Eliminierung verlangen:

a) die bekannten, ausschaltbaren Faktoren,

b) die bekannten, aber nicht ausschaltbaren Faktoren und

c) die unbekannten Faktoren.

ad *a)* Unter den *bekannten, ausschaltbaren Faktoren* („Mitursachen"), die von sich aus den Krankheitsverlauf und die Länge der Überlebenszeit beeinflussen können, und also eventuell eine Therapiewirkung vortäuschen könnten, muß man alle zur Röntgenbestrahlung zusätzlichen, gleichzeitigen Behandlungsverfahren verstehen; z. B. Antibiotica, Corticoide oder Anabolica vor, während oder nach der Bestrahlung. Das gilt auch in Zukunft für die Cytostaticatherapie im Anschluß an die Strahlentherapie. Hierzu gehört aber auch das Auftreten von Begleitkrankheiten, die von sich aus zu einer Verkürzung der Überlebensdauer führen können (z. B. Herzinfarkt, Hochdruck, Magenblutung und auch der Suicid). Patienten, bei denen eine solche „Mitursache" aufgetreten war, müssen aus dem Vergleich der Auswertung ausgeschlossen werden. Das gilt aber unseres Erachtens nicht für eine niedrig dosierte Corticoidtherapie (10 bis 15 mg) während der Bestrahlung. Je strenger der Ausschluß nicht auswertbarer Fälle aus der Gesamtzahl aller Fälle durchgeführt wird, um so zuverlässiger wird das Vergleichsurteil. Der Satz „Je größer die Fallzahl, um so sicherer und genauer das Vergleichsurteil" hat in dieser Form keine allgemeine Gültigkeit, wenn nicht unter der „Fallzahl" die Anzahl der *vergleichbaren, homogenen* Fälle verstanden wird. Hier gilt allgemein: Veröffentlichungen von klinisch-therapeutischen Vergleichsbeobachtungen haben meistens weniger Wert, wenn keine Fälle ausgeschlossen wurden. Andererseits sind diese Berichte zuverlässiger, wenn angegeben wird, daß ein Teil der Fälle wegen Inhomogenität oder Nichtauswertbarkeit ausgeschlossen wurde.

ad *b)* Beim Bronchialcarcinom wird man eine ganze Reihe bekannter, *aber nicht ausschaltbarer Faktoren* („Mitursachen") feststellen können, die ihrerseits auf den Krankheitsverlauf oder die Prognose Einfluß haben oder unterschiedliche Prognosen zeigen. Hierzu gehört die *unterschiedliche Topographie* der Tumoren, da die peripher gelegenen Tumoren eine andere Schnelligkeit des Krankheitsablaufes zeigen als die zentral gelegenen Tumoren. Zum Teil ist diese unterschiedliche Dauer, z. B. des Stadiums I, bei peripheren und zentralen Tumoren durch die unterschiedlich frühe Erkennbarkeit (Diagnostizierbarkeit) der Tumoren bedingt. Periphere Tumoren können in der Regel früher erkannt werden als zentrale. Daneben ist zusätzlich noch ein unterschiedlich schnelles Wachstum dieser beiden Tumorarten zu diskutieren.

Als zweiter Hauptfaktor, der von sich aus die Überlebenszeit beeinflußt, muß der *Unterschied der Krankheitsstadien zum Zeitpunkt des Therapiebeginns (bzw. Beob-*

achtungsbeginnes bei nur symptomatisch Behandelten) genannt werden. Dieser Faktor ist in seiner Ausprägung im Einzelfall bekannt, ohne daß man aber seinetwegen die Fälle aus der Auswertung ausschließen könnte. Welches das beste *System zur Stadieneinteilung der Bronchialcarcinome* ist, kann nicht absolut gesagt werden. Allgemein läßt sich wohl feststellen, daß für eine empirische, klinische Therapiebeurteilung nur die Stadieneinteilungssysteme geeignet sein können, die dem Ziele der Herstellung homogener Vergleichskollektive am besten dienen. So wird man bei einer geplanten Vergleichsbeobachtung über die Wirkung der *nur lokal,* in einem umschriebenen Areal *wirksamen* Röntgenbestrahlung zur Homogenisierung seiner Patientenkollektive eine Stadieneinteilung benötigen, die die Fälle mit Tumorbefall *nur innerhalb* des Bestrahlungsfeldes von den anderen Fällen unterscheidet, bei denen auch schon *außerhalb* des Bestrahlungsfeldes Tumorabsiedlungen (wie z. B. Fernmetastasen) vorliegen. G. Oberhoffer, P. Thurn und G. Schmitz-Draeger haben deswegen gerade zur Beurteilung des therapeutischen Wertes der Lokalbestrahlung des Bronchialcarcinoms die sonst übliche klinische Stadieneinteilung von I—IV (Anacker u. a.) in ihrem Stadium IV weiter unterteilt in Stadium IV u. Stadium V. In der folgenden Tabelle (Tab. 46)

Tabelle 46. *Stadieneinteilung beim Bronchialcarcinom. Gegenüberstellung der verschiedenen Einteilungssysteme*

Stadium (unsere Einteilung)	Stadium (nach Anacker u. a.)	Stadium (im TNM-System)	Definition	Indizierte Therapie		
				Chir.	Rö-Bestr.	Cytostatica
I	I	T 1+N 1	Tumorsitz am Ort der Entstehung, Segmentbronchus oder periphere Lage	+++*	++	
II	II	T 2+N 1	Tumor auf den Lappenbronchus begrenzt	+++*	++	
III	III	T 1+N 3 T 2+N 3 T 3+N 1 T 3+N 3	zusätzlich regionäre Lymphknotenmetastasen od. bereits Hauptbronchus befallen	+ techn.mögl. (prognost. schlecht)	+++	
IV	IV	T 4+N 3 T 4+N 1	Überwachsen in die Umgebung des Mediastinums; peripheres Bronchial-Ca greift auf die Brustwand über, Ausbrecherform; Phrenikusparese, Rekurrensparese, *keine* Fernmetastasen	Ø	++	+
V	auch IV	T 1—T 4 +M 1	Fernmetastasen	Ø	Ø	++

* außer bei kleinzelligen Bronchialcarcinomen, bei denen erfahrungsgemäß bei Diagnosestellung mindestens Stadium III vorliegt.

wird eine Gegenüberstellung der verschiedenen Stadieneinteilungssysteme gegeben. Man erkennt, daß sich auch alle notwendigen, feineren Unterscheidungen mit Hilfe des TNM-Systemes ohne Schwierigkeit durchführen lassen.

Auf eine besondere *Insuffizienz jeder präoperativen Stadienfeststellung* muß in diesem Zusammenhang aber hingewiesen werden: bei all diesen Stadieneinteilungen ist zu sagen, daß meistens *mindestens* das diagnostizierte Stadium und in der Regel *kein früheres* (= geringeres) Stadium vorliegt. Daß eventuell schon das nächstschwerere (= weiter ausgebreitete) Stadium vorliegt, kann mit Hilfe der klinisch-röntgenologischen Stadienfestsetzung niemals ausgeschlossen werden. Außerdem ist zu vermuten, wie schon oben angeführt, daß gerade beim Stadium III mit Vergrößerung der Hiluslymphknoten Täuschungen insofern vorkommen können, weil diese nicht immer Metastasen entsprechen. Diese Unsicherheit in der Stadienbestimmung wird in ihrer eventuellen täuschenden Wirkung aber dadurch weitgehend aufgehoben, daß diese Unsicherheit sich in *beiden* Vergleichspatientenkollektiven *gleich stark* täuschend auswirkt. Außerdem besteht zur Zeit auch keine Möglichkeit, diese Unsicherheit ohne Probethorakotomie zu verringern. Dabei ist es ganz selbstverständlich, daß eine Stadieneinteilung auf Grund der makroskopischen und mikroskopischen Ergebnisse der Thorakotomie (ZDANSKY; HELLRIEGEL) dem anderen Vorgehen überlegen ist. Für den lokalen hilären und mediastinalen Bereich dürfte in Zukunft die Mediastinoskopie den Unsicherheitsfaktor der Stadieneinteilung verringern. Dagegen bleibt der Ausschluß oder Nachweis von klinisch stummen Fernmetastasen nach wie vor ein ungelöstes Problem jeder Stadieneinteilung des Bronchialcarcinoms und damit einer lokalen radiologischen Therapiebeurteilung. Vergleichende klinisch-röntgenologische und autoptische Untersuchungen zeigen nämlich, daß der Primärtumor durch die Röntgenbestrahlung verschwinden kann, und der Tod Folge einer ausgedehnten Fernmetastasierung ist, die zum Zeitpunkt der lokalen Strahlentherapie nicht erfaßbar war (HELLRIEGEL). Diese Erfahrung, die sich mit chirurgischen Beobachtungen (ADELBERGER u. WÖRN) deckt, war letzten Endes der Anlaß, an die lokale Strahlentherapie des Primärtumors und der regionären Metastasen eine cytostatische Therapie anzuschließen. Ob dieses Vorgehen die Prognose des Bronchialcarcinoms verbessert oder nicht, kann nur durch spätere vergleichende Untersuchungen geklärt werden.

Weitere bekannte, aber nicht eliminierbare Mitfaktoren sind die *unterschiedliche histologische Eigenart* der Bronchialcarcinome: man wird die Prognose bei differenzierten Tumorzellformen nicht mit denen undifferenzierter Zelltypen gleichsetzen dürfen. Bei aller vermeidbarer Unsicherheit und pathobiologischer Variation in den zu vergleichenden Patientenkollektiven muß man darauf drängen, daß für eine Therapiebeurteilung nur histologisch gesicherte Fälle verwendet werden sollten.

Eine ähnlich strenge Einstellung sollte man bei der unvermeidbaren Unterteilung der Fälle in „abgeschlossene Beobachtungen" (bei denen die Überlebenszeit der Patienten endgültig feststeht, da die Patienten verstorben sind) und in „noch nicht abgeschlossene Beobachtungsfälle" (noch Lebende, bei denen sich die „bisherige" Überlebenszeit noch laufend verlängert), einnehmen. Wenn bei einer abschließenden Auswertung aller bestrahlten und unbestrahlten Fälle wirklich die Überlebenszeit der zur Zeit noch Lebenden mit in die Auswertung einbezogen werden soll, so schließe man alle *die* Überlebenden von der Auswertung aus, die mit ihrer bisherigen Überlebenszeit nicht wenigstens die „mittlere Überlebenszeit" ihrer entsprechenden Fallgruppe (der Verstorbenen) erreicht haben. Ein anderes methodisches Vorgehen würde unsere Aussagen in ihrer Zuverlässigkeit beeinträchtigen.

In bezug auf das *Lebensalter* sollte man in Zukunft wenigstens durch eine entsprechende Unterteilung (in Patienten bis 60 Jahre — Lebensalter zum Zeitpunkt des

Bestrahlungsbeginnes — und in Patienten über 60 Jahre) einen möglichen „Mitfaktor" berücksichtigen. Entsprechendes gilt für die beiden *Geschlechter.*

Nachdem aufgezählt wurde, mit welchen bekannten, aber nicht eliminierbaren Mitfaktoren beim Bronchialcarcinom gerechnet werden muß, soll geschildert werden, wie *methodisch* versucht wird, die eventuell täuschende Wirkung dieser potentiellen Mitursachen zu vermeiden. Das Prinzip hierbei ist, diese potentiellen Störfaktoren (Mitursachen), wenn sie schon nicht eliminiert werden können, auf beide Vergleichskollektive *gleichmäßig* zu verteilen. Man geht dabei von der Annahme aus, daß eine eventuelle Störwirkung sich dann in beiden Gruppen *gleich stark* auswirken wird, und ein Unterschied *zwischen* den verschieden behandelten Patientenkollektiven *allein* auf die unterschiedliche Therapie zurückgeführt werden darf. Diesem Prinzip wird entsprochen, wenn man die *Methode der Unterteilung* der gesamten Patientenmenge *in homogene Untergruppen entsprechend den bekannten, nicht eliminierbaren Mitfaktoren* anwendet. Der eigentliche therapeutische *Vergleich* wird dann jeweils *innerhalb homogener Untergruppen durchgeführt* (z. B. Vergleich der Patienten Stadium III — undifferenzierte, zentrale Tumoren — konventionelle Siebbestrahlung gegenüber den Patienten — Stadium III — undifferenzierte, zentrale Tumoren mit Telekurie- bzw. Megavolt- oder Elektronenbestrahlung).

ad *c)* Man muß damit rechnen, daß neben den bekannten auch noch *unbekannte Mitfaktoren* vorhanden sein können, deren Einwirkungsart auf die Prognose und speziell auf die Überlebenszeit noch völlig unklar ist. Um ihre eventuelle Störwirkung zu kompensieren, geht man genauso vor wie bei den Mitursachen der vorigen Gruppe. Methodisch sollte man anstreben, die *einzelnen* Patienten innerhalb der homogenen Untergruppen zu gleichen Teilen den zu vergleichenden Behandlungsarten zuzuteilen. Diese Zuteilung zu den verschiedenen Behandlungsverfahren kann streng alternativ in Form der sogenannten *„alternativen Zuordnung"* geschehen. So wird der erste Patient konventionell (oder Sieb-)bestrahlt, der zweite mit Telekurie- bzw. Megavolt- oder Elektronen-, der dritte wieder mit konventioneller Bestrahlung usw. behandelt. Wie auch sonst kann statt dessen die Patientenzuordnung zu den einzelnen Behandlungsverfahren auch *rein nach Zufall* (mit Hilfe von Zufallszahlentabellen) erfolgen *(„zufällige Zuordnung")*.

Es ist selbstverständlich, daß die Homogenisierung sich auch auf die *Herddosis* erstrecken muß. Dies trifft nicht nur für Kollektive zu, die mit derselben Technik bestrahlt wurden, sondern auch für den Vergleich der verschiedenen Bestrahlungstechniken und Strahlenarten untereinander. In diesem Zusammenhang sollten auch die negativen Folgen und ihre Häufigkeit bei der Lungenbestrahlung, wie z. B. Strahlenpneumonie und -fibrose bei den verschiedenen Methoden und Strahlenarten angeführt werden. Dabei wären — insbesondere bei der Lungenfibrose — Zeitpunkt ihres Auftretens und Dosisabhängigkeit bei den unterschiedlichen Strahlenarten zu untersuchen.

Der *Nachteil einer solchen notwendigen Unterteilung* in homogene Untergruppen besteht darin, daß sich die Patientengesamtzahl in *kleine Einzelgruppen aufsplittert* (siehe Tab. 47). Dagegen gibt es, namentlich für die Beurteilung der verschiedenen strahlentherapeutischen Methoden, nur den Ausweg der Zusammenarbeit vieler Kliniken und Krankenhäuser, die sich auf einen gemeinsamen Untersuchungs-, Beobachtungs- und Registrier(=Dokumentations-)Modus einigen (siehe Abb. 52 bis 54).

Tabelle 47. *Aufsplitterung des Patientengutes bei der Unterteilung, die zum Zwecke der Bildung homogener Untergruppen nötig ist*
Beispiel: Bronchialcarcinom

Therapie		Zahl der Patienten	Krankheitsstadium					Zahl der histologisch gesichteten Fälle	Histologischer Befund	
			I	II	III	V	IV		differenziert	undifferenziert
Unbestrahlte	ges.	168	7	15	18	27	101	96	43	53
	ausw.	156	6	15	15	26	94	85	37	48
Röntgenbestrahlte										
Siebbestrahlte										
über 15000 r/l	ges.	112	4	13	41	39	15	59	36	23
	ausw.	107	3	13	40	36	15	54	31	23
unter 15000 r/l	ges.	37	1	2	9	14	11	19	6	13
	alle ausw.									
Homogenbestrahlte										
über 9000 r OD	ges.	24	0	2	5	7	10	8	3	5
	alle ausw.									
unter 9000 r OD	ges.	28	3	0	5	5	15	12	4	8
	alle ausw.									
Pendelbestrahlte	ges.	6	0	2	1	3	0	1	0	1
Operierte (Resektion, davon 7 Pat. röntgennachbestrahlt)	ges.	36	6	12	12	5	1	35	28	7
Insgesamt		411	21	46	91	100	153	230	120	110

Abkürzungen:
ges. = alle Fälle
ausw. = nur die auswertbaren Fälle

Befund-Dokumentation für Cytostatika-Auswertung -Grundformular-

Name.............................

Kartenart	Diagnose	Pat. Nr. (Klinik-Nr., lebend/verst., Lfd. Nr. des Pat. innerh. d. Klinik)	System. Klassifikat. Nr. (Histol. gesich., Geschlecht, lebend/verst., Histologische Diagnose, Alters-Decenn., auswertbar, Mittherapie, Miterkrankung)
10			

Therapie-Perioden	Zeitabschnitt bzw. Therapie-Periode (25)	Kartenart innerhalb dieser Zeitperiode (29 30)	Spezial-Karte Nr.... (31)	Verschiedene Formate bei Karten für Befund / Therapie – Datum (32–38: Tag Monat Jahr)
Anamnesen-Beginn	AA	01		Tag Monat Jahr
Frühere Ther.-Pen	A1	01		
	A1	03		
	A1	09		
Diagnose-Stellung	D1	01		
Nr. 1 Anf.-Befund	01	01		
Nr. 1 Ther. Art	01	03		
Nr. 1 End-Befund	01	09		
Nr. 2 Anf.-Befund	02	01		
Nr. 2 Ther. Art	02	03		
Nr. 2 End-Befund	02	09		
... vorläufiger End-Bef.		07		
Nr. 3 Anf.-Befund	03	01		
Nr. 3 Ther. Art	03	03		
Nr. 3 End-Befund	03	09		
Nr. 4 Anf.-Befund	04	01		
Nr. 4 Ther. Art	04	03		
Nr. 4 End-Befund	04	09		
Sterbe-Dat. und Befund	M9	09		

Cytostat.-Therapie: Name (41), Appl. Art. (44), Intervall (45), Anzahl der Ther.-Tage (48), Gesamt-Dosis (50–54), Maßeinheit (55), Verträglich

Nebenwirkg.: Leuko (59), Thrombo, Blutung (61), Haar-Ausf., anderes (63)

Zusatz-Therapie: Op. (65), Bestr. Meth. (66), Dosis (67), Cortic.-Dosis (69), Bluttransf. (71), Andere Dosis (72), Antibiotica (74)

Stadium: Klin. Stad. (42), TNM (44 45)

Topogr. der Fernmetastasen: Hepar (48), Cerebr. (50), Pulmo (53), Ossea (55), Visc. Ht. (58), Ascites (60), Dermat. (63), andere (65)

lebend/verst. (68), allgem. Andg., Körpergewicht (70), Anaemie (72), Leuko (73), Thrombo, Spez. Befund (75)

2. Pr. / N. Pr. – Kennung (76–80): OBCYT

40 { S = stationär; A = ambulant

Abb. 52. Befunderhebungs- und Dokumentationsformular für cytostaticabehandelte Krebspatienten. — *Grundformular* —. Es wird dadurch ermöglicht, sowohl die Befunde als auch die Therapie in ihren zeitlichen Veränderungen zu erfassen und auf Maschinenlochkarten zu übertragen. Diese Abbildung soll nur das allgemeine formale Prinzip zeigen. Die speziellen Dokumentationsschlüssel können bei den Autoren angefordert werden.

Identifikations - Angaben												Kartenart			Intervall Therapie: Dosis; Nebenwirkung.																					Kennung
		Pat. Nr.		System. Klassifikat. Nr.											Datum				zu Cytostaticum					Antiemetica						Zusatzther.						
Kartenart	Diagnose	Haus Leb./verst.	Lfd. Nr. innerh. des Hauses	Histol. gesich.	Geschlecht	Leb/verst.		Altersdec.	verwertbar	schon m. verw.	Mittherapie	Miterkr.	Therapie-Perioden Nr.	Wievieltes Intervall innerhalb Therapie Per.	Wievielte Karte innerhalb Intervall	Tag	Monat	Jahr	Spezialkartenart	Cytostaticum Name	Dosis / kg	Maßeinheit	Gesamt	Maßeinheit	Name d. Med.	Einzeldosis	Maßeinheit	Zahl d. Einzeld./24h	Gesamt-Dosis pro Intervall	Maßeinheit	Name	Dosis/Interv.	Maßeinheit			Kennung
1 2 3	4 5 6 7	8 9	10 11 12	13 14	15	16	17 18	19	20	21	22	23 24	25	27	29	32	35	38	40	41	43 46	47	49 52	53	55	57	59	60	61 64	65	67	69 71	72			76 80
16																																				
Stoß - Therapie															0 0		•	•	6		•															ØBCYT

Name ....

Befunde

Bedeutung d. Lochfelder				Datum			Leukocytenz. pro mm³	Thrombocyten in 1000	alk. Leukocyt. Phosph. Index	Erythrocyten in Millionen	Hämoglobin in g %	Nebenwirkgn.: Übelkeit	Brechreiz	Erbrechen	Durchfall	Gewicht in kg	hämorrh. Cystitis
				Tag	Monat	Jahr											
Spalte	25	27	29	32	35	38	41 46	48 50	52 54	56 58	60 63	65		67		70	73
			1		•	•				•	•						
			2		•	•				•	•						
			3		•	•				•	•						
			4		•	•				•	•						
			5		•	•				•	•						
			6		•	•				•	•						
			7		•	•				•	•						
			8		•	•				•	•						
			9		•	•				•	•						
			10		•	•				•	•						
			11		•	•				•	•						
			12		•	•				•	•						
			13		•	•				•	•						
			14		•	•				•	•						
					•	•				•	•						

Befund-Dokumentation für Cytostatika-Auswertung
-Stoßtherapieformular-

Abb. 53. Befunddokumentationsformular für cytostaticabehandelte Krebspatienten. — *Spezialformular* zur Erfassung der Therapie und Befunde bei hochdosierter *Stoßtherapie*. — Es stellt ein Ergänzungsformular zum Formular der Abb. 52 dar

Krankenblatt-Archiv-Nr.

Spalte	1 2 3	5	6 7	10	15	17 18	20 21	25 30 31 35 40	41 45 50 55 57	59	60	63	65 66	70	72	73 75 79
Namens-Karte	KA 01	1.DG	H	Lfd. Nr.	2.DG	Th		Familienname	Vorname	Haus	Blatt	Krht. Gr.	Archiv Nr		Jahr	

Spalte 1 5 6 7 10 15 20 25 30 35 40 45 50 55 60 65 70 72 73 75	1–3	8–12	15–24	25–26	27–30	31	32–38	41–64	65–72
Geburts-Datum u. Ort	Kartenart 2 3	Patienten Nr.: Klinik 8, Lfd. Nr. 10–12		Karten Unterart 25 26		7 (31)	Datum: Tag Monat Jahr 32 35 38	Name; PLZ 1 2 3 4 – Ortsname → 64; 41 Straßenname und Nr. 64	Muster für Adressen-Aufteilung Spalte
	3 0		Geburts-Datum u. Ort	G D		7	• •	PLZ — 46	Geburt
Wohn-Adresse	3 1 ↓		Letzte Wohnadresse: wann u. Ort	Ø 1	wann	7	• •	PLZ —	Wohn-Adresse
			Straße	S 1		7			
			Forts. Str.	S 2		7			
Meldeamt	3 2 ↓		Zuständiges Meldeamt: Bezeichnung	N 1	wann gültig	7	• •	41 64	Zuständiges Melde-amt
			Bezeichnung	N 2		7			
			Bezeichnung	N 3		7			
			PLZ-Ort	Ø 1		7	Ort →	PLZ _46	
			Straße	S 1		7	Straße →		
			Forts. Str.	S 2		7	Forts. Str.		
Nachfrage	3 3 ↓		Letzte Nachricht	L N	von wann	7	32 35 38 • •	41 42 Bemerkungen 64	Code für Antwortart der Nachfrage (Spalte 41) 0 = lebend 1 = verstorben (Sterbedatum einsetzen) 8 = verschollen 9 = anderes
				L N		7	• •		
				L N		7	• •		
				L N		7	• •		
Spalte		8 10 12		25		31	32 35 38	41	

↑ Ergebnis (=Antwort) ...... Code siehe ↑

Formular für Personalien, Adressen und Nachfrage-Ergebnisse

Abb. 54. Dokumentationsformular für *Patientenpersonalien, Adressen und Nachfrageergebnisse* über weiteren Krankheitsverlauf bei Krebspatienten. Dieses Formular ist als Ergänzung zu den Formularen der Abb. 52 und 53 gedacht

Nur durch solche Zusammenarbeit lassen sich sichere, allgemeingültige therapeutische Urteile in relativ kurzer Zeit erlangen.

Hat man auf diese Weise homogene, vergleichbare Patientenkollektive geschaffen, die sich untereinander nur in einem Punkte, nämlich der unterschiedlichen Behandlung, unterscheiden, so erhebt sich die Frage, durch *welches Kriterium bzw. welchen Parameter* (z. B. der Überlebenszeit) das *Verhalten solcher Patientenkollektive* am besten und vollständigsten *charakterisiert wird.* Dazu wird man eine „mittlere Überlebenszeit“ bestimmen, und die Abweichung der einzelnen Patienten mit ihren einzelnen Überlebenszeiten von dieser „mittleren Überlebenszeit“ durch eine „mittlere Abweichung vom Mittelwert“ andeuten. Welches *die beste Form des Mittelwertes* ist, ob die arithmetische oder die geometrische oder noch eine andere Form des Mittelwertes, wird man nach der Form (der Häufigkeitsverteilung) der Lage der einzelnen Überlebenszeiten um ihre mittleren Überlebenszeiten entscheiden. Es scheint so zu sein, daß die Überlebenszeiten sich in Form einer log-normalen Häufigkeitsverteilung um ihre Mittelwerte lagern. In dieser Situation sind dann die logarithmischen (= geometrischen) Mittelwerte die „beste Form“ der Mittelwerte (siehe Abb. 50, Seite 370). Neben dieser zahlenmäßigen Darstellung des Verhaltens von Patientenkollektiven ist die „graphische Darstellung“ in Form von *„Absterbekurven“* sehr übersichtlich. Diese Darstellungen lassen zu jedem Zeitpunkt erkennen, wieviel Prozent der Patienten bisher insgesamt noch leben (bzw. verstorben sind). Sie erlauben auch schon im voraus

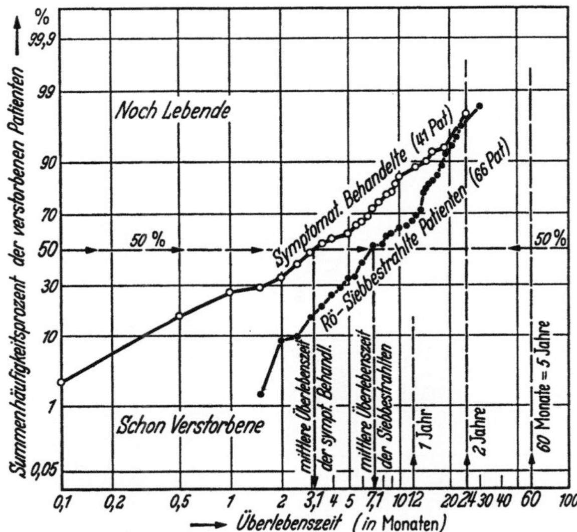

Abb. 55. Darstellung des Verhaltens der *Überlebenszeit* von Bronchialcarcinom-Patienten der Stadien III und IV (ohne Stadium V), nur verstorbene Patienten, die ganz auswertbar waren. Die Überlebenszeit der beiden Patientenkollektive (der Röntgensiebbestrahlung und der symptomatisch Behandelten) ist als Summenprozentkurve dargestellt. Die Prozentangaben (siehe linke Skala der Ordinaten) bedeuten den Prozentanteil der bis zu dem betreffenden Zeitpunkt der Überlebensdauer (auf der waagerechten Skala der Abszisse) verstorbenen Patienten der betr. Patientengruppe. Bei 50%-Verstorben kann man die mittlere (geometrische) Überlebenszeit ablesen: sie beträgt bei den symptomatisch Behandelten rund 3,1 Monate, bei den Röntgensieb-Bestrahlten rund 7,1 Monate. Man kann diese Darstellung auch als „Absterbekurve“ bezeichnen. Die gewählte Skala für die Unterteilung des Zeitverlaufs ist logarithmisch geteilt

eine grobe Schätzung der zu erwartenden 5-Jahres-Überlebensrate und eine graphische Schätzung der mittleren Überlebenszeit (s. Abb. 55 und 49).

Ist das Verhalten der einzelnen Patientengruppen auf diese Weise durch „mittlere Überlebenszeiten“ und „mittlere Abweichungen der Überlebenszeiten“ gekennzeich-

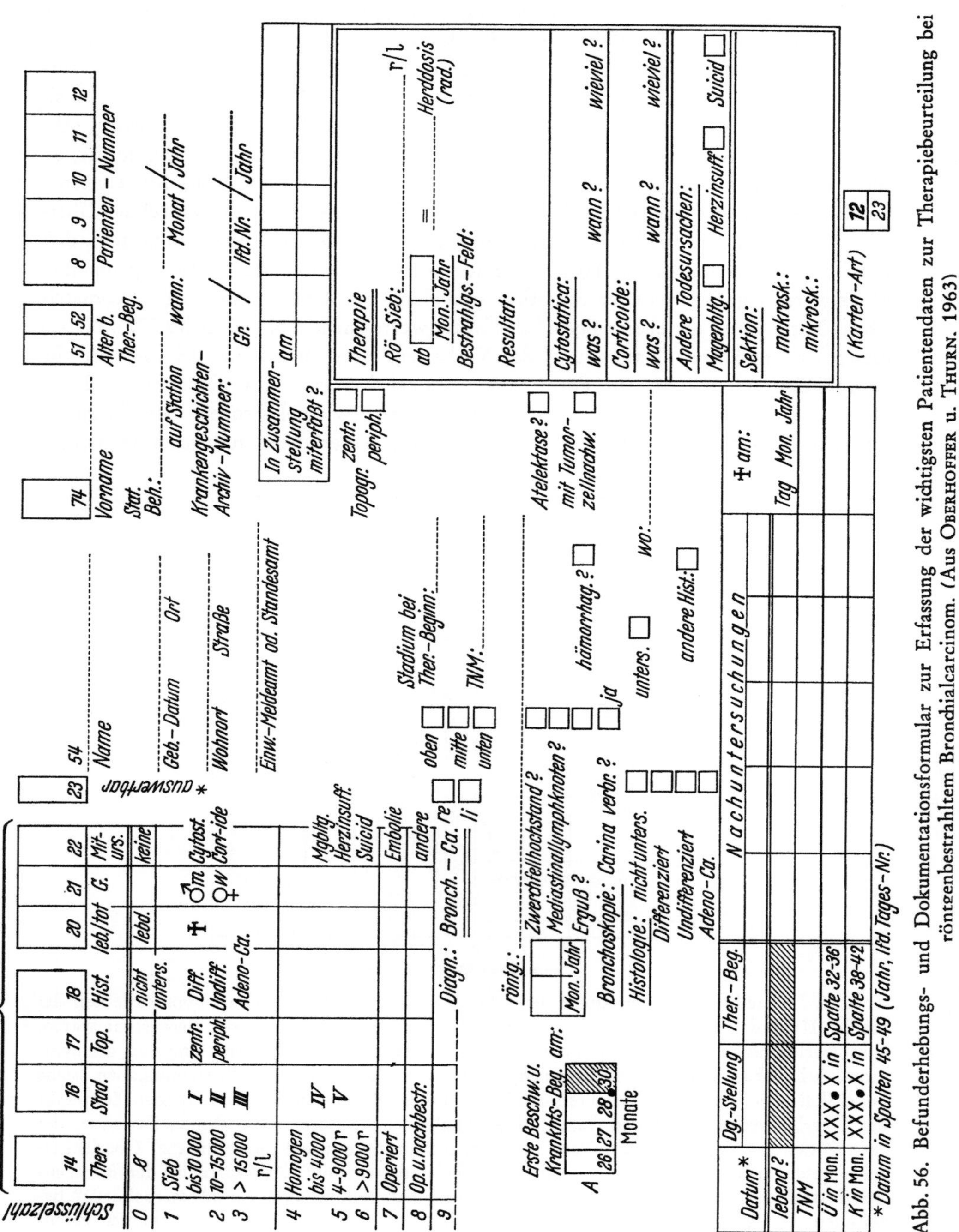

Klassifikationszahl

Schlüsselzahl	14 Ther.	16 Stad.	17 Top.	18 Hist.	20 leb./tot	21 G.	22 Mit-urs.
0	∅			nicht unters.	lebd.		keine
1	Sieb bis 10 000	I	zentr.	Diff.	✝	♂ m	Cytost.
2	10–15 000	II	periph.	Undiff.		♀ w	Cort-ide
3	> 15 000 r/l	III		Adeno-Ca.			
4	Homogen bis 4000						Mgbltg.
5	4–9000 r	IV					Herzinsuff.
6	> 9000 r	V					Suicid
7	Operiert						Embolie
8	Op. u. nachbestr.						andere
9							

23 *auswerfbar

54 Name — Vorname — 74 — Alter b. Ther.-Beg. 51 52 — Patienten-Nummer 8 9 10 11 12

Geb.-Datum — Ort — Stat. Beh.: — auf Station — wann: — Monat / Jahr

Wohnort — Straße — Krankengeschichten-Archiv-Nummer: — Gr. / lfd. Nr. / Jahr

Einw.-Meldeamt od. Standesamt — In Zusammenstellung miterfaßt? am

Diagn.: Bronch.-Ca. re □ li □ — oben □ mitte □ unten □ — Stadium bei Ther.-Beginn: — TNM: — Topogr. zentr. □ periph. □

Erste Beschw. u. Krankhts-Beg. am: Mon. Jahr — A 26 27 28 29 30 Monate

röntg.: Zwerchfellhochstand? □ Mediastinallymphknoten? □ Erguß? □ hämorrhag.? □ Atelektase? □

Bronchoskopie: Carina verbr.? □ ja — mit Tumorzellnachw. □

Histologie: nicht unters. □ unters. □ wo: — Differenziert □ Undifferenziert □ Adeno-Ca. □ andere Hist.: □

Therapie — Rö.-Sieb: — r/l — ab Mon. Jahr = — Herddosis (rad.) — Bestrahlgs.-Feld: — Resultat:

Cytostatica: was? wann? wieviel?

Corticoide: was? wann? wieviel?

Andere Todesursachen: Magenbltg. □ Herzinsuff. □ Suicid □

Sektion: makrosk.: mikrosk.:

(Karten-Art) 12 23

Nachuntersuchungen

Datum*	Dg.-Stellung	Ther.-Beg.					✝ am: Tag Mon. Jahr
lebend?							
TNM							
Ü in Mon.	XXX●X in	Spalte 32-36					
K in Mon.	XXX●X in	Spalte 38-42					

*Datum in Spalten 45-49 (Jahr, lfd. Tages-Nr.)

Abb. 56. Befunderhebungs- und Dokumentationsformular zur Erfassung der wichtigsten Patientendaten zur Therapiebeurteilung bei röntgenbestrahltem Bronchialcarcinom. (Aus OBERHOFFER u. THURN. 1963)

net, so muß man prüfen, ob die *Unterschiede* zwischen den mittleren Überlebenszeiten *verschieden behandelter* Patientengruppen als Hinweis auf eine Überlegenheit der angewandten Therapie (z. B. Röntgensiebbestrahlung) gegenüber der Vergleichstherapie (z. B. Telekurietherapie) angesehen werden dürfen. Mit anderen Worten

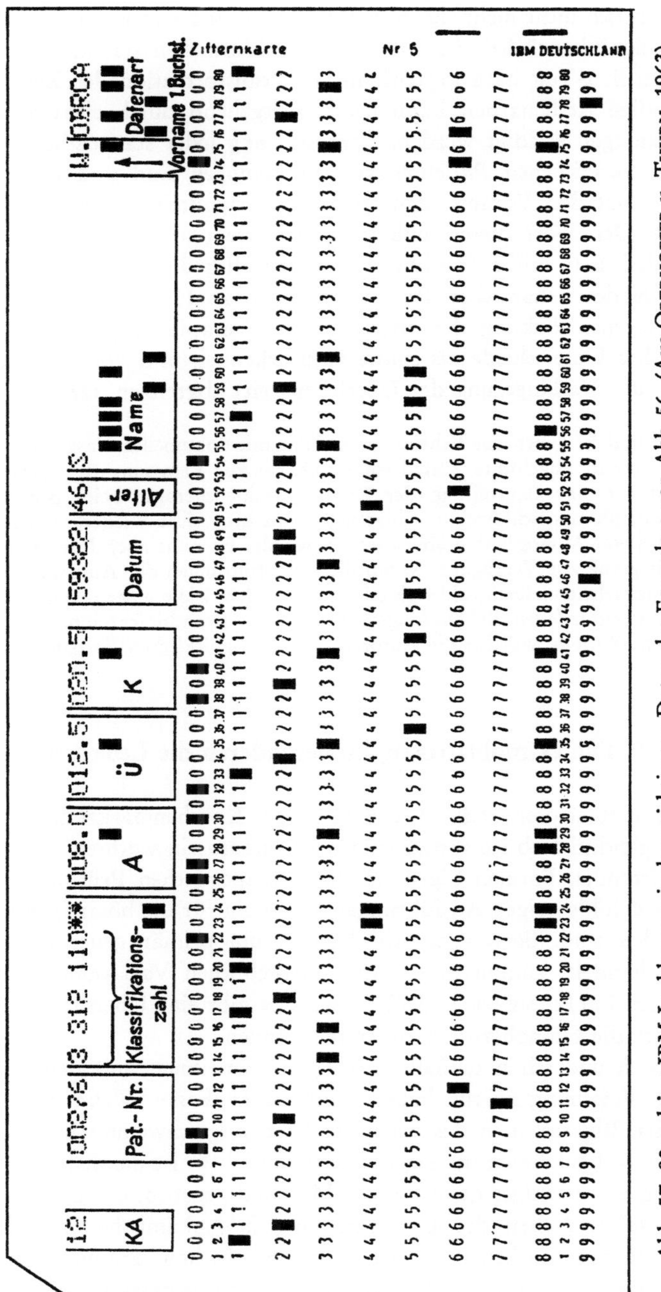

Abb. 57. 80spaltige IBM-Lochkarte mit den wichtigsten Daten des Formulars von Abb. 56. (Aus OBERHOFFER u. THURN, 1963)

heißt das: ehe man eine Verlängerung der Überlebenszeit als therapiebedingt anerkennt, muß man erst ausschließen, daß ein Unterschied zwischen den mittleren Überlebenszeiten auch allein durch die sicher vorhandenen und beobachteten Spontanschwankungen entstehen könnte. Diese Unterscheidung, ob der beobachtete Mittelwertsunterschied auch rein zufällig entstanden sein könnte oder ob er schon so groß ist, daß er praktisch nicht mehr durch Zufall aufgetreten sein kann (und dann „überzufällig oder signifikant" ist), ist mit Hilfe der klassischen statistischen Prüfverfahren möglich (z. B. t-Test nach logarithmischer Transformation der Zeit-Daten). Die dafür notwendige Rechenarbeit kann heute weitgehend durch elektronische Datenverarbeitungsanlagen erledigt werden. *Voraussetzung* jeder statistischen Rechnung ist aber, daß die verglichenen *Patientengruppen homogen* sind und der medizinische *Sachverhalt formal* den Voraussetzungen der angewandten statistischen Prüfverfahren *entspricht*. Der Wert dieser mühsamen Analyse und Beurteilungsmethodik besteht darin, daß man nicht fälschlicherweise zufallsbedingte (kleine) Unterschiede zwischen verschieden behandelten Patientengruppen als Hinweis (oder sogar Beweis) für eine überlegene Wirkung der angewandten Therapie anspricht, und daß man andererseits echte Unterschiede als solche auch erkennen und von zufälligen Scheinunterschieden (der Verlängerung der Überlebenszeit) abgrenzen kann.

Die Abb. 56 und 57 geben das Erhebungsformular mit dokumentationsgerechter Einteilung und eine entsprechend abgelochte 80spaltige Lochkarte zur Erfassung der wichtigsten medizinischen Daten für eine Beurteilung der Röntgenstrahlentherapie beim Bronchialcarcinom wieder. Der Klassifikationsschlüssel im einzelnen kann hier nicht wiedergegeben werden, da er den Rahmen dieser Monographie überschreiten würde. Er steht aber Interessenten für eine Zusammenarbeit gerne zur Verfügung. Wenn diese Ausführungen der Ausgangspunkt für eine größere Zusammenarbeit vieler Strahlenabteilungen mit dem Ziele einer empirischen Therapiebeurteilung der *verschiedenen* Behandlungsverfahren des Bronchialcarcinoms mit ionisierenden Strahlen sein könnten, würden die Autoren dieses als glücklichen Fortschritt ansehen.

19. Die Hämoblastosen, im besonderen die Leukosen

Zu den Hämoblastosen rechnen wir alle von Knochenmarkzellen ausgehenden Wucherungen, gleichviel ob sie systemartig oder tumorartig wachsen. Die sich tumorartig manifestierenden Formen fügen sich bei therapeutischen Prüfungen in die Regeln ein, die in den bisherigen Ausführungen allgemein für die bösartigen Geschwülste dargelegt worden sind. Soweit es sich dagegen um primär generalisierte System-Erkrankungen handelt, kommt es zu nicht unerheblichen Variationen jener Regeln. Die Tab. 48 nach L. Heilmeyer und H. Begemann gibt eine Übersicht über die Vielfältigkeit, in der die Hämoblastosen auftreten können.

Die häufigsten und schon deshalb wichtigsten von ihnen, mit denen wir in der therapeutischen Forschung zu tun haben, sind die *Leukosen*. Wenn bei der Neubildung die weißen Blutzellen in das periphere Blut ausgeschwemmt und dort gezählt werden können — Leukämien im engeren Wortsinn — so ist damit für die therapeutische Forschung ein wichtiges quantitatives Merkmal gegeben, das bei den aleukämischen Formen fehlt. Neben der Unterscheidung in leukämische und aleukämische Formen, ist bei therapeutischen Prüfungen in myeloische bzw. granulocytäre, lymphatische, monocytäre und plasmacelluläre Leukosen zu differenzieren;

Tabelle 48. Klinische Einteilung der einzelnen Myeloseformen [L. Heilmeyer: Hdb. inn. Medizin II (1951)]

Myelosen:

a) Chronisch myeloische Leukämie (leukämische Myelose).
b) Aleukämische Myelose.
c) Chronische Myelose mit Hervortreten besonderer Zellformen: Eosinophile Leukämie. — Basophile Leukämie. — Erythroleukämie. — Megakaryocytenleukämie.
d) Chronisch lymphatische Leukämie (chronische, leukämische Lymphadenose).
e) Die subleukämische und aleukämische Lymphadenose.
f) Die unreifzelligen Leukosen.
g) Tumorbildende Leukämieformen: Lymphadenotische Tumoren. — Myeloblastome. — Chlorome.

darüber hinaus sind die Formen mit unreifen Zellen (unreifzellige Leukosen) und die mit atypischen Zellen (Blastenleukämien) getrennt von den anderen Formen abzuhandeln. Neben diesen *morphologischen Differenzierungen* können sich die einzelnen Leukosen so stark in bezug auf die *Beschleunigung ihres Ablaufs* unterscheiden, daß auch dadurch sehr verschiedene Methoden der klinischen Prüfung indiziert werden können. Die Skala der Beschleunigung reicht von foudroyant akut über subakut bis zu exzessiv chronisch.

Zwischen den morphologischen Merkmalen einerseits und dem Merkmal der Beschleunigung des Ablaufs andererseits besteht insofern eine enge Beziehung, als die Krankheitsdauer im allgemeinen vom Reifegrad der leukämischen Zellen abhängig ist. Man kann davon ausgehen, daß beim Überwiegen weitgehend ausgereifter Leukocyten mit einer chronischen zu rechnen ist, während die ausgesprochen akuten Verläufe bei ganz atypischen Blastenleukämien gesehen werden. Bei den Krankheiten mit subakuten Verläufen ist es methodologisch oft zweckmäßig und möglich, sowohl die für akute Formen als auch die für chronische Formen geeigneten Versuchsanordnungen anzuwenden.

I. Für die *akut verlaufenden Leukosen und Hämoblastosen* gilt letztlich alles, was wir über die Kriterien der therapeutisch-klinischen Prüfung für akute Krankheiten ausgeführt haben. Diese Kriterien waren vor allem die Ereignishäufigkeiten des *Krankheitsausgangs* und der *Krankheitskomplikationen* und die Merkmale der *Krankheitsdauer*. Zu den Komplikationen gesellen sich hier mehr noch als sonst die toxisch bedingten *Nebenerscheinungen*. Schon die Art dieser Kriterien macht es selbstverständlich, daß hier der kollektive therapeutische Vergleich ganz die Szene beherrscht, wenn wir davon absehen, daß eine ursprünglich als akut charakterisierte Krankheit in ein subchronisches oder gar chronisches Stadium übergehen kann. Die Schwierigkeiten für das therapeutische Urteil werden bei akut verlaufenden Formen um so größer werden, je seltener sie auftreten; deshalb sind wir hier aus doppeltem Grund noch mehr als bei den chronischen Formen auf *Gemeinschaftsarbeiten mehrerer Krankenhäuser* angewiesen.

Je foudroyanter eine Krankheit abläuft, desto mehr fühlt sich ein Arzt gedrängt, alle ihm zur Verfügung stehenden Möglichkeiten gehäuft einzusetzen, sofern sie sich nicht gegenseitig stören. Solches Vorgehen ist auch sehr oft unvermeidbar, immerhin oft auch unnötig. Das gilt besonders für solche Möglichkeiten und solche Mittel, denen zwar „möglicherweise" eine Heilwirkung zukommen kann, für die aber der Wahrscheinlichkeitsbeweis für eine reale therapeutische bzw. für eine, wenn auch nur relative, Überlegenheit noch zu erbringen ist. Deshalb ist es auch bei der therapeutischen Prüfung im Bereich der akuten Leukose oft genug zulässig, eine Versuchsanordnung anzusetzen, bei der zwei kollektive Vergleichsreihen nebeneinander laufen. Beiden werden die Wohltaten der schon „bewährten" Behandlung zuteil, wozu vor allem die Bluttransfusionen zumeist gehören, während sich die beiden Reihen darin unterscheiden, daß die eine entweder kein zusätzliches spezifisches Medikament erhält, die andere Reihe aber ein Chemotherapeuticum; oder es erhalten beide verschiedene Chemotherapeutica, die eine Reihe vielleicht eine alkylierende Substanz (z. B. Endoxan = N,N-Bis-(β-chloräthyl)-N',O-propylen-phosphorsäureesterdiamid oder Myleran = 1,4-Dimethylsulfonyl-1,4-dioxy-butan), die andere aber einen Antimetaboliten (z. B. Purinethol = 6-Mercaptopurin) oder auch ein Antibioticum. Damit sind allerdings die Schwierigkeiten, die sich aus subjektiven oder objektiven Indikationen für *Kombinationstherapie* hier ergeben, noch nicht erschöpft. Jede Kombinationstherapie ist methodisch schwer zu beurteilen, das wird z. B. offenbar bei dem Problem des Zusatzes von *Corticosteroidgaben* zu einer anderen, einer spezifischen Prüfung zu unterziehenden Therapie. Auch wenn den beiden Vergleichspartnern Corticosteroid verabreicht wird, ist es schwer zu entscheiden, ob dem therapeutischen Vergleich nicht grundsätzlich andere Voraussetzungen dadurch erwachsen, als wenn der eine der beiden Partner z. B. ein Cytostaticum, der andere aber überhaupt keine spezifische Behandlung erhalten hätte. Auch durch die klinisch indiziert erscheinenden Zulagen von Purin oder Folsäureantagonisten kann es zu Kombinationen kommen, die das Bild verunklaren. Es wird dann sowohl eine Sache des Gewissens wie des unterscheidenden Verstandes sein, die richtige Entscheidung zu treffen.

II. *Die chronischen Leukosen.* Die chronischen Formen der Hämoblastosen sind viel häufiger als die akuten, so daß es bei ihnen leichter gelingt, Kollektive zu bilden und *kollektive Vergleiche* anzusetzen als bei jenen. Außerdem gibt die in der Chronizität begründete, wenn auch selbst nur begrenzt brauchbare Möglichkeit des *individuellen Vergleichs* dem einzelnen (innerhalb seines eigenen Verlaufs) verglichenen Fall schon einen erhöhten Beweiswert. Dennoch kann sich das therapeutische Urteil auch bei den chronischen Hämoblastosen nur zum kleineren Teil auf den individuellen *Krankheitsverlauf* und auf dessen spezifische Merkmale stützen, weil alle diese Erkrankungen (mit der einzigen Ausnahme der Polycythaemia vera) auf die Dauer einen *tödlichen Ausgang* haben, und da deshalb auch wichtige Besserungen des Krankheitsbildes keinen absoluten, sondern einen nur relativen, weil einen nur vorübergehenden Wert beanspruchen können gegenüber dem Krankheitsausgang bzw. der Verlängerung der Überlebensdauer.

1. Der individuelle therapeutische Vergleich bei den chronischen Leukosen. Es besteht nicht nur die Möglichkeit, sondern auch die Pflicht irgendwelche therapeutische Aussichten, wenn sie nur einigermaßen fundiert erscheinen, auf ihren Wert zu prüfen, auch wenn diese nur relative, weil nur vorübergehende Besserungen bzw. nur Remissionen in Aussicht stellen. Wir haben früher unter den Eigenschaften, die die *Güte eines Merkmals* für die Kennzeichnung des Verlaufs einer Krankheit bestimmen, als die Ausschlaggebendsten bezeichnet: die Häufigkeit, mit der ein Merkmal bestimmt werden kann, die Genauigkeit seiner Meßbarkeit und seine Aussagekraft für den Verlauf einer Krankheit. Diese Kennzeichen finden wir ungewöhnlich ausgeprägt bei den Merkmalen der wichtigsten chronischen Hämoblastosen, d. h. bei den chronischen Leukämien wieder; deshalb haben wir diese oben auch für die spezielle Domäne des individuellen therapeutischen Vergleichs bei den bösartigen Geschwülsten bezeichnen können [81]. Ganz besonders gilt es für die quantitativen bzw. qualitativen Untersuchungen des Blutfarbstoffes und der Zellen des roten und weißen peripheren Blutes; dabei scheint uns der Hämoglobinwert immer noch als das zuverlässigste Merkmal der Schwere der einzelnen Erkrankung. Auch das Kleiner- oder Größerwerden von Milz und Leber, der Status der Lymphdrüsen, eventuell auch die von Zeit zu Zeit sich wiederholenden Knochenmarkspunktionen und schließlich das Zu- oder Abnehmen des Körpergewichts gehören hierher, sofern Wasserretentionen ausgeschlossen werden können. Aber immer muß dazu im Auge behalten werden, daß alle diese Merkmale hier nicht nur deshalb einen relativen Wert haben, weil die Heilmittel, die wir kennen, sie nur vorübergehend günstig beeinflussen, — dieses wäre z. B. bei der Insulinbehandlung des Diabetes auch nicht anders —, sondern deshalb, weil wir wissen, daß sie an dem endlichen letalen Ausgang nichts ändern können. Ansteigen des Hämoglobins und der Erythrocyten, Absinken der vermehrten Leukocytenzahlen sind für den Arzt die Merkmale einer *positiven*, einer günstigen *Wirkung* eines Heilmittels. Auf der anderen Seite der Waagschale können sich Schädigungen der Leuko-, der Erythro- und der Thrombopoese im Verlauf der Behandlung einer Hämoblastose als Nebenerscheinungen herausbilden. Sie können sowohl die cytostatische Behandlung wie die Strahlenbehandlung komplizieren und ihren vorzeitigen (vorübergehenden oder endgültigen) Abbruch erzwingen. Für die *negative Bewertung* einer cytostatischen Behandlung sind in geringerem Maße kennzeichnend: Schädigungen der Darmschleimhaut, Ausfallen der Haare und eventuell auch der Nägel (Schädigungen der matrix der beiden); nach Operationen können Verzögerungen der Wundheilung und die Gefahr von Thromboembolien dazukommen.

Der individuelle therapeutische Vergleich ist schon deshalb schier unentbehrlich, als die besten bisherigen statistischen Bearbeitungen der Strahlentherapie (G. Oberhoffer, H. G. Schmitz-Draeger und P. Thurn, 1959) im Gegensatz zu weniger gut fundierten Veröffentlichungen (H. Tivey und A. Moffat, 1954) den Beweis geliefert haben, daß die Überlebenszeit (und auch die durchschnittliche Krankheitsdauer) der bestrahlten Leukämiekranken keine Verlängerung gegenüber den unbestrahlten Kranken aufwiesen; dies gilt ebenso für die chronisch-lymphatischen, wie für die chronisch-myeloischen Formen. Wir tun gut daran, dies wenig günstige Urteil über die Aussichten der Bestrahlungen vorerst auf die anderen „Heilmittel“ zu übertragen, die den Leukämiekranken „zugute kommen“ können, also auf die Cytostatica, die Corticosteroide, die Bluttransfusionen, die Anabolica, die antianämischen Mittel usw. usw. Damit ist aber offenbar nicht die Tatsache aus der Welt geschafft, daß sehr viele unserer Leukämiekranken in ihrem Lebensgefühl, in ihrer Arbeitsfähigkeit usw. durch die genannten Möglichkeiten, angefangen von der Strahlentherapie bis früher zum Arsen und heute zu den Chemotherapeutica, große subjektive und objektive Vorteile erlangt haben und weiter erlangen.

---

[81] Lange, J., und K. Schumacher: Methodik der Information in der Medizin 1, 95 (1962).

2. *Die kollektiven therapeutischen Vergleiche bei den chronischen Leukosen.* Die bei den Hämoblastosen prinzipiell möglichen kollektiven Vergleichsarten sind identisch mit den allgemein für die Krebskrankheiten (Kap. VI. 18.) aufgeführten.

Die 1. Vergleichsart auf Grund des durchschnittlichen Ausgangs einer Krankheit ist nur bei den akuten Formen z. B. bei akuten Leukämien anwendbar.

Aus den früher speziell für die chronische Leukämie angeführten Argumenten (G. OBERHOFFER, H. G. SCHMITZ-DRAEGER und P. THURN, 1959) ist die *Überlebensdauer* der die Anamnese einschließenden *Krankheitsdauer* auch hier so sehr überlegen, daß die durchschnittlichen Werte der Überlebensdauer das wertvollere Merkmal zur Beurteilung des Effekts einer Therapie bei den Leukosen und bei den Hämoblastosen überhaupt darstellen. Die größten Schwierigkeiten erwachsen, wie bei allen anderen kollektiven Vergleichen im Bereich der Hämoblastosen, bei der Suche nach einem *Kontrollkollektiv.* Es wird unter unseren heutigen therapeutischen Bedingungen kaum je mehr möglich sein, unbehandelt gebliebene Kranke, sei es im eigenen, sei es im fremden Krankengut zu finden, und als Vergleichspartner verwenden zu können. Greift man auf die Krankengeschichten früherer Zeiten zurück, dann hat man damit zu rechnen, daß sie sich von den heutigen Partnern sowohl in der morphologischen Diagnose, wie in heute ungebräuchlich gewordenen Behandlungsmitteln (Arsen usw.) so unterscheiden, daß die miteinander zu vergleichenden Kollektive sich nicht mehr nur durch das spezifische Testpräparat unterscheiden.

Wohl aber ist es möglich, verschiedene Therapieformen aneinander zu messen. Nachdem über den Effekt der Röntgentherapie bereits statistisch einwandfreie Ergebnisse vorliegen, wäre z. B. in alternierend angesetzten Gruppen der Wert einer ausschließlich cytostatischen Therapie gegenüber dem einer Kombination von Bestrahlungen und Cytostatica zu prüfen. Auch die Frage, welche Art der Verabreichung eines Heilmittels zweckmäßiger, verträglicher, vorteilhafter usw. ist, kann im kollektiven Vergleich angegangen werden. Nur wird bei chronischen Leukosen — und zwar je weniger bösartig sie sind, um so weniger (glücklicherweise) — oft nicht die Überlebensdauer als Kriterium optimal sein, sondern die anderen oben erwähnten Kriterien der Dauer bis zum Einsatz einer Besserung der Symptome oder der *Zeitdauer einer Remission,* oder der *Dauer bis* zum Auftreten eines *Rezidivs.*

20. Multiple Sklerose

Die Beweisführung, ob ein Heilmittel wirksam ist oder nicht, ist vielleicht bei keiner neurologischen Krankheit so schwierig wie bei der multiplen Sklerose. Die Besprechung der Gründe für diese Schwierigkeit liefert die Grundlagen für die Methoden, die bei der Beurteilung therapeutischer Erfolge bei diesem Leiden unerläßlich sind, wenn man nicht folgenschweren Fehlern zum Opfer fallen will. In der Entwicklung des Krankheitsbildes müssen wir zwischen dem ersten akuten Schub und den verschiedenen chronischen Verlaufsformen prinzipiell unterscheiden. Dies gilt sowohl für die klinische Symptomatologie und für die Prognose, als vor allem auch für die therapeutische Erfolgsbeurteilung bei jenen beiden Verlaufsformen.

Nach den im allgemeinen Teil (s. Kap. IV.) gemachten Ausführungen ergibt sich mit Folgerichtigkeit, daß der erste *akute* Schub auch in bezug auf die Erfolge therapeutischer Bemühungen nach den Regeln, welche bei akuten Krankheiten zur Anwendung kommen (kollektiver Vergleich) beurteilt werden muß. Die *chronischen* Verlaufsformen unterliegen vorzüglich den dort besprochenen Regeln des individuellen therapeutischen Vergleichs. Die Nichtbeachtung dieser beiden Grundregeln ist der Grund vieler Fehlbeurteilungen in der Vergangenheit gewesen.

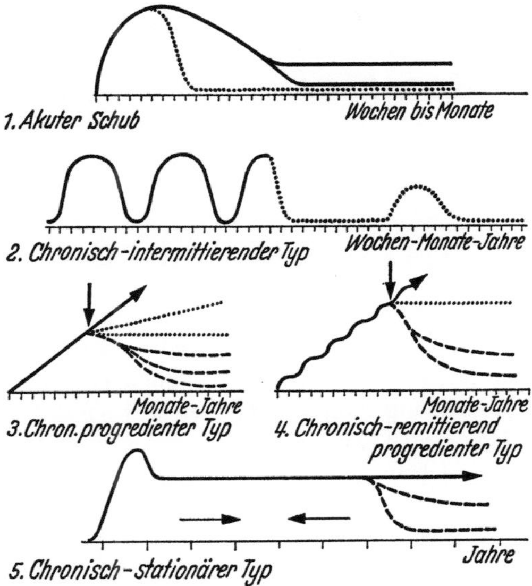

Abb. 58. Verschiedene Verlaufsformen der Multiplen Sklerose.

——— = Darstellung d. versch. Verlaufsformen der Multiplen Sklerose
↓ = Beginn der Behandlung mit dem zu prüfenden Heilmittel
.... = fakultativ beweisend, je länger die Dauer dieser Phase in der Vorbeobachtungsperiode
-------- = absolut beweisend auch im Einzelfall

Gleichviel ob sich der therapeutische Vergleich (beim ersten akuten Schub) als kollektiver, oder ob er sich (bei den chronischen Verlaufsformen) als individueller Vergleich darstellt, immer wird bei der multiplen Sklerose die Neigung zu *Spontanremissionen* eine Berücksichtigung erfordern, wie sonst nirgends in der klinischen Forschung. Systematische Untersuchungen (PUTNAM) haben gezeigt, daß die monosymptomatischen und oligosymptomatischen Formen des ersten akuten Schubes eine besonders große Tendenz zu bleibender Spontanremission haben (44%). Die monosymptomatische Neuritis N. optici gilt bei ihrem ersten Erscheinen als prognostisch besonders günstig. Die Schwierigkeit, die sich aus der Neigung zu Spontanremissionen für die Beurteilung ergibt, wird bei der Gegenüberstellung verschiedener genügend großer Untersuchungsreihen auch zahlenmäßig offenbar.

BRICKNER gab 1936 eine Übersicht über 1407 Fälle von multipler Sklerose, die sich über einen Zeitraum von 15 Jahren erstreckte. Er berücksichtigte dabei ausschließlich Veröffentlichungen, in welchen von erfolgreichen Behandlungsformen berichtet wurde. Die einzelnen Behandlungsarten waren verschieden. Bei wohlwollender Beurteilung ergab sich eine Quote von 47,5% „Heilerfolgen". Dieser Zusammenstellung steht eine andere von PUTNAM (1939) gegenüber, in welcher bei 133 Kranken mit multipler Sklerose, bei denen weder eine chemotherapeutische, noch eine Diättherapie zur Anwendung kam, nur die Spontanremissionen abgewartet wurden; in dieser Beobachtungsreihe trat in 69% zu irgendeinem Zeitpunkt eine

Spontanremission auf. SCHALTENBRAND fand bis 50% Spontanremissionen und KETELAER stellte für Augen und andere Hirnsymptome 80% und für motorische Ausfälle und Sphincterstörungen 25—40% fest, siehe dazu bei LAUBENTHAL.

Schließlich haben P. BECK u. P. MARTINI (1940) bei einer Gesamt-Krankenzahl von allerdings nur 52 Kranken gefunden, daß von diesen in ihrer Anamnese 23 (=44%) sichere Remissionen aufwiesen, 6 (=11%) zweifelhafte Remissionen, während 18 Kranke (=34%) keine Remissionen erlebt hatten; bei 5 Kranken waren Remissionen wegen der Kürze der bisherigen Krankheitsdauer noch nicht möglich gewesen.

Eine verfeinerte nosologische Betrachtungsweise ergab Hinweise, daß die Neigung zu Spontanremissionen — dies gilt für den phasenhaften Ablauf des ersten akuten Schubes noch mehr als für die chronischen Verlaufsformen — wesentlich vom Alter bestimmt werden.

a) Die therapeutische Beurteilung beim ersten akuten Schub

Die vielgestaltigen Möglichkeiten, in welchen sich auch das akute Krankheitsbild der multiplen Sklerose klinisch manifestiert, machen es notwendig, als Untergruppen einigermaßen homogene Kollektive, einerseits behandelter, andererseits unbehandelter Fälle zu bilden. Die Zuordnung zum behandelten bzw. nichtbehandelten Kollektiv erfolgt in der Form, daß in einer ausgleichenden Zufallszuteilung (s. Kap. IV. A. 4.) ähnliche Fälle teils dem Kollektiv A, teils dem Kollektiv B zugeführt werden.

Wegen der vom Lebensalter abhängenden Neigung zu Spontanremissionen (sie sind bei älteren Menschen weniger häufig) kann eine zufällige einseitige Häufung von Krankheitsfällen ähnlicher Symptomatologie bei Menschen in höherem Alter in einem der beiden *Vergleichskollektive* (behandelt oder unbehandelt) Anlaß zu Fehlern im Sinne zu günstiger oder ungünstiger Beurteilung sein. Die Anwendung des Prinzips der *Untergruppenbildung* (stratification) und des alternierenden Ausgleichs wird dabei um so notwendiger, je kleiner die Kollektive sind.

Als Kriterium des therapeutischen Erfolges steht die durchschnittliche Verkürzung der *Krankheitsdauer* des einzelnen Schubes in seiner subjektiven und objektiven Symptomatologie (s. Beurteilung chronischer Verlaufsformen, s. Kap. V. C. 1.) zur Verfügung. Ein objektives Urteil auf dieser Grundlage ist jedoch sehr schwierig und hat die synoptische Betrachtung eines zahlenmäßig sehr großen Kollektivs zur Voraussetzung. Absolut schlüssiger Beweis des therapeutischen Wertes einer bestimmten medikamentösen Behandlung wäre die *Verhütung neuer Schübe* in einer signifikanten Zahl von Fällen (bezüglich der Signifikanz bei kleinen Kollektiven s. Kap. V. D. χ^2-Verfahren); namhafte Forscher, die sich mit dem Problem der Therapie der multiplen Sklerose befassen, lassen für den ersten akuten Schub überhaupt nur dieses Kriterium gelten.

Die günstige Auswirkung absoluter *Bettruhe* im ersten akuten Schub und auch bei späteren Schüben ist allgemein anerkannt. Die Bettruhe ist hier also als therapeutische *Mitursache* zu berücksichtigen, auf die aus ärztlicher Verantwortung dennoch nicht verzichtet werden darf. Die Befolgung absoluter Bettruhe bei den Kranken der behandelten *und* der unbehandelten Krankengruppe (bzw. von zwei im übrigen verschieden behandelten Krankengruppen) stört die Untersuchung eines zu erprobenden Heilmittels nicht, da die Bettruhe als mitwirkender Heilfaktor den *beiden* Gruppen zu eigen ist und sich deshalb als Fehlerquelle im Vergleich aufhebt.

Neben der Dauer des einzelnen Schubs kann auch die *durchschnittliche Zeitdauer vom Beginn der Remission bis zum Beginn der nächsten Schübe* herangezogen werden.

b) Therapeutische Beurteilung chronischer Verlaufsformen

Die Vielgestaltigkeit der klinischen Bilder ist hier besonders mannigfaltig. Die Versuche auf Grund der Lokalisation der Herde (cerebrale, cerebellare, spinale, spinocerebrale Formen), dennoch ausreichend homogene Kollektive zu bilden, erwiesen sich als aussichtslos. Auch bei weitgehenden Untergruppierungen würde die *Homogenität der Gruppen* nicht einmal den bescheidensten Ansprüchen gerecht.

Es kommt deshalb hier nur der *individuelle Vergleich* zwischen Krankheitsperioden des gleichen Patienten in Frage. Grundlage des Vergleichs ist die Kenntnis des bisherigen Verlaufs, nicht nur des Zustands vor dem Einsatz der zu prüfenden Therapie. Dies ist hier besonders bedeutsam angesichts der Eigenart vieler klinischer Symptome der multiplen Sklerose, da sie im Verlauf von Wochen, ja von Tagen und Stunden einem raschen Wechsel unterliegen können; für dieses Phänomen ist auch bei eingehender Überlegung aller hierfür in Frage kommender Faktoren noch keine befriedigende Erklärung gefunden worden. Diesen Wechsel der Symptome sollte man besser nicht als kleine *Spontanremissionen* (Mikroremissionen) auffassen; wir haben sie bei unseren eigenen therapeutischen Untersuchungen als *„fluktuierende Symptome"* aufgefaßt. Ihr Ausbleiben mit dem Beginn bzw. während der Prüfungsperiode darf immer, sofern eine genügend lange Vorbeobachtungsperiode vorausgegangen ist, im Zusammenhang mit anderen verläßlicheren Kriterien zur positiven Auswertung therapeutischer Ergebnisse herangezogen werden.

Angesichts der immer möglichen Spontanremissionen und des raschen Wechsels der Symptome muß die Dauer der *Vorbeobachtungsperiode* beim (individuellen) Vergleich von zwei Perioden beim gleichen Kranken möglichst lang sein, wenn man ein einigermaßen klares Bild über den bisherigen Verlauf und über die Neigung zu Spontanremissionen erreichen will. Vom ersten akuten Schub abgesehen reicht die eigene stationäre Vorbeobachtungsperiode meist nicht aus, sie muß durch möglichst ins Einzelne gehende Angaben nicht nur der Kranken selbst, sondern auch ihrer Angehörigen, und vor allem durch die Beschaffung und Auswertung der Krankengeschichten der Ärzte, die den Kranken zuvor betreut hatten, ergänzt werden. Zu den von uns selbst erhobenen Befunden der Vorbeobachtungsperiode muß sich also, soweit sie irgend erfaßbar sind, die unserer eigenen Erfahrung vorausgehende Krankengeschichte gesellen, damit auch unter den schwierigen Bedingungen der multiplen Sklerose die optimalen Voraussetzungen für einen therapeutischen Vergleich erreicht werden.

Das, was der Patient selbst zu seiner früheren Anamnese beitragen kann, wird uns nur in den seltensten Fällen etwas wesentliches über spezielle neurologische Symptome aussagen. Seine Hauptbedeutung besteht darin, daß es über die bisherige Entwicklung der für den Patienten auffälligen Funktionsstörungen und Verschlechterungen, deren Beschleunigung, Remissionen und Schwankungen Auskunft gibt: Frühere Sensibilitätsausfälle oder Paraesthesien, Anfälle von Schwindel, Kraftlosigkeit oder Lähmungen werden von den Patienten nicht so leicht vergessen, auch wenn sie nur vorübergehend waren.

Die *Wichtigkeit der einzelnen Symptome* richtet sich hier, wo es auf die therapeutische Prüfung ankommt, nach einer ganz anderen Rangordnung, als sie bei diagnostischen oder rein klinischen Überlegungen am Platz ist.

Während es bei klinischen Einteilungsprinzipien mehr auf die typische Zusammenordnung relativ häufiger Kriterien (Symptome, Merkmale) ankommt, sind für die therapeutische Prüfung diagnostisch noch so wichtige Symptome als Merkmale zur Verfolgung des Krankheitsverlaufs nicht mehr von Bedeutung, wenn sie z. B. schon einen nicht mehr veränderlichen, stabilen Zustand erreicht haben. Hierzu gehört beispielsweise die *temporale Abblassung der Papille* als chronisch irreversibles Symptom, oder ein einmaliger epileptischer Anfall, der nur als vorübergehende flüchtige Erscheinung aufgetreten ist.

Bei den Kriterien, mit deren Hilfe wir die verschiedenen Perioden einer Erkrankung aneinander messen, unterscheiden wir zwischen objektiven und subjektiven Merkmalen. Zu den *objektiven Kriterien* gehört das Verhalten der *Eigen- und Fremdreflexe* und der sogenannten *Pyramidenzeichen*, ferner der *Nystagmus* und der Befund des Augenhintergrunds. Auch die Beobachtung des *spastisch gesteigerten Muskeltonus* und der *groben Kraft* sind Kriterien, die wir als noch vorwiegend objektiv bezeichnen würden, wenngleich nicht übersehen werden darf, daß ihr Verhalten z. T. von fremden mit der Krankheit nicht direkt zusammenhängenden Faktoren beeinflußt werden kann. So können der Prüfung unmittelbar vorausgegangene starke Beanspruchungen (körperlich und seelisch) das Ergebnis der objektiven Prüfung im negativen Sinne beeinflussen, wie umgekehrt beachtet werden muß, daß eine öfters ausgeführte Prüfung der Funktion zur Funktionsübung werden kann. Die Prüfung ist dann als Test nicht mehr zu gebrauchen, sie ist vielmehr wiederum zu einer therapeutischen *Mitursache* im Rahmen einer physikalischen Therapie geworden. Das eben Gesagte gilt in gleicher Weise für die systematische Übung von *Koordinationsversuchen* (Finger-Nase-Versuch, Finger-Finger-Versuch, Knie-Hacken-Versuch, Rombergsches Zeichen). Als weitere Kriterien beobachten wir das Verhalten eventuell vorhandener *Dysarthrien* und von *Doppelbildern*. Die Prüfung der groben Kraft der oberen Extremitäten, z. B. durch Heben von Gewichten, und der unteren Extremitäten durch Abmessen der ohne stärkere Ermüdungserscheinungen zurückgelegten *Wegstrecke* ergeben Daten, welche zum Vergleich herangezogen werden können; auch für sie gilt indes die Einschränkung bezüglich der oben genannten Funktionsübung in gleicher Weise.

Die *Prüfung* des (subjektiven) Verhaltens *der Sensibilität* bedeutet unter diesen Umständen ein besonders wichtiges Kriterium, erfordert aber neben einem gewissen Grad der Intelligenz des Untersuchten und neben dessen gutem Willen einige Erfahrung auch von seiten des Untersuchers, damit nichts in den Patienten hineingefragt wird. (Es ist falsch, diese Aufgabe einem jungen Praktikanten oder Famulus deshalb zu überlassen, weil die Prüfung auf die Dauer vielleicht langweilig erscheinen mag.)

Liquoruntersuchungen werden uns als Kriterien nur sehr beschränkt weiterhelfen, weil sie nur in sehr langen Zeitabständen wiederholt werden können. Beim ersten akuten Schub ist möglicherweise die Rückbildung der Liquorveränderungen besser verwertbar. Diese Einschränkung des Wertes der Liquoruntersuchung für die Beurteilung des Krankheitsverlaufs unter der Anwendung einer bestimmten Therapie ändert selbstverständlich nichts an deren großem Wert für die Diagnose bzw. Differential-Diagnose. Aus diesem Grund ist die Liquoruntersuchung beim ersten akuten Schub selbstverständlich notwendig, jedoch mit dem einschränkenden Hinweis, daß zu häufige Kontrollen den Verlauf ungünstig gestalten können.

Die Unterscheidung von objektiven und subjektiven Kriterien bedeutet a priori kein Werturteil, wenngleich uns in einer Prüfung eine größere Zahl objektiver Kriterien verständlicherweise erwünscht ist. Umgekehrt verraten uns die *subjektiven Merkmale* des Kranken Funktionsstörungen oft zu einem Zeitpunkt, zu welchem sie mit den üblichen klinisch-neurologischen Methoden noch nicht oder überhaupt nicht erfaßbar sind. Hierzu gehören die verschiedenen Formen subjektiver *Mißempfindungen* (Paraesthesien) sowie *Sehstörungen* (eventuell Skotome) zu einem Zeitpunkt, zu welchem die Spiegelung des Augenhintergrundes noch keinerlei objektiven Befund an der Sehnervenpapille erkennen läßt. *Blasenstörungen,* die in ihrem gelinden und von dem Kranken noch gern verleugneten Anfangsstadium oft schon sehr früh auftreten, um sich (auch mit Remissionen) über Jahre hinweg langsam zu verschlimmern, können bei genauer Analyse und Verfolgung ein wertvolles Kriterium sein. Für den langsamen Abbau der sexuellen *Potenz* gilt besonders beim Mann grundsätzlich das gleiche; praktisch ist er wesentlich schwerer zu erfassen und zu verfolgen, nicht nur aus den naheliegenden Gründen der Scham, sondern auch wegen der besonders unübersichtlichen Überlagerung der Potenz durch äußere Reize. Die Verschlimmerung oder Besserung von *Zwangsaffekten* wird bei Verfolgung über längere Zeiträume hinweg gelegentlich auch bemerkenswerte Einblicke in den Krankheitsverlauf gestatten, ebenso der Überblick über die *Bewegungen des intellektuellen und psychischen Schicksals,* über die Entwicklung von Euphorie, Kritikschwäche, präseniler Vergeßlichkeit usw.

Maßgebend für die Güte eines Merkmals sind immer seine *kontinuierliche Verfolgbarkeit* (wenn oft auch nicht Meßbarkeit) und seine *Eigenschaft,* nicht rasch einem stationären Zustand zuzustreben, sondern *beweglich zu bleiben.*

L. ALEXANDER hat auf Grund sehr großer Erfahrungen in einer amerikanischen Klinik für Multiple-Sklerose-Kranke (402 Pat. in Überwachung, wovon 212 auch nach der Entlassung aus klinischer Behandlung so nahe bei der Klinik wohnten, daß sie häufig ambulant zuhause untersucht oder in die Klinik einbestellt werden konnten) ein Verfahren entwickelt, welches bei künftigen Untersuchungen, unter Zugrundelegung der von uns bereits genannten prinzipiellen Kriterien, berücksichtigt werden sollte. Seine großen Erfahrungen setzen ihn instand, die einzelnen Symptome der multiplen Sklerose sowohl nach ihrer Häufigkeit, ihrem diagnostischen Wert, als auch nach ihrer Variabilität zu beurteilen. Auf diese Untersuchungen aufbauend, hat er auf einem *Formblatt alle Kriterien,* die bei diesem Leiden bei der neurologischen Untersuchung geprüft werden müssen, zusammengestellt. Jedes Symptom erhielt eine Symptomenwertzahl — von Normal 0 bis zu stark pathognomonisch wertbaren Symptomen von 20 —. Objektiv faßbare Symptome und subjektive Beschwerden wurden berücksichtigt. Den von ihm festgelegten Wertzahlen dürfte von allen, die Erfahrungen auf diesem Gebiet haben, zugestimmt werden. ALEXANDER brachte die Summe der Symptomenwertzahlen der einzelnen Kranken in eine Relation zur allgemeinen Einschränkung der Beweglichkeit der Kranken (Over-all Disability status); dabei unterschied er *7 Kategorien* dieser Einschränkungen:

1. ganz ohne Koordinationsstörung, 2. gestörter Gang ohne notwendige Hilfe, 3. Gehen nur mit Stock möglich, 4. Hilfe durch eine Zweitperson nötig, 5. Gang mit Krücken, 6. Fortbewegung nur im Rollstuhl, 7. Bettlägerigkeit. So ergaben sich nachstehende interessante Feststellungen.

Kranke mit einer Gesamt-Symptomwertzahl unter 50 konnten ohne Koordinationsstörung gehen. Patienten mit einer Symptomwertzahl zwischen 50 und 120 zeigten verschieden starke Gehstörungen, doch war keiner auf die Hilfe einer Zweitperson angewiesen. Kein Kranker mit Symptomwertzahlen bis 260 hatte einen Rollstuhl nötig oder war bettlägerig. Die Meßzahlen ALEXANDERs erscheinen uns so wichtig für therapeutische Prüfungen, daß wir sie in Tab. 49 wiedergeben.

Tab. 49. *Symptomwert-Karte nach* Alexander *(modifiziert nach* Welte*)*

Symptom	Wert
Augensymptome	
Sehvermögen	
korrigiert:	
weniger als 20/200	20
20/200 — 20/100	15
20/ 70 — 20/ 50	10
20/ 40 — 20/ 25	5
Pupillen	
Pupillen-Ungleichheit	2
Abnorme Reaktion auf Licht und Konvergenz	5
Augenbewegungen	
Ausgeprägt (als Augmuskellähmung oder Doppelsehen)	10
Mäßig oder leicht (z. B. nur Störungen der Konvergenz)	5
Nystagmus	5
Opticuspapille	
Abblassung:	
ausgeprägt	15
mäßig	10
minimal oder leicht	5
Verschleierung	10
Gesichtsfelder	
eingeschränkt:	
ausgeprägt	15
mäßig	10
leicht	5
Skotome (nicht aufzeichnen, wenn der Visus weniger als 20/200 beträgt)	10
Übrige Hirnnerven	
Facialis Zeichen	
Asymmetrie:	
ausgeprägt	5
leicht	2
Abweichen der Zunge	2
Accessorius	
Schiefhaltung des Kopfes	5
Ausfall des Trapezius	5
Tonus und grobe Kraft [a]	
Tonus (gesteigert oder vermindert)	
deutlich	15
mäßig	10
leicht	5
Grobe Kraft	
Lähmung	20
Schwäche:	
ausgeprägt	15
mäßig	10
leicht	5

[a] Die grobe Kraft wird getrennt getestet für Beugung und Streckung jeder bedeutenden Muskelgruppe. Die folgenden Gruppen werden unterschieden: Hüfte, Knie, Fuß, Schulter, Ellbogen, Hände. So würde also eine komplette Beugelähmung des Beines mit 60 Punkten (Hüfte, Knie, Fuß) getestet werden, eine mäßige Streckerschwäche der Hüfte mit 10 Punkten, oder die ausgeprägte Schwäche einer Hand mit 15 Punkten, eine leichte Streckerschwäche im Fußgelenk würde 5 Punkte ausmachen. Für den Tonus wird für jede Extremität eine gesonderte Symptomwertzahl angegeben.

Tab. 49 (Fortsetzung)

Sensibilität und Koordination [b]	
Gefühlsstörungen	
(jede Qualität und jede Körperhälfte für sich)	
Anaesthesie	10
vermindertes Empfindungsvermögen	5
Hyperaesthesie oder umschriebener Schmerz	10
Paraesthesie oder subjektive Taubheit	5
Koordination	
Störung:	
deutlich	10
mäßig	5
leicht	2
Adiadochokinese	
+	5
leicht oder ± [c]	2
Romberg	
+	10
±	5
Stehvermögen	
Unfähigkeit zum Stehen	15
Abnormal:	
ausgeprägt	10
leicht	5
Abnorme Bewegungen	
deutlich	10
mäßig	5
leicht	2
Reflexe	
Sehnenreflexe	
+++	1
++++	2
fehlend	2
Clonus	
+ ++ +++	4
±	3
Mayersches Zeichen	
negativ	2
Hoffmannsches Zeichen	
+	5
±	3
Bauchdeckenreflexe (linke und rechte Körperhälfte getrennt)	
fehlend	15
erhalten	10
erschöpflich	5

[b] Störungen der Koordination werden wie folgt getestet: Eine zusammengesetzte Symptomwertzahl wird gegeben für Ataxie, Intentionstremor und Dysmetrie. Aber eine davon getrennte Symptomwertzahl für jeden Arm und jedes Bein und eine weitere selbständige Symptomwertzahl für den Finger-Nase-Versuch, für den Finger-Gegenstand-Versuch, für den Kniehacken-Versuch und den Zehen-Gegenstand-Versuch jeweils bei offenen und bei geschlossenen Augen.

Eine kombinierte Symptomwertzahl für jede Seite für die Bradytelekinese, eine Symptomwertzahl für den Ruhetremor und eine für den statischen Tremor.

[c] ± bedeutet „fraglich“ bzw. „unsicher“.

Tab. 49 (Fortsetzung)

Cremasterreflex (jeweils linke und rechte Körperhälfte)	
fehlend	15
±	10
Babinski (jeweils linke und rechte Seite)	
+	20
±	10
Fehlen der Plantarreflexe ohne Babinski	5
Andere krankhafte Zehenphänomene (jedes für sich)	10
Sphincterstörungen und andere vegetative Zeichen	
Inkontinenz	20
Gelegentliche Inkontinenz	10
Retention	10
Häufiger Harndrang	5
Imperativer Harndrang	5
Schwierigkeiten im Beginn der Miktion, gelegentliche Retention	5
Impotenz	15
Andere bedeutende Zeichen	10
Exophthalmus auf dem Boden einer retrobulbären Neuritis mit Schmerzen im Augapfel.	
Temperaturdifferenzen.	
Paravertebrale Spasmen.	
Status	
Bettlägerig	20
Fahrstuhl	15
Kann mit Hilfe einer zweiten Person gehen	10
Krücken	8
Stock	7
Kann ohne Unterstützung, aber mit abnormem Gang gehen	5
Psyche	
Läppische Euphorie	15
Zwangslachen-Zwangsweinen	10
Allgemeine Affektverarmung	5
Sprache	
Störungen:	
deutlich	15
mäßig	10
leicht	5

An einer Differenzierung dieser Tabelle nach akuten und chronischen Stadien der Krankheit wird z. Zt. gearbeitet. Die hier vorliegenden Zahlen entsprechen einer Mischung aus beiden Stadien.

Die Vielzahl und Vielfältigkeit der Kriterien bewirkt, daß sich bei der multiplen Sklerose die Kriterien überhaupt nicht normieren lassen. Jeder Fall hat die seiner individuellen klinischen Symptomatologie eigenen Kriterien. Daß sowohl bei den objektiven, als erst recht bei allen subjektiven Kriterien Vorsicht und Zurückhaltung am Platz sind, und daß nicht nur der Kranke, sondern auch der Therapeut suggestiven Einflüssen ausgesetzt ist, soll hier nochmals erwähnt werden, weil an dieser Klippe schon zu viele gescheitert sind. Es dürfte wenig Therapieversuche geben, auf die nicht eine erhebliche Zahl von Multiple-Sklerose-Kranken mit einer wenigstens „subjektiven Besserung" reagieren würde. Die Sehnsucht nach Genesung wirkt schon allein in dieser Richtung und in recht vielen Fällen tut eine gesteigerte Kritikschwäche ein übriges. Gesellen sich dazu noch Versprechungen und andere suggestive Einflüsse des behandelnden Arztes oder der angewandten Therapie selbst, dann kann es an sogenannten „Erfolgen" nicht fehlen. Der psychische Auftrieb und die damit einhergehende optimistische Einstellung führen dazu, daß auch die körperlichen Leistungen gebessert werden. Eine große Zahl von Therapievorschlägen ist durch solche und ähnliche Mängel des methodologischen Vorgehens und wiederum durch Kritikschwäche (diesmal aber der forschenden Ärzte) zu vorübergehendem unverdienten Ansehen, viele Kranke sind aber auch so zu Enttäuschungen gekommen, die um so bitterer sind, je größer die Versprechungen und Hoffnungen zuvor waren. Den Lebensmut eines Multiple-Sklerose-Kranken zu stärken, ist unsere ärztliche Pflicht. In ihm sensationelle, unerfüllbare Hoffnungen zu erwecken, ist verwerflich.

Es gibt keinen besseren Schutz gegen suggestiv bedingte Täuschungen als die *unwissentliche Versuchsanordnung* (Blindversuch). Wo sie durchführbar ist — das ist bei allen Medikamenten ungeachtet ihrer Applikationsart der Fall — muß sie durchgeführt werden, indem vor dem Einsatz des zu prüfenden Mittels ein Scheinmittel in der gleichen Anwendungsform über genügend lange Zeit (Wochen) hindurch verabreicht wird (s. Kap. IV. B. 2.). Wir verschaffen uns auf diese Weise einen Einblick in die Suggestibilität des Kranken, und das ist von großer Bedeutung. Wenn eine unwissentliche Versuchsanordnung der Art der angewandten Therapie wegen unmöglich ist, dann müssen um so rigoroser alle weiteren suggestiven Einflüsse ausgeschaltet werden, falls man nicht nur scheinbare (vielleicht auch einmal wirkliche) „Erfolge" erzielen, sondern über seine Erfolge oder Mißerfolge selbst Klarheit schaffen will. Das ist aber letzten Endes immer die Voraussetzung dafür, daß ein wirklich brauchbares Mittel zu allgemeiner Anerkennung und allen Kranken zugute kommt.

Bei einer Krankheit wie der multiplen Sklerose, bei der neben den objektiven Merkmalen auch die subjektiven Merkmale eine nicht nur gewichtige, sondern oft auch unverzichtbare Rolle spielen, ergibt sich die Frage, ob einer effektiven unwissentlichen Versuchsanordnung schon mit dem einfachen Blindversuch Genüge getan ist, oder ob der *doppelte Blindversuch* unerläßlich ist. Dort, wo die subjektiven Symptome etwas Ausschlaggebendes zum therapeutischen Urteil beitragen, ist der doppelte Blindversuch, wenn er irgend durchführbar ist, unentbehrlich. Wenn aber die ausgesprochen objektiven Merkmale ausschlaggebend sind, dann kann auf den doppelten Blindversuch ohne wesentliche Beeinträchtigung des Resultates allzumeist verzichtet werden. Als Beleg dafür können wir unsere eigenen Untersuchungen anführen, bei denen wir uns, soweit sie das Gebiet der multiplen Sklerose betreffen, durchaus mit dem einfachen Blindversuch begnügt haben; wenn er unsere Kranken oder uns selbst nicht ausreichend vor suggestiven Einflüssen hätte schützen können, dann hätten wir nicht bei unseren bisherigen Nachprüfungen der zumeist zustimmenden, optimistischen Ergebnisse anderer Autoren nichts wie Versager und Enttäuschungen erleben können. Auch hier gilt, daß die rigorose Redlichkeit der Versuchsansteller noch wichtiger ist als die Formalitäten ihrer Versuchsanordnung.

Die unwissentliche Versuchsanordnung ist hier wie auch sonst letzten Endes nichts anderes als eine Prophylaxe gegen die Gefährdung der Versuchsanordnung durch *Mitursachen* in der Form suggestiver Einflüsse. Selbstverständlich sind alle anderen Arten von Mitursachen, seien sie pharmakologischer, diätetischer, heilgymnastischer oder balneologischer Art ebenso sorgfältig auszuschalten; falls aber ein Komplex verschiedenartiger Heilmaßnahmen geprüft werden soll, was auch hier gelegentlich unvermeidlich sein kann, dann sind alle einzelnen Faktoren einzeln und gleichmäßig exakt zu offenbaren.

Wenn bei genügend vielen an chronischer Multipler Sklerose Erkrankten individuelle therapeutische Vergleiche durchgeführt worden sind, dann ist die Zeit gekommen für *eine synoptische Beurteilung der Ergebnisse*. Dazu ist es zweckmäßig, Kranke mit ähnlichen Verlaufsformen zusammenzufassen, sofern ein genügend großes Krankengut gesammelt worden ist. Untergruppen (s. Abb. 58) unter den chronischen Verlaufsformen bieten sich an und sind zugunsten der Homogenität der Vergleichspartner zu berücksichtigen: der intermittierende Typ, der progrediente Typ, der remittierend-progrediente Typ und der stationäre Typ. Voraussetzung einer solchen Einteilung ist die detaillierte Kenntnis der Vorgeschichte dieser Kranken, nicht nur in bezug auf die Zahl der Schübe, welche der jetzt beginnenden Prüfung eines Heilmittels vorausgegangen sind, sondern nach Möglichkeit auch der subjektiven Beschwerden und der objektiven neurologischen Befunde, die jeweils zum Zeitpunkt eines frischen Schubes bestanden haben. Es ist wichtig zu wissen, ob z. B. jeder neue Schub dasselbe subjektive Beschwerdebild und die gleichen objektiven Symptome mit sich brachte, oder ob bei jedem neuen Schub andere subjektive Beschwerden und objektive Symptome zu verzeichnen waren, oder ob beispielsweise jeder neue Schub neben den Befunden vorausgegangener Schübe zusätzlich neue Symptome und Beschwerden aufwies. Die Kenntnis der Dauer des einzelnen Schubes und der Zeitdauer der Spontanremission oder der Zeitdauer der durch ein anderes Heilmittel anscheinend erzielten Remission sind als Kriterien von großer Bedeutung. Die verschiedenen Verlaufsformen der Krankheit und die möglichen Veränderungen durch ein Heilmittel sind in Abbildung 58 dargestellt. Einer Rückbildung objektiver Befunde und einer deutlichen Besserung subjektiver Beschwerden darf ein um so größerer Beweiswert auch im Einzelfall zugesprochen werden, je länger diese Symptome und Beschwerden schon bestanden haben. Die Betrachtung der multiplen Sklerose im Längsschnitt zeigt auch, daß mit zunehmendem Alter der Kranken und mit zunehmender Dauer der Krankheit die Aussichten auf Spontanremissionen immer geringer werden und daß die Entwicklung in der Richtung der chronischen Progredienz immer deutlicher wird.

Die Krankengeschichten einer Vielzahl von Einzelschicksalen an multipler Sklerose Erkrankter, die in den individuellen therapeutischen Vergleichen gewonnen worden sind, werden, wie gleichförmig sie in der therapeutischen Methodik der Prüfung auch sein mögen, unter sich höchst inhomogen sein, in der Anamnese, im Verlauf, in dessen Komplikationen, in der Krankheitsdauer usw. Unter solchen Voraussetzungen ist es offenbar, daß das letzte Urteil über Erfolg oder Mißerfolg einer Behandlungsweise kein zahlenmäßiges sein kann, sondern sich aus der Vertiefung in die Einzelfälle und in das Gesamtbild und aus einer synoptischen Ordnung derselben ergeben wird.

21. Extrapyramidale Krankheiten

Die Kriterien des extrapyramidal-motorischen Systems sind der Ätiologie der einzelnen Krankheitsfälle nach sehr verschieden. Erbschäden, geburtstraumatische Schädigungen, Folgen umschriebener Sauerstoffmangelschädigungen verschiedenster Ursache, toxische und postinfektiöse Schäden sind die wesentlichsten ätiologischen Faktoren. Die Zusammenfassung all dieser Krankheiten verschiedenster Ätiologie gründet sich darauf, daß die Schädigung in allen Fällen Teile eines anatomisch definierten Bezirks des Zentralnervensystems betroffen hat. Eine kausale Therapie der Krankheiten des extrapyramidal-motorischen Systems gibt es nicht. Die Krankheitsbilder sind durch bestimmte *Symptomenkoppelungen*, sogenannte *Syndrome*, charakterisiert. Die Therapie kann dementsprechend nur auf ein einzelnes Symptom oder auf eine Symptomenkoppelung gerichtet sein, und da die Ursache in dem Ausfall von Gehirnregionen und ihrer Funktion begründet ist, besteht auch sehr wenig Aussicht, daß die daraus entstandenen Symptome jemals mehr als symptomatisch, d. h., daß sie also nicht ätiologisch und nicht auf die Dauer beseitigt werden können. Damit entfällt auch weitgehend die Notwendigkeit von Langzeitversuchen.

Die extrapyramidalen Symptome sind charakterisiert durch Störungen der Motorik des *Muskeltonus* und der *Ausdruck-* und *Mitbewegungen*. In einer Reihe von Fällen treten dazu noch selbständige *Haltungsanomalien*. Diese Erscheinungen können krankhaft nach beiden Extremen hin verändert sein. Im Bereich der Motorik kennen wir *Hyperkinesien* auf der einen und *Hypo- bis Akinesien* auf der anderen Seite. Im Bereich des Muskeltonus unterscheiden wir hypertonische Steigerungen, die man im Gegensatz zu den spastisch-pyramidalen Tonussteigerungen, bei den extrapyramidalen Erkrankungen Rigor nennt und hypotone Verhaltensweisen des Muskeltonus. Der *Rigor* ist ein wesentlich bestimmender Faktor für ein weiteres Tonusphänomen, nämlich die *Adaptations-* und *Fixationsspannung*.

Sowohl bei Annäherung als auch bei der Entfernung von ihren Insertionspunkten treten in den Muskeln Verkürzungs- bzw. Dehnungsreflexe auf, welche die an sich durch primäre Muskelschwäche, aber auch aus Intensionsarmut geminderte Motorik noch mehr behindern.

Bei längerem Bestehen dieser Fixationsspannungen entwickeln sich, je nach Lage des Falles mehr oder minder rasch irreversible *Kontrakturen*.

Bei einer Reihe von Folgezuständen nach extrapyramidalen Erkrankungen beobachtet man zusätzlich vegetative Symptome wie gesteigerten *Speichelfluß*, gesteigerte Talgdrüsensekretion = *Salbengesicht* etc.

Die *psychischen Symptome* betreffen weniger den Intellekt, als das emotional-affektive Verhalten in allen Schattierungen dieses farbenreichen Spektrums. Sie sind bei den einzelnen Krankheiten und beim einzelnen Kranken nach Art und Stärke sehr verschieden. Allen psychischen Symptomen gemeinsam ist eine Progredienz im Verlauf des Leidens. Die Beurteilung des Einflusses eines Heilmittels auf die psychischen Veränderungen ist nur mit *Kriterien der Psychopathologie* möglich und setzt entsprechende Kenntnisse auf diesem Gebiet voraus, damit dem Syndrom adäquate Kriterien zur Beurteilung der therapeutischen Wirkung eines Präparates zur Anwendung kommen. Daß sie ohne *unwissentliche Versuchsanordnung* nicht die Gewähr einer richtigen Beurteilung bieten, ist selbstverständlich.

Alle extrapyramidalen Symptome können je nach Lage des Falles zu Kriterien bzw. Merkmalen bei einer therapeutischen Prüfung werden. Es versteht sich von selbst, daß sie beim Einzelfall nicht in ihrer Gesamtheit vorhanden sein werden, und daß die einzelnen Symptome auch quantitativ sich in verschieden starker Ausprägung zeigen werden. Wesentlich für die Bewertung als Merkmal ist die Tatsache, daß das Symptom charakteristisch ist für die Symptomatologie der zur Behandlung anstehenden Krankheit, und daß es womöglich meßbar ist. Symptome, welche das einzelne Krankheitsbild nicht wesentlich bestimmen, sind — zumindest als alleinige Kriterien — unzureichend. Symptome, die bereits einen irreversiblen (nicht mehr beweglichen) Endzustand darstellen, fallen als Kriterium aus.

Die Neurophysiologie hat eine Reihe von *Methoden* entwickelt und apparativ so ausgebaut, daß sie in der Klinik, sowohl zu diagnostischen Zwecken als auch zur Beurteilung bei der Arzneimittelprüfung, mit Erfolg angewandt werden können.

Die *Elektromyographie*[82] erlaubt in bezug auf unsere spezielle Fragestellung eine objektive Beurteilung sowohl der Leistung der Muskulatur als auch des Rigor und der verschiedenen Formen des Tremor. Letzterer kann ferner durch kombinierte optische und elektrische Methoden registriert werden.

Bewegungsfilme mit Zeitlupentechnik sind eine weitere wertvolle Methode zur vergleichenden Dokumentation von extrapyramidalen Bewegungsstörungen; sie sollten besonders auch bei therapeutischen Prüfungen viel häufiger in Anspruch genommen werden, als dies bisher geschehen ist.

femina | die Frau
arat | er sie es pflügt
laborat | er sie es arbeitet
tum | da dann, damals

Mai 1958

[illegible] | täglich
Hanibal, is, m | Hanibal
cana, arum, f | Kana
antopere | so sehr

Juni 1959

ius, iuris n | Recht
scelus, eris n | Verbrechen, Frevel
sidus, eris n | Gestirn
facinus, oris n | Tat
carmen, inis n | Lied

Februar 1960

exercitus, us m. | Heer
impetus, us m. | Ansturm, Angriff
praesidium, i n. | Schutz
admirabilis, is, e | bewunderungs: würdig

Mai 1961

Abb. 59. Verschiedene Grade der Schreibstörung als Beurteilungskriterium während der Behandlung eines M. Wilson-Patienten mit D-Penicillamin-HCl. (Aus LANGE, J., 1964)

Bei der *Wilson-Pseudosklerose* hat die quantitative Messung der Ausscheidung von *Kupfer* im Urin, in Zusammenhang mit der Anwendung von Penicillamin, ein neues verläßliches Kriterium aufgedeckt, an das man bis vor kurzem noch nicht zu hoffen wagte.

[82] s. Arbeiten EIFF, A. W. VON 1956 ff., wie auch die im Kap. VI. 15. „Die Hyperthyreosen" angeführte Literatur zur Elektromyographie.

Da bei den meisten extrapyramidalen Symptomenbildern die Schrift verändert ist, liefern kontinuierlich fortgeführte *Schriftproben* gute Kriterien für den therapeutischen Vergleich. Wir geben hierzu ein Beispiel von Joachim LANGE [83] vom Mai 1958, Juni 1959, Februar 1960 und Mai 1961.

Aus der *Vielzahl der ätiologischen Möglichkeiten* der einzelnen Krankheitsbilder — wobei es im Einzelfall oft überhaupt nicht möglich ist, etwas Eindeutiges über die Ätiologie auszusagen — erwachsen der therapeutischen Prüfung weitere Schwierigkeiten. Sie sind begründet in der Tatsache, daß Krankheitsbilder ganz ähnlicher Symptomatologie sich bezüglich der Ansprechbarkeit auf Heilmittel sehr verschieden verhalten können.

Der postencephalitische M. Parkinson, der einer medikamentösen Beeinflußbarkeit in einer Reihe seiner Symptome zugänglich ist, und der arteriosklerotische Parkinsonismus, der mit Ausnahme seiner Bradyphrenie (Orphenadrine) bis heute noch sehr therapieresistent ist, sind eindrucksvolle Beispiele.

Das Urteil über die therapeutischen Möglichkeiten bei diesen Erkrankungen setzt dazu die Kenntnis der Fasersystematik des extrapyramidal-motorischen Systems und der pathologischen Physiologie seiner Symptomatik voraus [84]. Variationen in der Krankheitsentwicklung, die, wie auch sonst bei chronischen Krankheiten, wenig Hoffnung lassen, daß hier einigermaßen homogene Kollektive geschaffen werden könnten, sind der Grund, warum hier nur der, den chronischen Krankheiten adäquate, *individuelle therapeutische Vergleich* (von zeitlichen Perioden beim gleichen Kranken) als praktisch aussichtsreich erscheint.

Auf Grund der Fasersystematik und der Pathophysiologie bieten sich verschiedene *Möglichkeiten des therapeutischen Angriffsortes:*

1. Pharmaka, die in der Peripherie an den Muskelendplatten angreifen, 2. Mittel, die auf die Synapsen der Umschaltstellen (Substantia reticularis des Rückenmarks) wirken, 3. Unterbrechung pathologischer Reflexmechanismen in ihrem afferenten Schenkel, sei es peripher, oder zentral in den zugehörigen Thalamuskernen (Durchschneidung oder Coagulation), 4. Die Ausschaltung pathologischer extrapyramidaler Rindenimpulse durch Ausschneidung oder Unterschneidung entsprechender Rindenareale. Der Umstand, daß die verschiedenen Heilmittel nicht alle Symptome in gleich günstiger Weise beeinflussen, bedarf bei diesen therapeutischen Prüfungen ganz besonderer Beachtung.

Die *Vorbeobachtungsperiode* muß so lange ausgedehnt werden, bis der Verlauf der als Kriterien geeigneten Symptome einwandfrei erkennbar ist. Eine Vorbeobachtung außerhalb bzw. vor der stationären Beobachtung ist nur bedingt verwertbar, soweit das Ausmaß *therapeutischer Mitursachen* (s. später) wenigstens annähernd identisch mit denen der stationären Vorbeobachtungsperiode ist. Bei den meisten Patienten, die zu einer solchen Prüfung herangezogen werden, handelt es sich um Kranke, die bereits unter der Wirkung eines erprobten Heilmittels stehen, und die therapeutische Fragestellung geht dahin, ob ein anderes, neues Heilmittel mehr leistet. Der therapeutische Wert der physikalischen Therapie (Heilgymnastik, systematische Bewegungsübungen) steht heute in gleicher Weise außerhalb jeder Diskussion, wie eine systematische psychagogische Führung dieser Kranken. Diese Maßnahmen sind therapeutische *Mitursachen*, auf die wir nicht verzichten dürfen, die jedoch, wenn unser

---

[83] LANGE, J.: Berliner Medizin **15**, 109 (1964); Abb. 4 a.

[84] Eine Schilderung dieser Gegebenheiten würde den Rahmen dieses Buches überschreiten.

Urteil nicht falsch sein soll, in der Vorbeobachtungsperiode und in der nachfolgenden Prüfungsperiode in gleicher Weise und in gleichem Umfang zur Anwendung kommen müssen. Dann heben sie sich gegenseitig auf, und die beiden Perioden unterscheiden sich lediglich in dem oder in den Heilmitteln, die der Prüfung unterzogen werden sollen.

Dazu gesellt sich als *weitere Mitursache der psychische Auftrieb*, den ein Kranker, resigniert durch die ermüdende Dauer und durch die geringe Beeinflußbarkeit seiner Erkrankung, allein schon durch die hoffnungsvollere Atmosphäre eines guten Krankenhauses oder Sanatoriums erhält. Diese Mitursache kann nur durch eine besonders lange Dauer der Vorbeobachtungsperiode als Störungsfaktor ausgeschaltet werden.

Bezüglich der Irrtumsmöglichkeiten, denen wir in der Beurteilung, z. B. koordinierter Bewegungen in Zusammenhang mit deren häufiger Prüfung ausgesetzt sind, verweisen wir auf das im Kapitel Multiple Sklerose (s. Kap. VI. 20.) Gesagte.

Im Zusammenhang mit kinematographischen Kontrollen von Bewegungsstörungen (Gehstörungen in Kombination mit choreatischer Bewegungsunruhe etc.) oder Geschicklichkeitsübungen (Ballspielen) ist es zweckmäßig, zusätzlich das eigene Urteil des Kranken über Stillstand, Fortschritt oder Rückschritt bei der Ausführung solcher Übungen zu erfahren. Uns hat sich dabei wieder das System der Benotung bewährt. Auch der subjektive Eindruck des Kranken, ob es ihm unter der Wirkung eines Mittels leichter fiel zu gehen oder einen Ball zu fangen etc., ist ein weiteres, wenn auch subjektives Kriterium. Die Selbstbenotung durch den Patienten wird zweckmäßig durch eine Benotung durch den Therapeuten ergänzt; diese soll gleichzeitig eine Zensur der Zuverlässigkeit enthalten, die der Selbstbenotung des Kranken zugebilligt werden kann. Es ist offenbar, daß diese *subjektiven Selbstbenotungen* noch in zusätzlicher Weise durch die Stimmungslage und das Temperament der Kranken in ihrer Zuverlässigkeit beeinträchtigt werden können.

In nicht wenigen Fällen stellt die *Dosierungsfrage* der therapeutischen Prüfung weitere Schwierigkeiten in den Weg. Die notwendige Dosierung zur Besserung eines Symptoms läßt mehr oder weniger früh unangenehme Nebenerscheinungen, die vielen der einschlägigen Mittel anhaften, so stark in Erscheinung treten, daß die Behandlung mit diesem Mittel nicht weitergeführt werden kann. Oft beobachtet man auch, daß die Wirkung eines Mittels nach anfänglich guten Erfolgen im weiteren Verlauf wieder nachläßt. Alle diese Umstände lassen es geraten erscheinen, die therapeutische Prüfung bei diesen Kranken in einer neurologischen oder internen Fachabteilung durchzuführen. Sie werden über die nötigen diagnostischen Möglichkeiten und über das größere Krankengut verfügen und die Gewähr bieten, daß die Prüfung an differential-diagnostisch bis zum Erreichbaren geklärten Fällen durchgeführt wird. Es kommt dazu, daß auch meist nur hier die Gelegenheit der Kombination medikamentöser und heilgymnastischer Maßnahmen und der besonders schwierigen Prüfung dieses Komplexes geboten ist; dessen Bedeutung als mögliche Störungsfaktoren (s. oben unter Mitursachen) ist dabei immer zu berücksichtig. Bei chirurgischen Maßnahmen ist als weiteres der Faktor der Mortalität als wesentliches Kriterium zu berücksichtigen.

22. Myasthenia gravis pseudoparalytica

Die Myasthenie ist als chronisches Leiden aufzufassen. Die Erfolgsbeurteilung therapeutischer Bemühungen erfolgt durch den *Vergleich verschiedener Perioden innerhalb der Krankheit beim gleichen Patienten.*

Spontanremissionen sind bei der Myasthenie nicht selten. Die Dauer der Vorbeobachtung muß daher ausreichend lange sein, um die Verlaufsrichtung des Leidens, sei es im Sinne der Progression, der Regression, oder eines stationären Zustandes und die Zahl und Dauer der Spontanremissionen im bisherigen Verlauf mit ausreichender Wahrscheinlichkeit beurteilen zu können.

Als Kriterien stehen die Ergebnisse der *Elektro-Myographie* und der Bestimmung des Zeitabstandes bis zum Auftreten einer myasthenischen Reaktion als *objektive Kriterien,* die Größe des Ausmaßes und der Geschwindigkeit des Auftretens myasthenischer Ermüdung, bzw. die Verbesserung der Kraftleistung nach Einnahme eines Medikamentes als *subjektive Kriterien* gegenüber. Die Elektro-Myographie gestattet, durch Ableitung mittels Hautelektroden nahezu beliebig oft vergleichende Untersuchungen vor und während der Prüfung eines Medikamentes durchzuführen.

Betrifft die Muskelschwäche nur die Schlundmuskulatur, so ist die Angabe des Patienten, ob er nach Einnahme eines Mittels besser kauen und besser schlucken kann, das bestimmende Kriterium. Schwächen der Muskulatur der oberen Extremität werden geprüft, indem man den Kranken konkrete Aufträge erteilt, bei deren Ausführung die von der Myasthenie betroffenen Muskelanteile besonders ausgiebig beteiligt sind. An den unteren Extremitäten kann die Länge der ohne subjektiv empfundene Ermüdung zurückgelegten Wegstrecke ein gutes, meßbares Kriterium darstellen. Die Tatsache, daß wir das Urteil über Ermüdung in das Ermessen des Kranken stellen, kennzeichnet es als subjektiv. Es ist u. E. aber einem anderen Modus, bei welchem man den Kranken so lange bzw. weit gehen läßt, bis er nicht mehr kann, aus ärztlichen Gründen bei weitem vorzuziehen.

Die Beobachtung der Wirkung eines beim Myastheniker bei Muskelarbeit entstehenden hypothetischen Ermüdungsstoffes (GROSSE-BROCKHOFF u. WELTE, STRUPPLER) ist ein Kriterium, das bei der therapeutischen Prüfung heute noch Kliniken vorbehalten bleibt, die sich speziell mit diesem Nachweis beschäftigen.

Die therapeutische Wirkung von *Prostigmin* ist so eindeutig, daß die Prüfung eines Heilmittels sich nur darauf beziehen kann, ob dieses andere Mittel Vorteile gegenüber Prostigmin in bezug auf Wirkungsintensität, Wirkungsdauer oder Minderung von Nebenerscheinungen bei notwendig gewordenen höheren Dosierungen bietet. Nach ausreichend langer Vorbeobachtung unter Prostigmin erfolgt — in Abhängigkeit von der Schwere des einzelnen Krankheitsfalles — der teilweise oder vollkommene Austausch von Prostigmin gegen das zu prüfende Heilmittel unter Beobachtung der oben genannten Kriterien. Die Güte des Medikamentes ist nicht nur von dessen Einwirkung auf die Muskelschwäche bestimmt, sondern auch durch das Ausmaß der *Nebenerscheinungen,* die sich individuell verschieden rasch in Form sogenannter *cholinergischer Krisen* entwickeln können.

23. Schmerz

„Alles am Schmerz ist subjektiv, nichts ist meßbar.“ RENÉ LERICHE, dessen Buch über die „Chirurgie des Schmerzes“ wir diesen Satz entnahmen, bezieht sich bei dieser Feststellung auf den *„Schmerz als klinisches Symptom und Krankheit-“* Äußerungen des Schmerzes, deren Beseitigung unser ärztliches Bemühen gelten muß. Diese Feststellung läuft unseren wissenschaftlichen Zielsetzungen, therapeutische Kriterien nach

Möglichkeit objektiv und zum Vergleich meßbar zu machen, entgegen. Wir müssen sehen, mit dieser Schwierigkeit fertig zu werden.

Die Problematik wird noch durch die Tatsache verstärkt, daß der Begriff Schmerz eine sehr große Breitenskala aufweist. Sie beginnt bei der Bestimmung der *Schmerzreizschwelle*, bei der z. B. im physiologischen Experiment mittels einer Stachelborste diese Schwelle bestimmt wird, oder bei der klinisch-neurologischen Untersuchung, bei welcher mittels des gleichen Instrumentariums die Ausbreitung einer analgetischen oder hyperalgetischen Zone ermittelt wird. Der Diabetiker, der sich seine tägliche Insulinspritze setzt, empfindet einen kurzen Schmerz. In allen drei genannten Fällen handelt es sich um „abstrakte Elemente und Ereignisse, denen der Mensch als Ganzes verhältnismäßig unbeteiligt und nur als aufmerksamer, kühler Beobachter gegenübersteht". (EBBECKE).

Diesen Schmerzformen steht der *klinische Schmerz* der akuten Verletzung, der Wunde, der Zahnschmerzen usw. bis zum fast unerträglichen Dauerschmerz des Carcinomkranken gegenüber. Überstarke Reizungen ganz anderer Sinnesqualitäten können endlich im klinischen Symptom Schmerz enden (schrille Töne, grelles, blendendes Licht, beißende Kälte etc.) und schließlich endet die Skala im anderen Extrem des Schmerzes, der einen Menschen etwa bei dem Verlust eines Angehörigen oder der „schmerzlichen Kränkung" trifft, wo jeder physische Anlaß zum Schmerz fehlt. Alle diese Ereignisse werden mit dem gleichen Namen bezeichnet. Sowohl der klinische Schmerz als auch derjenige ohne physikalischen Anlaß ist Gefühl, veranlaßt zur Reflexion und Stellungnahme, besitzt Erinnerungswert und kann ein alle Überlegung und Besinnung in den Wind schlagender Trieb und Instinkt werden. Wir nähern uns der Meinung von PLÜGGE und von AUERSPERG, daß die Erträglichkeit oder Unerträglichkeit eines Schmerzes nicht nur (die beiden Autoren schreiben: „nicht so sehr") von seiner Intensität, sondern auch von den biographischen und aktuellen „Befindlichkeitsweisen und dem Wandel des Weltbezugs" abhängig ist. Die Erinnerung an eigene Schmerzerlebnisse wird uns die Erkenntnis erleichtern, daß Schmerz und Schmerz in Abhängigkeit von Befindlichkeitsweisen ganz verschiedene Stellenwerte besitzen können.

Man hat versucht, die Bedingungen des physiologischen und pharmakologischen Experimentes bei der Prüfung des Schmerzes auf den Menschen anzuwenden. Die Anwendung solcher Prüfungsmethoden des Tierversuchs (Hitzetests etc.) am Menschen, sei es im Selbstversuch oder an Versuchspersonen, die sich freiwillig zur Verfügung stellen, sind wünschenswert. Wir würden sie aber in ihrer Gesamtheit nicht der klinischen Prüfung im eigentlichen Sinn zuordnen, sondern sehen in ihnen vielmehr pharmako-physiologische Vorversuche am Menschen. Je nach der Gestaltung des Schmerzreizes (Hitzereiz, elektrische Reizung der Zahnpulpa, Ballonsondentest zur Prüfung der Schmerzhaftigkeit bei Dehnung von Hohlorganen etc.) können z. B. die Indikationsbereiche der einzelnen Mittel schon in solchen Vorversuchen besser eingeengt werden.

v. EIFF u. Mitarb. [85] haben in neuerer Zeit ein Verfahren entwickelt, das ein Begleitsymptom des affektiven Schmerzes — die Veränderung von Muskelaktionsströmen — durch den Elektro-Myo-Integrator (v. EIFF A. W.) objektiv meßbar macht. Das Verfahren bedeutet einen Fortschritt im Bereich der klinisch-pharmakologischen Prüfung an gesunden Menschen. Seiner Anwendung am kranken Menschen stellen sich dadurch

[85] v. EIFF, A. W.: nach mündlichen Mitteilungen und Einsichten in die Protokolle.

Schwierigkeiten in den Weg, daß bei vielen Kranken nicht nur keine Sicherheit, sondern auch keine Wahrscheinlichkeit darüber besteht, daß die Schmerzen nicht von Tag zu Tag so fluktuieren, daß schon am einzelnen Kranken keine Kontinuität besteht, und daß damit die Voraussetzungen der Vergleichsmöglichkeiten des individuellen Vergleichs nicht mehr gewährleistet sind. Wohl aber verspricht das Verfahren bei Kranken mit kontinuierlich-affektiven Schmerzen, wie z. B. bei manchen Krebskranken mit Knochenmetastasen, bei manchen fortgeschrittenen scirrhösen Magencarcinomen, bei manchen Bauchfellkranken, ähnlich zuverlässige Resultate wie bei Gesunden, bei denen der Schmerz experimentell erzeugt wurde. Da die Sammlung so ausreichend vieler Krankheitsfälle mit kontinuierlichen Schmerzen im einzelnen Krankenhaus sehr zeitraubend ist, sind hier arbeitsgemeinschaftlich mehrere Krankenhäuser sehr am Platze. Daß alle Kranken, die nach den individuellen Vergleichen gemeinsam und unter sich verglichen werden müssen, untereinander nach Möglichkeit homogen sein sollen, bedarf nach dem soeben Gesagten erst recht keiner Betonung mehr.

Es erübrigt sich unseres Ermessens, für die *klinischen Prüfungen* in eine Diskussion über die Pathophysiologie der beiden Hauptkategorien des Schmerzes, den cerebrospinalen Schmerz und den, der sich im Sympathicus bildet oder in ihm geleitet wird, einzutreten. *Es ist (jedoch) selbstverständlich, daß beim therapeutischen Versuch nur Kranke mit identischen Schmerzkategorien zu einem Vergleich herangezogen werden können.*

Wir müssen sogar innerhalb der beiden Schmerzkategorien noch Untergruppen bilden, um die *Homogenität des Beobachtungsgutes* so optimal als möglich zu gestalten. Das braucht uns nicht zu hindern, das gleiche Analgetikum, z. B. sowohl beim Zahnschmerz als auch beim Schmerz der Schuß- oder Frakturverletzung oder der Neuritis anzuwenden. Beim vegetativen Schmerz ist es in gleicher Weise einleuchtend, daß es weder zweckmäßig noch zulässig wäre, z. B. den Wehenschmerz, den gefäßbedingten Kopfschmerz, die Gallenkolik und den Schmerz der Angina pectoris, nur weil sie alle vorwiegend vegetativ (sympathisch) sind, zu einem Kollektiv zu vereinen. Die klinische Beobachtung bei der Anwendung eines Schmerzmittels bei den einzelnen Äußerungen des Schmerzes kann dann zeigen, ob das zu prüfende Heilmittel bei dieser oder jener Schmerzform Erfolge zeitigt oder nicht.

Auch bei der Beurteilung von schmerzbekämpfenden Mitteln erscheint es uns notwendig, zwischen *akuten* und *chronischen Erscheinungsformen* zu unterscheiden und die entsprechenden therapeutischen Kriterien zur Anwendung zu bringen.

a) Das beherrschende Kriterium, der Schmerz an sich, ist selbstverständlich weder objektiv noch unmittelbar meßbar. Der Kranke kann jedoch aus seinem subjektiven Empfinden versuchen, die Stärke seines Schmerzes in eine Stärkeskala einzureihen. Als Gradmesser für die Stärke des Schmerzes und die Beurteilung der Wirksamkeit des zu prüfenden Mittels hat sich uns seit Jahren ein *System der Benotung* bewährt (s. S. 274). Der Schmerz wird nach Stärkegraden beurteilt. Der stärkste Schmerz erhält die Note 6, ganz leichte Schmerzen werden mit 1 und die Schmerzfreiheit mit der Zahl 0 benotet. Nach entsprechender Belehrung *zensiert der Kranke* also *sich selbst.* Für welchen Zeitraum (Minuten, Stunden, Tage) diese Benotung gilt, muß für jede Prüfung (in Abhängigkeit von Schmerzcharakter und der voraussichtlichen Wirkungsdauer des Medikamentes) protokollarisch festgelegt werden. Auf Grund der vorgebrachten Klagen des Kranken pflegen wir *selbst auch eine Benotung* vorzunehmen. Sie ist wahrscheinlich noch subjektiver als diejenige des Kranken. Es ist jedoch nicht uninteressant zu beobachten, daß diese ärztliche Benotung in den allermeisten Fällen mit derjenigen der Patienten weitgehend übereinstimmt oder nur wenig differiert. (Ob Kranke, deren eigene Benotung viel schlechter als die des erfahrenen Arztes ist, häufiger zu den Placeboreaktoren gehören, könnte man nach den Untersuchungen von LASAGNA u. a. vermuten. Einschlägige systematische Untersuchungen sind uns aus der Literatur nicht bekannt).

b) Will man den Wirkungsgrad eines Analgeticums bei einer bestimmten Schmerzform prüfen, so bietet sich in bezug auf die Benotung noch ein anderes Vorgehen an, das an einem Beispiel am raschesten zu erklären ist. Der zum Zeitpunkt des Prüfungsbeginns bestehende Schmerz erhält immer die Note 5 und die Schmerzlinderung wird vom Patienten in gleicher Weise, wie oben geschildert, benotet. Es hat dies den Vorteil, daß auch bei relativ leichten Schmerzen eine *breitere Notenskala* zur Verfügung steht. Das Versuchsprotokoll des einzelnen Kranken enthält dann z. B. den Vermerk: sehr starke Kopfschmerzen, mittelstarke Kopfschmerzen, leichte Kopfschmerzen. Je mehr Kranke dieser drei Kategorien nach Anwendung des Medikamentes den Wirkungsgrad Null erreichen, desto breiter ist in bezug auf Kopfschmerzen der Indikationsbereich des geprüften Mittels. Die größere Notenskala erlaubt in vielen Fällen auch bei Befragung in bestimmten zeitlichen Abständen die Beantwortung der Frage des Zeitpunktes des Wirkungseintritts, des Optimums und der Wirkungsdauer eines Medikamentes.

c) In einer Reihe von Fällen wird es möglich sein, die mit dem Schmerz gekoppelten spinalen und subcorticalen Reflexmechanismen für die Beurteilung der Wirkung eines Analgetikums nutzbar zu machen. Wir denken an die reflektorische Schmerzhemmung, z. B. bei der Verletzung einer Gliedmaße oder an die reflektorische Bauchdeckenspannung beim Eingeweideschmerz. Die reflektorisch durch den Schmerz behinderte Atmung, z. B. bei der Pleuritis, kann in diesen und einschlägigen ähnlich gelagerten Fällen gleichfalls als Kriterium angewandt werden. Die Anwendbarkeit all dieser Kriterien ist jedoch vom Einzelfall abhängig. Die Kriterien sind zwar beobachtbar, jedoch praktisch nicht meßbar. Auch der Versuch, durch vergleichende therapeutische Untersuchungen mit der Myotonometrie, z. B. beim Rheumatismus, zu meßbaren Ergebnissen zu kommen, verlief bis jetzt unbefriedigend (persönliche Mitteilung von BRUNO SCHULER).

d) Neben dem System der sozusagen absoluten Benotung empfiehlt sich in vielen Fällen eine mehr relative Beurteilung der Schmerzänderung mit Hilfe einer symmetrischen Skala. Diese Skala wird dem Kranken vor Beginn der Prüfung mit Beispielen erklärt (s. Abb. 60).

Auf dem ersten dargebotenen Streifen a) wird in der Mitte des Feldes — unverändert — ein Benotungs-Strich angebracht. Nun erklärt man dem Kranken:

Hat sich zum Zeitpunkt der nächsten Befragung b) Ihr Schmerz deutlich gebessert, so machen Sie jetzt einen Strich in der Mitte des Feldes — gebessert —. Spüren Sie kaum noch Schmerzen c), so machen Sie den Strich in der Mitte von — sehr gebessert —. Sind Sie wirklich ganz ohne Schmerzen d), so machen Sie den Strich ganz in die rechte Seite dieses Feldes. Haben Sie den Eindruck, daß der Schmerz bei der nächsten Befragung e) genau der gleiche ist wie vorher, so machen Sie den Strich wieder in der Mitte von — unverändert —. Glauben Sie, daß der Schmerz gering nachgelassen habe, die Linderung aber unbedeutend sei f), so machen Sie den Strich im Feld — unverändert — mehr nach rechts von der Mitte. Haben Sie jedoch den Eindruck, daß der Schmerz vielleicht noch stärker geworden sei, ohne daß Sie es sicher sagen können g), so machen Sie den Strich im Feld — unverändert — nach links von der Mitte.

Ist der Schmerz einwandfrei stärker geworden, so machen Sie den Strich ins Feld — verschlechtert —. Um Ihren augenblicklichen Schmerzgrad auszudrücken, steht Ihnen die ganze Breite jedes Feldes zur Verfügung. In Zweifelsfällen werden Sie sich, je nach Lage des Falles, an der Grenze zur Nachbarschaft halten. Neben dieser Angabe der *Änderungen der Schmerzintensität* soll der Patient gleichzeitig bei jeder einzelnen Schmerzbeurteilung [Zeitpunkt a) bis h)] in der Spalte am rechten Formularrand eine *absolute Angabe* darüber machen, ob überhaupt noch Schmerz besteht.

Beschreibung der Beschwerden vor Medikamentengabe:

Art: ________

Lokalisation: ________

Intensität: ________

Datum: ________

geprüftes Medikament: ________

gegebene Dosis: ________

Zeitpunkt der Gabe: Std: ____ Min. ____

Patientenname: ________

Zeitpunkt nach Medikamentengabe			*Änderung der Beschwerden gegenüber der Intensität vor Medikamentengabe*					*beschwerdefrei geworden?*
	Stunde	*Minute*	*sehr verschlechtert*	*verschlechtert*	*unverändert*	*gebessert*	*sehr gebessert*	
a.					/			Ø
b.						/		Ø
c.							/	Ø
d.							/	+
e.					/			Ø
f.					/			Ø
g.					/			Ø
h.				/				Ø

Hinweis: Feinere Intensitätsunterschiede innerhalb einer Spalte kennzeichne man durch Anstreichung mehr links (= „etwas schlechter...") oder mehr rechts (= „etwas besser...") innerhalb des zutreffenden Feldes.

Abb. 60. Registrierformular zur Benotung von Schmerz- oder Beschwerden*änderungen*. In der rechten Spalte wird zusätzlich noch eine absolute Beschwerdenbenotung gefordert

Die Durchführung solcher klinischen Experimente setzt, neben dem guten Willen zur Mitarbeit, von seiten des Kranken einen gewissen Intelligenzgrad voraus.

e) Solange im wesentlichen subjektive Kriterien zur Verfügung stehen (Zahnschmerzen, Kopfweh etc.), empfiehlt sich u. U. die Aufstellung von *Dosiswirkungskurven* im Vergleich mit *Placebos*[86]. Dieses Vorgehen ist besonders in den Fällen angeraten, in welchen der akute Schmerz von relativ kurzer Dauer ist. Lange Beobachtungszeiten im Einzelfall könnten ein Urteil, ob die Schmerzlinderung oder Schmerzfreiheit eine Folge der Medikamentenwirkung oder spontanes Abklingen ist, fraglich erscheinen lassen.

Wir haben mit Absicht eine Reihe von Versuchsplanungen aufgezeigt, weil bei der Prüfung von Analgetica kein allgemein gültiges Schema anwendbar ist. Der

[86] Pharmakologische Wirkungen sind dosisabhängig. Die Dosisabhängigkeit des Placeboeffektes dagegen bezieht sich nur auf die Zahl der Verabreichungen der Einzeldosen. Nach Lasagna u. Mitarb. nimmt bei postoperativen Schmerzen mit zunehmender Zahl der Placebogaben ihre Wirksamkeit ab.

Prüfungsmodus muß der logischen Struktur des klinischen Experimentes entsprechen und seine Ergebnisse müssen einer sinnvollen statistischen Bearbeitung zugänglich sein.

f) Eine Reihe von Analgetica verursachen, zusätzlich zu ihrer analgetischen Wirkung, eine *Veränderung des Allgemeinbefindens.* Es handelt sich hier nicht um gelegentliche, u. U. unangenehme Nebenwirkungen. Diese Veränderungen des Allgemeinbefindens sind ein konstanter und integrierender Bestandteil der spezifischen Arzneimittelwirkung. Oft überwiegt dieser Effekt sogar die analgetische Wirkung im engeren Sinn. Es kommt vor, daß Kranke z. B. keine Spritze mehr verlangen, obwohl sie berichten, noch den gleichen Schmerz zu empfinden wie vorher. Sie fühlen sich trotz dieser Schmerzen „behaglich“, „wohl“, „die Angst ist von mir gewichen“. Nicht selten berichten die Kranken von einem Gefühl, als ob sie beschwipst seien. Mit dieser Empfindung braucht nicht notwendigerweise eine Schläfrigkeit gekoppelt zu sein, wenngleich beachtet werden muß, daß auch dies der Fall sein kann. Sowohl die Vermittlung des Gefühls der Behaglichkeit wie auch der Sedierung können jedes für sich und gekoppelt zur Bekämpfung von Schmerzen erwünscht sein. Zeigen sich bei der klinischen Prüfung solche Wirkungen, so muß für den Indikationsbereich solcher Medikamente ein entsprechend strenger Maßstab angelegt werden.

Als Beispiel der Prüfung eines Mittels mit solchen Wirkungen zeigen wir nachstehende Tabelle 50.

Tabelle 50. *Vergleich der analgetischen Wirkung von physiologischer Kochsalzlösung, Procain u. Morphin nach intravenöser Gabe.* [Nach A. S. KEATS, G. L. D'ALESSANDRO u. H. K. BEECHER: J. Amer. med. Ass. 147, 1761 (1951).]

	Physiologische Kochsalzlösung (1 ml)	Procain (4 mg/kg in 20 min)	Morphin (8 mg)
Anzahl der Patienten	34	40	35
Reaktionen:			
A. Keine Schmerzbesserung, kein Behaglichkeitsgefühl	25	18	7
B. Schmerzbesserung, kein Behaglichkeitsgefühl	2	6	3
C. Keine Schmerzbesserung, aber Behaglichkeitsgefühl	1	—	1
D. Schmerzbesserung und Behaglichkeitsgefühl	6	16	24
Therapeutische Wirkung (C u. D)	21%	40%	71%
Analgetische Wirkung (B u. D)	24%	55%	77%

Unsere Ausführungen beziehen sich auf die Prüfung von Methoden, die primär und unmittelbar der Bekämpfung des Symptoms „Schmerz“ dienen. In zahlreichen Fällen erfolgt die Schmerzbekämpfung durch eine causale Behandlung des den Schmerz auslösenden pathologischen Vorganges, z. B. durch die Anwendung von Spasmolytica, coronarerweiternden Medikamenten und lokale entzündungshemmende Mittel. Die Anwendung solcher Medikamente führt oft mittelbar zur Schmerzbeseitigung. Für die Prüfung solcher Medikamente gelten die Kriterien der durch sie ausgelösten bzw. beeinflußten Kausalzusammenhänge.

Welche *psychologischen Faktoren* als Mitursachen wirksam werden, ist sowohl von der psychologischen Situation und Grundstimmung des Kranken als z. T. auch von der Verhaltensweise des Therapeuten abhängig. Die Wirkungen reichen vom „unerklärbar Magischen“ über die Suggestion bis zum Wirksamwerden bedingter Reflexe. Magie und Zauberei stehen als außerlogische Erscheinungen außer der Diskussion. Die zu prüfenden Mittel stehen erst zur klinischen Prüfung an, wenn pharmakologische und physiologische Vorversuche eine tragbare Grundlage für die klinische Indikation der Prüfung abgegeben haben.

Wieweit die Wirkung eines Medikamentes ausschließlich, weitgehend oder unbedeutend auf *suggestiven Wirkungen* (Mitursachen) beruht, ist mit Hilfe von Placeboversuchen zu klären. Die Verabreichung des zu prüfenden Heilmittels unter gleichzeitiger Setzung einmal einer positiven, das andere Mal einer negativen Suggestion kann, wenn die Kriterien zu einer sicheren Urteilsfindung nicht ausreichen, zusätzlich zur Klärung notwendig werden. In den Fällen, bei welchen subjektive Kriterien überwiegen oder gar einziges Kriterium sind, kann auf solche zusätzlichen Versuchsreihen nur schwer bzw. nicht verzichtet werden (bezüglich des doppelten Blindversuchs s. später).

Die Tatsache, daß z. B. Carcinomkranke, wenn meist auch nur für kurze Zeit, durch eine zwischen den Morphiuminjektionen verabreichte Kochsalzspritze von ihren Schmerzen Befreiung finden, ist bekannt. Diese Beobachtung gilt nicht nur für den Schmerz des Carcinomkranken, sondern wird in gleicher Weise bei vielen Schmerzen anderer organischer Ursache beobachtet. Man hüte sich also vor dem voreiligen Schluß, einen Schmerz für nicht organisch zu halten, nur weil er auf ein Placebo reagiert. Die Annahme, daß die Verabreichung einer Injektion einen bedingten Reflex im Sinne der erwarteten Schmerzlinderung auslöst, hat einen hohen Grad von Wahrscheinlichkeit für sich. Für die klinische Arzneimittelprüfung empfiehlt sich daher in solchen Fällen die häufigere Interpolierung von Placeboperioden.

Besonderer Beobachtung bedürfen bei der Prüfung von Analgetika die *Nebenerscheinungen,* die sich praktisch an allen Funktionssystemen äußern können. Hypodyname Kreislaufregulationsstörungen bis zum Kollaps, Schwindelerscheinungen, Benommenheit und Verwirrtheitszustände sowie Atemregulationsstörungen von der Dyspnoe über die Atemdepression bis zum Atemstillstand reichend, sind, namentlich bei den zentral angreifenden Analgetika, nicht selten beobachtete Nebenwirkungen, welche trotz guter, ja ausgezeichneter analgetischer Wirkung ihre klinische Anwendbarkeit wegen dieser Gefahren verbieten. An mehr örtlichen Nebenerscheinungen ist die Wirkung auf den Magen-Darm-Kanal — häufiger im Sinne der Paralyse als des Spasmus — zu beachten. Fortlaufende Kontrollen des hämatologischen Status sind besonders bei langzeitiger Anwendung notwendig. Den Gefahren der *Suchtentwicklung* ist ganz besondere Aufmerksamkeit zu schenken.

Die praktische Durchführung der Arzneimittelprüfung bei akuten Schmerzformen gestaltet sich so, daß abwechselnd Kranke mit Schmerzen gleicher oder identischer Ursache in einem Kollektiv das zu prüfende Analgetikum erhalten, während Kranke des Vergleichskollektivs ein anderes, bereits in der Schmerzbekämpfung bewährtes Mittel erhalten. Die beiden Präparate müssen selbstverständlich in äquipotenten analgetischen Dosen verabreicht werden. Dieser Grundsatz wird leider oft nicht beachtet. Diese Dosisgleichheit ist nicht nur zur Beurteilung der therapeutischen Wirkung, sondern auch der Nebenwirkungen, die stark dosisabhängig sein können, wichtig. Auch bei der Schmerzmittelprüfung kann das Verfahren der *ausgleichenden Alternierung* notwendig werden, wenn sich nach Erreichung einer größeren Fallzahl herausstellt, daß ein Kollektiv durch Zufall zahlenmäßig besonders ungünstig belastet ist. Solche ungünstigen Belastungen können darin bestehen, daß sich in einem einzigen Kollektiv besonders viele Kranke finden, die durch andere, nicht schmerzhafte Begleitkrankheiten in ihrer körperlichen und seelischen Gesamtverfassung weniger gut gestellt sind. Es erscheint auch zweckmäßig, daß die Alters- und Geschlechtsverteilung in beiden Kollektiven in etwa gleich ist. Die Tatsache, ob der Kranke seine Familie trotz seiner Erkrankung versorgt weiß, oder ob er auf der anderen Seite sicher weiß, daß mit seiner Krankheit seine und seiner Familie Existenz akut gefährdet ist, kleine Kinder nicht versorgt sind, der Ehepartner u. U. auf Abwege gerät etc., sind auch für die seelische Verarbeitung und Reflexion des Schmerzerlebnisses von nicht zu leugnender Bedeutung. Diese Faktoren sind nicht meß- und nicht vergleichbar, aber man muß um sie wissen und sie sollen in den Versuchsprotokollen vermerkt sein. Mit der Aufzählung dieser Faktoren soll nicht gesagt sein, daß sie notwendigerweise auch einen steigenden ungünstigen Einfluß auf das Schmerzerlebnis ausüben. Das letzte Urteil über die Wirkung eines Analgetikums, ohne die Berücksichtigung dieser Faktoren und der Synopsis, wäre jedoch nie vollkommen. Die Bildung eines 3. Kollektivs, in welchem die Kranken nur mit Placebos behandelt werden, empfiehlt sich, wenn die Zahl der Kranken für eine solche Dreiteilung ausreichend ist (Beispiel s. Tabelle 50), und selbstverständlich auch nur, wenn der Grad der Schmerzen es erlaubt.

Die Möglichkeit, daß sogenannte *Placeboreaktoren* zu einer Fehlbeurteilung der therapeutischen Wirkung eines zu prüfenden Mittels führen, ist bei den akuten Schmerzformen sicher größer als bei den chronischen. BEECHER, LASAGNA u. Mitarb. führten Untersuchungen an Frischoperierten durch und stellten fest, daß eine Reihe dieser Kranken ihre Schmerzen auch bei ausschließlicher Verwendung von Placebo verloren. An der Tatsache, daß sie vor der Medikation Schmerzen verspürten, ist nicht zu zweifeln. Ganz offenbar reagiert der Mensch mit seinem Schmerz nicht nur auf ein chemisches Agens, das ihm als Analgeticum angeboten wird. Auch derjenige, der sich als absoluter Verstandesmensch bezeichnet, weist noch irrationale Strukturreste auf. Der Schmerzkranke sucht den Arzt sicher in erster Linie darum auf oder verlangt nach ihm, weil er durch die Verabreichung eines Medikamentes Linderung oder Befreiung von seinen Schmerzen wünscht. Wieweit er überdies verstehendes Mitgefühl und Trost bei und durch seinen Arzt findet, ist sehr verschieden, als therapeutische Mitursache jedoch sehr wichtig. Bei den Placeboreaktoren werden diese therapeutischen Mitursachen zu einem bestimmenden Faktor für die Verarbeitung der Empfindungen und Reflexionen seines Erlebnisses: Schmerz. Man hüte sich aber davor, jeden *Placeboreaktor* als hysterisch anzusehen und seinen Schmerz nicht ernst zu nehmen. Die Versuchung zur Falschbeurteilung dieser Menschen ist so groß, daß wir auch hier ausdrücklich wieder warnen müssen. Es gibt ebensoviele männliche wie weibliche und es gibt gescheite und dumme Placeboreaktoren.

Bei den *chronischen Schmerzformen* wird in den meisten Fällen bereits eine Periode der Medikation mit einem in seiner Wirkung bekannten Analgeticum vorausgegangen sein. Es schließt sich also an diese in bezug auf den Wirkungsgrad und die Dauer mit einem bekannten Analgeticum durchgeführte *Vorbeobachtungsperiode* die Periode des zu prüfenden Heilmittels (Prüfungsperiode) an. Während der Prüfungsperiode müssen immer wieder Perioden von Placebogaben eingestreut werden. Den Vorschlag, Placebo in häufigem und raschem Wechsel mit Verumpräparaten zu verabfolgen, vermögen wir nicht gutzuheißen. Bei einem zu frequenten Wechsel ist eine

Kontrolle darüber, ob die Wirkung des vorausgegangenen Prüfungspräparates noch ausreichend oder vollkommen abgeklungen ist, nicht möglich. Eine zwischengeschaltete längere Placeboperiode hat den Vorteil, die Möglichkeit des Wirksamwerdens eines bedingten Reflexes zu einem wesentlichen Teil auszuschalten. Die erneute Linderung des Schmerzes nach einer zwischengeschalteten erfolglosen Placeboperiode ist für die Wirksamkeit des Prüfmittels um so beweisender, je größer die Zahl dieser Beobachtungen ist und je länger die einzelnen Perioden unterhalten werden konnten. Die Übersicht über ein großes Krankengut ermöglicht dann die Entscheidung, bei welcher Art von chronischen Schmerzen das Mittel wirksam und für die Zukunft speziell indiziert ist. Wie lange und wie oft bei chronischen Schmerzen Placeboperioden beim einzelnen Kranken durchgeführt werden sollen bzw. dürfen, ist eine Entscheidung, die nicht nur vom Ehrgeiz nach wissenschaftlicher Genauigkeit diktiert sein darf (man könnte manchmal glauben, daß nichts leichter zu ertragen sei, als der Schmerz der anderen), sondern ebenso sehr vom menschlichen Mitgefühl und ärztlicher Ethik bestimmt wird. So sehr man gerade bei der Prüfung von Schmerzmitteln dem *doppelten Blindversuch* (s. Kap. IV. B. 2) das Wort reden möchte, hier werden die Grenzen seiner Vertretbarkeit aus ethischen Gründen offenbar; dann, wenn auch der Therapeut nicht weiß, wie lange „am grünen Tisch“ die Dauer der Placeboperiode angesetzt war. Wo subjektive Kriterien ausschließlich oder fast ausschließlich Gradmesser zur Erfolgsbeurteilung sind, würden auch wir neben dem einfachen Blindversuch eine Versuchsreihe mit dem doppelten Blindversuch laufen lassen. Weist der doppelte Blindversuch trotz Berücksichtigung aller Faktoren, die eine Homogenität des Beobachtungsgutes sichern, einwandfrei schlechtere Ergebnisse auf, so würden wir diesen ungünstigen Ergebnissen den größeren Beweiswert beimessen. Den wesentlichen Nachteil des doppelten Blindversuchs im konkreten Falle der Prüfung eines Analgeticums sehen wir darin, daß er bei schweren Schmerzformen, die eine unmittelbare ärztliche Entscheidung aus ärztlich ethischer Pflicht des Arztes verlangen, nicht angewandt werden kann. Es sei denn, daß der die Versuchsreihe überwachende Arzt sich jedes Einzelfalles tagtäglich annimmt. Wer in diesen Dingen Erfahrung hat, weiß, daß dies in der Praxis nicht durchgeführt wird. Wer anderes behauptet, ist, gelinde gesagt, das Opfer eines Wunschdenkens und einer Selbsttäuschung.

24. Prüfung von Schlafmitteln

Die sinngebende Aufgabe des Schlafes ist es, dem ermüdeten Organismus im ganzen und dem Hirn im speziellen wieder ursprüngliche Frische und Erholung zu verschaffen. Schlafmittel verfolgen das Ziel, dem *schlafgestörten Menschen* diesen Schlaf zu vermitteln. Eine *klinische Prüfung* von Schlafmitteln muß aus diesen Gründen *an schlafgestörten Menschen und nicht an Gesunden* vorgenommen werden, zumindest reicht zu einer Beurteilung eine Prüfung nur an Gesunden nicht aus. Diese Feststellung erscheint selbstverständlich, ist es jedoch, wenn man die einschlägige Literatur verfolgt, offenbar nicht.

Die Physiologie hat eine Reihe meßbarer Kriterien des Schlafes ermittelt. Sie betreffen jedoch den Schlaf des Gesunden und sind nicht ohne Einschränkung bei der klinischen Prüfung eines Schlafmittels bei Schlafgestörten anwendbar. Die Verdienste der physiologischen Forschung auf diesem Gebiete werden durch eine solche Einschränkung nicht in ihrem Wert und ihrer Bedeutung gemindert.

Es gilt, aus der Reihe der von den Physiologen ermittelten Kriterien diejenigen zu finden, die im Rahmen einer klinischen Prüfung das Phänomen „Schlaf“ meßbar machen.

Wenn wir uns niederlegen um zu schlafen, vergeht darüber eine individuell verschieden lange Zeit, bis wir schlafen. Wenn sie über Gebühr lang ist, kann man den Versuch machen, sie durch Einnahme eines Schlafmittels zu verkürzen. Den Zeitpunkt zwischen der Einnahme des Mittels und dem Eintritt des Schlafes können wir messen und bezeichnen ihn als die sogenannte *Einschlafzeit*. Im physiologischen Experiment wird die Versuchsperson beobachtet, und wenn man glaubt, daß der Schlaf eingetreten ist, wird zur Sicherung der Beobachtung ein dosierter Weckreiz gesetzt. Dieses Vorgehen ist in der klinischen Prüfung nicht ohne Bedenken anwendbar. Der Gesunde kann aus dem Schlaf geweckt werden und erreicht nach kurzer Unterbrechung die frühere Schlaftiefe wieder, während das beim Schlafgestörten nicht der Fall ist. Im klinischen Experiment hat sich uns die Bestimmung der Einschlafzeit nach folgender Methode bewährt: im Takt eines Metronoms bewegt der Patient einen leicht auslösbaren Kontakt, dessen Betätigung fortlaufend auf Schreibpapier registriert wird; ist eine ununterbrochene Ruheperiode der Registrierung von 1 Minute eingetreten, darf angenommen werden, daß der Kranke eingeschlafen ist. Damit ist als erstes Kriterium das der Einschlafzeit festgelegt.

Ein weiteres Kriterium, nämlich die *Schlaftiefe* exakt zu bestimmen, ist nach unseren eigenen Beobachtungen im klinischen Experiment beim Schlafgestörten leider nicht möglich. Fortlaufend geschriebene Schlafelektroencephalogramme zeigen schon beim Gesunden ein unsystematisches Fluktuieren. Diese Fluktuation ist jedoch so unsystematisch, daß man sich, entgegen anderslautenden Beobachtungen, nicht vorstellen kann, daß die Weckreize, welche für eine klinische Prüfung an schlafgestörten Menschen zulässig sind, in eine systematische Beziehung zu solchen Kurven gebracht werden können. Außerdem bedeutet die Anbringung von Elektroden am Kopf einen weiteren äußeren Störfaktor des Schlafes, so daß sich dieses Verfahren auch aus diesem Grund bei der klinischen Prüfung verbietet. Wir haben versucht, aus dieser Schwierigkeit zu einem erträglichen Kompromiß zu kommen, um die Schlaftiefe wenigstens in einer oberflächlichen Annäherung zu bestimmen: etwa eine Viertelstunde nach Eintritt des Schlafes können in regelmäßigen, nicht zu kurzen Abständen (10—15 min) *Weckreize* von einer Stärke gesetzt werden, von welchen man weiß, daß sie bei befriedigender Schlaftiefe unbeantwortet bleiben. Als Weckreiz können dabei akustische oder optische Reize verwendet werden. Die akustischen Reize sollen die Stärke von 30 Phon nicht überschreiten. Der optische Reiz, welcher in der Form gesetzt wird, daß man eine mittelstarke Taschenlampe in der Entfernung von etwa 75 cm auf die Augen des Patienten richtet (15 Lux am Wirkungsort), darf bei befriedigender Schlaftiefe weder zu Wegwendungen des Kopfes noch zu Blinzelbewegungen führen [87]. Gelingt es, innerhalb der ersten vier Stunden mittels der oben genannten Reize den Patienten zu wecken, so darf daraus geschlossen werden, daß das Schlaf-

---

[87] Zur Prüfung mittels Lichtreizes wurde in neuerer Zeit eine relativ einfache Apparatur entwickelt, mit welcher durch Potentiometerschaltung die Lichtintensität von 0 bis auf einen stärkeren Grad gesteigert werden konnte, bei welcher eine Reaktion von seiten des Kranken zu beobachten war. Die Lampe kann täglich aufgeladen und mit Hilfe eines Belichtungsmessers geeicht werden. Die Vorteile bestehen neben der variablen Meßbarkeit darin, daß der Abstand der Lichtquelle vom Auge konstant gehalten werden kann.

mittel für den betreffenden Kranken nicht geeignet, jedenfalls nicht ausreichend ist. Werden gleiche Feststellungen bei einer Reihe von Kranken gemacht, so spricht das um so mehr gegen die Wirksamkeit des Medikamentes, je größer die Beobachtungsreihe ist. Die physiologisch gemessenen Intensitäten verschiedener Weckreize sind untereinander sehr verschieden und erlauben keinen direkten Vergleich (WINTERSTEIN).

WÖHLISCH hat durch Einführung der sogenannten *Schlaftiefenzahl* einen dimensionslosen Begriff definiert; sie hat den großen Vorteil, von den Dimensionen der verwendbaren Reizart unabhängig zu sein und den Vergleich von Schlaftiefenwerten verschiedener Reizarten zu gestatten. Leider hat auch diese Methode einen effektiven Weckreiz zur Voraussetzung.

Ein weiterer Zeitwert bei der Prüfung von Schlafmitteln ist die *Schlafdauer*. Sie ist der Zeitraum vom spontanen Einschlafen bis zum spontanen Erwachen ohne äußeren Weckreiz, es sei denn dem des Lichtes des anbrechenden Tages. Erwacht ein Kranker in den frühen Morgenstunden auf Grund eines äußeren Weckreizes (s. oben) und schläft danach gleich wieder für längere Zeit ein, so muß der Zeitraum vom Wiedereinschlafen bis zum endgültigen Erwachen der Schlafdauer zugerechnet werden. Die Zahl der Faktoren, welche im Krankenhaus die Schlafdauer verkürzen können, ist leider, namentlich in den frühen Morgenstunden, sehr groß (laute Unterhaltung von Mitpatienten, Türenschlagen und die verschiedenen technischen Hilfsmittel des Krankenhauses, z. B. Bohnermaschine, Essenswagen etc.). Vorausgesetzt, daß die Patienten zuverlässig mitmachen, kann eine Schlafmittelprüfung auch an ambulanten Kranken durchgeführt werden (s. unten).

Ist der Kranke erwacht, so soll er sofort die Uhrzeit notieren und sich, bei einer Prüfung im Krankenhaus, möglichst umgehend beim Arzt, der die Schlafprüfung leitet, melden. Dieser protokolliert jeden Morgen die subjektiven Angaben des Kranken, wie dieser sich fühlt und wie er geschlafen hat. Danach sind einige orientierende Untersuchungen notwendig, ob die Wirkung des Schlafmittels abgeklungen ist, oder ob evtl. stärkere Nebenerscheinungen, vom subjektiven *Kopfschmerz* angefangen bis zu feineren *Störungen der Motorik,* zu beobachten sind. Zur groben Orientierung genügt es, die Kranken Fuß vor Fuß gehen zu lassen, um auf diese Weise die Ataxie zu prüfen. Zur Prüfungsreihe wechselnder antagonistischer Innervationen wenden wir ein *„Tapping"* genanntes Verfahren an, bei dem in der Zeiteinheit möglichst viele Punkte auf ein Papier gezeichnet werden müssen. Von der subjektiven Aussage des Kranken abgesehen, die uns sagt, ob er sich ausgeruht und frisch fühlt, ist der Grad der Erholung in vergleichenden psychologischen Tests bestimmbar. Als einfacher Test genügt der als *Paulischer Rechentest* [88] bekannte, modifizierte Kraepelinsche Rechentest; als komplizierter Test hat sich der *Rechentest nach* DÜCKER bewährt.

Dückerscher Rechentest: Dieser Test besteht im fortlaufenden Rechnen von Aufgaben, die so zusammengestellt sind, daß das Lösen derselben auf die Dauer zunehmende Anforderungen an die geistige Leistungsfähigkeit stellte.

Beispiel:	$8-3+2$	$5+4+7$	$7-2+8$	$6+9-7$
	$7+8-6$	$8-5+4$	$4+6-5$	$9-3+8$

Das Rechnen geschah so, daß die Versuchspersonen zuerst die obere Teilaufgabe lösten, sich das Ergebnis merkten und dann die untere Teilaufgabe lösten, deren

[88] s. ARNOLD (1951).

Ergebnis ebenfalls behalten werden mußte. War das geschehen, so mußte das kleinere Ergebnis vom größeren subtrahiert werden. Die Aufgaben waren so geordnet, daß das größere Ergebnis nicht immer bei der oberen Teilaufgabe vorkam.

Die Darbietung der Aufgabe, die mit der Maschine auf ein präpariertes Filmband geschrieben war, geschah durch eine für diesen Zweck angefertigte Apparatur mittels Projektion auf einen kleinen Schirm, vor dem die Versuchsperson bequem sitzen konnte. Sobald die dargebotene Aufgabe gelöst und das Ergebnis laut ausgesprochen war, konnte die Versuchsperson mittels Druckschalter die nächste Projektion auslösen. Die Anzahl der gerechneten Aufgaben und die Zahl der Fehler wurden vom Versuchsleiter laufend registriert. Die Versuchspersonen waren angewiesen, möglichst schnell und richtig zu rechnen.

Diese Kriterien, 1. *die Bestimmung der Einschlafzeit*, 2. *die relative Schlaftiefe*, 3. *die Schlafdauer*, 4. *die Prüfung der feinen Motorik* mit Hilfe des Tapping-Tests, 5. der *Paulische Rechentest* und 6. der *Rechenversuch nach* DÜCKER bedingen Untersuchungen, die im Rahmen eines größeren Krankenhauses durchführbar und vom ärztlichen Standpunkt dem Kranken zumutbar sind, ohne daß der gestörte Schlafrhythmus noch zusätzlich beeinträchtigt wird.

In einem für jeden Kranken anzulegenden *Fragebogen* muß unter anderem auch die bisherige Dauer der Schlafstörung (in Wochen, Monaten oder Jahren) und müssen auch die Lebensgewohnheiten, welche für die Schlaflosigkeit u. U. von Bedeutung sind, vermerkt werden (sehr späte Nahrungsaufnahme am Abend, Zwang zu zu spätem Zubettgehen usw.). Das sogenannte *Tagesbulletin* muß Vermerke enthalten, was der Patient den Tag über getan hat, ob er sich am Abend körperlich oder geistig müde fühlt, ob er sich geärgert, aufgeregt oder gefreut hat, oder ob er sich in einem Zustand freudiger oder banger Erwartung befindet. Am zweckmäßigsten geschieht dies in Form eines Fragebogens mit Alternativfragen. (Fühlen Sie sich heute Abend körperlich sehr müde, oder sehr frisch? Fühlen Sie sich geistig sehr müde oder sehr frisch? Glauben Sie, daß Sie heute Nacht gut schlafen können — schlecht schlafen werden — keine Meinung? Freuen Sie sich auf den erquickenden Schlaf dieser Nacht? Haben Sie Angst vor dieser Nacht? usw. usw.). Diese Faktoren und eine Reihe anderer Dinge mehr, die man aus diesen Andeutungen entnehmen kann, müssen bei der Gesamtbeurteilung berücksichtigt werden. Als zweckmäßig hat sich auch herausgestellt, die Kranken darauf hinzuweisen, daß sie vor dem Zubettgehen unbedingt noch einmal zur Toilette gehen, um die Blase vollkommen zu entleeren. Patienten, die infolge Schmerzen nicht schlafen können, und Herzinsuffiziente mit einer Nykturie, werden zweckmäßigerweise von einer Schlafmittelprüfung ausgeschlossen. Nur eine mit solchen Kautelen durchgeführte Prüfung am Krankenbett erlaubt uns die Abgabe eines Urteils über den Wert eines Schlafmittels. Die Beobachtungen, die bei einer solchen Prüfung an genügend zahlreichen Kranken gemacht wurden, erlauben uns auch ein Urteil darüber, ob ein Schlafmittel als *Einschlafmittel* oder als *Durchschlafmittel* anzusehen ist. Unsere Beobachtungen haben uns auch gelehrt, daß sich die Kranken in individuell verschieden langer Zeit auch an ein gutes Schlafmittel bis zum Verlust seiner Wirkung gewöhnen, woraus sich die Folgerung für die Praxis ergibt, daß bei der Schlafmitteltherapie häufiger gewechselt werden soll. RUSHBROOKE und Mitarbeiter haben ein Verfahren mit doppeltem Blindtest bei der Schlafmittelprüfung aufgezeigt. Dieses Vorgehen bietet den Vorteil, daß der Kranke alle Aufzeichnungen selbst macht, die Prüfung also auch ambulant erfolgen kann. Da bei einer

Schlafmittelprüfung keine vitalen oder ethischen Beweggründe gegen die Anwendung eines doppelten Blindversuchs sprechen, kann er ohne Bedenken in der von den Autoren geschilderten Form durchgeführt werden.

20 Pat., die zu Hause lebten, stellten sich für den Versuch zur Verfügung. Die experimentelle Versuchsplanung erforderte ein Vielfaches von 6 Personen; 18 wurden als ausreichend angesehen und 2 zusätzliche Pat. blieben in Reserve. Sie hatten alle in letzter Zeit ein Barbiturat genommen, und wenn der Versuch gemacht worden war, es abzusetzen, hatten sie wieder über Schlaflosigkeit zu klagen. Zusätzliche Faktoren für die Schlaflosigkeit bei einigen Pat. waren Husten und rheumatische Beschwerden. Fälle, bei denen mehr die Schmerzen als die Schlaflosigkeit an sich der beherrschende Faktor waren, wurden ausgeschlossen. Keiner von den Fällen war den Tag über bettlägerig. Im Hinblick auf die Schwierigkeit, die Notwendigkeit des Gebrauches eines Schlafmittels zu beurteilen, wurde es für nötig erachtet, ein Placebo in die Versuchsplanung aufzunehmen. Demgemäß wurde also die Wirkung von Doriden mit Cyclobarbitone und einem Placebo verglichen.

Doriden (0,5), Cyclobarbitone (0,2) und Placebo wurden so präpariert, daß sie nach Aussehen und Geschmack nicht unterschieden werden konnten. Drei Tabletten jeder Präparation wurden in 3 verschiedene Umschläge gegeben. Jedem Patienten wurde ein Kennbuchstabe zugeordnet und die Umschläge wurden mit 1, 2, 3 numeriert. Die Tabletten im Umschlag 1 wurden an drei aufeinanderfolgenden Nächten eingenommen und dann die Tabletten im Umschlag 2 und dann 3, so daß sich der Versuch über neun Nächte hinzog. Es wurde möglich gemacht, daß bei der Gesamtzahl von 18 Pat. jeweils 3 von ihnen die Präparation in den sechs möglichen Reihenfolgen — DCP, CPD, PDC, DPC, PCD, CDP — erhielten. Die Zuweisung der Kennbuchstaben an die Kranken erfolgte zufällig. Die klinischen Prüfer wußten, daß verschiedene Präparationen zur Anwendung kamen, kannten aber die Reihenfolge der Medikamentenverabreichung nicht. Dem Pat. wurde die Zusammensetzung der Tabletten nicht gesagt, sie sollten sich aber über den relativen hypnotischen Effekt des Inhaltes der drei Umschläge äußern.

Es wurde ihnen ein Formblatt gegeben, auf welchem sie ihre Beobachtungen am anderen Morgen aufschrieben; a) wie lange es nach der Einnahme dauerte, bis sie einschliefen, b) wie lange sie schliefen, c) ob sie eine ruhige Nacht hatten, d) ob sie irgendwelche Nachwirkungen beobachteten.

Auf dieser Basis wurden sie angehalten, die Umschläge nach der Güte der Wirkung der darin enthaltenen Medikamente zu ordnen. Die Pat. wurden nach drei Nächten besucht, um zu kontrollieren, ob sie die Aufgabe richtig verstanden hatten. Die vollständigen Fragebogen wurden am Ende des Versuchs abgeholt und jede zusätzliche klinische Beobachtung schriftlich fixiert. Die Entschlüsselung erfolgte erst nach Eingang aller Formblätter.

Ergebnisse: Einer der ersten 18 Pat. hielt nicht durch, weil er sich nach Einnahme der ersten Tablette schwindelig fühlte (nachträglich stellte sich heraus, daß es ein Placebo war). Der 19. Pat. nahm seinen Platz ein. Das Güteurteil, das die Kranken den verschiedenen Tabletten gaben, ist in den Tab. 51 und 52 dargestellt. Eine Analyse der Resultate zeigt ein erhebliches Maß von Übereinstimmung bei den Patienten. Alle zogen eines der beiden Verum-Präparate dem Placebo vor. Ein signifikanter Unterschied zwischen den Verum-Präparaten bestand nicht. Die meisten Pat. hatten keine Schwierigkeiten, die Güteunterschiede festzustellen. Einer konnte sich nicht zwischen Doriden und Cyclobarbitone entscheiden. Im ganzen ergaben sich folgende Präferenzen für die verschiedenen Prüfchargen:

14mal = 78% das Placebo an die 3. Stelle
10mal = 56% Doriden an die 1. Stelle und
6mal = 33% Cyclobarbitone an die 1. Stelle.

Die Tabletten wurden unmittelbar vor dem Zubettgehen genommen. Die Einschlafdauer betrug für

Doriden 71 ± 8,5 min,
Cyclobarbitone 84 ± 10,7 min,
Placebo 138 ± 20,8 min.

Es war unmöglich, eine einigermaßen befriedigende Angabe über die Dauer des Schlafes zu geben. Schwindel wurde 7mal nach Cyclobarbitone und 4mal nach Doriden geklagt.

Tabelle 51. *Vergleich der schlafmachenden Wirkung von Doriden 0,5 g, Cyclobarbiton 0,2 g und Placebo.* (Aus RUSHBROOKE u. a., 1956)

Versuchsperson	Geschlecht Alter	Gewicht kg	Urteil der Patienten nach je 3tägiger Anwendung			Rangfolge der jeweils 3 Tage andauernden Anwendung	vorausgegangene Behandlung	Nachwirkungen
			D	C	P			
A	F 81	77	1	2	3	D.P.C.	C. 0,27 g	keine
B	M 76	61	1	2	2	P.C.D.	B. 0,2 g	Kopfschmerzen an einem Morgen nach Cyclobarbiton.
C	F 83	64	1	2	3	P.D.C.	Ph. 0,06 g	keine
D	F 84	55	2	3	1	C.D.P.	C. 0,2 g	keine
E	F 72	67	1	2	3	D.C.P.	Ph. 0,06 g	Benommenheit an zwei Morgen nach Cyclobarbiton und an einem Morgen nach Doriden.
F	F 72	66	2	1	3	C.P.D.	C. 0,2 g	keine
G	M 69	88	2	1	3	P.D.C.	B. 0,2 g	keine
H	F 78	43	2	1	3	C.P.D.	S.A. 0,2 g	Übelkeit an drei Morgen nach Doriden.
I	F 52	62	1	3	2	D.P.C.	S.A. 0,2 g	Benommenheit an drei Morgen nach Cyclobarbiton.
J	M 77	73	2	1	3	D.C.P.	Ph. 0,06 g	keine
K	F 71	70	1	2	3	P.C.D.	C. 0,2 g	keine
L	F 81	52	3	1	2	C.D.P.	C. 0,2 g	Benommenheit an zwei Morgen nach Cyclobarbiton.
M	F 54	53	1	3	2	C.P.D.	Ph. 0,06 g	Benommenheit an drei Morgen nach Doriden.
N	F 53	38	1	2	3	D.C.P.	Ph. 0,06 g	keine
O	F 79	64	1	2	3	P.D.C.	C. 0,2 g	keine
P	F 64	61	1	2	3	C.D.P.	C. 0,2 g	Kopfschmerzen an einem Morgen nach Doriden.
Q	F 72	57	2	1	3	D.P.C.	B. 0,2 g	keine
R	F 82	57				P.C.D.	C. 0,2 g	Schwindelgefühl nach einer Placebo-Tabl. und Verweigerung der Fortführung des Versuchs.
S	F 52	61	1,5	1,5	3	P.C.D.	Ph. 0,3 g	keine
Summe der Bewertungen			26,5	32,5				

Erklärung der Abkürzungen: C. = Cyclobarbiton, B. = Butobarbiton, D. = Doriden, P. = Placebo, Ph. = Phenobarbiton, S.A. = Amylobarbiton-Na.

Die statistische Prüfung der Rangzahlen, die durch das Urteil der Patienten den einzelnen Medikamentenprüfchargen zugeordnet waren, erfolgt am besten mit einem *verteilungsfreien Rangtest* zur Prüfung *mehrerer verbundener Stichproben*, wie z. B. mittels des FRIEDMAN-Tests (s. bei PFANZAGL II, 1968, S. 161 oder E. WEBER, 1967, Kap. 68. 2., S. 515 oder L. SACHS, 1968, S. 527).

Tabelle 52. *Zahl der Patienten, die Doriden dem Cyclobarbiton vorzogen und umgekehrt.* (Aus RUSHBROOKE u. a., 1956)

Art der Anwendung	Anzahl der Patienten, die Doriden bevorzugten	Anzahl der Patienten, die Cyclobarbiton bevorzugten
Doriden vor Cyclobarbiton	6	3
Doriden nach Cyclobarbiton	5	3
Insgesamt	11	6
erwartet	8,5	8,5

Beurteilung des Placebo-Effektes an 3. Stelle

Art der Anwendung	Zahl der Placeboanordnung an 3. Stelle	Placebo nicht an 3. Stelle
Placebo zuerst gegeben	6	0
Placebo an 2. Stelle	4	2
Placebo an 3. Stelle	4	2
Insgesamt	14	4
erwartet	6	12

Für die statistische Bearbeitung der durchschnittlichen Schlafdauer eignet sich u. a. der *t*-Test (s. Kap. V. C. 1 c). Er erlaubt eine Entscheidung, ob Unterschiede zwischen zwei verschiedenen Durchschnittswerten noch im Bereich der Zufallsschwankung liegen oder nicht. Als Kriterien werden die Durchschnittswerte der Einschlafzeit, der Schlaftiefe und der Schlafdauer gegenübergestellt (s. GEHLHAR 1962).

Eine andere Möglichkeit statistischer Bearbeitung, die zudem den Vorteil hat relativ schnell zu einem Ergebnis zu führen wenn entsprechende Wirkungsunterschiede der verschiedenen Substanzen wirklich bestehen, ist die Anwendung der *geschlossenen Sequenzanalysepläne* von P. ARMITAGE [89], mit den folgenden Anfangsvereinbarungen: 1. Eine Überlegenheit von 95% des einen Mittels über das andere soll erkannt werden, dabei wird bewußt auf die Erkennung geringerer Überlegenheit verzichtet. 2. Eine Überlegenheit von 80% des einen Mittels über das andere Mittel soll schon erkannt werden (s. Abb. 62). Dieses Verfahren führt nicht ganz so schnell zur Möglichkeit einer Aussage. Außerdem soll eine Sicherheitsschranke von $2\alpha = 0{,}05$ und $1 - \beta = 0{,}95$ gegenüber irrtümlicher Annahme von Zufallsschwankungen als echte Unterschiede gefordert werden. Unbedingt notwendige Voraussetzung der Anwendung solcher Pläne ist eine klinische Homogenität der verglichenen Schlafstörungszustände. Die Auswertung erfolgt folgendermaßen: Die erste Patientenaussage über den Vergleich zweier Substanzen wurde vom 0-Punkt der Koordinaten in der der

[89] Eine Schilderung der Methodik und Aufstellung *sequenzanalytischer Auswertepläne* findet sich bei ARMITAGE (1960), OBERHOFFER (1961/1967), E. WEBER (1967) — Kap. 55 bis 63, S. 395 ff. und L. SACHS, 1968, S. 218.

Laufanweisung entsprechenden Richtung eingetragen und das nächste Patientenurteil an dieses angeschlossen. So entsteht ein Pfad von Einzelurteilen. Überschreitet die Summe der Patientenurteile, dieser Pfad, die Grenzlinie g_0 oder g_u, so war eine dem

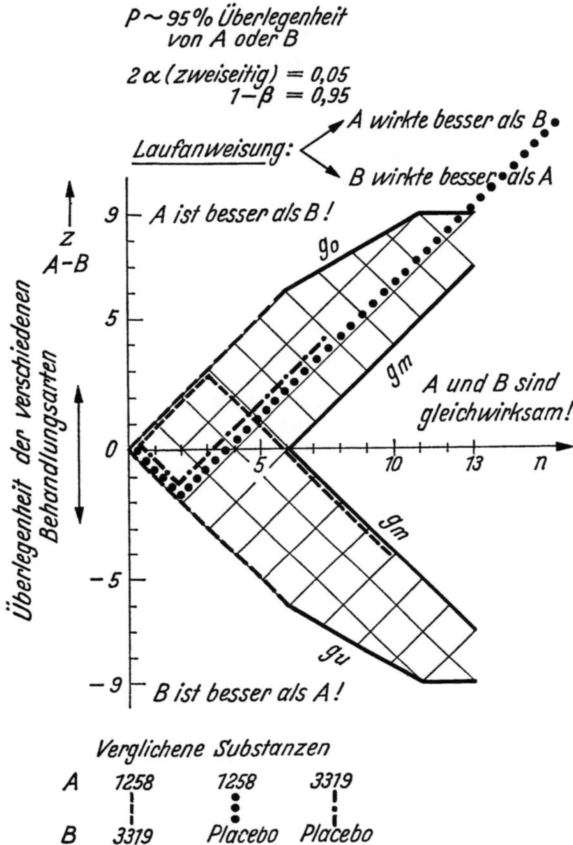

Abb. 61. Geschlossener Sequenzanalyse-Plan zur Erkennung einer Überlegenheit von 95% des einen Medikaments über das andere. Es sind die Beobachtungsergebnisse von drei verschiedenen Vergleichsprüfungen als „Pfade" (verschieden gestrichelt) in diesem Diagramm eingezeichnet. (Aus REINECKE, 1963)

angenommenen $P=95\%$ oder 80% entsprechende Überlegenheit des einen Mittels über das andere gesichert. Außerhalb von g_m besteht eine Gleichheit der zwei verglichenen Präparate (bei Gültigkeit der anfangs zugelassenen Urteilsunsicherheit).

Anhang: Im Zusammenhang mit der Prüfung von Schlafmitteln stellt sich auch die Frage der klinischen *Prüfung von Ataractica* (Tranquilizer).

Ihr Indikationsbereich: Verminderung psychischer Spannungszustände, Angst, Insuffizienzgefühl, Depersonalitätsgefühl und vieles andere weist u. E. auch den wesentlichen Weg der klinischen Prüfung dieser Drogen. Da es sich vorwiegend um Symptome der Psychopathologie handelt, können in der Hauptsache auch nur zugehörige Tests, für deren Auswertung eine spezielle Erfahrung des Untersuchers auf diesem Sachgebiet notwendig ist, herangezogen werden. Das Urteil erfahrener Kliniker geht heute auch dahin, daß keine dieser Drogen bis heute als „letzte Antwort" für die Behandlung emotioneller oder seelischer Störungen anzusehen ist (F. J. AYD jr.).

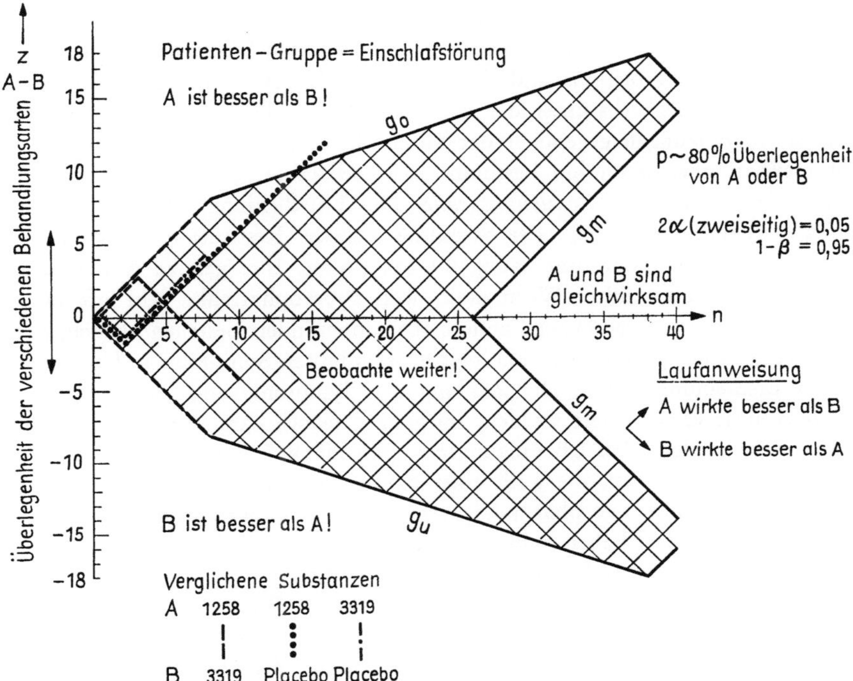

Abb. 62. Geschlossener Sequenzanalyseplan zur Erkennung einer Überlegenheit von 80% des einen Mittels über das andere. Im übrigen siehe Legende zu Abb. 61. (Aus REINECKE, 1963)

Sie sollten stets nur in Kombination mit einer psychotherapeutischen Behandlung und Ordnung evtl. besonders ungünstiger Umweltbedingungen zur Anwendung kommen. Damit sind jedoch sehr wesentliche therapeutische Mitursachen bei einer solchen Prüfung zu berücksichtigen, die es geraten erscheinen lassen, daß sich nur Untersucher, die über das nötige diagnostische Rüstzeug und die oben genannten großen und kritischen Erfahrungen auf dem Gebiet der Psychopathologie verfügen, an eine solche Prüfung wagen. Viele der einschlägigen Mitteilungen über Ataractica lassen leider viel an gehöriger Sachkenntnis vermissen. Der Vergleich mit einem Leerpräparat ist eine Bedingung sine qua non. In allen Fällen, bei welchen es sich mit dem ärztlichen Gewissen vereinbaren läßt, sollte ein doppelt-blinder Versuch durchgeführt werden. Welche Mühe und Sorgfalt und nicht zuletzt auch apparativ-technische Aufwendungen notwendig sind, um in der Beurteilung solcher Drogen zu einem gültigen Urteil zu kommen, demonstrieren v. EIFF u. Mitarb. 1959 in einer Arbeit, in welcher sie die Wirkung von Meprobamat nicht nur auf Grund psychologischer Tests, sondern an Hand des Electromyogramms, des Verhaltens des Blutdruckes und des Pulses während psychologischer Leistungsprüfungen aufzeigten.

Besonders geeignet erscheinen uns solche klinischen Zustandsbilder, bei welchen gleichzeitig objektiv meß- oder zählbar syndrom-spezifische Symptome bestehen.

Grundlegende Gedanken zur kritischen klinischen Prüfung von Psychopharmaka verdanken wir W. v. BAEYER. Er wies auf die Schwierigkeit des sich gegenseitig beeinflussenden Faktorenreichtums im psychopathologischen Geschehen hin. Dem genau Definierbaren „input" (Gabe einer chemisch bestimmten Substanz, in bestimmter Menge, über bestimmte Zeit und in bestimmter Verabreichungsart — oral, subcutan etc.) stehen schwer bestimm- oder meßbare Kriterien zum Wirkungsbeweis gegenüber. Die Bestimmung des Beginns und des wirklichen Endes, z. B. einer Verstimmung, zum Zweck des Vergleichs unter der Anwendung eines Psychopharmakons, erlauben nur vage Abgrenzungen gegenüber der Möglichkeit der spontanen Veränderlichkeit. Nicht meßbar, aber immerhin bestimm- bzw. schätzbar, sind für die Kenner der Materie die sogenannten *Remissionsgrade.* Die Entscheidung, ob nur soziale Anpassung = äußere Remission, oder wirkliche seelische Restitution vorliegt, ist aber auch hier schwer. Zählbar sind häufig die Symptome. Ihre genaue Aufzählung und Definition sind von größter Wichtigkeit, weil Psychopharmaka sehr oft nur ganz bestimmte Symptome beeinflussen, andere aber unverändert bestehen bleiben, ja durch den Rückgang eines psychopharmakologisch beeinflußten Symptoms u. U. sogar deutlicher in Erscheinung treten. Die Zählung der Symptome und ihr Verhalten darf indes auch nicht schematisiert werden. Im ganzen jedoch kann man in bezug auf die Symptome feststellen, daß „Bedingungszusammenhänge" mit der Anwendung von Psychopharmaka bestehen, die auch einer statistischen Bearbeitung zugänglich sind. v. BAEYER weist auf einige pharmakopsychiatrische Grunderfahrungen hin, die man gemacht und formuliert haben muß, wenn man an eine statistische Auswertung gehen will. Drei Begriffspaare sind dabei fundamental wichtig:

1. Die Eigenwirkung und der klinische Effekt. v. BAEYER gebraucht den Bildvergleich des Aufbringens von Salzsäure auf Marmor. Dabei zischt es. Die Verabreichung eines Psychopharmakons ist zunächst einmal die Herausforderung an den darauf reagierenden Chemismus der Zellen zu einer Reaktion. Diese Eigenwirkung ist nach v. BAEYER wenig spezifisch, trägt aber dennoch die Gefahr in sich, daß man mit ihr den Menschen manipulieren kann.

2. Zur Beurteilung des klinischen Effektes ist die Frage, ob das pharmakologische Eingreifen *mittelüberdauernd* oder *nur mittelgebunden* ist, für die klinische Arzneimittelprüfung von wesentlicher Bedeutung. Die Entscheidung ist oft schwer. Solange diese unspezifische Eigenwirkung andauert, ist entweder die wirksame chemische Substanz selbst noch im Organismus anwesend als bestimmter Blutspiegel, oder noch nach Ausscheidung der Substanz ein neurophysiologischer bzw. neurochemischer Folgezustand von zeitlicher Begrenzung gegeben. Diese Nachwirkungen sollen nach Ansicht v. BAEYERs noch der nur mittelgebundenen Wirkung zugeschrieben werden. Für einen großen Teil der klinischen Symptomatologie trifft dies zu. Im Bereich nicht psychotischer Erkrankungen, also bei den psychopathisch-neurotischen Störungen treffen wir mittelüberdauernde Wirkungen häufiger an (reaktive Psychose, neurotische Verstimmungen, Erschöpfungsdepressionen). Die Verkürzung der Zeitdauer der Verstimmung ist im Individualvergleich beweisbar. In vielen Fällen besteht der primäre Erfolg darin, daß die psychopharmakologische Eigenwirkung eine emotionale Entspannung, eine Atempause herbeiführt, die den Weg für eine psychotherapeutische Beeinflussung öffnet — frei macht.

3. Wesentliches Kriterium, mit welchem sich die klinische Arzneimittelprüfung bei den Psychopharmaka auseinanderzusetzen hat, ist schließlich die Frage, ob die Wir-

kung des Pharmakons global-sedierend oder spezifisch ordnend ist. Die Beispiele v. Baeyers beziehen sich fast ausschließlich auf die echte Psychose, gelten jedoch selbstverständlich auch für die psychoneurotischen-psychopathischen Störungen.

25. Der individuelle therapeutische Vergleich in der äußeren Behandlung von Hautkrankheiten

Vergleichende Einseitenbehandlung und Rechts-Links-Simultanbehandlung.

Eine Möglichkeit des therapeutischen Vergleichs ist der Dermatologie vorbehalten. Bei allen anderen Formen des individuellen Vergleichs werden verschiedene zeitliche Perioden, wenn auch am gleichen Kranken, miteinander verglichen. Bei den Hauterkrankungen ist es möglich, verschiedene in der gleichen Weise erkrankte Hautfelder des gleichen Kranken gleichzeitig (simultan) auf verschiedene Weise zu behandeln und die Resultate miteinander zu vergleichen. Die Methode war von Dreuw schon 1909 bei der Behandlung der Psoriasis, wenn auch in unvollkommener Weise angewendet worden; sie wurde dann von H. W. Siemens ausgebaut.

Die grundsätzliche Voraussetzung einer solchen simultanen Rechts-Links-Prüfung ist, daß eine wirkungsvolle Resorption der zu prüfenden und auf der Haut aufgetragenen Medikamente in die Blutbahn, durch die es zu einer Konkurrenz einer innerlichen und generellen Wirkung mit der lokalen Wirkung auf die Haut kommen könnte, ausgeschlossen werden kann. Dieses Postulat kann als erfüllt gelten, sofern in vorhergehenden Untersuchungen schon eine innerliche Wirkung auf die jeweilige Hautkrankheit verneint werden konnte.

Eine (zeitliche) Vorbeobachtungsperiode ist hier in dem bisher von uns gekennzeichneten Sinn und Grad nicht nötig, da der therapeutische Vergleich sich jetzt nicht zwischen zwei zeitlichen Perioden, sondern zwischen zwei (örtlich verschiedenen) Arealen der Haut abspielt. Immerhin wird das Urteil des Prüfers um so zuverlässiger sein, je besser er das individuelle Krankheitsgeschehen schon vor seinem therapeutischen Versuch kennen lernen konnte.

Eine weitere Voraussetzung für einen zuverlässigen Vergleich ist die streng *symmetrische Lage* der Hautfelder.

Diese Felder dürfen auch *nicht zu klein* sein, andernfalls können zufällige Variationen des Krankheitsgeschehens zu Täuschungen führen. Daß die Areale gut Abstand voneinander halten müssen, ist selbstverständlich. Theoretisch kann eine Vielzahl von Feldern (2 bis 4 bis 6 bis 8 Felder) miteinander verglichen werden; dieser Vorschlag von Siemens dürfte aber zumeist seine praktische Begrenzung durch die damit eintretende Verkleinerung der einzelnen Felder erhalten.

Wie auch sonst bei therapeutischen Vergleichen kann auch bei der Simultanmethode das zu testende Mittel mit einer Leerkontrolle verglichen werden. Je weiter die therapeutischen Erkenntnisse fortgeschritten sind, um so häufiger werden auch hier zwei verschieden behandelte Hautfelder miteinander verglichen werden, wobei womöglich das eine mit einem schon bewährten Mittel behandelt worden ist. Ebenso hat die Simultanmethode mit anderen individuellen Vergleichen gemein, daß der einzelne therapeutische Vergleich schon einen gewissen, wenn auch durch seine Einzahl begrenzten Wahrscheinlichkeitswert in sich birgt (vgl. Kapitel IV. A. 6). Die Begrenzung seines (individuellen) Beweiswerts für ein generelles Urteil ergibt sich aus der im

Einzelfall immer noch möglichen diagnostischen Irrtumsmöglichkeit bzw. daraus, daß ein atypischer Krankheitsfall vorliegen kann (SIEMENS, H. W., 1939).

Ist eine größere Reihe von individuellen simultanen Vergleichen gewonnen worden, dann kann, wie auch bei den zeitlichen individuellen Vergleichen, oft allein durch eine *Synopse* ein ausreichendes Urteil gewonnen werden.

Für die rechnerische Auswertung der Simultanmethode haben H. J. HEITE und A. LINDER 1962 neue Lösungsmöglichkeiten angegeben.

Danach ist H. W. SIEMENS erst recht beizustimmen, wenn er 1942 schon festgestellt hat, „durch eine planmäßige Durchführung der Einseitenbehandlung kann es gelingen, die äußere dermatologische Therapie aus dem Stadium mehr gelegentlicher meist unsicherer Eindrücke auf die Höhe einer empirischen Wissenschaft zu erheben".

Über diese der Dermatologie reservierte Möglichkeit der simultanen Behandlung sollte aber nicht vergessen werden, daß auch in der Dermatologie nicht alle Phänomene doppelseitig sind, und daß schon deshalb auch in ihr der therapeutische Vergleich von zwei aufeinander folgenden (zeitlichen) Perioden oft genug angezeigt ist, und daß dieser besonders dann, wenn in der ersten Kontrollperiode eine „Udenotherapie" (BLEULER) bzw. keine Therapie verwendet wurde, bei chronischen Prozessen dem simultanen und örtlichen Vergleich nicht unterlegen zu sein braucht. Das Ausschlaggebende ist auch in der Dermatologie, daß die naiven Erfahrungen als wertlos erkannt wurden und daß nur kontrollierte Erfahrungen anerkannt werden.

Tabellen

Tabelle A 1. *Verteilung von t*

n	$P = 0{,}05$	$P = 0{,}01$	$P = 0{,}001$
1	12,706	63,657	636,619
2	4,303	9,925	31,598
3	3,182	5,841	12,924
4	2,776	4,604	8,610
5	2,571	4,032	6,869
6	2,447	3,707	5,959
7	2,365	3,499	5,408
8	2,306	3,355	5,041
9	2,262	3,250	4,781
10	2,228	3,169	4,587
11	2,201	3,106	4,437
12	2,179	3,055	4,318
13	2,160	3,012	4,221
14	2,145	2,977	4,140
15	2,131	2,947	4,073
16	2,120	2,921	4,015
17	2,110	2,898	3,965
18	2,101	2,878	3,922
19	2,093	2,861	3,883
20	2,086	2,845	3,850
21	2,080	2,831	3,819
22	2,074	2,819	3,792
23	2,069	2,807	3,767
24	2,064	2,797	3,745
25	2,060	2,787	3,725
26	2,056	2,779	3,707
27	2,052	2,771	3,690
28	2,048	2,763	3,674
29	2,045	2,756	3,659
30	*2,042*	*2,750*	*3,646*
35	2,030	2,724	3,591
40	*2,021*	*2,704*	*3,551*
45	2,014	2,690	3,520
50	2,009	2,678	3,496
60	*2,000*	*2,660*	*3,460*
70	1,994	2,648	3,435
80	1,990	2,639	3,416
90	1,987	2,632	3,402
100	1,984	2,626	3,390
120	*1,980*	*2,617*	*3,373*
140	1,977	2,611	3,361
160	1,975	2,607	3,352
180	1,973	2,603	3,346
200	1,972	2,601	3,340
300	1,968	2,592	3,324
400	1,966	2,588	3,315
500	1,965	2,586	3,310
1000	1,962	2,581	3,300
∞	*1,960*	*2,576*	*3,291*

Tabelle A 2. *Verteilung von* χ^2

n	$P = 0{,}999$	$P = 0{,}99$	$P = 0{,}95$	$P = 0{,}05$	$P = 0{,}01$	$P = 0{,}001$	n
1	0,00000157	0,000157	0,00393	3,841	6,635	10,827	1
2	0,00200	0,0201	0,103	5,991	9,210	13,815	2
3	0,0243	0,115	0,352	7,815	11,345	16,266	3
4	0,0908	0,297	0,711	9,488	13,277	18,467	4
5	0,210	0,554	1,145	11,070	15,086	20,515	5
6	0,381	0,872	1,635	12,592	16,812	22,457	6
7	0,599	1,239	2,167	14,067	18,475	24,322	7
8	0,857	1,646	2,733	15,507	20,090	26,125	8
9	1,152	2,088	3,325	16,919	21,666	27,877	9
10	1,479	2,558	3,940	18,307	23,209	29,588	10
11	1,834	3,053	4,575	19,675	24,725	31,264	11
12	2,214	3,571	5,226	21,026	26,217	32,909	12
13	2,617	4,107	5,892	22,362	27,688	34,528	13
14	3,041	4,660	6,571	23,685	29,141	36,123	14
15	3,483	5,229	7,261	24,996	30,578	37,697	15
16	3,942	5,812	7,962	26,296	32,000	39,252	16
17	4,416	6,408	8,672	27,587	33,409	40,790	17
18	4,905	7,015	9,390	28,869	34,805	42,312	18
19	5,407	7,633	10,117	30,144	36,191	43,820	19
20	5,921	8,260	10,851	31,410	37,566	45,315	20
21	6,447	8,897	11,591	32,671	38,932	46,797	21
22	6,983	9,542	12,338	33,924	40,289	48,268	22
23	7,529	10,196	13,091	35,172	41,638	49,728	23
24	8,085	10,856	13,848	36,415	42,980	51,179	24
25	8,649	11,524	14,611	37,652	44,314	52,620	25
26	9,222	12,198	15,379	38,885	45,642	54,052	26
27	9,803	12,879	16,151	40,113	46,963	55,476	27
28	10,391	13,565	16,928	41,337	48,278	56,893	28
29	10,986	14,256	17,708	42,557	49,588	58,302	29
30	11,588	14,953	18,493	43,773	50,892	59,703	30

Tabelle A 3. *Grenzwerte W_α zum* Wilcoxon-*Rangsummen-Test*

3 a. Wilcoxon-Test $P=0{,}05$

4	5	6	7	8	9	10	11	12	13	14	N_2/N_1
—	—	—	—	8,0	9,0	10,0	10,0	11,0	12,0	13,0	2
—	7,5	8,0	9,5	10,0	11,5	12,0	13,5	14,0	15,5	16,0	3
8,0	9,0	10,0	11,0	12,0	13,0	15,0	16,0	17,0	18,0	19,0	4
9,0	10,5	12,0	12,5	14,0	15,5	17,0	18,5	19,0	20,5	22,0	5
15	47,5	13,0	15,0	16,0	17,0	19,0	20,0	22,0	23,0	25,0	6
14	46,0	48,0	16,5	18,0	19,5	21,0	22,5	24,0	25,5	27,0	7
13	43,5	45,0	47,5	19,0	21,0	23,0	25,0	26,0	28,0	29,0	8
12	41,0	43,0	45,0	47,0	22,5	25,0	26,5	28,0	30,5	32,0	9
11	38,5	40,0	42,5	44,0	46,5	27,0	29,0	30,0	32,0	34,0	10
10	36,0	38,0	40,0	42,0	43,0	45,0	30,5	33,0	34,5	37,0	11
9	33,5	35,0	37,5	39,0	40,5	42,0	44,5	35,0	37,0	39,0	12
8	31,0	33,0	34,0	36,0	38,0	39,0	41,0	42,0	38,5	41,0	13
7	28,5	30,0	31,5	33,0	34,5	36,0	37,5	39,0	40,5	43,0	14
6	26,0	27,0	29,0	30,0	32,0	33,0	34,0	36,0	37,0	38,0	39,0
5	23,5	24,0	25,5	27,0	28,5	30,0	30,5	32,0	33,5	35,0	35,5
4	20,0	21,0	23,0	24,0	25,0	26,0	27,0	28,0	29,0	30,0	32,0
3	17,5	18,0	19,5	20,0	21,5	22,0	23,5	24,0	25,5	26,0	27,5
2	14,0	15,0	15,0	16,0	17,0	18,0	18,0	19,0	20,0	21,0	22,0
N_1/N_2	15	16	17	18	19	20	21	22	23	24	25

3 b. Wilcoxon-Test $P=0{,}01$

4	5	6	7	8	9	10	11	12	13	14	N_2/N_1
—	—	—	—	—	13,5	15,0	16,5	17,0	18,5	20,0	3
—	—	12,0	14,0	15,0	17,0	18,0	20,0	21,0	22,0	24,0	4
—	12,5	14,0	15,5	18,0	19,5	21,0	22,5	24,0	25,5	28,0	5
15	61,5	16,0	18,0	20,0	22,0	24,0	26,0	27,0	29,0	31,0	6
14	59,0	62,0	20,5	22,0	24,5	26,0	28,5	30,0	32,5	34,0	7
13	55,5	58,0	61,5	25,0	27,0	29,0	31,0	33,0	35,0	38,0	8
12	53,0	55,0	58,0	61,0	29,5	32,0	33,5	36,0	38,5	41,0	9
11	49,5	52,0	54,5	57,0	59,5	34,0	36,0	39,0	41,0	44,0	10
10	46,0	49,0	51,0	53,0	56,0	58,0	39,5	42,0	44,5	47,0	11
9	42,5	45,0	47,5	50,0	52,5	54,0	56,5	44,0	47,0	50,0	12
8	40,0	42,0	44,0	46,0	48,0	50,0	52,0	54,0	50,5	53,0	13
7	36,5	38,0	40,5	42,0	44,5	46,0	48,5	50,0	51,5	56,0	14
6	33,0	35,0	36,0	38,0	40,0	42,0	44,0	45,0	47,0	49,0	51,0
5	29,5	31,0	32,5	34,0	35,5	37,0	38,5	41,0	42,5	44,0	45,5
4	25,0	27,0	28,0	30,0	31,0	32,0	34,0	35,0	37,0	38,0	40,0
3	20,5	22,0	23,5	25,0	25,5	27,0	28,5	29,0	30,5	32,0	32,5
2	—	—	—	—	19,0	20,0	21,0	22,0	23,0	24,0	25,0
N_1/N_2	15	16	17	18	19	20	21	22	23	24	25

Die angegebenen Sicherheitsgrenzen gelten bei *zweiseitiger* Anwendung. Für $N_1+N_2>30$ gilt:

$$W_\alpha \doteq N_\alpha \sqrt{\frac{N_1 N_2 (N_1+N_2+1)}{12}}\,, \quad \text{mit } N_\alpha = \begin{cases} 1{,}96 \text{ für } P=0{,}05 \\ 2{,}58 \text{ für } P=0{,}01 \end{cases}$$

Tabelle A 4. *Vorzeichen-Rang-Test von* WILCOXON

N	$P=0{,}05$	$P=0{,}01$
6	10,5	—
7	12,0	—
8	14,0	18,0
9	16,5	20,5
10	19,5	24,5
11	22,0	28,0
12	25,0	32,0
13	28,5	35,5
14	31,5	39,5
15	35,0	44,0
16	38,0	48,0
17	41,5	53,5
18	45,5	57,5
19	49,0	63,0
20	53,0	67,0
21	56,5	72,5
22	60,5	77,5
23	65,0	83,0
24	69,0	89,0
25	73,5	94,5

Die angegebenen Sicherheitsgrenzen gelten bei *zweiseitiger* Anwendung. Für $N > 25$ gilt:

$$c_a \doteq N_a \sqrt{\frac{N(N+1)(2N+1)}{24}}\,, \quad \text{mit} \quad N_a = \begin{cases} 1{,}96 \text{ für } P=0{,}05 \\ 2{,}58 \text{ für } P=0{,}01 \end{cases}$$

Tabelle A 5 a. *F-Verteilung*, $P=0{,}05$

n_2	$\downarrow t^2$ $n_1=1$	$n_1=2$	$n_1=3$	$n_1=4$	$n_1=5$	$n_1=6$	$n_1=8$	$n_1=12$	$n_1=24$	$n_1=\infty$	n_2
1	161,45	199,50	215,72	224,57	230,17	233,97	238,89	243,91	249,04	254,32	1
2	18,512	18,999	19,163	19,248	19,298	19,329	19,371	19,414	19,453	19,496	2
3	10,129	9,552	9,276	9,118	9,014	8,941	8,844	8,744	8,638	8,527	3
4	7,710	6,945	6,591	6,388	6,257	6,164	6,041	5,912	5,774	5,628	4
5	6,607	5,786	5,410	5,192	5,050	4,950	4,818	4,678	4,527	4,365	5
6	5,987	5,143	4,756	4,534	4,388	4,284	4,147	4,000	3,841	3,669	6
7	5,591	4,737	4,347	4,121	3,972	3,866	3,725	3,574	3,410	3,230	7
8	5,317	4,459	4,067	3,838	3,688	3,580	3,438	3,284	3,116	2,928	8
9	5,117	4,256	3,863	3,633	3,482	3,374	3,230	3,073	2,900	2,707	9
10	4,965	4,103	3,708	3,478	3,326	3,217	3,072	2,913	2,737	2,538	10
11	4,844	3,982	3,587	3,357	3,204	3,094	2,948	2,788	2,609	2,405	11
12	4,747	3,885	3,490	3,259	3,106	2,999	2,848	2,686	2,505	2,296	12
13	4,667	3,805	3,410	3,179	3,025	2,915	2,767	2,604	2,420	2,207	13
14	4,600	3,739	3,344	3,112	2,958	2,848	2,699	2,534	2,349	2,131	14
15	4,543	3,683	3,287	3,056	2,901	2,790	2,641	2,475	2,288	2,066	15
16	4,494	3,634	3,239	3,007	2,853	2,741	2,591	2,424	2,235	2,010	16
17	4,451	3,592	3,197	2,965	2,810	2,699	2,548	2,381	2,190	1,961	17
18	4,414	3,555	3,160	2,928	2,773	2,661	2,510	2,342	2,150	1,917	18
19	4,381	3,522	3,127	2,895	2,740	2,629	2,477	2,308	2,114	1,878	19
20	4,351	3,493	3,098	2,866	2,711	2,599	2,447	2,278	2,083	1,843	20
21	4,325	3,467	3,072	2,840	2,685	2,573	2,421	2,250	2,054	1,812	21
22	4,301	3,443	3,049	2,817	2,661	2,549	2,397	2,226	2,028	1,783	22
23	4,279	3,422	3,028	2,795	2,640	2,528	2,375	2,203	2,005	1,757	23
24	4,260	3,403	3,009	2,777	2,621	2,508	2,355	2,183	1,984	1,733	24
25	4,242	3,385	2,991	2,759	2,603	2,490	2,337	2,165	1,965	1,711	25
26	4,225	3,369	2,975	2,743	2,587	2,474	2,321	2,148	1,947	1,691	26
27	4,210	3,354	2,961	2,728	2,572	2,459	2,305	2,132	1,930	1,672	27
28	4,196	3,340	2,947	2,714	2,558	2,445	2,292	2,118	1,915	1,654	28
29	4,183	3,328	2,934	2,702	2,545	2,432	2,278	2,104	1,901	1,638	29
30	4,171	3,316	2,922	2,690	2,534	2,421	2,266	2,092	1,887	1,622	30
40	4,085	3,232	2,839	2,606	2,449	2,336	2,180	2,004	1,793	1,509	40
60	4,001	3,151	2,758	2,525	2,368	2,254	2,097	1,918	1,700	1,389	60
120	3,920	3,072	2,680	2,447	2,290	2,175	2,016	1,834	1,608	1,254	120
∞	3,841	2,996	2,605	2,372	2,214	2,098	1,938	1,752	1,517	1,000	∞

Tabelle A 5 b. *F-Verteilung*, $P=0{,}01$

n_2	$\downarrow t^2$ $n_1=1$	$n_1=2$	$n_1=3$	$n_1=4$	$n_1=5$	$n_1=6$	$n_1=8$	$n_1=12$	$n_1=24$	$n_1=\infty$	n_2
1	4052,1	4999,0	5403,5	5625,1	5764,1	5859,4	5981,4	6105,8	6234,2	6366,5	1
2	98,495	99,008	99,167	99,247	99,305	99,325	99,365	99,425	99,464	99,504	2
3	34,117	30,815	29,459	28,709	28,236	27,910	27,489	27,053	26,597	26,122	3
4	21,200	18,001	16,693	15,978	15,521	15,208	14,800	14,374	13,930	13,464	4
5	16,258	13,274	12,059	11,391	10,966	10,672	10,266	9,888	9,467	9,019	5
6	13,744	10,924	9,779	9,149	8,746	8,465	8,101	7,718	7,313	6,880	6
7	12,246	9,546	8,452	7,846	7,460	7,191	6,840	6,469	6,074	5,650	7
8	11,259	8,649	7,591	7,006	6,631	6,371	6,029	5,667	5,279	4,859	8
9	10,561	8,022	6,992	6,423	6,057	5,802	5,467	5,111	4,730	4,311	9
10	10,044	7,560	6,552	5,994	5,636	5,386	5,057	4,706	4,327	3,909	10
11	9,647	7,205	6,217	5,668	5,317	5,069	4,745	4,397	4,021	3,602	11
12	9,330	6,927	5,953	5,412	5,064	4,820	4,500	4,156	3,780	3,361	12
13	9,074	6,701	5,740	5,205	4,862	4,620	4,302	3,961	3,586	3,165	13
14	8,862	6,514	5,563	5,035	4,695	4,456	4,140	3,800	3,427	3,005	14
15	8,683	6,359	5,417	4,893	4,556	4,318	4,004	3,668	3,294	2,869	15
16	8,532	6,227	5,292	4,772	4,437	4,201	3,889	3,553	3,181	2,753	16
17	8,400	6,112	5,185	4,669	4,336	4,102	3,791	3,455	3,083	2,653	17
18	8,285	6,013	5,092	4,579	4,248	4,015	3,706	3,370	2,999	2,566	18
19	8,184	5,926	5,010	4,501	4,170	3,939	3,631	3,296	2,925	2,489	19
20	8,096	5,849	4,938	4,431	4,103	3,871	3,565	3,231	2,859	2,421	20
21	8,017	5,780	4,875	4,368	4,042	3,811	3,506	3,173	2,801	2,360	21
22	7,944	5,719	4,816	4,314	3,988	3,759	3,453	3,121	2,749	2,305	22
23	7,881	5,663	4,765	4,264	3,939	3,710	3,406	3,074	2,702	2,256	23
24	7,823	5,614	4,718	4,218	3,895	3,666	3,363	3,031	2,659	2,210	24
25	7,770	5,568	4,676	4,177	3,855	3,627	3,324	2,993	2,620	2,169	25
26	7,722	5,527	4,637	4,140	3,818	3,591	3,288	2,958	2,585	2,132	26
27	7,677	5,488	4,601	4,106	3,785	3,558	3,256	2,925	2,551	2,096	27
28	7,636	5,453	4,568	4,074	3,754	3,528	3,226	2,896	2,522	2,064	28
29	7,597	5,421	4,538	4,045	3,726	3,499	3,198	2,869	2,494	2,034	29
30	7,563	5,390	4,510	4,018	3,699	3,474	3,173	2,843	2,469	2,006	30
40	7,314	5,179	4,312	3,828	3,513	3,291	2,993	2,665	2,287	1,805	40
60	7,077	4,978	4,126	3,649	3,339	3,119	2,823	2,496	2,115	1,601	60
120	6,851	4,786	3,949	3,479	3,173	2,956	2,663	2,336	1,950	1,380	120
∞	6,635	4,605	3,782	3,320	3,017	2,802	2.511	2,182	1,791	1,000	∞

Tabelle A 5 c. *F-Verteilung*, $P=0{,}001$

n_2	↓ t^2 $n_1=1$	$n_1=2$	$n_1=3$	$n_1=4$	$n_1=5$	$n_1=6$	$n_1=8$	$n_1=12$	$n_1=24$	$n_1=\infty$	n_2
1	405 303	500 019	536 701	562 530	576 424	585 956	598 293	610 535	623 433	636 539	1
2	998,44	999,04	999,24	999,24	999,24	999,24	999,45	999,45	999,45	999,45	2
3	167,46	148,50	141,11	137,08	134,58	132,84	130,61	128,30	125,94	123,49	3
4	74,126	61,240	56,181	53,428	51,706	50,521	48,998	47,407	45,768	44,052	4
5	47,039	36,612	33,201	31,087	29,748	28,835	27,638	26,416	25,143	23,783	5
6	35,509	26,998	23,702	21,902	20,809	20,029	19,029	17,989	16,891	15,746	6
7	29,218	21,688	18,772	17,188	16,206	15,521	14,634	13,708	12,733	11,695	7
8	25,416	18,493	15,828	14,388	13,485	12,858	12,044	11,194	10,302	9,335	8
9	22,855	16,385	13,901	12,561	11,714	11,127	10,369	9,570	8,723	7,813	9
10	21,039	14,906	12,553	11,282	10,481	9,924	9,204	8,445	7,637	6,762	10
11	19,687	13,813	11,560	10,346	9,577	9,047	8,354	7,625	6,847	5,998	11
12	18,641	12,972	10,805	9,633	8,892	8,378	7,711	7,005	6,248	5,419	12
13	17,814	12,312	10,208	9,072	8,354	7,855	7,206	6,519	5,782	4,967	13
14	17,143	11,780	9,730	8,623	7,922	7,435	6,802	6,130	5,408	4,604	14
15	16,586	11,338	9,335	8,253	7,567	7,092	6,470	5,812	5,101	4,307	15
16	16,119	10,970	9,005	7,944	7,272	6,804	6,195	5,548	4,846	4,059	16
17	15,721	10,659	8,727	7,683	7,022	6,563	5,962	5,324	4,631	3,850	17
18	15,379	10,389	8,487	7,459	6,807	6,355	5,763	5,132	4,448	3,671	18
19	15,080	10,157	8,280	7,264	6,609	6,176	5,590	4,967	4,286	3,515	19
20	14,820	9,952	8,098	7,102	6,461	6,018	5,440	4,823	4,150	3,378	20
21	14,588	9,773	7,937	6,946	6,318	5,880	5,308	4,697	4,026	3,257	21
22	14,379	9,612	7,796	6,814	6,192	5,758	5,190	4,583	3,918	3,151	22
23	14,194	9,469	7,669	6,695	6,079	5,648	5,086	4,482	3,822	3,054	23
24	14,027	9,339	7,555	6,589	5,976	5,550	4,991	4,393	3,735	2,968	24
25	13,875	9,222	7,450	6,493	5,885	5,462	4,907	4,311	3,657	2,890	25
26	13,738	9,116	7,356	6,406	5,802	5,382	4,829	4,238	3,586	2,820	26
27	13,612	9,020	7,272	6,326	5,726	5,308	4,759	4,170	3,521	2,754	27
28	13,498	8,930	7,194	6,253	5,656	5,240	4,694	4,109	3,462	2,695	28
29	13,391	8,852	7,121	6,187	5,592	5,179	4,645	4,053	3,407	2,640	29
30	13,292	8,774	7,054	6,124	5,533	5,122	4,581	4,000	3,358	2,589	30
40	12,614	8,251	6,600	5,698	5,128	4,731	4,207	3,642	3,012	2,233	40
60	11,972	7,765	6,172	5,307	4,757	4,373	3,865	3,315	2,694	1,896	60
120	11,377	7,312	5,793	4,947	4,415	4,041	3,546	3,016	2,396	1,561	120
∞	10,826	6,908	5,423	4,616	4,103	3,743	3,265	2,742	2,132	1,000	∞

Für die freundliche Genehmigung, Tabellen zu übernehmen, danken wir:

Herrn Professor Dr. A. Linder, Genf, und dem Birkhäuser Verlag, Basel und Stuttgart, für die Übernahme der Tabellen der t-Verteilung, der χ^2-Verteilung und der F-Verteilung aus

A. Linder: Statistische Methoden für Naturwissenschafter, Mediziner und Ingenieure, 3. Aufl 1960, Seite 464—468,

und Herrn Professor Dr. J. Pfanzagl, Köln, und dem Walter de Gruyter & Co. Verlag, Berlin, für die Übernahme der Tabellen zum Vorzeichen-Rang-Test von Wilcoxon und zum Wilcoxon-Rangsummen-Test aus

J. Pfanzagl: Allgemeine Methodenlehre der Statistik, Band II, 1968 — innerhalb der Sammlung Göschen, Band 747/747 a, 1968, Seite 293—295.

Computer-Listen und -Programme

FORTRAN-Programme, Eingabedatenlisten und Ergebnistabellen

Computerliste C 1. Eingabe-Daten zum Programm „LES2SP“ für anschließende Berechnung von Mittelwert und Standardabweichung

```
FORMAT DER DATEN-LOCHKARTEN

SPALTE
NUMMER  10        20        30        40        50        60        70        8
1...5.7..0....5....0....5....0....5....0....5....0....5....0....5....0.2..5....
1
       64.
       56.
       94.
       46.
      102.
       54.
       72.
      106.
       92.
       74.
       82.
       70.
       72.
2
      100.
       88.
       94.
       96.
      108.
       74.
       84.
      126.
      146.
       88.
      124.
       96.
       88.
      102.
      100.
      112.
      116.
       80.
      106.
       78.
       94.
9
```

Computerliste C 2. FORTRAN-Hauptprogramm zur Bestimmung von Mittelwert und Standardabweichung und zur Durchführung des t-Testes bei zwei unabhängigen Stichproben

```
HPTTEST HAUPTPROGRAMM FUER T-TEST (NACH 'STUDENT')

C                                                          ,--------,
C                                        (HAUPT-PROGRAMM) I T-TEST I
C                                                          '--------'
C                                                             6.3.67.
C
C
C     LEISTUNG DIESES PROGRAMMS
C     ======================== ES FUEHRT DEN 'STUDENT'SCHEN T-TEST
C         ZUR STATISTISCHEN PRUEFUNG DES UNTERSCHIEDES ZWISCHEN DEN
C         MITTELWERTEN ('XM' UND 'YM') ZWEIER STICHPRBEN DURCH.
C              HIERFUER WERDEN ZUNAECHST DIE WERTE DER BEIDEN STICHPRO=
C              BEN DURCH DAS UNTERPROGRAMM 'LES2SP' EIGELESEN.
C              MAXIMAL SIND 1000 WERTE PRO STICHPROBE ZUGELASSEN.
C              DANACH WERDEN DURCH DAS UNTERPROGRAMM 'SP1P' DIE SCHAETZ=
C              WERTE FUER DIE EINZELNEN STATISTISCHEN PARAMETER BESTIMMT
C              DAS UNTERPROGRAMM 'TTEST' FUEHRT DANACH DEN EIGENTLICHEN
C              T-TEST DURCH UND DRUCKT DIE ERGEBNISSE, INSBESONDERE DEN
C              ERRECHNETEN T-WERT UND DIE ZUGEHOERIGE ANZAHL DER
C              FREIHEITSGRADE AUS.
C
C     DIESES PROGRAMM BENOETIGT DIE UNTERPROGRAMME
C                                                   LES2SP
C                                                   SP1P
C                                                   TTEST
C
C         AUTOR DIESES PROGRAMMS...DR.MED.G.OBERHOFFER, BONN
C
      DIMENSION X(1000), Y(1000)
      WRITE OUTPUT TAPE 6,  1
    1 FORMAT (1H1)
      CALL LES2SP ( X, NX, Y, NY, 1)
      CALL SP1P   ( X, NX, SAQX, XM, SSX, SX)
      CALL SP1P   ( Y, NY, SAQY, YM, SSY, SY)
      CALL TTEST  ( NX, XM, SAQX, NY, YM, SAQY, DFXM, SDF, NFGDF, TEMP)
    9 FORMAT(1H1, 25X, 5HFINIS)
      CALL EXIT
      END(1,0,0,0,0,1,1,0,0,0,0,0,0,0,0)
```

Computerliste C3. FORTRAN-Unterprogramm 'LES2SP' zum Einlesen der Werte zweier Stichproben zur Durchführung des t-Testes.

```
LES2SP   SUBROUTINE LES2SP ( X,NX,Y,NY,LISTE) LIEST 2 STICHPROBEN EIN

C                                                                  ,--------,
C                                                                  I LES2SP I
C                                                                  '--------'
C                                                                   6.3.67.
C
      SUBROUTINE LES2SP (     X,        NX,        Y,        NY,        LISTE)
C       PARAMETERAERT       OUT       OUT       OUT       OUT        IN
C             MODE            F         I         F         I          I
C       DIMENSIONIERT      1000         -      1000         -          -
C       BETRAG MINIMAL  BEL.NEG.        1  BEL.NEG.         1          0
C             MAXIMAL  BEL.POS.      1000  BEL.POS.      1000          1
C
C       LEISTUNG - DIESES UNTERPROGRAMM LIEST DIE WERTE ZWEIER STICHPRO=
C             BEN EIN. JEDE STICHPROBE KANN AUS BIS ZU 1000 EINZELWER=
C             TEN BESTEHEN. - DIE ANZAHL DER EINGELESENEN WERTE WIRD
C             AUSGEDRUCKT, WAHLWEISE(BEI LISTE = 1 ) AUCH EINE VOLL=
C             STAENDIGE LISTE ALLER WERTE.
C
C       MNEMONIC DES UP-NAMENS 'LES2SP'
C         UP FUER EINLESEN DER 2 STICHPROBEN DER X UND Y WERTE
C                 ***           * *     *
C       BEDEUTUNG DER NAMEN DER ARGUMENTEN-LISTE
C                    X = WERTE X DER 1.STICHPROBE (VEKTOR,MAX.1000 ELEM.)
C                   NX = ANZAHL DER X-WERTE (LAENGE) DES VEKTORS X
C                    Y = WERTE Y DER 2.STICHPROBE (VEKTOR,MAX.1000 ELEM.)
C                   NY = ANZAHL DER Y-WERTE (LAENGE) DES VEKTORS Y
C                LISTE = ANGABE, OB AUSDRUCK EINER LISTE ALLER EINGELESE=
C                          NEN WERTE X UND Y ERWUENSCHT IST
C                      = 0 HEISST...AUSDRUCKEN DER WERTE NICHT ERWUENSCHT
C                      = 1 HEISST...AUSDRUCK DER WERTE-LISTE ERWUENSCHT
C
C      DATENKARTEN-FORMAT, -SPALTENAUFTEILUNG UND REIHENFOLGE
C      ======================================================
C         SP.1    SP.2-6   SP.7 -16(INCLUSIV)
C
C         ...........................................................
C           1      BLANK      BLANK   (ALLERERSTE VORKARTE)
C         BLANK    BLANK   WERTE X DER 1.STICHPROBE.DEZIMALPUNKT IN SP.12
C           2      BLANK      BLANK   (ZWISCHENKARTE ZW.1.UND 2.STICHPR.
C         BLANK    BLANK   WERTE Y DER 2.STICHPROBE.DEZIMALPUNKT IN SP.12
C           9      BLANK      BLANK   (ALLERLETZTE NACHKARTE)
C
C         AUTOR DIESES PROGRAMMS...DR.MED.G.OBERHOFFER, BONN
      DIMENSION  X(1000), Y(1000)
      NX = 0
      NY = 0
      READ INPUT TAPE 5, 105, LK
  105 FORMAT ( I1)
      IF ( LK-1 ) 2, 1, 2
    2 WRITE OUTPUT TAPE 6, 102
  102 FORMAT (1H ,113HFEHLER IN DER ANORDNUNG DER DATENKARTEN. ALLERERST
     1E VORKARTE HAT KEINE 1 IN SPALTE 1. KORRIGIEREN UND NEU RECHNEN)
      CALL EXIT
    1 ISTI = 1
      DO 3 I = 1, 1000
      READ INPUT TAPE 5, 103, LK, X(I)
  103 FORMAT (I1, 5X, F10.4)
      IF ( LK-2 ) 3, 4, 3
    3 CONTINUE
      WRITE OUTPUT.TAPE 6, 104, ISTI
```

Computerliste C 3. Fortsetzung

```
104 FORMAT (1H , 07HFEHLER=, I2,      119H. STICHPROBE HAT MEHR ALS MAX
   1IMAL ZUGELASSENE ANZAHL VON 1000 WERTEN. NUR DIE ERSTEN 1000 WERTE
   2 WERDEN BERUECKSICHTIGT.)
    NX = 1000
  5 READ INPUT TAPE 5, 105, LK
    IF ( LK-2 ) 5, 6, 5
  4 NX = I - 1
  6 ISTI = 2
    DO 7 I = 1, 1000
    READ INPUT TAPE 5, 103, LK, Y(I)
    IF ( LK-9 ) 7, 8, 7
  7 CONTINUE
    WRITE OUTPUT TAPE 6, 104, ISTI
    NY = 1000
  9 READ INPUT TAPE 5, 105, LK
    IF ( LK-9) 9, 10, 9
  8 NY = I - 1
 10 WRITE OUTPUT TAPE 6, 110, NX, NY
110 FORMAT (1H , 21H1.STICHPROBE ENTHAELT, I5, 14H X(I)-WERTE.   ,
   1 21H2.STICHPROBE ENTHAELT, I5,12H Y(I)-WERTE.)
    IF ( LISTE ) 12, 12, 11
 11 WRITE OUTPUT TAPE 6, 111
111 FORMAT (1H0, 47H1.STICHPROBE (LISTE ALLER EINZELNEN X(I)-WERTE))
    WRITE OUTPUT TAPE 6, 112, ( X(I), I= 1, NX)
112 FORMAT (1H , 5X, 10F12.4)
    WRITE OUTPUT TAPE 6, 113
113 FORMAT (1H0, 47H2.STICHPROBE (LISTE ALLER EINZELNEN Y(I)-WERTE))
    WRITE OUTPUT TAPE 6, 112, ( Y(I), I= 1, NY)
 12 RETURN
    END(1,0,0,0,0,1,1,0,0,0,0,0,0,0,0)
```

Computerliste C 4. FORTRAN-Unterprogramm 'SP1P' zur Berechnung der Stichprobenparameter einer Stichprobe.

```
SP1P  SUBROUTINE SP1P(6 ARG.) BESTIMMT PARAMETER EINER STICHPROBE

C                                                                   ,--------,
C                                                                   I SP1P   I
C                                                                   '--------'
C                                                                     6.3.67.
C
      SUBROUTINE SP1P (  X,  NXI,  SAQ,  XM,  SSX,    SX )
C      PARAMETER-ART     IN    IN   OUT  OUT   OUT    OUT
C             MODE        F     I    F    F     F      F
C      DIMENSIONIERT  (1000)    -    -    -     -      -
C
C
C     LEISTUNG DIESES PROGRAMMS
C     ========================= ES ERRECHNET ZU DEN WERTEN EINER STICH=
C        PROBE, DIE IN DEM WERTE-VEKTOR 'X(I)' GESPEICHERT SIND,
C        DIE STATISTISCHEN SCHAETZWERTE FUER MITTELWERT 'XM', SUMME DER
C        ABWEICHUNGS-QUADRATE 'SAQ', VARIANZ (=S-QUADRAT) 'SSX' UND
C        STREUUNG 'S' DER WERTE X(I) UM IHREN MITTELWERT 'XM'.
C        DIESE GROESSEN WERDEN AUSSERDEM AUSGEDRUCKT.
C
C     BEDEUTUNG DER PARAMETER-NAMEN
C     =============================
C             X = WERTE-VEKTOR DER STICHPROBEN-EINZEL-WERTE X(I)
C           NXI = ANZAHL DER WERTE X DER STICHPROBE.
C           SAQ = SUMME DER ABWEICHUNGS-QUADRATE
C            XM = ARITHMETISCHER MITTELWERT DER STICHPROBE
C           SSX = VARIANZ (= S-QUADRAT ) DER WERTE X
C            SX = STREUUNG( S ) DER WERTE X UM IHREN MITTELWERT XM
C                 (='MITTLERE QUADRATISCHE ABWEICHUNG'='STANDARD-DEV.')
C
C        AUTOR DIESES PROGRAMMS...DR.MED.G.OBERHOFFER, BONN
C
      DIMENSION X(1000)
      SMX = 0.
      SMXX= 0.
      DO 1 I = 1, NXI
      SMX = SMX + X(I)
    1 SMXX= SMXX + X(I) * X(I)
      WN = FLOATF(NXI)
      SAQ = SMXX - SMX**2 / WN
      XM = SMX / WN
      SSX = SAQ / (WN - 1.)
      SX  = SQRTF( SSX)
      WRITE OUTPUT TAPE 6, 2, NXI, SAQ, XM, SSX, SX
      RETURN
    2 FORMAT(/,1H ,10X, 38HSTICHPROBEN-PARAMETER (DURCH UP- SP1P),/1H ,
     120X,  3HN =, I5, 8H   SAQ =, F16.6, 7H   XM =, F10.3, 7H  SSX =,
     2F12.4, 6H  SX =, F12.4,///)
      END(1,0,0,0,0,1,1,0,0,0,0,0,0,0,0)
```

Computerliste C 5. FORTRAN-Unterprogramm 'TTEST' zur Durchführung der Berechnungen des t-Testes.

```
TTEST SUBROUTINE TTEST(10 ARG.) FUEHRT T-TEST MIT AUSDRUCK DURCH

C                                                                   ,--------,
C                                                                   I TTEST  I
C                                                                   '--------'
C                                                                     6.3.67.
C
      SUBROUTINE TTEST(N1,XM1,SAQ1, N2,XM2,SAQ2, DFXM, SDF, NFGDF, TEMP)
C      PARAMETER-ART   IN  IN  IN    IN  IN  IN    OUT  OUT    OUT   OUT
C               MODE    I   F   F     I   F   F     F    F      I     F
C      DIMENSIONIERT    -   -   -     -   -   -     -    -      -     -
C
C
C     LEISTUNG DIESES PROGRAMMS
C     ======================== ES BERECHNET DIE 'STUDENT'SCHE TEST=
C             GROESSE 'T' ZUR PRUEFUNG DES UNTERSCHIEDES ZWEIER STICH=
C             PROBENMITTELWERTE AUS DEN GEGEBENEN GROESSEN 'ANZAHL DER
C             STICHPROBEN-ELEMENTE','SUMME DER ABWEICHUNGS-QUADRATE' UND
C             'ARITHMET.MITTELWERT' DER BEIDEN STICHPROBEN
C                   UND DRUCKT DIE ERGEBNISSE AUS.
C
C     BEDEUTUNG DER PARAMETER-NAMEN
C     =============================
C                N1 = ANZAHL DER WERTE X(I) IN DER ERSTEN STICHPROBE
C               XM1 = MITTELWERT DER WERTE X(I) IN DER 1. STICHPROBE
C              SAQ1 = SUMME DER ABWEICHUNGS-QUADRATE DER 1.STICHPROBE
C                N2 = ANZAHL DER WERTE X(I) IN DER ZWEITEN STICHPROBE
C               XM2 = MITTELWERT DER WERTE X(I) IN DER 2.STICHPROBE
C              SAQ2 = SUMME DER ABWEICHUNGS-QUADRATE DER 2.STICHPROBE
C              DFXM = DIFFERENZ DER MITTELWERTE 'XM1' UND 'XM2' DER BEI=
C                        DEN STICHPROBEN. DIESE GROESSE 'DFXM' WIRD
C                        POSITIV, WENN  'XM2' GOESSER ALS 'XM1',
C                        NEGATIV, WENN 'XM2' KLEINER ALS 'XM1'.
C               SDF = STREUUNG DIESES SCHAETZWERTES 'DFXM' UM DEN WAHREN
C                        BETRAG DER DIFFERENZ DER WAHREN MITTELWERTE.
C
C              TEMP = ERRECHNETER,'EMPIRISCHER' T-WERT ZUR STATISTISCHEN
C                        PRUEFUNG DES UNTERSCHIEDES DIESER BEIDEN
C                        MITTELWERTE
C             NFGDF = ANZAHL DER FREIHEITSGRADE BEI DIESEM VERGLEICH
C
C         AUTOR DIESES PROGRAMMS...DR.MED.G.OBERHOFFER, BONN
C
C
      DFXM = XM2 -XM1
      DF   = ABSF( DFXM)
      NFGDF = N1 + N2 - 2
      WNF  = NFGDF
      SSDF = (SAQ1 + SAQ2) / WNF
      DEND = N1 * N2
      DOR  = N1 + N2
      WW   = DEND / DOR
      SDF  = SQRTF ( SSDF)
      TEMP = DF / SDF * SQRTF (WW)
      WRITE OUTPUT TAPE 6, 1, N1, XM1, N2, XM2, DFXM, SDF, NFGDF, TEMP
    1 FORMAT (//1H ,10X, 37HT-TEST - ERGEBNISSE (DURCH UP- TTEST),/1H ,
     120X, 23H1.STICHPROBE HATTE N1 =, I5, 27H WERTE UND MITTELWERT XM1
     2=, F10.4,/1H ,20X, 23H2.STICHPROBE HATTE N2 =, I5, 27H WERTE UND M
     3ITTELWERT XM2 =, F10.4,/1H , 20X, 40HDER UNTERSCHIED DER MITTELWER
     4TE BETRAEGT, F10.4, 8H   SDF =, F9.3,   8H NFGDF =, I5,10H   T-WERT
     5 =, F8.3,///)
      RETURN
      END(1,0,0,0,0,1,1,0,0,0,0,0,0,0,0)
```

Computerliste C 6. Ergebnisliste des t-Testes, erzeugt durch das FORTRAN-Hauptprogramm 'TEST1' mit seinen Unterprogrammen bei Eingabe der Werte der Liste C 1.

```
1.STICHPROBE ENTHAELT   13 X(I)-WERTE.  2.STICHPROBE ENTHAELT   21 Y(I)-WERTE.

1.STICHPROBE (LISTE ALLER EINZELNEN X(I)-WERTE)
         64.0000     56.0000     94.0000     46.0000    102.0000     54.0000     72.0000    106.0000     92.0000     74.0000
         82.0000     70.0000     72.0000

2.STICHPROBE (LISTE ALLER EINZELNEN Y(I)-WERTE)
        100.0000     88.0000     94.0000     96.0000    108.0000     74.0000     84.0000    126.0000    146.0000     88.0000
        124.0000     96.0000     88.0000    102.0000    100.0000    112.0000    116.0000     80.0000    106.0000     78.0000
         94.0000

         STICHPROBEN-PARAMETER (DURCH UP- SP1P)
                  N =   13   SAQ =     4190.769531   XM =     75.692  SSX =    349.2308  SX =      18.6877


         STICHPROBEN-PARAMETER (DURCH UP- SP1P)
                  N =   21   SAQ =     6224.000000   XM =    100.000  SSX =    311.2000  SX =      17.6409


         T-TEST - ERGEBNISSE (DURCH UP- TTEST)
                  1.STICHPROBE HATTE N1 =   13 WERTE UND MITTELWERT XM1 =   75.6923
                  2.STICHPROBE HATTE N2 =   21 WERTE UND MITTELWERT XM2 =  100.0000
                  DER UNTERSCHIED DER MITTELWERTE BETRAEGT   24.3077   SDF =   18.041 NFGDF =   32  T-WERT =   3.818
```

Computerliste C 7. FORTRAN-Hauptprogramm 'HREGR2' zur Durchführung der Regressionsrechnung und Prüfung des Unterschiedes der Regressionskoeffizienten mit Ausdruck der Ergebnisse.

```
HREGR2 HP FUER REGRESSIONS-RECHNUNG U.PRUEF.D.REGR.UNTERSCHIEDS MIT DUP

C
C                                                                ,--------,
C                                                                I HREGR2 I
C                                                                '--------'
C
C     LEISTUNG DIESES PROGRAMMS
C     ======================== ES LIEST JE ZWEI ZUSAMMENGEHEORIGE
C         STICHPROBEN VON X- UND Y-WERTEN EIN UND PRUEFT SIE AN HAND
C         DES UNTERSCHIEDES IHRER LINEAREN REGRESSIONSKOEFFIZIENTEN.
C         DIE ERGEBNISSE WERDEN AUSGEDRUCKT, WAHLWEISE AUCH MIT
C         DUPLIKATEN.
C
C     REIHENFOLGE DER DATENKARTEN
C     ===========================
C         DUPLIKAT-ANZAHL-WUNSCHKARTE
C              ENTHAELT IN SP.4+5(RECHTSBUENDIG) DIE ANZAHL DER
C              ERWUENSCHTEN ERGEBNIS-DUPLIKATE.
C         LISTEN-WUNSCHKARTE GIBT AN, OB LISTE DER EINGELESENEN DATEN
C              UND DER ZWISCHENERGEBNISSE ERWUENSCHT IST ( DANN MUSS SIE
C              IN SPALTE 5 EINE 1 ENTHALTEN. FALLS IN SP.5 EINE NULL,
C              DANN KEINE LISTEN ERWUENSCHT).
C
C         ES FOLGEN JETZT BELIEBIG VIELE GRUPPEN VON AUSWERTEDATEN.
C         JEDE EINZELNE GRUPPE BESTEHT AUS...
C              EINER STICHWORTKARTE, DIE VON SPALTE 7 BIS INCL. 72
C                   EINEN TEXT ENTHAELT, DER DEN SACHVERHALT, ZU DEM DIE
C                   FOLGENDEN DATEN GEHOEREN, KENNZEICHNET. DIESES
C                   STICHWORT WIRD AUF DEN KOPF DER ERGEBNISTABELLEN
C                   GEDRUCKT.
C              VORKARTE VOR ERSTER DATENKARTE DER ERSTEN WERTESTICH=
C                   PROBE. SIE MUSS IN SPALTE 1 EINE 1 ENTHALTEN.
C              DATENKARTEN DER ERSTEN  WERTE-STICHPROBE (MAXIMAL 1000
C                   DATENKARTEN ZUGELASSEN). SIE ENTHALTEN ...
C                   IN SPALTE   INHALT
C                     1         BLANK
C                     7 - 16    X-WERTE DER ERSTEN  STICHPROBE
C                                        DEZIMAL-PUNKT IN SPALTE 12
C                    26 - 35    Y-WERTE DER ERSTEN  STICHPROBE
C                                        DEZIMAL-PUNKT IN SPALTE 31
C              TRENNKARTE ZWISCHEN DEN DATENKARTEN DER ERSTEN UND
C                   ZWEITEN STICHPROBE. SIE MUSS EINE  2 IN SPALTE 1
C                   ENTHALTEN.
C              DATENKARTEN DER ZWEITEN WERTE-STICHPROBE (MAXIMAL 1000
C                   DATENKARTEN ZUGELASSEN). SIE ENTHALTEN ...
C                   IN SPALTE   INHALT
C                     1         BLANK
C                     7 - 16    X-WERTE DER ZWEITEN STICHPROBE
C                                        DEZIMAL-PUNKT IN SPALTE 12
C                    26 - 35    Y-WERTE DER ZWEITEN STICHPROBE
C                                        DEZIMAL-PUNKT IN SPALTE 31
C              SCHLUSSKARTE NACH LETZTER DATENKARTE DER ZWEITEN
C                   STICHPROBE ( EINER GRUPPE VON AUSWERTE-DATEN).
C                   SIE MUSS IN SPALTE 1 EINE 9 ENTHALTEN.
C
C**** DIESES PROGRAMM BENOETIGT DIE UNTERPROGRAMME     LES2XY
```

Computerliste C 7. Fortsetzung

```
C                                                                          SAQ1XY
C                                                                          BTEST
C                                                                          BTDRU
C
C
C     AUTOR DIESES PROGRAMMS...DR.MED.G.OBERHOFFER, BONN.
C
      DIMENSION X1(1000), X2(1000), Y1(1000), Y2(1000), STIWO(11)
C
      N5 = 5
      READ INPUT TAPE N5, 101, NDUPWU,        LIST
  101 FORMAT( 3X, I2,/ 4X, I1 )
 1000 READ INPUT TAPE N5, 106, ( STIWO(I), I=1,11)
  106 FORMAT( 6X, 11A6)
      NDUP = 0
C
      CALL LES2XY (X1, Y1, NXY1, X2, Y2, NXY2, LIST)
      CALL SAQ1XY (X1, Y1, NXY1, SAQXX1, SAPXY1, SAQYY1, B1, R1, LIST )
      CALL SAQ1XY (X2, Y2, NXY2, SAQXX2 ,SAPXY2, SAQYY2, B2, R2, LIST )
      SAQGY1 = 0.0
      SAQGY2 = 0.0
      CALL BTEST (  NXY1,  0.0,  0.0,  0.0,  0.0,  0.0,
     1              NXY2,  0.0,  0.0,  0.0,  0.0,  0.0,
     2          SAQXX1, SAPXY1, SAQYY1, SAQGY1, B1,
     3          SAQXX2, SAPXY2, SAQYY2, SAQGY2, B2,
     4            DIFFB,  SDIFF,  TEMP,  NFG )
C
    7 CALL        BTDRU(STIWO,NXY1,NXY2,B1,B2,R1,R2,DIFFB,SDIFF,TEMP,NFG)
      NDUP = NDUP + 1
      IF ( NDUPWU - NDUP ) 1000, 7, 7
      END(1,0,0,0,0,1,1,0,0,0,0,0,0,0,0)
```

Computerliste C 8. FORTRAN-Unterprogramm 'LES2XY' zum Einlesen von zwei Stichproben von x, y-Werten

```
LES2XY SUBROUTINE LES2XY ( 7 ARG.) LIEST ZWEI X, Y-STICHPROBEN EIN

C
C                                                                     ,---------,
C                                                                     I LES2XY I
C                                                                     '---------'
C
      SUBROUTINE LES2XY (     X1,    Y1, NXY1,    X2,    Y2,  NXY2, LISTE)
C      ARGUMENT-ART          OUT   OUT   OUT    OUT   OUT    OUT     IN
C             MODE             F     F     I      F     F      I      I
C      DIMENSIONIERT        1000  1000     -   1000  1000      -      -
C      BETRAG MINIMAL    BELIEBIG NEGAT.   1   BELIEB.NEG.      1 0=KEINE L
C             MAXIMAL    BELIEB.POSITIV 1000   BEL.POSIT.    1000 1= LISTE
C
C
C     AUTOR DIESES PROGRAMMS...DR.MED.G.OBERHOFFER, BONN.
C
      DIMENSION X1(1000), Y1(1000), X2(1000), Y2(1000)
C
      NXY1 = 0
      NXY2 = 0
      READ INPUT TAPE 5, 105, LK
```

Computerliste C 8. Fortsetzung

```
105 FORMAT ( I1)
    IF ( LK-1 ) 2, 1, 2
  2 WRITE OUTPUT TAPE 6, 102
102 FORMAT (1H ,113HFEHLER IN DER ANORDNUNG DER DATENKARTEN. ALLERERST
   1E VORKARTE HAT KEINE 1 IN SPALTE 1. KORRIGIEREN UND NEU RECHNEN)
    CALL EXIT
  1 ISTI = 1
    DO 3 I = 1, 1000
    READ INPUT TAPE 5, 103, LK, X1(I), Y1(I)
103 FORMAT (I1, 5X, F10.4, 9X, F10.4)
    IF ( LK-2 ) 3, 4, 3
  3 CONTINUE
    WRITE OUTPUT TAPE 6, 104, ISTI
104 FORMAT (1H , 07HFEHLER=, I2,     119H. STICHPROBE HAT MEHR ALS MAX
   1IMAL ZUGELASSENE ANZAHL VON 1000 WERTEN. NUR DIE ERSTEN 1000 WERTE
   2 WERDEN BERUECKSICHTIGT.)
    NXY1 = 1000
  5 READ INPUT TAPE 5, 105, LK
    IF ( LK-2 ) 5, 6, 5
  4 NXY1 = I - 1
  6 ISTI = 2
    DO 7 I = 1, 1000
    READ INPUT TAPE 5, 103, LK, X2(I), Y2(I)
    IF ( LK-9 ) 7, 8, 7
  7 CONTINUE
    WRITE OUTPUT TAPE 6, 104, ISTI
    NXY2 = 1000
  9 READ INPUT TAPE 5, 105, LK
    IF ( LK-9) 9, 10, 9
  8 NXY2 = I - 1
 10 WRITE OUTPUT TAPE 6, 110, NXY1, NXY2
110 FORMAT (1H , 21H1.STICHPROBE ENTHAELT, I5, 46H X1(I)-Y1(I)-WERTEPA
   1ARE. 2.STICHPROBE ENTHAELT,I5, 24H X2(I)-Y2(I)-WERTEPAARE.)
    IF ( LISTE ) 12, 12, 11
 11 WRITE OUTPUT TAPE 6, 111
111 FORMAT (1H0, 59H1.STICHPROBE (LISTE ALLER EINZELNEN X1(I)-Y1(I)-WE
   1RTEPAARE))
    WRITE OUTPUT TAPE 6, 112, (X1(I),Y1(I), I=1, NXY1)
112 FORMAT (1H ,F12.4,1H=,2F12.4,1H=, 2F12.4, 1H=, 2F12.4, 1H=, 2F12.4
   1, 1H=,  F12.4)
    WRITE OUTPUT TAPE 6, 113
113 FORMAT ( 1H0,59H2.STICHPROBE (LISTE ALLER EINZELNEN X2(I)-Y2(I)-WE
   1RTEPAARE))
    WRITE OUTPUT TAPE 6, 112, (X2(I),Y2(I), I = 1, NXY2)
 12 RETURN
    END(1,0,0,0,0,1,1,0,0,0,0,0,0,0,0)
```

Computerliste C 9. FORTRAN-Unterprogramm 'SAQ1XY' zur Bestimmung der Zwischenwerte, Summen der Abweichungsquadrate SAQ, des Regressionskoeffizienten b und des Korrelationskoeffizienten r.

```
SAQ1XY SUBROUTINE SAQ1XY(.9 ARG.) ERGIBT SAQ,SAP,KLEIN-B,R ZU XY-VEKTOR

C
C                                                                   ,--------,
C                                                                   I SAQ1XY I
C                                                                   '--------'
C
      SUBROUTINE SAQ1XY( X,  Y,  NXY, SAQXX, SAPXY, SAQYY, B,  R,LIST)
C      ARGUMENT-ART     IN   IN    IN    OUT    OUT    OUT  OUT  OUT  IN
C            MODE       F    F     I     F      F      F    F    F    I
C      DIMENSIONIERT  1000 1000    -     -      -      -    -    -    -
C      BETRAG MINIMAL -... -...    2     0     -...    0    0  -1.0   0
C             MAXIMAL +... +...  1000   +...   +...   +... +1  +1.0 1=LIST
C
C     LEISTUNG DIESES PROGRAMMS
C     ========================= ES ERRECHNET ZU DEN WERTE-VECTOREN 'X'
C        UND 'Y', DIE JE 'NXY' ELEMENTE(=WERTE) ENTHALTEN...
C         DIE SUMME DER ABWEICHUNGS-QUADRATE DER X-WERTE = 'SAQXX'
C         DIE SUMME DER ABWEICHUNGS-PRODUKTE ZWISCHEN X UND Y = 'SAPXY'
C         DEN REGRESSIONS-KOEFFIZIENTEN  ='B'
C         DEN KORRELATIONS-KOEFFIZIENTEN ='R'
C        WAHLWEISE, WENN'LIST' = 1 IST, WERDEN DIE ERGEBNISSE AUSGE=
C        DRUCKT
C
C
C     AUTOR DIESES PROGRAMMS...DR.MED.G.OBERHOFFER,BONN
C
C**** DEFINITION D.ARITHM.-STATM.-FUNCTION ZUR BERECHN.D.SUMME D.ABW.Q.
      SAQF(SMX,SMY,SMXY,N) = SMXY - ( SMX * SMY )   / FLOATF (N)
C
      DIMENSION X(1000), Y(1000)
      SUMX = 0.
      SUMXX= 0.
      SUMXY= 0.
      SUMY = 0.
      SUMYY= 0.
C
      DO 1 I = 1, NXY
      SUMX  = SUMX  + X(I)
      SUMXX = SUMXX + X(I) * X(I)
      SUMXY = SUMXY + X(I) * Y(I)
      SUMY  = SUMY  + Y(I)
      SUMYY = SUMYY + Y(I) * Y(I)
    1 CONTINUE
      SAQXX = SAQF( SUMX, SUMX, SUMXX, NXY)
      SAPXY = SAQF( SUMX, SUMY, SUMXY, NXY)
      SAQYY = SAQF( SUMY, SUMY, SUMYY, NXY)
      B = SAPXY / SAQXX
      R = SAPXY / ( SQRTF( SAQXX * SAQYY))
C
      IF ( LIST ) 9, 9, 8
C**** FALLS ERGEBNISSE AUSGEDRUCKT WERDEN SOLLEN
    8 WRITE OUTPUT TAPE  6, 106, X(1), Y(1), NXY, B, R
  106 FORMAT(1H , 24HBEI STICHPROBE MIT X(1)=, F10.4, 10H UND Y(1)=,
     1 F10.4,  7H UND N=, I5, 17H X-Y-WERTE-PAAREN,/1H ,10X, 41HBETRAGEN
     2 DER REGRESSIONS-KOEFF.(KLEIN-B)=, F10.4, 32H UND DER KORRELAT.KOE
     3FFIZIENT R=, F10.4)
    9 RETURN
      END(1,0,0,0,0,1,1,0,0,0,0,0,0,0,0)
```

Computerliste C 10. FORTRAN-Unterprogramm 'BTEST' zur Prüfung des Unterschiedes zweier Regressionskoeffizienten.

```
BTEST SUBROUTINE BTEST (..26 ARG..) MIT 3 EINGAENGEN PRUEFT B-DIFFERENZ

C
C                                                           ,--------,
C                                                           I BTEST  I
C                                                           '--------'
C
      SUBROUTINE BTEST ( N1, SMX1, SMXX1, SMXY1, SMYY1, SMY1,
     1                   N2, SMX2, SMXX2, SMXY2, SMYY2, SMY2,
C       ARGUMENT-ART     IN   IN     IN      IN     IN    IN
C              MODE      I    F      F       F      F     F
C        (EINGANG 'A')   ***  ...    ...     .....  ...   ...
C
     2                   SAQXX1, SAPXY1, SAQYY1, SAQGY1,        B1,
     3                   SAQXX2, SAPXY2, SAQYY2, SAQGY2,        B2,
C       ARGUMENT-ART     IN/OUT  IN/OUT  IN/OUT  IN/OUT       IN/OUT
C              MODE      F       F       F       F            F
C        (EINGANG 'B')   ===     =====   ===
C        (EINGANG 'C')   +++                     +++++        +++
C
     4                           DIFFB,  SDIFF,         TEMP,  NFG   )
C       ARGUMENT-ART             OUT     OUT            OUT    OUT
C              MODE              F       F              F      I
C
C
C     AUTOR DIESES PROGRAMMS...DR.MED.G.OBERHOFFER, BONN.
C
C**** DEFINITION D.ARITHM.-STATEM.-FUNCTION ZUR BERECHN.D.SUMME D.ABW.Q.
      SAQF(SMX,SMY,SMXY,N) = SMXY - ( SMX * SMY )   / FLOATF (N)
C
C**** FESTSTELLEN, WELCHE EINGAENGE ( A, B ODER C) IM KONKRETEN AUFRUF
C                                                     BENUTZT WERDEN
      IF ( SAQGY1 ) 1, 4, 1
    4 IF ( SAPXY1 ) 5, 6, 5
    6 IF ( SMXY1 ) 31, 32, 31
    1 L1 = 3
      GO TO 2
    5 L1 = 2
      GO TO 2
   32 I = 1
      GO TO 99
   31 L1 = 1
    2 IF ( SAQGY2 ) 3, 7, 3
    7 IF ( SAPXY2 ) 8, 10, 8
   10 IF ( SMXY2  ) 33, 34, 33
   34 I = 2
   99 WRITE OUTPUT TAPE 6, 991, N1, N2
  991 FORMAT(1H ,74HUNTERPROGRAMM 'BTEST' MIT UNZULAESSIG GERINGEN STICH
     1PROBEN-UMFAENGEN 'N1'=, I5,10H UND 'N2'=, I5,19H AUFGERUFEN,RETURN
     2.)
      GO TO 999
    3 L2 = 3
      GO TO 9
    8 L2 = 2
      GO TO 9
   33 L2 = 1
C**** PRUEFUNG DER DIFFERENZ DER REGRESS.KOEFF.B1 - B2
```

Computerliste C 10. Fortsetzung

```
    9 NFG = N1 + N2 - 4
C
      IF (NFG ) 99, 99, 992
C**** BEI WAHLWEISEM EINGANG A, B ODER C DER 1.STICHPROBE
  992 GO TO ( 11, 12, 13), L1
   11 SAQXX1 = SAQF ( SMX1, SMX1, SMXX1, N1 )
      SAPXY1 = SAQF ( SMX1, SMY1, SMXY1, N1 )
      SAQYY1 = SAQF ( SMY1, SMY1, SMYY1, N1 )
   12 SAQGY1 = SAQYY1 - SAPXY1**2 / SAQXX1
      B1 = SAPXY1 / SAQXX1
C**** BEI WAHLWEISEM EINGANG A, B ODER C DER 2.STICHPROBE
   13 GO TO (21, 22, 23), L2
   21 SAQXX2 = SAQF ( SMX2, SMX2, SMXX2, N2 )
      SAPXY2 = SAQF ( SMX2, SMY2, SMXY2, N2 )
      SAQYY2 = SAQF ( SMY2, SMY2, SMYY2, N2 )
   22 SAQGY2 = SAQYY2 - SAPXY2**2 / SAQXX2
      B2 = SAPXY2 / SAQXX2
   23 DIFFB = B2 - B1
      SDIFF = SQRTF((SAQGY1 + SAQGY2) * ( 1./SAQXX1 + 1./SAQXX2 )
     1                                 / FLOATF ( NFG) )
      TEMP = ABSF( DIFFB ) / SDIFF
  999 RETURN
      END(1,0,0,0,0,1,1,0,0,0,0,0,0,0,0)
```

Computerliste C 11. FORTRAN-Unterprogramm 'BTDRU' druckt die Ergebnisse der Prüfung des Unterschiedes zweier Regressionskoeffizienten aus.

```
BTDRU    SUBROUTINE BTDRU (.11ARG.) DRUCKT ERGEBN.D.REGR.PRUEFUNG AUS

C
C                                                                ,---------,
C                                                                I BTDRU   I
C                                                                '---------'
C
      SUBROUTINE BTDRU(STIWO,NXY1,NXY2,B1,B2,R1,R2,DIFFB,SDIFF,TEMP,NFG)
C      ARGUMENT-ART      IN    IN    IN  IN  IN  IN  IN     IN    IN    IN   IN
C             MODE       A     I     I   F   F   F   F      F     F     F    I
C      DIMENSIONIERT   (11A6)  -     -   -   -   -   -      -     -     -    -
C
C
C     AUTOR DIESES PROGRAMMS...DR.MED.G.OBERHOFFER, BONN.
C
      DIMENSION STIWO(11)
C
      N6 = 6
      WRITE OUTPUT TAPE N6, 106, (STIWO(I), I=1, 11 )
  106 FORMAT(1H1, 69HSTATISTISCHE PRUEFUNG DER REGRESSIONSKOEFFIZIENTEN
     1ZWEIER STICHPROBEN,/1H0, 11A6,/1HL)
      II = 1
      WRITE OUTPUT TAPE N6,  107, II, NXY1, B1, R1
  107 FORMAT(1H0,10X,  3HDIE, I3, 23H.TE STICHPROBE ENTHAELT, I5,
     1 40H X,Y - WERTE-PAARE MIT REGRESS.KOEFF. B=, F10.4, 26H UND KORRE
     2LATIONSKOEFF. R=, F6.3 )
      II = 2
      WRITE OUTPUT TAPE N6, 107, II, NXY2, B2, R2
      WRITE OUTPUT TAPE N6, 108, DIFFB, SDIFF, TEMP, NFG
  108 FORMAT(1H0,10X, 41HDEM UNTERSCHIED DER REGR.KOEFF. B2 - B1 =,F10.4
     1, 34H ENTSPRICHT EINE STREUUNG 'SD' VON, F10.4,/1H , 41X, 18HUND E
     2IN T-WERT VON, F12.4,  4H BEI, I5, 17H FREIHEITSGRADEN. /1H1)
      RETURN
      END(1,0,0,0,0,1,1,0,0,0,0,0,0,0,0)
```

Computerliste C 12. Protokoll des Einleseprogramms 'LES2XY' über eingelesene Werte und Zwischenwerte.

```
1.STICHPROBE (LISTE ALLER EINZELNEN X1(I)-Y1(I)-WERTEPAARE)
      1.0000=     85.0000      3.0000=    120.0000      5.0000=    130.0000      7.0000=    130.0000      9.0000=    100.0000
     11.0000=    180.0000     13.0000=    180.0000

2.STICHPROBE (LISTE ALLER EINZELNEN X2(I)-Y2(I)-WERTEPAARE)
      1.0000=    180.0000      3.0000=    150.0000      5.0000=    140.0000      7.0000=    150.0000      9.0000=    140.0000
BEI STICHPROBE MIT X(1)=    1.0000 UND Y(1)=   85.0000 UND N=    7 X-Y-WERTE-PAAREN
          BETRAGEN DER REGRESSIONS-KOEFF.(KLEIN-B)=    6.6964 UND DER KORRELAT.KOEFFIZIENT R=    0.7927
BEI STICHPROBE MIT X(1)=    1.0000 UND Y(1)=  180.0000 UND N=    5 X-Y-WERTE-PAAREN
          BETRAGEN DER REGRESSIONS-KOEFF.(KLEIN-B)=   -4.0000 UND DER KORRELAT.KOEFFIZIENT R=   -0.7698
```

Computerliste C 13. Ergebnisliste der Prüfung des Unterschiedes zweier Regressionskoeffizienten (Werte der Tabellen 13 und 14).

```
STATISTISCHE PRUEFUNG DER REGRESSIONSKOEFFIZIENTEN ZWEIER STICHPROBEN

BLUTZUCKERWERTE WAEHREND DER VORBEOBACHTUNGS- UND TEST-PERIODE


          DIE  1.TE STICHPROBE ENTHAELT    7 X,Y - WERTE-PAARE MIT REGRESS.KOEFF. B=    6.6964 UND KORRELATIONSKOEFF. R= 0.793

          DIE  2.TE STICHPROBE ENTHAELT    5 X,Y - WERTE-PAARE MIT REGRESS.KOEFF. B=   -4.0000 UND KORRELATIONSKOEFF. R=-0.770

          DEM UNTERSCHIED DER REGR.KOEFF. B2 - B1 =  -10.6964 ENTSPRICHT EINE STREUUNG 'SD' VON    3.8032
                                  UND EIN T-WERT VON      2.8125 BEI    8 FREIHEITSGRADEN.
```

Computerliste C 14. Eingabe-Daten zum Einlese-Unterprogramm 'LES2XN' für den BRANDT-SNEDECOR-Test.

```
FORMAT DER DATEN-LOCHKARTEN

SPALTE
NUMMER  10        20        30        40        50        60        70        80
1...5.7..0....5....0....5....0....5....0....5....0....5....0....5....0.2..5....0
    1 BEISPIEL AUS 'METHODENLEHRE...'
    2     BEHANDL.          THERAPIE I      THERAPIE II
    3      ERGEBNIS          SPEZIFISCH        UNSPEZ.
    4    GEH.IN 1.WO.                 22               14
    4    GEH.IN 2.WO.                 23               14
    4    GEH.IN 3.WO.                 20               14
    4    GEH.IN 4.WO.                 15               19
    4    GEH.IN 5.WO.                 12               21
    4    GEH.IN 6.WO.                 10               25
    4    GEH.IN 7.WO.                 00               21
    4    GEH.IN 8.WO.                  7               30
    4    GEH.IN 9.WO.                  1               12
    4    NICHT GEH.                    2                8
9
```

Computerliste C 15. FORTRAN-Unterprogramm 'LES2XN' zum Einlesen der Werte einer 2-mal-n-Häufigkeitstafel zur Durchführung des BRANDT-SNEDECOR-Testes.

```
LES2XN SUBROUTIN LES2XN (...) LIEST 2 X N -TAFEL F.BRANDT-SNEDECOR EIN

C                                                          ,--------,
C                                                          I LES2XN I
C                                                          '--------'
C
      SUBROUTINE LES2XN(NRTAPE, LK, STIWO,STUFEN, NSTU, TITEL, NH, LIST)
C       PARAMETER-ART          IN OUT    OUT    OUT   OUT    OUT OUT   IN
C              MODE             I  I      A      A     I      A   I     I
C       DIMENSIONIERT           -  -     (11)  (3,25)  -   (6,3)(25,2)  -
C       BETRAG MINIMAL        ...  1                   1          0     0
C              MAXIMAL        ...  9                  24       9999     1
C               MEIST           5 ...   TEXT   TEXT   ...   TEXT  ...
C
C     LEISTUNG DIESES PROGRAMMS
C     ======================== ES LIEST EINE 2 X N -HAEUFIGKEITSTABELLE
C             ZUR VORBEREITUNG DES CHI-QUADRAT-TESTES NACH BRANDT-SNEDE=
C             COR EIN UND DRUCKT WAHLWEISE ( BEI'LIST'= 1 ) DIESE EIN=
C             GELESENE TABELLE AUS.
C      BEDEUTUNG DER PARAMETER-NAMEN
C         NRTAPE = LOG.(FORTRAN)-BANDEINHEIT-NR, VON DER EINGELESEN
C                                                 WERDEN SOLL
C         LK     = WERT IN DER 1.SPALTE DER ABSCHLUSS-KARTE NACH DEN
C                       DATEN EINER EINZELNEN STICHPROBE.     ****
C                       = 9 (MEIST) NACH DER LETZTEN STICHPROBE
C         STIWO  = STICHWORT (=PROBLEMBEZEICHNUNG)
C         TITEL  = TITEL(ZWEIZEILIG ZU JE 2A6) DER 2 X N TAFEL-KOLONNEN
C                       FUER  BEDEUTUNG DER       KLASSEN(=ZEILEN=STUFEN)
C                             IN SP. 11 - 22 FUER ((TITEL(I,J),I=1,2)J12
C                       FUER  1.STICHPROBE
C                             IN SP. 28 - 39 FUER (TITEL(I,J),I=3,4)J12
C                       FUER 2.STICHPROBE
C                             IN SP. 43 - 54 FUER ((TITEL(I,J),I=5,6)J12
C         NSTU   = ANZAHL DER EINGELESENEN STUFEN(=KLASSEN),MAXIMAL 24
C         STUFEN = BEDEUTUNG(TEXT..3A6 IN SP.7 - 24) DER EINZELNEN
C                     MERKMALS-STUFEN(=KLASSEN) FUER BEIDE STICHPROBEN
C
C                 ***ANORDNUNG***
C            TIT(1,1)+TIT(2,1)   TIT(3,1)+TIT(4,1)  TIT(5,1)+TIT(6,1)
C            TIT(1,2)+TIT(2,2)   TIT(3,2)+TIT(4,2)  TIT(5,2)+TIT(6,2)
C            ----------------------------------------------------------
C            STUF (1,1)(2,1)(3,1)      NH(1,1)           NH(1,2)
C            STUF (1,2)(2,2)(3,2)      NH(2,1)           NH(2,2)
C            ----------------------------------------------------------
C
C         NH     = 2 X N - TAFEL  DER HAEUFIGKEITEN, DABEI
C                    HAEUFIGKEITSWERTE DER 1.STICHPROBE IN SP. 35 - 39
C                    HAEUFIGKEITSWERTE DER 2.STICHPROBE IN SP. 50 - 54
C         LIST   = STEUERGROESSE, DIE ANGIBT OB AUFLISTEN(AUSDRUCK) DER
C                       EINGELESENEN 2 X N -TAFEL-WERTE GEWUENSCHT WIRD
C            = 1 AUFLISTEN (AUSDRUCK) ERWUENSCHT
C            = 0 AUFLISTEN (AUSDRUCK) NICHT ERWUENSCHT
C
C**** OBLIGATE REIHENFOLGE DER DATENKARTEN
C     ===================================
C SP.5
C   1     1.   PROBLEM(= UEBERSCHRIFT)   (SP. 7 - 72)
```

Computerliste C 15. Fortsetzung

```
C   2      2.   TITEL  1.ZEILE              (SP.11 - 22, 28 - 39, 43 - 54)
C   3      3.   TITEL  2.ZEILE              (SP.11 - 22, 28 - 39, 43 - 54)
C   4    ... KLASSEN-BEDEUTG.  (SP.7- 24)     F1(SP.35-39), F2 (SP.50-54)
C   4    ...      ( TEXT)      (SP.7- 24)     F1(SP.35-39), F2 (SP.50-54)
C   4    ... (MAXIMAL 24 STK.) (SP.7- 24)     F1(SP.35-39), F2 (SP.50-54)
C             ********ALLE DATENKARTEN DER 2 X N -TAFEL MUESSEN IN SP. 1
C                                      BLANK SEIN    ********************
C   BL    ABSCHLUSSKARTE MIT ZIFFER UNGLEICH 0 IN SP.1
C
C      AUTOR DIESES PROGRAMMS....DR.MED.OBERHOFFER,BONN, 2.8.1964
C
      DIMENSION STIWO(11), STUFEN( 3,25), TITEL(6,2), NH(25,2)
      NSTU = 0
      READ INPUT TAPE NRTAPE, 100,LK, KA, (STIWO(I), I=1, 11)
  100 FORMAT(I1, 3X, I1, 1X, 11A6)
      IF (LK  )  9, 1, 9
    1 IF (KA-1)  8, 2, 8
    2 READ INPUT TAPE NRTAPE, 104,LK,      KA,(TITEL(I, 1),I=1, 6)
      IF (LK)    9, 3, 9
    3 IF (KA-2)  8, 4, 8
    4 READ INPUT TAPE NRTAPE, 104, LK, KA, (TITEL(I,2), I = 1, 6)
  104 FORMAT(I1, 3X, I1, 5X, 2A6, 5X, 2A6, 3X, 2A6 )
      IF ( LK)   9, 5, 9
    5 IF ( KA-3) 8, 6, 8
    6 NSTU = NSTU + 1
      IF ( NSTU - 25) 7,81, 81
   81 WRITE OUTPUT TAPE 6, 181
  181 FORMAT(1H , 47HFEHLER=MEHR ALS 24 ZEILEN IN 2 X N -TAFEL. EXIT)
   10 READ INPUT TAPE NRTAPE, 110, LK
  110 FORMAT(I1)
      IF ( LK ) 99, 10, 99
    7 READ INPUT TAPE NRTAPE, 107, LK, KA, (STUFEN(I,NSTU),I=1,3),
     1 ( NH(NSTU,J), J=1,2)
  107 FORMAT(I1, 3X, I1, 1X, 3A6, 10X, I5, 10X, I5)
      IF ( LK) 9, 11, 9
   11 IF ( KA-4)   8, 6, 8
C**** ABFRAGE, OB AUSDRUCK ERWUENSCHT
    9 NSTU = NSTU - 1
      IF ( LIST) 99, 99, 12
C**** AUSDRUCK
   12 WRITE OUTPUT TAPE 6, 112,(STIWO(I),I=1,11),(TITEL(I,1),I=1,6),
     1 (TITEL(J,2), J=1, 6)
  112 FORMAT(1H1, 25HURWERTE DER 2 X N - TAFEL,/1H0, 11A6,/1HL, 13X,2A6,
     15X,2A6,1X,2A6,/1H ,13X,2A6,5X,2A6,1X,2A6,/1H0)
      DO 14 IZ = 1, NSTU
      WRITE OUTPUT TAPE 6, 114, (STUFEN(I,IZ),I =1,3),(NH(IZ,J),J=1,2)
  114 FORMAT( 1H , 10X, 3A6, 5X, I5, 8X, I5)
   14 CONTINUE
   99 LK = LK
      RETURN
C**** AUSGANG BEI DATEN-KARTENFEHLERN
    8 WRITE OUTPUT TAPE 6, 108, KA
  108 FORMAT( 1H , 28HDATENKARTEN-FEHLER  BEI KA =, I3, 10H CALL EXIT)
      GO TO 10
      END(1,0,0,0,0,1,1,0,0,0,0,0,0,0,0)
```

Computerliste C 16. FORTRAN-Hauptprogramm 'BRASNE' zur Prüfung einer 2-mal-n-Häufigkeitstafel mittels des BRANDT-SNEDECOR-Testes. Dabei werden vorher die einzelnen Klassen innerhalb der Häufigkeitstafel auf Unterbesetzung geprüft und gegebenenfalls zusammengefaßt.

```
BRASNE  HP = TEST NACH BRANDT-SNEDECOR FUER 2 X N -HAEUFIGKEITS-TAFEL

C                                                                   ,--------,
C                                                                   I BRASNE I
C                                                                   '--------'
C
C      LEISTUNG DIESES PROGRAMMS
C      ======================== ES FUEHRT DEN CHI-QUADRAT-TEST (VERSION
C               NACH BRANDT- SNEDECOR) ZUR PRUEFUNG DES HAEUFIGKEITSUNTER=
C                SCHIEDES ZWEIER UNABHAENGIGER STICHPROBEN DURCH, IN DENEN
C                DIE HAEUFIGKEITEN ZU VERSCHIEDENEN AUSPRAEGUNGEN DES BEOB=
C                ACHTETEN MERKMALS (SOGEN.'MERKMALS-STUFEN' ODER'KLASSEN')
C                ANGEGEBEN WERDEN.
C                   DABEI WERDEN MERKMALS-STUFEN DER 2 X N - TAFEL, DIE
C                ZU GERINGE ERWARTUNGSWERTE ( UNTER 5.0 ) HABEN, ZU GROE=
C                SSEREN KLASSEN ZUSAMMENGEFASST.
C                   URSPRUENGLICHE 2 X N-TAFEL  UND DURCH KLASSEN-ZUSAMMEN=
C                FASSUNG ENTSTANDENE 2 X N-TAFEL WERDEN AUSGEDRUCKT,
C                MIT UEBERSCHRIFT, SPALTEN- UND ZEILENBEDEUTUNG UND KENN=
C                ZEICHNUNG DER DURCH ZUSAMMENFASSUNG NEU ENTSTANDENEN
C                ZEILEN.
C                   ES KOENNEN BELIEBIG VIELE VERSCHIEDENE 2 X N -TAFELN
C                HINTEREINANDER VERARBEITET WERDEN.
C
C      AUTOR DIESES PROGRAMMS....DR.MED.OBERHOFFER,BONN, 8.8.1964
C
C****   DIESES PROGRAMM BENOETIGT UNTERPROGRAMM LES2XN
C
       DIMENSION STIWO(11), STUFEN(3,25), TITEL(6,2), NH(25,2), NHC(25,2)
      1,NR(25), NU(3), NRC(25), ISTOK(25), ASTZUS(25), E(7),ASTOK(7,25),
      2 IUR(25), ERKL(6)
   11 CALL LES2XN ( 5, LK, STIWO, STUFEN, NSTU, TITEL, NH, 1)
C**** ERMITTELN, OB 2XN-TAFEL WEGEN ZU KLEINER ERWARTUNGSWERTE
C                              REDUZIERT WERDEN MUSS ZU MATRIX'NHC'
C**** ZUNAECHST UNTERE RANDSUMMEN'NU'BESTIMMEN. - NU(3)=NU(1)+NU(2)
      DO 1 J=1,2
      NU(J)= 0.
      DO 2 I=1, NSTU
      NU(J) = NU(J) + NH(I,J)
    2 CONTINUE
    1 CONTINUE
      NU(3) = NU(2) + NU(1)
C**** RECHTE RANDSUMMEN NR(I) BESTIMMEN
      BL=(+1H )
      ST =(+1H*)
      BL6=(+6H      )
      DO 3 I = 1, NSTU
      ASTZUS(I) = BL
      IUR(I) = 0
      NR(I) = NH(I,1) + NH(I,2)
      ISTOK(I)= 0
    3 CONTINUE
C**** BESTIMMEN DER KLEINEREN DER ZWEI UNTEREN RANDSUMMEN =NUMIN
      NUMIN = XMINOF (NU(1), NU(2))
      NRLIM =(5 * NU(3))/ NUMIN
C**** ABFRAGE, OB HAEUFIGKEITSTAFEL IM GANZEN UNTERBESETZT IST
      IF ( NRLIM - NU(3)) 276, 276, 277
```

Computerliste C 16. Fortsetzung

```
C*****  JA, IST UNTERBESETZT
  277 ASSIGN 281 TO LWERR
      DO 290 J=1, 25
      DO 291 I=1,3
  291 ASTOK(I,J) = E(I)
      DO 292 I=4,7
  292 ASTOK(I,J) = BL6
  290 CONTINUE
      GO TO 278
C****   NEIN ( IST GENUEGEND BESETZT)
  276 ASSIGN 280 TO LWERR
C**** RECHTE RANDSUMMEN MIT NRLIM ABFRAGEN UND EVTL.ZUSAMMENFASSEN
      IC = 1
      N1SUM = 0
      N2SUM = 0
      NRSUM=0
      NZKL=0
      LTZUS=0
      KOM = 0
      DO 4 I = 1, NSTU
      IF ( NRLIM - NR(I))5, 5, 6
C**** ERWARTUNGSWERT IST KLEINER ALS 5.0. DESWEGEN ZEILEN ZUSAMMENFASSEN
    6 ISTOK(I) = 0
      KOM = 1
      NZKL = NZKL + 1
      N1SUM = N1SUM + NH(I,1)
      N2SUM = N2SUM + NH(I,2)
      NRSUM = NRSUM + NR(I)
      I = I
      IF ( NRLIM - NRSUM) 21, 21, 4
   21 NHC(IC,1) = N1SUM
      NHC(IC,2) = N2SUM
      NRC(IC)   = NRSUM
      ASSIGN 32 TO LW
      NZKL1 = NZKL
   34 DO 31 IZ = 1, NZKL1
      IZZ =I    -IZ + 1
      ISTOK(IZZ) = IC
   31 CONTINUE
      GO TO LW, ( 32, 33)
   32 NZKL = 0
      ASTZUS(IC)= ST
      N1SUM = 0
      N2SUM = 0
      NRSUM = 0
      IC = IC + 1
      GO TO 4
C**** ERWARTUNGSWERT IST GROESSER ALS 5.0
    5 ISTOK(I) =-100
      IF ( NZKL ) 7, 7, 8
    7 NHC(IC,1) = NH(I,1)
      NHC(IC,2) = NH(I,2)
      NRC(IC)   = NR(I)
      ASTZUS(IC) = BL
      IUR(IC)=I
      IC = IC + 1
```

Computerliste C 16. Fortsetzung

```
      NZKL=0
      GO TO 4
C**** FALLS VORIGE STUFE (KLASSE) ZU GERINGEN ERWARTUNGSWERT HATTE
    8 NHC(IC,1) = NH(I,1) + N1SUM
      NHC(IC,2) = NH(I,2) + N2SUM
      NRC(IC)   = NR(I)   + NRSUM
      NZKL1 = NZKL + 1
      ASSIGN 33 TO LW
      GO TO 34
   33 ASTZUS(IC) = ST
      ISTOK(I) = -100
      NZKL = 0
      IC=IC+1
      N1SUM = 0
      N2SUM = 0
      NRSUM = 0
      LTZUS=I
    4 CONTINUE
      NIC = IC - 1
C**** ABFRAGE, OB DIE UNTERSTEN(=LETZTEN) ZEILEN GENUEGEND GROSSEN
C                                   ERWARTUNGSWERT HATTEN
      IF ( NZKL) 19, 19, 12
C**** UNTERSTE ZEILE HAT ZU GERINGEN ERWARTUNGSWERT,
C                    DIESE ZUSAMMENFASSEN MIT FRUEHEREN ZEILEN
   12 IMIN = 1
      KOM = 1
   14 IZ = NSTU - IMIN
      IF ( ISTOK(IZ)) 15, 16, 15
   16 IMIN = IMIN + 1
      GO TO  14
   15 NHC(NIC,1) = NHC(NIC,1) + N1SUM
      NHC(NIC,2) = NHC(NIC,2) + N2SUM
      NRC(NIC)   = NRC(NIC)   + NRSUM
      DO 17 J= 1, IMIN
      IK = NSTU - J + 1
      ISTOK(IK) = NIC
   17 CONTINUE
      ASTZUS(NIC) = ST
C**** ZUSAMMENFASSUNGSKOMMENTARE ERZEUGEN
   19 E( 1)=(+6HERW.WE)
      E( 2)=(+6HRT UNT)
      E( 3)=(+6HER 5.0)
      E( 4)=(+6H - WIR)
      E( 5)=(+6HD ZUSA)
      E( 6)=(+6HMMENGE)
      E( 7)=(+6HFASST )
      DO 40 J = 1, NSTU
      IF ( ISTOK(J)) 41, 41, 42
   41 DO 43 I = 1, 7
      ASTOK(I,J) = BL6
   43 CONTINUE
      GO TO 40
   42 DO 44 I = 1, 7
      ASTOK(I,J) = E(I)
   44 CONTINUE
   40 CONTINUE
```

Computerliste C 16. Fortsetzung

```
C**** AUSDRUCKEN DER URSPRUENGL. UND COMPRIMIERTEN  2 X N - TAFEL
  278 WRITE OUTPUT TAPE 6, 206,(STIWO(I),I=1,11),(TITEL(J,1),J=1,6)
     1, (TITEL(K,2) ,K= 1, 6)
  206 FORMAT( 1H1,105HPRUEFUNG DER HAEUFIGKEITSUNTERSCHIEDE EINER 2 X N -
     1 TAFEL MITTELS CHI-QUADRAT-TEST (NACH BRANDT-SNEDECOR),/1H0, 11A6/
     21HL, 41HURSPRUENGLICHE 2 X N - HAEUFIGKEITS-TAFEL,/1H0, 13X, 2A6,
     3 5X, 2A6, 1X, 2A6,/1H , 13X, 2A6, 5X, 2A6, 1X, 2A6, 3X, 6HGESAMT,
     4/1H , 13X, 10(5H-----),1H-)
C**** EINZELNE ZEILEN AUSDRUCKEN
      DO 201 I = 1, NSTU
      WRITE OUTPUT TAPE 6, 202,( STUFEN(J,I),J=1,3) ,(NH(I,K),K=1,2),
     1 NR(I), (ASTOK(L,I), L=1,7)
  202 FORMAT( 1H , 10X, 3A6, I10, I13, I12, 2X, 7A6)
  201 CONTINUE
C**** UNTERE RANDSUMMEN AUSDRUCKEN
      WRITE OUTPUT TAPE 6, 204,(NU(I),I=1,3)
  204 FORMAT( 1H , 13X, 10(5H-----),1H-,
     1       /1H , 28X, I10, I13, I12, 10H INSGESAMT)
      GO TO LWERR,( 280, 281 )
  280 IF ( KOM )  272, 272, 271
C**** FEHLER-AUSGANG
  281 WRITE OUTPUT TAPE 6, 282
  282 FORMAT( 1H , 74HHAEUFIGKEITSTAFEL IST IM GANZEN ZU SCHWACH BESETZT.
     1 WENDE ANDEREN TEST AN.)
      GO TO 99
C**** COMPRIMIERTE TAFEL - UEBERSCHRIFT
  271 WRITE OUTPUT TAPE 6, 203,(TITEL(J,1),J=1,6),(TITEL(K,2),K=1,6)
  203 FORMAT( 1HL, 38HABGEAENDERTE 2 X N - HAEUFIGKEITSTAFEL,
     1/1H 25X,100HDIE MIT  * GEKENNZEICHNETEN MERKMALS-STUFEN (=ZEILEN)
     2SIND DURCH ZUSAMMENFASSUNG MEHRERER ZEILEN DER,/1H , 25X,104HURSPR
     3UENGLICHEN 2 X N - TAFEL GEBILDET WORDEN, SO DASS JETZT ALLE MERKM
     4ALS-STUFEN ERWARTUNGSWERTE        ,/1H ,25X, 27HVON MINDESTENS 5.0
     5BESITZEN,/1H0, 13X, 2A6, 5X, 2A6, 1X, 2A6,/1H , 13X, 2A6, 5X, 2A6,
     61X,2A6,3X,6HGESAMT/1H , 13X, 10(5H-----), 1H-)
C**** EINZELNE ZEILEN AUSDRUCKEN
      DO 205 IC = 1, NIC
      IF ( IUR(IC)) 207, 207, 209
  207 DO 208 IER = 1, 3
      ERKL(IER) = BL6
  208 CONTINUE
      GO TO 211
  209 IKL = IUR(IC)
      DO 210 IER = 1, 3
      ERKL(IER) = STUFEN( IER, IKL)
  210 CONTINUE
  211 WRITE OUTPUT TAPE 6, 212, (ERKL(I),I=1,3), (NHC(IC,J),J=1, 2),
     1 NRC(IC), ASTZUS(IC)
  212 FORMAT( 1H , 10X, 3A6, I10, I13, I12, 2X, A1)
  205 CONTINUE
C**** UNTERE RANDSUMMEN AUSDRUCKEN
      WRITE OUTPUT TAPE 6, 204, ( NU(I), I=1,3)
C**** FALLS ZEILEN ZUSAMMENGEFASST WORDEN WAREN
      SM = 0.
      DO 200 IC = 1, NIC
      SM = SM + FLOATF(NHC(IC,2)) * FLOATF(NHC(IC,2))/ FLOATF(NRC(IC))
  200 CONTINUE
```

Computerliste C 16. Fortsetzung

```
      NG = NIC - 1
      GO TO 273
C**** FALLS KEINE ZEILEN ZUSAMMENGEFASST WERDEN BRAUCHEN
  272 SM = 0.
      DO 274 I= 1, NSTU
      SM = SM + FLOATF( NH(I,2)) *FLOATF(NH(I,2))/FLOATF(NR(I))
  274 CONTINUE
      NG = NSTU - 1
C**** BERECHNEN DES CHI-QUADRAT-WERTES
  273 T = FLOATF( NU(3))
      TB= FLOATF( NU(1))
      TC= FLOATF( NU(2))
      CHIQ = (T**2 /( TB * TC)) * ( SM -(TC**2/ T))
C**** AUSDRUCKEN DES TEST-ERGEBNISSES
      WRITE OUTPUT TAPE 6, 215, CHIQ, NG
  215 FORMAT( 1HL, 10X, 13HCHI-QUADRAT =, F9.3,  4H MIT, I4, 16H FREIHEIT
     1SGRADEN)
   99 IF ( LK - 9 ) 11, 9999, 11
 9999 WRITE OUTPUT TAPE 6, 999
  999 FORMAT( 1H1, 20X, 5HFINIS)
      CALL EXIT
      END(1,0,0,0,0,1,1,0,0,0,0,0,0,0,0)
```

Computerliste C 17. Ergebnisliste des BRANDT-SNEDECOR-Testes, erzeugt durch das FORTRAN-Hauptprogramm 'BRASNE' mit seinem Unterprogramm 'LES2XN' bei Eingabe der Daten der Liste C 14.

```
PRUEFUNG DER HAEUFIGKEITSUNTERSCHIEDE EINER 2 X N - TAFEL MITTELS CHI-QUADRAT-TEST (NACH BRANDT-SNEDECOR)

BEISPIEL AUS 'METHODENLEHRE...'


URSPRUENGLICHE 2 X N - HAEUFIGKEITS-TAFEL

           BEHANDL.          THERAPIE I   THERAPIE II
           ERGEBNIS          SPEZIFISCH     UNSPEZ.       GESAMT
           -----------------------------------------------------
           GEH.IN 1.WO.             22           14           36
           GEH.IN 2.WO.             23           14           37
           GEH.IN 3.WO.             20           14           34
           GEH.IN 4.WO.             15           19           34
           GEH.IN 5.WO.             12           21           33
           GEH.IN 6.WO.             10           25           35
           GEH.IN 7.WO.              0           21           21
           GEH.IN 8.WO.              7           30           37
           GEH.IN 9.WO.              1           12           13
           NICHT GEH.                2            8           10  ERW.WERT UNTER 5.0 - WIRD ZUSAMMENGEFASST
           -----------------------------------------------------
                                   112          178          290 INSGESAMT
```

Computerliste C 17. Fortsetzung

ABGEAENDERTE 2 X N - HAEUFIGKEITSTAFEL

DIE MIT * GEKENNZEICHNETEN MERKMALS-STUFEN (=ZEILEN) SIND DURCH ZUSAMMENFASSUNG MEHRERER ZEILEN DER URSPRUENGLICHEN 2 X N - TAFEL GEBILDET WORDEN, SO DASS JETZT ALLE MERKMALS-STUFEN ERWARTUNGSWERTE VON MINDESTENS 5.0 BESITZEN

BEHANDL. ERGEBNIS	THERAPIE I SPEZIFISCH	THERAPIE II UNSPEZ.	GESAMT	
GEH.IN 1.WO.	22	14	36	
GEH.IN 2.WO.	23	14	37	
GEH.IN 3.WO.	20	14	34	
GEH.IN 4.WO.	15	19	34	
GEH.IN 5.WO.	12	21	33	
GEH.IN 6.WO.	10	25	35	
GEH.IN 7.WO.	0	21	21	
GEH.IN 8.WO.	7	30	37	
GEH.IN 9.WO.	3	20	23	*
	112	178	290	INSGESAMT

CHI-QUADRAT = 49.801 MIT 8 FREIHEITSGRADEN

Computerliste C 18. Ergebnisliste der Anwendung des Programms BRASNE (BRANDT-SNEDECOR-Test) auf die Daten der Tabelle 39 (kollektiver Vergleich bei Nierenkrankheiten).

```
PRUEFUNG DER HAEUFIGKEITSUNTERSCHIEDE EINER 2 X N - TAFEL MITTELS CHI-QUADRAT-TEST (NACH BRANDT-SNEDECOR)

BEHANDLUNGSERGEBNISSE BEI NIERENKRANKEN


URSPRUENGLICHE 2 X N - HAEUFIGKEITS-TAFEL

         BEHANDLUNGS=     BEHANDLUNGS= BEHANDLUNGS=
          RESULTAT          GRUPPE I     GRUPPE II      GESAMT
         ----------------------------------------------------
       GESTORBEN                 6            1             7  ERW.WERT UNTER 5.0 - WIRD ZUSAMMENGEFASST
       CHRON.KRANK.GEWRD.       12            4            16
       IM AK.STD.AUSGEHLT       30           47            77
         ----------------------------------------------------
                                48           52           100 INSGESAMT


ABGEAENDERTE 2 X N - HAEUFIGKEITSTAFEL
                         DIE MIT  * GEKENNZEICHNETEN MERKMALS-STUFEN (=ZEILEN) SIND DURCH ZUSAMMENFASSUNG MEHRERER ZEILEN DER
                         URSPRUENGLICHEN 2 X N - TAFEL GEBILDET WORDEN, SO DASS JETZT ALLE MERKMALS-STUFEN ERWARTUNGSWERTE
                         VON MINDESTENS 5.0 BESITZEN

         BEHANDLUNGS=     BEHANDLUNGS= BEHANDLUNGS=
          RESULTAT          GRUPPE I     GRUPPE II      GESAMT
         ----------------------------------------------------
                                18            5            23  *
       IM AK.STD.AUSGEHLT       30           47            77
         ----------------------------------------------------
                                48           52           100 INSGESAMT


       CHI-QUADRAT =    10.959 MIT   1 FREIHEITSGRADEN
```

Literaturverzeichnis

Arbeitsausschuß Medizin der Deutschen Gesellschaft für Dokumentation. Ein dokumentationsgerechter Krankenblattkopf für stationäre Patienten aller klinischen Fächer (sog. Allgemeiner Krankenblattkopf). — Vorläufige Empfehlung (V.E. 1/1). Med. Dokum. **5**, 57—70 (1961).

Arbeitsausschuß Statistik im Deutschen Normenausschuß (DNA). Gestaltung statistischer Tabellen. DIN 55301, Preisgr. 6, Juni (1957).

Arbeitsausschuß Statistik im Deutschen Normenausschuß (DNA). Statistische Auswertungsverfahren, Häufigkeitsverteilung, Mittelwert und Streuung (Grundbegriffe und allgemeine Rechenverfahren). Sonderdruck aus DIN-Mitteilungen Bd. 42, H. 12, Entwurf DIN 55302 Bl. 1 u. Bl. 2, Dez. (1963).

Ausschuß für Einheiten und Formelgrößen (AEF) im Deutschen Normenausschuß (DNA). Runden von Dezimalzahlen. Sonderdruck aus DIN-Mitteilungen Bd. 44, H. 1, Seite 17. Entwurf DIN 1333, Preisgr. 1, Jan. (1965).

Ausschuß für Einheiten und Formelgrößen (AEF) im Deutschen Normenausschuß (DNA). Runden von Zahlen (Regeln, Kennzeichnung). DIN 1333, Preisgr. 4, Mai (1958).

Aberneth, Th. J., u. H. F. Dowling: Amer. J. med. Sci. (1940).

Anrep, G. V., G. Barsoum, M. R. Kenaway and G. Misrahy: Lancet **254**, 557 (1947).

—, M. Kenaway and G. Barsoum: The coronary vasodilator action of khellin. Amer. Heart J. **37**, 531 (1949).

Armbrust jr., Ch. A., u. S. A. Levine: Amer. J. med. Sci., N.S., **127** (1950).

Armitage, P.: Sequential methods in clinical trials. Amer. J. publ. Hlth **48**, 1395—1402 (1958).

— The sequential approach. In: A. B. Hill: Controlled clinical trials. Oxford: Blackwell Scientific Publ. 1960.

— Sequential medical trials. Oxford: Blackwell Scientific Publ. 1960.

— The construction of comparable groups. In: A. B. Hill: Controlled clinical trials, p. 14. Oxford: Blackwell Scientific Publications 1960.

Arnold, H., Fr. Bourseaux u. N. Brock: Über Beziehungen zwischen chemischer Konstitution und cancerotoxischer Wirkung in der Reihe der Phosphamidester des Bis-(Beta-Chloräthyl)-amins. Arzneimittel-Forsch. **11**, 143—163 (1961).

Ayad, H.: Lancet 305 (1948).

Bacon, F.: Novum organum scientiarum. In: Ch. de Rémusat „Bacon, sa vie etc.“. Paris 1857.

Balint, P.: Nervale Regulation der Nierenfunktion. Symposium, Berlin (1958).

Beecher, H. K.: Appraisal of drugs intended to alter subjective responses, Symptoms. J. Amer. med. Ass. **158**, 399—401 (1955).

— The subjective response and reaction to sensation. Amer. J. Med. **20**, 107—113 (1956).

— An inspection of our working hypotheses in the study of pain and other subjective responses in man. Meth. Inform. Med. **2**, 33—37 (1962).

—, A. S. Keats, F. Mosteller and L. Lasagna: The effectiveness of oral analgesis (morphine, codeine, acetylsalicylic acid) and the problem of placebo reactors and non reactors. J. Pharmacol. exp. Ther. **109**, 393 (1953).

Bernard, C.: Leçons sur les effets des substances actiques. Paris 1857.

— Introduction a l'étude de la médecine experimentale. Paris: Bailliere 1865.

— Leçons sur les anesthesiques et sur l'asphyxie. Paris 1875.

BERTRAND, J.: Traité du Calcul des Probabilités. Paris: 1888, und Zitate in R. HURON (Toulouse) in: „Mathematische Statistik und Medizinische Forschung". Gastvorlesungen im Sommersemester 1961 an der Rhein. Friedr. Wilhelms-Universität Bonn, Inst. f. Angewandte Mathematik und Inst. f. Instrum. Mathem. (unveröffentlichtes Vorlesungsmanuskript).

BLEULER, E.: Das autistisch-undisziplinierte Denken in der Medizin und seine Überwindung (3. Auflage). Berlin: Springer 1922.

CLAUSER, G.: Zur Kritik des sogenannten doppelten Blindversuchs in der Arzneimittelprüfung. Med. Klinik **51**, 1403—1404 (1956).

COLMAN, H. L., and C. SMALLWOOD: FORTRAN, problem-orientierte Programmiersprache. Ein Selbstunterrichtslehrgang aus dem Englischen, deutsche Übersetzung von H. J. HOELZGEN. Stuttgart: Kunst und Wissen/E. Bieber 1963.

CONN, J., R. W. KISSANE, R. A. KONN, and T. E. CLARK: Ann. int. Med. **38**, 23—27 (1953).

CRAMER, H.: Mathematical methods of statistics. Princetown: University Press 1946.

CROFTON, J.: In: A. B. HILL: Controlled clinical. trials. Oxford: Blackwell Scientific Publications 1960.

Deutsche Gesellschaft für Innere Medizin: Mitteilung des Vorstandes der Deutschen Gesellschaft für Innere Medizin zur Aufstellung von Richtlinien für die klinische Prüfung von Arzneimitteln. Klin. Wschr. **43**, 698—700 (1965).

Dtsch. Pharmakol. Gesellschaft: Mitteilung des Vorstandes der Pharmakologischen Gesellschaft und Kommission zur Aufstellung von Richtlinien für die Prüfung neuer Arzneimittel. Pharmacotherapia **2**, 195—207 (1964).

DEWAR, H. A. and T. A. GRIMSON: Brit. Heart J. **12**, 1 (1950).

DOOSE, H., H. HELMCHEN, E. KETZ, H. KÜNKEL, A. MATTHES, G. OBERHOFFER, H. PENIN, F. RABE u. D. SCHEFFNER: Befunddokumentation bei der klinischen Prüfung von Antiepileptica mit optischem Markierungslese-Verfahren. Arzneim.-Forschg. **17**, 85—93 (1967).

DREUW: Über Chrysarobin- und Pyrogallolsalben mit Alkalizusatz. Ein Beitrag zur Frage der Schälwirkung. Mh. prakt. Dermat. **49**, 531—542 (1910).

EIFF, A. W. v., u. H. J. JESDINSKY: Der Einfluß von Meprobamat auf Spannungszustände. Klin. Wschr. **37**, 151—158 (1959).

— —, H. H. HENNEKEUSER, M. WEIMER u. I. ALBINUS: Doppelter oder einfacher Blindversuch im kurzdauernden pharmakologischen Experiment? Der Effekt von Psychopharmaka auf die vegetativen Funktionen gesunder Versuchspersonen. Klin. Wschr. **14**, 1224—1229 (1966).

— Planning of a therapeutic comparison by consideration of objective and subjective responses. Meth. inform. Med. **2**, 26—29 (1963).

FINNEY, D. J.: Placebomania and the interpretation of clinical trials. J. New Drugs **2**, 327—332 (1962).

— International drugs safeguard plan. Interagency coordination in drug research and regulation hearings . . . of the committee on government operations United States senate. 88. Congress March 21, 1963, Part 4. Testimony and exhibits (including subsequent correspondence) in specialized drugs and drug problems. S. 2088—2093, Washington (1964).

— The design and logic of a monitor use. J. chron. Dis. **18**, 77—98 (1965).

FINNEY, P. and P. O'BRIEN: Moral problems in hospital practice. St. Louis: Herder 1956.

FISHER, R. A.: Statistische Methoden für die Wissenschaft. Edinbourgh-London: Olivier and Boyd 1956.

FREIS, E. D., and J. H. WILLIAMS: Meth. inform. Med. **1**, 9 (1962).

FREUDENBERG, K.: Grundriß der medizinischen Statistik. Stuttgart: Schattauer 1962.

GALL, F. J.: Philosophische medizinische Untersuchungen über Kunst und Natur in gesundem und krankem Zustand des Menschen. Leipzig 1800. S. 254 ff.

GANZHORN, K., u. W. WALTER: Peripherer Datenverkehr in modernen Datenverarbeitungsanlagen. In: Jahrb. d. elektr. Fernmeldewesens 1967, herausg.: H. BORNEMANN, Bad Windsheim/Mittelfr. Verlag f. Wissenschaft u. Leben Georg Heidecker 1967.

GAVARRET, J.: Principes généraux de statistique médicale etc. Paris 1840.

GOLD, H.: How to evaluate a new drug. Amer. J. Med. **17**, 722—727 (1954).

GRAFE, E.: Dtsch. Ärzteblatt Nr. 1 (1944).

GREINER, T., M. CATELL, I. TRAVELL, H. BAKST, S. RINZLER, R. H. BENJAMIN, L. J. WARSHAW, A. L. BOBB, N. T. KWIT, W. MODELL, H. H. ROTHENDLER, C. R. MESELOFF and M. L. KRAMER: A method for the evaluation of the effects of drugs on cardiac pain in patients with angina of effort. Amer. J. Med. **9**, 143, (1950).

—, u. H. GOLD: J. Pharm. exp. Ther. **98**, 10 (1950).

HAHNEMANN, S.: Organon der Heilkunst. Dresden und Leipzig: Arnoldische Buchhandlg. 1833.

HERRERA, L.: The organization of cooperative effort by multiple hospitals, exemplified by testing of therapeutic agents in rheumatoid arthritis. Meth. inform. Med. **1**, 6—9 (1962).

HILL, B. A.: Principles of medial statistics. London: The Lancet Ltd. 1. Aufl. 1937; 6. Aufl. 1956.

— The clinical trial. Brit. med. Bull. **7**, 278 (1951).

— The philosophie of the clinical trial. The national institutes of health-annual lectures. U.S.A. Department of Health, Education and Welfare. 24—35 (1953).

— Controlled clinical trials. The council for international organizations of medical sciences. Oxford: Blackwell Scientific Publications 1960.

HULTGREEN, H. N., H. S. ROBERTSON and L. E. STEVENS: Clinical and experimental study of use of KHELLIN in treatment of angina pectoris. J. Amer. Med. Ass. **148**, 465—469 (1952).

HUTH, W., u. P. MATTUSEK: Experiment und Erfahrung in Wissenschaft und Kunst. Freiburg-München 1963, S. 137 ff.

IBM: General Information Manual. FORTRAN II. Form-No.: F 28-8074-3. New York 1963.

— IBM 7090/7094 Programming Systems. FORTRAN II Programming. Form-No.: C 28-6054-5. New York 1965.

— FORTRAN in Life Sciences (Student Text). Form-No.: C 20-1631-1. New York 1968.

— Wie bringt man eine Aufgabe auf die Maschine? IBM-Form 71 500-0 (1967).

— IBM 1231 und 1232 Markierungsleser. IBM-Form 74 910-2 (1967).

JAGLOM, A. M.: Einführung in die Theorie stationärer Zufallsfunktionen. (Deutsche Übersetzung aus dem Russischen unter wissenschaftlicher Redaktion von H. GOERING.) Berlin: Akademie-Verlag 1959.

JORES, A.: Z. ärztl. Fortbild. **52**, 231 (1963).

KAMPMANN, W.: Dtsch. Arch. klin. Med. **184**, 216 (1939).

KLEIBER, E. E.: Parenteral administration of avimin (KHELLIN) in the treatment of coronary disease. Ann. Int. Med. **36**, 1179 (1952).

KOLL, W., u. G. HOMANN: Merkblatt der deutschen Ärzteschaft. Unverträglichkeit oder Nebenwirkungen von Arzneimitteln. Ärztl. Mitt. **59**, 1207 (1962); **60**, 2011 (1963).

KOLLER, S.: Die statistische Prüfung therapeutischer Ergebnisse. Zbl. inn. Med. **55**, 305 (1934).

— Allgemeine statistische Methoden in speziellem Blick auf die menschliche Erblehre. Handb. der Erbbiologie des Menschen. Berlin: Springer 1940.

— Die Erfolgsbeurteilung von Heilverfahren. Dtsch. Ärzteblatt Nr. 15 (1943).

— Statistik in Gesundheitspflege und -forschung. Fortschr. Med. **62**, 32 (1944).

— Graphische Tafeln zur Beurteilung statistischer Zahlen. 3. Aufl. Darmstadt: Steinkopff 1953.

— Statistische Auswertung der Versuchsergebnisse. Hoppe-Seyler/Thierfelder: Handb. d. Physiologie u. Path.-Chem. Analyse. 2. Bd., 2. Teil S. 931—1036, 10. Aufl. Berlin-Göttingen-Heidelberg: Springer 1955.

— Einführung in die Methoden der ätiologischen Forschung, Statistik und Dokumentation. Meth. inform. Med. **2**, 1—13 (1963).

— Die Notwendigkeit von Gemeinschaftserhebungen. Langenbecks Arch. u. dtsch. Z. Chir. **304**, 802 (1963).

— Über Möglichkeit und Wirksamkeit eines Beobachtungs- und Warnsystems zur frühzeitigen Erkennung gefährlicher Nebenwirkungen von Medikamenten. Dtsch. Ärztebl.-Ärztl. Mitt. **61**, 59—67 (1964).

— Systematik der statistischen Schlußfehler. Methods Inform. Med. **3**, 113—117 (1964).

KUSCHINSKY, G.: Über die Beurteilung der Wirkung neuer Arzneimittel. Dtsch. med. Wschr. **80**, 1287—1290 (1955).

LAPLACE, P. S.: Théorie analytique des probabilités. Paris: 2. Aufl. 1814; 3. Aufl. 1820.

LASAGNA, L., F. MOSTELLER, J. M. FELSINGER, and H. K. BEECHER: A study of the placebo responses. Amer. J. Med. **16**, 770—779 (1954).

LEINER, G. C., and S. DACK: The ineffectivness of KHELLIN in the treatment of angina pectoris. Circulation 9, 456 (1954).

LENDLE, L.: Arzneimittelnebenwirkungen in der Kritik der Pharmakologie. Münch. med. Wschr. **104**, 61—67 (1962).

LIEBERMEISTER, C.: Über Wahrscheinlichkeitsrechnung in Anwendung auf therapeutische Statistik. Samml. klin. Vorträge von R. VOLKMANN, Nr. 110, S. 935—962 (1876).

LIENERT, G. A.: Verteilungsfreie Methoden in der Biostatistik. Meisenheim a. Glan: A. Hain 1962.

LIND, J.: A treatise of the scurvy. Edinburgh: Kincaid and Donaldson 1753.

LINDEMANN, P.: Aufbau und Arbeitsweise elektronischer Datenverarbeitungsanlagen (AWV-Schriftenreihe Nr. 243). Oberursel: Agenor 1967.

LINDER, A.: Statistische Methoden, 3. Aufl. Basel, Stuttgart: Birkhäuser 1960.

LOUIS, P. CH. A.: Examen de l'examen de M. BROUSSAIS. Paris 1834.

— Recherches sur les effets de la saignée. Paris 1835.

MCCRACKEN, D. D.: A guide to FORTRAN-programming. New York-London: J. Wiley 1961.

MCDERMOTT, W.: Streptomycin toxicity. Reactions to highly purified drug on long-continued administration to human subjects. Amer. J. Med. I, **134**, 679—688 (1947).

MARK, R. E.: Wege vergleichender Therapie in der inneren Medizin. Berlin und München: Urban u. Schwarzenberg 1950.

MARTIN, L.: Application des méthodes statistiques a la biologie et aux sciences médicales. Rev. Méd. Pharm. **12**, 147 (1956).

— Actes de la 30. Session de l'institut international de Statistique. Stockholm, Vol. 36, 3. Edit. (1957).

— Transformations of variables in clinical-therapeutical research. Meth. inform. Med. **1**, 38—50 (1962).

MARTINI, P.: Die unmittelbare Krankenuntersuchung. München: J. F. Bergmann, 1. Aufl. 1927; 3. Aufl. 1950.

— Kritische Betrachtungen und Vorschläge zur klinischen Arzneiprüfung, aus „Der Weg zur rationellen Therapie". Vorträge Heidelberg-Speyershof. Leipzig: G. Thieme 1932, S. 14 bis 23.

— Methodenlehre der therapeutischen Untersuchung. 1. Aufl. Berlin: Springer 1932.

— Vorwort zu therapeutischen Untersuchungen. Klin. Wschr. **11**, 909—912 (1932).

— Rationelle Therapie. Münch. med. Wschr. **81**, 2, 1411—1416 (1934).

— Die Erfolgsbeurteilung therapeutischer Untersuchungen. Klin. Wschr. **13**, 872 u. 907 (1934).

— Vorbedingungen des Fortschrittes der Heilkunde. Klin. Wschr. **15**, 1225 (1936).

— Zum Unterschied des Möglichen und des Wahrscheinlichen in der Medizin. Fortschr. Ther. **12**, 511 (1936).

— 1. Internat. Kongreß Therap. Union, Bern (1937).

— Die Therapie der Grippe. Münch. med. Wschr. **84**, 2, 1848—1854 (1937).

— Der Heilerfolg, die Krankheit und der Kranke. E. Mercks Jahresberichte (1937).

— Über die Behandlungsmöglichkeiten des genuinen Hochdrucks, insbesondere über salzfreie Ernährung. Münch. med. Wschr. **85**, 2, 1409—1414 (1938).

— Dtsch. Archiv klin. Med. **183**, 109 (1938).

— Das Wesen des Fiebers, seine Behandlung, das Fieber als Heilmittel. Festschrift z. 50. Kongreß f. inn. Med., S. 134—150. Fünf Jahrzehnte Blütezeit deutscher Medizin. München-Berlin: Lehmann 1938.

— Die Arzneimittelprüfung und der Beweis des Heilerfolgs. Allg. Homöopath. Zeitung **187**, 154—167 (1939).

— Forschung und Klinik. Über die homoeopathische Arzneimittelprüfung am Gesunden. Münch. med. Wschr. **86**, 721 u. 1048 (1939).

— Wege und Irrwege der therapeutischen Forschung. Dtsch. med. Wschr. **66**, 841 (1940).

— Über Therapie und therapeutische Untersuchung bei akuten und chronischen Krankheiten. Fortschr. Therapie **20**, 194 (1942).

— Kausalität und Medizin. Studium generale **1**, 342—350 (1948).

— Grundsätzliches und Methodisches zur therapeutisch-klinischen Forschung. Dtsch. med. Wschr. **74**, 1349—1353 (1949).

MARTINI, P.: Die Leistungen der experimentellen und der klinischen Medizin für die Arzneibehandlung. Münch. med. Wschr. Jubiläumsausgabe, S. 8—11 (1953).
— Einseitigkeit und Mitte in der Medizin (Rektoratsrede). Dtsch. med. Wschr. **79**, 385 (1954).
— Schädigung durch Medikamente. Wiener klin. Wschr. **67**, 939—946 (1955).
— Kritische Betrachtungen zur Sulfonamid- und Antibioticabehandlung. Regensburg. Jb. ärztl. Fortbild. **5**, 269 (1956).
— Umfrage zum Placeboproblem. Medizinische **2**, 1243—1244 (1956).
— Die unwissentliche Versuchsanordnung und der sogenannte doppelte Blindversuch. Dtsch. med. Wschr. **82**, 597—602 (1957).
— Über die Verschiedenartigkeit der Grundlagen unserer Therapie. Münch. med. Wschr. **99**, 1217—1224 (1957).
— Die Medizin als Wissenschaft. Dtsch. med. Wschr. **82**, 1—4 (1957).
— Friedrich-von-Müller-Gedächtnisvorlesung. Münch. med. Wschr. **100**, 1513—1519 (1958).
— Über die ethischen und logischen Voraussetzungen der therapeutischen Forschung. CIBA-Symposium **6**, 90—93 (1958).
— Homoeopathie und Wissenschaft. Dtsch. med. Wschr. **84**, 633 (1959).
— Therapie, in: das Fischer-Lexikon, Medizin 1. Das Fischer-Lexikon (F. HARTMANN, J. LINZBOCK, R. NISSEN, H. SCHÄFER). Fischer Bücherei, Sept. 1959, S. 315—338.
— Über therapeutisch-klinische Forschung und über Therapie. Münch. med. Wschr. **101**, 1421—1427 (1959).
— Über das Verantwortungsbewußtsein des Kranken. Wie kann man bei einem Kranken einen Mangel an Verantwortungsbewußtsein hinsichtlich Diagnose, Behandlung und Verlauf seiner Erkrankung verhindern? Arzt und Christ **5**, 13—21 (1959).
— Antwort auf Heinz Schöler „Homoeopathie und Wissenschaft". Med. Welt **1960**, 373—375.
— Über Kasuistik und Statistik in der Medizin. Klin. Wschr. **39**, 1, 1—5 (1960).
— Ricerca terapeutica e terapia razionale. Minerva med. **52**, 1877—1880 (1961).
— Experimental design in clinical medicine. International Forum, **9**, 184—186 (1961).
— Prolegomenon. Verhandl. dtsch. Ges. inn. Med. **67**, 453—456 (1961).
— Grundsätzliches zur therapeutisch-klinischen Versuchsplanung. Meth. inform. Med. **1**, 1—5 (1962).
— Die Auswirkungen des Fortschritts der medizinischen Wissenschaft auf das Krankenhaus. Berl. Med. **13**, 426—430 (1962).
— Die Realerfahrung in der Therapie. Med. Klinik **57**, 753—758 (1962).
— Der therapeutische Versuch und seine Auswertung. Rede auf dem „Symposium on medical data processing (IBM)". La Tour de Peilz (Schweiz) 12.—18. 11. 1963.
— Experimental design in clinical medicine. Clinical investigation in medicine, legal, ethical and moral aspects, Boston University Law-Medicine. Research Institute, Boston (1963).
—, L. BRÜCKMER, K. DOMINICUS, A. SCHULTE u. A. STEGMANN: Homoeopathische Arzneimittelnachprüfungen. Arch. exp. Path. u. Pharm. **191**, 141—171 (1938); **192**, 131—140 (1939), **192**, 425—446 (1939).
MASTER, A. M., u. E. T. OPPENHEIMER: Amer. J. med. Sci. **177**, 223 (1929).
M.R.C.: „Clinical trial of antihistaminic drugs in the prevention and treatment of the common cold" (Report by a special committee of the Medical Research Council). Brit. med. J. *II*, 425—431 (1950).
NACKE, O., u. G. WAGNER: Bibliographie zum Thema „Die Rolle des Fehlers in der Medizin; Fehlerforschung als Aufgabe der Medizinischen Dokumentation". Methods Inform. Med. **3**, 132—150 (1964).
NALEFSKI, L. A., W. B. RUDY and N. C. GILBERT: The use of crystalline visamin in the treatment of angina pectoris. Circulation **5**, 851—857 (1952).
OBERHOFFER, G.: Über einige Grundsätze der therapeutischen Erfolgsbeurteilung (Bildung homogener Vergleichskollektive). Ärztl. Wschr. **12**, 297—298 (1957).
— Difficulties in the application of sequential procedures in clinical therapeutic research. In H. DE JONGE: Quantitative methods in pharmacology. Amsterdam: North-Holland Publ. Comp. **5**, 68—69 (1961).
— Etymologie des Wortes Placebo. Münch. med. Wschr. **103**, 2151—2152 (1961).

OBERHOFFER, G.: Sequenzanalytische Verfahren in der therapeutisch-klinischen Forschung. Habilitationsschrift der Med. Fakultät Bonn (1961).

— Das Veränderliche und das Unveränderliche in der Methodik der klinisch-therapeutischen Forschung. Antrittsvorlesung, Universität Bonn. Meth. Inform. Med. im Druck.

— Vermeidung und Ausschaltung von Fehlern bei der Planung und Auswertung therapeutischer Prüfungen. Meth. Inform. Med. **3**, 5—10 (1964).

— Prinzipien und Methoden der klinischen Befunddokumentation unter besonderer Berücksichtigung des Markierungslese-Verfahrens. Elektromedizin **12**, 165—170 (1967).

ORGANICK, E. I.: A FORTRAN primer. Reading (Ma.)-Palo Alto-London: Addison-Wesley Publ. Co. 1963.

ORGEL, S. Z.: Effects of psychoanalysis on the course of peptic ulcer. Psychom. med. **20**, 117—123 (1958).

PFANZAGL, J.: Allgemeine Methodenlehre der Statistik (1 und 2). Berlin: W. DE GRUYTER und Co., Sammlung GOESCHEN, Bd. 746/746 a, 4. Aufl. (1967); Bd. 747/747 a, 3. Aufl. (1968).

PROKOPP, O., u. L. PROKOPP: Homöopathie und Wissenschaft. Stuttgart: 1957.

PROPPE, A.: Der Primat der Fragestellung für eine wissenschaftlich nutzbare Dokumentation. Med. Dokument. **4**, 73—78 (1960).

—, u. G. WAGNER: Über die Zuverlässigkeit medizinischer Dokumente und Befunde. Med. Sachverständige **52**, 121—127 (1956).

REISSNER, I.: Einführung in die medizinische Dokumentation. Akadem. Verlagsges. Frankfurt a. M. 1967.

REMMER, H.: Die Beschleunigung des Abbaus als Ursache der Gewöhnung an Barbiturate. Naturwissenschaften **16**, 380 (1959).

— Störungen in der Umwandlung und Verteilung von Arzneimitteln im Organismus als Ursache schädlicher Wirkungen. Internist **1**, 427 (1960).

— G. NEUHAUS u. K. IBE: Die Elimitationsgeschwindigkeit von Glutethimide (Doriden) beim Menschen. NAUNYN-SCHMIEDBERGs Arch. exp. Path. Pharm. **242**, 90—95 (1961).

RITTER, H.: Erwiderung auf P. MARTINI mit Schlußwort von P. MARTINI. Dtsch. med. Wschr. **84**, 1276 (1959); **84**, 1289—1293 (1959).

ROTSCHUH, K. E.: Stilformen und Stilwandlungen im ärztlichen Denken. Studium generale **7**, 619 (1954).

SACHS, L.: Statistische Auswertemethoden. Berlin-Heidelberg-New York: Springer 1968.

SCADDING, J. G.: In: A. B. HILL: Controlled clinical trials. Oxford: Blackwell scientific publications 1959.

SCHÄFER, H.: Die Medizin heute. Sammlung PIPER (1963).

SCHEELE, M.: Die Lochkartenverfahren in Forschung und Dokumentation mit besonderer Berücksichtigung der Biologie. 2. Aufl. Stuttgart: E. Schweizerbartsche Verlagshandlung 1959.

SCHOLZ, J.: Toxicologische Arzneimittelprüfung in der pharmazeutischen Industrie. Münch. med. Wschr. **104**, 1607—1610 (1962).

SCHULTZ, J. H.: Fortschr. Therapie **12**, 384 (1936).

SCHWEIG, G.: Auseinandersetzung der statistischen Methode in besonderem Hinblick auf das medizinische Bedürfnis. Arch. physiol. Heilk. **13**, 305—355 (1854).

SCOTT, C. R., A. IGLAUER, R. S. GREEN, J. W. KAUFMAN, B. BERMAN, and J. MCGUIRE: Studies on effect of oral parenteral administration of Visamin (KHELLIN) in patients with angina pectoris. Circulation **3**, 80—88 (1951).

—, and V. J. SEIWERT: Treatment of angina pectoris with pure and crystalline KHELLIN. Ann. int. Med. **36**, 1190 (1952).

SHYROCK, R. H.: The development of the modern medicine. Die Entwicklung der modernen Medizin. Übersetzt v. HILDEGARD HÖNIG und PAUL FOHR mit einem Geleitwort von PAUL DIEPGEN, 2. Aufl. Stuttgart: Enke 1947.

SOBEK, H. G.: Dokumentation des Ileuskrankengutes mit einer elektronischen Rechenanlage. Med. Dissertation Bonn 1967.

STEINBUCH, K.: Neuere Ergebnisse der Kybernetik. München: R. Oldenbourg 1964.

STUDENT (GROSSET): The probable error of a mean. Biometrica **6**, 1—25 (1908).

THOMAE, H.: Psyche **8**, 92 (1954—1955).

THOMPSON, E. T., and A. C. HAYDEN: Standard nomenclature of diseases and operations. Fifth edition. New York: McGraw-Hill Book Company, Inc. 1961.

U.S. Department of Health, Education, and Welfare, Food and Drug Administration (= FDA), Washington. Federal Food, Drug, and Cosmetic Act F.D.C.Act (U.S.A.) (1962).

U.S. Department of Health, Education, and Welfare, Food and Drug Administration (= FDA), Washington. General regulations for the enforcement of the Federal Food, Drug, and Cosmetic Act. Title 21, Part 1 = New-Drug Manual. F.D.C. regulations, Part 1 (1963).

WAERDEN, B. L. VAN DER: Über die richtige Auswertung von Erfolgsstatistiken. Klin. Wschr. **15**, 2, 1718—1719 (1936).

— Akademie der Wissenschaften **88**, 21 ff. (1936) und **91**, 213 ff. (1939).

WAGNER, G.: Hausarzt **7**, 126 (1956).

— Über das Testen der Zuverlässigkeit von Laboratoriumsmethoden und -befunden. Med. Dokumentation **5**, 21—26 (1961).

— Fehlerforschung als Aufgabe der medizinischen Dokumentation. Meth. Inform. Med. **3**, 93—94 (1964).

—, H. IMMICH u. C. KÖHLER: Der Krankenblattkopf der Heidelberger Kliniken. Meth. Inform. Med. **7**, 17—25 (1968).

WEBER, E.: Grundriß der biologischen Statistik. 1. Aufl. Jena 1948; 6. Aufl. Stuttgart: G. Fischer 1967.

WEIZSÄCKER, G. FR. V.: Das Experiment. Studium generale **1**, 3—9 (1947).

WHO: Principles for Pre-Clinical Testing of Drug Safety. Wld Hlth Org. techn. Rep. Ser., 1967, **341**.

— Principles for the Clinical Evaluation of Drugs. Wld Hlth Org. techn. Rep. Ser., 1968 (im Druck).

WITTS, L. J.: Medical Surveys and clinical trials. London: Oxford University Press 1959.

WOLF, S., and R. H. PINSKI: Effects of placebo administration and occurrence of toxic reactions. J. Amer. med. Ass. **155**, 339—341 (1954).

WUNDERLICH, C. A.: Die rationelle Therapie. Arch. f. physiol. Heilk. **5**, 1—16 (1846).

— Ein Plan zur festeren Begründung der therapeutischen Erfahrungen. Antrittsvorlesung, gehalten zu Leipzig am 12. März 1851. C. Ch. Schmidt's Jahrbücher der prakt. Med. 106 (1851).

Kap. 1 „Scharlach"

BLITTERSDORF, F.: Die Eleudronbehandlung des Scharlach. Ärztl. Wschr. **1**, 325—329 (1946).

— Die Versuchsplanung bei akuten Infektionskrankheiten, speziell die Bedeutung der ausgleichenden Alternierung, dargestellt am Beispiel des Scharlachs. Method. Inform. Med. **2**, 134—137 (1963).

Kap. 2 „Diphtherie"

BINGEL, A.: Über Behandlung der Diphtherie mit gewöhnlichem Pferdeserum. Leipzig 1918.

— Wirkt das Diphtherieheilserum bei der menschlichen Diphtheriekrankheit spezifisch durch seinen Antitoxingehalt oder unspezifisch? Dtsch. med. Wschr. **74**, 1, 101—107 (1949).

CLAUBERG, K. W.: Ist die Diphtherie eine septicämische Erkrankung, mit sekundärer Ansiedlung der Erreger auf den Tonsillen? Klin. Wschr. **15**, 1, 18—19 (1936).

— Diphtherieprobleme unter besonderer Berücksichtigung der aktiven Schutzimpfung. Münch. med. Wschr. **89**, 1, 418—423 (1942).

— u. G. TARNOWSKI: Erfolgsbewertung von Diphtherieschutzimpfungsmaßnahmen in Berlin. Dtsch. Ärzteblatt Nr. 4 (1944).

PASCHLAU, G.: Neue Erkenntnisse über Diphtherie. Med. Welt **20**, 2, 1339—1342 (1951).

POPP, L.: Die Erfolgsbewertung von Entkeimungsversuchen bei Diphtheriebazillenträgern unter besonderer Berücksichtigung der Pyriferbehandlung. Münch. med. Wschr. **1944**, 205.

REICHE, F.: Die seit 1928 beobachtete Häufung der Diphtherieerkrankungen. Med. Welt **4**, 799—801 u. 843—844 (1930).

WILDFÜHR, G.: Über uncharakteristische Verlaufsformen der Diphtherie (Diphtherie sine diphtherische Angina) bei aktiv schutzgeimpften Kindern. Dtsch. Gesundheitswesen 1947.

— Über die Bakteriämie im toxischen Endstadium letal verlaufender Diphtherieerkrankungen. Z. Hyg. **129**, 400 (1949).

— Zur Frage der Bakteriämie im Beginn der Diphtherie. Zbl. Bakter., I. Orig. **154**, 14 (1949).

Kap. 3. „Die typhösen Erkrankungen"

BINGOLD, K.: Handb. inn. Med. Bd. 1, S. 1484. Berlin-Göttingen-Heidelberg: Springer 1952.

BOLT, W., u. L. WULLEN: Erfahrungen mit Chloromycetin bei Typhus abdominalis und Paratyphus B. Ärztl. Forschg. **4**, 671—675 (1950).

BROGLIE, M.: Die Behandlung des Typhus abdominalis mit Chloromycetin. Ärztl. Wochenschrift **5**, 823—827 (1950).

COOK, S., u. D. E. MARMION: Lancet **257**, 1001 (1949). Zitiert nach therap. Berichte, Bayer **3**, 79 (1954).

GÜNTHER, O.: Dtsch. Gesundh.-Wesen 751 (1949).

VOLAENDER, K. O., G. OBERHOFFER u. G. WESSEL: Zur Chloramphenicolbehandlung typhöser Erkrankungen. Statistische Beurteilung der Ergebnisse. Dtsch. med. Wschr. **80**, 777—782 (1955).

WOODWARD, T. E., I. E. SMADEL and J. LEY: Chloramphenicol and other antibiotics in the treatment of typhoid fever and typhoid carriers. J. clin. Investig. **29**, 87—99 (1950).

Kap. 5. „Die Hepatitiden"

CHALMERS, TH. C., R. D. ECKHARDT. W. E. REYNOLDS, J. G. CIGARROA JR., N. DEANE, R. W. REIFENSTEIN, C. W. SMITH, CH. S. DAVIDSON, M. A. MALONEY, M. BONNEL, M. NIIYA, A. STANG and A. McD. O'BRIEN: The treatment of acute infectious hepatitis. Controlled Studies of the effects of diet, rest, and physical reconditioning on the acute course of the disease and on the incidence of relapses and residual abnormalities. J. clin. Investig. **34**, 1163—1235 (1955).

HAVENS, W. P., JR.: Report of trip to Japan and Korea during period 14 March—11 April 1951 to study viral hepatitis among american troops in these countries. Submitted to the surgeon general U.S. Army. 25. April 1951. Zit. bei CHALMERS, TH. C. et al.: J. clin. Investig. **34**, 1163—1235 (1955).

HOAGLAND, G. L., D. H. LABBY, H. G. KUNKEL and R. F. SHANK: An analysis of the effect of fat in the diet on recovery in infectious hepatitis. Amer. J. publ. Hlth **36**, 1287 (1946).

KÜHN, A. A., und H. BAUR, Vergleichende Therapie der akuten Virushepatitis. Dtsch. med. Wschr. **85**, 2, 1956—1965 (1960).

MARTINI, P.: Über die Möglichkeiten des Fortschritts der inneren Medizin im Kriege. Münch. med. Wschr. **87**, 469—474 (1940).

SIEGENTHALER, W., u. L. SUTER: Zur Behandlung der Hepatitis epidemica mit Cortison. Schweiz. med. Wschr. **85**, 1051—1053 (1955).

Kap. 6. „Akute Pneumonien"

BUENGER, P.: Kritische Bemerkungen zur klinischen Prüfung von antibakteriell wirkenden Stoffen. Pharmakokinetik u. Arzneimitteldosierung, Kolloquium, Borstel 1962. Antibiotica et chemotherapia, Fortschr., Vol. 12, 359—370. Basel-New York 1964.

HEYMER, A.: Die Planung therapeutischer Untersuchungen bei den akuten Pneumonien. Meth. Inf. Med. **1**, 86 (1962).

MARK, R. E.: Wege vergleichender Therapie in der inneren Medizin. 2. Lungenentzündung. München u. Berlin: Urban u. Schwarzenberg 1950.

SYLLA, A.: Die Lungenentzündung unter den gegenwärtigen veränderten ätiologischen Bedingungen. Z. ges. inn. Med. **13**, 744—752 (1958).

Kap. 7. „Lungenabszeß

GENEFF, SP.: Intravenöse Neosalvarsan-Alkoholtherapie der Lungenabszesse (Heilung von 13 Fällen). Fortschr. Ther. **19**, 229 (1943).

Kap. 8. „Lungentuberkulose"

ESCH, D., F. W. GIERHAKE, W. HERRMANN und P. MARTINI: Tierexperimentelle Virulenzschädigung von Tuberkelbakterien unter Isonikotinsäurehydrazid-Behandlung und ihre Beziehungen zu dem klinischen Bild der menschlichen Lungentuberkulose. Beitr. klin. Tuberk. **117**, 414—442 (1957).

Fox, W., and J. Sutherland: A five-year assessment of patients in a controlled trial of Streptomycin, Paraaminosalicylic-acid and Streptomycin plus Paraaminosalicylic-acid in pulmonary tuberculosis. Quart. J. Med. (New Ser.) **25**, 221 (1956).

Hutton, P. W., Y. K. Lutalo, A. W. Williams, M. Isabel, I. M. Tomkin and W. Fox: Acute pulmonary tuberculosis in East Africans: A controlled trial of isoniazid in combination with streptomycin or PAS. Tubercle (Edinb.) **37**, 151 (1956).

Martini, P.: Die Gesetze der Prüfung von Heilmitteln bei Lungentuberkulose. Beitr. Klin. Tuberk. **84**, 86 (1933).

— Überlegungen und Erfahrungen über den Verlauf und die Therapie von Blutungen bei Lungentuberkulose. Beitr. Klin. Tuberk. **98**, 476—501 (1942).

— Richtlinien zur Prüfung von Heilmitteln bei Tuberkulose. Z. Tuberk. **94**, 117—128 (1950).

— Die Chemotherapie der Tuberkulose. Verh. dtsch. Ges. inn. Med. **57**, 433—452 (1951).

— Méthodes d'Essai en clinique de nouveaux médicaments antituberculeux. Symposium international de l'Union International Contre la Tuberculose, Paris, 12. 7. 1958. Bull. Un. int. Tuberc. **28**, 260—304 (1958).

—, J. Graulich u. H. Wolff: Die Chemotherapie in der Lungentuberkulose. Ärztl. Wschr. **6**, 985—992 u. 1009—1012 (1951).

—, H. Moers u. H. Gansen: Conteben in der Behandlung der Lungentuberkulose. Beitr. Klin. Tuberk. **104**, 515—578 (1951).

— u. A. Rosendahl: Bilanz der Goldtherapie der Lungentuberkulose. (1. u. 2. Mitt.) Z. Tuberk. **80**, 20—26 (1938); **84**, 330—340 (1940).

McDermott, W.: Méthodes d'essai en clinique de nouveaux médicaments antituberculeux. Bull. Un. int. Tuberc. **28**, 260—340 (1958).

Medical Research Council: Treatment of pulmonary tuberculosis with para-aminosalycylic-acid and streptomycin. Preliminary report. Brit. med. J. **1949**, II, 1521.

— Treatment of Pulmonary tuberculosis with streptomycin and para-amino-salicylic acid. A medical research council investigation (made with the co-operation of the british tuberculosis research committee). Brit. med. J. **1950 II**, 1073.

— Specific laboratory tests in streptomycin therapy of tuberculosis. Report by the pathological subcommittee of the streptomycin in tuberculosis trials committee, medical research council. Lancet **225**, 862 (1948).

— Streptomycin treatment of pulmonary tuberculosis. A medical research council investigation. Brit. med. J. **1948**, II, 769—782.

Sutherland, J.: In: A. B. Hill: Controlled clinical trials. S. 47. Oxford: Blackwell Scientific Publications 1960.

— A concurrent comparison of home and sanatorium treatment of pulmonary tuberculosis in south india. Bull. Wld Hlth Org. **21**, 51—144 (1959).

The therapeutic trials committee of the swedish national assoc. against tuberculosis. Paraaminosalicylic acid treatment in pulmonary tuberculosis. Amer. Rev. Tuberc. **61**, 5, 597 (1950).

Westermann, H.: Über die Entstehung und Verschlechterung der Tuberkulose durch seelische Ursachen. Beitr. Klin. Tuberk. **105**, 164—171 (1951).

Kap. 9. „Asthma bronchiale"

Hadorn, W., und F. Wyss: Die Pneumometrie. Progr. Allerg. **3**, 290 (1952).

— Lehrbuch der Therapie. S. 465. Bern u. Stuttgart: Hans Huber 1963.

Hanhart: E.: Vererbung und Konstitution der Allergie. In Hansen: Allergie, 3. Aufl. Stuttgart: Thieme 1957.

Hansen, K.: Bronchialasthma u. verwandte Störungen. In: Allergie, 3. Aufl. Stuttgart: Thieme 1957.

Heymer, A.: Krankheiten der Atmungsorgane. In Dennig: Lehrb. der inn. Med., 6. Aufl. Stuttgart: Thieme 1964.

— u. H. Hoffmann: Asthma bronchiale. Münch. med. Wschr. **103**, 2078—2081, 2144—2147, 2224—2228, 2271—2276 (1961).

— u. P. Martini: Über die Planung therapeutischer Prüfungen beim Asthma bronchiale. Münch. med. Wschr. **105**, 2379 (1963).

JORES, A.: Psychosomatische Krankheitsbetrachtung, aufgezeigt an dem Beispiel des Asthma bronchiale. Z. ärztl. Fortbildung **52**, 231 (1963).

KAEMMERER, H.: Allergische Diathese und allergische Erkrankungen. 1. Aufl. München: Bergmann 1926.

—, u. H. MICHEL: Allergische Diathese und allergische Erkrankungen. 3. Aufl. München: Bergmann 1956.

KÜHNE, O., u. H. MARTINI: Die vorbeugende Behandlung nächtlicher Asthmaanfälle. Med. Mschr. **4**, 439 (1950).

ZÖLLNER, N., G. PARRISIUS u. G. LINZENMEIER: Langzeitbehandlung der chronischen Bronchitis mit Tetracyclinen. Dtsch. med. Wschr. **88**, 1457—1463 (1963).

Kap. 10 „Hochdruckerkrankungen"

ARMSTRONG, M. L., J. L. BAKKE, L. L. CONRAD, E. D. FREIS, R. E. FREMONT, W. M. KIRKENDALL, C. G. PILZ, E. A. RAMIREY, D. W. RICHARDSON and J. H. WILLIAMS: Veterans administration cooperative study on anti-hypertensive agents, a double blind control study of antihypertensive agents. Arch. int. Med. **106**, 81—96 (1960).

ARNOLD, O. H., u. N. ÖRTEL: Weitere Untersuchungen zur Therapie der arteriellen Hypertonie mit der Rauwolfia. Z. f. Kreisl.-Forsch. **44**, 310—321 (1955).

EIFF, A. W. VON: Psychotherapie bei Hochdruckkrankheiten. Jb. nordwestdtsch. Ges. f. inn. Med., 62. Tagung.

— The effects of emotional stress on hypertension. 5th. Congr. of the internation. Soc. of intern. Med. Philadelphia, Abstracts 30 (1958).

—, H. J. JESDINSKY, H. JÖRGENS u. F. K. MÄTZEL: Zur Frage des Einflusses von Geschlecht, Alter und Blutdruck auf Stress-Reaktionen von Hochdruckkranken. Verh. dtsch. Ges. Kreisl.-Forsch. **28**, 286—289 (1962).

— and H. JÖRGENS: The role of psychosomatic medicine. Jap. Psychosom. Soc. Newsletter 1. 12. 1960.

—, G. KLOSKA u. H. QUINT: Essentielle Hypertonie. Klinik, Psychophysiologie und Psychopathologie. Stuttgart: Thieme 1967.

—, B. LOKNER, H. GÖPFERT, F. PFLEIDERER and TH. STEFFEN: Energieumsatz und Muskeltonus bei Psychosen. Dtsch. Arch. klin. Med. **199**, 581 (1952).

FÜNGERS, A., u. K. KAISER: Über die Behandlung der arteriellen Hypertonie mit Serpasil. Dtsch. med. Wschr. **81**, 304—306 (1956).

GROLLMANN, A.: The evaluation of therapeutic procedures used in the management of essential hypertension. Meth. Inf. Med. **1**, 82—86 (1962).

HEYMER, A., P. NIESEL u. G. OBERHOFFER: Zur Hypertonie-Behandlung mit Bretylium und Guanethidin. Med. Welt 32, 1611—1621 (1960).

HOLTMEIER, H. J.: Die Bedeutung des Kochsalzes für die Entstehung von Ödemen und für die Hypertonie. Dtsch. Arch. klin. Med. **204**, 198—241 (1957), Tab. 2.

— Kochsalzarme Kost. Stuttgart: Thieme 1960.

KAISER, K., u. P. MARTINI: Über die Wirkung der Dihydroalkaloide des Mutterkorns bei der Hypertonie. Dtsch. med. Wschr. **75**, 1516—1524, 1566—1568 (1950).

KAMPMANN, W.: Über die Behandlungsmöglichkeiten des Hochdrucks, insbesondere über das Fasten. Dtsch. Arch. klin. Med. **184**„ 216 (1939).

KRUMEICH, A.: Klinische Prüfung der Wirkung von Arzneimitteln auf den erhöhten Blutdruck. Dtsch. Arch. klin. Med. **174**, 527—540 (1933).

LICHTLEN, P., u. F. SCHAUB: Zur langfristigen Therapie und Prognose der malignen Hypertonie. Schw. med. Wschr. **90**, 405 (1960).

MARTINI, P.: Klinische Untersuchungen zur Behandlung der Hypertonie. 1. Internationaler Kongreß der therapeutischen Union. Bern: H. Huber 1937.

— Über die Behandlungsmöglichkeiten des genuinen Hochdrucks. Münch. med. Wschr. **85**, 1409—1414 (1938).

— Die Wirkungen der kochsalzfreien Ernährung bei Hochdruckkrankheiten. Dtsch. Arch. klin. Med. **183**, 109—146 (1938).

—, A. FÜNGERS u. K. KAISER: Die Beziehungen der „essentiellen" Hypertonie zum Natriumchlorid (Kochsalz). (1., 2., 3., 4., 5., 6. Mitt.) Dtsch. Arch. klin. Med. 204, 603—696 (1958).

—, K. KAISER and H. J. HOLTMEIER: 4. Congr. Internat. Med. Interne, Madrid, Summary 90 (1959).

PAGE, I. H., and A. C. CORCORAN: Arterial hypertension (its diagnosis and treatment). Second edition. Chicago: The Yearbook Publ. Inc. 1949.

ROSENHEIM, M. L.: The treatment of severe hypertension. Brit. med. J. **1954**, II, 1181—1193.

STOLLREITER, K.: Austreibungszeit und Schlagvolumen als Gradmesser der Leistungsbreite des Herzens. Dtsch. Arch. klin. Med. **198**, 526 (1951).

VOLHARD, F.: Die kochsalzfreie Krankenkost unter besonderer Berücksichtigung der Diätetik der Nieren-, Herz- und Kreislaufkranken. Neu bearbeitet von ERNST VOLHARD, mit Kochrezepten von F. BORKELOH, ergänzt von F. LANG. 14. Aufl. München: Joh. Ambros. Barth 1956.

Kap. 11. „Coronarkrankheiten"

BAMBOR, H.-J.: Beitrag zur Behandlung coronarer Durchblutungsstörungen. Med. Klinik **55**, 1155—1161 (1960).

BÜCHNER, F.: Die Pathologie der zellulären und geweblichen Oxydation. Die Hypoxydosen. Hdb. allg. Pathologie. Berlin-Göttingen-Heidelberg: Springer 1957.

— Spezielle Pathologie. München u. Berlin: Urban u. Schwarzenberg 1962.

DESMIT, F., L. MARTIN, H. CLEEMPOEL, E. VAN THIEL et J. ENDERLE: Etude statistique du traitement anticoagulant dans l'infarctus du myocarde (397 cas). Acta cardiol. **15**, 328 (1960).

DÜX, A., M. HASPER, H. H. HILGER, A. SCHAEDE u. P. THURN: Die Coronarsklerose im intravitalen Coronarogramm. Fortschr. Röntgenstr. **100**, 9—30 (1964).

—, H. H. HILGER, A. SCHAEDE u. P. THURN: Zur Coronarographie (Coronararterienbefunde im selektiven Aorto- und Laevokardiogramm bei angeborenen und erworbenen Herzfehlern). Fortschr. Röntgenstr. **95**, 1—23 (1961).

FORSBERG, S. A., S. PAULIN, E. VARNAUSKAS and L. WERKOE: Coronary angiography in the diagnosis of coron. heart disease. Acta med. scandinav. **173**, P. 269 (1963).

HAUSS, W. H.: Zur Pathogenese der Coronarinsuffizienz. 69. Tagung Dtsch, Ges. inn. Med. (1963).

— Angina pectoris. Entstehung, Erkennung, Beurteilung u. Behandlung der Herzschmerzanfälle. Stuttgart: Thieme 1954.

HILGER, H. H., D. W. BEHRENBECK, H. HELLWIG, J. WAGNER u. M. THELEN: Untersuchungen zur Frage der medikamentösen Coronardurchblutungssteigerung beim Menschen. Verh. Dtsch. Ges. Inn. Med. **74** (1968). (Im Druck)

—, B. LOUVEN, J. WAGNER u. H. HELLWIG: Beeinflussung der Coronardurchblutung beim Menschen durch coronardurchblutungsfördernde Pharmaka. Verh. Dtsch. Ges. f. Kreislauff. **33**, 236—242 (1967).

—, A. SCHAEDE, J. WAGNER, B. LOUVEN, J. WACKERBAUER u. H. HELLWIG: Der Einfluß von Hexobendin auf die coronare arterio-venöse O_2-Differenz beim Menschen. Z. f. Kreislaufforschg. **56**, 164—179 (1967).

—, J. WAGNER, H. HELLWIG, B. LOUVEN, J. WACKERBAUER u. A. SCHAEDE: Änderungen der coronaren arteriovenösen O_2-Differenz beim Menschen nach intravenöser Injektion von Dipyridamol (Persantin). Z. f. Kreislaufforschg. **56**, 1192—1206 (1967).

KANNEL, W. B., T. R. DAROBA, A. KAGAN, N. ROVOTSKI and J. STOKES: Factors of risk in the development of coronary heart disease. Ann. int. Med. **55**, 433 (1943).

MARTINI, P.: Die klinische Untersuchung der sogenannten Herzhormone bei Angina pectoris. Dtsch. med. Wschr. **1**, 569—572 (1932).

MASTER, A. M.: The two-step test of myocardal function. Amer. Heart J. **10**, 495 (1935).

Med. Res. Council: Long term anticoagulant administration after cardiac infarkt. Brit. med. J. **1959** I, 803.

NEUHAUS, G., D. LERCHE u. I. SEKI: Ergebnisse einer kontrollierten Verlaufsbeobachtung unter oraler Langzeitbehandlung mit Persantin. Z. Kreisl.-Forsch. **52**, 164—170 (1963).

NORDENSTRÖM, B., C.-O. OVENFORS and G. TÖRNELL: Coronary angiography in 100 cases of ischemic heart diseases. Radiology **73**, 714—724 (1962).

OVERKAMP, H.: Doppelblindversuche mit dem Coronartherapeuticum Segontin. Med. Klin. **55**, 1423—1426 (1960).

PAULIN, S., S. A. FORSBERG u. E. VARNAUSKAS: Coronare Angiographie. 10. Kongreß f. Radiologie, Montreal (1962).

PIERACH, A.: Die Differentialdiagnose des Brustschmerzes. Nauheimer Fortbildungs-Vorträge **27**, 56 (1963).

SCHAEDE, A.: Die Bedeutung des Coronarogramms bei den Coronarerkrankungen. Verh. dtsch. Ges. inn. Med. **69**, 624—639 (1963).

SCHOENMACKERS, J.: Coronararterien, Herzinfarkt. In das Herz des Menschen, Bd. 2. Herausg. W. BARGMANN und W. DÖRR. Stuttgart: Thieme 1963.

WOLF, S.: Effects of suggestion and conditioning on the action of chemical agents in human subjects. — The pharmacology of placebos. J. clin. Invest. **29**, 100 (1950).

Kap. 12. „Herzinsuffizienz"

AUGSBERGER, A.: Quantitatives zur Therapie mit Herzglykosiden. 1. Mitt. Die Variabilität von Glykosidbedarf und Toleranz. Med. Welt **2**, 1471—1475 (1951).

BATTERMAN, R., u. A. DE GRAFF: Comparative study on the use of the purified digitalis glycosides, Digoxin, Digitoxin, and Lanatoside C, for the management of ambulatory patients with congestive heart failure. Amer. Heart J. **34**, 663 (1947).

FRIEDBERG, CH. K., u. E. GILL: (Dtsch. Übersetzung) Erkrankungen des Herzens. Stuttgart: Thieme (S. 316 ff.) 1959.

GREEF, K. (Herausg.): Probleme der klinischen Prüfung herzwirksamer Glykoside. (= Bd. 24 der Kreislaufbücherei) Darmstadt: D. Steinkopff-Verlag 1968.

HEGGLIN, R.: Resumes des round table conferences. Congrès mondial de cardiologie. Brüssel (1958).

— Über die Differenzierung verschiedener Herzinsuffizienzformen. Verh. dtsch. Ges. Kreisl.-Forsch. **16**, 117 (1950).

JAHRMÄRKER, H.: Störungen des Wasser- und Elektrolythaushalts bei diuretischer Therapie. Klin. Wschr. **38**, 351—359 (1960).

MARTINI, P.: Über Digitalistherapie. Die Medizinische **1955**, 559—565.

— Die Therapie der Herzinsuffizienz mit besonderer Berücksichtigung der Elektrolyte. Münch. med. Wschr. **103**, 54—59 (1961).

MATTHES, K.: Diskussion zu K. FRIEDBERG, S. 252 ff. „Diurese und Diuretica". Ein internationales Symposion, Leitung SCHWIEGK. Herausgegeben von Springer-Verlag, Berlin—Göttingen—Heidelberg, 1959.

— Probleme der Therapie der Herzinsuffizienz. Verh. dtsch. Ges. Kreisl.-Forsch. **16**, 98 (1950).

PUECH, P.: 3. Congrès mondial de cardialogie. Brüssel (1960), 196.

SCHRÖDER, J.: Über Häufigkeit und klinische Bedeutung der U-Welle im Elektrokardiogramm. Münch. med. Wschr. **98**, 508 (1956).

WOLFF, H. P.: Der gegenwärtige Stand der medikamentösen Ödemtherapie. Nauheimer Fortbildungslehrgänge **24**, 112—130 (1958).

WOLLHEIM, E.: Zum Problem der Kompensation und Dekompensation des Kreislaufs. Dtsch. med. Wschr. **1**, 556—560 (1930).

— Die Blutreservoire des Menschen. Klin. Wschr. **12**, 12 (1933).

— Klinik der Herzinsuffizienz. Verh. dtsch. Ges. Kreisl.-Forsch. **16**, 75 (1950).

Kap. 13. „Nierenkrankheiten"

BALINT, P.: Nervale Regulation der Nierenfunktion. Symposium Berlin, März 1958.

BANSI, H. W.: Die Behandlung der akuten Nierenischämie mit Parathormon. Dtsch. med. Wschr. **81**, 1459 (1956).

BLACKBURN, C. R. B., W. J. HENSLEY, D. K. GRANT and F. B. WRIGHT: Studies on intravascular hemolysis in man. The pathogenesis of the initial stages of acute renal failure. J. clin. Invest. **33** 825 (1954).

BRUN, CL., H. GORMSEN, T. HILDEN, P. IVERSEN and FL. RAASCHOU: Kidney biopsy in acute glomerulonephritis. Act. med. scand. **160**, 155—163 (1958).

FRISCHMUTH, L.: Euvernil, ein neues Sulfonamidpräparat und seine Anwendung in der Urologie. Z. Urol. **11** (1943).

KARK, R. M., C. R. MÜHRCKE, V. E. POLLAK, C. L. PIRANI and I. H. KIEFER: An analysis of five hundred percutaneous renal biopsies. Arch. int. Med. **101**, 439 (1958).

MARTINI, P.: Die Behandlung der Nierenentzündungen. Med. Welt **5**, 1, 46—47 (1931).
— Die Entwicklung des Begriffes der Nephrose seit FRIEDRICH VON MÜLLER. Münch. med. Wschr. **100**, 1513—1519 (1958).
ROSENHEIM, M. L.: The treatment of severe hypertension. Brit. med. J. **1954**, II, 1181—1193.
VOLHARD, F., u. TH. FAHR: Die Brightsche Nierenkrankheit. Berlin: Springer 1914.

Kap. 14. „Magengeschwüre und Gastritis"

BROICHER, H.: Über die Ergebnisse einer therapeutischen Prüfung des Nebennierenrindenhormons (Desoxycorticosteronacetat) beim Ulcus ventriculi und Duodeni. Münch. med. Wschr. **94**, 837—841 (1952).
— Untersuchungen über die therapeutische Wirksamkeit von Succus liquiritiae bei der Ulcuskrankheit. Med. Klin. **49**, 8, 258—261 (1954).
—, u. G. GIERLICH: Intragastrale pH-Messungen zur Prüfung der Wirksamkeit von Antacida bei der Ulcuskrankheit. Ärztl. Wschr. **9**, 471 (1954).
GEORGE, B., J. GLASS and S. WOLF: Hormonal mechanism and nervous mechanism of gastric acid secretion in humans. Proc. Soc. exp. Biol. Med. **73**, 535—537 (1950).
GÉRONNE, A.: Über das Ulcus pepticum im Kriege mit Bemerkungen zu seiner Pathogenese und Therapie. Dtsch. med. Wschr. **1943**, 121.
GUTZEIT, K.: Ulcus ventriculi und Duodeni und seine Behandlung. Verh. dtsch. Ges. inn. Med. (1943).
HEINECKEN, TH. S., u. CH. H. SMITH: Das Mageneinfrieren. Z. Gastroent. **2**, 18 (1964).
KINZLMEIER, H. J., N. HENNING u. L. DEMLING: Über die Testung säurebindender und sekretionshemmender Substanzen mit Hilfe der intragastralen pH-Messung. Klin. Wschr. **29**, 468 (1951); **32**, 40 (1954).
KREITNER, H., u. M. PANTLITSCHKO: Studien über die HCl-Sekretion des Magens mit der pH-Sonde. Wien. Z. inn. Med. **30**, 443—448 (1949).
— — Untersuchungen der Magenfunktion durch direkte pH-Bestimmungen im lebenden Magen. Wien. Z. inn. Med. **30**, 160—167; **11**, 443 (1949).
— — u. G. GLÖKLER: 24-Stunden-Kurven der Magensäuresekretion. Wien. Z. inn. Med. **31**, 26—29 (1950).
MARTINI, P.: Über die Therapie und die therapeutische Untersuchung des Magengeschwürs. Ergebnisse der therapeutischen Prüfung der Follikelhormone. Dtsch. Arch. klin. Med. **192**, 137—166 (1944).
— Über chronische Gastritis, Ulkus und über die Möglichkeiten ihrer rationalen Therapie. Münch. med. Wschr. **99**, 137—141, 181—184, 857—858 (1957).
PANTLITSCHKO, M., u. J. SCHMID: Über pH-Messungen im Magen-Darm-Kanal. Gastroenterologia **75**, 138 (1949).
SCHWENK, R.: Über den Wert des Histidins bei der Behandlung des Ulcus ventriculi und Duodeni. Dtsch. Arch. klin. Med. **187**, 139 (1941).
WANGENSTEEN, O. H.: Achieving "physiological gastrectomy" by gastric freezing. J. Amer. med. Ass. **180**, 439—444 (1962).
WOLF, ST., and R. H. PINSKY: Effects of placebo administration and occurence of toxic reactions (Die Wirkung eines Placebo und das Auftreten toxischer Erscheinungen bei seiner Anwendung). J. Amer. med. Ass. **155**, 339—341 (1954).
WOLF, S., and H. G. WOLFF: Human gastric function. London: Oxford Univ. Press 1953.
— — Life situations, emotions, and gastric functions. Trans. Am. clin. Physicians **16**, 97—115 (1948).

Kap. 15. „Die Hyperthyreosen"

EIFF, A. W. VON: Der Einfluß seelischer Belastungen auf Stoffwechsel und Muskeltonus. Verh. dtsch. Ges. inn. Med. **58**, 468 (1952).
— Die Abgrenzung der thyreoidalen von den zentralnervösen Faktoren bei Grundumsatzsteigerungen. Helv. med. acta **21**, 424 (1954).
— Zentralnervöse Störungen des Energiestoffwechsels. Verh. dtsch. Ges. inn. Med. **61**, 106 (1955).
— Das Verhalten mehrerer Körperfunktionen während eines 7tägigen Rhythmus-Versuchs und die Bedeutung des Zeitbewußtseins. Acta med. scand. Suppl. **307**, 140 (1955).

EIFF, A. W. VON: Die Bedeutung des emotionalen Stress für den Energiestoffwechsel. Rass. Fisiopat. **27**, 111 (1955).
— Grundumsatz und Psyche. Berlin—Göttingen—Heidelberg: Springer 1957.
— Klinische Aspekte des Muskeltonus. In: Medizinische Grundlagenforschung, III. Stuttgart 1960.
— Zentralnervöse Beeinflussung des Elektromyogramms. Verh. Dtsch. Ges. inn. Med. **71**, 160—170 (1965).
—, u. H. GÖPFERT: Ausmaß und Ursachen der Energieumsatzveränderungen bei geistiger Arbeit. Z. ges. exp. Med. **120**, 72 (1952).
—, u. H. J. JESDINSKY: Die Bestimmung des „Grundumsatzes im engeren Sinn" in der Diagnostik der Thyreotoxikosen. Klin. Wschr. **32**, 317 (1954).
— — Zur Berechnung des Grundumsatzes bei Stoffwechselbestimmungen mit offenem Respirationssystem. Ärztl. Wschr. **10**, 31 (1955).
— — Der Einfluß von Meprobamat auf Spannungszustände. Klin. Wschr. **37**, 151 (1959).
— — u. H. JÖRGENS: Zur energetischen Bedeutung des reflektorischen Muskeltonus. Pflüg. Arch. **263**, 54 (1956).
— — — Extrathyreoidale Einflüsse auf den Grundumsatz. Verh. dtsch. Ges. inn. Med. **66**, 331 (1960).
—, et H. JÖRGENS: Problème quantitative de l'activité électrique des muscels dans l'electromyographie globale. Ann. med. psychol. **119**, 890 (1961).
—, u. W. MEYER-EPPLER: Electromyointegrator. Klin. Wschr. **34**, 484 (1956).
FITTING, W.: Diskussionsbemerkung zu A. W. VON EIFF Zentralnervöse Störungen des Energiestoffwechsels, S. 106. Dtsch. Ges. inn. Med. **116** (1955).
—, u. A. W. VON EIFF: Über den diagnostischen Wert von Radio-Jod-Test, Grundumsatz und „Grundumsatz im engeren Sinn" für die Beurteilung der Schilddrüsenfunktion. Klin. Wschr. **34**, 486—493 (1956).
INGBAR, S. H.: Abnormalities of jodine metabolism in euthyroid relatives of patients with Graves' disease. Arch. int. Med. **107**, 932—951 (1961).
— Physiological considerations in treatment of diffuse toxic goiter. Arch. int. Med. **107**, 932—951 (1961).
—, and N. FREINKEL: Studies of thyroid function etc. J. clin. Invest. **37**, 1603 (1958).
—, D. T. DOWLING and L. F. KUMGAI: Abnormalities of jodine metabolism in euthyroid relatives of patients with Graves' Disease. J. clin. Invest. **35**, 714 (1956).
KLEIN, E.: Der endogene Jodhaushalt des Menschen und seine Störungen. Stuttgart: Thieme 1960.
MARTINI, P.: Die Therapie des Morbus Basedow. Dtsch. med. Wschr. **75**, 1109—1113 u. 1187 bis 1191 (1950).
— Klinik und Behandlung der Schilddrüsenüberfunktion. Monatskurse für die Ärztl. Fortbildung Nr. 5, vom 15. 5. 1955.
— Diagnostik und Therapie der Hyperthyreose. Dtsch. med. Wschr. **80**, 1625—1628 u. 1694 bis 1697 (1955).
NAGEL, W.: Die Behandlung des Morbus Basedow mit Tierblutinjektionen. Dtsch. Arch. klin. Med. **174**, 6—19 (1932).
— Weitere Erfahrungen über die Behandlungen der Basedowschen Krankheit mit Tierblutinjektionen. Ther. d. Gegenw. Heft 3 (1934).
SCHMIDT, W.: Kritik an den Veröffentlichungen der physikalischen Therapie des Morbus Basedow der letzten 20 Jahre. Inauguraldiss. Bonn (1935).

Kap. 16. „Diabetes mellitus"

GRAFE, E.: Dtsch. Ärzteblatt 1944 Nr. 1.
MARTINI, P., u. W. NAGEL: Über die perorale Behandlung des Diabetes mellitus mit Cholosulin. Münch. med. Wschr. **77**, 1009—1012 (1930).
—, u. B. SCHULER: Untersuchung über die Behandlung der Zuckerkrankheit. Klin. Wschr. **16**, 364—369 u. 1110—1113 (1937).
NAGEL, W.: Perorale Insulintherapie. Dtsch. Ges. inn. Med., Wiesbaden (1930).
— Die Wirkung der parenteralen Eiweißapplikation auf den Diabetes mellitus. Dtsch. Arch. klin. Med. **171**, Heft 1 (1931).

OBERHOFFER, G.: Zur Methodik klinisch-therapeutischer Erfolgsbeurteilung beim Diabetes mellitus. Diskussionsbemerkung auf dem 3. Kongreß der intern. Diabetes-Vereinigung Düsseldorf, 24. 7. 1957. Diabetes mellitus Verh. 3. Kongreß d. intern. Diabetes Federation. Stuttgart: Thieme 1959, S. 412—414.

SCHÖFFLING, K., E. F. PFEIFFER, H. DITSCHUNEIT, K. FEDERLIN u. H. WILDBERGER: Fünf Jahre Sulfonylharnstofftherapie des Diabetes mellitus. Med. Welt **1961**, 827—835.

THURN, P.: Therapeutische Prüfung eines neuen oralen Diabetesmittels (Pankreasmellin). Dtsch. med. Wschr. **75**, 1691—1693 (1950).

Kap. 17. „Rheumatische Krankheiten"

ANSELL, B. M., E. G. L. BYWATERS and I. C. ISDALE: Comparison of cortisone and aspirin in treatment of juvenile arthritis. Brit. med. J. **1956**, I, 1075.

BADRAKHAN, J.: Die Sequenzanalyse bei der Bewertung eines neuen Antirheumatikums. Med. Inaug. Diss. Bonn 1968.

BREWERTON, D. A.: Hand deformities in rheumatoid disease. Ann. Rheum. Dis. **16**, 183—197 (1957).

DUTHRIE, J. J. R., P. E. BROWN, L. H. TRUELOVE, F. D. BARAGAR, and A. J. LAWRIE: Course and prognosis in rheumatoid arthritis. A further report. Ann. rheum. Dis. **23**, 193—204 (1964).

Empire Rheumatism Council: Multi-centre controlled trial comparing cortisone acetate and acetyl salicylic acid in the long term treatment rheumatoid arthritis. Results up to one year. Ann. Rheum. Dis. **14**, 353 (1955).

— Multi-centre controlled trial comparing cortisone acetate and acetyl salicylic acid in the long-term treatment rheumatoid arthritis. Results of three years' treatment. Ann. Rheum. Dis. **16**, 277 (1957).

KELLGREN, J. H., and J. BALL: Clinical significance of the rheumatoid serumfactor. Brit. med. J. **1959**, I, 523.

—, and F. BIER: Radiological signs of rheumatoid arthritis. A study of observer differences in the reading of hand films. Ann. Rheum. Dis. **15**, 55—60 (1956).

—, and J. S. LAWRENCE: Radiological assessment of rheumatoid arthritis. Ann. Rheum. Dis. **16**, 485—493 (1957).

— — Radiological assessment of osteo-arthrosis. Ann. Rheum. Dis. **16**, 494—502 (1957).

Joint Committee of the Medical Research Council and Nuffield Foundation on Clinical Trials of Cortisone, A.C.T.H., and other therapeutic measures in chronic rheumatic diseases: A comparison of cortisone and aspirin in the treatment of early cases of rheumatoid arthritis. Brit. med. J. **1954**, I, 1223.

Joint Committee of the Medical Research Council and Nuffield Foundation on Clinical Trials of Cortisone, A.C.T.H., and other therapeutic measures in chronic rheumatic diseases: A comparison of cortisone and aspirin in the treatment of early cases of rheumatoid arthritis (2nd report). Brit. med. J. **1955**, II, 695.

Joint Committee of the Medical Research Council and Nuffield Foundation on Clinical Trials of Cortisone, A.C.T.H., and other therapeutic measures in chronic rheumatic diseases: Long-term results in early cases of rheumatoid arthritis treated with either cortisone or aspirin. Brit. med. J. **1957**, I, 847.

Joint Committee of the Medical Research Council and Nuffield Foundation on Clinical Trials of Cortisone, A.C.T.H., and other therapeutic measures in chronic rheumatic diseases: A comparison of cortisone and prednisone in treatment of rheumatoid arthritis. Brit. med. J. **1957**, II, 199.

M.R.C. — Joint Committee on Clinical trials of Cortisone treatment of Rheum. Fever in children. A cooperative trial of A.C.T.H., Cortisone and Aspirin. Brit. med. J. **1955**, I, 555.

NAGEL, W.: Kritik der Behandlung von Ischiaserkrankungen durch Vitamin B_1. Verh. dtsch. Ges. inn. Med. **50**, 362—363 (1938).

ROPES, M. W., G. A. BENNET, S. COBB, R. JACOX and A. JESSAR: Proposed diagnostic criteria for rheumatoid arthritis. Ann. Rheum. Dis. **16**, 118—125 (1957).

SCHLEGEL, B., T. BEHREND und M. EGGSTEIN: Vergleichende Therapie der primär chronischen Polyarthritis. Ärztl. Wschr. **11**, 1101—1107 (1956).

SCHULER, B.: Die Planung therapeutischer Untersuchungen bei den chronisch rheumatischen Erkrankungen. Meth. Inf. Med. 2, 129—134 (1963).

STEINBROCKER, O., C. H. TRAEGER u. R. C. BATTERMAN: Therapeutic Criteria in rheumatoid arthritis. J. Amer. med. Ass. 140, 659—662 (1949).

VORLAENDER, K. O.: Immunopathologie in Klinik und Forschung. P. MIESCHER u. K. O. VORLAENDER. 2. Aufl., Stuttgart: Thieme 1961, S. 436 ff.

— Die Serologie der rheumatischen Erkrankungen. Nauheimer Fortbild. Lehrgang 29, 65—78 (1964).

—, G. OBERHOFFER u. H. MOERS: Zur klinischen Beurteilung der entzündlichen Aktivität bei rheumatischen Herzerkrankungen und ihrer Beeinflußbarkeit durch die Therapie. Med. Welt 2, 2374—2383 (1960).

Kap. 18. „Bösartige Geschwülste“

ANACKER, H.: Vorschlag der Kommission der Deutschen Röntgengesellschaft zur Stadieneinteilung der Lungenkrebse. Fortschr. Röntgenstr. 89, 119 (1958).

ADELBERGER, L., u. H. WÖRN: Erfahrungen und Aussichten der kombinierten chirurgisch-cytostatischen Behandlung des Bronchialcarcinoms. Mitt. Ges. Krebsbekämpf. NRW 2, 521 (1962).

BOAG, J. W.: Maximum likelihood estimates of proportion of patients cured by cancer therapy. J. Roy. Stat. Soc., 1949, Series B, II, 15—53.

BOCK, H. E.: Chemotherapie des Krebses. Helvetica med. Acta 29, 491—514 (1962).

BÜCHNER, F.: Allgemeine Pathologie. München-Berlin: Urban u. Schwarzenberg 1962.

— Spezielle Pathologie. München—Berlin: Urban u. Schwarzenberg 1964.

DRUCKREY, H.: Chemotherapie des Krebses (experimentelle Grundlagen). Klin. Wschr. 33, 784—792 (1955).

EICHHORN, H. J.: Diskussionsbeitrag zum Vorschlag der Deutschen Röntgengesellschaft für die Stadieneinteilung der Lungenkrebse. Fortsch. Röntgenstr. 91, 118—122 (1959).

—, u. W. BOHNDORF: Untersuchungen über die Bedeutung einiger wichtiger Röntgendiagnostikmethoden beim Bronchuscarcinom. Fortsch. Röntgenstr. 90, 657 (1959).

GREMMEL, H., u. H. VIETEN: Die Strahlenbehandlung des Bronchialcarcinoms. Mitt. Ges. Krebsbek. NRW. 2, 551 (1962).

HAMPERL, H.: Lungengeschwülste. Strahlentherapie 86, 377—382 (1952).

HAUBRICH, R., u. P. THURN: Zur Siebbestrahlung der Bronchialcarcinome. Strahlentherapie 102, 180—193 (1957).

HELLRIEGEL, W.: Erfahrungsberichte über 770 bestrahlte Bronchialcarcinome. Strahlentherapie 106, 112—122 (1958).

LANGE, J., u. F. BANGE: Klinische Probleme der cytostatischen Krebstherapie. Symposion über Krebsprobleme, Düsseldorf 1960, S. 158. Berlin—Göttingen—Heidelberg: Springer 1961.

MARTINI, P.: Grundsätzliches zur therapeutisch-klinischen Versuchsplanung. Meth. Inf. Med. 1, 1—5 (1962).

OBERHOFFER, G.: Strahlentherapie. Sonderband, 104 (1959).

— Methodische Probleme der therapeutischen Krebsforschung. Symposion über Krebsprobleme am 27. und 28. Juni 1960 in Düsseldorf. Berlin—Göttingen—Heidelberg: Springer 1961.

— Die Versuchsplanung bei den bösartigen Tumoren. Meth. Inform. Med. 1, 91—95 (1962).

—, H. G. SCHMITZ-DRAEGER u. P. THURN: Die Strahlenbehandlung der chronischen Leukämie. Zugleich ein Beispiel für die Methodik der Therapiebeurteilung bei tödlich verlaufenden chronischen Erkrankungen. Strahlentherapie 108, 325—355 (1959).

— — — Zur Siebbestrahlung des Bronchialcarcinoms. Strahlentherapie 114, 481 (1961).

—, u. P. THURN: Zur Beurteilungsmethodik der Strahlentherapie des Bronchialcarcinoms. Radiologe 3, 175 (1963).

SCHINZ, H. R.: Das T.N.M.-System bei den wichtigsten Krebslokalisationen. Fortsch. Röntgenstr. 91, 550—551 (1959).

— Das T.N.M.-System bei den wichtigsten Krebslokalisationen und dessen Ausbau. Sonderh. zur Strahlentherapie 41 (1959).

—, u. J. WELLAUER: Das T.N.M.-System bei den wichtigsten Krebslokalisationen und dessen Ausbau. Fortsch. Röntgenstr. 91, 87—117 (1959).

TIVEY, H., u. CH. A. MOFFAT: Die Lebenserwartung bei chronischer myeloischer und lymphatischer Leukämie. (The prognosis for survival in chronic granulocytic and lymphocytic leucemia.) Amer. J. Röntgenol. **72**, 68—93 (1954).

U.I.C.C. (Union Internationale Contre le Cancer), Research commission. Committee on clinical stage classification and applied statistics: Description of the Extent of the Disease. The T.N.M. System, General Rules. Genf (1952).

U.I.C.C. (Union Internationale Contre le Cancer), Research commission. Committee on clinical stage classification and applied statistics. 1963—1967: Malignant tumours of the buccal cavity (including the lip), the pharynx and the larynx. Genf (1963).

U.I.C.C. (Union Internationale Contre le Cancer), Commission de recherche. Comité pour la classification des cancers par stades cliniques et son emploi statistique. 1963—1967: Tumeurs malignes de la vessie. Genf (1963).

U.I.C.C., Deutscher TNM-Ausschuß: Das TNM-System zur Beschreibung der Ausdehnung maligner Tumoren. Vorschlag einer zusätzlichen Kennzeichnung des Sicherungsgrades der Aussage. Dtsch. med. Wschr. **93**, 694—698 (1968).

U.I.C.C.: TNM Classification of Malignant Tumors. Pocketboock prepared by the Committee on TNM Classification. Genf 1968.

WELLAUER, J., u. E. MARANTA: Zur Stadieneinteilung des Bronchuscarcinoms nach dem T.N.M.-System. Fortsch. Röntgenstr. **91**, 555—575 (1959).

ZDANSKY, E.: Die Stadieneinteilung des Bronchuscarcinoms. Fortsch. Röntgenstr. **93**, 688 bis 690 (1960).

Kap. 19. „Die Hämoblastosen"

BEST, W. R.: Use of a digital electronic computer for evaluation of serial clinical observations in patients with acute leucemia. Meth. Inform. Med. **1**, 56—62 (1962).

HEILMEYER, L., u. H. BEGEMANN: Blut und Blutkrankheiten. Handbuch der Inn. Med. Bd. **2**, S. 642. Berlin-Göttingen-Heidelberg: Springer (1951).

LANGE, J., u. K. SCHUMACHER: Die Versuchsplanung bei der therapeutischen Forschung im Bereich der Leukämie. Meth. Inform. Med. **1**, 95—99 (1962).

OBERHOFFER, G., H. G. SCHMITZ-DRAEGER u. P. THURN: Die Strahlenbehandlung der chronischen Leukämie (zugleich ein Beispiel für die Methodik der Therapiebeurteilung bei tödlich verlaufenden Erkrankungen). Strahlentherapie **108**, 325—355 (1959).

TIVEY, H., and C. A. MOFFAT: The prognosis for survival in chronic granulocytic and lymphocytic leukemia. Amer. J. Roentg. **72**, 68—93 (1954).

Kap. 20. „Multiple Sklerose"

ALEXANDER, L.: New concept of critical steps in course of chronic debilitating neurologic disease in evaluation of therapeutic response. Arch. Neurol. Psychiat. **66**, 253—272 (1951).

BECK, P., u. P. MARTINI: Nachprüfung der Behandlung der multiplen Sklerose mit hämolytischem Serum (Laignel-Lavastine und Korressios). Nervenarzt **13**, 103—117 (1940).

BRICKNER, R. M.: A critique of therapy in multiple sklerosis. Bull. Neurol. Inst. New York **4**, 665—698 (1936).

KETELAER, zit. bei LAUBENTHAL.

LAUBENTHAL, F.: Zur Therapie der multiplen Sklerose. Multiple Sklerose, 5 Fortbildungsvorträge, F. W. BRONISCH. Stuttgart: F. Enke 1963.

PUTNAM, T. J.: The criteria of effective treatment in multiple sklerosis. J. Amer. med. Ass. **112**, 2488—2492 (1939).

SCHALTENBRAND, G.: Multiple Sklerose des Menschen. Leipzig: G. Thieme 1943.

SCHUMACHER, G. A.: Multiple sklerosis and its treatment. J. Amer. med. Ass. **143**, 1059—1065, 1146—1150, 1241—1250 (1950).

WELTE, E.: Zur Behandlung der multiplen Sklerose (eine kritische Betrachtung). Verh. dtsch. Ges. inn. Med. **61**, 362—367 (1955).

— Zur Behandlung der multiplen Sklerose mit dem Rohkost- und Diätschema nach EVERS. Dtsch. med. Wschr. **74**, 1441—1443 (1949).

— Über therapeutische Versuchsplanungen bei der multiplen Sklerose. Meth. Inf. Med. **2**, 95—100 (1963).

—, u. J. ROSS: Zur Behandlung der multiplen Sklerose mit Isonicotinsäurehydracid. Dtsch. med. Wschr. **81**, 1497—1501 (1956).

Kap. 21. „Extrapyramidale Krankheiten"

BUCHTHAL, F.: Electromyography in the diagnosis of central and peripheral lesions of the nervous system. Rapp. 4. Congr. Neurol. Internat. Paris (1949).

DÜNSING, F.: Pathologische Fremdreflexe bei Erkrankungen des extrapyramidal-motorischen Systems. Leipzig: G. Thieme 1940.

EIFF, A. W. VON: Klinische Aspekte des Muskeltonus. Med. Grundlagenforsch., Herausg. K. F. v. BAUER, Bd. 3. Stuttgart: Thieme 1960.

— Planning of a therapeutic comparison of objective and subjective responses. Meth. Inf. Med. **2**, 26—29 (1963).

—, u. W. MEYER-EPPLER: Elektromyointegrator, ein Gerät zur quantitativen Auswertung von Muskelaktionsströmen. Klin. Wschr. **34**, 484 (1956).

HASSLER, R.: Extrapyramidal-motorische Syndrome und Erkrankungen. Hdb. inn. Med. **5/3**, 675—904 (1953).

ISCH, F.: Electromyographie. Edition Doin 1963.

LANGE, J.: Über den klinisch asymptomatischen Morbus Wilson. Dtsch. med. Wschr. **87**, 541—544 (1962).

— Die Therapie der Schwermetallspeicherungen und -vergiftungen mit Komplexbildnern. Berl. Med. **15**, 109—115 (1964).

Kap. 22. „Myasthenia gravis pseudoparalytica"

BOTELHO, S. D., C. F. DEATERLY, S. AUSTIN and J. H. COMROE: Evalution of the electromyogram of patients with myastenia gravis. Arch. Neurol. **67**, 441—456 (1952).

BUCHTHAL, F.: Electromyography in the diagnosis of central and peripheral lesions of the nervous system. Rapp. 4. Congr. Neurol. Intern. Paris (1949).

DÜNSING, F.: Pathologische Fremdreflexe bei Erkrankungen des extrapyramidal-motorischen Systems. Stuttgart: G. Thieme 1940.

GROSSE-BROCKHOFF, F., u. E. WELTE: Über die selten beobachteten Ermüdungserscheinungen bei Myasthenia gravis pseudoparalytica. Dtsch. med. Wschr. **75**, 698—700 (1950).

HASSLER, R.: Extrapyramidal-motorische Syndrome und Erkrankungen. Handb. d. inn. Med. Bd. 5/3, 675—904 (1953).

JOHNS, R. J., D. GROB, and H. A. MCGEHEE: Electromyographic changes in myasthenia gravis. Amer. J. Med. **19**, 679 (1955).

STRUPPLER, A.: Vorläufige Ergebnisse experimenteller Untersuchungen über das myasthenische Syndrom. Klin. Wschr. **31**, 115—118 (1953).

— Experimentelle Untersuchungen zur Pathogenese der Myasthenie. Z. exp. Med. **125**, 244 (1955).

— Diagnostische und therapeutische Probleme bei der Myasthenia gravis pseudoparalytica. Dtsch. med. Wschr. **84**, 259—264 (1959).

WELTE, E.: Über die Behandlung der Myasthenia gravis pseudoparalytica durch Röntgenbestrahlung der Thymusdrüse. Dtsch. Arch. klin. Med. **194**, 112—120 (1948).

— Myasthenia gravis pseudoparalytica. Fortschr. Neurol. Psychiatr. **21**, 55—77 (1948).

Kap. 23. „Der Schmerz"

AUERSPERG, G. VON: Schmerz und Schmerzhaftigkeit. Berlin-Heidelberg-New York: Springer 1963.

BEECHER, H. K.: Measurement of subjective responses. Oxford University Press (1959). Med. Prisma **14** (1963).

BÜRGER-PRINZ, H.: Zur Physiologie des Schmerzes. Nervenarzt **22**, 376 (1951).

EBBECKE, U.: Der Schmerz als Reflexempfindung und Affekt. Naturwissenschaften **11**, 336 (1947).

— Zur Physiologie und Pathophysiologie des Schmerzes. Arzneimittel-Forsch. **1**, 49 (1951).

— Schmerz. Acta neuroveget. **7**, 40 (1953).

EIFF, A. W. VON: Planning of a therapeutic comparison by consideration of objective and subjective responses. Meth. Inf. Med. **2**, 26 (1963).

EIFF, A. W. VON: Zur Objektivierung des Schmerzes im kurzdauernden pharmakologischen Experiment. Psychother. Psychosom. **14**, 407—411 (1966).

HANSEN, K., u. H. SCHLIAK: Segmentale Innervation. Stuttgart: Thieme 1962.

KEATS, A. S., G. L. D'ALESSANDRO, H. K. BEECHER: A controlled study of pain relief by intravenous procaine. J. Amer. Med. Ass. **147**, 1761—1763 (1951).

LASAGNA, L., F. MOSTELLLER, J. M. VON FELSINGER u. H. K. BEECHER: Amer. J. Med. **16**, 770 (1954). J. Amer. med. Ass. **157**, 1006 (1955).

LERICHE, R.: La chirurgie de la douleur. Paris: Masson et Cie. 1940.

OBERHOFFER, G.: Notes about the word relief, what it means and when it may be used as a criterium for therapeutic value of a drug. Diskussionsbemerkungen. Quantitativ methodes in human pharmacology and therapeutics. London: Pergamon-Press 1959.

PLÜGGE, zit. bei AUERSPERG.

SPRANGER, ED.: Vom metaphysischen Leid. Universitas **18**, 561 (1963).

Kap. 24. „Prüfung von Schlafmitteln"

ARMITAGE, P.: Sequential medical trials. Blackwell-Oxford 1960.

ARNOLD, W.: Der Pauli-Test, seine sachgemäße Durchführung und Anwendung. München: J. A. Barth 1951.

AYD, F. J. JR.: Psychotropic drugs. Amsterdam-London: Elsevier Publishing Company 1957.

BAEYER, W. VON: Zur klinischen Erprobung der Psychopharmaka. Anthropologische und naturwissenschaftliche Grundlagen der Pharmako-Psychiatrie, S. 100. Starnberger Gespräche 1961. Stuttgart: Thieme 1963.

EBBECKE, U.: Physiologie des Schlafes. In: Handbuch der normalen und pathologischen Physiologie 17, 563. Springer: Berlin 1925.

EIFF, A. W. VON, u. H. J. JESDINSKY: Klin. Wschr. **37**, 151 (1959).

DÜCKER, H.: Psycholog. Forschg. **23**, 10 (1949).

GEHLHAR, M.: Schlafmittelprüfungen im Rahmen der klinisch-therapeutischen Forschung an Hand eines Hydroxazinderivates. Med. Dissertation, Bonn (1962).

KOHLSCHÜTTER, E.: Z. ration. Med. **17**, 209 (1863).

OBERHOFFER, G.: Sequenzanalytische Verfahren in der klinisch-therapeutischen Forschung. Med. Habilit. Schrift Bonn 1961/1967.

PFANZAGL, J.: Allgemeine Methodenlehre der Statistik I und II. 3./4. Aufl. W. de Gruyter, Berlin, Sammlung Göschen Band 746/746 a (1967) und Band 747/747 a (1968).

REINECKE, M.: Vergleichende klinisch-therapeutische Prüfung zweier Substanzen — Asta 1258 und Asta 3319 — in ihrer schlafstörenden Wirkung. Med. Dissertation, Bonn (1963).

RUSHBROOKE, M., E. S. B. WILSON, J. D. ACLAND and G. M. WILSON: Clinical trial of "Doriden", a new hypnotic. Brit. med. J. **1956**, I, 139—142.

WEBER, E.: Grundriß der biologischen Statistik. 6. Aufl. Fischer: Stuttgart 1967.

WELTE, E.: Therapiewoche **8**, 46 (1957/58).

— Zur Methode der Prüfung von Schlafmitteln. Therapiewoche **8**, 329—331 (1958).

WINTERSTEIN, H.: Schlaf und Traum. Springer: Berlin-Göttingen-Heidelberg 1953.

WÖHLISCH, E.: Schlaftiefenzahl und Schlaftiefenbegriff. Klin. Wschr. **31**, 1010—1011 (1953).

Kap. 25. „Hautkrankheiten"

DREUW: Über Chrysarobin- und Pyrogallolsalben mit Alkalizusatz. Ein Beitrag zur Frage der Schälwirkung. Monatshefte f. prakt. Dermatol. **49**, 531—542 (1909).

HEITE, H. J.: Über Planung und Auswertung dermato-therapeutisch-klinischer Untersuchungen. Arch. klin. exp. Dermatol. **211**, 427 (1960).

— Über die therapeutische Versuchsplanung bei der äußeren Behandlung von Hautkrankheiten. Meth. Inf. Med. **1**, 52 (1962).

— u. A. LINDER: Über die Planung und Auswertung einer Rechts-links-Behandlung bei dermato-therapeutischen Untersuchungen Dermatologia **125**, 65—80 (1962).

SIEMENS, H. W.: Die Leistungsfähigkeit der Einseitenbehandlung in der experimentellen dermatologischen Therapie. Arch. Dermat. Syph. **183**, 223 (1942).

— Arch. Derm. Syph. **179**, 586 (1939).

SIEMENS, H. W.: Die Technik der Rechts-Links-Behandlung für den Praktiker. Hautarzt **3**, 307 (1952).
— Die Methodik der Einseitenbehandlung. Arch. Derm. Syph. **183**, 439 (1942).
— Studien über die Behandlung der Psoriasis. Münch. med. Wschr. **85**, 5 (1938).
— Die reaktionsgemäße Ekzembehandlung. Münch. med. Wschr. **86**, 1143 (1939).
WAGNER, R. G.: Hautarzt **7**, 126 (1956).
— Planung und Dokumentation klinischer Arzneimittelprüfungen. Antibiotica et Chemotherapia, Fortschr. **12**, 335—352 (1964).

Namenverzeichnis

Die *kursiven* Seitenzahlen beziehen sich auf das Literaturverzeichnis

Sachverzeichnis

Die *kursiven* Seitenzahlen weisen auf ausführliche Besprechung im Text hin

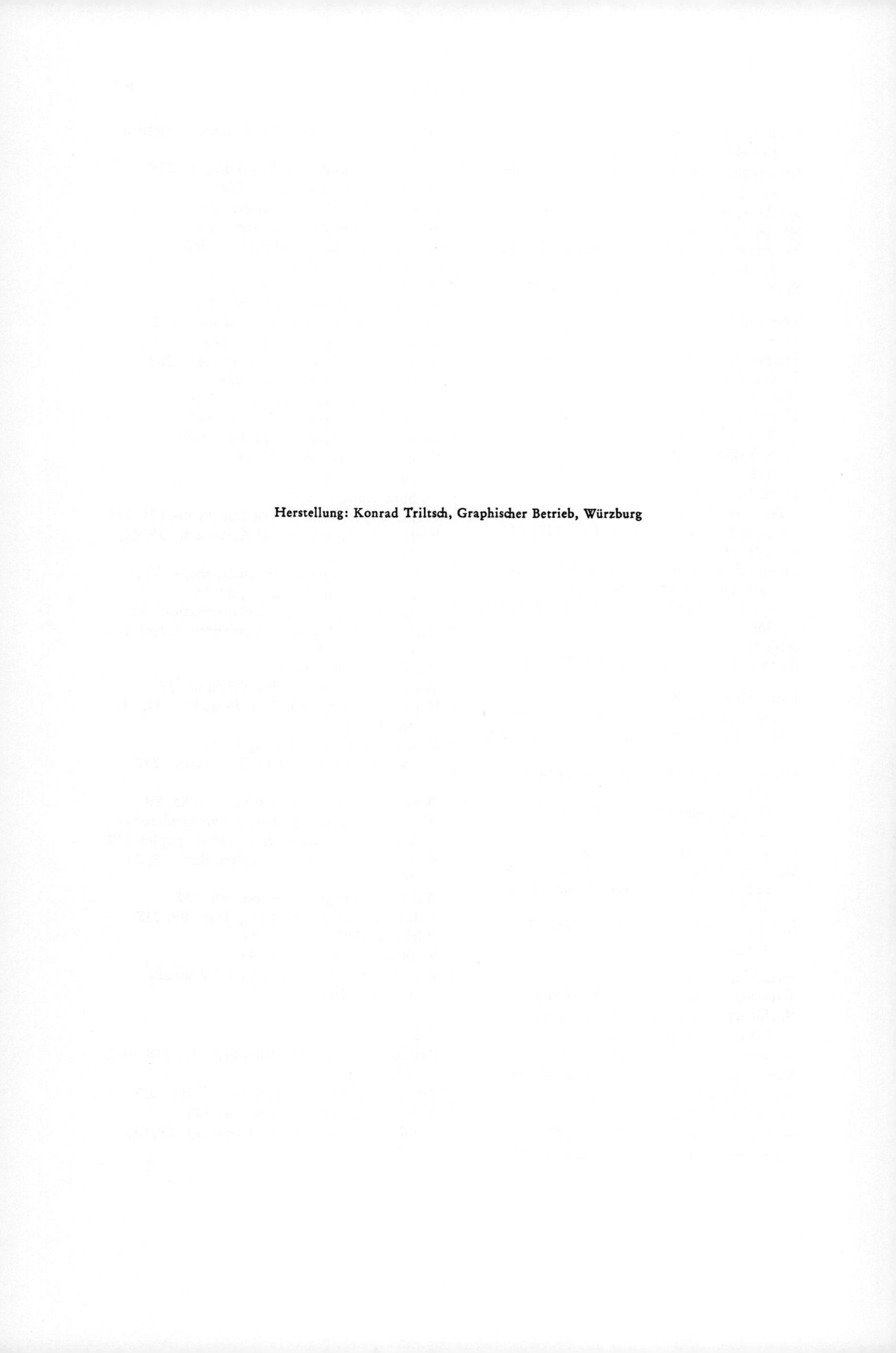

Herstellung: Konrad Triltsch, Graphischer Betrieb, Würzburg

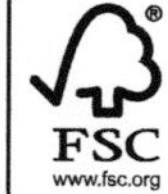

MIX
Papier aus verantwortungsvollen Quellen
Paper from responsible sources
FSC® C105338

If you have any concerns about our products, you can contact us on
ProductSafety@springernature.com

In case Publisher is established outside the EU, the EU authorized representative is:
Springer Nature Customer Service Center GmbH
Europaplatz 3, 69115 Heidelberg, Germany

Printed by Libri Plureos GmbH
in Hamburg, Germany